普通高等教育"十一五"国家级规划教材
"十二五"普通高等教育本科国家级规划教材
科学出版社"十三五"普通高等教育本科规划教材

供基础医学、临床医学、公共卫生与预防医学、
中西医结合等医学类专业使用

临床肿瘤学

（第五版）

徐瑞华　万德森　主编

科学出版社

北　京

内 容 简 介

本书为"十二五"普通高等教育本科国家级规划教材。全书分上、下两篇。上篇（第一章至第十三章）介绍肿瘤的概念、流行病学、病因、病理、肿瘤诊断和治疗等，即总论临床肿瘤学的基础知识；下篇（第十四章至第二十一章）介绍各部位或系统的各种常见恶性肿瘤类型、流行趋势、病因、病理、诊断、治疗和预后等内容，即各论常见恶性肿瘤。与前四版不同，第五版关于分子生物学、分子病理学、精准治疗、免疫治疗、化学治疗等的篇幅有所增加，更加突出多学科综合治疗的作用。此外，本书增加了"肾上腺肿瘤"一节。书中配套相关章节的视频和教学课件，更加直观，可提高课堂效率，供教师和学生参考。

本书涵盖了常见恶性肿瘤，内容完整、细而不繁、概念清晰、重点突出，兼顾先进性与实用性，切合高等医学院校肿瘤学本科教学的需要，堪称优秀的临床肿瘤学教材。本书可供基础医学、临床医学、公共卫生与预防医学、中西医结合等专业的学生使用，同时也适合作为医学研究生和临床医师的参考用书。

图书在版编目(CIP)数据

临床肿瘤学／徐瑞华，万德森主编．—5版．—北京：科学出版社，2020.6

普通高等教育"十一五"国家级规划教材 "十二五"普通高等教育本科国家级规划教材 科学出版社"十三五"普通高等教育本科规划教材
ISBN 978-7-03-062498-7

Ⅰ.①临… Ⅱ.①徐… ②万… Ⅲ.①肿瘤学-高等学校-教材 Ⅳ.①R73

中国版本图书馆CIP数据核字（2019）第215955号

责任编辑：王玉时 席 慧／责任校对：严 娜
责任印制：赵 博／封面设计：铭轩堂

科学出版社出版
北京东黄城根北街16号
邮政编码：100717
http://www.sciencep.com

天津市新科印刷有限公司印刷
科学出版社发行 各地新华书店经销

*

1999年7月第 一 版 开本：880×1230 1/16
2020年6月第 五 版 印张：29 1/2
2025年12月第三十二次印刷 字数：955 000

定价：108.00元
（如有印装质量问题，我社负责调换）

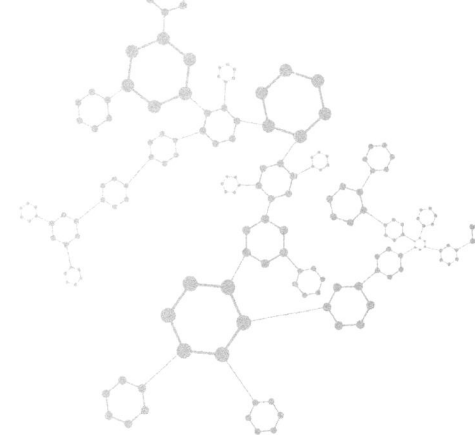

编委会名单

主　编　徐瑞华　万德森
副主编　戎铁华　吴一龙　郭朱明　潘志忠　史艳侠
编　委（按姓氏汉语拼音排序）

贝锦新	陈敏山	陈映波	陈忠平	池沛冬
崔念基	樊　卫	管忠震	郭　翔	郭朱明
韩　辉	何彩云	洪明晃	黄　纲	黄　河
黄　欣	黄　岩	黄慧强	黄金华	姜文奇
蓝春燕	劳向明	李　浩	李安华	李济宾
李俊东	李秋梨	李升平	李永红	李宇红
李元方	梁　洋	梁立治	廖威明	林　鹏
林　僖	林东昕	林桐榆	刘富元	刘继红
刘孟忠	刘乾文	刘万里	刘巍巍	刘学奎
刘卓炜	柳　青	卢泰祥	马　骏	牟永告
潘志忠	蒲恒颖	乔友林	秦自科	戎铁华
史艳侠	宋　明	孙晓非	万德森	王　晋
王　曦	韦　玮	吴沛宏	吴一龙	伍尧泮
夏建川	夏云飞	夏忠军	谢传淼	徐国良
徐瑞华	杨安奎	杨云鹏	尧　凯	云径平
曾宗渊	张　蓓	张　力	张　明	张　诠
张　星	张　旭	张晋碚	张兰军	张伟章
张晓实	张彦娜	张志凌	赵洪云	甄子俊
郑　敏	周芳坚	周鹏辉	周志伟	

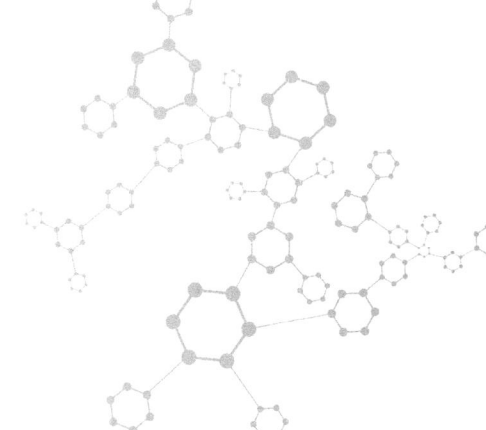

序

《临床肿瘤学》每五年再版一次，经久不衰，是一部被广泛应用于本科和研究生教学的、颇受好评和欢迎的肿瘤专科教材。该书的特点是侧重于临床诊断和处理，兼具经典性和实用性，不断注入新概念、新技术。该书图文并茂，便于领会、记忆，尤可用于教授医学生和青年医师。本书第五版在形式上进行了创新，增加了二维码内容进行知识扩展，提供教学课件补充教学形式，增加动画视频以展示学科发展的最新前沿，用更加直观、生动、多样的展现形式激发学生浓厚的学习兴趣。所以，它不仅是临床教学用书，也是临床工作的重要参考书。

该书是年轻医生最好的肿瘤学临床入门教材。此次改版由徐瑞华教授和万德森教授主编，参编者均活跃在国内外肿瘤学基础和临床研究的第一线，有丰富的临床经验，工作认真负责。他们不仅了解各自领域的最新研究动态和存在的问题，而且对肿瘤工作者的知识需求也有着切身体会。

总之，这是一本凝聚编委会大量心血的力作，我欣然作序，将它推荐给所有即将和刚刚步入肿瘤学殿堂的年轻医生及学者，相信它一定会成为大家的良师益友，为今后的肿瘤学事业奠定良好的基础。

郝希山

2019 年 9 月 30 日

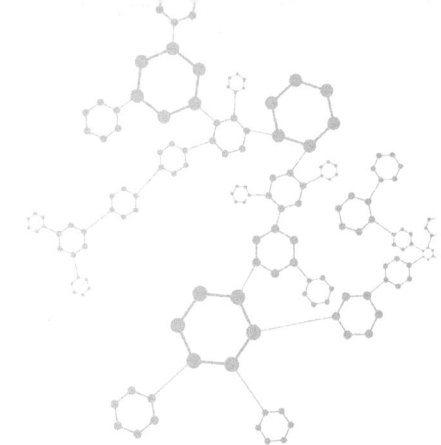

第五版前言

光阴似箭,转眼间距第四版撰写时又过了五年多的时间,癌症流行仍然有增无减。2018年全球癌症估计新发病例1810万,死亡960万,比2012年分别增加了29.3%和17.1%。我国情况亦雷同,2015年核实癌症新发病例约392.9万,死亡约233.8万,即每天就有10 764人罹患癌症,6405人死于癌症。可见,癌症犹如洪水猛兽,严重威胁人类健康,加强癌症防治研究已经刻不容缓。

2019年我国政府工作报告中明确提到"我国受癌症困扰的家庭以千万计,要实施癌症防治行动,推进预防筛查、早诊早治和科研攻关,着力缓解民生的痛点。"

加强临床肿瘤学教育是提高我国肿瘤防治水平的重要环节。三十多年前中山医科大学(现已并入中山大学)设立肿瘤学教研室,将临床肿瘤学列入医学本科生必修课程,编写了我国第一部《临床肿瘤学》教材,1999年7月由科学出版社出版,被许多省市医学院校采用,受到广大师生的欢迎。随后,于2005年、2010年、2014年分别出版了第二版、第三版和第四版,总共印刷了21次,销售7万余册。近几年科学技术发展的势头迅猛,我国肿瘤防治研究也与时俱进,学术思想异常活跃,专科划分日臻细化,诊疗理念不断更新,新技术和新设备不断涌现并迅速推广应用,学科间合作更紧密,多学科综合诊治模式深入人心,而且日益趋向规范化、制度化。为了适应肿瘤学发展和临床教学的需要,更为了加强癌症防治研究,实现"健康中国"战略目标,我们编写了《临床肿瘤学》第五版。

第五版《临床肿瘤学》与前四版在框架上基本相同。上篇(总论)从第一章至第十三章,介绍肿瘤概念、流行病学、病因、病理、肿瘤诊断和治疗等临床肿瘤学的基础知识;下篇(各论)从第十四章至第二十一章介绍各部位或系统的各种常见恶性肿瘤,包括肿瘤的流行趋势、病因、病理、分期、临床表现、诊断、治疗和预后等内容。与前四版不同,第五版主要在分子生物学、分子病理学、精准治疗、免疫治疗、化学治疗等内容上有所增加,更加突出多学科综合治疗的作用。此外,增加了"肾上腺肿瘤"一节。同时,第五版在形式上进行创新,以二维码形式进行知识扩展,提供配套教学课件供师生参考,增加相关章节的动画视频以展示学科发展的最新前沿,以更加直观、生动、多样的展现形式来激发学生浓厚的学习兴趣。

本书的编者都是相关学科的专家教授,他(她)们学术造诣深厚,经验丰富,撰写认真,提供的新材料甚多,但考虑到本书为本科生教材,篇幅有限,不能全部纳入,特别是图表和参考文献删减较多,在此对所有采纳文献的原作者表示感谢。此外,书中涉及各种疗法和许多药物,以及其应用方法和剂量等,在编排中难免存在纰漏,临床应用时应认真参考药械说明书,以防出现差错。

在本书编写过程中,得到了科学出版社的大力支持;中山大学肿瘤防治中心的邹碧君老师承担了大量辅助工作;中山大学附属第六医院的甘可建副编审承担了终审定稿的审校工作,在此一并致谢。

由于编者学识有限,本书难免存在不足之处,敬请读者批评匡正,以利再版时更臻完美。

徐瑞华 万德森
2020年5月1日

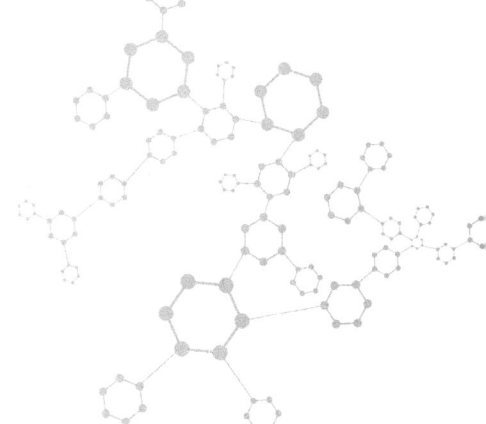

第四版前言

迄今为止，癌症发病率与死亡率仍不断飙升，据WHO《全球癌症报告2014》统计，2012年全球癌症新增病例1409万（非黑色素瘤皮肤癌除外），死亡820万人，比2002年分别增加29.4%和22.4%。我国情况亦如此，2012年癌症新增病例竟占全球的21.8%，死亡占全球的26.9%，据统计，中国大约每分钟就有6人罹患癌症。可见癌症有如"瘟疫"或甚于"瘟疫"。对癌症加强防治研究已经刻不容缓了。

回顾历史，世界系统研究癌症防治仅有百年而已，临床肿瘤专科形成的历史则更短。1980年，中山医科大学（现已并入中山大学）设立了肿瘤学教研室，将临床肿瘤学列入本科生必修课程，中山大学附属肿瘤医院积累了近三十年的临床肿瘤学教学经验，编写了我国第一部《临床肿瘤学》教材，1999年7月由科学出版社出版，这是我国第一部正式的临床肿瘤学教科书，被许多省市医学院校采用，受到广大医药院校师生欢迎。随后，于2005年、2010年分别出了第二版和第三版，共印刷14次，销售近50 000册。时隔4年，为适应肿瘤学发展和临床教学需要，更为了加强癌症防治研究，我们编纂了第四版。

第四版的《临床肿瘤学》与前三版在格局上基本相同。上篇（第一章至第十三章）介绍肿瘤概念、病因、病理、诊断和治疗等，涵盖了临床肿瘤学的基础知识；下篇（第十四章至第二十一章），介绍各部位或系统的各种常见恶性肿瘤，包括肿瘤的流行趋势、病因、病理、分期、临床表现、诊断、治疗和预后等方面的内容。这一版流行病学方面尽可能引用新的数据；临床病理分期均采用最新版的TNM分类标准；近年多学科综合治疗、规范化治疗、个体化治疗、微创治疗（包括内镜治疗、腹腔镜手术及机器人手术）、转化治疗、维持治疗等新概念和方法在本书都有所反映；本书增加"皮肤黑色素瘤"一节；另外，纵隔肿瘤、白血病、淋巴瘤、内科治疗等内容有较多增删。总之，务求跟上肿瘤学的发展和适应临床肿瘤学教学需要。

本书的编者都是相关学科的专家教授，他们学术造诣深、经验丰富、撰写认真、提供材料甚多，但考虑到本书是本科教材，篇幅不能太长，图表和参考文献都有所删减。此外，书中涉及各种疗法和许多药物，以及其应用方法和剂量等，在编排中难免有误，临床应用时应认真参考药械说明书，以防止出现差错。

由于编者学识有限，本书难免存在不足之处，敬请读者批评匡正，以利再版时更臻完美。

万德森
2014年10月1日

本书相关视频

视频1. 组织病理诊断的流程——第四章　肿瘤病理学

视频2. 达·芬奇机器人手术系统——第七章　肿瘤的外科治疗

视频3. 鼻咽解剖——第十四章　头颈部肿瘤

视频4. 甲状腺癌的诊断和治疗示例——第十四章　头颈部肿瘤

视频5. 肿瘤整形保乳手术——第十五章　胸部肿瘤

视频6. 左右半结肠癌的差异——第十六章　腹腔肿瘤

《临床肿瘤学》（第五版）教学课件索取方式

凡使用本书作为教材的主讲老师，可获赠教学课件一份。欢迎通过以下两种方式之一与我们联系。本活动解释权在科学出版社。

1. 关注微信公众号"科学EDU"索取教学课件

关注→"教学服务"→"课件申请"

2. 填写教学课件索取单（拍照发送至联系人邮箱）

姓名：		职称：	职务：	
电话：		QQ：	电邮：	
学校：		院系：	本门课程学生数：	
地址：			邮编：	
您所代的其他课程及使用教材名称：				
书名：		出版社：		
您对本书的评价及修改意见：				

联系人：席慧　编辑　　　咨询电话：010-64000815

电子邮箱：65593584@qq.com　xihui@mail.sciencep.com

教学课件目录及建议学时

第一讲	癌症发病概况及防治策略	（1学时）
第二讲	肿瘤的病理学诊断	（2学时）
第三讲	肿瘤临床诊断概论	（2学时）
第四讲	肿瘤的外科治疗	（2学时）
第五讲	肿瘤的内科治疗	（2学时）
第六讲	肿瘤的放射治疗	（2学时）
第七讲	肿瘤的生物治疗	（1学时）
第八讲	鼻咽癌	（2学时）
第九讲	喉癌	（1学时）
第十讲	甲状腺癌	（1学时）
第十一讲	肺癌	（2学时）
第十二讲	食管癌和食管胃结合部癌	（2学时）
第十三讲	乳腺癌	（2学时）
第十四讲	胃癌	（2学时）
第十五讲	原发性肝癌	（2学时）
第十六讲	结直肠癌	（2学时）
第十七讲	宫颈癌	（2学时）
第十八讲	淋巴瘤	（1学时）
第十九讲	终末期癌症患者处理	（2学时）

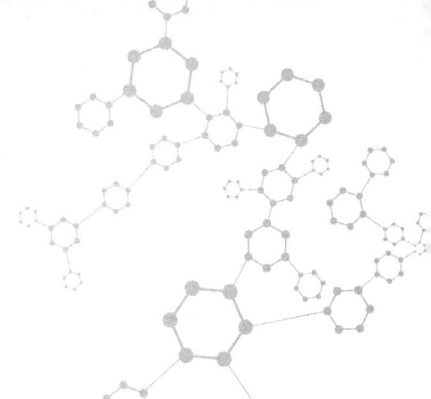

目　录

序

第五版前言

第四版前言

总　论

第一章　绪论	**2**
第二章　肿瘤流行病学	**6**
第一节　肿瘤流行病学的概念	6
第二节　肿瘤的描述性流行病学	7
第三节　肿瘤的分析性流行病学	10
第四节　肿瘤的预防控制	13
第五节　肿瘤的临床流行病学	15
第三章　肿瘤病因学	**19**
第一节　分子生物学基础	19
第二节　外源性致癌因素	21
第三节　肿瘤发生的机体因素	30
第四节　肿瘤干细胞学说	33
第五节　肿瘤基因组学	34
第四章　肿瘤病理学	**39**
第一节　肿瘤的病理命名、分类、分级及分期	39
第二节　肿瘤病理诊断	43
第三节　分子病理诊断	49
第五章　肿瘤影像学检查	**58**
第一节　CT 检查	59
第二节　磁共振成像检查	64
第三节　X 线检查	69
第四节　单光子发射计算机断层成像（SPECT）检查	73
第五节　正电子发射断层成像（PET）检查	76
第六节　肿瘤的超声影像诊断	80
第七节　肿瘤介入诊断	83
第六章　肿瘤临床诊断与标志物检查	**86**
第一节　肿瘤临床诊断	86
第二节　内镜检查	91
第三节　肿瘤标志物检查	92

第七章　肿瘤的外科治疗 · 107
- 第一节　肿瘤外科的发展 · 107
- 第二节　肿瘤外科的作用 · 108
- 第三节　肿瘤外科治疗原则 · 109
- 第四节　肿瘤手术的应用 · 111
- 第五节　肿瘤手术注意事项 · 113
- 第六节　肿瘤外科治疗发展趋势 · 113

第八章　肿瘤的内科治疗 · 117
- 第一节　细胞毒抗肿瘤药物的化疗 · 117
- 第二节　分子靶向药物治疗 · 129

第九章　肿瘤放射治疗 · 136
- 第一节　放射物理学与放射生物学基础 · 136
- 第二节　放射治疗设备与治疗流程 · 138
- 第三节　放射治疗的临床应用 · 140
- 第四节　肿瘤放射治疗的新进展 · 142

第十章　其他治疗 · 144
- 第一节　中医治疗 · 144
- 第二节　肿瘤介入治疗 · 147
- 第三节　肿瘤生物治疗 · 152
- 第四节　微波、超声及激光治疗 · 160

第十一章　癌痛治疗及临终关怀 · 165
- 第一节　癌症疼痛的处理 · 165
- 第二节　终末期癌症患者的处理 · 170

第十二章　癌症患者的心理治疗 · 174
- 第一节　癌症患者的常见心理反应 · 174
- 第二节　癌症患者的心理治疗 · 175
- 第三节　心理治疗的一般原则 · 181

第十三章　循证医学、转化医学及个体化医学 · 183
- 第一节　循证医学 · 183
- 第二节　转化医学 · 185
- 第三节　个体化医学 · 186

各　论

第十四章　头颈部肿瘤 · 188
- 第一节　颅脑肿瘤 · 188
- 第二节　鼻咽癌 · 196
- 第三节　喉癌 · 206
- 第四节　甲状腺癌 · 211
- 第五节　舌癌 · 218
- 第六节　涎腺肿瘤 · 223
- 第七节　颈部肿块 · 229

第十五章　胸部肿瘤 — 237
- 第一节　肺癌 — 237
- 第二节　食管癌和食管胃结合部癌 — 244
- 第三节　乳腺癌 — 254
- 第四节　纵隔肿瘤 — 262

第十六章　腹腔肿瘤 — 267
- 第一节　胃癌 — 267
- 第二节　原发性肝癌 — 276
- 第三节　结直肠癌 — 287
- 第四节　胰腺癌及壶腹周围癌 — 298
- 第五节　腹部肿块 — 305

第十七章　泌尿及男性生殖系统肿瘤 — 313
- 第一节　肾上腺肿瘤 — 313
- 第二节　肾细胞癌 — 315
- 第三节　膀胱癌 — 321
- 第四节　前列腺癌 — 324
- 第五节　睾丸生殖细胞肿瘤 — 329
- 第六节　阴茎癌 — 333

第十八章　妇科肿瘤 — 339
- 第一节　宫颈癌 — 339
- 第二节　子宫内膜癌 — 347
- 第三节　卵巢恶性肿瘤 — 350
- 第四节　妊娠滋养细胞疾病 — 360
- 第五节　外阴癌 — 367

第十九章　淋巴造血系统肿瘤 — 374
- 第一节　恶性淋巴瘤 — 374
- 第二节　白血病 — 393
- 第三节　多发性骨髓瘤 — 406

第二十章　皮肤软组织及骨肿瘤 — 419
- 第一节　皮肤癌 — 419
- 第二节　皮肤黑色素瘤 — 423
- 第三节　软组织肉瘤 — 427
- 第四节　骨肉瘤 — 434
- 第五节　软骨肉瘤 — 440
- 第六节　尤因肉瘤 — 442

第二十一章　儿童实体肿瘤 — 447
- 第一节　儿童肿瘤的特点 — 447
- 第二节　肾母细胞瘤 — 448
- 第三节　神经母细胞瘤 — 451
- 第四节　视网膜母细胞瘤 — 454
- 第五节　儿童颅外生殖细胞肿瘤 — 456

总论

第一章 绪 论

一、肿瘤的基本概念

中国医学家记载肿瘤的最早文献距今有 3500 多年,在商代甲骨文中出现了"瘤"这个字时,其"留聚不去"之意赋予了这一类疾病的内在词义。公元前的《周礼·天官》《黄帝内经》中已记述一些肿瘤的病状和治疗方法,并用"积聚""噎膈""乳岩""石瘕""癥瘕"等词来描绘。至公元 1170 年,《卫济宝书》第一次应用"癌"字来描述恶性肿瘤。"癌"字中的"喦"意为山岩,形容恶性肿瘤形状如山岩、坚硬如山岩。

埃及在公元前 1500 年,不仅对肿瘤有了明确的描绘,还开始用砷化物油膏对有溃疡的肿瘤进行治疗。生活于公元前 460~前370 年的古希腊医师希波克拉底对肿瘤已有了比较明确的认识。而"恶性肿瘤"与"螃蟹"同为一词,则是公元 150 年时罗马皇帝的御医盖伦提出的,他在描述乳腺癌时发现癌性淋巴管炎的淋巴管的形状像螃蟹,就用"crab"给这类疾病予以命名,并演变到了今天英文的"cancer"。

1. 肿瘤的定义

肿瘤是机体在各种致瘤因素作用下,局部组织的细胞在基因水平上失去对其生长的正常调控,导致细胞的异常增生而形成的新生物。

一旦肿瘤(尤其是恶性肿瘤)形成,则其生长为自主性,肿瘤特征通过细胞分裂遗传给子代,生长相对不受机体限制,生长旺盛无止境。肿瘤侵袭性生长对机体器官的破坏,以及异常代谢和异常的功能均对机体造成危害。肿瘤不同程度地失去分化成熟的能力,使肿瘤组织具有异常的形态。肿瘤形态的异常,是肿瘤病理学诊断的依据。

2. 良性肿瘤与恶性肿瘤

肿瘤可分为良性肿瘤及恶性肿瘤。良性肿瘤的生长能力有一定限度,通常为局部膨胀性生长,其生长速度比较缓慢,可以压迫邻近组织器官,但通常不侵蚀破坏邻近组织,也不向远处转移,因此危害性较小。恶性肿瘤则往往增长迅速,并且有侵袭性(向周围组织浸润)及转移性,如未经有效治疗,通常导致死亡。

3. 新生物及恶性疾患

医学文献有时使用"新生物"(neoplasm)这一名词,它的含义基本与"肿瘤"相同。

"恶性疾患"(malignancy)与"恶性肿瘤"没有多大差别。当然,malignancy 泛指一切恶性细胞增生性疾病,包括各种恶性肿瘤及白血病。因此,malignancy 可视为 cancer 的同义语。

4. 癌与肉瘤

癌(carcinoma)与肉瘤(sarcoma)都是恶性肿瘤,从上皮发生的恶性肿瘤称为癌,如乳腺癌、支气管(肺)癌、胃癌、大肠癌等;从间胚叶或结缔组织发生的恶性肿瘤称为肉瘤,如骨肉瘤、淋巴肉瘤、纤维肉瘤、平滑肌肉瘤、血管肉瘤等。

5. 癌症

目前,不论医学界或民间,都把所有的恶性肿瘤称为癌症(cancer),将 carcinoma 及 cancer 都译为"癌"。狭义的癌(carcinoma)指上皮来源的恶性肿瘤,而广义的"癌"或"癌症"则泛指所有恶性肿瘤,包括肉瘤及白血病在内。因此,骨肉瘤、淋巴肉瘤分别亦称为骨癌、淋巴癌,白血病亦有人称为血癌。这并不错误,但因 carcinoma 与 cancer 本有不同含义,而中文均译为"癌",有时会造成某些混淆。

二、我国癌症的发病情况与趋势

健康是促进人的全面发展的必然要求,是民族昌盛和国家富强的重要标志,也是广大人民群众的共同追求。习近平总书记在党的二十大报告中强调,要"把保障人民健康放在优先发展的战略位置"。近 20 年来,癌症已成为我国疾病死因之首,发病率和死亡率还在攀升,癌症防治是实现健康中国行动的重要使命。我国每年新发癌症病例占全球新发病例的 22%,每年癌症死亡病例数占全球死亡病例数的 27%。中国人口之众使得国人的数据对全球癌症防控意义重大。

20世纪50年代初期，我国人口死因以传染病、结核病与新生儿疾病为主，癌症仅居死亡原因的第9或第10位。20世纪70年代调查资料显示，癌症已位居我国人口死亡原因的第三位，而某些省市如福建、浙江、江苏、上海居民的癌症死亡率已居各种死因的首位。20世纪80年代末，我国城市癌症死亡率达128.03/10万人口，占死亡总人口的21.88%，居各类死因首位；而农村人口癌症死亡率为112.36/10万人口，占死亡总人口的17.47%，在各类死因中居第二位（仅次于呼吸系统疾病）。据国家癌症中心2019年发布的年报数据显示，2015年我国新发癌症病例约为392.9万、癌症死亡病例约为233.8万，新发病例与死亡人数依然在持续增长，我国的癌症防控任务依然严峻。

肺癌在世界范围内发病率均居恶性肿瘤之首，也是我国发病率最高的恶性肿瘤和癌症死因之首。由于人种和饮食习惯、环境等差异，我国的癌症谱与西方发达国家相差甚大。我国最常见的4种癌分别为肺癌、胃癌、肝癌和食管癌，其病例占所有癌症病例的57%，而在美国这4种癌占所有癌的比例仅为18%。国人这4种癌病例占全球病例的1/3～1/2。由于国内早诊率和筛查率比较低，国内患者一般预后较差，生存期较短。

约60%的癌症是可以通过减少可控危险因素暴露来预防的，降低我国癌症发病率的最有效途径就是控制慢性感染。29%的癌症与慢性感染相关，主要是胃癌［幽门螺杆菌（Hp）感染］、肝癌（肝炎病毒HBV和HCV感染）和宫颈癌［人乳头瘤病毒（HPV）感染］。通过控烟和控制感染，通过立法控制空气和水污染将对于降低肿瘤的发病率产生积极影响。

我国癌症筛查、早诊和诊治工作也面临诸多问题与挑战，需要政府以及社会各机构层面的共同努力，以实现癌症的"三早"，即早期发现、早期诊断、早期治疗，并努力提高治疗水平，从而大幅提高我国癌症根治率并延长生存期。

三、癌症发生的分子机制

机体所有细胞均来源于单一受精卵，因此体内所有细胞都带有相同的基因信息。受精卵增殖和分化，形成胚胎，最后发育成为成熟的个体，其整个过程均涉及全部染色体组选择性和协调性的表达。当调节细胞活性中起关键作用的某些基因群发生突变或异常活动，导致细胞的正常调节过程受到破坏，细胞的增殖、分化与凋亡失去平衡，便可造成肿瘤的发生。

癌基因与抑癌基因：癌基因（oncogene）和抑癌基因（suppressive oncogene）直接参与肿瘤的发生及发展。癌基因是人类生命活动必不可少的，其正常功能是控制细胞生长、分化和凋亡，或者以不同的方式控制细胞生成和死亡。癌基因的表达产物对细胞增殖起正调节，当它们发生突变或过度表达，可致细胞的过度增生或异常分化；反之，抑癌基因的表达产物，则对细胞的增殖起抑制作用。当抑癌基因的结构与功能改变或抑癌基因丢失时，失去了对细胞增殖的负调节作用，也会发生细胞增生。

免疫监视与免疫逃逸：细胞恶变时它的表面就会出现新的抗原，这些抗原可被免疫系统细胞识别出是"非己"细胞的特征，从而调动免疫细胞进行防御直到最后消灭肿瘤细胞，机体免疫细胞的这种功能叫作"免疫监视"。尽管人体具有强大的免疫监视功能，但仍难以阻止肿瘤的发生和发展。在肿瘤生长的早期，由于肿瘤细胞数量少，不足以刺激人体免疫系统产生足够的免疫应答。待肿瘤生长到一定程度，形成癌细胞集团时，肿瘤抗原编码基因又发生突变，可干扰人体免疫识别过程，使肿瘤细胞得以漏逸，这种现象称为肿瘤细胞的"免疫逃逸"。

多基因多阶段发病机制：肿瘤发生的生物学基础是基因的异常。致瘤因素使体细胞基因突变，导致正常基因失常，基因表达紊乱，从而影响细胞的生物学活性与遗传特性，形成与正常细胞在形态、代谢与功能上均有所不同的肿瘤细胞。

人类对肿瘤发病机制的认识经历了一个漫长的过程，从过去单一的物理致癌、化学致癌、病毒致癌、突变致癌学说上升到多基因、多步骤、多因素综合致癌理论。近20年来，随着分子生物学的进步，特别是对癌基因和抑癌基因研究的深入，不仅使我们对癌症发生的机制有了深入的了解，而且，已有可能将这方面的研究成果用于癌症的早期诊断和基因治疗。而近10年来，人类基因组学、蛋白质组学等组学技术的快速发展使得我们对癌症的发病机制有了更深入的理解，同时也为开发更有效的防治措施提供了方向。

四、临床肿瘤学研究的历史与现状

在公元前1600年的古埃及文献中就已经记载了世界上最早的肿瘤外科手术。1809年12月在美国进行了第一例现代肿瘤手术——卵巢肿瘤切除术，患者术后存活了30年。外科肿瘤切除手术的繁荣发生在19世纪中叶以后，麻醉术大幅度减轻了患者的痛苦，消炎药物和无菌操作术保证了手术的安全性，之后开始了100多年的肿瘤外科学持久平稳的发展历程。

肿瘤外科学在经历了100余年的发展之后，经历了从最大范围切除到最大限度保存脏器功能的手术理念转变，目前进入了智能微创时代。达·芬奇机器人系统作为目前世界上最先进的微创外科手术系统，超越了传统手术的局限，为微创手术带来了革命性的变革。手术中，通过进入人体内部的特殊镜头，术者可以自行调整镜头，高清晰的立体三维视觉形成光学放大10倍的高清晰立体图像。灵活的仿人手操作系统可完全模仿人手腕动作，突破了微创的极限，增加了手术精确度，减少了损伤和失血量，使一些复杂疾病使用微创治疗成为可能，为更多的患者带来福音，这也是人工智能技术在临床中成功应用的典范。

从1895年伦琴发现X线和1898年居里夫妇成功分离出镭，并首次提出"放射性"概念算起，放射肿瘤学至今已有100多年的历史。

1895~1945年：1902年，第一例皮肤癌放射治疗（radiation therapy，RT，简称放疗）成功；1920年，200千伏级的X线治疗机诞生并成功治疗第一例喉癌患者；1928年，第二届国际放射学会推广伦琴单位；1932年开始认可分割照射的方法学。

1945~1960年：1951年，加拿大生产了世界上第一台远距外照射钴60机；1953年，放射生物学界提出了"氧效应"理论，逐步形成了放射生物学、放射物理学的学科队伍。

1960~1980年：在这20年中，放射肿瘤学以更加崭新的面目进入了繁荣发展时期，并形成了临床肿瘤学的一个重要分支学科——放射肿瘤学。

近20年来放疗技术快速发展，如今也已步入"精确放疗"的时代。精确放射治疗技术包括三维适形放射治疗（three dimensional conformal RT，3D-CRT）、调强适形放射治疗（intensity modulated RT，IMRT）、影像学引导下的放射治疗（imaging guided RT，IGRT）、生物适形放射治疗（biologically conformal RT，BCRT）等技术，代表了现代肿瘤放射治疗的发展方向。从3D-CRT、IMRT、IGRT到BCRT，恶性肿瘤放疗适形性得到进一步提高，适形水平也从物理学向生物学方向发展。

人类利用药物治疗肿瘤的历史悠久，公元前1000多年就有利用一些重金属治疗肿瘤的记载。1942年，有人用氮芥治疗恶性淋巴瘤并获得成功，这一标志性事件开拓了化学药物治疗恶性肿瘤的先河。内分泌治疗也在此时开展，其标志就是将己烯雌酚用于治疗前列腺癌和乳腺癌。20世纪50~80年代，不断出现人工合成的化学治疗（简称化疗）药并成功地应用到了临床，包括氨甲蝶呤、6-巯基嘌呤和5-氟尿嘧啶（5-FU）等。20世纪80年代以后，一整套包括药物的设计、合成和筛选，临床前药理试验，以及Ⅰ、Ⅱ、Ⅲ、Ⅳ期临床试验的抗恶性肿瘤药物研究发展系统已经得到确立和完善，并以法律的形式颁布实施，此举有力地促使了大量的安全有效的抗肿瘤新药涌现。

近20年来，随着分子生物学技术的快速发展，肿瘤生物学的研究日益深入，人们对癌症的认识不断更新，发现了许多在肿瘤发生发展中发挥关键性作用的驱动基因靶点，并成功开发出相应的靶向治疗药物用于治疗干预。这些靶向治疗药物具有专门针对癌细胞的作用，因此具有特异性强且毒性较小的特点。以PD-1/PD-L1单抗为代表的免疫疗法革命性地改变了肿瘤治疗的面貌，成为生物医药领域最受关注的对象。根据分子表达谱的不同预测预后和对药物治疗的反应，医生在兼顾疗效和毒副反应的同时，对患者真正实施个性化治疗。随着新型靶向药物研究、新型给药技术的研发以及药物智能化等的发展，出现了许多新的癌症治疗策略、方法和手段。

精准医疗（precision medicine）是以个体化医疗为基础，随着基因组测序技术快速发展，以及生物信息与大数据科学的交叉应用而发展起来的新型医学概念与医疗模式。近年来，国际上在精准诊疗癌症方面的研究进展迅猛，主要表现在：①各种精准医学研究的技术日趋完善，如DNA、RNA测序的精准度，DNA的后遗传修饰，非编码RNA、蛋白质组学和肿瘤代谢物的检测与功能研究等；②癌症标志物的研究发展和运用及癌症的早期发现；③在鉴定肿瘤驱动因子（肿瘤抑制基因和原癌基因）的研究方面也取得了重要的进展，并涌现出一批用精准医学对乳腺癌进行系统研究的机构。目前精准医学的发展已从大规模的DNA测序，逐渐深入到RNA、蛋白质、后遗传修饰功能学研究，以及分子影像、分子代谢、药物筛选、微观控制等多学科综合运用之中。因此，随着基因检测技术、靶向及免疫药物的发展，对癌症进行精准治疗已经成为现实。

迄今为止，分子靶向治疗及免疫治疗疗效显著，开始逐步取代传统的化疗，颠覆传统治疗的观念；但是靶向治疗也呈现出一定的局限性，几乎难以避免的原发或者继发性耐药使其不能达到真正治愈癌症的目的。探索肿瘤的靶向治疗和免疫治疗耐药的机制，寻找更准确的治疗靶点，开发更有效的抗癌药物是当前癌症研究的重要方向。当然，人类攻克癌症的努力不可能一蹴而就，我们应当密切关注癌症研究与治疗的最新进展，并尽快将之转化为临床实践。

五、肿瘤研究和临床肿瘤学

由于恶性肿瘤（癌症）严重威胁人类的健康与生命，世界各国均投入大量人力、物力进行癌症研究。癌症是一个系统性疾病，其病因和发病机制、影响发病的因素、病理类型、临床表现、治疗方法等都十分复杂，绝大多数的肿瘤不能通过单一的治疗手段而治愈，因此需要多学科学者的共同研究。多学科综合治疗（multidisciplinary therapy，MDT）已经成为当今肿瘤诊疗的标准模式。

研究肿瘤的学科，称为肿瘤学（oncology）。分子生物学、细胞遗传学、生物化学、病毒学、病理学、药理学、流行病学等学科的学者，都积极参与癌症的研究；这些学科学者的研究对揭示癌症的本质，了解癌症发生、发展的经过及癌症发生与环境因素的关系，寻找预防及治疗癌症的可能途径都是至关重要的。因此广义地说，上述多种学科的研究，都可归入肿瘤学的范畴。专门研究人类肿瘤的临床规律特别是诊断和治疗方法的学科，则称为"临床肿瘤学"（clinical oncology）。根据治疗手段的不同，临床肿瘤学还可以分为肿瘤外科学（surgical oncology）、肿瘤放射学（radiation oncology）及肿瘤内科学（medical oncology）。

临床肿瘤学与临床医学的其他学科关系十分密切而且互有交叉。例如，肿瘤外科学及肿瘤内科学虽然是临床肿瘤学的重要组成学科，但也可分别视为外科学及内科学的分支。同样，在妇科学及儿科学中也可分出妇科肿瘤学（gynecological oncology）及儿科肿瘤学（pediatric oncology）。实际上，因肿瘤可发生于任何组织、器官（除毛发、指/趾甲外），故所有临床学科，如眼科、耳鼻咽喉科、口腔科、皮肤科等都会涉及肿瘤的防治研究，因而与临床肿瘤学的内容会有交叉重叠。

六、在医学院本科设置临床肿瘤学课程的意义

癌症已成为常见病、多发病，其诊断治疗手段发展迅速，医学生有必要对癌症的临床表现及现代诊治方法有一个较为全面的了解。中山医科大学率先于20世纪80年代初期即开设"肿瘤学"本科生必修课程。迄今，全国大多数医学院校已开设"肿瘤学"独立课程并列入教学计划。

本科开设的"肿瘤学"课程，系以"临床肿瘤学"为主。虽然学生们在病理学及各临床学科的学习中，对肿瘤的分类、各主要癌瘤的临床表现及诊治原则已有一定了解，但如何根据患者的年龄、病理类型、病期、活动状态（performance status）、病变分布的范围、预期疗效等情况，制订明确的治疗目标和具体的治疗方案，学生们往往缺乏明确的叙述，对化疗、放疗的原则和具体实施方法尤为欠缺。我们希望通过"临床肿瘤学"课程的学习，使学生能对癌症有更为系统全面的了解，特别应着重了解在对癌症患者全面检查评估的基础上，制订合理的综合治疗方案的重要性，了解各种治疗手段的优势及不足，学习如何根据患者的情况合理进行综合治疗，以提高治疗效果。我国需要大量的肿瘤学专业人才，以加强肿瘤防治的技术力量，从而提高恶性肿瘤的预防和治疗的总体水平。同时，我们希望通过本学科的学习，学生能初步了解与肿瘤研究关联众多的学科的丰富内容，为将来投身癌症医疗事业打下基础。

（管忠震　徐瑞华）

参考文献

Ashley EA. 2016. Towards precision medicine. Nat Rev Genet, 17: 507

Baumann M, Krause M, Overgaard J, et al. 2016. Radiation oncology in the era of precision medicine. Nat Rev Cancer, 16 (4): 234~249

Chen WQ. 2016. Cancer statistics in China, 2015. CA Cancer J Clin, 66: 115~132

Rebecca L. 2018. Cancer statistics, 2018. CA Cancer J Clin, 68: 7~30

Restifo NP, Smyth MJ, Snyder A. 2016. Acquired resistance to immunotherapy and future challenges. Nat Rev Cancer, 16: 121

第二章 肿瘤流行病学

恶性肿瘤是一组严重威胁人类生命健康的疾病，鉴于其与良性肿瘤在健康危害、病因特点和预防控制措施方面都有很大区别，**本章提到的肿瘤将特指恶性肿瘤**。近年来，无论发达国家还是发展中国家，肿瘤发病率和死亡率都有不断上升的趋势。在许多发达国家，恶性肿瘤位于死因的第一位或第二位。在我国，恶性肿瘤已位居死因首位，成为国家医疗卫生政策和预防控制关注的重点。

第一节 肿瘤流行病学的概念

流行病学是研究人群中疾病与健康状况的分布及其影响因素，并研究和评价防治疾病及促进健康的策略、措施和效果的科学。将流行病学的理论与方法应用在肿瘤研究中，便产生了肿瘤流行病学这一分支学科。早期流行病学主要研究传染病的分布规律和防治措施，20世纪40年代末开始，人们更多地研究慢性非传染性疾病，特别是肿瘤的分布规律及影响因素，并且在方法学上也有着飞跃性发展。其中对吸烟与肺癌的病例对照研究和队列研究成为流行病学研究的经典案例，肿瘤流行病学的研究结果也大大推动了肿瘤病因和预防研究的进展。

一、肿瘤流行病学的研究对象与范畴

流行病学与临床医学最大的区别是研究对象的不同，临床医学的研究对象是患者，而流行病学研究的对象既包括患者，也包括健康人；临床医学研究关注的是患者个体，而流行病学关注的是群体。肿瘤流行病学正是研究肿瘤疾病在人群中流行的规律。

1. 肿瘤流行的分布规律

肿瘤流行病学的研究任务之一是描述肿瘤在人群中的发生水平、分布特征和动态变化，具体地说就是描述肿瘤在空间、时间和人间（三间）中的分布特征。例如，20世纪70年代末，我国完成了恶性肿瘤的3年死亡回顾调查，获得除台湾、香港和澳门外所有国内地区的肿瘤死亡率数据，绘制出中国（部分）肿瘤死亡分布图，发现我国一些肿瘤高发地区，其死亡率在各地均有十分明显的差别，而且，这种差别之巨大是其他国家所不可比拟的。这为我国以后的肿瘤病因研究提供了线索，为肿瘤防治策略制订提供了依据。

2. 肿瘤流行的影响因素

肿瘤流行病学的研究任务之二是探索肿瘤发生的原因和条件。肿瘤发生是个复杂过程，明确肿瘤发生的病因是一项具有挑战性的工作，因此肿瘤流行病学研究更着重于确定与肿瘤发生有关的危险因素（risk factor）。例如，对吸烟与肺癌关系的流行病学研究，在全世界开展了几百个病例对照研究和几十个队列研究，确定了吸烟增加患肺癌的危险性。针对吸烟的危害，提出各种控烟措施，包括法律规定公众场合禁烟、禁止香烟广告等。在部分西方国家吸烟率下降，肺癌的发病率也出现下降趋势。

3. 肿瘤防治措施及效果评价

肿瘤流行病学研究任务之三是寻找有效的肿瘤预防与控制措施，并评价预防干预措施的效果。例如，X线钼靶筛查是乳腺癌早期诊断的干预措施，通过人群筛查试验，肯定了该措施确实降低了人群中乳腺癌的死亡率，并成为一些国家的卫生政策得以实施。

从以上三点可以看出肿瘤流行病学是逐步深入地探索肿瘤预防控制的方法。第一步是揭示现象，属描述性流行病学。这一阶段不能直接确定肿瘤流行的原因，更不能检验防治措施的效果，仅提供深入研究的基础，对现象作初步分析，提出病因假说。第二步是找出原因，采用分析性流行病学研究方法，通过不同设计的调查研究检验和验证前面工作提出的病因假说，发现与肿瘤流行有关的危险因素，为进一步防治干预提供依据。最后是提供措

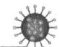

施，通过实验性流行病学的方法，评价预防措施的效果，确认预防措施的有效性，评价预防措施的卫生经济，提出推广应用的政策建议。一般来说，肿瘤流行病学这三个范畴的工作是由浅入深、循序渐进的。在实际工作中可以根据卫生保健需求，有重点地进行某一部分的工作。

二、肿瘤流行病学研究特点

肿瘤流行病学的研究特点是由恶性肿瘤疾病本身的特点决定的。恶性肿瘤的特点是发病率低，发病原因和条件复杂，从接触致病危险因素到疾病发生的潜隐期长，癌前期状态不确定或不易发现，一旦疾病形成则不可逆地发展，直至患者生命丧失。因此肿瘤病因的流行病学研究不适宜采用常规的临床研究设计，经典的传染病病因研究方法也不适合，而目前常用的分析性流行病学方法，如病例对照研究和队列研究则特别适合肿瘤病因的探索。

肿瘤流行病学研究有以下几个特点。

1. 观察性研究

肿瘤流行病学研究的对象主要为健康人，因此对人有害的暴露不能通过实验方法研究，只能进行观察性研究。

2. 人群研究

由于肿瘤发病率低，肿瘤病因复杂，个体变异性大，肿瘤流行病学研究需要对非常大的人群进行调查，如病例对照研究往往涉及几百至几千病例与对照的调查和检测，而队列研究更涉及几万甚至上百万人群的调查。只有对大规模人群的观察，才能发现足够频数的阳性事件，才能通过分层排除或校正各种混杂因素和偏倚的影响，得到可靠结论。

3. 长时间观察

由于从接触致病因子到肿瘤发生要经过几年到几十年的漫长过程，因此肿瘤流行病学研究需要持续观察一段较长的时间。例如，经典的英国医生队列研究，观察了20年才得到比较确定的结果。同样在肿瘤的干预效果评价研究中，如筛查效果评价也需要观察5～10年。

4. 偏倚和混杂

由于肿瘤病因的不确定性和复杂性，在肿瘤流行病学研究中，与肿瘤发生有关的因素统称为暴露（exposure）。在研究暴露与肿瘤发生关系时，特别要注意研究结果是否存在偏倚。偏倚（bias）指在探索暴露与肿瘤关系时，由于研究设计和实施过程存在问题而导致系统误差，这种误差歪曲了暴露与肿瘤关联的方向和强度。常见的偏倚有：由于研究对象主观选择上的不一致，导致结果估计偏差，称选择偏倚；由于资料收集方式和指标测量过程的不一致，导致采集数据出现倾向性偏差，称信息偏倚；还有一个造成偏倚的原因是混杂（confounding），即在探索暴露与肿瘤关系时，因其他非研究因素的影响而导致的偏倚。由于肿瘤流行病学研究属于观察性研究，无法在设计时控制非研究因素的均衡性，因此容易发生混杂。

5. 疾病的全过程

肿瘤流行病学的研究对象不是仅限于肿瘤的临床病例，而是从健康、患病到死亡全过程的所有人群，这包括正常环境的健康人群、处于暴露状态或携带危险因素的肿瘤高危人群、癌前状态潜在患者、处于潜伏期的肿瘤患者和临床确诊的肿瘤患者。

第二节 肿瘤的描述性流行病学

一、肿瘤的描述性流行病学的资料收集方法和统计指标

流行病学的研究是以群体为研究对象，所以其最基本、最重要的方法是现场观察和现场实验。现场观察包括描述性流行病学和分析性流行病学两大类。肿瘤描述性流行病学研究是一种探索性的研究，观察不同地区、不同人群中肿瘤的发病率和死亡率及其分布差异，以此描述肿瘤地理分布和人群分布特点；还可以把一个城市不同区域，或在一个国家内不同省市，甚至不同国家之间的研究资料进行比较，从而提出一个探索性的病因假设。

（一）肿瘤统计资料来源

1. 肿瘤登记报告制度

肿瘤登记报告制度指对特定范围的人群按一定的组织系统持续性地搜集、储存、整理、统计、分析肿瘤发病和死亡资料的制度，是一种掌握肿瘤发病、死亡动态的一种基本方法。自1934年美国康涅狄格州和1942年丹麦首先建立癌症登记以来，恶性肿瘤登记制度不断发展，遍及全球50多个国家，已有300多个肿瘤登记点。国际癌症登记协会（IACR）和世界卫生组织（WHO）下属的国际癌症研究机构（IARC）共同定期出版的《五大洲恶性肿瘤发病汇编》，为肿瘤研究提供了很有价值的情报，

是研究国际肿瘤流行病学的重要参考文献。我国河南林县于1959年最早建立了肿瘤登记制度；2013年我国已有250个市县建立了肿瘤发病登记制度，145个登记点纳入中国肿瘤登记年报，其中有12个登记点向IACR和IARC提供了肿瘤发病登记统计数据。

2. 肿瘤死亡回顾调查

在大部分恶性肿瘤病死率仍较高的情况下，死亡调查基本上可以反映恶性肿瘤的发病水平、分布规律及其动态。在还没有完善的疾病登记和生命统计的情况下，死亡回顾调查尚为实际可行的办法，它可以在较短时间内获得较大范围地区居民死亡情况和死因的全部资料，尤其对恶性肿瘤流行病学调查有很大帮助——对主要恶性肿瘤高死亡率地区的发现，为肿瘤早期发现、早期诊断、早期治疗及开展现场防治研究提供了科学依据。有关食管癌、肝癌、鼻咽癌等的肿瘤死亡回顾调查的研究取得比较大的成果。但是，由于回顾性研究中，实际死亡事件和获取信息时间存在时间间隔，部分材料为回忆所得，影响了肿瘤死亡回顾调查材料的准确性。

3. 肿瘤病例资料

对门诊、住院的肿瘤病例进行统计分析，可以了解各种肿瘤发病的大致比例情况，但不能真实反映该地区肿瘤发病情况。

（二）常用统计指标

1. 死亡率

死亡率在我国当前肿瘤流行病学研究中仍为一个重要指标。而在国际上由于肿瘤诊断的水平提高，治疗方法改进，1/3的恶性肿瘤已可以治愈，因此较少使用这个指标。

恶性肿瘤死亡率 =

$$\frac{某年某地区恶性肿瘤死亡人数}{该地区同年平均人口数} \times 100\,000/10\,万$$

死亡率可按癌种、地区、年龄、性别、职业等分别计算，称死亡专率。

2. 发病率

表示在一定期间内（一般为1年）某一人群内某一肿瘤新发生的病例数；发病率常用来描述肿瘤分布，探索发病因素，提出病因假设和评价防治措施效果。

恶性肿瘤发病率 =

$$\frac{某年某地区恶性肿瘤新病例数}{该地区同年平均人口数} \times 100\,000/10\,万$$

3. 患病率

在现况调查中，由于难以区分新老病例，因此只能计算某一时期或时点的患病率。

恶性肿瘤患病率 =

$$\frac{某时期内某恶性肿瘤例数（新老病例）}{该地区同期平均人口数（或调查人数）} \times 100\,000/10\,万$$

4. 年龄调整发病（死亡）率

由于恶性肿瘤在不同年龄组发病（死亡）差别甚大，不同地区不同人群中各年龄组比例亦不相同。因此在比较不同人群或不同时间恶性肿瘤发病（死亡）率时要进行年龄调整，调整后称为年龄调整发病（死亡）率。

调整方法有直接和间接的区别。间接调整法可参阅有关统计学教材。这里仅介绍直接调整法。直接调整法是用一标准人口构成（如中国人口构成、世界人口构成），按每一年龄组标准人口数乘以年龄别发病（死亡）率，再除以标准总人口数，即可得到该年龄调整发病（死亡）率。

5. 人时发病（死亡）率

在进行队列研究时由于暴露人群随时有加入或退出的可能，当计算他们的发病（死亡）率时，年平均人口很难计算，因此需将随访者的随访时间折算为人时间。

计算人时发病率的常用方法有以下两种。

1）人年发病率 按照队列研究中每个人的暴露年数累加起来，获得总暴露年数 T，将随访期间发病数 D 除以总暴露年数 T 得到人年发病率。

2）累积发病率 按寿命表法计算，每年校正观察人数（c）=（期初观察人数−当年失访人数）/2，当年发病率（q_i）= 当年发病数（d）÷ 校正观察人数（c），然后按下式计算 k 年累积发病率 Q_k。

$$Q_k = 1 - \prod_{i=0}^{k}(1-q_i)$$

6. 性别比

性别比为表示同期内不同性别人群肿瘤危害程度的一种比较指标。

恶性肿瘤发病（死亡）性别比 =

$$\frac{某年男性某肿瘤发病（死亡）率}{同期女性某肿瘤发病（死亡）率}$$

7. 0~74岁累积发病率

从出生至74岁的年龄别发病专率相加，其和为累积发病率。通常按5岁分组，各组发病率相加再乘以5，可得到0~74岁的累积发病率。

二、肿瘤的流行现状和发展趋势

（一）癌症危害日趋严重

2018年全球估计新发癌症病例1810万，死亡960万，存活的现患者（诊断后5年内）达4384万。

最高发的癌症依次为肺癌、乳腺癌和结直肠癌；死亡率最高的癌症依次为肺癌、结直肠癌和胃癌。无论发病率还是死亡率，肺癌均居首位。在存活的现患者中以乳腺癌和结直肠癌患者为最多（表2.1）。

表2.1 2018年世界主要癌症的发病率和死亡率（1/10万）

癌种	发病率 男	发病率 女	死亡率 男	死亡率 女
肺癌	31.5	14.6	27.1	11.2
胃癌	15.7	7.0	11.7	5.2
肝癌	13.9	4.9	12.7	4.6
肠癌	23.6	16.3	10.8	7.2
食管癌	9.3	3.5	8.3	3.0
乳腺癌	—	46.3	—	13.0
白血病	6.1	4.3	4.2	2.8
宫颈癌	—	13.1	—	6.9
前列腺癌	29.3	—	7.6	—
膀胱癌	9.6	2.4	3.2	0.9

注：根据Segi's世界标准人口的年龄调整率

发达国家常见的癌症，如结直肠癌、乳腺癌和前列腺癌（所谓"富癌"），预后较好。发展中国家常见的癌症，如肝癌、胃癌和食管癌（所谓"穷癌"），预后欠佳，故而危害更为严重。癌症的发生主要与有害环境因素及不良生活方式有关。由于暴露于有害因素的人口基数甚大，预计2020年癌症新发病例将达到1600万，死亡1000万，现患病例达4000万。与心血管病逐年下降的趋势相比较，癌症预防与控制面临更大的挑战。

我国虽属发展中国家，但已成为世界第一癌症大国。据世界卫生组织报告（2018年），我国每年新发癌症病例约占全球的23.7%；癌症死亡人数占全球癌症总死亡人数的30.0%，并以每年1.3%的速度递增。

据估计，2014年中国癌症新发病例380万，死亡230万，现患病例约505万。癌症发病率和死亡率均已居疾病和死因的首位。死亡率最高的癌症依次为肺癌、胃癌、肝癌、食管癌及结直肠癌。在肝癌、胃癌及食管癌发病率居高不下的同时，肺癌、结直肠癌及乳腺癌等发病率又呈显著上升趋势，正在形成发展中国家与发达国家高发癌谱并存的局面，使癌症防治面临巨大挑战（表2.2）。

表2.2 2014年我国常见癌症的发病率和死亡率（1/10万）

癌种	男 发病率	男 死亡率	癌种	女 发病率	女 死亡率
肺癌	49.9	40.3	乳腺癌	30.1	6.5
胃癌	27.6	19.7	肺癌	23.9	17.2
肝癌	20.5	23.7	肠癌	15.4	6.5
肠癌	18.4	9.5	宫颈癌	11.6	3.1
食管癌	6.02	13.6	胃癌	11.7	8.0
前列腺癌	4.89	2.8	肝癌	9.1	7.8

注：根据2000年中国人口的年龄调整率

目前我国每死亡4人，即有约1人死于癌症。癌症不仅严重影响劳动人口健康，而且成为医疗费用上涨的重要因素。每年用于癌症患者的医疗费用近千亿元。由于中晚期癌症患者治疗效果尚不满意，其不良预后往往波及亲友及家庭，影响社会稳定。

我国癌症流行趋势具有如下特点：① 在过去的30年间，我国癌症发病率和死亡率呈明显上升趋势，但首要影响因素是人口年龄结构的变化（图2.1和图2.2）。随着我国人口年龄结构更趋老年化以及过往暴露于不良生活方式（如吸烟等）及环境的人口基数过大，在未来的20~30年，我国癌症发病率将继续上升，并将成为疾病防治中的主要问题。② 在过去30年间，我国高发癌谱呈明显变化趋势。20世纪70年代主要癌症死亡率顺位为胃癌、食管癌、肝癌、肺癌及宫颈癌，20世纪90年代演变为胃癌、肝癌、肺癌、食管癌及结直肠癌，2000年演变为肺癌、肝癌、胃癌、食管癌及结直肠癌。目前我国癌症发病的特点是，以发展中国家高发癌症为特点的上消化道癌症的发病率居高不下，而以发达国家高发癌症为特点的肺癌、结直肠癌及乳腺癌等迅速上升，尤以肺癌更为明显，相比20世纪70年代男性发病率上升了159.0%，女性发病率上升了122.6%，呈现出发展中国家与发达国家高发癌谱并存的局面，这更增加了癌症控制工作的难度。③ 我国的癌症发病率在世界范围处于中等偏高水平，但癌症死亡率已处于世界最高水平，这一方面是由于我国常见癌症以预后较差的肺癌、肝癌、胃癌和食管癌为主；另一方面反映出我国在癌症的早期发现、早期诊断和早期治疗方面落后于发达国家，癌症就诊患者以晚期居多，导致预后较差。此外癌症的治疗水平，特别是抗癌药物的使用落后于发达国家，这也是部分癌症患者预后较差的原因。④ 我国农村癌症死亡率的上升明显高于城市，癌症高发区亦多在农村，其危害尤为显著，是当地农民因病致贫及因病返贫的重要原因，值得重视。

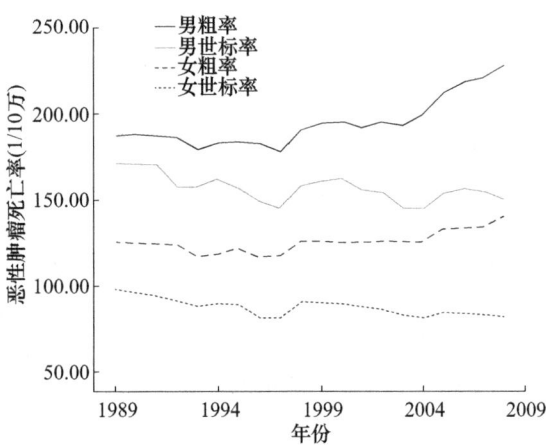

图 2.1　1989～2008 年中国恶性肿瘤发病率变化趋势
世标率按 Segi's 世界人口构成标化

图 2.2　1989～2008 年中国恶性肿瘤死亡率变化趋势
世标率按 Segi's 世界标准人口构成标化

（二）部分癌症的区域性高发聚集现象及癌谱变化

我国于 20 世纪 70 年代进行的覆盖 2000 多个县（区）共 8.5 亿人口的全死因回顾调查，已经发现了部分癌症在局部地区高发。

胃癌主要集中在西北和沿海各省，其中尤以甘肃、青海、宁夏、上海、江苏、浙江、福建及辽东半岛等地区更为突出。

食管癌由高死亡率水平到低死亡率水平常形成明显的梯度。大多数高死亡率水平地区均呈现不规则的同心圆分布，这些地区包括：① 豫晋冀交界地区；② 四川北部地区；③ 鄂豫皖交界的大别山区；④ 闽南和广东东北部地区；⑤ 苏北地区；⑥ 新疆哈萨克族聚居地区。

肝癌主要集中在东南沿海各省和东北的吉林，尤以广西、广东、福建、浙江、上海、江苏等沿海地区最为突出，呈围绕我国东南部海疆、由沿海向内地逐渐降低的镶边带状分布，其中广西以扶绥为中心，江苏以启东为中心显示两个特别高死亡率的肝癌分布区。

鼻咽癌主要集中在华南各省区，包括广东、广西、湖南、福建和江西等省区，由南向北死亡率逐步降低，呈现非常明显的地区分布特征。

但目前媒体报道的部分"癌症村"基本不属于传统的高发区，况且各村年轻人外出务工，留守人口基数太小，年龄老化，计算发病率和死亡率较为困难，是否确属高发和高发原因尚待证实。

第三节　肿瘤的分析性流行病学

根据描述性流行病学研究结果，我们了解到哪些肿瘤高发与低发、肿瘤高发地区与低发地区、肿瘤在不同时期的动态变化以及肿瘤在不同人群中高发与低发，然后可去寻找高发与低发原因。根据描述流行病学所提供的线索，可以建立病因假设，然后用分析性流行病学方法进行检验，不论接受或拒绝原先假设，都可以重新提出假设或对原先的假设进行补充和修改。常用的分析性流行病学研究设计有病例对照研究（case-control study）和队列研究（cohort study）。

一、病例对照研究

20 世纪 70 年代，根据香港肿瘤发病登记数据发现香港居民鼻咽癌高发，发病率为世界肿瘤登记点中最高。研究还发现在香港居民中，水上居民的鼻咽癌发病率又比一般居民高，提示该人群可能暴露于特殊的致病危险因素。进一步调查发现水上居民有很小就进食咸鱼的习惯。Yu 等从香港肿瘤登记系统确定了 248 例病理确诊的年龄在 35 岁以下的鼻咽癌病例，同时每例病例寻找一例年龄、性别与病例匹配的对照，回顾性地调查了病例与对照的饮食习惯，特别是咸鱼摄入情况；并且还询问了其中 127 对研究对象的母亲关于研究对象婴幼儿期的饮食习惯，特别是咸鱼摄入情况，调查结果见表 2.3。研究发现，吃咸鱼与鼻咽癌发病关联。这种从确诊恶性肿瘤患者抽取病例组，另从患者来源的健康人群或非恶性肿瘤患者人群中抽取对照组，然后回顾性地收集两组人群过去的危险因素暴露情况，比较两组人群的暴露频率，以此推论研究的危险因素是否与恶性肿瘤有关的设计即为病例对照研究。病例对照研究的观察方向是从果到因,在时间上是从现在回顾过去发生的事情,故又称回顾性研究(retrospective study)。

表 2.3　香港咸鱼摄入习惯与鼻咽癌关系的病例对照研究结果

危险因素	病例数	对照数	优势比（OR）*	95%置信区间
哺乳期咸鱼摄入（母亲提供）				
无	25	96	1.0	
有	102	31	7.5	3.9,14.8
10岁时咸鱼摄入频率				
<1次/月	10	108	1.0	
1次/月～1次/周	125	101	15.0	6.0,37.2
>1次/周	113	39	37.7	14.1,100.4

* OR（odds ratio）= 病例暴露与非暴露频数之比与对照暴露与非暴露频数之比的比值

二、队列研究

20世纪40年代末50年代初,一系列的病例对照研究发现了吸烟与肺癌关联的线索。1951年,R. Doll和D. Hill信访了英国34 439名注册男性医生,收集了他们的吸烟状况。其后定期随访这些医生吸烟状况的变化,并监测每位医生的死因。到1991年,共死亡10 072例,其中893例死于肺癌。经计算,从未吸烟者肺癌死亡率为14/10万人年,曾吸烟者为58/10万人年,持续吸烟者为209/10万人年。其中每天吸烟<15支者为105/10万人年,15～24支者为208/10万人年,25支以上者为355/10万人年。与从未吸烟者相比,曾吸烟者死于肺癌的相对危险性(relative risk, RR)为4.1,持续吸烟者为14.9。这种按研究人群是否暴露于某一危险因素或不同危险水平将人群分为暴露队列与非暴露队列,对两队列人群随访一定时间,观察、收集两队列人群恶性肿瘤发生情况,计算和比较两队列恶性肿瘤发病率与死亡率的设计称为队列研究。队列研究的观察方向是从因到果,在时间上是从现在前瞻未来,故又称前瞻性研究(prospective study)。

队列研究包括以下两种。

1. 历史性队列研究

该研究的特点是根据现有的记录档案可以确定人群过去的暴露状态和肿瘤发生情况,即在研究时暴露和肿瘤均已发生,根据记录资料来确定人群属暴露队列或非暴露队列,并将记录作为研究的起点。研究是回顾性地收集以上资料,分析两队列中各个体的发病和死亡情况。这种设计由于在研究开始时肿瘤已经发生,不需随访较长时间来观察肿瘤发生,其花费相对低,并可较快地完成研究;缺点是质量取决于记录资料的准确性。

2. 前瞻性队列研究

这种研究开始时仅确定研究对象的暴露状态但肿瘤尚未发生,必须随访观察两队列人群病例的发生情况。这种设计优点是直接获取暴露资料,可靠性高。但因观察人群大、随访时间长,研究花费大。

以上两种设计的结合称双向性队列研究。

三、恶性肿瘤发病危险因素

恶性肿瘤是一类多病因、多效应、多阶段和多基因致病的疾病,其病因学研究比较困难。必须在众多的肿瘤发病决定因素中找出起主要作用的可预防的危险因素。近30年来,人类对恶性肿瘤的认识有了重大突破,一些常见恶性肿瘤的主要致病危险因素已经比较清楚。了解和研究恶性肿瘤的发病危险因素,可以减少或消除这些危险因素对人类的危害作用,发挥保护因素的有利影响,预防恶性肿瘤的发生。恶性肿瘤的主要危险因素包括个人不良行为生活方式、环境有害因素和机体因素等。

（一）生活方式与不良行为

全球近76亿人口生活在200多个国家和地区,受地域、习俗、宗教、政治、经济和文化不同的影响,生活方式相差甚大。而描述性肿瘤流行病学研究结果发现,不同国家和人群中各种癌症的发病率也有着巨大差异,提示癌症发病与生活方式的密切关系。许多研究结果也证明生活方式与不良行为在肿瘤发生中起着重要作用。

1. 吸烟和饮酒

吸烟是恶性肿瘤最主要的发病危险因素,也是开展研究最早、研究得最多且最肯定的一个危险因素。国内外研究一致认为,吸烟是人类口腔、咽、喉、肺、食管、膀胱、胰腺、肝、肾等部位恶性肿瘤的主要危险因素。据世界卫生组织估计,16%的恶性肿瘤可归因为烟草的使用,其中71%的肺癌和59%的喉癌死亡可归因于烟草的使用。吸烟的危害程度与开始吸烟的时间、吸烟持续时间以及吸烟量有明显剂量效应关系。中国是世界最大的烟草消费国家,据估计中国15岁以上的吸烟者约有3亿。1996年调查发现,中国成年男女性吸烟率分别为

66.94%和4.19%，被动吸烟率高达53.48%。最新研究发现，中国人群中22%的癌症死亡归因于吸烟。吸烟是男性人群中最主要的癌症死因，约占33%。而女性人群中吸烟导致的癌症死亡占5%，相对较少，但女性的被动吸烟不容忽视。非吸烟女性中，11%的肺癌死亡归因于被动吸烟。吸烟成为我国男性肿瘤发病最主要也是份额最大的致病危险因素。因此，控烟成为了降低肿瘤危害最主要的预防干预措施。

已有足够研究证明，饮酒与口腔、咽、喉、食管、大肠尤其直肠恶性肿瘤发生有明显相关，且有剂量效应关系；还有研究显示饮酒增加患乳腺癌的风险。

2. 饮食习惯和营养摄入

饮食习惯与恶性肿瘤发病有密切关系，约30%的恶性肿瘤可归因于不良饮食和营养。富含脂肪食物而缺少新鲜蔬菜水果的饮食可引发乳腺癌、肠癌、胰腺癌、食管癌和前列腺癌，增加患子宫内膜癌、膀胱癌、甲状腺癌和卵巢癌的危险。从烘烤肉类和鱼类食品中分离到19种具致突变作用的杂环胺类物质。此外，烟熏、腌制食品含多种致癌物，能促进胃癌、食管癌的发生。研究发现黄曲霉菌可污染稻谷、玉米和花生等各种粮油食品，污染食品所含的黄曲霉毒素有很强的致癌作用，长期食用霉变粮油食品的人群发生肝癌和食管癌的危险性增加。水果及蔬菜中所含β胡萝卜素、维生素C和纤维素对多种恶性肿瘤有抑制和预防作用。饮绿茶可能有助于防癌，茶叶抗突变及抗癌研究表明，茶叶与其提取物可抑制各种化学致癌物诱致突变，还可抑制一些混合致癌物。

3. 肥胖和体力活动

现代人生活越来越倾向于长期静坐，体力活动减少，人群中肥胖或体重超重比例增加，研究发现肥胖或超重将增加患大肠癌的风险，可能还与其他一些癌症发生有关。该危险因素还与不良饮食起着协同作用。

4. 精神状态和工作压力

现代人生活节奏快、工作压力大、精神长期处于紧张状态，这将影响人的内分泌环境和器官的功能。有大量的研究提示，精神紧张是癌症的危险因素，与胃癌、肠癌、乳腺癌等的发生密切相关。

5. 生育和哺乳

生育少、无母乳喂养是发生乳腺癌的危险因素。有研究发现修女的乳腺癌发病率特别高，与其无生育密切相关；而多性伴侣、多生育则增加宫颈癌的发病风险。

（二）环境因素

1. 自然环境中的致癌因素

自然环境中的致癌因素指自然形成并基本上未受人类活动影响的自然环境。天然致癌物质有石棉、铬、镍、放射性物质及其他。自然环境中过量的化合物如硝酸盐、亚硝酸盐，能在机体内或机体外与仲胺作用形成亚硝胺类，有些亚硝胺类微量时即可致癌或致突变。自然环境中物理因素主要指放射线、高压电磁场等。

2. 生活环境中的致癌因素

1）室外空气污染 国内外大量资料表明，大气污染程度与肺癌发病率和死亡率呈正相关。排放到空气中的污染物有一氧化碳、二氧化碳、烃类、颗粒物和氮氧化物，还包括金属（如镍）、砷、石棉、不完全燃烧物质、甲醛、苯、环氧乙烷、汽油挥发物和含氯化合物等。我国26个城市大气污染与居民死亡调查表明，工业发达的城市居民肺癌标化死亡率高于非工业城市，市区高于郊县区。

空气中另一种重要致癌因素来源于交通运输工具——汽车、飞机、轮船等排出的废气。这些工具均使用石油制品——汽油、柴油等，石油制品燃烧后大量产生一氧化碳、二氧化硫、碳氢化合物、多环芳烃、醛类等污染物。苯并芘作为多环芳烃类的代表，其致癌性强，在空气中的含量与肺癌、皮肤癌呈正相关。

2）室内空气污染 主要来源于烹饪、取暖燃烧和建筑材料。常用家庭燃料燃烧时不同程度地产生二氧化硫、氮氧化物、一氧化碳、二氧化碳、烃类等。建筑与装修材料中特别值得注意的是甲醛和氡。甲醛的致癌性已被动物实验所证实，氡已被列为人类致癌物。

3）水污染 饮用水的某种成分与恶性肿瘤死亡呈正相关，其中致癌物有二苯肼、乙烯胺、氯乙烯，可疑致癌物有苯、溴仿、氯丹，促癌物有正癸烷、油酸、酚。

4）土壤污染 来自生活污水，工业废水、废渣的有机废弃物质进入土壤直接或间接影响人类健康。

（三）职业因素

在工作环境中长期接触致癌因素后患某种特定肿瘤，称为职业性肿瘤。引起职业肿瘤的致癌因素称为职业致癌因素。在我国下列8种职业肿瘤已被列入职业病名单：联苯胺所致膀胱癌、石棉所致肺癌和间皮瘤、苯所致白血病、氯甲醚所致肺癌、砷所致肺癌和皮肤癌、氯乙烯所致肝血管肉瘤、焦炉逸散物所致肺癌、铬酸盐制造所致肺癌。

（四）生物因素

据 IARC 完成的有关全球由感染引起的癌症负担研究报告，按 2008 年国际肿瘤登记数据推算，全球 1270 万癌症新发病例的 16% 由可预防或治疗的感染因子引起；欠发达国家（22.9%）是发达国家（7.4%）的约 3 倍。在全球肿瘤负担中，幽门螺杆菌（Hp）感染占 5.6%，人类乳头瘤病毒（HPV）感染占 5.2%，乙型肝炎病毒（HBV）和丙型肝炎病毒（HCV）感染占 4.9%；其他生物感染因素包括 EB 病毒（Epstein-Barr virus，EBV）、艾滋病病毒、血吸虫、肝吸虫等。人类恶性肿瘤大约 1/6 与病毒感染有关。已知 HBV 携带者患肝癌的危险度为非携带者的 12 倍，我国一些丙型肝炎流行区中 HCV 感染亦与肝癌关系密切，尤其同时合并 HBV 与 HCV 感染者患肝癌的危险度为非携带者的 50 多倍。还有研究提示幽门螺杆菌感染与胃癌发生关联，EB 病毒与鼻咽癌密切相关，EB 病毒高滴度抗体人群，鼻咽癌检出率高达 1794.0/10 万～7305.9/10 万。人类乳头瘤病毒，特别是其 16 型、18 型病毒感染，为宫颈癌发病的重要因素，这种病毒感染与过早有性生活、多个性伴侣、性混乱和不良性卫生有关。这些慢性感染病因的确立，凸显发展中国家通过以疫苗注射、抗生素治疗和安全注射等措施防治感染来降低癌症发病率和死亡率，以及提高国民健康水平的紧迫性和重要性。

（五）遗传因素

某些人更易患某种恶性肿瘤，说明这些人对该疾病具有遗传易感性。鼻咽癌高发的中国南方人群，移民至中国北方、北美洲等地，仍为当地鼻咽癌高发人群；鼻咽癌患者的兄弟姐妹患病危险度比自然人群高 24 倍。母亲或姐妹患乳腺癌的妇女，其乳腺癌发病率比一般妇女高 3 倍。可见，遗传因素在恶性肿瘤发生上起一定作用。近年许多研究发现一些癌基因，如 *BRCA1* 和 *BRCA2* 基因与乳腺癌的发生关系密切，还发现一些基因的多态性与肿瘤发生关联，这些都提示遗传在肿瘤发生发展中的作用。

第四节　肿瘤的预防控制

恶性肿瘤已被广泛认为是严重危害人类健康的主要疾病之一，在各国有关卫生议事日程上已成为一个日益重要的议题。预计今后 25 年中，全球将有近 3 亿新患恶性肿瘤患者，2 亿人口将死于恶性肿瘤，而其中 2/3 的患者将出现在发展中国家。

对恶性肿瘤的预防和控制，并不意味着像传染性疾病一样可以通过免疫而彻底根除，而是指对肿瘤的病因与结果进行预防和控制。大量科学研究及有效的肿瘤控制活动表明，恶性肿瘤是可以避免的：1/3 恶性肿瘤可以预防；1/3 恶性肿瘤如能及早诊治，则可以治愈；合理有效的姑息治疗可以使剩余 1/3 恶性肿瘤患者生存质量得到改善。在一个国家，恶性肿瘤预防是一个系统工程，有中期和终期目标，应有计划、有步骤地开展。

2015 年国家卫生计生委、发展改革委等 16 个部门联合印发《中国癌症防治三年行动计划（2015～2017 年）》，行动计划提出了到 2017 年要实现的 4 项癌症防治目标：① 加强健康教育，癌症防治核心知识知晓率要达到 60%；② 进一步扩大和完善癌症信息登记系统，肿瘤登记覆盖全国 30% 以上人口，建立统一的癌症数据库，编绘全国癌症地图；③ 积极推行有效的预防措施，特别是控烟、预防乙肝病毒感染、营养干预及减少职业危害等，成人吸烟率下降 3%；④ 以肺癌、肝癌、胃癌、食管癌、大肠癌、乳腺癌、宫颈癌、鼻咽癌为重点，扩大癌症筛查和早诊早治覆盖面，重点地区、重点癌症早诊率达到 50%。从行动计划内容可以看出我国肿瘤防治的重点。

一、社区干预研究

我国学者在 20 世纪 70 年代开展的 3 年死因回归调查的基础上，发现我国河南省林县是食管癌的高发区。进一步研究发现，当地居民吃新鲜蔬菜少，以及维生素和某些微量元素摄入量少可能是食管癌高发的危险因素。根据此线索，1983 年中国预防医学中心与美国国立卫生研究院合作，在林县进行了一项随机对照双盲的社区干预试验。首先对林县四个乡 40～69 岁的 30 134 名居民进行普查，并按对象的性别、年龄、乡分层随机分组，分别给予不同的维生素和矿物质配方或安慰剂干预，从 1986 年开始服药，直到 1991 年结束，共干预 65 个月。经初步评价结果，服用 β 胡萝卜素、维生素 E 和硒组的居民，总死亡的相对危险性（RR）是对照人群的 0.91（95% 置信区间 = 0.84～0.99），其中癌症死亡 RR 为 0.87（95% 置信区间 = 0.75～1.00），胃癌死亡 RR 为 0.80（95% 置信区间 = 0.65～0.99）。这种在人群中进行的随机对照试验称社区干预试验（community interventional study），它按随机分配原则，将研究人群分为试验组与对照组，人为地给予某种因素或措施为试验组，不给予该因素或措施的则为对照组，然后随访观察一定时间，比较两组肿瘤发病率或死亡率。一般社区干预试验多用于验证疾病的病因和发病因素，评价各项干预措施效果。

二、肿瘤的一级预防

一级预防即病因预防，是针对恶性肿瘤的病因、致病因素、发病危险因素而采取的预防措施。通过防癌公共卫生宣传和健康教育，提高人群对肿瘤的认识，使其自觉采取健康的生活方式和卫生习惯，消除肿瘤发病危险因素对人类的作用，提高机体防癌能力，防患于未然。

常用一级预防方法有以下几种。

1. 改变不良卫生习惯，保持健康生活方式

这是一种最节约卫生资源、最有效的预防措施。

在中国一个100万死亡人群的回顾性比例死亡率研究中，35~65岁男性吸烟者中，肿瘤超额死亡率为51%，呼吸道疾病超额死亡率为31%，血管疾病超额死亡率为15%，这三者死亡均有显著意义（$P<0.0001$）。由烟草所致死亡中，慢性阻塞性肺病占45%，肺癌占15%，食管癌、胃癌、肝癌、结核、脑卒中和缺血性心脏病各占5%~8%。全国每4名吸烟者中，有1名因吸烟而过早死亡。在一个全国前瞻性研究中亦证实同样结果。中国目前估计15岁以上吸烟者达3亿，被动吸烟率达53.48%。可见，大力戒烟是我国防癌工作的当务之急。另外，不过早有性生活，并保持单一性伴侣，避免性混乱和保持卫生健康性生活是预防宫颈癌的有效措施。

2. 合理营养膳食结构

结肠癌、乳腺癌的发病与高脂肪饮食有关；而食管癌等又与营养不平衡、缺乏蛋白质及某些营养素有关；过高的盐摄入除了与高血压相关外，还与胃癌发病相关。因此，应注意饮食营养平衡，减少脂肪、胆固醇摄入量，多吃富含维生素A、维生素C、维生素E和高纤维素食物，不吃霉变、烧焦、过咸或过热食物。

目前正在研制的化学预防剂是应用天然的或合成的化学物质，以逆转、抑制或阻止癌变过程。目前预防效果较肯定的有三苯氧胺预防乳腺癌，维生素A预防口腔白斑、已戒烟者的肺癌，阿司匹林预防结肠癌等。

3. 研究、鉴定环境中致癌物与促癌物

加强对已明确的致癌物与促癌物的检测、控制和消除，防止环境污染，如禁止使用石棉制品可以防止其导致肺部恶性肿瘤的发生。

4. 建立疫苗接种和化学预防方法

对已较为明确因果关系的病毒感染与恶性肿瘤，可以疫苗接种预防相关肿瘤的发生。目前已开展的有乙型肝炎疫苗接种预防原发性肝癌和人乳头瘤病毒（HPV）疫苗（16型和18型）预防宫颈癌，均已收到显著成效。我国自20世纪90年代起，开展免费接种乙肝疫苗。有调查结果显示，25岁以下的人群中，乙肝病毒携带率已从10%~15%下降到1%~2%，当这代人进入肝癌发病年龄，将看到我国肝癌发病率明显下降。目前，我国HPV疫苗已经批准上市，可以期望在广泛接种疫苗的人群中，宫颈癌的流行亦将得到控制。

三、肿瘤的二级预防

二级预防是指肿瘤的早期发现、早期诊断和早期治疗。筛查是恶性肿瘤二级预防的有效方法。通过筛查在自然人群中发现无自觉症状的早期恶性肿瘤患者和易患肿瘤的高危人群、癌前病变，进行干预以阻断疾病进程。

在世界范围内，宫颈癌主要危害那些无法得到或不能充分接受筛查的妇女，按照世界卫生组织所确立的癌症控制原则，筛查可使发病率和死亡率下降60%。我国对21岁以上有性生活史或有性生活3年以上的妇女，以巴氏涂片法筛查，近年更采用HPV-DNA检测为筛查手段，全国宫颈癌死亡率（中国人口标化）由20世纪70年代的10.28/10万下降到20世纪90年代的3.25/10万，下降了68%；宫颈癌死亡位次亦由第3位下降至第6位。

我国鼻咽癌的发病率和死亡率均为世界最高，在高发区对30岁以上人群，以EB病毒抗体检测为初筛手段，提高了早诊率，进而提高了鼻咽癌患者的5年生存率，降低了死亡率。与20世纪70年代相比较，20世纪90年代后鼻咽癌的死亡率有下降趋势。鼻咽癌是我国恶性肿瘤通过综合防治，发病率和死亡率下降明显或有下降趋势的第二个肿瘤。这反映了肿瘤防治成果。

四、肿瘤的三级预防

三级预防指的是提高恶性肿瘤的治愈率、生存率和生存质量。除治疗之外，还要注意康复、姑息和止痛治疗。三级预防要求对患者提供规范化诊治方案和康复指导；并进行生理、心理、营养和锻炼指导；对晚期患者开展姑息和止痛疗法，提高晚期患者生存质量，注意临终关怀。

第五节 肿瘤的临床流行病学

一、肿瘤临床试验概念与分期

临床流行病学是解释和总结临床实践观察现象的科学研究方法之一，它运用流行病学的原理和方法去处理临床问题，是研究整个人类临床病例的科学。临床流行病学最关心的问题是经医生不同处理后患者的转归概率，该学科与其他医学学科的重要区别在于研究的对象是患者群体而不是单个患者、器官或代谢产物。临床流行病学研究的根本目的是科学地总结和评价临床观察结果。

临床试验是一项决定治疗价值的研究，有其严谨性和目的性。在其操作过程中，必须注意两个方面的问题：其一是它的最后结论必须由试验结果来支持；其二是为达到预定的目标，试验必须是前瞻性的，并应在严格的质量控制条件下进行。肿瘤药物临床试验一般分为三个阶段。

（一）Ⅰ期临床试验

Ⅰ期试验的目的是评价药物对人体的毒性，确定一个合适的人体适用剂量来供Ⅱ期临床试验使用。因此，Ⅰ期试验主要进行的是临床药代动力学的研究，包括患者对药物的耐受性，即人对药物的最大耐受剂量（MTD）、剂量限制性毒性（DLT）的可恢复性等，药物生物利用度，药物生物转化，以及血浆清除和排泄等药代动力学方面的研究。

由于Ⅰ期研究重点不是抗肿瘤作用，一般选择的研究对象为对常规治疗不再有效，经组织学或细胞学确诊的晚期癌症患者。但试验要求这些患者一般状况良好，有正常的骨髓、肝、肾、心脏等脏器的功能，以便能对药物的毒副作用有客观的评价。因Ⅰ期临床试验中需要观察骨髓毒副作用，一般不宜选用白血病患者；其他癌种患者的选择不受限制。

Ⅰ期临床试验有几种不同的种类，最常见的是细胞毒性新药的Ⅰ期临床试验。常用设计称爬坡试验，是从一个估计对任何人都不会产生严重毒副作用的剂量水平开始。目前，一般都是将在最敏感动物中的10%致死量（LD_{10}）作为起始剂量，以每平方米体表面积毫克数表示。后续患者剂量的增加是根据事先计划好的一系列步骤来逐一完成的。但进行每一次升级前都要确保，经足够时间观察后，在低一级剂量水平上受试者无任何急性毒副反应发生。每个剂量水平一般需3~6名患者。如果在1/3的患者中发生了DLT，还需要在同一剂量水平再增加三个患者。在增加的患者中未发现问题才可升到下一个剂量水平；否则，升级将被停止。如果DLT的发生超过1/3的受试者，升级也将被停止。临床Ⅱ期推荐的剂量常常为少于1/3人数发生DLT时的最高剂量。这一剂量应该用6个或更多患者来受试。

（二）Ⅱ期临床试验

Ⅱ期临床试验的目的是找出对某药产生有效反应的肿瘤类型，并估算在特定病例群体中的有效率，同时注意疗效与剂量及给药方案的关系，进一步观察药物的毒副作用。Ⅱ期临床试验又可分为早期单药阶段和多药扩大临床试验阶段。前者一般是在一个临床单位较少数患者身上进行单药试验；而后者却需在三个以上临床单位较多患者身上进行多药联合使用试验。进入Ⅱ期临床试验的药物，应该首先在最可能出现疗效的患者中试用，而这些患者常常又无其他现行有效治疗方法可采用。Ⅱ期临床试验最好是在从未接受过化疗的患者中使用，因为患者以前接受过其他化疗，则通常不能进行全程剂量的Ⅱ期化疗临床试验。某药在曾做过化疗的患者身上没有作用，并不一定意味着该药无效，Etoposide治疗小细胞肺癌（SCLC）就是这种观点的最好例子。对于化疗敏感的肿瘤，如乳腺癌、卵巢癌、小细胞肺癌或非霍奇金淋巴瘤（NHL），新药Ⅱ期临床试验最好不要在已进行过一次以上化疗的晚期癌症患者身上试用。对于化疗非常敏感的肿瘤，则对从未进行过化疗的患者试用1个或2个疗程的Ⅱ期新药，然后立即转回经典的联合化疗方案。总的来讲，新药应该首先在最适应的某种类型肿瘤上证实为有效，然后再推广到其他肿瘤的治疗。这样可以避免晚期肿瘤患者遭受药物毒害的作用大于其有效的作用。

Ⅱ期临床试验没有设适合的对照组，所以也不能得出延长生存期的结论。当有足够多的受试患者和有几种治疗方案需试验时，最好采用随机分组的Ⅱ期临床试验。尽管Ⅱ期临床试验不一定要通过相互比较而找出最好的治疗方案，但比较患者所得出的新药却是十分有用的。

（三）Ⅲ期临床试验

Ⅲ期临床试验一般称为随机对照试验（randomized

controlled trial，RCT）。好的临床治疗性研究需提出临床存在的重要问题和得到可靠的数据。越是重要的临床试验常常越是难以实施，还需多学科协作和大家共享成果，因为这些临床试验成果将牵涉到将临床专家们认为最好的现行经典方案弃之不用。

临床试验应提供与患者有关的可靠终点指标信息。评价治疗效果的主要终点指标应是判断患者是否受益，其中包括生存率提高和症状得以控制。但是，症状控制不可常规使用，因为难以客观判定。例如，肿瘤缩小常常不适合作为Ⅲ期临床试验的终点指标，因为这个指标与患者的受益关系较小。

Ⅲ期临床试验的目的是进一步考察新药的疗效、不良反应和适应证，以期在试生产期结束时对其安全性和有效性做出正确评价，为药政部门批准新药从试生产转为正式生产提供科学依据。Ⅲ期临床试验的结果，通常要推广到城市临床研究中心以外的社区医院中使用，这一点十分重要。因此这就要求我们在设计临床试验时，应包括有社区医院在内的多个单位参加。入选患者标准也应具有普遍性，以便推广使用。入选患者范围太窄或标准太严格，将增加临床试验的难度，增加经费开销。由于种种原因，现在Ⅲ期临床试验倾向于放宽入选病例标准。

二、肿瘤Ⅲ期临床试验的设计原则

（一）随机化原则

临床研究设计还应注意随机化的原则，这样很多有可能是未知数的非处理因素就有机会得到均衡一致的处理而避免形成偏性。这一原则就是使加入临床试验的受试者分配到任何一个试验组或对照组中的机会相等，而任何其他因素都不应受分组的影响。

对于治疗普遍、迅速致死性疾病的临床试验，历史对照便可。在使用非随机化对照的临床试验中，常常试验组和对照组在支持治疗、辅助治疗和评价随访方式等方面都有所不同。一般来讲，非随机对照临床试验存在医生选择患者偏性、患者自我选择的偏性、转诊偏性等；资料分析时，试验组有时由于入选标准排除了一些患者，或患者因拒绝或中断治疗等而被剔除出去，而对照组却包括几乎所有的患者；另外，影响试验组与对照组患者愈后的因素也不同。随机分组可避免大多数上述系统偏性。尽管随机化并不能保证试验将代表该种病的全部典型情况，但它可保证两组受试患者的无偏性和可比性。

患者随机分组应该是在患者符合入选标准、签署知情同意书后进行。如果是多家医院合作，就应设置一个协作中心随机分组办公室来对患者统一分组。

（二）分层抽样

如果我们知道影响愈后的重要因素譬如性别，常常需要按男女进行分层抽样，以确保将这些影响因素均匀地分布在各层中。分层的因素必须在抽样前斟酌清楚。一般来讲，分层的因素最好是影响终点结果较重要的独立变量。如果两个因素紧密相关，如淋巴结转移和临床分期，仅需要包括临床分期这一个即可。样本含量小时，分层可帮助平衡内部分析，得到确实可信的结果。当样本含量较大时，可不必分层，影响因素的不平衡可通过分析来调整。许多临床试验使用现存的分层方法，这些方法可有效地平衡许多预后因素，它们通常需要用计算机来运算。

（三）样本大小

正确估计样本含量是临床试验设计中的一个重要问题。Ⅲ期临床试验的方案应注明受试患者数量、随访观察时间和最终结果分析时间。计算样本大小的方法是基于随访一段时间后，用统计显著性检验来比较试验组和对照组的最终结果。0.05这个统计学显著水平具有下列含义：如果治疗效果确实没有不同，那么出现不同的概率（判断错误）是0.05。显著水平并不代表无效假设正确的概率；它假定，如果无效假设是对的话，仅出现差别的概率。

单侧检验水准表示偶尔出现差别的概率与实际观察的方向一致。而双侧检验水准则表示偶尔出现差别的概率与实际观察的方向不一定一致。尽管有争论，双侧检验水准为0.05已被广泛接受作为常规使用。

若试验组与对照组确实存在显著差异，该次试验所能发现此差异的概率叫统计功效（把握度）。样本增大，观察时间延长，则功效增大。功效主要受两组有效率差异大小的影响。人们一般将统计功效定为80%或90%。在科研设计时，统计功效不宜低于75%，否则检验的结果很可能反映不出总体的真实差异，出现非真实的阴性结果。

为了方便起见，使用常见的以5年生存率来计算不同治疗效果时所需患者数。

设计样本大小并有较好的统计功效来发现两种治疗结果差别十分重要。许多报道阴性结果的文章，实际是由于样本太小而无法解释结果。若想有十分把握发现较小的差异，就必须进行大样本临床试验。然而，也不是样本例数越大越好，其结果会导致人力、物力和时间上的浪费。在医学科研设计中，必须根据资料的性质，借助适当的公式和工具表，进行样本含量的计算，从而确定一个适合的样本含量。

三、肿瘤临床试验规范与伦理学原则

（一）肿瘤临床试验规范

良好临床试验规范（good clinical practice，GCP）是用于涉及人类受试者的一种设计、实施、记录和报告临床试验的国际化伦理学和科学质量的标准。遵守这一标准将为受试者的权利、安全和身心健康提供公共保障，并符合《赫尔辛基宣言》的原则，同时也使临床试验的资料更加真实可信。因此，现在世界上很多国家都不同程度地对这一问题给予关注，并将这作为衡量一个国家的临床医学科学水平是否进入先进领域的标志。

（二）临床研究中的伦理学考虑

1. 医学伦理学问题的提出

第二次世界大战后，由于德国纳粹医生拿关押在集中营的人进行临床试验的暴行的揭露，国际上制定了《纽伦堡法典》——这是第一部关于人体试验的国际伦理学法典，为此后的临床研究和人类试验提供了伦理学方面的指导原则和相应的学术氛围。但是，毕竟它是针对战争罪犯的非人道行为而设，对战后时期迅速发展的医学、科学、技术等已无法满足。1964年《赫尔辛基宣言》产生后，医学界才真正对这一伦理学的考虑给予了关注。

国际医学界为了建立大家都能接受的统一标准，成立了国际协调委员会（ICH）。1996年5月召开的筹划指导委员会，主要根据在欧美等国家和地区，以及世界卫生组织当时普遍使用的临床试验规范，制定了统一的指导原则。这就为今后广泛推广GCP原则和向有关行政当局呈报统一格式的临床试验资料打下了良好的基础。

我国近年来在GCP方面做了大量的努力。在科技部与卫生部（现称卫生健康委员会）有关机构的领导和组织下，积极参加、组织了一些国际研讨会，举办了多次GCP培训并做好舆论宣传。经过近10年的推动与实施，于1999年9月颁发了我国自己的《药品临床试验管理规范》。一些较早开始临床试验的医疗单位的研究规范也与国际接轨，并接近和达到了国际水平。

2. 临床试验研究和知情同意书

传统的做法，临床试验前应由医生向患者详细交代有关风险、好处和治疗的其他选择。这种做法不仅是建立在医疗实践上的，而且与法律、哲学有关。它实际上是随着人们日益对人权和社会所公认的患者的自主权的承认，在渎职法的建立和医学界家长制作风不断贬值的社会环境下产生的。知情同意书概念的核心是承认患者自愿参加的权利，不仅适用于临床研究，也适用于一般临床实践。它应主要包括下述三个方面：① 适当地告知患者所用的治疗方案；② 保证患者理解所提供的信息；③ 要患者自觉自愿地同意所建议的治疗方案。有关这三点的困难部分是：到底向患者说多少算是"适当"，以及如何保证患者确实理解你所提供的信息。医学界大多数都同意"适当"的含义应包括可能的风险、利益以及二者之间的权衡，还应包括其他选择的替代疗法。

临床研究所用的知情同意书与一般临床医疗的相似，但要求更严格。理由有两个：① 受试者总是被看作易受伤害的对象；② 临床研究人员要承受内在矛盾的心理，他们既要做一名对患者负责的医生，又要做一位推进医学事业发展的科学家。因此，临床研究的知情同意书不仅要告诉患者其风险和利益，而且还要告诉患者这是属于临床研究性质，没有明确的证据说明哪一种方法更好。患者有机会从研究中退出或根本拒绝参加，他们也不会为此在今后的治疗中受冷遇。对于充分给患者讲清利害得失这一点是存有不同看法的，要想完全做好这一点而又不影响患者进入研究的数量累积，就需要研究者做出相当的努力。

我国在知情同意书的签署上可能会碰到更大的问题。由于传统习惯势力的影响，癌症患者的家属甚至都不愿让患者知道实际病情。大多数患者都不知道病情的演化细节，医生也习惯于在这种半掩盖状态下与患者相处。因此，对知情同意书进行充分的讨论有着相当的难度，需要认真努力去解决。其中，破除传统势力、推广医学伦理学的普及教育甚为重要。

肿瘤临床流行病学研究的最终目的是既要使患者得到更好的治疗和增进生活质量，又要推进医药学的发展。为了达到这一目的，必须从多方面去努力，包括考虑患者、医生或临床研究人员以及药厂的需要。目前，世界各国都在遵循GCP的原则积极地做出努力，使肿瘤的临床研究工作更加符合日益提高的肿瘤患者的需要。各医学研究机构应加强机构审查委员会（Institutional Review Board，IRB）的作用，监督审查涉及人类受试者的医学研究项目和知情同意书。为提供更适合的、完善的知情同意书来保护易受伤害的受试患者,与之相关的生物医学和行为医学研究中的伦理学问题将在今后的肿瘤临床研究中变得越来越重要。

我国随着改革开放的不断推进,医药工业日益发展,对外合作不断加强,抗癌新药的临床研究任务也越来越重。科技部和原卫生部有关机构组织了我国GCP的制定和实施,组建了若干个GCP基地,这将大大有利于我国临床肿瘤事业的顺利发展。我们坚信一个原则——只要根据最高的科学与伦理标准去制定政策和付诸实施,肿瘤患者一定会从肿瘤临床研究的成果中受益。

(柳 青 乔友林)

参 考 文 献

陈万青,李贺,孙可欣,等. 2018. 2014年中国恶性肿瘤发病和死亡分析. 中华肿瘤杂志,40 (1): 5~13

陈万青,郑荣寿,曾红梅,等. 2012. 1989~2008年中国恶性肿瘤发病趋势分析. 中华肿瘤杂志,34 (7): 517~524

国家癌症中心. 2018. 2017中国肿瘤登记年报. 北京:人民卫生出版社

曾红梅,郑荣寿,张思维. 2012. 1989~2008年中国恶性肿瘤死亡趋势分析. 中华肿瘤杂志,34 (7): 525~531

de Martel C, Ferlay J, Franceschi S, et al. 2012. Global burden of cancers attributable to infections in 2008: a review and synthetic analysis. Lancet Oncol, 13 (6): 607~615

Ferlay J, Ervik M, Lam F, et al. 2018. Global Cancer Observatory: Cancer Today. Lyon: International Agency for Research on Cancer

Wang JB, Jiang Y, Liang H, et al. 2012. Attributable causes of cancer in China. Ann Oncol, 23 (11): 2983~2989

第三章 肿瘤病因学

肿瘤病因学（etiology）研究引起肿瘤的危险因素、始动因素；肿瘤发病学（pathogenesis）则是研究这些因素在机体自身、环境的特定条件下，如何推动肿瘤发生发展的发病机制。要治愈肿瘤和预防肿瘤的发生，关键问题是查明肿瘤的病因及其发病机制。多年来科学家们进行了广泛的研究，虽然至今尚未完全阐明肿瘤的病因和发病机制，但近年来由于分子生物学和基因组学的迅速发展，特别是对肿瘤基因组突变的解析、癌基因和抑癌基因的研究，已经初步揭示了某些肿瘤的病因与发病机制。例如，伯基特淋巴瘤（Burkitt lymphoma）的发生发展与人类 B 细胞分化受到 EB 病毒感染及 c-myc 基因异常表达有关，而且，B 细胞分化相关标志物 CD19 等也被鉴定并制作成嵌合抗原受体（chimeric antigen receptor）-T 细胞（CAR-T），成为免疫治疗 B 细胞淋巴瘤的有效策略。目前的研究表明，肿瘤从本质上说是基因相关疾病。一方面个体遗传背景可能携带肿瘤易感基因或致病突变，在化学致癌物、病毒等危险环境因素暴露下，这些因素以协同的或者序贯的方式，引起遗传物质 DNA 损害（突变）、激活癌基因或（和）灭活肿瘤抑制基因，导致关键基因表达异常，使细胞发生转化（transformation）；另一方面，被转化的细胞可先呈多克隆性增生，经过一个漫长的多阶段的演进过程（progression），其中一个克隆可相对无限制地扩增，通过附加突变，选择性地形成具有不同特点的亚克隆（异质性），从而获得浸润和转移的能力（恶性转化），形成恶性肿瘤。图 3.1 示肿瘤的病因和发病机制模式。

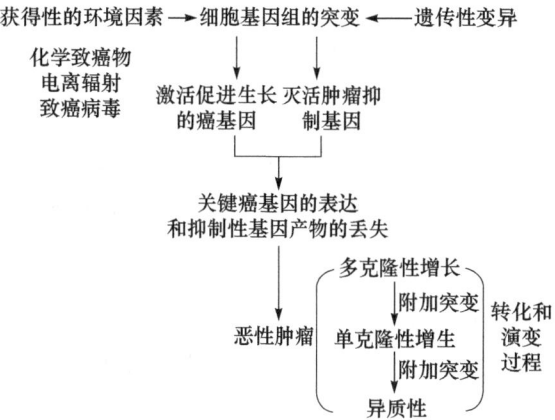

图 3.1 肿瘤的病因和发病机制模式图
（引自 Kumar et al.，1992）

第一节 分子生物学基础

一、癌基因

1. 原癌基因、癌基因及其产物

现代分子生物学的重大成就之一是发现了原癌基因（proto-oncogene）及其具有转化成致癌的癌基因（oncogene）的能力。J. M. Bishop 和 H. E. Varmus 因为在这方面的贡献而获得 1989 年的诺贝尔生理学或医学奖。

癌基因首先是在反转录病毒（RNA 病毒）中发现的。含有病毒癌基因的反转录病毒能在动物中迅速诱发肿瘤并能在体外转化细胞；后来，在正常细胞的 DNA 中也发现了与病毒癌基因几乎完全相同的 DNA 序列，被称为细胞癌基因，如 ras、myc 等。由于细胞癌基因在正常细胞中以非激活的形式存在，故又称为原癌基因。原癌基因可以由于多种因素的作用使其结构发生改变，而被激活成为癌基因。

原癌基因编码的蛋白质大多是对正常细胞生长十分重要的细胞生长因子和生长因子受体，如血小板衍生生长因子（PDGF）、纤维母细胞生长因子（FGF）、表皮细胞生长因子受体（EGF-R）、重要的信号转导蛋白质（如酪氨酸激酶、丝氨酸 - 苏氨酸激酶等）以及核调节蛋白（如转录激活蛋白）等。表 3.1 示常见的原癌基因及其产物。

表 3.1 常见的原癌基因及其产物

编码的蛋白质	原癌基因	激活机制	相关人类肿瘤
生长因子：			
PDGF-β 链	*sis*	过度表达	星形细胞瘤、骨肉瘤
FGF	*hst-1, int-2*	过度表达	胃癌、膀胱癌、乳腺癌
生长因子受体：			
EGF 受体	*erbB1*	扩增	胶质瘤
EGF 样受体	*neu（erbB2）*	扩增	乳腺癌、卵巢癌、肾癌
信号转导蛋白：			
GTP-结合蛋白	*ras*	点突变	多种人体肿瘤，包括肺癌、结肠癌、胰腺癌、白血病
酪氨酸激酶	*abl*	易位	慢性粒细胞白血病、急性淋巴细胞白血病
核调节蛋白：			
转录激活蛋白	*myc*	易位	伯基特淋巴瘤
	N-myc	扩增	神经母细胞瘤、小细胞肺癌
线粒体蛋白	*bcl-2*	易位	滤泡性 B 细胞淋巴瘤

数据来源：Kumar et al., 1992

2. 原癌基因的激活

原癌基因在遗传或各种体内、体外环境因素共同作用下，可发生结构改变（突变）而变为癌基因；在另外的情况下，原癌基因本身结构不发生改变，而原癌基因表达调控相关基因发生改变使得原癌基因异常表达。以上基因水平的改变可继而导致细胞生长刺激信号的过度或持续出现，使细胞发生转化。引起原癌基因突变的 DNA 结构改变，包括点突变（如 90% 的胰腺癌有 *ras* 基因的点突变）、染色体易位[如伯基特淋巴瘤的 t（8：14），慢性粒细胞白血病的 Phl 染色体]、插入诱变和融合、基因缺失和基因扩增（如神经母细胞瘤的 *N-myc* 原癌基因可复制成多达几百个拷贝，在细胞遗传学上表现为染色体出现双微小体和均染区）。癌基因编码的蛋白质（癌蛋白）与原癌基因的正常产物相似，但有质或量的不同。癌蛋白通过生长因子或生长因子受体增加、产生突变的信号转导蛋白与 DNA 结合的转录因子等机制，调节其靶细胞的代谢，促使该细胞逐步转化，成为肿瘤细胞。

二、肿瘤抑制基因

与原癌基因编码的蛋白质促进细胞生长相反，在正常情况下存在于细胞内的另一类基因——肿瘤抑制基因的产物能抑制细胞的生长，若其功能丧失则可能促进细胞的恶性转化。由此看来，肿瘤的发生可能是癌基因的激活与肿瘤抑制基因的失活共同作用的结果。根据肿瘤抑制基因产物所起的作用，主要可分为六大类：转录调节因子，如 *p53*、*Rb* 等；负调控转录因子，如 *WT* 等；周期蛋白依赖性激酶抑制因子，如 *p15*、*p16* 等；某些信号通路的抑制因子；DNA 修复因子；与发育和干细胞增殖相关的信号途径中的某些基因，如结肠腺瘤性息肉（adenomatous polyposis coli，APC）基因等。目前了解最多的两种肿瘤抑制基因是 *Rb* 基因和 *p53* 基因，它们的产物都是以转录调节因子的方式控制细胞生长的核蛋白。其他肿瘤抑制基因还有神经纤维瘤病-1 基因、结肠癌丢失基因和 Wilms 瘤基因等。

1. *Rb* 基因

Rb 基因是随着对一种少见的儿童肿瘤——视网膜母细胞瘤的遗传学研究而最早发现的一种肿瘤抑制基因。*Rb* 基因的纯合丢失见于所有的视网膜母细胞瘤及部分骨肉瘤、乳腺癌和小细胞肺癌等。*Rb* 基因定位于染色体 13q14，编码一种核结合蛋白质（P105-Rb），它在细胞核中以活化的脱磷酸化和失活的磷酸化的形式存在。活化的 Rb 蛋白对于细胞从 G_0/G_1 期进入 S 期有抑制作用；当细胞受到刺激开始分裂时，Rb 蛋白被磷酸化失活，使细胞进入 S 期；当细胞分裂成两个子细胞时，失活的（磷酸化的）Rb 蛋白通过脱磷酸化再生使子细胞处于 G_1 期或 G_0 期的静止状态。如果由于点突变或 13q14 基

因座的丢失而使 *Rb* 基因失活或缺失，则 Rb 蛋白的表达就会出现异常，细胞就可能持续地处于增殖期，并可能由此恶变。

2. *p53* 基因

p53 基因定位于 17 号染色体，编码 p53 蛋白。正常的 p53 蛋白（野生型）存在于核内，在脱磷酸化时活化，可以阻碍细胞进入细胞周期。在部分结肠癌、肺癌、乳腺癌和胰腺癌等均发现有 *p53* 基因的点突变或丢失，从而引起异常的 p53 蛋白表达，丧失其生长抑制功能，从而导致细胞增生和恶变。近来还发现某些 DNA 病毒，如 HPV 和猿猴空泡病毒 40（SV40），其致癌作用是通过它们的癌蛋白与活化的 Rb 蛋白或 p53 蛋白结合并中和其生长抑制功能而实现的。

3. *APC* 基因

APC 基因也是重要的肿瘤抑制基因之一，是 Herrera 等在 1986 年进行疑似加德纳综合征（属于家族性腺瘤性息肉病中的一种）患者家系遗传学研究时首先发现的。后来研究亦表明，*APC* 基因变异与大肠癌发病关系极为密切。*APC* 基因共含有 15 个外显子，转录产物含有一个 8538bp 的可读框，编码蛋白产物含 2843 个氨基酸。*APC* 基因的突变主要集中于第 15 个外显子，常见的突变类型有碱基置换和移码突变。*APC* 基因的功能缺陷会促使 β-骨架蛋白在细胞核内定位，进而使得 Wnt 信号转导途径异常进行，并持续激活，而 Wnt 信号转导途径是肿瘤形成的关键因素之一，因此，*APC* 基因的突变及异常表达会促进肿瘤的形成。

三、多步癌变的分子基础

恶性肿瘤的发生是一个多因素参与的、多步骤的复杂过程，这已由流行病学、遗传学，以及针对癌基因和抑癌基因的生物学模型研究所证明。近年来的分子遗传学和基因组学研究从癌基因及肿瘤抑制基因的角度为此提供了更加有力的证明。一般情况下，单个基因的改变不能造成细胞的完全恶性转化，而是需要多基因的改变，包括几个癌基因的激活和两个或更多肿瘤抑制基因的丧失。以结肠癌的发生为例，在从结肠上皮过度增生到结肠癌的演进过程中，关键性的步骤是癌基因的激活以及肿瘤抑制基因的丧失或突变。这些阶段梯性积累起来的多个基因分子水平的改变，最终在细胞形态学的变化上表现出来（图 3.2）。

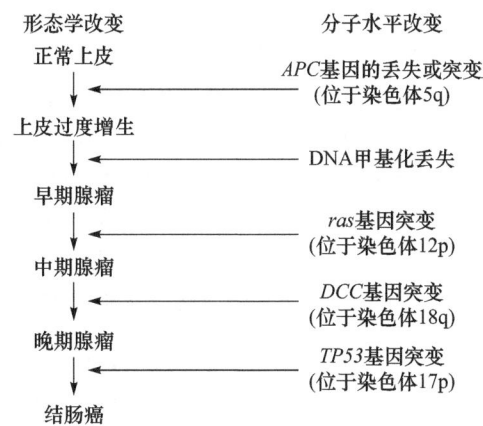

图 3.2　结肠癌在上皮增生-腺瘤-癌的阶段性演变过程中分子生物学与细胞形态学改变的关系

第二节　外源性致癌因素

一、化学致癌因素

最早观察到化学因素与人类肿瘤的关系可以追溯到 1775 年，Percivall Pott 发现童年时当过烟囱清扫工的男性患阴囊癌的比例增高，提示职业暴露可能与某种特定类型肿瘤的发病有关。1875 年，Volkman 和 Bell 观察到长期与液体石蜡和焦油接触的工人易患皮肤癌；此外，德国科学家 Rehn 报道接触苯胺的工人易发生泌尿道膀胱肿瘤。这些早期的观察结果促使研究人员通过动物实验进行化学诱导癌发生来验证各种化学物质的致癌性。1915 年，Yamagiwa 和 Ichikawa 反复用煤焦油涂擦兔耳，并成功地诱发了皮肤癌，后来研究证实煤焦油中的致癌物为多环芳烃。

随着现代工业的迅速发展，新的化学物质与日俱增。目前认为凡能引起人或其他动物肿瘤形成的化学物质，称为化学致癌物（chemical carcinogen）。近几年，通过肿瘤流行病学与病因学研究证实，对动物有致癌作用的化学物质已达 2000 余种，其中有些可能和人类肿瘤的形成有关。

（一）化学致癌物的分类

根据化学致癌物的作用方式可将其分为直接致癌物、间接致癌物和促癌物三大类。

所谓直接致癌物，是指这类化学物质进入体内后能与体内细胞直接作用，不需代谢就能诱导正常细胞癌变。这类化学致癌物的致癌力较强、致癌作用快速，常用于体外细胞的恶性转化研究，如各种致癌性烷化剂、亚硝酰胺类致癌物等。

所谓间接致癌物,是指这类化学物质进入体内后须经体内微粒体混合功能氧化酶活化,变成化学性质活泼的形式才具有致癌作用。这类化学致癌物广泛存在于外环境,常见的有致癌性多环芳烃、芳香胺类、亚硝胺及黄曲霉毒素等。根据间接致癌物代谢活化的程度,一般将未经代谢活化的、不活泼的间接致癌物,称为前致癌物(precarcinogen);经过体内代谢转变为化学性质活泼、寿命极短的致癌物,称为近致癌物(proximate carcinogen);近致癌物进一步转变成带正电荷的亲电子物质,称为终致癌物(ultimate carcinogen)。终致癌物与DNA、RNA、蛋白质等生物大分子共价结合而导致它们的损伤,从而引起细胞癌变。

促癌物又称为肿瘤促进剂(tumor promoting agent)。促癌物单独作用于机体内无致癌作用,但能促进其他致癌物诱发肿瘤形成。常见的促癌物有巴豆油(佛波醇二酯)、糖精及苯巴比妥等。

致癌物引发初始变化称为激发作用(initiation),而促癌物的协同作用称为促进作用(promotion)。据此,Berenblum(1942)提出致癌过程的第二阶段学说,即激发和促进两个过程。现在认为激发过程是由致癌物引起的不可逆的过程,使得一种原癌基因(如ras基因)突变性活化,这种突变可遗传给子代细胞;研究表明,在促进过程中,可能是由于促癌剂(如巴豆油)是细胞内信号转导通道的关键性成分——蛋白激酶C(PKC)的活化剂,能使某些细胞分泌生长因子。因此,这类促进作用能促使突变的细胞克隆性生长、抑制其正常分化,最后在附加突变的影响下形成恶性肿瘤。此学说在预防恶性肿瘤方面具有现实意义,因为激发过程是很短暂的,大多不可逆转,而促进过程很长,一般需10～20年。因此,如能减少环境中的促癌因子,亦可有效地预防恶性肿瘤的发生。

根据化学致癌物与人类肿瘤的关系又可将化学致癌物分为肯定致癌物(defined carcinogen)、可疑致癌物(suspected carcinogen)及潜在致癌物(potential carcinogen)。

肯定致癌物是指经流行病学调查确定,且临床医师和科学工作者都承认其对人与其他动物有致癌作用,其致癌作用具有剂量反应关系。可疑致癌物具有体外转化能力,而且接触时间与发癌率相关,动物致癌实验阳性,但结果不恒定;此外,这类致癌物缺乏流行病学方面的证据。潜在致癌物一般在动物实验中可获某些阳性结果,但在人群中尚无资料证明对人具有致癌性(表3.2)。

表3.2 与人类肿瘤有关的部分致癌物

肯定致癌物	可疑致癌物	潜在致癌物
砷及砷化物	丙烯腈	氯仿
联苯胺	碱性品红	DDT(双对氯苯基三氯乙烷)
苯	黄曲霉毒素	亚硝基脲
石棉	二甲基硫酸盐	镉及镉化合物
铬及铬的化合物	镍及某些镍化合物	四氯化碳
2-萘胺	氮芥	二甲基肼
氯乙烯	铍及铍化合物	钴、硒、铅、汞
4-氨基联苯	非那西丁	肼

根据致癌物是否引起基因序列的改变分为遗传毒性致癌物(genotoxic carcinogen)和非遗传毒性致癌物(non-genotoxic carcinogen)。遗传毒性致癌物是指那些能够使DNA核酸序列编码信息发生改变的化学物质,能够引起癌基因的活化或者抑癌基因的功能丢失,最终导致肿瘤发生。非遗传毒性致癌物不引起DNA序列的改变,可能通过修饰组蛋白、干扰DNA甲基化、染色质重塑等表观遗传学机制引起细胞癌变,或者通过促进细胞有丝分裂,影响细胞周期等机制促进肿瘤的发生。

(二)化学致癌物的代谢

大部分化学致癌物是间接致癌物,通过口腔、呼吸道、皮肤和药物注射等途径进入体内,然后,经过代谢并分布到各种组织中,被体内的酶催化转换为直接致癌物。肝脏含有丰富的细胞色素P450酶系统,能将间接致癌物活化成为强效的亲电子物质,成为直接致癌物。同时,机体内还存在谷胱甘肽、N-乙酰转移酶等能结合并灭活致癌物的酶系统,能通过生物转化将致癌物质变成无毒的亲水代谢产物排出体外。酶的作用是相对的，一些酶能活化某种致癌物，也能够灭活另一种致癌物，这主要取决于致癌物的化学结构。一般情况下，机体能够及时灭活吸收进体内代谢产生的致癌物，保持致癌物代谢的相对平衡。但由于环境污染加重，生活饮食方式改变，平均寿命的增加，人们在日常生活中接触致癌物的机会明显增加，多种致癌物进入机体后产生的累积作用和协同作用，以及进入机体的致癌物剂量超出机体代谢转化能力等各种因素导致肿瘤的发病率上升。

（三）常见的化学致癌物

1. 亚硝胺类

亚硝胺（nitrosamine）是近 50 年最受人关注的致癌物质之一，其致癌谱很广。亚硝胺类化合物可分为亚硝酰胺和亚硝胺两类。亚硝酰胺为直接致癌物，如甲基亚硝基脲、甲基硝基亚硝基胍，这些致癌物的物理性质不稳定；体外实验证实其可使细胞恶性转化，体内实验证实其可诱发动物多种器官的肿瘤。亚硝胺为间接致癌物，在体内经过羟化作用而活化，形成有很强的反应性的烷化碳离子而致癌。亚硝胺又可分为脂肪族亚硝胺和环状亚硝胺。较常见的脂肪族亚硝胺有二甲基亚硝胺、二乙基亚硝胺等；环状亚硝胺有亚硝基哌嗪、亚硝基吗啉等。我国河南林县的流行病学调查表明，该地食管癌发病率高与食物中的亚硝胺含量高有关。

但是，人类接触亚硝基化合物几乎是不可避免的。亚硝胺类化合物在环境中存在的方式有两个显著的特征。一是广泛存在于空气、水、香烟烟雾、熏烤肉类、咸鱼、油煎食品和酸菜中。二是环境中存在很多可以合成致癌性亚硝胺的前身物质。这些物质如亚硝酸盐、硝酸盐、二级胺等普遍存在于肉类、蔬菜、谷物、烟草、酒类及鱼类中。亚硝胺前身物质在酸性环境中易于合成亚硝胺。人的胃液 pH 为 1.3～3.0，是亚硝胺合成的理想场所。亚硝胺能通过烷化 DNA 诱发突变，也能活化许多原癌基因导致癌变。

2. 真菌毒素

目前已知的真菌毒素有 200 余种，其中相当一部分是致癌的，称为致癌性真菌毒素，常见的有黄曲霉毒素、杂色曲霉毒素、灰黄霉素等。同一真菌毒素可由一种或数种真菌产生，一种真菌也可产生数种真菌毒素。真菌毒素主要诱发肝癌、肾癌，亦可诱发皮肤癌、骨癌、直肠癌、乳腺癌、卵巢癌、淋巴肉瘤等。

黄曲霉毒素（aflatoxin）是一类结构类似、致癌性极强的化合物，其毒性为氰化钾的 10 倍，为砒霜的 68 倍，其基本结构中都含有二呋喃环。黄曲霉毒素有 10 多种，毒性和致癌性最强的代表化合物为黄曲霉毒素 B1，据估计其致癌强度比奶油黄大 900 倍，比二甲基亚硝胺大 75 倍，而且化学性很稳定，不易被加热分解，煮熟后食入，在体内仍有活性。黄曲霉毒素进入体内可形成环氧化合物，然后再水解，最终与 DNA 等大分子结合诱发肿瘤。

我国和南非肝癌高发区的调查都显示黄曲霉毒素 B1 在食物中的污染水平与肝癌的发病率有关。但这些地区同时也是乙型肝炎病毒（HBV）感染的高发区。在 HBV 感染与黄曲霉毒素 B1 污染之间的关系方面，分子生物学的研究表明，黄曲霉毒素 B1 的致突变作用是使肿瘤抑制基因 *p53* 发生点突变而失去活性，而 HBV 感染所致的肝细胞慢性损伤和由此引起的肝细胞持续再生为黄曲霉毒素 B1 的致突变作用提供了有利的条件。因此 HBV 感染与黄曲霉毒素 B1 的协同作用是我国肝癌高发地区的主要致癌因素。此外，研究也已证明，在我国食管癌高发地区居民食用的酸菜中分离出的白地霉菌，其培养物有促癌或致癌作用。

3. 多环芳烃类

多环芳烃化合物（polycyclic aromatic hydrocarbon）是一类含苯环的化学致癌物，又名多环碳氢化合物。这类化合物可形成三环、四环或五环的结构，致癌作用强，小剂量应用就能引起局部组织细胞的恶变。例如，3,4-苯并芘（BaP）、1,2,5,6-双苯并芘、甲基胆蒽（3-MC）、二甲基胆蒽（9,10-DMBA）等都是具有强致癌作用的多环芳烃类致癌物，这些化学物质广泛存在于外环境中，主要来源于工业废气、汽车废气及家庭烟道气等；烤肉或烤鱼等食品中，以及烟草燃烧后的烟雾中也含有较大量的多环芳烃；石油及其衍生物燃烧后的分解产物也含有多环芳烃类化合物。此类致癌物主要诱发肺癌和皮肤癌。

4. 芳香胺和偶氮染料类

芳香胺（aromatic amine）及偶氮染料（azo dye）是一类含有苯环与氮原子的化学致癌物，主要存在于各种着色剂、除草剂、防氧化剂、人工合成染料中，如 β-萘胺、联苯胺、品红、苋菜红、奶油黄等化合物均是印染工业的基本原料，可导致膀胱癌、肝癌等。烟草燃烧后的烟雾中也含芳香胺。

早就有人发现从事染料工业的工人易患膀胱癌，后经流行病学研究与动物实验证实，苯胺染料工人容易发生膀胱癌的原因可能是长期接触染料中的 2-萘胺。

芳香胺类化合物在动物体内常在远隔部位诱发癌瘤（肝、膀胱、乳腺或结肠等部位）；2-乙酰氨基芴（AAF）及其有关化合物引起大鼠肝癌时，其代谢过程主要在肝内进行。芳香胺变成直接致癌物依赖两类酶的激活，产生的 N-羟基-乙酰氨基芴硫酸酯（或醋酯）有强烈致癌性。此类活性酯与鸟嘌呤 C-8 连接，使该两链区变性或框移突变。

偶氮染料分子结构中含有可致癌的偶氮基（—N═N—），其代表物是奶油黄和氯乙烯。染料色素奶油黄与肝癌发生有关，氯乙烯的代谢物氧化氯乙烯可引发大鼠或小鼠肝血管肉瘤。

5. 苯类

苯的致白血病作用比较肯定。自 1908 年报道首例苯导致急性白血病以来，至 1974 年至少已有 150 例报道。国内至 1982 年文献报道苯中毒导致白血病共 6 例。早年文献报道制鞋、凹版印刷和喷漆行业的工人中白血病发病率比一般人群高近 20 倍。1974 年土耳其调查制鞋工人中苯接触者急性白血病的发病率为 13/10 万，较一般人群高 2～3 倍。40 例因苯导致白血病的类型包括急性粒细胞白血病（15 例）、红白血病（7 例）、白血病前期（7 例）、急性淋巴细胞白血病（4 例）、急性单核细胞白血病和急性粒单核细胞白血病（4 例）、慢性粒细胞白血病（2 例）、急性早幼粒细胞白血病及不能分类白血病各 1 例，未见慢性淋巴细胞白血病。苯导致急性白血病以急性粒细胞白血病和红白血病为主。

6. 其他化学致癌物

（1）有致癌性的药物、农药、某些抗癌药物对人类的致癌作用业已证明。例如，氮芥、环磷酰胺可诱发膀胱癌；马利兰可致肺癌和乳腺癌；氯霉素、环磷酰胺、溶肉瘤素、氨甲蝶呤等可诱发白血病；非那西丁可诱发肾盂癌。

致癌药物中最主要的一类为具有烷化作用的抗癌药，在理论上烷化作用能够引起基因及染色体突变。因使用该药物而导致第二种癌症，最常见的是白血病治疗后发生的膀胱癌。

农药应用日益广泛，其致癌性问题已引起注意。狄氏剂（Dieldrin）、艾氏剂（Aldrin）、毒杀芬（Toxaphene）、灭蚊灵（Mirex）等有机氯杀虫剂对动物有致癌作用。

（2）内源性致癌物是指人和动物体内某些具有致癌性的正常成分或代谢产物，这些化合物在结构上多与外源性致癌物相类似。雌激素、肾上腺皮质激素还参与或促进 AAF 等致癌物的致癌作用。色氨酸的一些代谢产物，如 3-羟-犬尿酸原、3-羟-2-氨基苯甲酸、3-羟-2 氨基苯乙酮等可能作为内源性致癌物。研究发现给雄性小鼠注射雌激素可诱发乳腺癌及其他靶组织的肿瘤。

（3）植物致癌成分——双稠吡咯啶生物碱，此类物质经分子内电荷重排，形成一个游离基，即正碳离子或类似的亲电剂，呈强致癌性。苏铁素在肠道被啮齿动物肠道细菌丛的酶水解，释放出非糖部分甲基偶氮氧甲醇，此化合物可使 DNA 烷化，其烷化性质和二甲基亚硝胺十分相似。黄樟素结构已明确能在大鼠、小鼠肝内形成最终致癌代谢物。

（4）微量元素如铬（Cr）、镍（Ni）、砷（As）、镉（Cd）、铍（Be）、钼（Mo）、铅（Pb）、汞（Hg）等对人类有致癌作用。铁负荷过大的人易患肝癌，而明显缺乏者对致癌物的敏感性增加。

（5）石棉暴露可导致肺癌和间皮瘤发生。动物实验中各种石棉注入胸膜腔几乎全部发生间皮瘤。不仅石棉作业人员，甚至石棉工业区附近的居民也会发生间皮瘤。据调查吸烟与石棉在肺癌发生中有协同作用。肺癌死亡率在石棉作业人员比一般居民高 5～7 倍；吸烟者比不吸烟者高 7.84 倍；接触石棉并吸烟者比不接触石棉也不吸烟者高 92 倍之多。

（四）化学致癌物的鉴定

随着科学技术的发展，越来越多的新型化学物质被人工合成，并应用到日常生活的方方面面，研究如何灵敏、快速、准确地评价新化合物对人体的致癌性十分迫切。目前化学致癌物鉴定的方法包括体外致突变筛选、体内致癌性鉴定和人群流行病学调查三种方式。目前有 100 多种体外致突变筛选方法，基本原理是通过在体外检测化学物质作用后的原核细胞或者真核细胞 DNA 是否出现突变，来判断该化学物质的致癌性。Ames 试验利用沙门氏菌作为研究对象，是经典的致突变筛选方法，能检测出 70%～90% 的已知化学致癌物。DNA 损伤诱导基因或 DNA 加合物检测技术、单细胞凝胶电泳（single cell gel electrophoresis, SCGE）技术是新发展的快速体外致突变筛选方法。然而，体外筛选方法存在假阴性，无法筛选出非遗传毒性致癌物，而且体外培养的细胞不能真实反映其在体内的生物活性，因此，化学致癌物的鉴定必须进行动物体内致癌试验。一般的动物体内致癌试验至少需要 2 年时间，甚至 5～7 年，如果试验组动物肿瘤的发病率比对照组高 10% 以上，则认为该化学物质具有致癌性。由于普通的动物致癌试验耗时长，费用高，目前国外开始应用转移基因小鼠模型，通过转基因技术使小鼠对致癌物的敏感性增强，能够快速评价致癌物在动物体内的致癌能力。然而，动物致癌试验的结论不能直接套用在人身上。人群流行病学调查是化学物致癌鉴定方法的重要组成部分，有很多已知致癌物是通过人群流行病学调查发现的。人群流行病学调查一般采用回顾性调查，而且很多肿瘤的发生是环境中多种致癌物质共同作用的结果，很难对具体某一种化学物质的致癌性进行客观评价，这些是人群流行病学调查存在的不足。可见，要对某种化学物质的致癌性进行鉴定，需要结合不同层次的鉴定方法，尽量做到灵敏、准确、快速，才能够满足现实的需要，并对肿瘤的防治起到指导作用。

二、物理致癌因素

物理致癌因素主要包括电离辐射和紫外线两种，其致癌效应的潜伏期很长。要揭示其对肿瘤发生率的影响，需收集大量受作用人群的流行病学资料，进行终生观察，有时甚至需要观察几代才有结果。物理因素可以使各种组织、体细胞对外源性和内源性致癌因子及辅助致癌因子的敏感性发生变化而致癌，也可以损伤遗传细胞在后代引起肿瘤。另外，异物、慢性炎性刺激和创伤亦可能与促癌有关。

1. 电离辐射

电离辐射是最主要的物理致癌因素，主要包括以短波和高频为特征的电磁波的辐射，以及电子、质子、中子、α粒子等的辐射。大量事实证明，长期接触镭、铀、氡、钴、锶等放射性同位素可引起不同的恶性肿瘤。辐射能使染色体断裂、易位和发生点突变，因而激活癌基因或者灭活肿瘤抑制基因。由于与辐射有关的肿瘤的潜伏期较长，因此，肿瘤最终可能出现在辐射所损伤细胞的后代受到其他环境因素（如化学致癌剂、病毒等）所致的附加突变之后。

电离辐射对生物靶损伤的机制主要是产生电离，形成自由基。自由基的性质非常活泼，可以破坏正常分子结构而使生物靶受伤。DNA是电离辐射的重要生物靶，电离辐射对DNA的损伤主要是使其单链断裂以及碱基结构改变。电离辐射引起的DNA断裂，在细胞水平以染色体断裂形式表现出来，表现为多种染色体畸变方式，如重复、缺失、倒位、易位等。染色体畸变的形成直接影响结构基因在基因组内的正常排列，或造成基因片段的丢失或重排，甚至可能改变基因的调控机制。

目前日常生活中常用的手机、电脑等产生的电磁波是否对人体具有致癌性已经引起广泛关注，目前对手机辐射能否引起脑部肿瘤的研究结果不尽一致，还存在争议。另外，随着医疗技术的进步，X线、计算机断层摄像装置（computed tomography, CT）、介入手术、放疗等医疗性放射线对患者和医疗工作者的致癌风险值得重视。

与辐射有关的肿瘤包括以下几种。

1）皮肤癌　放射性皮肤恶性肿瘤的临床特征均发生在受照部位。早期放射工作者在尚未懂得防护的情况下经常暴露在X线照射范围中，引起皮肤暴露处癌变，病变多见于手部，尤以手指为多。这多为放射工作者慢性放射损伤的结果。临床特征为局部皮肤萎缩变薄、粗糙、疣状增生、角质突起，或反复破裂形成溃疡，经久不愈。潜伏期较长，平均20～29年。捷克铀矿工人中由于α辐射体剂量达到1～2Gy，矿工面部原发性皮肤基底细胞癌增多。

2）白血病　受照人群中白血病的发病率随造血细胞受照剂量增加而增加，剂量越大潜伏期越短，尤其与骨髓受照剂量有关，范围是3～4Gy。国际放射防护委员会估计，假如成年人群全身照射每年1cGy，则将在10万人口中诱发2例白血病和2例其他恶性肿瘤。此外，发生率还与受照年龄、性别有关，20岁以下、35～49岁发生率高，男性略高于女性。

3）甲状腺癌　甲状腺不论经内照射还是外照射，接受0.2Gy照射量均可能导致肿瘤，病理学为滤泡性腺癌，而甲状腺髓样癌在受照对象中发生率未见增加。受照女性的甲状腺癌发生率较男性者为高。年龄在5岁以下者较其他年龄组有更高的危险性。成年人的发生率仅是儿童的一半。

4）肺癌　辐射诱发肺癌可由外照射或内照射引起。辐射导致肺癌的证据主要来自流行病学调查材料，包括日本广岛、长崎的原子弹爆炸幸存者，接受X线照射治疗的强直性脊髓炎患者以及接受氡照射的铀矿工。在气管、支气管和肺剂量达到1Gy时，14年后可检出肺癌。

5）乳腺癌　在辐射所致的乳腺癌中，乳腺癌的发生率与辐射剂量呈线性关系，其中激素水平起着重要作用。育龄妇女对辐射的敏感性最高，40岁以上敏感性差。受照者多在15～20年后发生乳腺癌。

6）骨肿瘤　在低线性能量传递（liner energy transfer，LET）射线，即γ射线或X线辐射的情况下，如日本原子弹爆炸的幸存者中，其辐射剂量达4Gy未见骨肿瘤。在医疗照射大剂量情况下，如用X线治疗强直性脊柱炎的患者可致骨肿瘤，但未发现剂量与反应之间的关系。内照射如α辐射体的^{224}Ra和^{226}Ra引起的骨肉瘤与剂量有线性关系。

7）多发性骨髓瘤和淋巴瘤　1990年，美国国家科学院电离辐射生物效应委员会报告中收集了日本原子弹爆炸幸存者的资料（≤100cGy）、X线治疗后患者的随访资料、放射工作者以及有内照射影响的工人等的各国资料，共发现50例多发性骨髓瘤，发生率有所增加。淋巴瘤死亡率的增加仅发现在美国1920～1930年从事放射工作的人员，因当时防护条件较差，接受辐射剂量较高。现今美国和中国的X线工作者中均未见淋巴瘤发病率增加。

8) 其他肿瘤 在X线治疗头癣的儿童中调查2215例，随访25年，估计照射脑部剂量达1.4Gy者，出现8例肿瘤（恶性3例），对照组1413例无一例脑肿瘤。国内学者徐秀凤对300例X线治疗头癣患者进行调查，模拟计算脑部的吸收剂量为64.5～281.5cGy，发现颅内肿瘤2例。

2. 紫外线

紫外线（ultraviolet，UV）对人和动物的皮肤有致癌作用。研究发现紫外线的平均年照射量和皮肤癌发病率相关，紫外线照射的时间长短和频率是其致癌性的重要因素。流行病学调查显示，受紫外线照射后，皮肤基底细胞癌发病率为正常对照组的10倍；还有研究发现，皮肤基底细胞癌和鳞状细胞癌的发病率与地球纬度有关，居住在赤道附近人群的发病率明显高于距赤道较远人群，提示皮肤癌与紫外线照射强度相关。紫外线与黑色素瘤也有关系，有资料显示白色人种的黑色素细胞受紫外线作用而易致恶变，而黑色人种的黑色皮肤保护了黑色素细胞，免受紫外线照射影响，因而减少其发病。另外，有多个流行病学调查研究证实日常的紫外线照射防护能够明显降低皮肤癌发病率，从反面证实紫外线是皮肤癌的重要致癌因素。

紫外线包括三种不同的波段：UVA（320～400nm）、UVB（280～320nm）和UVC（200～280nm），通过大气层到达地球表面的90%～99%是UVA，1%～10%是UVB。UVB能直接引起DNA断裂、交联，UVA主要通过产生氧化物间接损伤DNA，虽然照射皮肤的紫外线主要是UVA，但UVB的致癌能力是UVA的1000～10 000倍。紫外线照射导致DNA形成环丁烷嘧啶二聚体（cyclobutane pyrimidine dimmer，CPD）和6-4光产物（6-4 photoproduct）。正常情况下，机体能够通过光修复（photoreactivation）和核苷酸切除修复（nucleotide excision repair）机制修复这两种DNA损伤，部分不能及时修复损伤的细胞则出现生长停滞或者凋亡，阻止细胞癌变。着色性干皮病患者由于缺乏切除嘧啶二聚体的修复酶类，从而无法有效地清除这种二聚体，导致基因结构改变、DNA复制错误，很容易患皮肤肿瘤。研究发现，UVA能够激活细胞丝裂原活化蛋白激酶（MAPK）信号转导通路，引起激活蛋白-1（AP-1）转录和环加氧酶-2（COX-2）表达增加，认为紫外线可能通过此途径促进皮肤肿瘤的发生。动物实验发现，紫外线照射能够抑制皮肤迟发型超敏反应，诱导调节性T细胞和白细胞介素-10（IL-10）的产生，抑制机体的免疫功能，可能是导致皮肤肿瘤发生的原因之一。

3. 热辐射

克什米尔人冬季习惯用怀炉取暖，有时在腹部引起"怀炉癌"；我国西北地区居民冬季烧炕取暖，有时臀部皮肤发生癌变形成所谓"炕癌"。这些说明长期的热辐射可能有一定的促癌作用。在烧伤瘢痕的基础上易发生"瘢痕癌"，有人在烧伤瘢痕中发现化学致癌物。

三、致瘤性病毒

病毒作为肿瘤病因及其在肿瘤发病中的作用的研究已有90多年的历史。尽管病毒与人类恶性肿瘤的病因学关系仍未被完全阐明，但有实验证据表明某些病毒确实与人类某些恶性肿瘤有关。1908年，Ellermann和Bang首先证明白血病鸡的无细胞滤液可于健康鸡中诱发白血病，为病毒致癌的实验性研究奠定了基础。随后1911年，Rous将患有肉瘤的鸡除去肿瘤细胞的肿瘤滤液进行移植实验，也成功地在健康鸡中诱发肉瘤。1933年，Shope将病毒所致的野兔乳头状瘤进行皮下移植实验，发生浸润性鳞癌。随后1934年，Luck'e观察到可以通过冻干的无细胞提取物传播蛙肾癌。1936年，Bittner首次证明含有致瘤病毒的乳汁可将鼠乳腺癌传给子代。到20世纪50年代，科学家已发现鼠白血病是由病毒引起的，20世纪60年代初在电子显微镜下证实了这种病毒的形态。1962年，Burkitt发现病毒可以引起淋巴瘤，1964年，Epstein和Barr在伯基特淋巴瘤细胞培养液中发现该病毒，命名为EB病毒，后证实该病毒与伯基特淋巴瘤和鼻咽癌等密切相关，这是最早发现的与人类肿瘤存在明显病因学关系的病毒。20世纪以来随着分子生物学的蓬勃发展，病毒瘤基因相继被克隆，功能被阐明。在此基础上，从信号转导与细胞周期的角度进一步探索致瘤病毒导致肿瘤发生的分子机制，已获得了环境因素如何与宿主基因相互作用的一些实验依据，这些进展极大地丰富了人们对病毒致瘤的分子机制的认识。

肿瘤病毒是指能引起机体发生肿瘤，或使细胞恶性转化的一类病毒。肿瘤病毒与宿主细胞的相互作用引起细胞恶性转化，关键在于有致癌作用的病毒基因可与细胞DNA发生整合（integration），这样，病毒基因就成为细胞DNA的一个组成部分，干扰宿主基因表达、细胞分化、分裂和生长的控制，从而导致恶性转化。

1. 致瘤性病毒分类

根据病毒所含核酸类型，与人类相关的致瘤性病毒可分为致瘤性RNA病毒和致瘤性DNA病毒两大类（表3.3）。

表3.3 致瘤性病毒的主要特征

致瘤性RNA病毒	致瘤性DNA病毒
既有病毒增殖，又可转化细胞	只有转化细胞作用，无病毒增殖（EB病毒除外）
转化细胞效率很高，有时一个病毒分子即可转化	转化效果很差，可能需要10~100个病毒分子才能转化
有反转录酶存在	无反转录酶存在
有包膜	不一定有包膜

与动物或人类肿瘤有关的致瘤性DNA病毒有五大类：乳多空病毒类、腺病毒类、疱疹病毒类、乙型肝炎病毒类以及痘病毒类。致瘤性DNA病毒的共同特征为：病毒的致癌作用发生在病毒进入细胞后复制的早期阶段，相关的瘤基因多整合到宿主细胞DNA上。此外，DNA病毒一般没有细胞内同源物，其编码的蛋白质主要为核蛋白，直接调节细胞周期，并与抑癌基因相互作用，从而使细胞周期紊乱。相关研究提示致瘤性病毒编码蛋白质促进肿瘤发生的机制如图3.3所示。

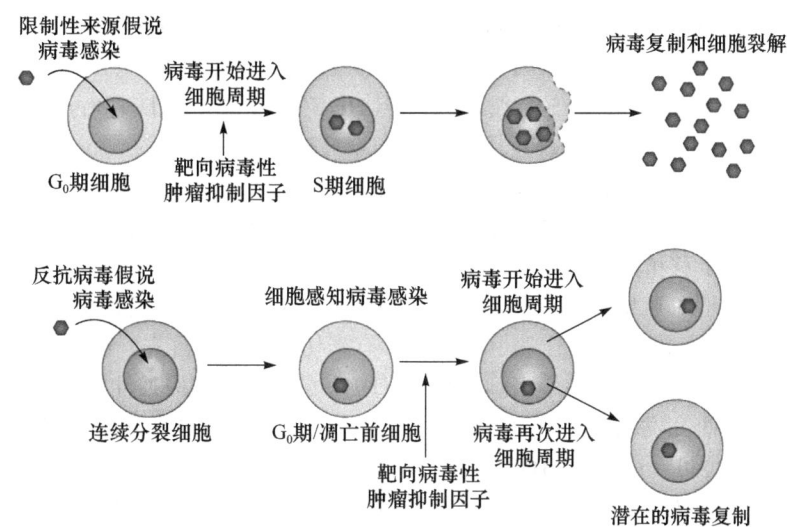

图3.3 致瘤性病毒促癌机制示意图（引自Moore et al., 2010）

与禽类、哺乳类动物和人类肿瘤有关的致瘤性RNA病毒主要是反转录病毒。由于病毒类型的不同，它们通过转导（transduction）或插入突变（insertional mutagenesis）这两种机制将其遗传物质整合到宿主细胞DNA中，并使宿主细胞发生转化。① 急性转化病毒：这类病毒含有从细胞的原癌基因转导的病毒癌基因，如 src、abl、myb 等；这些病毒感染细胞后，将以其病毒RNA为模板通过反转录酶合成的DNA片段整合（integration）到宿主DNA链中并表达，导致细胞的转化。② 慢性转化病毒：这类病毒（如鼠乳腺癌病毒）本身并不含有癌基因，但是有促进基因，当感染宿主细胞后促进基因也可由于反转录酶的作用而插入宿主细胞DNA链中的原癌基因附近，引起正常的或突变的原癌基因激活并且过度表达，使宿主细胞转化。

2. 致瘤性病毒感染宿主细胞的方式与细胞转化

病毒感染细胞后，细胞的表现或是死亡，或是增殖，病毒的遗传基因可存在于增殖细胞之中。病毒是分子生物，影响细胞的生命活动，细胞被感染后病毒的变化有以下两种。

（1）增殖性感染（productive infection）或裂解性感染（lytic infection）。病毒能在细胞中繁殖复制，导致细胞裂解、死亡，这种细胞称为允许性细胞（permissive cell）。在增殖性感染中，全部病毒复制发生所需的基因充分表达。但病毒繁殖引起细胞裂解死亡，病毒失去寄生场所。

（2）非增殖性感染（non-productive infection）或顿挫性感染（abortive infection）。病毒在细胞内完全不能复制，或复制率很低。宿主被感染后，细胞可存活，病毒复制发生在细胞周期的某阶段，并非所有病毒基因均能表达，实质是病毒使细胞发生遗传性改变，这种细胞称为非允许性细胞（non-permissive cell）。病毒核酸整合于细胞核酸中，使细胞发生细胞遗传信息改变即发生转化。

3. 常见致瘤性病毒举例

估计人类肿瘤的15%~20%与病毒有关，对于有些肿瘤如肝癌、宫颈癌等，病毒感染则是主要原因。与人类肿瘤发病相关的致瘤性DNA和RNA病毒主要有EB病毒（EBV）、乙型肝炎病毒（HBV）与丙型肝炎病毒（HCV）、人乳头状瘤病毒、人类T细胞白血病病毒（HTLV）等，它们分别与鼻咽癌、伯基特淋巴瘤、肝癌、人宫颈癌、人类T细胞白血病和（或）成人T细胞白血病有关。

1）EBV与鼻咽癌及伯基特淋巴瘤的关系　EBV属于疱疹病毒（herpesvirus），直径150~200nm，外包有被膜，核心含双链DNA、大约170kb；分子质量为108Da。EBV基因组包括5个独特区（U1~U5）、4个内部重复序列（IR1~IR4）及末端重复序列（TR）。EBV与多种人类肿瘤相关，如伯基特淋巴瘤、霍奇金淋巴瘤、非霍奇金淋巴瘤、原发性中枢神经系统淋巴瘤、移植后淋巴增生性紊乱淋巴瘤、致死性X连锁淋巴细胞增生综合征、鼻咽NK/T细胞淋巴瘤、鼻咽癌、淋巴上皮样癌、胃腺癌、肺癌、乳癌、大肠癌等。其中关系最明确的是鼻咽癌和伯基特淋巴瘤。研究发现在胸腺瘤、胆管癌、平滑肌瘤、肝肉瘤中也可以检测出EBV。

EBV一般在幼年感染人群，人群中90%以上的个体都有EBV感染史。在被它感染的宿主血清中可检查出多种特异性的EBV相关抗体，包括病毒壳抗原（VCA）、膜抗原（MA）、早期抗原（EA）、核抗原（EBNA）等的抗体。EBV基因组在潜伏感染状态时编码11种蛋白质产物，其中潜伏膜蛋白（LMP1）被认为是病毒的致瘤蛋白。

最早的EBV与鼻咽癌相关的证据来自Old等于1966年的发现，即在鼻咽癌患者血清发现了抗EBV的沉淀抗体。目前VCA-IgA、EA-IgA尤其具有临床辅助诊断意义。鼻咽癌标本中有EBV-DNA的存在和抗原的表达，抗原EBNA1、LMP1的表达证明EBV与鼻咽癌关系密切。EBNA1是维持潜伏状态所必需的，LMP1在体外能使上皮细胞分化障碍，并发生明显的形态学变化；LMP1的基因转染PHEK-1细胞（一种非致癌的、角化的、永生的上皮细胞），使其由原来的扁平、多角形转变成束梭形、多层生长的细胞；LMP1可能在鼻咽上皮癌变早期起重要作用，使其分化成熟障碍，在其他因素共同作用下，最终导致鼻咽上皮细胞形成肿瘤。这些EBV编码基因的功能学研究结果加强了EBV与鼻咽癌的病因学关系。

伯基特淋巴瘤是一种B细胞来源肿瘤，流行于非洲东部和散发于世界各地。在流行地区，所有患者的瘤细胞都携带EBV的基因组成分并且出现特异的染色体易位t（8：14）。EBV对B细胞有很强的亲和性，能使受染的B细胞发生多克隆性的增生。在正常的个体这种增生是可以控制的，受染者没有症状或者临床表现为自限性的传染性单核细胞增生症。而在非洲流行区，可能是由于疟疾或其他感染损害了患者的免疫功能，受EBV感染B细胞会持续增生。在此基础上如再发生附加的突变［如t（8：14）］，则后者使c-myc激活，导致进一步的生长控制丧失，并在其他附加基因损伤的影响下，最终导致单克隆性的肿瘤出现。

2）肝炎病毒与原发性肝癌　乙型肝炎病毒（HBV）属于嗜肝DNA病毒科。完整的HBV称DANE颗粒，直径约42nm，由外膜和核壳组成，含DNA分子、DNA聚合酶和其他蛋白酶。HBV基因组的DNA分子质量为$(1.6~2.0)\times 10^6$Da，具有3200个碱基对。

HBV与人类原发性肝细胞癌（HCC）的发生有密切的关系。首先，流行病学调查表明，人群中HBV的感染率与原发性肝细胞癌的发生率呈平行关系，75%~80%的原发性肝细胞癌是由肝炎病毒持续性感染引起的，其中50%~55%归因于HBV感染。HCC患者血清乙型肝炎表面抗原（HBsAg）阳性率高于正常人；台湾前瞻性流行病学调查结果显示，HBsAg阳性者患HCC的危险性是阴性者的217倍；50%以上HBsAg阳性者死于肝硬化或肝癌，HBsAg阴性人群中肝硬化和肝癌的发生率仅为2%。

肝癌发生率与HBV的基因型和DNA拷贝数密切相关。HBV包括8种基因型，亚洲地区的HBV主要为B、C型，研究表明C型HBV更容易诱发肝癌，而在西方国家D型比A型更容易诱发肝癌。乙型肝炎病毒e抗原（HBeAg）和HBsAg双阳性人群比单纯HBsAg阳性人群患肝癌的风险增加6倍，血清HBV的DNA拷贝数大于10^5/mL是肝癌发生的独立危险因素。

从临床情况看，肝癌多从慢性乙型肝炎、肝硬化演变而来。从病理资料看，肝癌大多合并大结节性肝硬化，在我国这种肝硬化多由HBV感染所致。

近年的分子生物学研究更证实，在肝细胞的 DNA 中整合有 HBV DNA 的片段。HBsAg 阳性的 HCC 患者，肝癌细胞中可检出整合的或游离的 HBV DNA。在 HBV 血清指标阴性的 HCC 患者肝组织，以及肝癌细胞株中都可检测到整合的 HBV DNA。近来研究发现，HBV 编码的 X 基因具有一定的转化细胞的功能，动物致癌实验证明其能引起实验性肝癌。用 HBV 疫苗预防乙型肝炎的发生，有可能降低和控制肝癌的发病。这些证据都说明乙肝病毒感染与肝癌的关系密切。

从致癌机制看，目前认为 HBV 诱发肝癌是一个涉及多种因子、多步骤协同作用的过程。感染 HBV 后，HBV 基因整合进肝细胞基因组是诱发癌变的第一步，如 HBV 基因能够整合到 c-myc 癌基因和端粒酶、反转录酶基因等。HBV 基因随机整合到肝细胞基因组，有可能导致肝细胞癌基因的激活、抑癌基因的丢失和细胞周期调控基因的突变。慢性 HBV 感染导致持续的肝脏慢性炎症，以及肝细胞坏死、再生和肝脏纤维化，在这个过程中，肝细胞基因的突变逐渐累积，最终导致肿瘤的发生。由 HBV 编码的调节蛋白 HBx 蛋白和 PreS2 活化因子家族通过蛋白激酶 C（PKC）、RAS（大鼠肉瘤病毒癌基因）等信号转导通路影响细胞的增殖、周期调节和凋亡，阻碍 DNA 的修复，促进了肿瘤的发生。

丙型肝炎病毒（HCV）也与肝癌发生密切相关，HCV 是单链 RNA 病毒，约由 9600 个核苷酸组成。与 HBV 不同，HCV 感染人体后不整合到肝细胞基因组中，主要通过引起机体慢性免疫反应，间接损伤肝细胞。HCV 核心蛋白能够作用于多条细胞生长的信号转导途径，影响细胞增殖调控，在致癌过程中发挥重要作用。全球 25%~30% 的原发性肝细胞癌可归因于 HCV 感染；在日本，高达 70% HCC 由 HCV 感染引起。

3）人乳头瘤病毒与宫颈癌　人乳头瘤病毒（human papilloma virus，HPV）是属于乳多空病毒科的乳头瘤空泡病毒 A 属，是球形 DNA 病毒，能引起人体皮肤黏膜的鳞状上皮增殖。目前已分离出 130 多种，不同型别引起不同的临床表现。其中皮肤低危型与人类异常疣、尖锐湿疣、传染性软疣等良性肿瘤的形成有关，黏膜低危型与生殖器、肛门、口咽部、食管黏膜感染有关。大约有十几种 HPV 类型（包括类型 16、18、31 和 45）被称为"高风险"类型，因为它们可以导致宫颈癌、肛门癌、外阴癌、阴道癌、阴茎癌，尤其是 HPV16 和 HPV18，大约 99.7% 的宫颈癌患者存在这两种亚型感染。在超过 90% 的宫颈癌组织中可检测到这两型 HPV 核酸的同源序列，而且可以检测到 HPV 编码的 E6 和 E7 基因转录产物，现认为 E6 和 E7 是 HPV 的原癌基因。HPV 的复制依赖宿主细胞的 DNA 复制机制，E6、E7 蛋白能够使分化的上皮细胞保持在 DNA 复制状态，从而保持自身的复制。研究证明 E6 和 E7 蛋白产物可以与 P53 结合、与 RB 结合，从而导致这两种重要的抑癌基因蛋白产物失活或降解。E6 蛋白还能抑制 DNA 修复酶活性；E7 蛋白能通过破坏中心体，使染色体结构和数目出现异常。在以上多种因素的共同作用下，鳞状上皮细胞增殖生长失控，最终导致肿瘤发生。

临床研究表明，重组人乳头瘤病毒四价疫苗（6、11、16、18 型）肌内注射能引起机体产生很强的获得性免疫反应。最近一项关于对该疫苗的安全性和有效性评价的临床试验表明，此疫苗几乎可以 100% 地预防 HPV6、11、16、18 型 4 种 HPV 引起的持续性感染、宫颈癌前病变和外生殖器病变。2006 年美国疾病控制与预防中心推荐 11~26 岁女性接种 HPV 四联疫苗，以预防宫颈癌和其他 HPV 相关疾病。2018 年，我国国家市场监督管理总局批准了 9 价 HPV 疫苗上市，在 4 价基础上，增加对 31、35、45、52 和 58 型 HPV 的预防。

4）HTLV 与人类 T 细胞白血病　目前已知的与人肿瘤相关的反转录病毒有人类 T 细胞白血病病毒（HTLV）和成人 T 细胞白血病病毒（ATLV）。ATLV 与 HTLV 有序列上的同源性，属于同一家族，归入 I 型 HTLV，是与人类肿瘤发生密切相关的一种 RNA 病毒，与主要流行于日本和加勒比地区的 T 细胞白血病/淋巴瘤有关。HTLV-1 病毒与人类免疫缺陷病毒（HIV）一样，转化的靶细胞是 $CD4^+$ 的 T 细胞亚群（辅助 T 细胞）。HTLV-1 在人类是通过性交、血液制品和哺乳传播的。受染人群发生白血病的概率为 1%，潜伏期为 20~30 年。HTLV 的基因组结构为典型的反转录病毒基因组结构，保留完整的结构基因，本身不携带癌基因，但编码两个反式调节蛋白 Tax 及 Rex。tax 基因可在转基因鼠中诱发多发性间质肿瘤；研究表明：tax 的产物对病毒的复制十分重要，因其通过对 5'- 长末端重复序列（5'-long terminal repeat region，5'-LTR）的作用刺激病毒 mRNA 的转录。Tax 蛋白也可激活几种能引起 T 细胞增生的宿主基因的转录，如编码调节细胞内其他基因表达的 P55 蛋白 c-fos 基因，编码 PDGF 的 c-sis 基因，编码 IL-2 及其受体的基因和髓样生长因子（即粒单核细胞集落刺激因子，GM-CSF）的基因。IL-2 及其受体的基因激活后可以建立起一个自分泌体系（autocrine system），能直接引起

T细胞的增生；GM-CSF作用于巨噬细胞，使其产生IL-1，从而引起T细胞的增生。因此，HTLV-1是通过 tax 基因转化细胞的。这些增生的T细胞最初是多克隆性的，而且出现二次突变的可能性大大增加，如其中的某一个发生第二次突变，将导致单克隆性的T细胞肿瘤。

综上所述，致瘤性病毒感染肯定与某些人类肿瘤发病有关，但是单独病毒感染尚不足以引起肿瘤，还需要其他一些因素参与，如细胞类型特异的丝裂原刺激、免疫抑制以及遗传因素等，还包括某些化学因素的协同作用。

除了病毒之外，某些细菌引起的慢性炎症也可导致肿瘤的发生，如幽门螺杆菌感染是癌前病变（萎缩性胃炎、肠上皮化生）的重要病因和促成因素，与胃腺癌和胃黏膜相关淋巴组织结外边缘区淋巴瘤（MALT 淋巴瘤）的发生、发展有密切关系。某些寄生虫也可以引起人类肿瘤，如华支睾吸虫与肝癌、麝猫后睾吸虫与胆囊癌、埃及裂体吸虫与膀胱癌等。

第三节 肿瘤发生的机体因素

肿瘤发生和发展是一个十分复杂的过程，除了外界致癌因素的作用外，机体的内在因素也起着重要作用，后者包括宿主对肿瘤的反应，以及肿瘤对宿主的影响。这些内在因素是复杂的，许多问题至今尚未明了，还有待进一步研究。机体的内在因素可分为以下几方面。

一、遗传与肿瘤

肿瘤流行病学、肿瘤临床统计学资料显示，某些肿瘤具有明显的地域性或人群聚集现象，提示肿瘤的发生与宿主遗传因素有一定关系。例如，在中国，广东地区的鼻咽癌发生率最高；在新加坡，中国人、马来西亚人和印度人鼻咽癌的发病率之比为 13.3 : 3.2 : 0.4。又如，日本人患松果体癌的概率比其他国家人群高 11~12 倍；这些均提示肿瘤的发生与遗传背景相关。而且，鼻咽癌、胃癌、膀胱癌、肝癌、男性乳腺癌、白血病和霍奇金淋巴瘤等均有家族聚集现象，法国报道一家系中连续五代 24 个女性成员中有 10 人患乳腺癌。遗传性肿瘤综合征（hereditary cancer syndrome）家族中常有多个成员早年就患有肿瘤，存在成对的器官同时发生肿瘤，或者同一个体出现多种原发肿瘤的特点。

近年来，根据一些高癌家族系谱的分析，遗传因素与肿瘤发生的关系有以下几种不同情况。

（1）呈常染色体显性遗传的肿瘤，如视网膜母细胞瘤、肾母细胞瘤、肾上腺或神经节的神经母细胞瘤等。一些癌前疾病，如结肠多发性腺瘤性息肉症、神经纤维瘤病等本身不是恶性肿瘤，但恶变率极高，有 100% 的结肠家族性多发性腺瘤性息肉病的病例在 50 岁以前发生恶变，成为多发性结肠腺癌。这些肿瘤和癌前疾病都属单基因遗传，以常染色体显性遗传的规律出现。其特点为早年（儿童期）发病，肿瘤呈多发性，常累及双侧器官。

（2）呈常染色体隐性遗传的遗传综合征，如患 Bloom 综合征（先天性毛细血管扩张性红斑及生长发育障碍）时易发生白血病及其他恶性肿瘤；毛细血管扩张性共济失调症患者多发生急性白血病和淋巴瘤；着色性干皮病患者经紫外线照射后易患皮肤基底细胞癌、鳞状细胞癌或黑色素瘤。这些肿瘤易感性高的人常伴有某种遗传缺陷，如免疫缺陷、染色体缺陷和内切酶等的缺陷。

（3）遗传因素与环境因素在肿瘤发生中起协同作用。多个基因和环境因素（有的包括病毒感染）共同参与这类肿瘤的发生发展过程。不少常见肿瘤具有一定程度的家族史，如乳腺癌、胃肠癌、食管癌、肝癌、鼻咽癌、白血病、子宫内膜癌、前列腺癌、黑色素瘤等；然而，这些肿瘤发病并非由单一基因决定的，肿瘤的遗传模式也没有呈现明确的显性或者隐性遗传，纵使家系中某个体携带了该遗传致病基因也未必最终致病，即外显率（penetrance）不完全。近年来随着高通量基因分型技术的普及，获取病例-对照个体的全基因组遗传变异信息，通过全基因组关联分析（genome-wide association study, GWAS）策略，多种肿瘤的遗传易感基因被鉴定，进而揭示，常见肿瘤的遗传致病模式可能是由众多的、具有一定人群频率的、但对基因功能影响较小的微效遗传变异，与特定环境（或者病毒）共同作用的最终结果，也就是"常见疾病-常见变异"假说。然而，亦有部分研究指出，个体中存在罕见的遗传变异，可较大程度影响所在基因功能，与肿瘤等复杂疾病的致病相关，提示"罕见变异-常见疾病"遗传致病假说。

总的来说，不同的肿瘤可能有不同遗传致病模式，呈现明显直接遗传的只是少数罕见的肿瘤病种。遗传因素在大多数肿瘤发生发展的作用更多地表现出对致癌因子的易感性或倾向性。1974 年，Kundson 提出"二次打击"假说（two-hit hypothesis），来解释遗传致病基因在肿瘤发生中的作用。以现代分子生物学的术语来描述这一假说：以视网膜母细胞瘤致病基因 *Rb* 基因为例，该基因定位于染色体 13q14，只有两条同源染色体上的 *Rb* 等位基因都失活，即需经两次突变后，才能使肿瘤发生。在家族性视网膜母细胞瘤患儿基因组中已经存在一个从父或母得到的 *Rb* 缺陷型等位基因，另一个 *Rb* 等位基因通常来自正常母或父（杂合型；第一次打击），只要该等位基因发生一次失活性体细胞突变（第二次打击），即可形成肿瘤（纯合型）。这种家族性视网膜母细胞瘤的患儿年龄小，双侧发病的较多。而在散发性的视网膜母细胞瘤的患儿，由于其两个正常的 *Rb* 等位基因都要通过体细胞突变而失活才能发病，故出现这种病例的可能性只有家族性的万分之一，而且发病较晚，多为单侧。

近年来，获益于包括高通量测序和基因分型相关研究技术的发展，个体基因组遗传标记或者遗传变异信息更加精细和准确，肿瘤遗传学研究得以快速发展。随着"千人基因组""单倍体型"等国际遗传计划的实施，我们认识到在个体基因组之间虽然大部分序列相同，但也存在大量的序列差异，其中包括微卫星重复序列和单核苷酸多态性（single nucleotide polymorphism，SNP）。SNP 指在基因组 DNA 一个位点上不同个体存在多种等位基因的现象，具有高密度和高保守的特点，平均 1000～2000 个碱基上就有一个 SNP 位点，是人类基因组中最为广泛的遗传变异标记，因此，SNP 位点能比以往的遗传标记提供更多的遗传信息和更准确的基因定位。近年研究表明，SNP 存在于基因的启动子区、非翻译区、蛋白编码区等，影响所在基因的表达水平和结构功能等。越来越多的研究表明，SNP 位点能反映个体表型、疾病易感性、药物敏感性、不良反应、环境因子的反应等差异。一些特定的 SNP 位点已被发现与肿瘤易感性、肿瘤转移以及肿瘤对药物的敏感性密切相关。研究发现，多种代谢酶基因、DNA 损伤修复酶基因、癌基因和抑癌基因均存在 SNP 位点。代谢酶的多态性使人体对体内激素和体外致癌物质的代谢及排泄存在个体差异，DNA 损伤修复酶的多态性使不同个体修复 DNA 损伤的能力不同，这些差异导致不同个体对肿瘤的易感性不同。例如，参与类固醇类激素代谢的酶基因中的一些 SNP 位点就与前列腺癌、乳腺癌、卵巢癌易感性相关。目前已经发展出多种 SNP 检测技术，能够高通量、快速、准确地检测大量基因。其中包括传统的 PCR 扩增结合桑格（Sanger）测序、基于荧光定量 PCR 的 Taqman、基于质谱的 Sequenom、基因荧光芯片杂交技术的扫描系统、基因高通量测序的靶标基因和全基因组水平的 SNP 分型等。

随着高通量基因分型技术的进一步发展，费用逐渐降低，获取更大规模的病例队列、高发人群队列、自然人群队列的全基因组遗传变异信息将成为可能，结合个体表型信息，包括病患状态、生活方式等，通过关联和相关分析，将能够更全面地定位肿瘤易感基因，确定患某肿瘤的高危人群，这将有助于阐明肿瘤发生的分子机制，使肿瘤的预防更有针对性，甚至实现肿瘤的个体化预防。

二、免疫与肿瘤

肿瘤恶性转化是由遗传基因的异常改变引起的。在此过程中，有些异常基因表达的蛋白质可引起免疫系统的反应，从而使机体能消灭这些"非己"的转化细胞。如果没有这种免疫监视机制，则肿瘤发生的事件要比实际上出现的多得多。关于肿瘤免疫的研究不仅对了解肿瘤的发生发展有重要的意义，而且为肿瘤的生物治疗指出了方向。

1. 肿瘤抗原

引起机体免疫反应的肿瘤抗原分为两类：① 只存在于肿瘤细胞而不存在于正常细胞的肿瘤特异性抗原；② 存在于肿瘤细胞和某些正常细胞的肿瘤相关抗原。

尽管科研工作者花费了大量的时间和精力，试图寻找某种肿瘤的特异性抗原，但其效率并不尽如人意。科研工作者在化学致癌的动物模型中发现，肿瘤特异性抗原是个体独特的，即不同个体中同一种致癌物诱发的同一组织学类型的肿瘤有不同的特异性抗原。因此，用检测单一肿瘤特异性抗原来诊断某类肿瘤或用单一抗体来治疗某些肿瘤的产品或方案尚未得以在临床应用。肿瘤特异性抗原的个体独特性主要归因于个体在内因和外因共同作用下的癌变过程中，癌基因发生突变的随机性引起异常蛋白的随机出现，加上癌变进程中肿瘤的异质性，因而，难以产生特定的针对某一类肿瘤的抗原。

肿瘤相关抗原在肿瘤中的表达，推测与遗传因素的改变有关。它们又可分为两类：肿瘤胚胎抗原和肿瘤分化抗原。前者在正常情况下出现在发育中的胚胎组织而不见于成熟组织，但也可见于癌变组织。例如，在胚胎肝细胞和肝细胞性肝癌中出现的甲胎蛋白，以及在胚胎组织和结肠癌中出现的癌胚抗原。后者是指肿瘤细胞具有的与分化程度有关的某些抗原。例如，正常前列腺上皮和前列腺癌细胞中出现的前列腺特异性抗原（prostate specific antigen，PSA）。肿瘤相关抗原是对应肿瘤诊断具有价值的分子标记，也可以此为靶标用于肿瘤的免疫治疗。例如，CD19主要是B细胞和B细胞来源肿瘤的分化抗原，最近被作为抗原用于免疫治疗白血病等B细胞起源的恶性肿瘤。

2. 抗肿瘤的免疫效应机制

肿瘤免疫反应以细胞免疫为主，体液免疫为辅。参加细胞免疫的效应细胞主要有细胞毒性T细胞（CTL）、自然杀伤细胞（NK）和巨噬细胞。CTL被白细胞介素2（IL-2）激活后，可以通过其T细胞受体识别瘤细胞上的人类主要组织相容性复合体（major histocompatibility complex，MHC）I型分子，而释放某些溶解酶将瘤细胞杀灭。CTL的保护作用在对抗病毒所致的肿瘤（如EBV引起的伯基特淋巴瘤和HPV导致的肿瘤）时特别明显。NK细胞是不需要预先致敏的、能杀伤肿瘤细胞的淋巴细胞。由IL-2激活后，NK细胞可以溶解多种人体肿瘤细胞，其中有些并不引起T细胞的免疫反应，因此NK细胞是抗肿瘤免疫的第一线的抵抗力量。NK细胞识别靶细胞的机制可能是通过NK细胞受体和抗体介导的细胞毒作用（antibody-dependent cellular cytotoxicity，ADCC）。巨噬细胞在抗肿瘤反应中是与T细胞协同作用的：T细胞产生的α-干扰素可激活巨噬细胞，而巨噬细胞产生的肿瘤坏死因子α（TNF-α）和活性氧化代谢产物在溶解瘤细胞中起重要作用。此外，巨噬细胞的Fc受体还可与肿瘤细胞表面的IgG结合，通过ADCC杀伤肿瘤细胞。体液免疫参加抗肿瘤反应的机制主要是激活补体和介导NK细胞参与的ADCC。

3. 免疫监视

免疫监视机制参与抗肿瘤的最有力证据是，在免疫缺陷病患者和接受免疫抑制治疗的患者中，恶性肿瘤的发病率明显增加。先天性免疫缺陷病（如X-性联无γ球蛋白血症）的患者有5%发生恶性肿瘤，比普通人群对照组高出200倍。在器官移植受体和AIDS患者中，由于免疫系统受影响，发生淋巴瘤的可能性也大大增加。恶性肿瘤患者随着病程的发展和病情恶化常伴有免疫功能普遍下降，这在晚期患者尤为突出。相反，有些肿瘤，如神经母细胞瘤、恶性黑色素瘤和绒毛膜上皮癌等肿瘤患者，由于机体免疫功能增高，肿瘤可自发消退。但大多数恶性肿瘤仍发生于免疫功能正常的人群，这些肿瘤能逃脱免疫系统的监视并破坏机体的免疫系统，其机制还不甚清楚，可能与下列因素有关：① 在肿瘤生长过程中，具有较强抗原性的亚克隆被免疫系统消灭，而无抗原性的或者抗原性弱的亚克隆则生长成肿瘤；② CTL攻击肿瘤细胞时要识别肿瘤细胞膜上的I型MHC抗原，故肿瘤细胞MHC抗原表达的丧失或减少，会使瘤细胞避开CTL的攻击；③ 许多致癌因素同时也抑制宿主的免疫反应，如化学致癌物和电离辐射等；④ 肿瘤产物也可以抑制免疫反应，如由许多肿瘤分泌的转化生长因子β（TGF-β）就是一种潜在免疫抑制剂；⑤ 肿瘤引发的有些免疫反应，如抑制性T细胞的激活，本身就可抑制对肿瘤的免疫反应。

三、年龄与肿瘤

肿瘤与年龄的关系密切，儿童、青年和成人的肿瘤谱存在着明显的区别。儿童较多见母细胞瘤，如肾母细胞瘤、肝母细胞瘤、神经母细胞瘤、视网膜母细胞瘤；还多见来自间叶组织的肉瘤，尤其是快速生长的间叶组织（淋巴造血组织等）的肿瘤，如急性粒细胞白血病、急性淋巴细胞白血病、淋巴瘤等。青年除多见淋巴造血组织肿瘤外，骨和软组织的恶性肿瘤也很常见，如骨肉瘤、纤维肉瘤、横纹肌肉瘤等。成人则多发生上皮来源的癌。造成上述差别的原因尚不清楚，可能包括多方面的因素，如组织的分化与成熟程度、致癌物质的作用环节、剂量效应关系和宿主反应性、随年龄增长的物质代谢差异、激素水平以及特殊刺激物质的作用等。

一般随着年龄的增长，癌的发生率上升，原因可能包括以下几个方面：① 致癌刺激物引起细胞损伤、转化、恶变和肿瘤形成需要有一个较长的发展过程，可能青年时代接受致癌物刺激，但累积到老年才出现癌症；② 老年人免疫力降低，对突变细胞的免疫监视作用减弱，导致癌症发生率增高；③ 随着人类平均年龄增长，肿瘤的相对发病率也增高，老年人中癌症也更多见。

四、性别与肿瘤

除了性器官以及与性激素有密切关系的器官（如乳房、前列腺）的肿瘤外，男性的肿瘤发病率为女性的1.5~3倍。就肿瘤类别而言，女性的胆管、甲状腺肿瘤较为常见，而男性多见肺、鼻咽、胃肠道肿瘤。除了不同性激素可以影响不同性器官的肿瘤发生外，主要可能与男女的性染色体存在较大差异和某一性别较多地接受某种致癌因子的作用有关。另外，工作和生活环境的不同以及某些癌前病变也可能参与这种差异的形成。

性器官（卵巢、子宫、睾丸）和与性激素密切相关的器官（乳房、前列腺）是性激素的靶器官，这些器官的细胞上都有特异的性激素受体，导致所谓激素依赖性肿瘤的发生。职业和工作环境污染对肿瘤在男女性别上的不同发病率也有影响。一般来说，男性从事某些职业及接触工作环境的污染机会比较多，因而某些肿瘤在男性中发病率较高。例如，染料工厂中接触多量苯胺所致膀胱癌，接触氯乙烯导致的肝血管肉瘤，石棉工人中的间皮瘤，矽肺患者合并肺癌和放射线工作者中多见的手部皮肤癌等，都多见于从事这类工作又未注意防护的男性。另外，女性中胆管结石和慢性炎症较为多见，作为一种癌前病变导致胆管肿瘤的发病率增高。

五、肥胖症与肿瘤

体重指数（body mass index，BMI）在 $25\sim30kg/m^2$ 为超重，大于 $30kg/m^2$ 为肥胖症。截至2016年，有超过19亿成人超重，6.5亿多人肥胖。肥胖症与糖尿病、高血压病、心脑血管疾病关系密切，已经成为影响人类健康的全球化问题。研究认为，肥胖增加患乳腺癌、子宫内膜癌、食管癌、结肠癌、肾癌、前列腺癌的风险，这可能与脂肪组织影响体内类固醇激素、胰岛素代谢，释放生长因子和炎症因子等因素有关。也有研究认为，是由于脂肪组织能够储存二噁英（dioxin）、有机氯杀虫剂等多种脂溶性致癌物质，逐渐积蓄的致癌物在脂肪水解或脂肪细胞凋亡时，从脂肪组织释放出来，达到足以致癌的浓度，导致细胞出现恶变。体重明显下降，脂肪水解过多将使释放到外周的致癌物质浓度更高。虽然目前已有不少流行病学和实验数据证明肥胖症与多种肿瘤有密切关系，但目前具体的致癌机制还不十分清楚。

六、炎症与肿瘤

在150多年前，Rudolph Virchow 发现肿瘤组织中浸润有炎症细胞，并且肿瘤容易发生在慢性炎症的部位，开始揭开炎症与肿瘤之间关系的神秘面纱。炎症是机体对内外源性损伤因子的一种生理性防御反应，涉及多种炎症细胞和炎症因子。炎症与肿瘤存在联系已经成为一种共识，这是基于流行病学、分子生物学和转基因动物实验等多方面的证据：炎性疾病增加膀胱癌、宫颈癌、胃癌、肠癌等肿瘤发生的风险；非甾体类抗炎药物能够降低患结肠癌、乳腺癌的风险和死亡率；大多数肿瘤组织中存在炎症细胞、趋化因子、细胞因子；针对炎症细胞、炎症介质和因子（TNF-α、IL-1β、COX-2）、炎症相关转录因子（NF-κB、STAT3）的治疗措施能够降低肿瘤的发病率，减缓肿瘤的扩散。

炎症是肿瘤微环境中的一个关键特征。最近的研究进一步揭示了炎症与肿瘤之间在分子和细胞水平相互联系的两种途径。内源性途径：不同种类原癌基因的激活促进炎症相关因子表达和炎性环境的形成。外源性途径：炎性状态促进肿瘤转移，炎症介导肿瘤转移过程中的关键因素包括转录因子、细胞因子、趋化因子和白细胞浸润。但炎症能否直接导致肿瘤发生？炎症是否是肿瘤发生发展过程中的必然因素？这些问题还有待进一步研究来解答。

七、种族和地理因素

某些肿瘤在不同种族或地区中的发生率有相当大的差别，如欧美国家和地区的乳腺癌年死亡率是日本的4～5倍，而日本的胃癌年死亡率比美国高7倍。在我国广东、四川和香港地区居民中，以及新加坡等地的广东人中，鼻咽癌相当常见而且发病年龄较轻。这说明肿瘤与种族有一定的关系。但是也有移民材料说明移居美国的华侨和日侨中，胃癌的发生率在第三代已有明显的下降。因此地理和生活习惯可能也起到一定的作用。

总之，个体发生肿瘤的机制具有异质性，肿瘤的发生发展是一个复杂过程，是各种外在和内在因素综合作用的结果。

第四节 肿瘤干细胞学说

虽然对各种致癌因素的研究日益深入，对不少致癌因素及其引起基因改变的机制已有一定的认识，然而在各种致癌因素作用下，发生改变的基因是如何促使正常细胞最终形成肿瘤的？近年来提出的肿瘤干细胞学说让我们对肿瘤病因有了一个全新的认识角度。

肿瘤干细胞学说认为，肿瘤细胞中有一群具有干细胞特征的细胞群，能自我更新和分化为普通肿瘤细胞，是维持肿瘤生长和肿瘤复发转移的根源。1994年，John Dick 等首次证实白血病干细胞的存在。2003年，Al-Hajj 等鉴定 $ESA^+CD44^+CD24^{-/low}Lin^-$ 乳腺癌干细胞，首次证明实体肿瘤中存在干细胞。研究表明，肿瘤干细胞存在于白血病、乳腺癌、黑色素瘤、骨肉瘤、软骨肉瘤、前列腺癌、卵巢癌、胃癌、神经系统肿瘤、结肠癌、肝癌等多种肿瘤中。

肿瘤干细胞具有如下几个重要特征。① 肿瘤干细胞能够通过不对称分裂进行自我更新和分化，形成和肿瘤干细胞来源肿瘤特征相似的异质性肿瘤。② 肿瘤干细胞在肿瘤组织中所占的比例小，一般仅占 0.2%~5%，但具有很强的成瘤能力，只需要 100~1000 个肿瘤干细胞就能在 NOD/SCID 小鼠体内成瘤，而非肿瘤干细胞的肿瘤细胞群体则需要更多的细胞数量方能够在小鼠体内成瘤。③ 肿瘤干细胞表达特定的表面标记，如急性髓性白血病（AML）干细胞表面标记为 $CD34^+CD38^-Thy^-Lin^-$，乳腺癌干细胞表面标记为 $ESA^+CD44^+CD24^{-/low}Lin^-$。④ 对化疗药物耐药，对放疗不敏感。

关于肿瘤干细胞的来源有不同的观点。第一种观点认为，肿瘤干细胞来源于正常组织干细胞：正常干细胞由于基因突变导致自我更新和分化的调节失控，转化为肿瘤干细胞。第二种观点认为，肿瘤干细胞是由正常的体细胞突变后获得自我更新能力而来。最近的研究将肿瘤干细胞的干细胞样特征的获得与上皮细胞间质样转化（EMT）过程联系起来。如图 3.4 所示，正常组织干细胞和肿瘤干细胞都不一定是罕见或静息的，它们不仅来源于自身的增殖，还可以被动态的环境信号调控，已分化的细胞通过可塑性调节，可以被重新"编程"为干细胞（Battle and Clevers，2017）。EMT 是胚胎发育过程中的关键程序，通常在肿瘤的侵袭和转移过程中被激活，并且与肿瘤的抗凋亡、远处播散等特性也有关。虽然对于肿瘤干细胞的起源问题尚无定论，但肿瘤干细胞这一概念的提出已经为肿瘤病因学和发病学研究提供一个新的思路，同时也为肿瘤的治疗策略提供了一种新的选择。

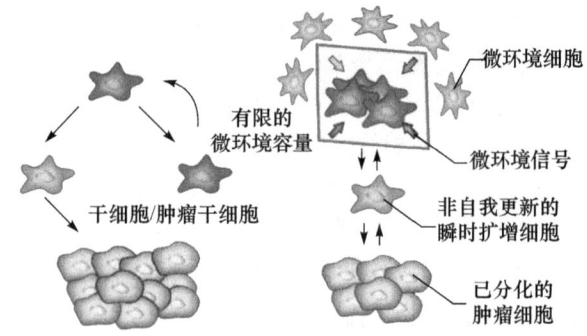

图 3.4　干细胞和肿瘤干细胞的生物学新概念
（引自 Battle and Clevers，2017）

综上所述，随着科学技术和分子生物学的发展，近年来对于肿瘤的病因与发病机制的研究有了很大的进展。但是肿瘤的发生发展非常复杂，目前了解的只是一小部分，还有许多未知的领域。但以下几点是迄今比较肯定的：① 肿瘤从遗传学的角度来说是一种基因病；② 肿瘤的形成一般是瘤细胞单克隆性扩增的结果；③ 遗传的、环境的、偶有病毒的致癌因素引起的细胞遗传物质（DNA）改变，促使原癌基因的激活和（或）肿瘤抑制基因的失活，导致细胞的恶性转化；④ 肿瘤的发生不只是单个基因突变的结果，而是一个长期的、分阶段的、多种基因突变积累的过程；⑤ 机体的免疫监视体系在防止肿瘤发生上起重要作用，当免疫监视功能受到不同因素的影响而削弱时便为肿瘤的发生提供了条件。

第五节　肿瘤基因组学

如前面章节所述，肿瘤的发生发展是涉及遗传、病毒感染、环境危险因子暴露等多个因素，历经多步骤的一个复杂过程。在此过程中，各种危险因素共同作用于机体细胞，激发其发生体细胞突变（somatic mutation）并不断累积，最终导致肿瘤细胞的起始和演化发展。如果我们能够获得肿瘤细胞突变信息，结合患者临床特征等资料，确定与肿瘤方式发展相关的分子事件，进一步深入了解肿瘤致癌分子机制，那将对提高肿瘤的预防、诊断和治疗水平具有重要意义。

一、肿瘤基因组学定义

肿瘤基因组学（cancer genomics 或 oncogenomics），即利用基因组学技术手段鉴定与肿瘤发生发展相关基因的一个领域。通过细胞突变情况去了解肿瘤，也是 1990 年美国发起的第一次"人类基因组计划"的主要目的之一。2003 年完成了首个人类基因组图谱的绘制，这是一个划时代的成就，不仅仅获得了高质量的人类参考基因组，而且促成了高通量测序技术的飞跃发展，测序成本和时间成本大大降低，使得包括肿瘤在内的疾病研究进入基因组时代。针对肿瘤，美国国立卫生研究院（NIH）、加拿大牵头的"肿瘤基因组联盟"（the Cancer Genome Atlas，TCGA）和"国际肿瘤基因组协作组"（the International Cancer Genome Consortium，ICGC），加上一些私立资助的单位，开展了肿瘤基因组测序项目。据统计，至 2018 年 9 月，TCGA 通过 43 个项目，获得了包括 69 个不同部位的 3.3 万例肿瘤患者基因组的数据。而 ICGC 目标是完成 2.5 万例肿瘤患者基因组测序，到 2017 年底已通过 76 个不同的项目，获得包括 21 个不同部位的 1.7 万例肿瘤患者的肿瘤组织测序数据。

二、肿瘤体细胞突变

肿瘤基因组计划的实施成果为肿瘤研究带来新的认知。肿瘤患者组织存在众多的体细胞突变,不同肿瘤发生突变的程度不一样。例如,肝母细胞瘤、急性髓性淋巴瘤患者体细胞突变数量分别为每 Mb 平均约 0.08 个和 0.03 个,而非小细胞肺癌(NSCLC)、结直肠癌患者体细胞突变数量为前者的 10 倍以上。前两种肿瘤好发于儿童,而后两种为成人常见肿瘤病种,其体细胞突变明显较多,提示后天的环境危险因素、病毒等感染对于机体细胞的影响不断得到累积。即使同一种肿瘤,不同患者的组织样本突变程度也不同,如有的非小细胞肺癌患者体细胞突变率为每 Mb 0.05 个,而有的每 Mb 超过 100 个。这种突变差异情况同样存在于同一患者不同的组织样本之间。造成这种突变程度不同的原因,可能与测试样本的肿瘤类型、肿瘤进展程度、肿瘤细胞在组织中分布不均、测序深度(sequencing depth)等差异有关。

肿瘤体细胞突变可以表现为多种形式。按照突变碱基大小和位置,可以分为点突变(single nucleotide variant,SNV)、插入或缺失(insertion/deletion,indel)、结构变异(structural variation,SV)等。SNV 顾名思义为基因组单一位点出现碱基的替换突变,常见由嘌呤之间(A↔G)或者嘧啶之间(C↔T)的转换(transition),少见嘌呤与嘧啶之间(C/T↔A/G)的颠换(transversion),但是肺癌中颠换的频率也较高。indel 指的是在基因组位点出现 1~50 个碱基的插入或者缺失事件。SV 指的是基因组 DNA 中涉及较大片段碱基的变化,包括倒位(inversion)、转位(translocation)、插入或者缺失的拷贝数变化(copy number variant,CNV)。SNV 的命名以 c.23 A>T 形式来表示,其中:c(coding)为编码 DNA 序列,也可以是 g、m、n、r 或 p,分别代表基因(genomic)、线粒体(mitochondrial)、非编码 RNA(non-coding RNA)、RNA 或蛋白质(protein);数字则为突变发生的位置,后面则为参考碱基和突变碱基,在表示蛋白质的情况下,则为氨基酸代码。类似于 SNV,indel 的命名主要以 c.23~24insG 或者 c.23delA 形式表示在编码 DNA 区域 23~24 碱基位置插入了碱基 G 或者在 23 碱基位置缺失了 A。CNV 一般会标注所涉及片段和拷贝数扩增或者缺失的数量,其他的复杂 SV 则通过图例来展示,如常用 circos plot 来显示基因组水平的染色体间 SV 的变化情况。通常,两段不同染色体区域发生的 SV 事件是产生融合基因的主要形式。例如,慢性髓细胞性白血病患者基因组 9 号染色体的 *ABL* 基因和 22 号染色体的 *BCR* 基因发生结构变异,产生具有癌基因功能的融合基因 *BCR-ABL* 基因。

按照突变引起的功能,分为沉默和非沉默(silent 和 non-silent)突变。前者指所致突变不影响基因的蛋白质编码,也叫同义(synonymous)突变;后者就是影响蛋白质编码的突变,也叫非同义(non-synonymous)突变,包括错义突变(missense mutation)、无义突变(nonsense mutation)和剪接位点突变(splice site mutation)。错义突变是碱基对置换使所在 mRNA 的氨基酸密码子变成编码另一种氨基酸的密码子,导致机体内某种蛋白质或酶发生结构和功能性改变。无义突变是突变碱基使编码某种氨基酸的密码子突变为终止密码子,从而使肽链合成提前终止,影响蛋白质完整性。剪接位点突变是指那些发生在前体 mRNA 加工到成熟 mRNA 的关键剪接位点的碱基改变,这些突变造成 mRNA 前体剪接不完全,最终导致异常蛋白质表达。

三、肿瘤驱动基因

在众多体细胞突变中,存在某些激发和促进癌变相关的驱动突变(driver mutation),能够赋予携带该突变的肿瘤细胞生长优势而区别于其他肿瘤细胞;其余的归为伴随突变(passenger mutation),主要是由 DNA 修复系统存在的缺陷和基因组的不稳定性造成的背景突变,对肿瘤发生发展没有重要贡献。驱动突变的发现对于揭示肿瘤发生发展的分子机制具有重要的生物学意义。例如,非小细胞肺癌中,表皮生长因子受体(EGFR)突变存在于 15% 的美国患者中,非吸烟者中更常见,而在亚洲人群其突变率可达到 62%。EGFR 是介导酪氨酸激酶等生长因子重要的受体蛋白,其突变激活此信号通路,从而促进肿瘤生长;针对酪氨酸激酶的抑制剂(tyrosine kinase inhibitor,TKI)可以阻断这个信号通路。HER2 或者 erbB2 是人类上皮生长因子受体,是受体酪氨酸激酶家族的一员,大约 2% 的非小细胞肺癌患者能够检出 *HER2* 突变,其突变主要表现为 20 号外显子插入突变,但也发现有 20 号外显子的点突变;*HER2* 突变常见于非吸烟者、女性和亚洲患者,通常 *EGFR* 或 *KRAS* 突变患者没有 *HER2* 突变。*HER2* 突变导致该受体及其下游通路的持续激活,促进肿瘤生长,而针对该通路的 TKI[如拉帕替尼(lapatinib)]能够抑制该通路的活性,在小鼠体内的实验证明其能够抑制肿瘤细胞生长,使得瘤体缩小。间变性淋巴瘤激酶(*ALK*)基因易位发生于约 4% 的美国非小细胞肺癌患者，常见于非吸烟和较年轻患者。ALK 编码受体酪氨酸激酶，通常不在肺细胞中表达，其易位常导致基因融合，产生新的功能基因。例如，EML4-ALK 融合基因在 3%～7% 的非小细胞肺癌患者中被检出，融合事件导致受体酪氨酸激酶的持续表达，促进肿瘤细胞发展；在一项 II 期临床试验中发现，通过使用 TKI 能够有效控制 58% 的 ALK 融合基因患者肿瘤进展。

在肿瘤体细胞突变图谱中，驱动基因在患者群体中频率分布呈现彗星拖尾现象，较高频率驱动基因较少，而大部分在尾部的突变频率较低。在结直肠癌中，APC、TP53、KRAS 等基因突变频率可达 40%～80%，而 SOX9、GPC6 等基因突变则在 10% 以下。增加肿瘤患者群体测序数据和样本测序深度能够全面描绘相应肿瘤的低频突变。低频突变对于了解肿瘤致病机制非常重要。这些低频突变所在基因通常都被聚类于某个信号通路，这些突变致使信号通路受到干扰。一方面，这些突变体现了肿瘤发生发展过程中相关信号通路的调控具有冗余性。例如，在结直肠癌中，APC 是高频驱动突变基因，异常调控 Wnt 信号通路，而其他低频突变基因存在于 1%～15% 的患者中，在不同程度上也参与此通路的异常激活。另一方面，低频驱动突变基因的发现是揭示新致癌机制的关键手段。例如，在骨髓增生异常综合征（myelodysplastic syndrome，MDS）中发现了 U2AF1、U2AF2 等突变，进一步揭示它们参与外显子跳跃等 RNA 剪接新机制。

四、肿瘤突变特征

前面提到，肿瘤发生发展是机体自身以及外环境危险因素共同作用，导致体细胞突变、基因异常表达的一个复杂过程。基因组学为绘制体细胞突变图谱提供了关键的技术手段，为找寻环境危险因素在机体基因组上蚀刻下的印记提供了重要的策略，据此能够进一步揭示隐藏于其中的分子机制，为肿瘤的预防与诊治提供思路。肿瘤基因组中的突变特征（mutational signature）正是描述由内外因素造成的体细胞突变类型组合，这些特征根据基因组中 6 种碱基替换前后位置碱基的状态来确定；英国威康信托基金会桑格研究所的肿瘤中体细胞突变目录（Catalogue of Somatic Mutations in Cancer，COSMIC）归纳了超过 30 种突变特征。研究表明，突变特征 1 在 Np[C>T]G 中以 C>T 转换为主，与肿瘤患者的初诊年龄相关，其中的生物学机制可能与 5-甲基胞嘧啶的自发性脱氨作用有关。突变特征 4 和 29 主要体现在 C>A 的突变，与烟草产物的吸或嚼有关，其主要生物学机制可能是通过转录相关的核酸切除修复途径去除 DNA 加合物。马兜铃酸是马兜铃属中草药的天然提取物，与肾毒性和尿道上部膀胱上皮细胞癌发生有关；基因组测序分析发现，马兜铃酸相关膀胱上皮细胞癌在 A[C|T]AGG 区域存在显著的 A：T>T：A 的颠换，是重要的马兜铃酸相关的突变特征，而相关突变主要位于剪接位点，提示 RNA 剪接与该肿瘤的发生发展有重要关系。黄曲霉毒素是霉变食物的黄曲霉代谢产物，属于比较明确的致癌物，尤其是江苏启东地区肝癌高发的主要环境因素；基因组学分析发现，突变特征 24 与肝癌患者黄曲霉毒素暴露有关，相关突变存在于 1% 的日本肝癌患者中，但在香港肝癌患者中的比例为 16%。

五、肿瘤基因异质性

早期基于病理学和分子生物学等方法已经证实肿瘤组织存在细胞异质性，近年来基于高通量测序的组学研究进一步在基因组水平揭示了肿瘤组织的异质性。2012 年，Gerlinger 等对同一个肾癌患者原发部位多个区域进行采样，基因组测序分析发现，不同区域的体细胞突变图谱中兼具相同的主干突变基因（trunk mutation）和各自不同的枝干突变基因（branch mutation），提示它们可能是起源于肿瘤起始细胞的不同亚克隆。对乳腺癌基因组数据分析发现，体细胞突变事件贯穿肿瘤的全程，亚克隆分化现象是非常明显的，每个肿瘤具有主要的亚克隆种系，占比达到 50%，而众多的其他突变仅存在于少量的细胞群体中，这些亚克隆种系中的突变不断累积后，都具有进一步增殖分化的潜力。同样，通过单细胞水平的测序分析再一次验证肿瘤组织是混杂了多种细胞类型的群体，存在不同亚克隆的现象。对急性髓细胞性白血病基因组的研究发现，原发灶产生的初始突变克隆可演变成复发灶的突变克隆，或者原发灶的其中一个亚克隆在经历了治疗后，新生获得了额外的过继突变并在复发灶进一步扩增。通过比较原发灶和转移灶肿瘤的基因组发现，相比于原发灶，转移灶存在或者需要额外的驱动突变，换句话说，原发灶肿瘤不断演化形成了一个含有多个亚克隆的组织，各个亚克隆的特征都能够体现在进化关系树上的不同枝干，转移细胞可能是原发灶的某些占比较小的亚克隆。

六、肿瘤基因组学对临床应用的影响

肿瘤基因组学研究对于临床医护人员和患者深层次地了解肿瘤特征、精准制订诊治方案具有重要影

响。其一，肿瘤基因组学研究成果推动了肿瘤的分子分型。对于非小细胞肺癌，传统观点按细胞形态分为腺癌、鳞状细胞癌和大细胞癌；1987年发现 KRAS 是主要的驱动基因之一，则按其突变状态细分为 KRAS 突变与否；随着基因组计划的实施，更多的驱动突变包括 EGFR、HER2、ALK 融合基因等被作为重要的分子分型标志物。其二，肿瘤驱动基因也成为肿瘤临床治疗方案制订过程中重要的药物靶点。临床研究显示，携带 EGFR 突变的非小细胞肺癌进展期患者显示出对 EGFR TKI 的敏感性，如厄洛替尼、吉非替尼、阿法替尼等，治疗效果显著提高；HER2 外显子突变常见于非吸烟患者和女性中，对于化疗时发生进展的患者，可考虑在治疗方案中纳入 HER2 靶点药物，如阿法替尼单药治疗、曲妥珠单抗联合单药化疗等；存在 ALK 易位的进展期患者使用 ALK TKI 药物，如克唑替尼、色瑞替尼和艾乐替尼等，可显著延长无进展生存。其三，肿瘤演化研究阐释了肿瘤异质性，为肿瘤抗药导致的治疗失败提供了生物学解释，利用复发灶和转移灶的基因组学与转录组学数据分析能发现相关治疗靶标。其四，肿瘤体细胞突变负荷（tumor mutational burden，TMB）被用于免疫治疗效果的评价指标。PD-1、PD-L1、CTLA-4 是肿瘤免疫系统重要的免疫检查点蛋白，最近几年相应的抗体包括 pembrolizumab、nivolumab、ipilimumab 被积极地用于晚期进展患者的治疗。部分研究表明，TMB 较高（突变在每 Mb 10 个以上）的非小细胞肺癌患者接受 nivolumab 联合 ipilimumab 的一线治疗可大幅提高其无进展生存，说明免疫治疗的有效性和 TMB 作为相应治疗效果评价指标的可行性。其五，利用肿瘤突变特征图谱结合液体活检还能够实现肿瘤的伴随诊断、预后检测。研究表明，肿瘤组织在分化增殖过程中，肿瘤细胞会脱落或凋亡或死亡，最终以循环肿瘤细胞（circulating tumor cell，CTC）和循环肿瘤 DNA（circulating tumor DNA，ctDNA）的形式进入外周血循环系统。检测 CTC 和（或）ctDNA 中的肿瘤突变特征图谱，将能够反映受检个体是否存在对应的肿瘤及其负荷是否与治疗反应相关。

七、肿瘤体细胞突变相关检测技术

体细胞突变检测的主要技术平台包括传统的一代测序 [Sanger 测序（Sanger sequencing）]、荧光定量 PCR（fluorescence quantitative PCR）、第二代测序技术（next generation sequencing，NGS）、荧光原位杂交（fluorescence in situ hybridization，FISH）、芯片杂交（array-based hybri-dization）、质谱分析（mass spectrometry）等。按照体细胞突变检测的通量来分，包括全基因组测序（whole genome sequencing，WGS）、全外显子组测序（whole exome sequencing，WES）、靶标捕获测序（target capture sequencing，TCS）、扩增子测序（amplicon-based sequencing，ABS）等。受限于灵敏度和通量，传统 Sanger 测序、荧光定量 PCR 和质谱分析等适用于突变位点较为明确，而且在肿瘤中发生频率较高的体细胞突变检测。TCS 针对一组特定的靶标基因，利用瓦片式覆盖这些基因的核酸探针进行杂交捕获，再行文库构建和测序；ABS 同样针对靶标基因，但是利用多重 PCR 的方法，获得覆盖靶标基因的扩增片段，再行文库构建和测序。WES 可以理解为基于更大容量捕获探针的 TCS，针对的是全外显子组区域。最后，WGS 指的就是没有任何选择偏好的全基因组水平测序。基因易位和融合，临床上常用 FISH 方式来检测，但是需要明确具体的易位片段，如 EML4-ALK 的融合基因；也可以通过 WGS、WES、TCS、ABS 来进行检测，但是除 WGS 外，其他三种技术都需要在探针或者引物设计中明确已包括易位片段。芯片杂交技术在肿瘤基因组中的应用主要是拷贝数变异（copy number variation，CNV）检测。

八、肿瘤体细胞突变分析流程简介

肿瘤基因组分析的数据材料主要是基于肿瘤样本和匹配正常组织来源样本（通常是外周血白细胞）的高通量 DNA 测序原始数据，通常是基于双端测序引物的短片段重测序。数据分析流程大致可以分为以下几个部分。

第一，原始测序数据的转换和质量控制，可以通过 Bcl2fastq、FastQC、TrimGalore 等软件来实现；第二，将重测序短序列比对（align）到人类基因组，可使用 Burrows-Wheeler 校准器（BWA）来实现，并进一步用 Samtools 及 Picard-tools 软件处理和质控，也可以使用 GATK 软件进行目的区域的重比对；第三，体细胞突变的辨读，常用 MuTect、Varscan、GATK、qSNP 及其衍生版本来比对获得 SNV 和 indel 信息，利用芯片杂交数据处理类似的突变碱基频率来估算 CNV，SV 可以利用 qSV 等软件来预测；CNV 和 SV 都可以通过 Circos plot 来展示结果；第四，驱动基因和突变特征估算可以分别通过 MutSig 和 SomaticSignature 软件包实现；第五，突变位点功能注释，ANNOVAR、SIFT、PROVEAN 等是较为常用的软件，能够预测该突变位点是否具有一定的生物学意义；第六，针对突变位点，结合样本特征，利用进化分析、相关性分析等方法，揭示肿瘤异质性，找寻与肿瘤发生发展相关突变和突变累积基因及其通路。

总的说来，近年来的肿瘤基因组学研究成果使得我们能够从最基本的基因变化更加全局地"重新"认识肿瘤，并且极大地推动了肿瘤研究和临床诊治进入精准时代。然而，人类基因组数据是海量的，加上肿瘤异质性的本质，产生的数据更为庞大，如何进行有效的、准确的分析和解读，将是肿瘤基因组学亟须解决的问题；而且，肿瘤突变数量也很大，驱动基因频谱很丰富，但我们对于突变的生物学意义和临床应用前景仍缺乏有力的证据；再者，目前肿瘤基因组学主要还是以一级序列信息改变为主，肿瘤基因组结构改变和染色体区域相互作用及其意义有待深入探讨。

（夏建川　贝锦新　林东昕）

参 考 文 献

汤钊猷. 2011. 现代肿瘤学. 3 版. 上海：复旦大学出版社：620～632

曾益新. 2014. 肿瘤学. 4 版. 北京：人民卫生出版社：9～49

Batlle E, Clevers H. 2017. Cancer stem cells revisited. Nat Med, 23: 1124～1134

Berger NA. 2014. Obesity and cancer pathogenesis. Ann N Y Acad Sci, 1311: 57～76

Bodmer W, Bonilla C. 2008. Common and rare variants in multifactorial susceptibility to common diseases. Nat Genet, 40: 695～701

Chang J, Tan W, Ling Z, et al. 2017. Genomic analysis of oesophageal squamous-cell carcinoma identifies alcohol drinking-related mutation signature and genomic alterations. Nat Commun, 8:15290

Diakos CI, Charles KA, McMillan DC, et al. 2014. Cancer-related inflammation and treatment effectiveness. Lancet Oncol, 15 (11): e493～503

Ding L, Ley TJ, Larson DE, et al. 2012. Clonal evolution in relapsed acute myeloid leukaemia revealed by whole-genome sequencing. Nature, 481 (7382): 506～510

Gerlinger M, Rowan AJ, Horswell S, et al. 2012. Intratumor heterogeneity and branched evolution revealed by multiregion sequencing. N Engl J Med, 366 (10): 883～892

Graham DY. 2015. Helicobacter pylori update: gastric cancer, reliable therapy, and possible benefits. Gastroenterology, 148 (4): 719～731

Hellmann MD, Ciuleanu TE, Pluzanski A, et al. 2018. Nivolumab plus ipilimumab in lung cancer with a high tumor mutational burden. N Engl J Med, 378 (22): 2093～2104

Hirschhorn JN, Daly MJ. 2005. Genome-wide association studies for common diseases and complex traits. Nat Rev Genet, 6: 95～108

Kumar V, Cotran RS, Robbins SL. 1992. Basic Pathology. 5th ed. Philadelphia: WB Saunders

Mandong BM, Ngbea JA, Raymond V. 2013. Role of parasites in cancer. Niger J Med, 22 (2): 89～92

Moore PS, Chang Y. 2010. Why do viruses cause cancer? Highlights of the first century of human tumour virology. Nature Review Cancer, 10(12): 878～889

Nik-Zainal S, van Loo P, Wedge DC, et al. 2012. The life history of 21 breast cancers. Cell, 149 (5): 994～1007

Okugawa Y, Grady WM, Goel A. 2015. Epigenetic alterations in colorectal cancer: emerging biomarkers. Gastroenterology, 149(5): 1204～1225

Oliveira PA, Colaco A, Chaves R, et al. 2007. Chemical carcinogenesis. An Acad Bras Cienc, 79 (4): 593～616

Pao W, Girard N. 2011. New driver mutations in non-small-cell lung cancer. Lancet Oncol, 12 (2): 175～180

Pattabiraman DR, Weinberg RA. 2014. Tackling the cancer stem cells-what challenges do they pose? Nat Rev Drug Discov, 13 (7): 497～512

Song Y, Li L, Ou Y, et al. 2014. Identification of genomic alterations in oesophageal squamous cell cancer. Nature, 509 (7498): 91～95

Suvà ML, Riggi N, Bernstein BE. 2013. Epigenetic reprogramming in cancer. Science, 339 (6127): 1567～1570

Todosi AM, Gavrilescu MM, Anitei GM, et al. Colon cancer at the molecular level—usefulness of epithelial-mesenchymal transition analysis. Rev Med Chir Soc Med Nat Iasi, 116 (4): 1106～1111

Vogelstein B, Papadopoulos N, Velculescu VE, et al. 2013. Cancer genome landscapes. Science, 339 (6127): 1546～1558

第四章 肿瘤病理学

肿瘤病理学是一门研究肿瘤的发生、发展与演进变化的规律,并依据肿瘤形态特点、分子特征和患者临床信息对肿瘤进行诊断命名、分类、分型、分级、分期的三级学科。肿瘤的病理诊断是肿瘤病理学在临床诊治中的具体应用,它被誉为肿瘤性疾病诊断的"金标准",已成为肿瘤的个体化治疗和分子靶向治疗不可或缺的依据。

在临床上,病理学诊断仍然是众多诊断方法中最为可靠的方法,临床医生很有必要熟悉肿瘤病理命名及其各种病理分类原则,同时还需要熟悉不同组织及细胞标本的取材、处理及送检原则,并了解常用病理诊断方法和相关技术。

病理诊断报告是病理医生对送至病理科的标本进行肉眼及镜下观察,并综合患者临床信息而判断疾病的文书报告,是临床诊治疾病的依据。为了避免发生过度治疗或延误治疗,临床肿瘤科医生有必要了解病理报告的诊断形式和病理诊断的某些局限性,必要时应与病理医生就患者情况及时沟通讨论,以便更好地为患者进行诊治。

第一节 肿瘤的病理命名、分类、分级及分期

一、肿瘤的病理命名和分类

人体任何组织器官几乎都可发生肿瘤,其肿瘤组织学类型复杂多样。因此,必须对肿瘤进行命名和分类,以保证肿瘤防治及研究工作的规范化和标准化。

(一)肿瘤的病理命名

1. 良性肿瘤的病理命名

发生在任何组织的良性肿瘤都称为"瘤"。命名方法是:部位+组织+瘤,如背部脂肪瘤、甲状腺腺瘤等。有时结合肿瘤形态在病理命名中加一些描述性词语,如肝海绵状血管瘤、卵巢浆液性乳头状囊腺瘤等。对能分泌激素的肿瘤,则结合其功能命名,如垂体催乳素细胞腺瘤、胰岛素瘤等。

2. 恶性肿瘤的病理命名

(1)癌(carcinoma)。向上皮组织方向分化或者起源于上皮的恶性肿瘤统称为癌。命名方法是:部位+组织+癌。根据分化方向对应组织的上皮类型又可分为鳞状细胞癌、腺癌等,如宫颈鳞状细胞癌、胃腺癌、膀胱尿路上皮癌等(图4.1)。

(2)肉瘤(sarcoma)。向间叶组织(包括纤维结缔组织、脂肪、肌肉、骨等)方向分化或者起源于间叶组织的恶性肿瘤统称为肉瘤。命名方法是:

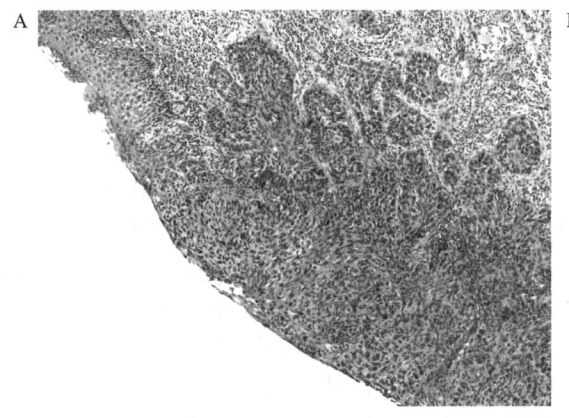
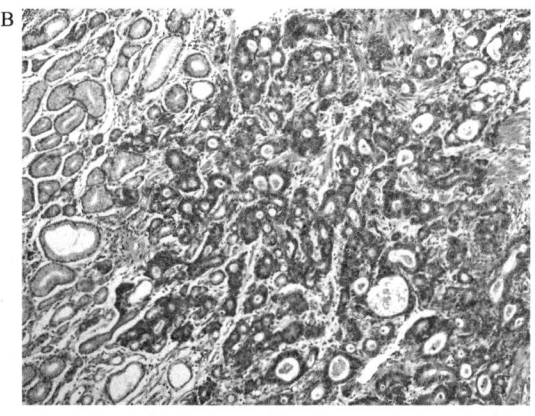

(彩图)

图4.1 宫颈鳞状细胞癌(A)和胃腺癌(B)

部位+组织+肉瘤，如子宫平滑肌肉瘤、股骨骨肉瘤、腹膜后脂肪肉瘤等（图4.2）。

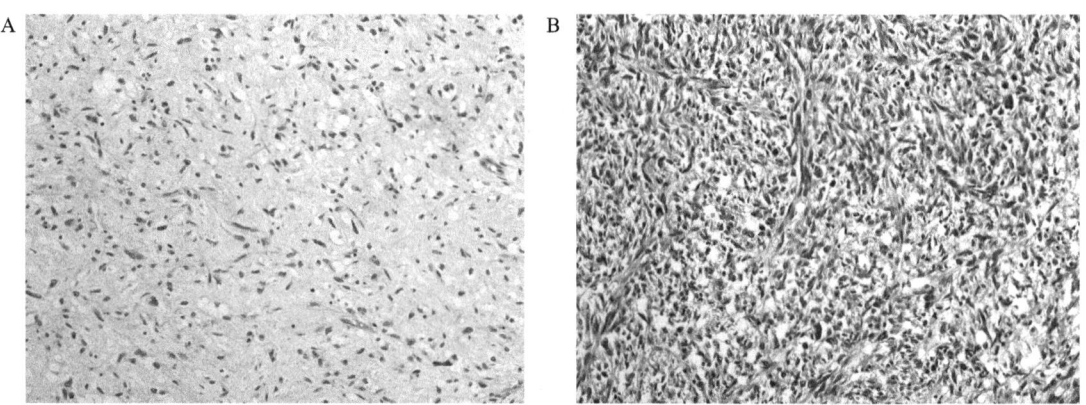

（彩图）

图4.2 去分化脂肪肉瘤（A）和子宫平滑肌肉瘤（B）

3. 肿瘤的特殊病理命名

（1）以母细胞瘤结尾命名，多数为恶性，如神经母细胞瘤（neuroblastoma）、肾母细胞瘤（Wilms tumor/nephroblastoma）、髓母细胞瘤（medulloblastoma）、肝母细胞瘤（hepatoblastoma）、肺母细胞瘤（pulmonary blastoma）等。少数为良性，如骨母细胞瘤、软骨母细胞瘤；还有部分为交界性，如炎性肌纤维细胞瘤。

（2）在肿瘤名称前冠以"恶性"二字，如恶性畸胎瘤、恶性神经鞘瘤。

（3）以"瘤"字结尾的恶性肿瘤，如精原细胞瘤、黑色素瘤、骨髓瘤等。

（4）以"人名"或"病"命名的恶性肿瘤，如蕈样霉菌病、Ewing肉瘤、Wilms瘤、伯基特淋巴瘤等（表4.1）。

表4.1 肿瘤的基本病理命名

组织分化方向（或肿瘤起源组织）	良性	交界性	恶性
上皮性	××瘤（-oma）	交界性××瘤	××癌（carcinoma）
间叶性	××瘤（-oma）	交界性××瘤	××肉瘤（sarcoma）
神经性	××瘤（-oma）		恶性××瘤
淋巴造血组织			恶性淋巴瘤、白血病
三胚叶组织	成熟性畸胎瘤		未成熟性畸胎瘤

（二）肿瘤的病理分类

肿瘤的病理分类是以病变形态学及病变生物学特征为基础，首先根据肿瘤分化方向或者起源组织，分为上皮组织、间叶组织、淋巴造血组织、神经组织和其他组织等类型的肿瘤；其次根据肿瘤分化程度和生物学特征，分为良性、交界性、恶性肿瘤。

世界卫生组织（WHO）每隔几年即根据肿瘤研究进展发布新的肿瘤分类标准，主要是在病变形态基础上结合肿瘤免疫表型及分子遗传学改变等特征来确定肿瘤的分类标准。例如，2016年第四版《WHO中枢神经系统肿瘤分类》中首次在组织学病理分型基础上增加了分子分型，建立了分子时代中枢神经系统肿瘤诊断的新概念；2018年美国国家癌症综合网络（National Comprehensive Cancer Network，NCCN）结直肠癌指南中也明确提出结直肠癌除了病理组织学分型外，还应进行 ras 和 braf 等基因检测，对临床诊断治疗有更大的指导意义。

（三）肿瘤的分类编码

目前对肿瘤的分类和命名多采用WHO的肿瘤分类法和诊断标准。每一肿瘤用于疾病分类与性质识别还有一个编码，即ICD-O（international classification of diseases for oncology）编码。以乳腺肿瘤为例，乳腺纤维腺瘤ICD-O编码是9010/0（/0表示该肿瘤为良性），乳腺交界性叶状肿瘤是9020/1（/1表示交界性），乳腺导管原位癌是8500/2

（/2 表示原位癌），乳腺浸润性导管癌是 8500/3（/3 表示肿瘤为恶性）。目前，提倡使用 WHO 的肿瘤分类法和诊断标准，在病理诊断时使用国际通用的肿瘤分类和命名。

二、肿瘤分化及病理分级

肿瘤分化是源于细胞生物学中细胞分化的概念，借此用于描述肿瘤组织与其起源组织在形态结构及功能特征上的相似程度，相似度越高则界定肿瘤分化越好，相似度越低则肿瘤分化越差。

肿瘤分化遵循正常细胞分化的一些基本规律：① 肿瘤分化也同样具有细胞分化与分裂状态和速度相适应的特性，分化必然伴随着分裂，但分裂的细胞不一定分化。分化程度越高，分裂能力也相对较差。② 肿瘤在细胞分化上与生物个体发育具有相似的时空特性，如肿瘤细胞与其起源细胞在形态结构上有相似性。③ 某些肿瘤细胞分化潜能随肿瘤生长发展进程逐渐"缩窄"，逐渐由"全能"到"多能"，最后有向"单能"转变的趋向，如神经母细胞瘤可以分化为较成熟的神经节神经纤维瘤。

但是，肿瘤分化又具有与正常细胞分化不同的特征。① 分化不稳定性，肿瘤细胞可以逆转到未分化状态或者分化成为其他类型细胞，某些肿瘤或者肿瘤某一阶段的分化潜能由"单能"发展成为"多能"或者"全能"。② 来自原始生殖细胞的畸胎瘤有向多胚叶分化的能力，肿瘤包含上皮（鳞状上皮、各种腺体），间叶（骨、软骨、肌肉、脂肪、纤维）与神经组织（神经/神经节细胞、神经胶质）等三个胚层的多种成分。③ 多种母细胞瘤分化成多胚层的分化形态，既含有骨、软骨及骨骼肌等，又含有上皮性肿瘤成分。

肿瘤病理分级是根据肿瘤分化程度来确定的，一般分为高分化（Ⅰ级）、中分化（Ⅱ级）、低分化（Ⅲ级），部分肿瘤还有未分化（Ⅳ级）。分化越低（或越差），分级越高，恶性程度越大（图 4.3）。

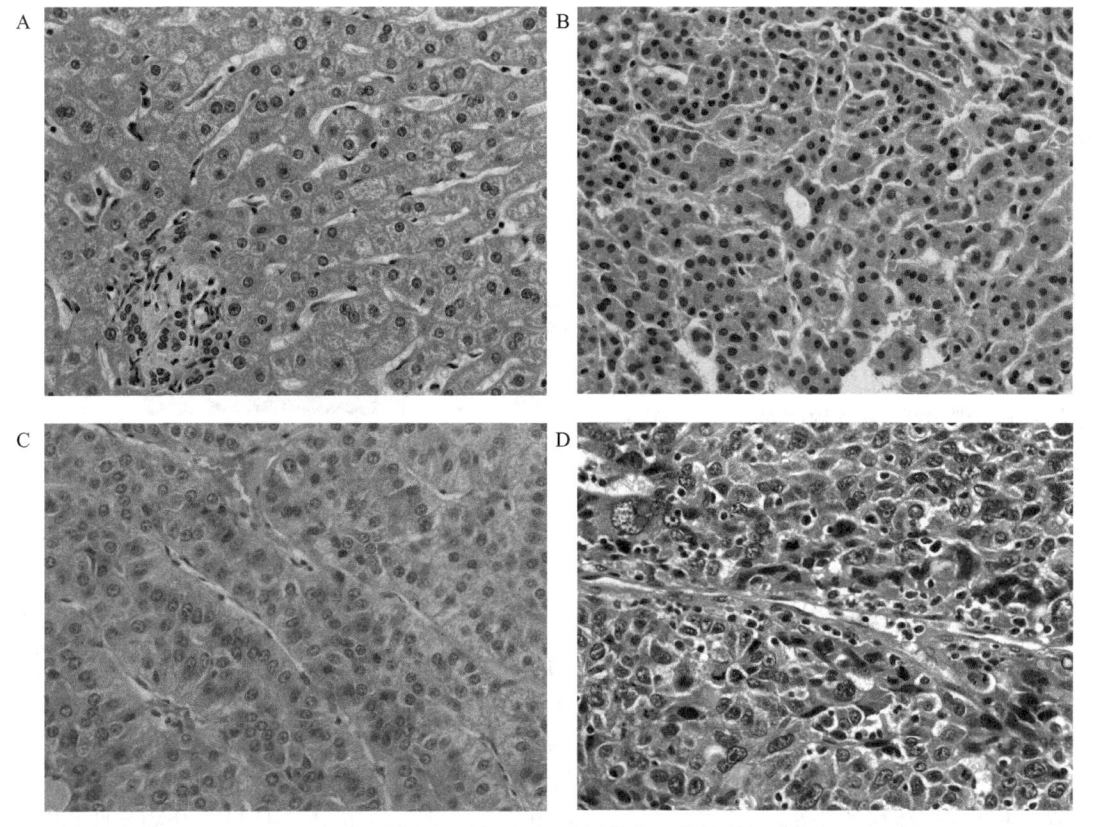

（彩图）

图 4.3 肝组织与不同分化程度的肝细胞癌
A. 肝组织；B. 高分化肝细胞癌；C. 中分化肝细胞癌；D. 低分化肝细胞癌

三、肿瘤的临床分期

肿瘤的病理分期用于描述恶性肿瘤累及的范围及疾病的严重程度，基本原则是根据原发肿瘤的大小、浸润的深度和范围、局部和远处淋巴结有无转移、有无血道或其他远处转移等来确定。目前国际上广泛使用 TNM[T 表示原发肿瘤（tumor）；N 表示区域淋巴结（node）；M 表示远处转移

（metastasis）]分期系统，值得注意的是，肿瘤的病理分期（pTNM分期）依据手术后标本观察诊断而定，而肿瘤的临床分期（TNM分期）是综合患者临床表现、影像学及病理学诊断结果而判定，且不同系统和不同器官的肿瘤其分期原则和标准也有所差别，肿瘤的分期对临床医师制订治疗方案和评估预后有参考价值。

四、肿瘤的生长和扩散

1. 肿瘤的生长方式

1）膨胀性生长　良性肿瘤常呈膨胀性生长。肿瘤瘤体如吹气球一般逐渐增大，挤压周围正常组织，常生长缓慢。有些肿瘤呈结节状、分叶状，与周围组织分界清楚，常有完整包膜。触诊时瘤体可活动，易于手术切除，术后很少复发。

2）外生性生长　发生在体表、体腔面或自然管道（如消化道）内的肿瘤多呈外生性生长，形成乳头状、息肉状或菜花状肿物。外生性生长的肿瘤大多数为良性，少数为恶性。

3）侵袭性生长　大多数恶性肿瘤都呈侵袭性生长。肿瘤宛如树根长入泥土一样，侵袭或破坏周围正常组织，并侵犯血管、淋巴管或神经，与周围正常组织粘连固定，分界不清，常生长较快。触诊瘤体固定或活动度小，手术不易切净，术后易复发。因此，临床上对恶性肿瘤常采取大范围手术切除加放疗、化疗等综合性治疗措施，以避免复发。

2. 肿瘤蔓延、复发与转移

1）直接蔓延　肿瘤细胞沿组织间隙及神经束等生长进而侵犯及破坏邻近组织器官，称肿瘤的直接蔓延，如鼻咽癌沿咽旁间隙及颅底骨生长，晚期宫颈癌直接蔓延至直肠和膀胱。

2）复发　肿瘤经治疗后消失，一段时间后在同一部位发生同样类型的肿瘤，称肿瘤的复发，如隆突性皮肤纤维肉瘤常常在原发部位多次复发。

3）转移　肿瘤细胞脱离原发部位，沿淋巴管、血管和体腔，到达与原发瘤不相连续的部位继续生长，形成与原发瘤同样类型的肿瘤，这个过程称为转移。转移所形成的肿瘤称为转移瘤或继发性肿瘤，而原发部位的肿瘤则为原发瘤，如乳腺癌转移到腋窝淋巴结，甲状腺癌转移到骨等。

恶性肿瘤通过几种途径转移，包括淋巴道转移、血道转移、种植性转移，一般来说，癌以淋巴道转移为主，肉瘤则以血道转移为主，发生于胸腹腔等体腔内器官的恶性肿瘤可出现种植性转移。

在诊断转移瘤之前，还需与多发瘤病变鉴别。多发瘤，是指同时或先后在同一患者身上的同一器官或不同器官发生的形态不同的肿瘤。多发瘤与转移癌的治疗方式及疗效均有所不同，对前者往往采取较为积极的措施。

五、肿瘤病理学的几个重要名词

1. 原位癌

原位癌（carcinoma *in situ*）指黏膜上皮层内或皮肤表皮层内的异型细胞增生累及上皮的全层，但尚未突破基底膜、未发生间质浸润生长者。通常将由上皮异型增生形成的病变归为癌前病变，ICD-O编码为2。在很多组织器官，使用上皮内瘤变（intraepithelial neoplasia）的概念，上皮内瘤变是指黏膜上皮层出现的细胞非典型增生或异型增生，根据异型增生的程度不同分为轻度（Ⅰ级）、中度（Ⅱ级）和重度（Ⅲ级）不典型增生，其中轻度（Ⅰ级）不典型增生归为低级别上皮内瘤变，中度（Ⅱ级）和重度（Ⅲ级）不典型增生及原位癌归为高级别上皮内瘤变，如结肠高级别上皮内瘤变等（图4.4）。

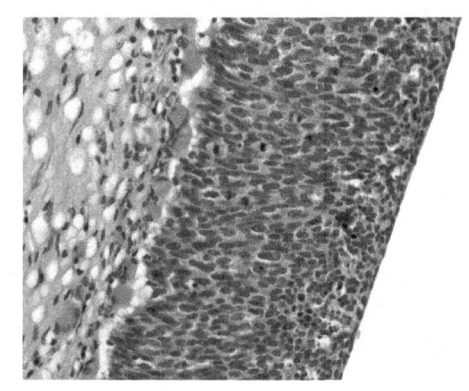

（彩图）

图4.4　宫颈重度上皮内瘤变（CIN Ⅲ）

宫颈鳞状上皮重度不典型增生，排列紊乱并累及上皮全层，但基底层仍然完整

2. 交界性肿瘤

交界性肿瘤（borderline tumor）指形态学及生物学行为介于良恶性之间的肿瘤，这些肿瘤更倾向于发生恶性变；只发现在少数器官与组织，ICD-O编码为1。例如，鼻腔、鼻旁窦的内翻性乳头状瘤（8121/1），细胞形态可表现为良性，但有时呈浸润性生长，半数以上的内翻性乳头状瘤切除后复发，约20%发生恶变。发生于卵巢表面的上皮性肿瘤均可出现交界性肿瘤（如交界性浆液性肿瘤和交界性黏液性肿瘤），可伴有腹腔、盆腔的种植，也可发展为浸润性癌。软组织韧带样型纤维瘤病（8821/1）为浸润性的胶原纤维组织增生，细胞无异型，往往难以切除干净而经常复发（图4.5）。

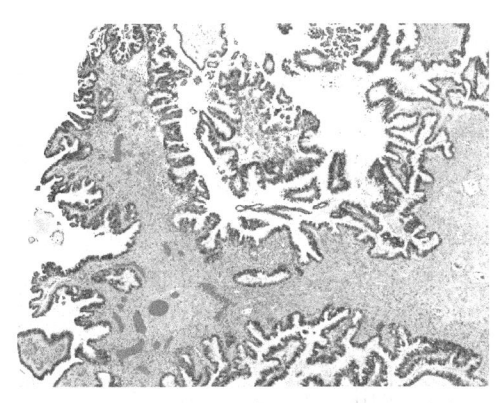

图 4.5　卵巢交界性浆液性肿瘤

3. 瘤样病变

非肿瘤性细胞增生所形成的瘤样肿块称为瘤样病变（tumor-like condition），往往与炎性刺激相关，为自限性生长，但切除不彻底亦可复发，少数可发展为恶性，如瘢痕疙瘩、纤维组织的瘤样增生、炎性假瘤、乳腺硬化性腺病、骨纤维异常增殖、皮赘（软纤维瘤）、骨囊肿、妊娠黄体瘤等（图 4.6）。

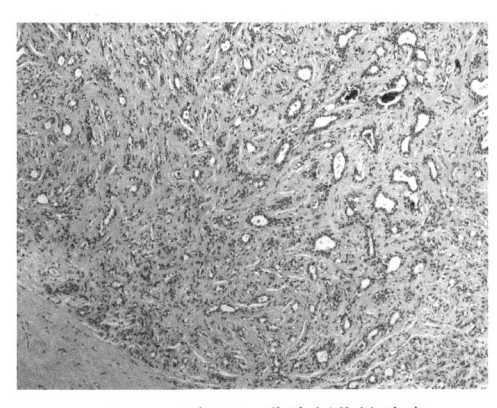

图 4.6　乳腺硬化性腺病

一种增生性乳腺疾病，在纤维间质内见小导管增生，可发生钙化，大体及 X 线检查均与恶性肿瘤相似，易误诊为恶性肿瘤

4. 错构瘤

错构瘤（hamartoma）指某一器官内原有组织或细胞局灶性增生并紊乱组合构成的肿块。病变可以随着人体的发育而缓慢生长，极少恶变，如肺错构瘤是由不同比例的间叶组织，如软骨、脂肪、结缔组织和平滑肌等组成，典型的可兼有陷入的呼吸道上皮（图 4.7）。

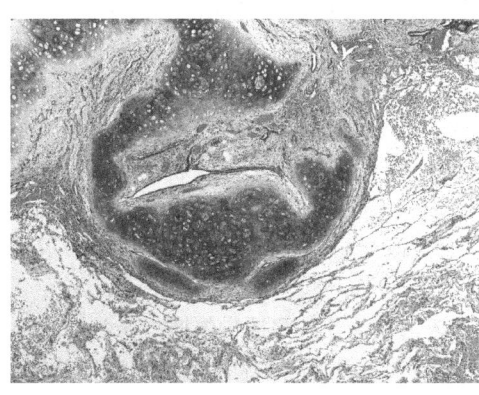

图 4.7　肺错构瘤

5. 良性肿瘤与恶性肿瘤

根据肿瘤的特性及其对机体的影响和危害，可将肿瘤分为良性肿瘤（benign tumor）与恶性肿瘤（malignant tumor）两大类（表 4.2），少数器官组织增加了交界性肿瘤（borderline tumor），为三类。

表 4.2　良性和恶性肿瘤的区别

病理特征	良性肿瘤	恶性肿瘤
肿瘤细胞的分化	好	差
细胞的异型性	小	大
核分裂	无/少	多，可伴有病理性核分裂
生长方式	外生性，膨胀性	侵袭性或浸润性
与周围组织的关系	推压	破坏
包膜	常有	无
边界	清晰	不清晰
生长速度	较慢	较快
继发改变	较少	常见出血、坏死、黏液样变等
复发与转移	无或极少	常见
对机体的影响	较小	较大，易致恶病质，甚至致命

（云径平）

第二节　肿瘤病理诊断

一、病理诊断的任务

病理诊断被誉为肿瘤性疾病诊断的"金标准"，它的重要性不言而喻，明确病理诊断的任务并保质保量地完成是病理科的核心工作。

1. 明确疾病的诊断

除功能、代谢紊乱为主的疾病外，对任何可触及的肿块或经影像学检查出的占位性病变，以及内窥镜中见到的各种病变，无论目前的临床检查技术有多么进步，病理诊断仍然是无法取代的、最可靠和最后的诊断方法，其可对病变的性质、种类及程度等做出正确的判定。例如，一位40多岁的患者肺部有阴影，是慢性炎症还是癌？无论是血液检查，还是进行X线、CT或磁共振成像（magnetic resonance imaging，MRI）检查，都无法确诊是不是癌。如果是癌，究竟是鳞癌还是腺癌？是原位癌还是早期浸润癌？唯有进行病理学检查，如做支气管镜病理活检，才既能明确是否是癌、是哪种癌，又能判定是原位癌还是浸润癌。

2. 为临床选择治疗方案提供依据

对疾病诊断的目的是治疗，正确的病理诊断，对临床采取有效、合理的治疗方案十分重要。例如，宫颈癌，如病理诊断为高级别上皮内瘤变或累及腺体，临床只做宫颈锥形切除术治疗；如癌已浸润深度>5mm、宽度>7mm，则应当全切子宫。

3. 提供疾病的严重程度和预后的信息

病理诊断对许多疾病，特别是恶性肿瘤，能提供许多信息（如肿瘤的组织学类型、浸润的程度、有无转移等），均能作为判定疾病程度和预后的指标。例如，同样是浸润性乳腺癌均无转移，普通类型的导管癌患者10年存活率为30%，而特殊类型的黏液癌患者则为70%以上。

4. 帮助临床判定疗效

肿瘤患者做过治疗（如放化疗或生物治疗）后再行病理活检可对治疗效果做出更确切的判断，如对直肠癌患者进行放化疗后再取肠黏膜活检，可以明确腺癌细胞是否被杀灭而判断治疗反应。

二、病理诊断报告的内容

病理诊断是病理医生基于客观依据的主观判断。客观依据包括送检标本的病变特征及患者的临床信息，主观判断水平与病理医生的职业训练经历及对疾病的认识水平有关。病理诊断报告是由病理医生签发的病理诊断文书，通常由五部分组成（附表4.1：模板化病理报告）。

第一部分为患者的基本临床资料，包括患者的性别、年龄，送检标本的信息，包括手术器官及部位等，既往有过病理结果的也应列出。

第二部分为大体描述，手术切除组织完整送检并全面而准确描述与记录，重点观察及描述肿物或病灶。

第三部分为镜下描述，作为病理诊断的核心证据，针对具有诊断价值的镜下病变形态用简练而规范的语言描述，病变特征明显时可直接诊断。

第四部分为诊断内容，也是最重要的部分。收到的每一份标本都应当有一个单独的诊断，包括器官名称和疾病的诊断。

第五部分为注释，适用于某些少见病例或者疑难病例，可以包括鉴别诊断、诊断依据、预后和治疗意见、参考文献等。应用得当，这部分能更好地将临床与病理联系起来。

病理诊断报告中诊断的基本表述形式如下。

Ⅰ类：明确的病理诊断（直接诊断）。一般见于送检标本的疾病形态特征典型，作为疾病诊断的形态依据充分；病理医生有信心对该病变做出肯定性疾病诊断；常使用"诊断为""镜检为"等确定性用语，临床医生根据病理报告中明确的病理诊断而采取相应的治疗措施（附表4.2：Ⅰ类诊断）。

Ⅱ类：不能肯定疾病诊断（不能肯定性诊断但有明确疾病诊断倾向）。一般见于送检标本的病变形态特征不典型或者患者临床信息不全或不典型，病理医生没有信心对该病变做出肯定性疾病诊断；常使用"符合为""考虑为""倾向为""提示为""可能为""疑为""不除外"之类的用语。此时，临床医生需根据病理报告，结合自己掌握的临床情况做出相应的诊断进行治疗（附表4.3：Ⅱ类诊断）。

Ⅲ类：描述性病变诊断（只作病变的描述而不能提示明确疾病诊断倾向）。一般见于送检标本的病变少且不典型，不足以诊断某种疾病，则进行病变特征的描述，对疾病性质完全不能做出判断（附表4.4：Ⅲ类诊断）。

Ⅳ类：无法做出病理诊断，送检标本达不到疾病诊断的要求，包括以下情形：标本过小、破碎、固定不当、自溶、严重受挤压变形、被烧灼、干涸等，病变无法辨认，病理报告只能简要说明不能诊断的原因，建议再次活检（附表4.5：Ⅳ类诊断）。

三、肿瘤的病理学诊断方法与技术

目前常用于临床病理的诊断方法包括组织病理诊断、细胞学诊断和尸体解剖；而采用的技术手段包括常规组织苏木精-伊红（H-E）染色、组织特殊染色、免疫组织化学染色、分子生物学及分子病理技术、电镜检查、流式细胞仪等，其中常规组织H-E染色又包括常规石蜡切片和手术中快速冰冻切片。以下介绍最常规的病理诊断方法及技术手段。

（一）组织病理诊断

1. 组织病理诊断的临床应用

组织病理诊断的临床应用包括：①肿瘤的组织学诊断、分类、分级及病理分期等；②肿瘤用药的细胞及分子标示；③手术中快速病理诊断；④非肿瘤性病变的组织学诊断及分类；⑤病原体识别及分类；⑥肿瘤治疗后疗效评价及追踪观察。

2. 组织病理诊断的流程（视频1：组织病理诊断的流程）

组织病理诊断的流程包括以下主要步骤：离体组织标本处理及送检、标本取材、组织技术处理及制片（石蜡切片、快速冰冻切片和组织H-E染色等）、显微镜下阅片及病理诊断；离体标本所经历的每一个步骤均会影响该病例的病理诊断质量，其中离体组织标本处理及送检和组织技术处理及制片尤为重要。

（视频1）

1）离体标本的来源、处理及送检　离体标本来源主要有三种：第一种是用穿刺抽取、手术切取及切除病灶取得的组织，病理科常称为活检小标本或称小标本，如胃镜钳取黏膜病变组织；第二种是手术切除的器官或部分器官组织，病理科常称为手术大标本或称大标本；第三种是手术中切取或切除的组织，希望得到快速病理诊断（要求每份标本半小时内做出诊断）。这三种离体标本的处理与送检各不相同，通用的具体原则如下。

（1）小标本的处理及送检。小标本离体后处理包括以下步骤：标记标本及核对病理检查申请单信息；尽快（最好10min内）放入有10%中性福尔马林溶液的容器内固定，固定液应完全覆盖离体组织标本，容器上必须标注有姓名、性别、住院号、标本名称等信息，并与病理申请单保持一致；固定后标本置于4℃标本冷藏柜暂时保存，由专人统一运送至病理科，并与病理科作相应签收。

（2）大标本的处理及送检。手术大标本离体后处理包括以下步骤：标本离体后记录标本离体时间；标本标记、照相及核对病理检查申请单信息等；根据不同器官的要求切开以保证充分固定；离体后最好半小时内放入有10%中性福尔马林溶液的容器内固定，固定液应是离体器官组织体积的3～5倍，完全覆盖离体组织标本，容器上必须标注有姓名、性别、住院号、标本名称等信息，并与病理申请单保持一致；固定后标本置于4℃标本冷藏柜暂时保存，由专人统一运送至病理科，并与病理科作相应签收。

（3）快速冰冻组织的处理及送检。手术中切取或切除的组织处理及送检：离体后组织标本不能接触任何液体包括不能用湿纱布包裹等，组织离体后记录标本离体时间；标本标记及核对病理检查申请单信息；尽快由专人送至病理科冰冻诊断室。

2）标本取材　对于临床送检的离体组织标本经过选择切取合适的组织进行病理制片处理流程用于病理诊断，一般经过描述、照相、选取、记录4个步骤，不同的离体标本取材方法及流程有所不同，其中注意事项如下。

（1）小标本取材：根据离体组织标本的大小决定是否直接装组织盒固定，当组织较大时尤其是淋巴结标本一般切开后装组织盒固定。

（2）大标本取材：同样需要经过描述、照相、选取、记录4个步骤，但在选取组织上不同器官标本取材原则不同。以肝癌手术标本为例，按照中国肝癌诊治规范的"七点基线取材"方案，肝肿瘤至少取7块，包括2块癌旁，4块肿瘤与正常组织交界及1块肿瘤中央；如果肿瘤较大时（如肿块大于5cm），需要按照1cm间距平行切开并在肿瘤区域增加取材。

（3）快速冰冻组织取材：选取离体组织的病变部分直接冰冻制片。

3）组织制片技术应用

（1）石蜡切片：用于组织病理诊断，主要是用石蜡包埋选取的组织切片用于镜下观察和病理诊断，大致步骤包括将选取的组织经脱水后包埋于石蜡中，然后切片、脱蜡、染色（H-E染色）及封片等，这一过程中会产生两种重要的病理材料，即病理蜡块及病理玻片。一般病理蜡块在常温下可以保存15年或以上，而病理玻片可以保存10年左右，但容易掉色。

（2）快速冰冻切片：用于快速冰冻诊断，主要是用选取的组织直接冰冻切片用于镜下观察和病理诊断，大致步骤包括将选取的组织直接冰冻切片并染色（H-E染色）及封片等，这一过程只会产生一种重要的病理材料，即冰冻玻片。一般冰冻玻片只能保存数月。

4）显微镜下阅片及病理诊断　离体组织标本经过取材及制片等步骤后生成染色后的病理切片用于显微镜下观察，在病理诊断前，需要提供并核实患者的临床材料及标本取材信息，由于病理诊断是病理医生基于客观依据的主观判断，而客观依据包括了患者的临床材料、标本取材信息和镜下观察证据，这些材料的完整性和质量都会影响到病理诊断的质量及水平。

3. 快速冰冻诊断

快速冰冻诊断是手术医生发起的术中会诊，主要目的是根据诊断结果在手术中决定手术方案。冰冻切片的诊断工作是病理医生所要进行的最重要而又最困难的工作之一。它要求病理医生具有临床医学和病理学知识以及实践经验，并具有在压力之下迅速做出决断的能力。方法是取新鲜组织一小块，不必固定，送病理科快速冰冻成形，切片染色诊断。一般过程需 30min。

快速冰冻诊断的适应证：① 用于术前未能诊断，术中需要了解病变性质以确定治疗方案时，如肺肿块良恶性诊断；② 术中需明确病变侵犯范围，决定手术切缘时，如乳腺癌的保乳手术要了解切缘有无肿瘤；③ 了解肿瘤外的一些病灶是否属于肿瘤的转移；④ 确认有无创伤正常组织（如有无伤及输尿管等）或证实活检已取到肿瘤组织等。

慎用范围：涉及截肢和其他严重致残的根治性手术切除的标本，其病变性质宜于手术前通过常规病理检查确定，不宜单纯根据术中病理诊断决定治疗方案。

不宜应用范围：① 疑为淋巴造血系统肿瘤；② 标本过小（组织直径小于或等于 0.2cm），术中冰冻检查可能导致无法获得用于石蜡切片的标本，如体积小的皮肤黑色素病变；③ 脂肪组织、骨和钙化组织，这些标本无法或难以制作冰冻切片；④ 术前易于进行常规活检者；⑤ 需要依据核分裂象计数判断良恶性的软组织肿瘤；⑥ 已知具有传染性的标本，如结核病、艾滋病等；⑦ 主要依据肿瘤生物学行为特征而不能依据组织形态判断良恶性的肿瘤。

4. 病理会诊

一般来说，病理会诊分为两种情况，第一种情况是希望得到病理专家的诊断意见，另一种情况是有些医院入院的要求，目的是为在该院临床治疗及预后提供更充分的依据，使患者得到更好的后续治疗。提交会诊材料除了该患者的病理材料以外，还需要原手术单位病理诊断报告单及患者以往的诊疗资料，有些疑难病例还需要在会诊时加做病理检查，必要时还要提交集体讨论。

5. 组织学诊断的局限性

（1）活检随机取样的局限性与疾病复杂性之间的矛盾，容易引起疾病的病理诊断不全面，甚至只识别出次要病变，而对主要病变没有病理诊断。临床诊治医生应该对此充分认识。

（2）病理医生判断的主观性与疾病表现的客观依据之间的矛盾，也可引起疾病的病理诊断不客观，甚至有可能错误判断。临床诊治医生应该对疾病诊断综合考虑，必要时与病理医生沟通讨论。

（3）疾病发展和转归的病灶时空变化会导致疾病病理诊断困难甚至误导诊断，临床诊治医生与病理医生沟通讨论是解决这些问题的有效方法。

（二）细胞学诊断

1. 细胞学诊断的应用

细胞学诊断常用于：① 肿瘤的细胞学诊断及分类；② 人群肿瘤普查；③ 病原体的识别与诊断；④ 非肿瘤性病变的诊断；⑤ 手术中快速诊断；⑥ 肿瘤治疗后疗效评价及追踪观察。

2. 细胞学诊断的流程

细胞学诊断的流程包括以下主要步骤：细胞标本采集及处理、细胞学技术处理及制片、显微镜下阅片及病理诊断；细胞标本所经历的每一个步骤均会影响该病例的病理诊断质量，其中细胞标本采集及处理、细胞学技术处理及制片、阅片签发报告医生的阅历及经验尤为重要。根据临床上取材细胞的部位及制片方法等不同，可分为妇科脱落细胞学、非妇科脱落细胞学及穿刺细胞学。

1）标本的采集和处理

（1）液体样本的采集、送检与接收。

标本采集：液体样本包括胸腔积液、腹水、心包积液、滑囊积液、囊肿液、痰液、尿液、脑脊液、胃液、乳头溢液，以及眼、皮肤等的分泌物。根据部位不同，样本采集的方法有很多种，包括冲洗、刷片、直接穿刺及引流、排尿、排痰等。液体样本的采集由临床工作人员完成。样本采集是否成功直接影响诊断的准确性，因此采集样本时必须取到足够数量的细胞及有效成分。

标本送检：送检的每一个液体样本，都必须单独放置在一个贴有标签的防漏容器内，这个容器必须放在一个密封的塑料袋或另一个容器内，以防止液体外漏和污染；送检涂片也必须放置在涂片盒内且标明患者的姓名、医疗编号或识别条码，而患者申请单必须含有患者的全名、身份证号码、出生日期和年龄，样本采集的日期，样本的来源，送检样本的数量和类型，要求检查的类型，以及送检医师的全名、电话号码等资料。

标本接收：病理科细胞室工作人员一旦接收了液体样本及其申请单，必须提供一个样本登记，并在申请单上记录收到样本的日期，接收时样本的状况（包括数量、颜色、浑浊度及其他肉眼特征），应注明样本固定与否。一份完成的申请单和一个保存良好的样本是准确进行细胞学评估的关键所在，申请单上患者的资料和样本的信息必须一致，不适当或不完整的样本描述会影响诊断的准确性，或延迟报告结果的产生，或出现多个鉴别诊断等。

（2）宫颈细胞样本的采集及制片。

标本采集：首先注意宫颈取样基本要求，包括取样用阴道窥器可以用温盐水浸泡，取材前阴道窥器禁用润滑剂，若白带过多，应先用无菌干棉球轻轻擦净黏液，不可用力擦，取材前避免使用乙酸或复方碘溶液［又称鲁氏碘液（Lugol's solution）］。

其次取样时样本不能混入过多血液、炎症细胞，因其可遮盖上皮细胞，影响片子质量并妨碍判读。有时样本内因采集细胞过多而出现涂片过厚现象，制片者需根据经验适当控制加样量。若采集细胞少，制片细胞量不足，同样是不合格制片。

液基制片：目前宫颈取样基本上采用液基制片，样本取出后立即置入保存液中，这样几乎全部保留了取样器上的细胞，也可避免传统涂片过程中所引起的细胞过度干燥造成的假象。保存液样本经处理可去除黏液、血液等杂质干扰。另外，如有非典型鳞状上皮病变，剩余液基样本还可用于HPV-DNA检测和制备成细胞块进一步做其他检查。

（3）细针穿刺细胞样本的采集及制片。

样本采集：根据肿瘤部位不同而采取不同的取样方法，即徒手穿刺取样及影像超声引导下穿刺抽样，徒手穿刺技术包括肿块的检查和触摸、肿块的固定、穿刺进针、穿刺针在肿块中运行、穿刺针的退出等步骤；影像学引导及超声或内镜超声引导下穿刺大多为深部的组织，避免穿刺到大血管极为重要。

样本制片：有两种方法即直接涂片和液基涂片。直接涂片：包括一步法和两步法，一步法就是将穿刺样本放置于玻片上直接进行涂片。两步法常用于那些被体液稀释的样本，其制作方法是将样本放置在玻片上，将玻片侧放以去除过多的液体，然后以另一玻片收集其存留的颗粒性样本后再涂片。直接涂片是细胞形态学分析的最佳样本制备方法。细胞形态学分析所要观察的指标，如细胞的大小、形状、细胞质及细胞核等，以及穿刺样本中的一些背景信息，如甲状腺胶质、黏液基质、坏死及炎症等，能在直接涂片上得到较好呈现。液基涂片：可作为直接涂片的补充，特别适用于量多而细胞稀少的穿刺样本，如囊性肿块的抽吸液。液基制备可以起到浓缩样本的作用，但液基样本在做细胞形态学分析时会有局限性，细胞有一定程度的缩小，真正的细胞间的关系不易判别且易造成假象，另外，一些背景信息，如较稀的基质、黏液或坏死等在液基样本上也不易看清。

2）镜下阅片及细胞学诊断报告

（1）镜下阅片注意事项：首先核对患者申请单与所对应的细胞片；其次评估细胞制片的质量，如有无污染、有无干封现象、有无气泡、染色有无问题、细胞的结构是否清晰等。然后根据镜下形态包括各种细胞成分的形态结构特点予以诊断，必要时加做细胞免疫化学检测协助诊断。

（2）细胞学诊断报告。完整的细胞学报告除患者姓名、性别、年龄及细胞学检查编号等一般信息外，应包括以下内容：病变部位、细胞学形态描述、辅助检查结果、最后诊断及备注。

细胞学诊断分为无法诊断、阴性诊断（如未找到恶性细胞）、存在不典型细胞、良性肿瘤细胞、可疑恶性肿瘤细胞及恶性肿瘤细胞。对于良性肿瘤、可疑恶性肿瘤及恶性肿瘤的诊断应尽可能说明肿瘤的具体细胞类型。对于不典型的细胞也应尽量对细胞的类型进行区别，如不典型鳞状上皮细胞、不典型淋巴细胞等。在备注中可以说明样本的质量、病变的鉴别诊断及对临床医生的建议。

3. 细胞学诊断的局限性

疾病信息有时不能从细胞抽样检测中呈现出来，因此细胞学诊断有一定误诊率；而且对恶性肿瘤的分型诊断准确率较低，尤其是对一些低分化的肿瘤，往往不能确定肿瘤的具体部位，需要结合其他方法；此外，对非肿瘤性疾病的细胞学诊断在国内仍属起步阶段，认识有待深化。

（三）组织化学技术

组织化学技术（histochemistry technique）又称特殊染色技术，是直接显示细胞内外特定物质（如含铁血黄素、黑色素、淀粉样物、基底膜、各种纤维等）的一项简单易行的技术方法，其基本原理是利用各种细胞及其产物与不同化学染料的亲和力，用化学反应方法显示细胞内的特殊成分或化学产物等。组织化学染色的方法超过100种，临床病理诊断时应用较多的几种染色技术方法有：① 网状纤维染色；② 纤维素染色；③ 横纹肌染色；④ 糖原染色；⑤ 黏液染色；⑥ 脂肪染色；⑦ 黑色素染色；⑧ 抗酸染色等。

在临床病理诊断中，这些特殊染色技术应用非常广泛，在疾病病因鉴别、肿瘤良恶性鉴别、肿瘤严重程度及其分期等中均发挥重要作用。例如，常用糖原染色、六胺银染色及抗酸染色等标示病原微生物；用嗜银纤维染色标示肿瘤嗜银纤维分布来区分肝细胞腺瘤与肝细胞癌；用弹力纤维染色标示肺膜弹力纤维的完整性，以此鉴定肺癌细胞有无穿透肺膜而影响肺癌的临床分期及治疗方案。

（四）免疫组织化学技术

1. 技术方法

免疫组织化学技术（immunohistochemistry technique，IHC；有时简称为免疫组化）已经广泛应用于临床病理诊断及科研，简单来说是用标志物或显色物标记的抗体检测细胞和组织内的抗原，从而达到诊断和研究疾病的目的。其基本原理是抗原-抗体反应，抗原是指待测组织的抗原成分，包括蛋白质及多肽类等物质，抗体是针对相应抗原的商品化抗体，通过生物标记后的已知抗体检测组织中的抗原，形成抗原-抗体复合物，然后对这些复合物进行显色。检测相应抗原的存在常用的免疫组织化学方法有 ABC、LSAB 多步法与各种的二步法、多重染色法。自免疫化学染色方法应用以来，各种免疫组织化学试剂盒、全自动染色系统等试剂产品与设备在不断地更新，染色方法也在不断改进。

2. 在临床病理诊断中的应用

免疫组化在病理诊断中的作用：其呈现了疾病状态下细胞分子的定位、定量及定性，促进了对疾病尤其是肿瘤本质的认识，其在临床病理诊断中的主要用途如下。

1）肿瘤的诊断与鉴别诊断　大部分抗体用于标示组织来源或者组织特异性抗原，在临床病理诊断肿瘤时用于病理分类。依据为肿瘤与其起源组织或分化组织的组织学结构、细胞形态、抗原及分子标示的相似性。例如，鳞状细胞癌与其起源或者分化方向的鳞状上皮组织在组织结构、细胞形态、分化抗原标记（细胞角蛋白、p63、p40 等）均有相似性；但有时判断病理分类是困难的，许多肿瘤尤其是分化差的肿瘤难以从光镜形态上决定其分化方向或者其起源组织，如小细胞性肿瘤、多形细胞或梭形细胞肿瘤的诊断非常困难，应用免疫组化技术来标示这些肿瘤的分化抗原，从而对这些肿瘤做出较明确的诊断和分类。例如，消化系统梭形细胞肿瘤有几种不同组织类型，使用抗体 CD117、DOG1、CD34、S-100、Desmin，可将表达 CD117、DOG1、CD34 的胃肠间质瘤（GIST）与表达 Desmin 的平滑肌瘤/肉瘤、表达 S-100 蛋白的神经鞘瘤鉴别开来。淋巴瘤的诊断和分类几乎离不开 IHC，已有 100 多种的 CD 系列抗体和其他抗体可用于淋巴瘤的诊断和分类。

另外，部分抗体是标示肿瘤特异性抗原，因此是肿瘤病理诊断的重要依据。例如，GPC-3 是肝细胞癌较为特异的抗原标记，是肝细胞癌的标示抗原之一，尤其在与肝细胞瘤（GPC-3 呈阴性）鉴别时具有独特价值。p16 是宫颈癌的标示抗原，其强阳性标记是宫颈癌的特征也是诊断依据。

2）确定转移性恶性肿瘤的原发部位　淋巴结或肝、肺、脑等部位可以出现转移性肿瘤，有时仅依据光镜下形态难以确定其原发部位，应用免疫组化标示这些肿瘤的分化抗原，可以帮助判断这些肿瘤的来源和分类。例如，甲状腺球蛋白（TG）、前列腺特异性抗原（PSA）、甲胎蛋白（α-fetoprotein，AFP）、胎盘碱性磷酸酶（placental alkaline phosphatase，PLAP）分别是甲状腺癌、前列腺癌、肝癌、生殖细胞源性肿瘤的分化抗原，当这些肿瘤发生转移后，可以用免疫组化检测转移瘤的抗原标记来协助判断其原发部位。

3）治疗标示　肿瘤治疗已发展了内分泌治疗和靶向药物治疗，应用免疫组化检测激素受体及基因靶点越来越广泛。例如，雌激素受体（ER）、孕激素受体（PR）、雄激素受体（AR）、人表皮生长因子受体 2（HER2）、细胞增殖核蛋白（Ki-67）已成为乳腺癌病理诊断时免疫组化检测的 5 个常规项目，这些抗原的阳性或者阳性程度判读报告，能帮助临床医生为乳腺癌患者选择合适的内分泌治疗和靶向药物治疗。再如，CD20 阳性的 B 细胞淋巴瘤，可使用靶向药物利妥昔单抗（rituximab）治疗。

4）预后标示　部分抗体所标示的肿瘤抗原是肿瘤患者预后的参考指标之一，如乳腺癌中 ER、PR 阳性表达的患者对内分泌治疗反应性高，较 ER、PR 阴性患者的预后要好；EGFR 在乳腺癌中的高表达也提示肿瘤有较强的侵袭转移性，预后差。

5）提示病因　鼻咽癌的发生与 EB 病毒密切相关。临床上可用免疫组化 LMP1 染色检测鼻咽癌细胞中 EB 病毒的表达来协助诊断鼻咽癌；原位杂交标记技术主要是检测 EB 病毒基因，具有极高的特异性和灵敏度，比免疫组化方法更灵敏、快速，临床上目前用得较多。宫颈癌与 HPV 密切相关，常用免疫组化检测与 HPV 感染相关的 p16 蛋白表达情况来协助诊断宫颈癌。

（五）尸体解剖

尸体解剖（autopsy）分为普通解剖、法医解剖和病理解剖。其中病理解剖一般在病理科施行，一般应先征得家属或负责人的同意。凡符合下列条件之一者可施行病理解剖：①死因不清楚者；②有科学研究价值者；③死者生前有遗嘱或家属愿供解剖者；④疑似职业中毒、烈性传染病或集体中毒死亡者。

尸体解剖能够确定疾病诊断及查明死亡原因，提高临床医疗水平，及时发现传染病与新的疾病，为科研与教学积累资料和标本。它是病理学的重要组成部分，在病理学的发展中起着很大的作用。

（六）计算机技术在病理诊断中的应用

基于计算机技术的数字扫描设备可以对病理切

片进行高质量全数字化扫描，形成数字切片，然后经计算机实现动态观察，并通过网络实现远程传输与共享等。数字切片可以集成到已有医院信息数据库，人们可通过内网或者互联网访问这些数据并用于教学、诊断、远程咨询等。组成数字切片的上亿级的离散像素的海量数据汇集让计算机图像分析和人工智能诊断成为可能。因此，充分利用日益强大的计算机技术和网络技术将改变病理工作流程，极大地提升工作效率。数字切片技术为病理学融入大数据、互联网、云计算和人工智能等前沿科技奠定了基础并描绘了灿烂前景。

以数字显微设备为核心的数字病理是连接病理学与大数据/云计算技术的桥梁。形态学已经被赋予了越来越多的大量细胞原位分子的疾病信息，这些信息必须进行非常精密的处理以便决定患者的个性化诊治方案。数字显微设备还可以为病理学研究、病理诊断提供强大的信息化支援工具，极大地提高工作效率，尤其是远程病理诊断和远程病理咨询、院内和院际间病理质控、高通量筛查、计算机图像分析及客观量化、研究生教学等应用前景广阔。同时，医生在疾病诊疗过程中累积的大量经验和知识及数字病理信息等将会让病理学发展分出非常重要的专业化数字病理学科。总体来说，病理学已经进入数字病理时代。

（云径平）

第三节 分子病理诊断

随着人类基因组计划的完成，尤其是后基因组学的飞速发展，越来越多的具有临床应用价值的基因被识别和定位，分子病理诊断应运而生。分子病理诊断基于各种分子诊断技术协助肿瘤诊断并进行精准的分子分型，使人们对肿瘤的认识也从形态学表象深入肿瘤发生发展的分子水平。对肿瘤分子特征的揭示，促进了肿瘤的病理诊断、风险评估、早期筛查、预后评估、药物筛选和疗效监测的大力发展，开启了肿瘤个体化医疗的新领域。本节将对临床分子诊断技术、检测质量要求及其在肿瘤个体化医疗中的应用等进行阐述。

一、常用的临床分子诊断相关技术

分子诊断是指采用分子生物学方法检测患者体内特定遗传物质的结构和序列差异或表达水平而做出诊断，以此对疾病的病因、发病机制做出分类鉴别，作为对特定疾病的诊断、治疗及预后的依据。检测的材料主要包括 DNA、RNA 和蛋白质等。近 10 年来，分子诊断技术在快速更新迭代，呈现出从手工到自动化、从单基因到高通量、从常规性能到高灵敏度和高特异性、从单次检测到实时、多次、动态监测的态势。分子诊断技术涉及基因组、转录组、蛋白组、代谢组学等技术。目前临床实验室中应用较为成熟的是基因组学相关检测技术，如实时聚合酶链反应（real-time PCR）、扩增阻滞突变系统 PCR（ARMS-PCR）、桑格测序（Sanger sequencing）、二代测序（NGS）、荧光原位杂交（FISH）、基质辅助激光解吸电离-飞行时间质谱（MALDI-TOFMS）等。

（一）核酸提取

核酸提取是分子检测的前提，主要包括 4 个重要的步骤，即核酸的释放、核蛋白复合物的变性、核酸酶的灭活、污染物的去除。目前主要的提取方法有以下几种。

1）*酚氯仿抽提 DNA 法*　这是 DNA 分离的经典方法。细胞破碎释放出核酸成分后，依次通过加入 Tris 饱和酚、等体积 Tris 饱和酚和氯仿进行不同成分的分步骤萃取，高速离心后吸取上层水相，以无水乙醇和高浓度乙酸钠沉淀 DNA，以 75% 乙醇漂洗盐分后，用 TE 缓冲液或蒸馏水溶解 DNA。

2）*吸附柱模式抽提 DNA 法*　这是目前市场上大多数商业核酸抽提试剂采用的固相纯化法。这种方法主要包括细胞裂解、核酸吸附、漂洗、洗脱 4 个关键步骤。该方法比传统方法更加快速，核酸纯度也更好。

3）*磁性微粒模式抽提 DNA 法*　磁性微粒表面连接了可特异性与 DNA 结合的功能基团，通过离子强度、pH 等的变化可改变磁珠吸附 DNA 的量，达到可逆吸附 DNA 的目的。该方法最大的优点是适合于大批量 DNA 的自动化提取。

4）*TRIzol 结合氯仿提取 RNA 法*　异硫氰酸胍结合氯仿-酚是 RNA 提取的常用方法。TRIzol 溶液以异硫氰酸胍和低 pH 苯酚为基本原料，既可以裂解细胞，也可以使蛋白变性并抑制核酸酶对 RNA 的消化。TRIzol 破碎细胞后，加入氯仿后充分混匀离心即可形成三相溶液，即上层的 RNA、中间有机相的蛋白质和下层的 DNA。异丙醇可从上层水相中沉淀出RNA。

（二）聚合酶链反应

聚合酶链反应（polymerase chain reaction，PCR）是基因或核酸扩增的最基本的技术。PCR的基本原理是在模板DNA、引物和4种脱氧核糖核苷酸存在下，依赖于DNA聚合酶的酶促合成反应。整个过程由3个基本反应步骤构成：① 高温变性（90~95℃）；② 退火（40~65℃）；③ 中温延伸（70~75℃）。上述3个步骤反复循环，每一个循环的产物可以作为下一个循环的模板，20~30个循环后，特异性DNA片段可以大量复制，数量达到2×10^6~2×10^7拷贝数，实现特异性DNA片段的体外扩增。在实际的临床实践中，我们往往只能获得有限的肿瘤细胞，且由于肿瘤的高度异质性可能仅存在极低比例的突变细胞。近年来，基于PCR技术逐步发展了不同敏感度的分子检测技术，以适应不同组织来源、不同突变丰度的基因突变检测需求。目前市场主流为扩增阻滞突变系统PCR（ARMS-PCR）技术，对于指导肿瘤靶向用药的基因检测，国家市场监督管理总局批准的检测试剂盒90%以上都是该检测方法。ARMS-PCR又称为等位基因特异性PCR（allele-specific PCR，AS-PCR），是一种测定基因突变的方法。该技术建立在等位基因特异性延伸反应基础上。只有当某个等位基因特异性引物的3'端碱基与突变位点处碱基互补时，才能进行延伸反应。在理想的反应体系下该检测方法的灵敏度能达到1%，甚至1‰。该技术能基本满足检测混杂于较高的野生型的基因背景的低丰度突变型基因。

（三）基因测序

基因测序技术也是分子病理诊断在临床检测活动中经常用到的手段，其基本功能和目的是测出一段或长或短的基因乃至全基因组的碱基序列，从而用来发现或识别异常的碱基排列。近年来，DNA测序方法和测序平台已经发生了巨大的变化。DNA测序技术的发展从最开始的Sanger测序逐渐演变到高通量测序。每个DNA测序方法在临床分子诊断中的应用取决于它的性能。例如，第一代测序技术，通常指的是双脱氧链终止法或以其原理为基础的改进方法，又称为Sanger测序。1990年启动的人类基因组计划便是以此种方法为基础，绘制了人类的基因组图谱。Sanger测序目前是国内分子病理科及相关检测机构应用最为广泛的测序技术。与高通量测序相比，第一代测序法耗时较长、通量较低并且对于序列长度有限制（不超过1000bp），无法

快速高效地检测全基因或基因组。在临床检测应用中，多是检测已知基因区域或位点，因此其无法检测全基因及基因组的劣势并不明显。但是Sanger测序灵敏度较低（10%~15%），难以发现一些含量较低的突变。而第二代测序技术（NGS），也称为高通量测序技术，先后出现了多个平台的各类型号仪器，但经过激烈的市场竞争，目前主流的用于临床检测的主要是Illumina公司的各型号高通量测序仪，其原理是以杂交捕获配合桥式扩增进行边合成边测序。Ion torrent测序技术是目前另一种占据一定市场份额的测序平台，其原理和Illumina测序仪有区别。第二代测序技术是目前应用最为广泛的基因组学研究技术，主要包括全基因组测序、外显子测序和目标区域测序。目前国内部分医院已被批准成为临床高通量基因测序试点单位。

（四）原位杂交

原位杂交（in situ hybridization，ISH）是一种能准确定位组织切片中某个特定核酸片段的技术，技术本质是核酸和探针之间的退火和互补杂交。荧光原位杂交（FISH）特异性很高，对于组织中含量极低的靶序列有极高的敏感性，并可完整地保持组织和细胞形态，实现精确定位或定量，因此该项技术广泛应用于分子病理诊断和临床研究。FISH是按碱基互补的原则，使特殊荧光标记的探针与待测标本中核酸靶序列进行杂交，结果在荧光显微镜下进行观察。使用的核酸探针主要有双链DNA探针、单链DNA探针、RNA探针、寡核苷酸探针。探针标记的方法有放射性元素标记（如^{32}P、^{35}S、^3H）和非放射性标记（如生物素、地高辛、荧光）。目前荧光标记的探针使用最广泛。与FISH相比，亮视野原位杂交（bright field in situ hybridization，BISH）的主要特点是采用普通光学显微镜观察结果，染色的切片可于室温下长期保存，实验操作在常规自动免疫组化机上完成，易于普及。

二、临床分子诊断的质量控制

分子检测过程涉及手术样本固定前处理、样本运送保存、检测前样本评估、实验操作、质控对照设置、结果有效性判定、报告复核签发等环节，以及实验室检测资质、人员、环境、设备、试剂、耗材、方法学性能等诸多质量影响因素。一般而言，临床基因扩增实验室应至少具备试剂准备区、样本提取区和加样区、扩增区、产物分析区。为防止"污染"所致的假阳性，各实验功能区须进行严格的独立物理分隔，并注意空气流向。从事分子诊断

的团队应由实验检测技术人员、病理医师、检验医师、药师、生物信息学专家、遗传咨询师和临床医学专家等组成。分子诊断实验室操作人员应经过有资质的培训机构培训合格取得上岗证。签发分子病理报告的医师应至少具有中级病理学专业技术职务任职资格，并有从事分子病理工作的经历。临床实验室需建立各检测项目的标准操作程序（standard operating procedure, SOP），并严格按SOP确认检测系统的性能指标。质量控制的基本要求为，定性检测项目每次实验应设置阴性、弱阳性和（或）阳性质控。定量检测项目每次实验应设置高值、中值和低值质控。实验室应参加通过认可的能力验证计划提供者提供的能力验证计划。对不断增加的各种临床需求，为了分子检测项目的开展、更新、规范化操作与推广，2009年卫生部病理质控评价中心（PQCC）（现称"卫生健康委员会病理质控评价中心"）成立，针对全国范围内的医疗机构定期组织开展分子检测的室间质评、人员培训和规范化操作流程制订等工作，从而对分子检测行业进行有效监督和规范化管理。

三、分子病理诊断在肿瘤个体化医疗中的临床应用

通过分子诊断技术对肿瘤组织和正常组织基因组的研究，可以及早发现与肿瘤发病密切相关的基因改变，指导肿瘤的风险预警、早期筛查、早期诊断；也可以为肿瘤精准治疗提供有效的分子标志物，指导肿瘤的分子分型、药物筛选、疗效监测和预后评估等。

（一）肿瘤易感基因检测

遗传性肿瘤（占5%~10%）群体通常有明确的基因异常，且可遗传于子代。这类肿瘤大多数表现为家族性，而小部分可表现为散发性，可发生早发性或多发性癌症。肿瘤致病基因检测特别适合家族中有癌症病史的人群，可以帮助潜在高危个体提前了解自身是否存在肿瘤易感基因，从而指导健康管理和个体化防治策略的制订（表4.3）。目前研究最为深入的两种遗传性综合征是遗传性乳腺癌卵巢癌综合征（hereditary breast and ovarian cancer, HBOC）和遗传性非息肉病性结直肠癌（hereditary nonpolyposis colorectal cancer, HNPCC；又称为Lynch综合征）。已知的HBOC关键性致病基因主要为抑癌基因BRCA1和BRCA2，其中携带BRCA1突变的个体不仅增加罹患乳腺癌的风险（可达74%），还会增加患卵巢癌、输卵管癌、腹膜癌、男性前列腺癌以及其他癌症（胰腺癌、恶性黑色素瘤等）的风险。Lynch综合征是最常见的遗传性结直肠癌综合征，是由错配修复基因（MMR）的胚系突变所导致的，包括MLH1、MSH2、MSH6、PMS2、EPCAM等。携带MMR相关基因突变者一生中发展为结直肠癌或其他肠外相关肿瘤的概率约为80%，存在突变的女性一生中患子宫内膜癌的可能性为20%~60%。

表4.3 部分遗传性癌症综合征与易感基因

癌症综合征	易感基因
遗传性乳腺癌卵巢癌综合征	BRCA1、BRCA2
遗传性非息肉性结直肠癌（HNPCC/Lynch syndrome）	MLH1、MSH2、MSH6、PMS2、EPCAM
家族性腺瘤性息肉病（FAP）	APC
Wilms瘤	Rb1
甲状腺髓样癌	RET
利-弗劳梅尼综合征	p53

（二）肿瘤相关病毒检测

目前研究发现一部分肿瘤的发生和病毒感染有关。例如，HPV高危亚型感染增加宫颈癌、口咽癌发病风险；EBV感染可增加鼻咽癌、胃癌、伯基特淋巴瘤的发病风险等。通过检测这些相关病毒不仅可以探究肿瘤和病毒的关系，还可以进行易感人群的有效预防或肿瘤的辅助诊断（表4.4）。

表4.4 与病毒相关的人类肿瘤

病毒	相关肿瘤
HPV16、HPV18	宫颈癌、口咽癌
HBV、HCV	原发性肝癌
EBV	鼻咽癌、伯基特淋巴瘤、胃癌
ATLV	成人T细胞白血病

（三）肿瘤的诊断和鉴别诊断

随着越来越多分子标志物被发现和鉴定，更多的疑难肿瘤的诊断得益于分子检测技术。例如，对于病理学诊断中的难点——软组织肿瘤的病理诊断，SYT、EWSR1、MDM1、FOXO1A、DDIT3等成为滑膜肉瘤、骨外尤因肉瘤、高分化和去分化脂肪肉瘤、腺泡状横纹肌肉瘤、黏液样脂肪肉瘤最重要的鉴别诊断分子项目。目前临床上对淋巴瘤和白血病的诊断分型要求越来越细致，其诊断对分子检测的依赖性越发明显。大部分淋巴瘤都存在染色体改变，利用分子生物学技术可有效地对染色体异

位进行识别，从而诊断淋巴瘤。例如，非霍奇金淋巴瘤病理诊断困难，可应用分子检测技术对Ig或TCR基因有无重排进行鉴别。淋巴瘤分子诊断不仅可进行明确的病因诊断，同时也对淋巴瘤分型、治疗及效果评价、微小残留病变及复发检测、预后等有帮助。血液系统肿瘤除了白血病与淋巴瘤外，其他如骨髓增殖性疾病等也需要检测相应靶标分子进行诊断，为疾病提供诊断依据。

（四）肿瘤药物筛选、疗效监测和预后评估

石蜡组织样本中分析HER2、EGFR、BRAF、RAS、KIT、PDGFRA、ALK、ROS1、MET、BCR/ABL等分子改变已经成为常规的病理检测项目，这些基因均是与各肿瘤治疗相关的作用靶点。例如，HER2基因扩增及蛋白过表达的乳腺癌及胃癌患者，可使用抑制HER2的单克隆抗体——曲妥珠单抗（赫赛汀）治疗，其总生存期明显延长；表皮生长因子受体（EGFR）基因第19或21号外显子突变的肺癌患者，可采用酪氨酸激酶抑制剂——吉非替尼（易瑞沙）治疗，效果显著优于化疗；结肠癌KRAS的2号外显子12号或13号密码子突变型患者使用西妥昔单抗和帕尼单抗治疗无效。随着新的分子靶点不断被确定，越来越多的针对肿瘤驱动基因或主要致病相关基因所编码癌蛋白的靶向药物得以设计和开发。例如，曲妥珠单抗、拉帕替尼、TDM-1（Kadcyla）针对HER2；吉非替尼、厄洛替尼、埃克替尼、AZD9291针对EGFR；Olaparib、Veliparib、Niraparib针对PARP；Pembrolizumab（Keytruda）、Nivolumab（Opdivo）、Atezolizumab（MPDL3280A）针对PD-1或PD-L1等。肿瘤分子分型指导下的分子靶向抗癌药的研发与使用，使治疗方案极具针对性，使患者从诊疗中受益最大化、不良反应最小化，同时社会医疗资源的投入最合理化。

四、展望

分子诊断技术在恶性肿瘤的风险评估、病理诊断、分子分型、预后评估、药物筛选、疗效监测等研究和临床应用方面展现出巨大的优势。2005年，美国食品药品监督管理局（FDA）发文强调肿瘤分子诊断的重要地位，于2011年把分子靶向药与筛选其敏感人群的检测试剂审批流程更改为药物与诊断试剂盒同文批准，并命名此诊断方法为"伴随诊断"（companion diagnosis）。肿瘤的分子检测进一步跃升到更为重要的地位。在国际生物医药行业迅速发展的同时，我国的分子病理学科的建设与发展也取得了阶段性成果。目前，国内很多医院的病理科都具有独立完善的规范化分子检测实验室，并通过了相关的资质认证。分子检测飞速发展并越来越多地应用于临床实践，不仅丰富了癌症诊断手段，也成为治疗科室的一个重要组成部分。

（何彩云）

参 考 文 献

李金明. 2014. 分子诊断技术引领医学临床实验发展. 中华检验医学杂志, 5(37): 321~323

万德森. 2014. 临床肿瘤学. 4版. 北京：科学出版社

王恩华. 2015. 病理学. 3版. 北京：高等教育出版社

中国医师协会检验医师分会分子诊断专家委员会. 2016. 实验室自建分子诊断项目基本要求专家共识. 中华检验医学杂志, 12 (39): 897~900

Benson AB, Venook AP, AI-Hawary MM. 2018. NCCN guidelines insights: colon cancer. version 2. 2018. J Natl Compr Canc Netw, 16 (4):359~369

Louis DN, Ohgaki H, Wiestler OD. 2016. WHO Classification of Tumours of the Central Nervous System. 4th ed.Lyon: IARC Press

附表4.1 ×××医院
组织病理诊断报告书

病理号：123456

姓　　名：×××	性别：男　年龄：68岁	患者电话：
科　　室：泌尿一区	病历号：0000222222	采集时间：年 - 月 - 日
标本名称：左肾肿瘤		收到日期：年 - 月 - 日
临床诊断：左肾肿物		基本临床资料

肉眼所见：

标本类型：根治性肾切除术

标本大小：14cm×8.5cm×6cm　　　　　　肿瘤位置：左侧肾脏，肾上极

肿瘤大小：6cm×5cm×5cm　　　　　　　肿瘤切面：灰白、质软

肾上腺大小：6cm×2cm×1cm　　　　　　输尿管长：5.5cm

墨汁染色：无

（上述内容为大体描述部分）　　　　　　　　　　　　　　　　　　　　大体描述

病理诊断：

　　组织学类型：透明细胞性肾细胞癌　　　　　　　　　　　　　　　　诊断内容

镜下描述（可选）：部分细胞胞浆透亮，呈泡巢状分布；部分细胞呈乳头状排列。

组织学分级（ISUP分级）：3级

肉瘤样分化：-	横纹肌样分化：-
脉管内癌栓：-	神经束侵犯：-
肿瘤性坏死：+，60%	肾窦侵犯：-
肾盂肾盏黏膜侵犯：-	肾周脂肪侵犯：-
Gerota's筋膜侵犯：-	肾上腺：未见癌
标本切缘：不适用	肾静脉瘤栓/侵犯：-　　镜下描述

免疫组化：D#：CK（+），CK7（-），CD10（部分+），Vimentin（部分+），RCC（部分+），TFE3（-），PAX8（+），CD117（-），CAIX（+）。

　　备注：××××（如有必要）　　　　　　　　　　　　　　　　　　注释区

复诊医生：AAA　　　　审核医师：AAA　　　　报告日期：年 - 月 - 日
取材医生：BBB　　　　取材技术员：CCC　　　初诊医生：DDD

说明：1. 若临床医生对本报告中病理诊断存在疑问，请及时与病理科联系。
　　　2. 临床送检少量或碎小组织有可能未代表病变组织的全貌及本质，请临床医生对以此做出的病理诊断予以注意。
　　　3. 本报告需经医生签名确认后方可生效。

附表4.2 ×××医院
组织病理诊断报告书

病理号：123456

姓　　名：×××	性别：男	年龄：55岁	患者电话：
科　　室：胸科门诊	病历号：0000222222		采集时间：年 - 月 - 日
标本名称：距门齿25～30cm食管肿物活检			收到日期：年 - 月 - 日
临床诊断：食管癌			

肉眼所见：

　　（距门齿25～30cm食管肿物活检）送检碎块组织一堆，大小为0.6cm×0.4cm×0.2cm，灰白，质中。

病理诊断：

　　（距门齿25～30cm食管肿物活检）镜检为中分化鳞状细胞癌。

复诊医生：AAA	审核医师：AAA	报告日期：年 - 月 - 日
取材医生：BBB	取材技术员：CCC	初诊医生：DDD

说明：1. 若临床医生对本报告中病理诊断存有疑问，请及时与病理科联系。
　　　2. 临床送检少量或碎小组织有可能未代表病变组织的全貌及本质，请临床医生对以此做出的病理诊断予以注意。
　　　3. 本报告需经医生签名确认后方可生效。

附表4.3 ×××医院
组织病理诊断报告书

病理号：123456

姓　　名：×××	性别：女	年龄：48岁	患者电话：
科　　室：乳腺门诊	病历号：00M222222		采集时间：年-月-日
标本名称：右乳肿物			收到日期：年-月-日
临床诊断：右乳肿物			

肉眼所见：

（右乳肿物）送检组织大小为 1cm×0.8cm×0.8cm，切面触及一质韧区，大小为 0.8cm×0.5cm×0.3cm 灰白。

病理诊断：

（右乳肿物）镜下见导管上皮增生及乳头状增生，部分区域呈实性排列，病变考虑为导管上皮乳头状肿瘤，需鉴别导管内乳头状癌及导管内乳头状瘤，建议加行免疫组化协助诊断。

复诊医生：AAA	审核医师：AAA	报告日期：年-月-日
取材医生：BBB	取材技术员：CCC	初诊医生：DDD

说明：1. 若临床医生对本报告中病理诊断存有疑问，请及时与病理科联系。
　　　2. 临床送检少量或碎小组织有可能未代表病变组织的全貌及本质，请临床医生对以此做出的病理诊断予以注意。
　　　3. 本报告需经医生签名确认后方可生效。

附表4.4 ×××医院
组织病理诊断报告书

病理号：123456

姓　　名：×××	性别：男	年龄：23岁	患者电话：
科　　室：门诊	病历号：00M222222		采集时间：年 - 月 - 日
标本名称：隆突下淋巴结低回声穿刺			收到日期：年 - 月 - 日
临床诊断：双肺占位			

肉眼所见：

　　（隆突下淋巴结低回声穿刺）送检碎条组织一堆，大小共为0.3cm×0.2cm×0.05cm，灰白，质中。

病理诊断：

　　（隆突下淋巴结低回声穿刺）镜下：送检组织中见散在分布的、严重挤压变形的细胞，细胞挤压严重影响形态观察，建议临床进一步检查。

复诊医生：AAA	审核医师：AAA	报告日期：年 - 月 - 日
取材医生：BBB	取材技术员：CCC	初诊医生：DDD

说明：1. 若临床医生对本报告中病理诊断存有疑问，请及时与病理科联系。
　　　2. 临床送检少量或碎小组织有可能未代表病变组织的全貌及本质，请临床医生对以此做出的病理诊断予以注意。
　　　3. 本报告需经医生签名确认后方可生效。

附表4.5 ×××医院
组织病理诊断报告书

病理号：123456

姓　　名：×××	性别：女	年龄：45岁	患者电话：
科　　室：鼻咽门诊	病历号：00M222222		采集时间：年-月-日
标本名称：鼻咽左隐窝			收到日期：年-月-日
临床诊断：颈部肿物性质待查			

肉眼所见：

　　（鼻咽左隐窝）送检黏液样物少许，大小共为0.2cm×0.1cm×0.1cm，灰红，灰白，质软。

病理诊断：

　　（鼻咽左隐窝）送检为少许黏液样物，经脱水处理后未见明确组织，无法制片观察，建议重取活检。

复诊医生：AAA	审核医师：AAA	报告日期：年-月-日
取材医生：BBB	取材技术员：CCC	初诊医生：DDD

说明：1. 若临床医生对本报告中病理诊断存有疑问，请及时与病理科联系。
　　　2. 临床送检少量或碎小组织有可能未代表病变组织的全貌及本质，请临医生床对以此做出的病理诊断予以注意。
　　　3. 本报告需经医生签名确认后方可生效。

第五章 肿瘤影像学检查

自1895年德国物理学家伦琴发现X线后,X线用于人体检查并形成了X线诊断学,奠定了医学影像学的基础。随着基础学科的发展和工业技术的进步,越来越多的新原理和技术用于形成人体图像,达到诊断和治疗的目的。时至今日,医学影像学已成为涵盖X线诊断学、医学超声和介入影像学、核医学,涉及诊断、治疗等多方面内容的学科。它从早期的结构诊断,后期发展为功能、分子水平的诊断,为影像诊断提供更多、更精准信息。

随着医学影像诊断技术和设备的不断改进。特别是Hounsfield等于1969年发明的计算机断层成像(computed tomography,CT),使医学影像学取得了重大突破,显著促进了影像医学的发展。1989年,CT滑环技术及螺旋扫描技术的出现,使CT成像技术发展到了一个崭新水平。

20世纪80年代初期,核磁共振成像进入临床应用。它的原理以及所提供的信息也与其他影像设备不同,它是利用人体内质子进行成像,无电离辐射,在疾病诊断中有其独特的优势,临床应用迅速得到推广。为了使与放射性核素的核医学相区别,并强调这一技术没有电离辐射的优点,1984年美国放射学会将核磁共振更名为磁共振成像。

超声成像(ultrasono graphy,USG)是声学原理、电子技术、微型计算机技术相结合的产物,用于显示人体脏器结构和功能。1942年,Dussik首次将超声应用于颅脑疾病诊断。1954年,A型超声波检测仪问世,开创了医用超声诊断技术的先河,20世纪70年代,实时超声扫描显示仪的应用,成像速度和图像质量都有突破性进展,是现代超声影像技术基础。随后发明的彩色多普勒血流超声成像技术,既可显示组织二维结构及血流,同时又可对血流进行定量分析;以及近年相继出现的谐波成像、三维成像和超声造影等新技术,使得超声影像发展成为了广泛应用于各个系统的诊疗技术。

介入影像学(interventional radiology)1967年由Margulis提出,是一门涵盖诊断与治疗的学科。以影像学诊断手段[包括X线、CT、磁共振(magnetic resonance,MR)、超声]为基础,影像设备监测下经皮穿刺和导管技术对病变进行微创治疗,或取得组织学、细胞学、细菌学或生理生化等资料,以明确诊断。

放射性核素成像是以脏器间或脏器内,以及正常组织与病变组织间的放射性浓度差别为基础的脏器或病变的成像方法。引入人体放射性核素或标志物,以非特异或特异性方式,通过弥散、摄取或排泌、细胞吞噬或拦截、代谢分布等方式,浓集于系统、脏器或组织,采用体外核医学显像装置,探测放射性核素发射的γ射线。并在一定时限内显示人体某系统、脏器或组织的形态、功能、代谢变化,达到对疾病进行定位、定性、定量、定期诊断。

单光子发射计算机断层成像(SPECT)和正电子发射断层成像(PET)统称发射型计算机断层成像,因它探测的射线与X线、CT不同,是利用引入人体内的放射性核素发出的γ射线。PET则是以示踪原理显示生物活体活动的医学影像技术。从20世纪50年代初开始应用,到90年代初时成为较成熟的临床检查技术。同时由于加速器技术、放射化学、快速标记、自动标记等方面的进步,以及人们对活体超微量、分子水平诊断需求的扩大,SPECT、PET有了长足的发展。

PET/CT利用PET和CT两种设备的优点,PET可显示病灶的病理生理特征,更早发现病灶并定性,而CT精准定位、显示病灶解剖结构的变化。结果是PET对肿瘤的敏感性与精准高分辨率的CT图像进行融合,效果更佳。

目前PET/MR等更加先进的影像设备也开始进入临床。

综上所述,各种影像技术相互补充,充分发挥各自的优势。在肿瘤精准诊断、精准分期、疗效评价、预后预测、随诊以及微创治疗等过程中,肿瘤影像学都起到了举足轻重的作用。

第一节 CT检查

随着科学技术的不断发展，医学影像的诊断技术与设备也不断改进和提高，特别是1969年Hounsfield等发明的计算机横断摄像装置，即计算机断层成像（CT）的问世，使得医学影像诊断发生重大突破，大大地促进了医学影像学的发展。1989年，CT滑环架的出现以及在此基础上产生的螺旋扫描将CT扫描技术推上了一个新的水平，并在临床应用中得到迅速的推广和发展。

CT由X线高压发生器、X线检测部分、电子计算机、操作台、控制台五部分组成。CT是用高度准确的X线束围绕身体的某一部位做断面扫描，由灵敏的检测器记录下大量的X线衰减信息，再由模数转换器将模拟量转换成数字量，然后输入计算机，高速处理数据后合成矩阵图像，再由图像显示器将扫描部位的断面解剖结构图像显示出来。

一、CT的基本概念

（一）CT值、窗宽与窗位

CT值是由人体不同组织、器官吸收X线后的衰减系数转换而来，代表组织吸收X线值的变化。CT值标为Hu (hounsfield unit)，CT值的变化范围为 $-1000 \sim +1000$ Hu，如水的CT值为 $-20 \sim +20$ Hu，肝组织为 $45 \sim 75$ Hu，脾为 $35 \sim 45$ Hu，肾为 $20 \sim 40$ Hu等。可以测量不同的正常组织和病变组织的CT值进行分析，以决定组织类别（如脂肪、积液、钙化等）。

在多数情况下，实际所需要的只是一定范围内的组织吸收X线值的变化，如大多数颅内组织及病变组织CT值变化在 $-20 \sim +100$ Hu，这就需要选择一定的CT值范围以及该范围的中点，这个范围就是所谓的窗宽，这个范围的中点就是窗位。由于人眼只能分辨有限数量的灰度等级，根据所显示结构的CT值变化范围来确定窗宽和窗位是相当重要的。每一个灰度等级所包括的CT值范围随窗宽的范围加宽而增大，并随其宽度变窄而变小。例如，显示器上窗宽选择为100，而窗位为0，则CT值介乎于 $-50 \sim +50$ Hu显示不同的灰度，而CT值小于 -50 Hu和大于 $+50$ Hu者分别显示为黑色和白色。常用的观察窗口有软组织窗、肺窗及骨窗。

（二）噪声与伪影

噪声（noise）形成是由于穿透人体后到达检测器的光子量有限，且其在矩阵内各图像像素分布不均匀所致。例如，均质的组织或水在各自的图像点上的CT值不是相等的，而是在一定范围内呈常态曲线分布的。

伪影（artifact）为扫描时的实际情况与图像重建所带来的一系列假设不符合所造成。常见的伪影有如下几种。① 移动伪影：扫描时由于在扫描野内患者的移动可产生移动性伪迹，一般呈条形低密度影，与扫描方向一致。② 高对比伪影：高密度物质，如手术后银夹、齿冠等，当X线投射经过它们时，引起衰减计算错误所致。③ 射线硬化伪影：高密度结构，如枕骨内粗隆和前颅窝鸡冠等引起体内X线硬化密度不均匀，计算机重建程序纠正不完全所致伪影，呈放射状或条状高密度影或低密度影。④ 机器故障伪影：多见于早期的CT，如第三代CT，常为阶梯伪影，环形伪影，也可见于螺旋CT。

（三）部分容积效应与周围间隙现象

CT图像是经数字转换的重建模拟图像，是由一定数目从黑到白不同灰度的像素（pixel）按照固有矩阵排列而成，这些像素的灰度反映的是相应体素（voxel）的X线吸收系数。因此，当一个扫描层面内同时含有两种或两种以上密度不同且走行与层面平行的组织时，其所显示的密度并非代表任何一种组织，所测得的CT值为它们的平均值，此现象叫部分容积效应（partial volume effect）。与层面垂直的两种相邻且密度不同的组织，在测量CT值时由于相互重叠造成CT值的不准确，此现象即为周围间隙现象（peripheral space phenomenon）。未来克服这一影响因素，可采用更薄的重建层厚，以利于微小结构和病变的显示。

（四）分辨率

空间分辨率即高对比分辨率（high contrast resolution），指CT图像显示物体细节的能力。

密度分辨率（contrast resolution）又称低对比分辨率，它表示CT对密度差别的分辨能力，以百分数表示。

时间分辨率（temporal resolution），指探测系统在足够短的时间间隔内快速重建，重复扫描的能力。

CT的分辨率是判断图像质量的重要指标。CT的空间分辨率是指密度分辨率大于10%时能显示的最小细节，与像素大小密切相关。CT的密度分辨率受噪声和显示物体的大小所制约，噪声越小，显示物体越大，密度分辨率越佳。密度分辨率与空间分辨率两者相互制约，在一定体积内像素越小，数目越多，图像越清晰；然而在X线剂量不变的条件下，单位容积内所获得的光子数都按比例减少，使得密度分辨率下降。

二、常用CT检查方法

（一）CT普通平扫

CT检查多用横断面扫描，扫描时患者多采用仰卧位，屏气检查可以减少胸腹部的呼吸运动伪影。根据病情和检查部位的需要，可使用冠状位扫描，如眼、乳突等。冠状面扫描时使患者的头尽量后伸，然后倾斜扫描架，尽量获得冠状面扫描。也可以通过计算机将横断面资料重组而间接获得冠状面、矢状面图像，这有助于减少或避免牙齿及下颌骨等结构产生的伪影，并适用于不能行冠状面直接检查的部位。

（二）CT增强扫描

1. 增强检查的适应证

病灶内碘含量的增加，使得该区域的X线吸收值增加，组织的密度增加，此为含碘对比剂的增强原理。应用静脉内注射对比剂的CT增强检查可显示平扫不能显示的等密度结构及病变，如肌肉、筋膜、软骨、淋巴组织及血管等。CT平扫多为中等密度，增强扫描可使正常组织以及病变组织之间的X线吸收值差增大，从而提高病灶的显示率和检出率。在一般情况下尽可能进行CT增强扫描，然而由于对比剂可导致轻重不等的不良反应，以及患者无法耐受，如颅内出血时可免做增强扫描。CT增强扫描作用在于：① 发现早期小病灶，因为小病灶与正常组织之间缺乏密度对比，因此CT平扫可能造成漏诊；② 检出可疑的等密度病灶；③ 了解病灶血液供应、病灶的增强曲线或观察病灶与周围组织的关系；④ 确定病灶是否为血管性病变；⑤ 用于良恶性病灶的鉴别。

2. 增强检查的给药方式及剂量

由于对比剂的分布排泄快，若采用不同的给药方式，其增强效果亦不同。一般说来，要根据重点检查的靶器官的不同，调整对比剂的剂量、速度、注射方式。

（1）团注法和Bolus法。即在短时间内将足量的对比剂快速注入静脉，并立即进行增强扫描，通常用60%～70%的含碘对比剂60～100mL（小儿1.5～2mL/kg体重）加压快速注入静脉，血浆碘浓度急剧上升，可持续2～3min，在对比剂经血循环大量进入靶器官时，根据病情需要开始不同时相扫描。这种增强方式可以提供CT扫描高质量的增强情况，并且可以获得多个时相的扫描信息，目前在临床已成为常规增强方式。

（2）静脉滴注法。采用60%～70%含碘对比剂100～150mL以20～30mL/min的速度滴入静脉，然后扫描。此法可显示病灶范围、血供，但是对显示小病灶欠佳。因此尽管副反应小，目前较少单独使用。

（3）多次大剂量快速注射法。初次用60%～70%的含碘对比剂30～50mL，然后在一定的时间间隔后再次注入10～50mL，总剂量150mL，此法可以将胸部纵隔、大血管清晰显示出来。

（4）肠道充盈造影法。可在CT检查前分次口服含碘对比剂（根据病情需要可用负性对比剂如清水）1000～1500mL，以充盈胃肠道，根据检查部位提前一天显示大肠或1～12h分次口服充盈小肠。口服对比剂后形成良好的肠道对比，可以鉴别腹部、盆腔内的病灶与正常的组织结构。

3. 对比剂不良反应

对比剂的不良反应包括一般不良反应（肾损伤），根据发生不良反应的时间可分为急性不良反应、迟发性不良反应、极迟发性不良反应。不良反应的发生可以与对比剂本身有关，也可以与检查者本人有关。大量经验表明具有下列疾病或因素的患者使用对比剂后不良反应发生率较高：① 肝、肾功能不佳及心脏病；② 糖尿病；③ 哮喘及荨麻疹；④ 碘过敏史是增强扫描的禁忌证；⑤ 1岁以下的小儿和60岁以上的老年人。目前尚无十全十美的方法预防对比剂不良反应的发生，但下列措施将有助于减少和减轻对比剂的不良反应，如对具有高危因素的患者的特别注意；严格掌握增强适应证；增强前联合应用皮质激素和抗组胺药物；尽量应用非离子型对比剂及尽可能减少对比剂用量等。增强时要注意观察患者的反应并及时处理。

（三）动态增强扫描

为了在注射对比剂后短时间内完成某一区域或某一层面的反复扫描，可采用此方法。它的优越性在于提高病灶的检出率，有助于检出平扫和普通增强不能发现的病灶；同时可以获得感兴趣区域内的对比剂浓度变化，从而观察病灶不同时间的CT值与时间密度曲线，然后根据病灶的动态增强特征和时间密度曲线进行病灶的鉴别诊断，如对肝血管瘤与肝癌的鉴别，可以进行动态增强扫描，根据两者的血供不同特点加以区分。

（四）延迟扫描

延迟扫描一般是指静脉一次注射大剂量的对比剂后，4~6h重复进行全肝扫描，它是对肝脏其他扫描的补充，它的原理是由于有1%~2%的碘对比剂经过肝脏排泄，正常肝细胞具有排泄和再吸收有机碘的功能，因而延迟扫描后正常肝实质的CT值会提高6~20Hu，而肝癌细胞不具有该功能，因而使得肝癌病灶与正常肝实质形成对比，提高病灶的检出率。延迟扫描在其他器官的应用还包括脾增强扫描，通过延迟扫描可观察假性动脉瘤的对比剂的排空情况，还可观察肾盂、输尿管、膀胱病变的充盈缺损情况。

（五）CT血管造影扫描

动脉血管造影CT（CTA）和门脉造影CT（CTAP），是CT扫描与血管造影两种技术相结合的检查方法，主要用于肝脏占位性病变的诊断，目前认为是对小肝癌，特别是直径小于1cm的小肝癌最敏感的方法。

通过CT血管造影扫描，可以实现螺旋CT血管成像（CT angiography）。该方法在周围静脉内高速注入碘对比剂，在成像血管充盈的高峰期进行扫描，应用螺旋CT对其进行快速容积数据采集，由此获得的图像经过后处理，获得所需要的血管图像，如肝动脉、门静脉、冠状动脉等。

CT血管成像可以发现小的动脉瘤、附壁血栓和钙化等。

（六）高分辨率CT

Zerhouni于1985年首次提出采用1~3mm薄层扫描，并做高/极高分辨率算法重建，比标准重建可以显示更多的支气管，这项技术称为高分辨率CT（high resolution CT，HRCT）。HRCT是能够详细显示肺部解剖和病理改变细节的一种影像学手段，其有效空间分辨率达到了0.3mm。对肺部的孤立小结节，HRCT能观察病灶的边缘特征，是否钙化，以及局部细支气管、小叶中央动脉及小叶间隔的中央静脉的改变，有助于对病灶的良恶性做更加准确的预测。

高分辨率CT可以增加肺部和骨组织的细节的同时，以牺牲了软组织分辨率为代价，使得纵隔和肌肉结构显示欠佳。

三、CT图像的各种后处理

CT检查的优点是具有很高的密度分辨率，易于检出病变，能较早地发现小病变并较清晰准确地显示病灶的范围以及与周围组织血管的关系。随着CT设备的不断改进和完善，16排、64排、256排CT及双能双源CT的相继应用，以及多种后处理软件的开发，使CT的应用领域逐渐扩大，如三维CT成像（three dimensional reconstruction，3DCT）、螺旋CT血管造影（spiral CT angiography，SCTA）、CT多平面重建（multiple planar reconstruction，MPR）、CT仿真内窥镜（CT virtual endoscopy，CTVE）。

早在1973年，CT的发明者Hounsfield在对CT的描述中就提到多个能量点成像对物质的组成进行区分和定性。2000年中期，双能减影CT的出现，使得CT成像能够基本实现物质分离；2008年能谱CT的出现，使得能量CT为物质分离提供了定量分析和单能量成像的功能，为实现能量CT的临床应用与研究提供了更为先进的工具和手段。

（一）CT三维成像

螺旋CT扫描获得的容积数据，可以利用计算机软件，进行矢状面、冠状面、斜面重建，可以使得医生从不同的角度观察病灶，分析病灶与周围组织的关系，认识病变特征，同时对临床医生手术途径的选择/手术风险的评估、放疗野设计等具有重要的意义。临床上应用比较广泛的是表面遮盖投影（shaded surface display，SSD）和最大密度投影（maximum intensity projection，MIP）。

（二）CT血管造影

利用对比剂在靶血管峰值时的显示，螺旋CT三维容积所采集的数据，经过计算机软件进行后处理，合成三维血管影像。比较常用的方法包括表面遮盖投影（SSD）和最大密度投影（MIP），前者对血管的形态、走向、分布和钙化显示比较好，后者显示血管壁的表面、血管的立体走向以及显示邻近的结构比较直观。

螺旋CT血管造影的优点包括：① 一次增强扫描可以采集感兴趣区的数据，无须进行额外的扫描，重建血管的立体图像，无须增加患者的辐射剂量；② 少创伤，扫描时间短，患者无痛苦；③ 便于临床医师术前分析病灶与周围结构关系，制订手术、放疗计划。

（三）CT多平面重建

利用螺旋CT容积扫描数据，将各个不同层面的像素重新排列，重建出冠状面、矢状面、斜面、曲面图像，从不同平面显示病灶，大大地超越了横断面的图像。MPR 利于显示复杂的解剖结构，同时重建血管、显示血管与肿瘤的关系。

（四）CT 仿真内窥镜

螺旋 CT 容积扫描和计算机的仿真技术的结合产生了 CT 仿真内窥镜（CTVE）成像技术，也就是利用计算机软件，将螺旋 CT 容积扫描的图像数据进行后处理，重建出空腔器官内表面的类似纤维内镜所见的立体图像。比较常见的技术包括气管及支气管 CTVE、结肠 CTVE，就像纤维支气管镜与纤维结肠镜所见一样。

CT 仿真内窥镜的临床应用包括：① 为非侵入性检查，安全，患者无痛苦；② 可以从不同角度和从狭窄或阻塞远端观察病灶；③ 能观察到纤维内镜无法达到的管腔，如血管；④ 可以改变管壁透明度，从管腔内观察管壁外的情况。

四、CT 的临床应用

CT 的临床应用主要包括以下几个方面：① 占位性病变的诊断与鉴别诊断；② 肿瘤的早期诊断及临床分期；③ 指导临床进行手术治疗；④ 肿瘤治疗后的疗效评价与随访；⑤ 介入性 CT 穿刺活检和消融（介入放射学中将作详细的介绍）。

（一）肿瘤的定位及定性分析

CT 主要诊断价值之一是能准确地确定肿瘤发生的位置。此外，CT 为横断面扫描，可在同一层面上显示多个脏器，因而能同时了解病变与周围组织的关系。CT 能显示某些普通 X 线平片难以显示的部位，如奇静脉食管窝、心后区、脊柱旁发生的肺部和纵隔肿瘤，以及 B 超难以显示的区域，如头颈部较隐蔽的区域、肾上腺、胰腺、腹膜后区发生的肿瘤。但是 CT 很难区分肿瘤的组织类型，只能根据肿块的密度、边缘、强化特征来判断肿瘤的良恶性。

1. 囊性病灶

CT 可以准确地确定囊肿，对于直径大于 1cm 的肝、肾囊肿的诊断准确率达 100%。囊肿表现为低密度的水样密度区，CT 值在 ±20Hu 之间，边缘锐利（图 5.1）。薄层扫描能保证切层的中心层面通过病灶的中央，使囊肿的密度测量更准确。囊肿出血时可以使囊内密度升高。发生在卵巢和胰腺的黏液性囊腺瘤，囊的边缘和囊内间隔较单纯性囊肿要厚，可见囊壁的软组织结节或钙化影。肿瘤坏死或出血吸收后，可形成囊样改变。某些肿瘤可出现囊性转移，如囊腺癌、黏液性囊腺癌、鼻咽癌其他器官的转移灶，囊内或有分隔，囊壁较厚或可出现囊壁结节。

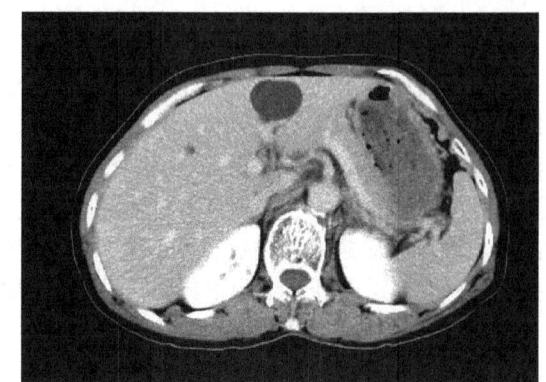

图 5.1　肝左叶囊肿

2. 实性病灶

实性肿块与周围软组织比较，可呈低密度、高密度或等密度、混合密度，肿块坏死时，表现为中央不规则低密度区。恶性肿瘤的边缘多表现为分叶状或短毛刺状（图 5.2），良性肿瘤的边缘光滑或有包膜形成。经静脉注入对比剂后，富血供的实性肿瘤在实质增强期可见肿瘤明显强化，CT 值较平扫增加 20Hu 以上，而乏血供的肿瘤则强化不明显。例如，注射对比剂后的肝动脉期扫描，小肝癌往往表现为高密度影，因为小肝癌往往是富血管的，大多数肝细胞癌是动脉供血，此后病灶密度迅速下降，在门静脉期常常表现为低密度。

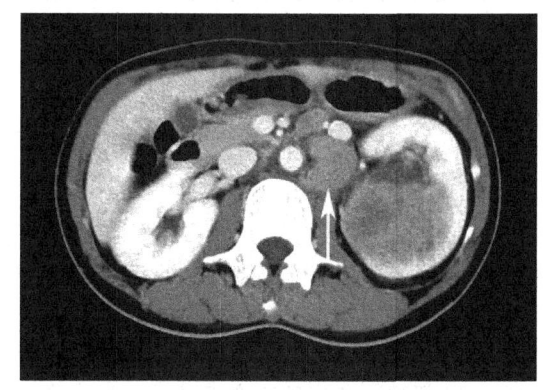

图 5.2　左肾癌并腹膜后淋巴结转移
（箭头所示为腹膜后肿大淋巴结）

动态增强扫描主要是研究病灶的时间动态增强特征，常常用于血管瘤与肝癌的鉴别诊断。血管瘤常常表现为动脉期病灶周边结节样高密度强化影，门脉期强化更明显，增强区域进行性向病灶中心区域扩散，延迟增强 5~15min 后病灶呈等密度填充，而肝癌则表现为动脉期明显强化，门脉期病灶密度迅速下降。两者的区别在于病灶增强的峰值时间的迟早，以及延迟扫描时病灶范围是否缩小或呈等密度改变（图 5.3 和图 5.4）。

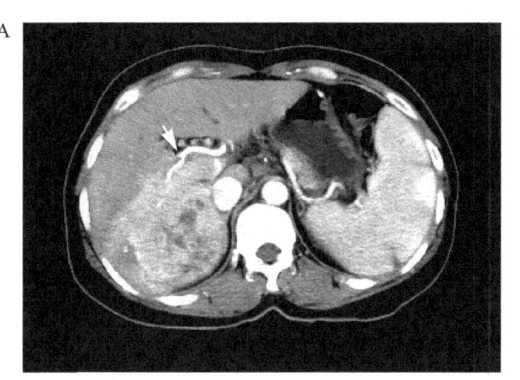
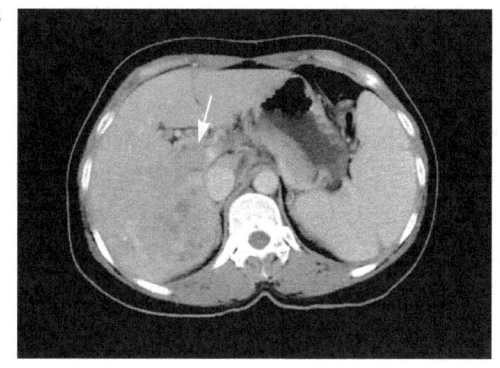

图 5.3　肝右叶巨块型肝癌

A. 动脉期病灶明显不均匀强化，其内见低密度坏死区，未见强化，箭头所示为增粗迂曲肝动脉供血；B. 门脉期病灶密度减退，呈不均匀稍低密度，箭头所示为门静脉右支充盈缺损，考虑癌栓形成

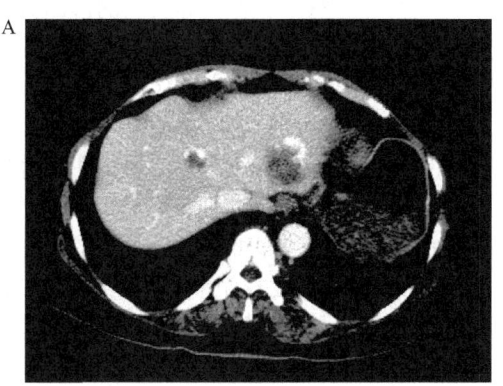
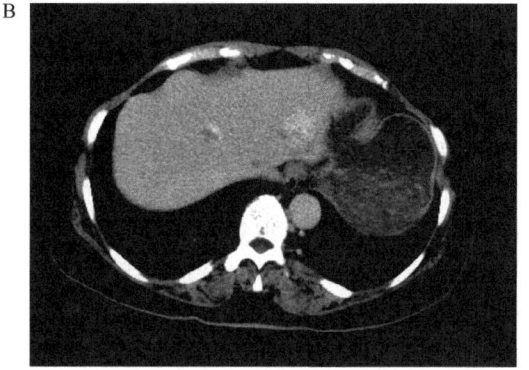

图 5.4　肝 S2、S4 段血管瘤动脉期病灶边缘结节状强化（图 A 至图 B 示延迟期对比剂逐渐填充）

3. 肿瘤的钙化灶

肿瘤发生钙化时，CT 平扫可见点状、斑点状或条状高密度影。恶性肿瘤的钙化则呈小点状或小块状，而良性病灶最可靠的特征除肿瘤大小在两年以上无改变以外，另一特征是病灶内出现弥散、中央性或分层样钙化灶。

（二）肿瘤分期

常规肿瘤临床分期标准是在以特定的影像学技术为主的条件下，结合临床的其他因素，指导肿瘤的治疗和评估预后等，所提出的一种较为合理的方案。目前通常采用国际抗癌联盟（Union for International Cancer Control，UICC）的 TNM 分期法，即通过将原发肿瘤（tumor，T）、淋巴结（node，N）、远处转移（metastasis，M）的情况相结合的方法，制订肿瘤的临床分期方案。随着影像学技术的不断发展和治疗手段的完善，特别是 CT、MRI 的出现，对以往难以发现的早期病灶都有一个较为满意的影像学特征表现；对肿瘤与周围组织的关系，以及血道、淋巴道的转移播散等的判断更加准确、客观。肿瘤精确分期对治疗方案的选择、术前评估和放疗方案的制订具有重要的临床参考价值，因此肿瘤的精确分期具有重要的临床意义。

1. 肿瘤侵犯邻近结构

CT 可以显示肿瘤向周围和深部蔓延情况，如周围型肺癌对胸膜、胸壁的侵犯，CT 能显示瘤灶的外缘与胸膜间三角形态或放射状影，称为胸膜尾征（pleural tag）；用螺旋 CT、多排 CT 的薄层扫描有助于判断胸膜的侵犯。CT 增强扫描可以显示肝癌侵犯门静脉、瘤栓形成或动静脉短路等。肾癌侵犯下腔静脉或肾静脉形成癌栓时，血管呈不规则狭窄，或见局部压迹、腔内充盈缺损等。CT 对显示鼻咽癌侵犯周围组织亦有帮助，可以显示肿瘤的大小、范围及颅底和颅内侵犯，尤其是可以直观地显示颅底骨质的改变。

2. 肿瘤的淋巴道转移

颈部、锁骨上窝、腋窝、肺门与纵隔、腹部淋巴结肿大常常为恶性肿瘤转移的征象。CT 可以显示肿大的淋巴结，包括临床难以检查的部位。淋巴结肿大可有单个或多个，早期多位于一侧，晚期可累及对侧。转移的淋巴结早期呈卵圆形或圆形，晚期可呈不规则的团块状。CT 平扫可呈均匀的等密度，增强扫描淋巴结强化程度与原发肿瘤类似；中心性坏死区不强化呈低密度，淋巴结出现周边强化。CT可以测量淋巴结直径大小。淋巴结大小是目前CT判断是否转移的标准，一般认为淋巴结的短径大于1~1.5cm可称淋巴结肿大。但是淋巴结肿大不是绝对的标准，有时直径大于1.5cm的淋巴结在病理为阴性，而小于1cm的淋巴结也可为阳性，因此淋巴结的大小，只是判断淋巴结有无转移的大致标准。

CT导向下可行精确的体内深部肿块或淋巴结活检，有助于肿瘤的病理诊断。

3. 肿瘤的血道转移

脑部转移瘤是常见部位，原发癌多为肺癌、乳腺癌，还可来源于前列腺癌、绒毛膜癌、骨肉瘤、黑色素瘤、白血病等。CT平扫易漏诊，增强扫描可见转移结节均匀强化或环形强化，常可伴有脑白质指状水肿带。

大多数肺转移瘤表现为大小不等的圆形、类圆形边缘光滑的稍高密度结节，对于容易发生肺部转移的肿瘤，胸部平片正常时，在做治疗计划前进行CT扫描是必要的。CT对发现复杂部位，如脊柱旁、肺尖区、心影后等的转移病灶特别有帮助。

肝转移瘤的形态不一，可表现为圆形、类圆形，个别病灶可表现为不规则形或分叶状。平扫多为低密度，有些转移瘤可见钙化。增强扫描时根据血供特点可以是动脉血供、门脉血供或乏血供病灶。典型病灶可见中心坏死的"牛眼征"、环形强化。肝转移瘤以腹部胃肠道来源多见，表现为门脉供血改变。鼻咽癌的肝转移瘤可呈囊性改变。富血供肝转移瘤可见于黑色素瘤、甲状腺癌、肉瘤等，在增强动脉期肝实质未强化时，可见病灶有结节状强化影。脉门期或延迟期扫描病灶不强化，与正常的肝组织密度差增加，呈边缘清楚的低密度灶。

4. 肿瘤的播散转移

胃肠道肿瘤与卵巢癌易发生腹腔内播散，典型的大网膜种植病变表现为横结肠与前腹壁之间，或前腹壁后方相当于大网膜部位结节状影或成团的扁平如"饼状"的软组织肿块，密度不均匀呈蜂窝状改变。腹膜腔内广泛转移时，腹腔内可见广泛的结节状或团块状异常密度软组织影，也可见肝包膜下结节转移，局部肝组织受压凹陷移位。不少病例肝左叶与胃、脾之间，以及直肠子宫隐窝内、盆底可见异常密度软组织结节影，薄层CT扫描有利于显示腹膜小转移灶。

五、CT临床应用的优缺点

CT具有较高的密度分辨率，克服了结构的重叠现象，获得了人体内部的解剖断面影像，因此临床的应用价值是肯定的，并且随着CT技术的改进，功能软件的开发，它的临床应用价值不断扩大。

CT在脑部的应用最早，也最成熟，可用于诊断脑外伤、脑血管病变、脑肿瘤、脑部的先天畸形、脑炎、脑寄生虫感染，以及一些脑白质的病变，对于头颈五官的感染、肿瘤等疾病的诊断具有重要作用。目前CT已广泛应用于呼吸系统的肺部疾病，如纵隔肿瘤、胸膜病变、胸壁疾病的诊断和病变的显示。常规CT对心脏大血管的诊断作用有限，但是超高速CT、多排CT可以获得心脏电影，并做出功能判断。CT对腹部盆腔实质性器官的疾患的诊断是很有效的，胃肠道肿瘤可以显示肿瘤的侵犯范围，帮助划分肿瘤分期。CT对骨关节软组织诊断作用价值不一，对脊柱骨折、椎间盘突出、椎管狭窄诊断有重要价值，对骨肿瘤的软组织侵犯也有较好的显示效果，但是对肿瘤的定性诊断需结合平片所见，对骨肿瘤的准确分期还必须结合磁共振影像结果，单纯CT检查对脊髓病变诊断作用有限。随着螺旋CT、多排CT的广泛使用，可获得高清晰度的多平面重建图像、三维图像、血管造影和仿真内窥镜的图像。

同时可以在CT引导下进行肿瘤、血肿的穿刺活检，CT对诊断和治疗有双重作用。

当然，CT的应用也有其局限性，等密度病变可能出现漏诊。对软组织病变范围的显示、对中枢神经系统、颅颈结合部位病变的显示不如MR。

随着影像技术的进一步发展，CT检查能够早期发现更多的小病灶，对病灶进行准确的诊断，提示临床进行进一步处理，是未来影像工作者面临的一项挑战。

（谢传淼）

第二节 磁共振成像检查

磁共振成像（magnetic resonance imaging，MRI）是利用原子核在磁场中共振产生信号、重建成像的一种技术。磁共振（MR）全称为核磁共振（nuclear magnetic resonance，NMR），为了避免引起核恐惧及与核素检查混淆，目前MRI通称为磁共振。1946年，美国物理学家Bloch和Purell报道了磁共振现象；1973年，Lautebru获得第一幅氢质子的MRI图像；20世纪80年代，MRI进入临床应用阶段，目前已在临床上广泛应用。3T 磁共振机的临床应用，使得 MRI 在功能成像方面获得进一步的提升。近年来由于 7T 或更高磁场的 MRI 在人体的应用，为临床提供了更为丰富的信息，可以提供更为精细的解剖结构和更高的空间分辨率，为磁共振的临床应用提供了更为广阔的空间。

MRI 设备包括主磁场、梯度磁场、射频系统、计算机系统和数模转换器以及辅助设备。

一、磁共振原理

人体内最小的微粒是原子，原子由原子核和核外电子组成，原子核由一个或多个带正电荷的质子和不带电的中子组成，很多原子是有磁性的。原子核的磁性是由于其自旋特性产生的。氢原子核是自然界最简单的原子核，仅有一个质子，没有中子。由于它是人体内最常见的元素，同时有很强的磁共振检测敏感性，因此氢原子核是临床磁共振成像的主要原子核。

质子、中子、电子及其他微粒磁性的产生是由于它们共有的显著特性——自旋。物体绕其自身轴的旋转皆称为自旋（spin）。自旋具有方向性，又称自旋角动量，它是矢量，其方向与自旋轴一致，大小与原子核的质子、中子数量有关。自旋是磁共振现象的基础，每一个具有自旋特性的微粒都是一个磁矩。带电微粒的自旋可以视为一个运动电荷，旋转电荷具有磁效应，其产生的磁场方向与自旋轴的方向一致，称为自旋磁矩或自旋磁动量。中子虽然不带电，但是其不对称分布，也可产生自旋磁场。

临床 MRI，通过使用射频脉冲（射频磁场）作为激发源来激发磁场中旋进的自旋。在射频脉冲激发下，磁化矢量可产生共振。因此原子核自旋吸收相同频率的射频磁场的能量从平衡态变为激发态的过程称为核磁共振。

磁共振过程实际上是磁场中的自旋，在接收射频脉冲激发后，自旋吸收射频能量，使得某些质子的能级升迁，当射频脉冲停止后，吸收能量的质子释放能量恢复到原来的平衡状态。弛豫（relaxation）是指系统从激发态回到平衡态的一个动态的自然过程。MRI 的弛豫包括横向弛豫和纵向弛豫。纵向弛豫又称自旋-晶格弛豫或 T_1 弛豫，是指 90°射频脉冲停止后，纵向磁化弛豫逐渐恢复到平衡状态的过程。横向弛豫也称为自旋-自旋弛豫或 T_2 弛豫（表 5.1）。90°射频脉冲作用于自旋系统后，纵向磁化矢量因共振转移为横向磁化矢量，磁场中的每个自旋磁矩都受外加磁场及邻近自旋磁矩产生的局部磁场的双重作用。

表 5.1　正常组织的 T_1、T_2 值（ms）

组织	T_1		T_2
	1T*	1.5T*	
脂肪	240		85
肌肉	730	860	45
脑白质	680	780	90
脑灰质	810	920	100
脑脊液	500	3000	1400

*T（tesla）为磁场强度单位

二、脉冲序列

（一）脉冲序列与 MRI 信号对比

在 MRI 中，影像对比基于下列参数。T_1 对比：T_1 加权图像的对比主要取决于不同类型组织的不同 T_1 时间常数。T_2 对比：T_2 加权图像的对比主要依赖于不同组织的不同 T_2 时间常数。质子密度对比：主要来源于不同组织的质子密度不同。T_2^* 对比：T_2^* 加权图像对比，主要来源于组织磁化率的差异。相位对比：常用于显示流体对比及流体与静态组织的对比。弥散对比：弥散加权图像的对比，主要取决于分子的热运动速度。磁化传递对比：主要取决于大分子与小分子的相对比率。流动静止对比：流动增强效应与静态饱和之间的对比。流速对比：流动速度对应于信号强度所产生的图像对比。

（二）饱和恢复与信号对比

饱和：充分磁化的样体产生纵向磁化，90°射频脉冲后，纵向磁化翻到 X-Y 平面，这种射频脉冲激发后，纵向磁化尚未恢复的状态称为组织饱和或自旋饱和。

恢复：90°脉冲激发停止后，纵向磁化不断增长的过程称为恢复。纵向磁化恢复一段时间（TR）后，再次施加 90°射频脉冲，并采集自由感应衰减（FID）信号，FID 信号取决于 T_1 组织常数和 TR 时间。

（三）临床上常用的脉冲序列技术

临床上常用的脉冲序列包括自旋回波序列（SE）、反转恢复序列（IR）、快速自旋回波序列（TSE）、梯度回波序列（GRE）、快速梯度回波序列、快速翻转恢复序列（TIR）。

三、磁共振对比剂

（一）增强机制

MR 的突出优势在于良好的组织对比，多参数成像，使得MR发现病变的敏感性显著提高。但是正常组织与异常组织的弛豫时间有较大的重叠，仍然存在特异性差的问题。而且对于小的病变，MR难以发现，使得一些疑难病例难以定性。因此，如何进一步提高磁共振影像的对比度一直是MR研究的重要课题。

物质在磁场中产生磁性的过程称为磁化，不同物质在单位场强的磁场中产生磁化的能力称为磁敏感性。根据物质的磁性将磁共振对比剂分为抗磁性物质、顺磁性物质、超顺磁性物质和铁磁性物质。磁化使得被激励后的氢原子核磁化矢量更快地恢复到其初始状态，弛豫时间缩短，使得不同组织的T_1、T_2缩短，图像对比发生变化。

超顺磁性和铁磁性对比剂与顺磁性对比剂的增强机制不同，这两类对比剂的不成对电子的磁矩和磁敏感性远远大于人体组织，也远大于顺磁性对比剂。它们可造成磁场的不均匀，加速了去相位过程，使得有关质子的T_2或T_2^*弛豫时间缩短，所谓T_2或T_2^*弛豫增强。在T_2或T_2^*加权图像时，使得质子的T_2弛豫时间缩短，造成信号减弱，呈黑色或暗色，称为MRI负性对比剂。

目前在临床上对比剂不断完善、更新，也开始使用特异性对比剂，如肝特异性对比剂普美显、莫迪思等，这两种对比剂通过肝脏排泄，为肝内病灶的显示、鉴别诊断提供了更为有效的检查手段。相信将来可能会有更多的特异性对比剂应用于临床，为临床服务，提高诊断水平。

（二）安全性及不良反应

自由钆（Gd）离子与二乙基三胺五乙酸（DTPA）结合后形成螯合物Gd-DTPA，它的毒性很低，Gd-DTPA静脉半数致死量为6～10mmol/kg体重，安全指数（半数致死量/有效剂量）达60～100。

Gd-DTPA螯合后，水溶性提高，与血浆蛋白结合少，不经过肝脏代谢，原形从肾脏排泄。据统计，Gd-DTPA的不良反应发生率为2.4%，主要表现为头痛、不适、恶心、呕吐、注射局部冷感，反应一般较轻，呈一过性。受检患者有癫痫、脑肿瘤、脑炎导致血脑屏障破坏时，Gd-DTPA给药后可能诱发癫痫。

Gd-DTPA出现严重不良反应的机会很低，为1/45 000～1/35 000，远低于碘对比剂。总之，Gd-DTPA安全性极高，常规剂量0.1mmol/kg体重，速度为10～15mL/s，出现不良反应的机会极小。

最近，有国外研究发现，含Gd的对比剂可使肾功能不全的极少数患者出现全身皮肤及肾脏的纤维化。

四、磁共振流体成像

（一）磁共振流体成像原理

1. 流动相关增强

流动相关增强（FRE）效应是指流动的自旋流进静态组织区域，产生比静态组织高的MR信号，也称流入效应或时间飞跃效应。产生此效应的原因由两个：①当使用的脉冲序列TR≪T_1时，成像容积内的静态组织经过连续多次的射频脉冲的激发，其纵向磁化处于饱和状态，因此静态组织产生的MR信号很小；②成像容积外的流体因未受到射频脉冲的反复激发，保持着高幅度的纵向磁化，当流入成像容积时，下一次的脉冲激发所产生的MR信号远远高于成像容积内饱和状态的静态组织。

2. 流出效应

与流动相关增强效应相反，流体也可产生流出效应，流出效应使得流体的信号丢失，其严重程度与脉冲序列、流体速度、层面厚度有关。在自旋回波序列中，流体必须接收90°激发脉冲和180°的聚焦脉冲方可产生SE信号，从90°脉冲至TE/2这段时间未流出层面的流体才能产生SE信号。从理论上来说，MR信号强度If = (1−TE×V/2D)，V为流速，D为层厚，当流速 =2D/TE时，MR信号为0，称为流空或黑血。临床上常见于缓慢流动的股静脉呈高信号；流动快的股动脉呈低信号。

3. 相位效应

在梯度磁场中，运动自旋都会产生相位变化，包括移动、流动及水分子的弥散运动，这种单个自旋在梯度磁场中的相位改变，称为相位漂移效应。相位效应包括空间效应和时间效应。空间效应是指质子群的质子磁化的相位位置位于管腔内不同的半径所致，它可以产生层流区相位弥散，使得信号丢失，偶数回波重聚使得信号增强。时间效应是指相位随时间而变化，它与搏动及紊流有关，产生变化的信号形成伪影。

4. 联合流动现象

上述的流动现象常合并发生，有时相加，有时相减。一般来说，较慢血流的比例增加，信号将增加；较快血流的比例增加，信号将减少。当静脉或静脉窦在第二回波特别明显时，可能伴有流动相关增强。临床上可见动脉中出现高信号，可能出现舒张期假门控。

（二）临床上常用的血管造影技术

临床上常用的血管造影技术包括时间飞跃磁共振血管造影（time of flight magnetic resonance angiogram，TOF-MRA）、相位对比血管造影、幅度对比血管造影等。其中 TOF-MRA 在临床上最为常用，它的基本原理包括饱和效应、流入相关增强、流动去相位效应、流出效应。被激发的流动自旋在最短的时间内采集信号，否则流出层面产生流出效应，因此流入增强的 MR 信号与静态饱和组织与信号形成强烈的对比，尽量减少流出效应的产生，这是 TOF-MRA 的基础。

1. 时间飞跃磁共振血管造影（TOF-MRA）

在 2D-TOF-MRA 中，每次激发一层，层厚较小，流入饱和效应也很小，只要流动与层面垂直，快慢流动都会获得很好的 MR 信号，因此流动静止对比良好。在 3D-TOF-MRA 中，激发容积较大，慢流速自旋无法在一个 TR 时间内流出整个激发容积，因而多次反复激发产生流入饱和效应，在流入端产生高信号，在流出端呈现明显信号降低，因此在层面内可能由于血管弯曲产生信号丢失；3D-TOF-MRA 最小层面较薄，空间分辨率大，但是对于复杂弯曲的血管产生信号丢失。

2. 对比增强磁共振血管造影（CE-MRA）

CE-MRA 是较新的一种 MRA 方法，适用范围广，实用性强，尤其对胸腹部血管及四肢的血管显示极为优越。CE-MRA 是用极短的 TR（≤5ms）和极短的 TE（≤2ms）的梯度回波序列，各种组织的纵向磁化弛豫恢复幅度很小，在血管内注入 2～3 倍剂量的磁共振顺磁性对比剂，使得动脉血的 T_1 值显著缩短，呈高信号。CE-MRA 可用于心脏、大血管造影；肺动静脉造影；腹腔动脉、肝肾动脉、肠系膜动脉腹主动脉造影；盆腔、四肢动脉造影；头颈部血管造影。

（三）磁共振水成像技术

磁共振水成像技术是使用重 T_2 加权技术使实质器官低信号，而长 T_2 的静态液体呈高信号。它包括胰胆管水成像（MRCP）、磁共振泌尿系成像（MRU）、磁共振椎管成像（MRM）、磁共振内耳成像、磁共振涎腺管成像、磁共振泪道成像等。

通过使用水成像技术，在临床上可以无创地显示胰腺、胆管，以及完成梗阻性黄疸梗阻部位的显示，肾盂、输尿管积水梗阻部位的显示等。

五、磁共振功能成像

用影像学图像反映机体器官的代谢、兴奋、生物活性及血流状态的病理生理变化是功能成像的主要内容。磁共振功能成像（functional MRI，fMRI）拓宽了 MRI 的应用范围，是目前 MRI 研究的热点。脑组织的高兴奋性、高代谢性、高血供性及成像时头部可静止的生理特点，使其首先成为功能成像研究的领域。

功能成像包括血氧水平依赖性成像（blood oxygen level dependent imaging，BOLD imaging），是利用脱氧血红蛋白的磁敏感性为基础的 MRI 技术。弥散指分子的不规则随机运动，即布朗运动，常用来描绘粒子由高浓度区向低浓度区的微观运动。

扩散加权成像（diffusion-weighted imaging，DWI）中，扩散是指分子的随机运动——布朗运动，磁共振弥散成像实际上是测量水分子在细胞间的运动，是一种能观察水分子微观运动，即布朗运动的 MRI 方法。在生物体内，水分子的弥散受到诸如细胞膜、纤维组织及其他组织细胞的限制，磁共振弥散加权成像的信号强度和表观弥散系数（apparent diffusion coefficient，ADC）可以反映及具体测量水分子在组织中进行布朗运动的程度。弥散快的分散范围越大，信号衰减越明显，DWI 上呈低信号；弥散慢或无弥散的在第二个梯度场大部重聚，信号衰减小，DWI 上呈高信号。所以，DWI 能从分子水平对疾病进行研究，通过分析各种病理生理状态下各种组织成分之间水分子交换的功能状态，使影像学者能在出现组织学形态改变以前对疾病做出早期的诊断。DWI 现已广泛应用于肿瘤或淋巴结性质的鉴别、治疗前敏感性评价及治疗中肿瘤疗效的早期评价等方面，而不像过去常规影像学方法只能通过对治疗后病变或淋巴结大小变化来对淋巴瘤治疗效果进行评估。扩散成像因为能在活体中非创伤性地测定分子的扩散情况受到越来越多的关注，尤其在脑缺血、脑肿瘤的诊断和鉴别方面越来越引起人们的重视；在各种良恶性肿瘤的鉴别方面具有很高的应用价值，如脑肿瘤、乳腺癌的鉴别等。近年有学者研究表明，DWI 成像能在治疗早期病灶的大小尚未出现变化的时候，通过病灶 ADC 值的改变，准确对该治疗对肿瘤的疗效进行预测。

MR 灌注成像（perfusion-weighted imaging，PWI），磁共振灌注成像有三种方法，第一种是动态磁敏感对比法（dynamic susceptibility contrast，DSC）利用血管内注射磁共振对比剂，改变组织局部磁场，引起局部质子 T_2（T_2^*）去相位，测量 T_2 或 T_2^* 信号强度变化来观察器官、组织病变内微小血管的循环灌注情况。第二种是动态对比增强法（dynamic contrast enhancement，DCE），注射对比剂后，改变组织局部磁场，通过采集 T1WI 图像，测量对比剂在组织间的变化,来评价局部组织器官的功能变化。第三种是动脉自旋标记法(arterial spinal labeling, ASL),这是一种不需要注射对比剂的方法,通过磁共振技术,在血管流入端"标记"血管内的氢质子,然后在组织的流出端检测这些标记质子的变化,通过数学模型来计算不同的灌注参数。这些方法对体内微循环快速过程进行动态观察,获得的灌注参数,有助于病变的定性诊断和鉴别诊断。

MR磁共振波谱(magnetic resonance spectroscopy, MRS)。磁共振的波谱分析利用原子核的化学位移来分析物质的成分和分子结构,是唯一可用来连续动态观察细胞代谢变化的非创伤性技术,具有活体观察和直接显示代谢过程的特点。以图谱形式通过测量组织内不同代谢产物波峰来定量提供组织生化代谢信息,从而了解肿瘤生物学行为、病理生理特点及早期治疗反应等特点。从肿瘤提取物、细胞模型及肿瘤异体移植模型等多种研究手段均证实,MRS不但可以用于肿瘤的辅助诊断,提供肿瘤早期疗效信息,还可以通过波谱分析了解化疗药物在人体内摄取与代谢过程;目前在临床应用最广泛的是1H MRS分析。对于淋巴瘤而言,MRS则主要应用于中枢神经系统淋巴瘤的诊断和鉴别诊断。1H MRS可以通过观察多种代谢的浓度对疾病进行分析,主要包括NAA、Cho、Cr、Lac、Glu及Lip等。NAA主要存在于神经元内,其含量多少与神经元及轴突数量有关。Cho是细胞膜磷脂代谢成分之一,它的含量与细胞膜的磷脂代谢、细胞密度及细胞增生有关。Lac是糖酵解产物,其含量升高常代表肿瘤生长旺盛,而Lip则反映肿瘤细胞内脂质成分,NAA峰降低主要是由于神经元细胞被肿瘤组织破坏,Cho峰升高主要是由于肿瘤细胞密集,肿瘤细胞膜成分更新加快。

DCE磁共振检查通过一定的药物代谢模型(两室或三室模型)计算出定量动态增强参数,评估肿瘤组织的血供状态,如肿瘤血管生成和微血管通透性。定量动态增强MR参数已证实与肿瘤组织的微血管密度以及血管内皮生长因子的表达有明显相关关系。根据文献报道,动态增强MR参数有助于脑内淋巴瘤与其他恶性肿瘤的鉴别诊断。对于放疗后患者,动态增强MR参数也可以用于放疗后肿瘤残留于放射性脑损伤的鉴别诊断。

六、磁共振检查的优缺点

(一)MR伪影

与其他影像技术相比,MRI是出现伪影最多的一种影像技术,所谓伪影是指在磁共振扫描或信息处理过程中,由于某种或几种原因出现了人体本身不存在的图像信息,导致了图像质量下降的影像,也称假影或鬼影。对于磁共振的诊断,必须首先分清楚是伪影还是病变。依据出现的原因,伪影可分为设备伪影、运动伪影和金属异物伪影。

1. 设备伪影

1)化学位移伪影 同种元素的同种原子由于化学环境的不同造成磁共振频率的差异称化学位移伪影。例如,脂肪与水中的质子的共振频率相差 $3.5×10^{-6}$。在1.0T的磁场中约为148Hz,在1.5T的磁场中约为222Hz。化学位移伪影是由于脂肪中的质子的共振频率低,在图像上表现为在频率编码方向上,脂肪向低频率的方向移动,其移动的距离与射频带宽呈反比。

抑制化学位移伪影可用宽带射频,但是宽带射频的噪声高。另外还可用幅度饱和与频率饱和技术抑制脂肪饱和,达到抑制化学位移伪影。

2)卷褶伪影 被检查的解剖部位的大小超出了观察视野范围,是由于选择观察视野过小,视野范围以外的解剖部位的影像移位到图像的另一侧。它出现在相位编码的方向上。消除卷褶伪影的方法是加大视野。

3)截断伪影 截断伪影是指MR信号发生突然迁跃、傅里叶变换时,在两个环境界面,如颅骨与脑实质表面产生信号振荡,在频率编码上出现环形黑白条纹,为了抑制或消除伪影,可增加矩阵或在傅里叶转换前进行信号过滤。

4)部分容积效应 当扫描层面较厚或病灶较小且又位于扫描切层之间时,周围高信号组织掩盖了小的病变或出现假影,这种现象称为部分容积效应。部分容积效应可以通过薄层扫描或改变选层位置得以消除。

5)交叉对称信号伪影 常出现在自旋回波序列T2WI上或质子密度加权像上,是由于磁场的不均匀引起,表现为图像在对角线方向呈对称性低信号。它可以通过提高磁场的均匀性消除此类伪影。

2. 运动伪影

(1)生理性运动伪影 生理性运动伪影是由于MR成像时间过长,在MR成像时间内心脏收缩、大血管搏动、呼吸运动、血流、脑脊液搏动引起的伪影,是降低MR图像质量最常见的原因;是由于生理性运动的频率与相位编码方向一致,叠加的信号在傅里叶变换时使数据发生空间错位,导致在相位编码方向上产生间断的条形或半弧形阴影。这种伪影与运动方向无关,影像的模糊程度取决于运动频率、运动幅度、重复时间和激励次数。

（2）自主性运动伪影　在MR扫描过程中患者的运动，如颈部检查时的吞咽运动、咀嚼运动，头部检查时的头部躁动，眼眶检查时的眼球运动，可以造成不同形状的伪影，致使图像模糊，图像质量下降。克服被检查患者的自主运动是提高影像质量的关键。

3. 金属异物伪影

通常金属伪影是指铁磁性物质，如发夹、纽扣、睫毛膏、口红、胸罩钩、外科用的金属夹、固定钢板、避孕环等引起磁场均匀性变化，局部磁场使得周围旋进的质子失相位，在金属周围出现信号盲圈。

（二）MR检查临床应用与不足

MRI在临床上的应用大致与CT类似，可以用于病灶的定位、定性。另外磁共振成像还可以进行功能成像，由于它的良好的软组织分辨、多参数、任意方向成像等优点，目前已为临床广泛应用。MR对中枢神经系统脑、脊髓解剖结构的显示以及对病变的显示比其他影像学检查具有明显的优势。MR多方向的显示，对临床手术、术后放疗肿瘤的定位、γ刀的定位治疗，具有重要的作用。MR可以通过不同的扫描序列、不同的参数显示病变的范围和瘤周水肿，准确地判断肿瘤范围；对软组织肿瘤、头颈部肿瘤、骨肿瘤的临床分期较CT更加准确。MR多参数成像，对比度好；任意方位断层，可读性好；不使用对比剂可进行血管造影；无骨性伪影；较高的时间分辨率；无损伤、较安全；能特定原子核及化合物做定量分析。

MR检查的缺点：成像速度仍然较慢；钙化灶不易显示；伪影原因多；含铁磁性物质限制了检查；少数患者出现幽闭恐惧症；噪声大。

（三）MR检查的禁忌证

（1）有心脏起搏器、血管瘤夹患者。
（2）铁磁性植入物患者，如枪炮伤后弹片残存、眼球内金属异物者。
（3）心脏手术，心脏人工金属瓣膜置换患者。
（4）金属关节、金属假肢患者。
（5）体内胰岛素泵、神经刺激器患者。
（6）妊娠早期（三个月内）患者。
（7）幽闭恐惧症患者。
（8）带有顺磁性物质，如假牙等的患者。
（9）有金属避孕环者（需先取环后才能做MR检查）。

（李　卉　谢传淼）

第三节　X线检查

一、X线检查方法的选择

X线检查对于一些部位，如乳腺、胸部、胃肠道及骨骼系统有较高的应用价值。应该在了解各种X线检查方法的适应证、禁忌证和优缺点的基础上，根据临床初步诊断，提出一个合适的检查方法。原则上应选择安全、准确、简便而又经济的方法，先简单后复杂，诊断一经确定，则无须做多种检查。

二、X线检查技术

（一）普通检查（包括透视和摄影）

透视（fluoroscopy）是最简便、最经济的检查，主要优点是可转动患者体位改变方向进行观察，避免前后重叠，更利于病变的发现及观察，同时可了解器官的动态变化，如心脏大血管搏动、膈肌运动及胃肠蠕动等；缺点是难以观察对比度小、密度大的器官，如头颅等。主要有电视透视和数字透视，后者图像可以储存、传输及后处理。

X线摄影（radiography）所得照片常称平片（plain film），是应用最广泛的检查方法，成像对比度及清晰度均较好，有利于对病灶的观察，且可作客观记录，有利于病变治疗前后对照。目前，传统X线摄影已逐渐被数字化X线成像所取代，主要有计算机X线摄影（computed radiography，CR）、平板探测器（flat panel detector）数字化X线摄影（即所谓DR），后者的图像具有更高的空间分辨率、更大的曝光宽容度、更好的时间分辨率，并可进行各种后处理及高级临床功能的开发，如数字断层融合技术、双能量减影、三维合成等。原则上各部位拍摄正侧位照片，必要时加拍斜位或其他体位照片，建立立体观察概念。两种检查方法各有优缺点，相互配合，取长补短，可提高诊断的正确性。在肿瘤X线检查中，X线片是必不可少的。

（二）特殊检查

1. 断层摄影

普通X线片所显示的影像因与前后重叠，部分影像不能显示或显示不清，断层摄影（tomography）

则可通过特殊的装置（X线体层摄影机）和操作获得某一选定层面上组织结构的影像，而不属于选定层的结构则在投射过程中被模糊掉。可显示平片所难以显示的病灶或更清楚观察病灶的内部结构，断层摄影可采用正位、侧位及斜位等。

在肿瘤检查中断层摄影主要有两种：一是病灶断层摄影，主要了解病灶内部结构有无破坏、空洞或钙化，以及病灶边缘情况及病变的确切部位或范围。二是气管断层摄影，主要用于肿瘤及纵隔病变检查，可显示气管和支气管有无狭窄、堵塞或扩张，可以显示纵隔气管旁淋巴结有无肿大等。

传统的断层摄影技术单次扫描只能得到一幅清晰的所选层面的图像，随着CT、MRI成像技术的广泛应用，已逐渐被取代。但随着现代数字化医疗设备的快速发展，数字断层融合技术使X线断层摄影实现了质的飞跃，其最大特点是一次可获得检查区域内任意高度层面的清晰图像，且简单、费用低。

2. 软X线摄影

软X线摄影（soft X-ray radiography）是应用软X线进行摄影，对软组织的影像分辨率高，多用于乳腺检查。

3. 高千伏摄影

高千伏摄影（high kilovoltage radiography）是用高于120kV的管电压进行摄影。由于X线穿透力强，能穿过被照射的所有组织，可在致密影像中显示出隐蔽的病灶，多用于胸部检查。

4. 双能量减影技术

双能量减影技术（dual energy subtraction technology）本质是一种骨抑制技术，利用高原子序数物质的X线质子在不同能量级的不同衰减，使钙和骨在高千伏图像中的对比度降低，因此低能和高能的减影图像可使骨结构模糊，从而提高病变的检出率。目前主要用于肺部结节的显示。

（三）造影检查

人体组织结构中，有些组织器官密度相同，只依靠它本身的密度与厚度差异不能在普通检查中显示。此时可以将高于或低于该组织结构的物质引入器官内或周围间隙，使之产生对比显影，即造影检查，这样就显著扩大了X线检查范围。

对比剂：分高密度（阳性）及低密度（阴性）两大类，高密度对比剂常用硫酸钡及碘剂，目的是提高有对比剂到达的组织、器官的影像密度。低密度对比剂主要有二氧化碳、氧气、空气等，目的是勾画出软组织的轮廓，通常与高密度对比剂合用做双重对比检查。

造影方式：①直接引入，如口服法、灌注法及穿刺注入法等；②间接引入，如静脉注射、经肾脏排泄等。

简单介绍几种常用的造影方法。

1. 支气管造影

支气管造影是了解支气管病变的有效方法，由于CT、MRI及纤维支气管镜的广泛应用，目前临床应用者较少。

（1）适应证：①支气管扩张、支气管狭窄、支气管瘘；②肺内肿块鉴别诊断；③不明原因的肺不张。

（2）禁忌证：①急性上呼吸道感染或急性肺炎；②近两周内大咯血；③活动性肺结核、哮喘；④心肺功能不全；⑤碘过敏者（或可改用稀钡对比剂）。

（3）检查前准备：①应向患者讲解造影的重要性、注意事项，取得患者配合；②造影前有最近的胸部正侧位片，必要时加气管体层照片；③碘过敏试验；④术前4h禁食；⑤分泌物多时术前注射阿托品0.5mg。

（4）造影后处理：①摄片后立即体位引流将对比剂咳出（通常用稀钡或碘油）；②术后禁食3h，24h内禁用止咳剂；③定期胸部透视（或照片）观察对比剂排出、吸收情况；④部分患者造影后有发热、头痛等，要对症处理；⑤造影后肺内气体弥散能力明显降低，恢复时间需三天左右，故三天内不宜手术。

2. 食管钡餐检查

（1）适应证：①凡有吞咽困难或不适感而原因不明者；②食管癌明确诊断及了解病变范围；③食管外病变引起的食管变化，如喉癌、纵隔肿瘤、甲状腺肿瘤、纵隔淋巴结肿大压迫食管；④食管癌治疗前后对比及术后观察吻合口、瘘管等。

（2）禁忌证：除食管大出血时（如肿瘤出血、静脉曲张出血）暂禁检查外，无明确禁忌证。

（3）检查前准备：①一般不用禁食，但不宜食后立即检查；②有食管梗阻、贲门痉挛严重梗阻及胃底贲门肿瘤者检查前12h禁食；③疑有食管气管瘘或食管纵隔瘘时，原则上不用钡剂，而用40%碘油或60%泛影葡胺。

3. 胃十二指肠钡餐检查

（1）适应证：胃十二指肠钡餐是一种安全有效的检查方法，对胃十二指肠及小肠肿瘤诊断有很大帮助，在发现病变的同时可了解胃肠道的功能改变，为临床提供治疗依据。

（2）禁忌证：①急性胃肠道大出血；②明显

肠梗阻；③胃肠道穿孔。

（3）检查前准备：① 检查前12h禁食、禁饮水；② 幽门梗阻严重者，检查前抽吸胃液。

4. 胃双重对比造影法

用于胃内气体不多患者，先服少量钡剂（约100mL）均匀涂布胃壁，后服发泡剂进行观察。

（1）适应证：① 常规胃肠检查发现可疑病变者；② 胃镜发现病变者；③ 观察病变形态和病变表面的轮廓；④ 胃内早期胃癌（表面型及凹陷型胃癌）。

（2）禁忌证：同一般胃肠检查。

5. 十二指肠低张力造影

在造影前应用一些抗胆碱类药物，使十二指肠处于低张状态，使蠕动减弱甚至消失。

（1）适应证：① 一般胃肠常规检查发现可疑情况；② 高度怀疑胰头区病变；③ 胰头区肿瘤及十二指肠本身占位性病变。

（2）禁忌证：① 青光眼者；② 老年前列腺肿大者。

6. 小肠造影检查

小肠造影检查主要用于小肠肿瘤，有两种不同方法。

（1）钡剂口服法：患者检查前禁食，患者服稀钡250～300mL，30min后开始检查，后隔1～2h观察一次。

（2）小肠灌肠法：以M-A管插入小肠后，经导管注入少量稀钡，主要为确定阻塞性质及病变情况，对诊断肿瘤有很大价值。

7. 结肠钡灌肠检查

结肠钡灌肠检查对结直肠癌诊断及了解病变部位、范围有很大帮助，结肠气钡双重对比造影检查对结肠息肉及早期结肠肿瘤的显示和诊断更有效、准确。

（1）禁忌证：急性结肠炎、结肠穿孔或坏死、急性阑尾炎。

（2）检查前准备：① 检查前24h内，禁服对肠道有影响的药物；② 检查前晚进食流质；③ 检查前要做肠道清洁，使粪便彻底清除。

三、肺癌X线检查

（一）X线检查程序

首先摄胸部正侧位片，对大多数病例可达到诊断目的。疑难病例可进一步做透视或透视下摄片及断层摄影。经上述检查无所发现时可行支气管造影；支气管造影目前已很少应用，应掌握适应证和禁忌证。X线检查的缺点是难以发现毛玻璃样结节及微小病灶，有时不能清楚显示病变内部结构、范围及淋巴结转移。

（二）典型X线表现

肺癌的直接X线征象为肺野内肿块影或支气管中断、狭窄等；间接征象包括阻塞性肺炎、肺不张等；肺癌的晚期X线表现包括肺门影增大、纵隔影增宽（肺门、纵隔淋巴结转移）、肺内结节（肺内转移）、骨转移、胸腔积液、心包积液等。

1. 中央型肺癌

1）平片

（1）肺门区肿块影，边缘分叶或毛糙、模糊不清。

（2）阻塞性肺炎，表现为局限于发生癌瘤相应的肺段或肺叶的片状、斑点状模糊阴影，密度较淡。

（3）肺不张，表现为相应肺叶或肺段均匀致密、密度较高，体积明显缩小，发生于右上叶的中央型肺癌，肺门肿块和右上叶肺不张连在一起可形成一典型的反"S"形曲线。

2）断层摄影 支气管腔内息肉状或菜花状软组织影；支气管壁不规则增厚，管腔呈环形或不规则狭窄，明显者呈锥形或鼠尾状阻塞或突然截断，断端平直或呈杯口状。

3）支气管造影 支气管腔内息肉状或菜花状充盈缺损；漏斗状或鼠尾状狭窄；支气管阻塞，阻塞端呈杯口状、锥状或锯齿状截断。

2. 周围型肺癌

周围型肺癌表现为肺实质内孤立性结节或肿块影，呈圆形或不规则形，边缘清楚而不光整，见分叶征或毛刺征。较大肿瘤内部可发生坏死液化而形成空洞，空洞壁多较厚，且厚薄不均，内缘凹凸不平。邻近胸膜见胸膜凹陷征。

3. 特殊类型肺癌

（1）肺尖癌（又称肺上沟瘤），表现为肺尖区片状或团块状阴影，密度较高、边缘不规则，易侵犯第1～3肋骨和胸椎。临床有胸背痛、手麻或Horner氏征等临床症状。

（2）纵隔型肺癌，表现为纵隔影呈团块状加宽，外纵毛糙、分叶状，气管受压移位。

（3）弥漫型肺癌，单侧或双侧肺野弥漫性粟粒状、结节状或斑片状影，以中下肺野较密集、大小不一，边缘模糊，发展迅速。

（三）主要鉴别诊断

1. 中央型肺癌

炎症性支气管狭窄和阻塞表现为狭窄范围较

长、狭窄与扩张相间存在；阻塞端不规则但很少呈杯口状、漏斗状或截断。

2. 周围型肺癌

（1）结核球：边缘光滑锐利，多无分叶和毛刺，密度高、常有钙化，空洞壁内缘光整、周围见卫星灶。

（2）炎性肿块：边缘光整、形态不规则、密度均匀，周围肺野有粗乱的长条索影。

（3）肺脓肿：边缘模糊，空洞内缘光滑，多有液平，临床有高热、咳脓臭痰。

四、胃肠道肿瘤 X 线检查

（一）检查方法

钡餐造影能明确病变的部位、性质、范围及功能改变。CT 扫描在显示肿瘤的范围、与邻近器官的关系及转移等方面具有重要意义。血管造影主要用于钡餐检查无发现的胃肠道出血和肿瘤。

（二）典型 X 线表现

在胃肠道肿瘤中以恶性肿瘤为常见，恶性肿瘤中又以癌为最常见。因此，主要讨论消化道癌钡剂造影的 X 线表现。

1. 共同的 X 线表现

（1）不规则充盈缺损或有不规则龛影。

（2）黏膜破坏、中断。

（3）壁僵硬、扩张受限、蠕动消失。

（4）钡剂通过受阻。

除了上述共同 X 线表现外，不同的病理分型有不同的 X 线征象。

2. 食管癌

（1）髓质型：形态不规则、大小不等结节状、菜花状充盈缺损，与邻近正常食管分界不清楚，管腔呈不规则狭窄。

（2）溃疡型：病灶内见边界清楚、形态不规则的龛影，多呈长条状，与食管平行，切线位龛影在管壁内，周围见围堤征、半月征。

（3）缩窄型：环形狭窄，严重时呈漏斗状，边缘光滑、黏膜平坦消失，病灶较短，与邻近正常食管分界清楚。

（4）蕈伞型：蕈状充盈缺损、边界清楚、表面不平，管腔偏心性狭窄。

3. 胃癌

（1）BorrmannⅠ型：局限性不规则充盈缺损、宽基底、表面凹凸不平，向腔内突起，与邻近正常胃壁分界清楚。

（2）BorrmannⅡ型：胃轮廓内不规则龛影，多呈半月形，龛影周围可见环堤，环堤内见结节状或指压迹状充盈缺损，与邻近正常胃壁分界清楚。

（3）BorrmannⅢ型：与Ⅱ型类似，但环堤较低、不完整，或宽窄不一，与正常邻近胃壁分界不清。

（4）BorrmannⅣ型：胃壁弥漫性增厚但不形成向腔内突起的充盈缺损，也不形成大的龛影，胃壁僵硬、胃腔狭窄。

4. 结肠癌

（1）增生型：腔内菜花状不规则充盈缺损，肠腔不规则狭窄，肠壁僵硬，结肠袋消失。

（2）浸润型：肠管环形狭窄，与正常分界清楚，边缘光滑，亦可不规则，肠壁僵硬，黏膜消失。

（3）溃疡型：不规则充盈缺损内出现大而形状不规则的龛影，边缘不整齐，肠壁僵硬，黏膜消失。

（三）鉴别诊断

1. 食管癌

（1）食管静脉曲张：多见于下段，黏膜增粗、迂曲，呈蚯蚓状或串珠状，管壁无僵硬，扩张正常。

（2）食管平滑肌瘤：黏膜展平、无破坏，管壁僵硬不明显，梗阻较轻。

（3）炎性狭窄：多见于下段，黏膜仍存在，有舒张能力，管壁较光整。

2. 胃癌

（1）胃溃疡：溃疡龛影在胃轮廓外，边缘光滑整齐，无环堤征，龛口见项圈征、狭颈征，黏膜纠集，病变区胃壁柔软。

（2）胃窦炎：黏膜粗乱、无破坏消失，壁柔软、蠕动存在。

3. 结肠癌

（1）结核：多见于回盲部，常同时累及盲肠和回肠，有明显的激惹痉挛，肠腔狭窄、缩短。

（2）息肉：圆形或椭圆形充盈缺损，边缘光滑、锐利，双重对比造影时呈环状阴影。

五、乳腺肿瘤 X 线检查

（一）检查方法

首选数字化乳腺 X 线摄影，常规拍摄内外侧斜位及头足位，必要时辅以侧位、外内侧斜位、局部加压摄影等。有些设备配有三维立体定位系统或断层功能，对乳腺癌的诊断有重要作用，如三维立体定位系统为导管内癌的穿刺活检及手术精准切除提供准确的定位，数字乳腺断层摄影显著提高了致密型乳腺诊断和筛查的敏感性及乳腺肿瘤的检出率，降低了召回率。常规CT检查，由于辐射量大，诊断效能不高，已不用于临床。近几年，专用乳腺CT的研发已取得重大进展。

（二）乳腺癌典型X线表现

1. 主要征象

（1）肿块：是乳腺癌最常见、最基本的X线征象，密度较高，形态不规则，边缘不清或毛刺状。

（2）钙化：是乳腺癌的一个重要X线征象，常呈线样、线样分枝状，或细小多型性钙化，大小不等、密度不均、数量较多，呈团簇状、线样或段样分布。钙化可位于肿块内或外，亦可单独存在，大多数导管内癌是因为钙化而发现。

（3）结构扭曲：表现为从一点发出的放射状线影或毛刺影，如果没有明确的创伤或手术史，约80%为癌。

2. 合并征象

（1）皮肤增厚和局限凹陷，同时伴邻近皮下脂肪层模糊致密，并出现粗糙网状索条影。

（2）乳头回缩。

（3）肿块周围见增粗增多、迂曲的异常血管影。

（三）鉴别诊断

1. 纤维腺瘤

年龄较轻，40岁以下多见，无明显症状。肿块呈椭圆形或圆形等或稍高密度，边缘清晰光滑，肿瘤较大时可呈浅分叶；部分肿块边缘见线样透亮晕征，为纤维腺瘤的特征性表现。肿块内钙化量少且粗大，典型钙化呈爆米花样。

2. 叶状肿瘤

就诊时肿块多较巨大，边缘清楚光滑，邻近皮下脂肪层清晰，皮肤无增厚。

（张伟章　伍尧泮）

第四节　单光子发射计算机断层成像（SPECT）检查

一、概述

核医学显像是以核素示踪技术为基础，以放射性浓度为重建变量，以组织吸收功能的差异为诊断依据。放射性核素显像的基本方法是利用不同放射性核素或放射性核素标记的化合物（即示踪剂或显像剂，还可以称为诊断性放射性药物）在机体组织的代谢分布，选择性地聚集于靶器官或病变部位，使之与相邻组织器官之间形成一定的浓度差；基于显像药在衰变过程中发射出γ射线，使用放射性测量仪器（如γ照相机、单光子发射计算机断层成像仪、正电子发射断层成像仪）在体外探测、记录这种放射性浓度差，用图像、数值等方式将其浓度差异直观显示出来，根据研究者要求进行动态、静态、断层甚至融合显像，获得靶器官、组织的系列图像，显示靶脏器或病灶的功能和代谢状态，以此进行疾病诊断。

核素示踪显像是一种完全药物依赖性成像方法。根据核素显像药发出射线种类和光子采集方式的不同，将核素显像分为单光子显像和正电子显像。使用单光子显像仪器（如单光子发射计算机断层成像仪、γ照相机）对示踪剂中放射性核素发射的单光子进行探测成像者，属于单光子显像；使用正电子药物采用光子符合探测方式进行核素显像者即为正电子显像。

放射性药物既是核医学的基石，又是核素显像的灵魂。单光子发射计算机断层成像仪显像所用的药物为单光子药物，其中^{99m}Tc及其标记的显像药占80%以上，广泛用于心、脑、肾、骨、甲状腺等多种脏器功能的检查。^{67}Ga、^{201}Tl、^{111}In等显像药也曾经发挥重要作用。近年来，^{123}I及其标记药显像开始显示其独特价值。核素显像需要根据临床目的选择适当的显像药，如^{131}I是^{127}I的同位素，患者口服后经过甲状腺滤泡上皮细胞膜上碘转运体转入甲状腺滤泡内，通过SPECT可以显示甲状腺的功能、形态、异位甲状腺以及异常病变。又如，^{99m}Tc是临床最常用的放射性核素，高锝酸盐离子（^{99m}TcO$_4^-$）可用于唾液腺和甲状腺显像，^{99m}Tc-MIBI可用于心肌灌注显像和肿瘤阳性显像，^{99m}Tc-MDP主要用于骨骼系统显像。

二、单光子发射计算机断层成像

单光子发射计算机断层成像（single photon emission computed tomography，SPECT）是通过把单光子显像药引入人体，经代谢后在脏器内外或病灶和正常组织之间形成放射性浓度差，采用探测器测量放射性核素辐射出的γ射线，并将这些射线数据通过计算机处理后形成三维断层图像。SPECT反映机体的脏器与组织细胞的功能和代谢信息，其图像特点是显示放射性药物在体内的三维分布，从而观察脏器或病变部位的大小、形态、位置以及脏器功能改变。SPECT探测到的γ光子（单光子）是由机体内显像药衰变释放出来的，反映的是显像药代谢分布；而CT探测的射线是由X线从体外穿透人体而到达探测器的，反映的是射线经过人体衰减的不同，二者有本质的不同。

显像药在体内代谢分布是一个动态变化过程，因此，利用SPECT能进行动态显像和代谢平衡期的"静态"显像，显像方式可以是局部显像或全身显像。动态图像能够反映病灶和组织器官的血流、摄取排泄功能的变化等；全身图像可以一次显示全身代谢信息和全身病灶分布；除此之外，它还能提供脏器的多种功能参数，如感兴趣区（region of interesting，ROI）的时间-放射性曲线（time-radioactivity curve）、标准摄取值（standard uptake value，SUV）等，为疾病诊治提供功能代谢信息。

显像药发出的射线经过人体组织会有一定的吸收衰减，降低图像分辨率。为提高图像质量，需要对图像进行衰减校正和散射校正等。SPECT/CT就是单光子显像技术一种改进，它是将SPECT和CT两种设备安装在同一个机架上，CT衰减数据用于SPECT衰减校正，改善SPECT图像分辨率。另外，通过图像有机融合，可以将SPECT反映的体内组织器官生理、生化和功能变化信息与CT提供的解剖结构信息相结合，真正实现基于病灶形态解剖结构的功能代谢变化的客观显示。

三、SPECT临床应用

目前，SPECT在肿瘤临床的应用主要有脏器功能监测及肿瘤诊断和疗效评估两方面。

（一）脏器功能监测

1. 腮腺功能测定

头颈部肿瘤经放射治疗后多数患者会出现口干、食欲下降等症状。如何检测放疗后腮腺功能的损伤情况，并对明显受损患者及时进行治疗，是提高治疗后患者生活质量的一个重要方面。SPECT腮腺动静态显像可以准确地反映腮腺血流灌注、摄取和排泌功能。

腮腺动静态显像常用药物是 $^{99m}TcO_4^-$，正常图像显示为腮腺呈卵圆形，左右对称，放射性分布均匀。时间-放射性曲线的上升段表示腮腺摄取功能，高峰值表示最大摄取功能；下降段表示其排泌功能。如果下降段为零，表示其排泌功能极度损伤。

2. 肾功能监测

肾功能监测在肿瘤诊疗中主要作用是判断分肾功能。肾脏功能主要涉及肾小球的滤过功能和肾小管的重吸收与排泄功能，大剂量环磷酰胺、异环磷酰胺可以破坏肾小球的滤过功能，导致出血性膀胱炎；大剂量氨甲蝶呤和顺铂损害肾小管而导致少尿、无尿和尿毒症等。对于肾脏或肾外疾病准备进行手术治疗，分肾功能监测常用于手术前评估，决定是否保留部分肾功能及预后预测。核素动态显像法检测治疗前后肾功能变化远比生化指标的监测结果敏感。

肾动态显像与肾功能测定的显像药物为 ^{99m}Tc-DTPA、^{99m}Tc-EC。主要根据图像所示肾脏的形态、动态排泄情况和肾图曲线等指标判断肾小球、肾小管的受损情况。轻度受损可能仅表现为肾功能定量指标的异常；随着损伤程度的加重，肾血流灌注和皮质摄取逐渐减少，肾实质影消退延缓。

3. 心功能监测

多柔比星（doxorubicin，也称阿霉素，ADM）、柔红霉素、赫赛汀等药物治疗后可引起累积性心脏毒性，严重的造成左心功能衰竭，甚至死亡等。用心血池显像法可以从心脏室壁运动、心室容积曲线、相位图、振幅图和左心室射血分数等指标进行评估。核素心肌显像利用能被心肌细胞摄取、反映心肌细胞不同功能的示踪剂进行显像。常用的心肌显像类型有心肌血流灌注显像、心肌代谢显像、心脏神经受体显像、心肌梗死显像和心肌乏氧显像等，从不同方面反映心血管疾病的病理生理、生化演变的过程。在评价冠状动脉的储备功能、诊断心肌缺血、急性心肌梗死、判断心肌细胞活力等方面具有独特的临床价值。

4. 肺通气和血流灌注功能评估

肺通气显像是通过探测放射性气溶胶在呼吸道内沉降情况来判断气道通畅情况，从而判断肺通气受损情况。肿瘤压迫或浸润支气管，相应部位的通气显像可以发现肿瘤部位及远端区域放射性稀疏缺损，这可对肿瘤患者术前肺功能评估及手术预后评估提供基础。肺灌注显像可观察肺动脉血流灌注情况，当出现肺动脉栓塞或肿瘤压迫破坏肺动脉小血管时，肺动脉血流出现减少或中断，肺灌注显像出现相应区域的稀疏或缺损；根据放射性稀疏或缺损的大小，可以评估肺血管的受累程度，对决定手术切除范围和术前预测术后残肺的功能有重要的指导意义。在肺癌的放疗中，肺通气与肺灌注显像对于放疗靶区勾画，如何尽可能保留足够的肺功能有重要的临床意义。SPECT/CT成像既可显示病变的血流及功能变化，又可显示其解剖学改变，可以更好地明确鉴别肺实质、血管或胸膜病变导致的肺灌注缺损。

（二）肿瘤诊断与疗效观察

1. 骨显像

骨骼是恶性肿瘤常见转移部位，以多发、散在分布为特征，常见部位为脊椎、肋骨和骨盆。最容易发生骨转移瘤的原发恶性肿瘤有乳腺癌、肺癌、前列腺癌、鼻咽癌、甲状腺癌、肝癌、胃癌、神经母细胞瘤等。了解恶性肿瘤有无骨转移对于疾病的分期、治疗方案的选择及预后判断至关重要。

SPECT/CT骨显像不仅是骨转移的基本筛查手段，也逐渐成为骨转移的诊断方法。骨显像常用显像药是^{99m}Tc-MDP，它主要反映骨骼双磷酸盐代谢改变和血流异常，一般较X线早3～6个月发现骨转移灶。由于它能显示全身病灶，能有效减少漏诊。

骨显像对于骨转移瘤疗效评价也有重要的价值，一般治疗过程中出现病灶显影减淡、范围缩小或数量减少等均为病情好转的征象。对于原发性骨肿瘤，SPECT/CT断层融合显像可提供解剖形态和磷酸盐代谢两方面信息，其显示病灶范围往往较X线平片显示范围大，这对于术前准确确定手术范围和放疗时合理选择照射野等具有重要价值。

2. 肾上腺髓质组织肿瘤

间位碘代苄胍（MIBG）是去甲肾上腺素的类似物，可选择性与肾上腺素能神经元受体结合，因此采用^{131}I或^{123}I标记的MIBG可用于肾上腺髓质显影。嗜铬细胞瘤和神经母细胞瘤、类癌等细胞表面含高密度肾上腺素能受体，可与MIBG特异性结合进行显像。静注^{131}I/^{123}I-MIBG后24～72h进行SPECT，病灶呈放射性浓聚，灵敏度为90%以上，特异性达95%。目前^{131}I/^{123}I-MIBG在临床用于嗜铬细胞瘤的定位诊断、确定转移灶的部位及范围、术后残留病灶或复发病灶的探测，以及恶性嗜铬细胞瘤^{131}I-MIBG治疗后的随访观察。

3. 甲状腺及甲状旁腺肿瘤

甲状腺癌有无远处转移是预测甲状腺癌患者预后的重要指标。分化型甲状腺癌及其转移灶具备摄取^{131}I的能力，^{131}I全身显像是寻找分化型甲状腺癌远处转移灶的首选方法。甲状腺癌常转移至肺和骨骼，必要时还需要进行肺断层显像。癌组织浓聚^{131}I，提示转移灶可用大剂量^{131}I治疗。甲状腺低分化癌或髓样癌不摄取^{131}I，不能用^{131}I全身显像。用^{111}In-octreotide显像有助于甲状腺髓样癌及其转移灶的定性、定位诊断。甲状腺显像在甲状腺肿瘤的诊断中有重要临床价值，尤其是对自主性功能性甲状腺腺瘤的诊断。

甲状旁腺显像主要用于诊断和定位功能亢进的甲状旁腺，尤其是原发性甲状旁腺功能亢进症（其病因主要是甲状旁腺腺瘤、甲状旁腺增生和甲状旁腺癌）。临床采用的示踪剂有^{99m}Tc-MIBI、^{201}Tl、^{99m}TcO$_4^-$。采用SPECT/CT断层显像时，能更好地发现和定位病灶。

4. 前哨淋巴结显像

前哨淋巴结是病灶的淋巴引流经过的第一站淋巴结，它受侵与否对肿瘤的治疗方案的制订有重要价值。常用的放射性药物有^{99m}Tc-硫化锑胶体，剂量1mCi，体积一般不超过1mL，注射部位可以是肿瘤周围的皮下，也可以是肿瘤组织。最早显影的淋巴结为前哨淋巴结，前哨淋巴结是否受累由组织病理学进行鉴定。前哨淋巴结显像（sentinel node imaging）与探测目前广泛应用于恶性黑色素瘤、乳腺癌、阴茎癌、睾丸癌及头颈肿瘤等患者。

5. 受体显像

受体显像（receptor imaging）是利用放射性核素标记受体的特异性配基与机体组织中某些高亲和力的受体产生特异性结合，反应体内受体空间分布、密度和亲和力的一种无创性方法，具有配体-受体结合的高特异性和放射性探测的高敏感性。目前受体显像主要应用于肿瘤、心血管疾病和神经精神疾病。例如，^{68}Ga放射性核素标记的奥曲肽及其类似物进行的肿瘤生长抑素显像已用于肺癌、甲状腺髓样癌、嗜铬细胞瘤和胃肠胰腺神经内分泌肿瘤等。生长抑素受体显像不仅应用于生长抑素表达阳性肿瘤的定位诊断、分期及预后评估，还可间接反映肿瘤细胞表面生长抑素的表达程度，指导临床医生选择恰当的治疗方法。此外，雌激素受体显像可对乳腺癌患者抗雌激素治疗进行检测及疗效评估。

6. 放射免疫显像

放射免疫显像（radio-immuno-imaging, RII）指将放射性核素标记的某些特定的单克隆抗体引入体内，特异地与相应的靶抗原结合，利用SPECT扫描，显示肿瘤的位置和大小及抗原表达、分布的方法。目前，RII常用标记核素有^{131}I、^{111}In、^{99m}Tc、^{123}I等。

RII除显示病灶进行疾病诊断外，目前更重要的是用于显示肿瘤细胞的抗原靶点的表达与分布情况，筛选患者进行肿瘤的个体化靶向治疗。目前国内外RII应用较多的是B细胞难治性淋巴瘤。但是目前仍有很多技术难题，如分子质量大血液清除慢、肿瘤与非肿瘤比值低、穿透能力差、靶组织分布不均匀等。

（张　旭　樊　卫）

第五节 正电子发射断层成像（PET）检查

一、正电子发射断层成像概述

正电子发射断层成像（positron emission computed tomography，PET）是利用 ^{11}C、^{13}N、^{15}O、^{18}F、^{68}Ga 等正电子核素标记的显像药或示踪剂，引入机体经代谢后定位于靶器官，这些核素在衰变过程中发射的正电子与周围物质中的电子相互作用，发生湮没辐射，发出方向相反、能量相等（511keV）的两个光子，采用符合探测方法采集湮没辐射光子的数据，经计算机处理获得机体正电子核素在人体三维断层分布图，显示病变的位置、形态、大小、代谢和功能信息，从而对疾病进行诊断。

利用 PET 技术可定量分析放射性药物在体内分布的浓度，而机体组织对 γ 射线的衰减严重影响 PET 图像质量（较 SPECT 更为显著），因此衰减校正是 PET 必不可少的一个环节。根据校正方法的差异，目前临床应用的 PET 主要有 PET/CT 和 PET/MR。PET/CT 是采用 CT 衰减数据对 PET 图像进行校正，与传统 PET 投射扫描所使用同位素棒源校正相比，大大缩短全身显像时间；CT 与 PET 的融合图像能提高 PET 定位精度。PET/MR 是利用 MR 的 H 质子弛豫时间和密度分布信息，通过计算得到的衰减图对 PET 进行校正。与 PET/CT 相比，PET/MR 对软组织有更高的分辨率，加上门控采集的有效利用等，使 PET/MR 图像融合精度有更大改善。PET/MR 在显示神经系统肿瘤和肝癌、前列腺癌等方面显示更好的前景。

二、显像药

PET 是利用正电子核素标记的小分子物质（如脱氧葡萄糖、氨基酸、胆碱、胸腺嘧啶、受体配体、抗体、酶分子抑制剂）从分子水平显示机体及病灶组织细胞的代谢、功能、血流、细胞增殖和受体分布状况等，为临床提供生理和病理方面的诊断信息。目前临床肿瘤诊疗应用中最常用的显像药有 ^{18}F-FDG、^{11}C-MET、^{18}F-FLT、^{68}Ga-PSMA、^{18}F-FES 等。

^{18}F-FDG 是葡萄糖的类似物。静脉注射 ^{18}F-FDG 后，在葡萄糖转运蛋白的帮助下通过细胞膜进入细胞，细胞内的 ^{18}F-FDG 在己糖激酶（hexokinase）作用下磷酸化，生成 6-PO_4-^{18}F-FDG，由于 6-PO_4-^{18}F-FDG 与葡萄糖的结构不同（2-位碳原子上的羟基被 ^{18}F 取代），不能进一步代谢，而且 6-PO_4-^{18}F-FDG 因带负电荷不能通过细胞膜而滞留在细胞内。在葡萄糖代谢平衡状态下，6-PO_4-^{18}F-FDG 滞留量大体上与组织细胞葡萄糖消耗量一致，因此，^{18}F-FDG 能反映体内器官或组织的葡萄糖利用状况。绝大多数恶性肿瘤组织由于糖酵解作用明显增强，肿瘤细胞内可积聚大量 ^{18}F-FDG，图像呈 ^{18}F-FDG 的高代谢或高摄取。

^{18}F-FLT 是核苷酸的类似物，是胸苷激酶 1 的底物，可以通过选择性转运蛋白穿过细胞膜，并通过 TK 磷酸化为 18F-FLT-5′-磷酸，最后掺入 DNA。在肿瘤细胞中，^{18}F-FLT 显示肿瘤摄取与细胞增殖之间的相关性。^{18}F-FLT 可以定义具有高增殖活性的肿瘤组织体积，可用于评价肿瘤治疗效果和预后，如肺癌和食管癌。

^{11}C-MET 是目前临床应用最多的氨基酸类显像药。^{11}C-MET 摄取多少主要与组织细胞表面的氨基酸转运体分布多少相关，可以反映肿瘤组织对特定氨基酸的转运及利用能力。与 ^{18}F-FDG 相比，^{11}C-MET 在正常脑组织中的摄取相对较低，而肿瘤组织摄取较多，肿瘤组织与正常脑组织的对比度佳，图像清晰，因此容易发现病灶并确定病灶侵犯范围。^{11}C-MET 主要用于脑肿瘤成像，尤其是低级别胶质瘤的诊断方面。但由于 ^{11}C 半衰期较短，只能在有回旋加速器的肿瘤中心应用。

^{68}Ga-PSMA 目前主要用于前列腺癌的诊断及疗效评价。前列腺特异性膜抗原（PSMA）是存在于所有前列腺组织中的跨膜蛋白，大部分前列腺癌在原发和转移性病变中表现出 PSMA 表达。免疫组织化学研究表明，在去分化或激素难治性前列腺癌的肿瘤细胞 PSMA 表达增加。

^{18}F-FES 是雌二醇的类似物，可以与细胞内雌激素受体结合，显示细胞内雌激素受体的分布，是雌激素受体显像药物。^{18}F-FES PET/CT 能动态显示乳腺癌及其转移灶内雌激素表达密度与分布，可用于指导乳腺癌患者的内分泌治疗。

三、图像分析

（一）视觉分析

PET 图像反映的是显像药物的代谢分布，不同显像药的 PET 图像所表达的临床意义不同。因此在分析 PET 图像前，必须了解所用显像药在正常组织器官内的分布及代谢特点（图 5.5）。例如，^{18}F-FDG 主要分布在脑组织、心肌组织、肝脏；^{18}F-FDG 主要通过泌尿系排泄，因此，双肾、双侧输尿管及膀胱出现明显的 ^{18}F-FDG 分布。^{18}F-FLT 分布于造血骨髓、肝脏；^{18}F-FES 主要分布于肝脏。

在 PET 显像图上出现显像药生理性摄取分布之外的异常浓聚（高代谢灶）或稀疏缺损（低代谢灶）均为异常图像。高代谢灶是指病灶的显像药分布高于周围正常组织；低代谢灶是指病灶内显像药分布低于周围正常组织；有时也可出现病灶放射性分布与周围正常组织相近。

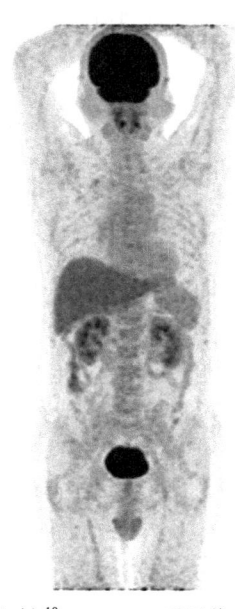

图 5.5 静脉注射 ^{18}F-FDG 1h 后显像采集的前位 PET 最大强度投影图（maximum intensity projection，MIP）

图上可见脑部、心脏、双肾及膀胱的生理性显影

（二）定量与半定量分析

PET 是以体内示踪的方法显示放射性药物在体内的分布。定量分析是通过研究显像药在体内分布的数量信息变化对病灶进行定量分析，辅助诊断，常用的指标有葡萄糖代谢率、蛋白质合成速率、DNA 合成速率及氧代谢率等。在临床工作中，最常用的半定量分析指标为标准化摄取值（standardized uptake value，SUV）。SUV 是描述病灶感兴趣区放射性摄取量与全身平均摄取量的比值，是一个没有单位的半定量参数。对同一病灶而言，不同显像药物的 SUV 大小不同。计算公式为

$$SUV = \frac{单位体积病变组织示踪剂活度（Bq/mL）}{显像剂注射剂量（Bq）/体重（g）}$$

影响 SUV 的因素较多，主要是图像采集处理条件，患者的身高、体重、血糖水平、胰岛素水平，药物注射剂量，显像时间等。在 ^{18}F-FDG PET 显像时，SUV 对于鉴别病变的良恶性具有一定参考价值。应用 SUV 鉴别病变良恶性时，一定要注意病灶的位置、形态、大小、数量及病灶内的放射性分布等，同时要密切结合患者的病史和其他客观检查检验结果进行综合分析。

四、PET/CT 在肿瘤临床诊疗中的应用

肿瘤是细胞异常增生、迅速繁殖的增生性疾病。由于需要满足肿瘤细胞快速增长和分裂的要求，其物质代谢必然发生改变。肿瘤代谢改变是多方面的，有糖代谢增强（主要是无氧糖酵解的增强）、蛋白质合成速度加快、核苷酸代谢增强、脂类代谢增强，细胞核或细胞质内某些受体表达的改变，等等。PET 通过显示恶性肿瘤细胞对葡萄糖、氨基酸、核苷酸等利用能力的改变，以及细胞膜和细胞质内配体或抗体的变化，反映肿瘤细胞的生物学代谢特征改变，从而应用于肿瘤的临床诊断和指导治疗。

（一）肿瘤的良恶性鉴别

^{18}F-FDG 是目前临床应用最广泛的显像药，它可以用于人体几乎所有类型肿瘤的显像。大部分恶性肿瘤细胞基因表达异常，细胞膜上葡萄糖转运蛋白表达增加，肿瘤细胞内己糖激酶活性增高，葡萄糖-6-磷酸酶活性降低，使肿瘤细胞内的 ^{18}F-FDG 大量磷酸化，生成 6-P-^{18}F-FDG，其既不能参与三羧酸循环也不能自由逸出细胞，从而贮留在肿瘤细胞内，在 PET 显像时表现为 ^{18}F-FDG 高摄取。研究表明：绝大部分恶性肿瘤，如鼻咽癌、喉癌、淋巴瘤、食管癌、胃肠道恶性肿瘤、胰腺癌、大部分肝癌、乳腺癌、宫颈癌、卵巢癌、原发性骨恶性肿瘤（如骨肉瘤、软骨肉瘤、尤因肉瘤等）、横纹肌肉瘤、平滑肌肉瘤、黑色素瘤、胸膜间皮瘤等，^{18}F-FDG PET 显像表现为显著的高摄取；而大多数良性肿瘤，如血管瘤、畸胎瘤、子宫肌瘤、脂肪瘤、腺瘤、囊肿等，^{18}F-FDG PET 显像表现为低摄取或无摄取。

尽管大部分恶性肿瘤表现为 ^{18}F-FDG 高摄取，良性病变表现为 ^{18}F-FDG 低摄取，值得注意的是，^{18}F-FDG 仅反映病灶的葡萄糖代谢状态，而不是反映病灶的良恶性。一些良性病变也可以表现为 ^{18}F-FDG 高摄取，如活动性结核、肉芽肿性炎症、炎性假瘤、甲状腺腺瘤、骨样骨瘤、垂体瘤、腮腺瘤，

等等。部分恶性肿瘤也可表现为 ^{18}F-FDG 低摄取，如高分化肝细胞癌、部分肾脏透明细胞癌、胃印戒细胞癌、黏液囊腺癌、类癌、部分甲状腺癌、分化程度较高的前列腺癌等，使得 ^{18}F-FDG PET/CT 显像在鉴别肿瘤的良恶性的应用中存在一定的困难。

对于 ^{18}F-FDG PET/CT 显像鉴别良恶性困难的病变，其他显像药物的应用可以起到一定的互补作用。例如，低级别星形胶质细胞瘤，^{18}F-FDG PET 显像表现为病灶的放射性浓聚程度低于或接近于正常脑组织，而 ^{11}C-MET PET 显像由于正常脑组织本底低，肿瘤/非肿瘤比值高，表现为病灶高摄取；^{11}C-MET PET 显像对低级别胶质瘤病灶的检出优于 ^{18}F-FDG。对于雄激素治疗失败的前列腺癌，^{18}F-FDG PET/CT 显像多表现为病灶 ^{18}F-FDG 低摄取，而 ^{68}Ga-PSMA 显像能够较好地发现病灶。

（二）寻找恶性肿瘤原发灶

原发灶不明转移癌是一个或多个病理证实的转移灶，常规诊疗手段不能确定其原发肿瘤。原发灶的发现有助于临床医生及时调整临床分期、选择适当治疗方案，对改善患者预后、延长生存期有重要的意义。随着肿瘤体检的广泛开展，临床发现肿瘤标志物升高而常规方法不能找出原因的情况也越来越多，这种情况一是影响治疗，二是给患者带来很大的心理压力。^{18}F-FDG 是一种广谱的肿瘤代谢示踪剂，由于恶性肿瘤的转移灶与原发灶具有组织学的同源性，其代谢特点非常接近；且 PET 扫描具有一次扫描全身成像的特点，可以方便、直观地了解全身组织器官葡萄糖代谢情况，因此，^{18}F-FDG PET/CT 全身显像对于寻找恶性肿瘤原发灶具有明显优势；临床研究结果证明，^{18}F-FDG PET/CT 显像对未知原发灶的恶性肿瘤检出灵敏度为 30%~50%，但也有部分患者经随访多年一直未发现原发灶。另外，根据 PET/CT 结果进行针对性的活检，可以提高诊断的效率及诊断正确率，减少因取材问题导致的病理假阴性问题。

（三）临床分期

肿瘤分期的高低是临床医生选择治疗方案及判断预后的重要依据。准确的分期是疗效最大化及毒副作用最小化的前提，也是不同治疗方案疗效可比较的依据，是患者个体化治疗方案选择的最重要的一个步骤。PET/CT 是目前肿瘤分期最重要的检查手段之一，在小病灶及隐匿病灶的检出方面具有独特的优势，尤其是对于纵隔、腹腔等解剖结构复杂部位转移灶的检出有重要的临床应用价值。PET/CT 显像为全身显像，一次扫描全身显像，有助于了解全身病灶的情况，能够更准确地对患者的整体状况做出评价。与常规影像学（超声、CT、MRI 等）比较，经 ^{18}F-FDG PET/CT 显像检查的恶性肿瘤患者临床分期改变包括分期上调或下调，分期上调主要是发现肝、骨等部位的隐匿性或微小转移灶，分期下调是由于常规影像学发现的一些良性病灶被误认为转移。国内外针对肺癌 PET/CT 的应用价值研究表明，^{18}F-FDG PET/CT 可以在不改变患者总生存率的情况下显著减少不必要的手术，为临床制订正确的治疗决策提供依据，对患者的预后产生了积极的影响。针对淋巴瘤 PET/CT 显像的研究表明，与传统影像学相比，10%~40% 的患者改变了分期，约 10% 的患者因而改变了治疗方案；目前的美国国家综合癌症网络指南推荐几乎所有亚型的淋巴瘤在治疗前行 ^{18}F-FDG PET/CT 显像进行分期，并根据显像结果制订治疗方案（图 5.6）。

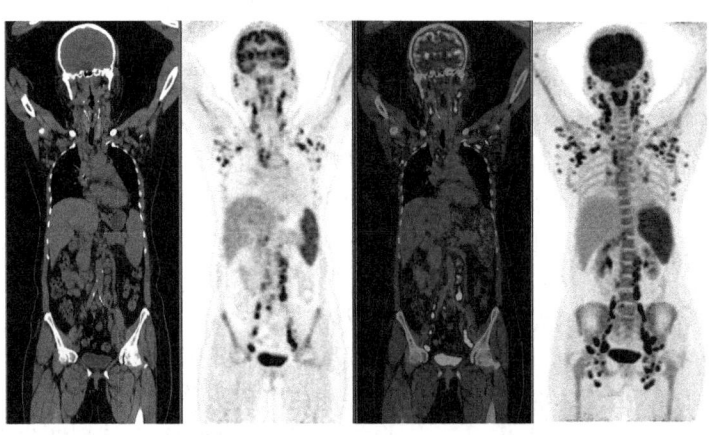

（彩图）

图 5.6　^{18}F-FDG PET/CT 显像指导淋巴瘤分期

从左至右 4 幅图分别是冠状位 CT 平扫、冠状位 PET、PET/CT 融合图及 MIP 图；图中可见双颈、纵隔、双侧腋窝、腹腔、腹膜后、双侧髂血管旁及双侧腹股沟多发肿大淋巴结代谢活跃，脾脏增大代谢活跃，考虑淋巴瘤浸润。病理活检：弥漫大 B 细胞淋巴瘤；根据 Lugano 分期标准分期：Ⅲ期

(四)指导治疗方案选择

恶性肿瘤治疗总是伴随着不良反应的,在制订治疗方案前如果能够预判肿瘤对治疗的反应,可以最大程度避免无效的治疗,使患者能够接受最有效的治疗。PET 可以利用放射性药物标记并示踪药物在病灶内分布,从而预测药物治疗效果。肿瘤受体显像,如 ^{18}F-FES 受体显像可反映活体乳腺癌及其转移灶的雌二醇受体(estradiol receptor, ER)状态与分布,更符合生理状态,是乳腺癌选择内分泌治疗的重要依据。ER 阳性的乳腺癌患者 55%~60% 对内分泌治疗有效,而 ER 阴性的患者只有 5%~10% 有效。^{18}F-FES 受体显像对于 ER 阳性的乳腺癌转移灶检出的灵敏度为 93%。采用三苯氧胺治疗可使转移灶内的 ^{18}F-FES 分布减少,其原因是 ER 被三苯氧胺占据,使 ER 与 ^{18}F-FES 结合减少。因此,^{18}F-FES 显像对于乳腺癌内分泌方案的选择及预后预测都有重要的意义。

由于肿瘤异质性的存在,耐药性是困扰肿瘤治疗的难题;如何发现耐药患者并及时调整治疗方案,免除无效而且具有不良反应的治疗是临床迫切需要解决的问题。PET 检查通过反映肿瘤的代谢程度,可以在放疗和化疗早期进行疗效评估。对治疗有反应的瘤组织,其肿瘤细胞的增殖速度会减慢或停止,代谢活跃程度会降低,其标准化摄取值会随之降低,所以通过比较治疗前后 PET 显示的代谢改变,可以早期评估治疗效果并决定下一步是否更换治疗方案。临床研究表明,PET 可以在霍奇金淋巴瘤化疗 2 个周期后预测疗效,^{18}F-FDG PET 阴性患者的预后良好;而阳性患者预后不良,需要及早更换治疗方案。

(五)疗效评价

疗效评价是保证医疗实践的重要条件,然而手术、放疗和化疗可能改变了病变的局部组织结构,这种改变与疾病所致组织结构改变或治疗后新生的组织结构改变相互重叠,常规影像学方法在判断疗效上存在困难,影响对病情的判断及下一步治疗方案的制订。在实体肿瘤的疗效评价中,实体瘤的疗效评价标准(RECIST)是最常用的疗效评价标准,该标准以肿瘤治疗后 5 个最大病灶最长径之和较治疗前减少 30% 为治疗有效的标志;但是该标准有很大的局限性,因为在治疗过程中肿瘤体积的缩小常滞后于肿瘤代谢的改变。PET 通过代谢的改变判断这些形态学上发现的异常是肿瘤组织还是纤维增殖组织,从而准确判断疗效。Richard L. Wahl 在 2009 年基于 PET 代谢特征提出了实体瘤疗效评价的实体瘤治疗疗效 PET 评价(PERCIST)标准。PERCIST 标准在评价疗效时并不依赖肿瘤大小的变化,而是根据治疗前后是否发生代谢改变来判断疗效。在淋巴瘤为代表的血液系统肿瘤的疗效评价中,^{18}F-FDG PET/CT 已经成为最主要的疗效评价方法,并基于显像结果制定了新的疗效评价标准。目前,2014 版 Lugano 标准已成为淋巴瘤疗效评价的通用标准,对于治疗前 ^{18}F-FDG 代谢活跃的淋巴瘤患者,在标准治疗方案结束时,无论有无软组织残存,^{18}F-FDG 代谢阴性则可以判定患者已经取得完全缓解(图 5.7)。

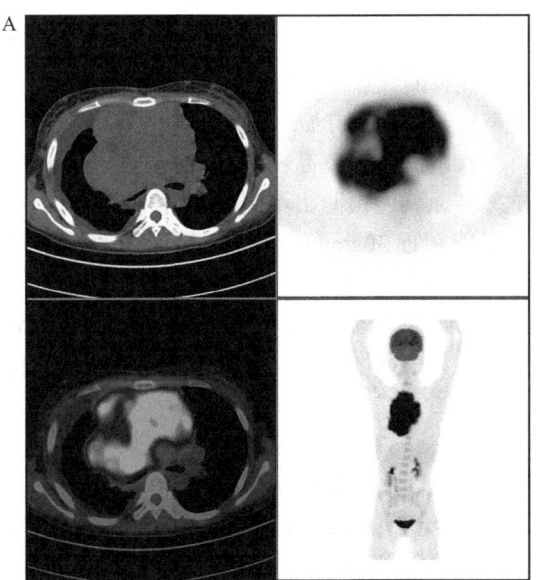 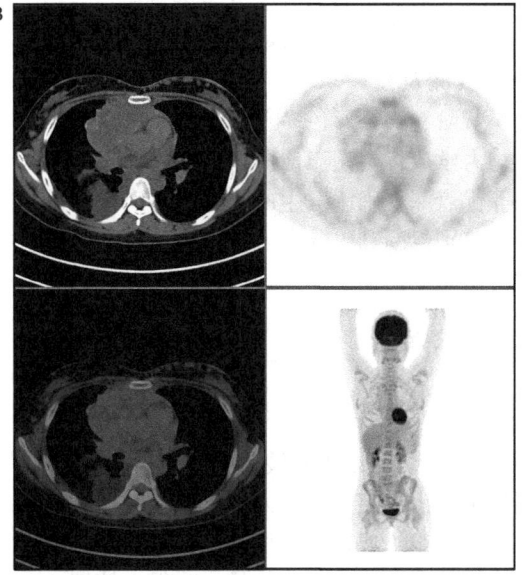

(彩图)

图 5.7 弥漫大 B 细胞淋巴瘤治疗前(A)及 6 程化疗后(B)^{18}F-FDG PET/CT 显像对比图

治疗前 PET/CT 显像可见前纵隔巨大肿大软组织肿块代谢活跃,化疗后 PET/CT 显示前纵隔仍可见软组织残存,但病灶 FDG 浓聚程度低于肝脏,达到完全缓解

（六）监测复发及转移

恶性肿瘤难以治愈的一个重要原因是它容易复发和转移。早期发现肿瘤的复发及转移，可以及时采取治疗措施，延长患者的生存时间，提高生存质量。恶性肿瘤治疗后定期复查目的是早期发现复发患者，以决定下一步治疗方案；但手术或放化疗后，病灶局部出现结构改变或纤维瘢痕形成，使常规影像学难以发现早期复发灶。PET显像在这方面具有明显的优势，因为复发的肿瘤组织的代谢增加程度明显高于治疗后形成的纤维瘢痕，同时PET全身扫描可以及时发现转移灶。一些肿瘤治疗后，随诊发现肿瘤标志物升高，但常规检查手段没有阳性发现时，是^{18}F-FDG PET/CT应用的绝对适应证。

（七）其他

^{18}F-FDG PET/CT显像已经广泛应用于放疗计划制订。常规影像学以解剖结构为基础，不能很好地区分肿瘤与非肿瘤组织，PET显示病灶的功能代谢状态及分子水平的变化，在放疗临床靶区与计划靶区的基础上，增加了生物靶区及适形调强放疗等，明显提高临床疗效。^{18}F-FIMSO乏氧显像可用于预测放疗效果，为适形调强放疗局部剂量的确定提供依据。在目前的临床应用中，以肺癌的PET/CT指导下的精确靶区勾画最为常见，尤其是肺癌伴有阻塞性肺炎或肺不张的患者。据报道，PET/CT大约改变了53%的伴有肺不张的肺癌患者的靶体积，为放疗靶区的制订提供了充足的信息。

随着人们健康意识的增加，采用PET/CT进行健康体检的人数逐年增加，偶然发现肿瘤或癌前病变的情况也不断增加。目前，免疫治疗的出现给肿瘤患者带来新的希望，但免疫治疗的有效率为30%左右，如何应用PET/CT准确判断疗效成为急需解决的新的课题。

五、小结

PET技术不断发展，既保持PET高度生物学影像优势，又融合CT、MR等显示形态解剖结构的优点，这种融合可提高对病变的检出能力和诊断能力，显著增加临床医生的诊断信心，其结果影响到肿瘤的诊断及治疗决策。随着新的显像药物的不断研发，PET/CT及PET/MR中新技术的广泛应用，肿瘤的诊断和疗效评价水平将上一个新的台阶，核医学科在肿瘤诊疗应用中将发挥越来越大的作用。

（张 旭 樊 卫）

第六节　肿瘤的超声影像诊断

利用超声波探测人体、诊断疾病是自20世纪50年代才发展起来的影像医学，其发展迅速，目前已成为临床最常用的四大影像技术之一。经过60年的积累、沉淀及发展，超声成像模式大致分为四大种类：灰阶超声、彩色多普勒超声、声学造影及超声生物力学成像。超声诊断技术以其无创、方便、便宜等优点深受临床医生的欢迎。超声波在肿瘤的诊断、鉴别诊断和引导介入治疗中起着非常重要的作用。

一、超声基本知识

（一）超声成像基本原理

医用超声成像是脉冲回波型成像技术，其原理是利用探头发出的超声波进入人体后，仪器接收和处理载有人体组织或器官结构性质特征信息的回波，经计算机处理、重建回波信号，获得人体器官形态、结构和功能的静、动态声像图。其回波包括来自界面的反射回波和组织的散射回波。

（二）超声检查的优缺点

超声检查与X线、CT、MRI等其他影像技术相比，有独特的优点但也有不足之处。

超声检查的优势有如下几点。

（1）软组织分辨率高：人体组织只要有1‰的声阻抗差异，就能检测出不同的反射回波。目前超声成像已能在近30cm的检测深度范围内，获取优于1mm的图像空间分辨力。

（2）无辐射性：严格控制声辐照剂量在0.1W/cm^{2}内，超声不会引起明显的生物效应，这是放射成像技术不可比的。

（3）连续、动态、实时成像，可重复扫查。

（4）用途广泛，使用方便，费用较低。

超声检查的不足之处有以下几点。

（1）当超声遇到含气的脏器（如肺、胃肠道）或骨骼等影响声透射的组织界面时，会产生全反射或衰减，不适用于上述部位的检查。

（2）体型肥胖的受检者会影响图像质量。

（3）超声诊断结果受超声仪器的性能、检查人员的临床知识水平和操作经验的影响较大。

（三）超声探头类型、适用范围

用于临床诊断的超声频率范围为 2.0～60MHz：1.5～3.5MHz 用于成人心脏，3.5～5.0MHz 用于腹部成像；7.0～14MHz 用于浅表器官成像，如甲状腺、乳腺、眼球等；20～40MHz 用于皮肤及血管内成像；40～60MHz 用于生物显微镜成像，如眼球内组织显微镜诊断。

超声探头的选择：腹部及妇产科检查使用凸阵探头；浅表器官、外周血管检查使用高频线阵探头；心脏、大血管检查使用扇形探头；腔内检查选用单平面/多平面腔内探头；血管内检查选用导管式探头；术中超声探头可以是"I"形或"T"形线阵探头，也可以是特制的小型扇扫探头或凸形探头。超声引导下穿刺活检需使用穿刺探头，包括中央槽沟式或旁进式专用穿刺探头、附加导向器；熟练者也可使用普通小凸阵探头不用导向器。

二、B 型超声影像诊断

（一）不同组织回声类型

B 型超声是采用灰度调制、光点显示人体两维切面图像的超声诊断法。它是通过回声的有无和强弱来反映人体内器官和组织的信息。各种组织在声像图上可表现为以下几种类型。

（1）无回声：又称暗区，常见于含液体的结构（如血管腔、囊肿、胆囊）和非常均质的实性组织（如淋巴瘤）。

（2）低回声：见于正常的肝、胰、脾等实质性脏器；尚未完全液化的脓肿和含血凝块的血肿。各种类型的肿瘤，如果其回声较周围组织低，也称低回声。

（3）等回声：肿瘤回声水平与所在脏器相同。

（4）高回声：见于管壁及包膜的回声；结缔组织增生或脂肪变（如肝硬化、脂肪肝）；肿瘤回声比周围组织高（如肝血管瘤）。

（5）强回声：表现为强的白亮回声，见于结石、钙化、骨骼及气体的回声，其后方伴有声影。

（6）混合回声：上述两种或两种以上的回声类型在一个区域内同时出现，其原因是病灶内同时存在变性、坏死、液化、钙化等各种病理改变。

（二）实性良恶性肿瘤的 B 型超声诊断

实性良恶性肿瘤的 B 型超声鉴别诊断，详见表 5.2。

表 5.2　实性良恶性肿瘤的 B 型超声鉴别诊断

鉴别要点	良性	恶性
形态	圆形或椭圆形，较规则	各种形状，常不规则
边界	光滑、完整	不光滑或断续
内部回声	均匀或不均匀	非均质，分布不均匀
后方回声	衰减不明显或增强	衰减明显
周围组织	反应性改变	浸润性改变
毗邻关系	无改变或被推移	挤压、隆起、粘连和浸润多见
可压缩性	好	差

三、彩色多普勒血流图

（一）彩超的基本原理

彩色多普勒血流显像：将利用多普勒原理获得的血流信息叠加在二维黑白图像上，测算出血流的动态信息。常用参数有血流速度、方向、血管阻力指数、收缩舒张期速度比值、血流形态（层流、湍流）等，并根据红细胞的移动方向、速度、分散情况，分别以红、蓝、绿三种基色显示。

值得注意的是，彩超的红、蓝色并不是代表动、静脉血流，而是人为规定的颜色用来表示血流方向。目前国际通用的显示方式为：朝向超声探头流动的血流为红色，背离超声探头流动的血流为蓝色。

（二）彩超在肿瘤诊断中的应用

彩超能显示肿瘤内部及周围的血管分布，恶性肿瘤与良性肿瘤相比，前者内部一般血流丰富，血管异常增粗且形态扭曲；彩超还可探及异常的动脉频谱。此外，彩超能用于观察抗肿瘤治疗的疗效。肿瘤在放化疗过程中，若治疗有效，彩超显示原异常血流丰富区范围变小，血管分布减少，血流阻力逐渐增加。

四、腔内超声诊断

（一）经阴道腔内超声

经阴道腔内超声在子宫、附件和盆底肿瘤检查中具有显著优势，但也存在一定的局限性和禁忌证。

其优势在于：① 患者无须充盈膀胱；② 检查不受肥胖及盆腔器官位置改变的影响；③ 腔内探头与盆腔器官接近，能更好地显示子宫、卵巢及盆底肿物等结构，能获得更清晰及准确的图像，尤其提高了血流显示的敏感性，有助于提高诊断率，减少漏诊率。

局限性及禁忌证：① 腔内探头频率高，穿透力局限，远场显示欠佳，故体积较大的盆腔肿物应联合腹部超声进行检查；② 在处女膜完整女性、月经期、阴道畸形、炎症等情况下其应用受到限制。

（二）经直肠腔内超声

经直肠腔内超声常应用于直肠和前列腺肿瘤的诊断，不仅能清晰地显示肠壁层次结构和前列腺内外腺分区，还可以判断肿瘤浸润深度、周围组织或器官受侵犯的情况，以及有无肠旁淋巴结的肿大、盆腔有无转移结节等，对于直肠和前列腺肿瘤术前超声TNM分期极有价值，是直肠癌新辅助放化疗疗效判断的重要评价手段。

在直肠腔内超声的引导下可对直肠壁内和前列腺可疑病灶进行穿刺活检，该方法操作简便、创伤小，可多部位、多点取材，是提高肿瘤检出率的关键。

五、声学造影

（一）声学造影的原理

超声造影又称增强超声成像（contrast enhanced ultrasound, CEUS）。与CT和MRI的增强原理相似，在普通超声的基础上，经静脉注射超声对比剂，在探头扫查区域可以获得高于普通超声波1000倍的谐波信号，极大弥补了普通超声使用的灰阶信号分辨力低的不足。由于超声对比剂仅存在于血管内，故超声造影专用于观察器官和肿瘤的血液灌注和微血管网分布状况，该技术在腹部肿瘤特别是肝脏占位性病灶的成功使用，是近年超声医学领域内一个重大的技术突破。

超声对比剂：是直径等于或小于红细胞的微小气泡。目前使用的第二代声学对比剂以SonoVue（声诺维）为代表，由极薄的磷脂包裹气体组成；其单分子层磷脂外壳无蛋白成分，弹性良好，能够耐受超声波所产生的声压，在交变声场中、低机械指数状态下能产生明显的谐波信号；其内的六氟化硫惰性气体，具有高分子质量及低水溶性。超声对比剂在血液中存在7~10min后，自行破裂，外壳的碎片由血液内吞噬系统消灭，内部的惰性气体由呼吸系统排出，故不良反应明显小于其他影像学对比剂。

（二）超声造影技术

超声造影技术有多种成像方式，以下两种为目前最基本的方法。

（1）高机械指数爆破成像法：为了观察对比剂在血管、脏器和组织中的分布信息，通常采用爆破微泡的方式，以获取丰富的谐波和再灌注信息，用于心肌缺血和梗死区域的判断。

（2）低机械指数连续成像：当发射的超声波其机械指数（代表输出能量）低于0.20时，称低机械指数。这种强度的超声波基本不击破微泡，可以连续、实时观察微气泡的路径和到达肿瘤的时间及方式，根据肿瘤的血供来源、丰富程度和对比剂流出肿瘤的时间来鉴别肿瘤性质。

（三）声学造影在肿瘤诊断中的应用

1. 肿瘤的诊断

超声造影与螺旋CT或MRI造影技术相似，低机械指数的造影技术能实时显示微泡进入肝动脉、门静脉、肝实质灌注直至消退的全过程。多中心临床试验证明：超声造影在肝局灶性占位病灶诊断的敏感性和特异性与增强CT/MR比较无统计学差异。在全身其他部位实体肿瘤，如肾脏肿瘤、胆囊胆管肿瘤、胰腺肿瘤及盆腔肿瘤也有明确临床价值，其探索应用是世界范围内的研究热点。

2. 疗效评价

超声造影能准确评价肝肿瘤微创治疗疗效。超声造影追踪射频术后肿瘤的残留情况，其敏感性（与三相动态CT相比）达100%，已广泛应用于冷冻、微波、海扶等介入治疗中的进针引导和术后疗效评价。在经导管动脉栓塞化疗（TACE）疗效的评价中，由于碘油干扰增强CT的判断，使用超声造影更加敏感。另外，超声造影还可评价肿瘤血管生成和抗血管靶向治疗的疗效。由于超声对比剂只存在血管内的特性，使用特殊显像技术可显示肿瘤粗大的架构血管的空间位置、肿瘤微血管的灌注程序和灌注量，因此，可通过对比抗血管生成治疗前后的肿瘤架构血管和微血管变化，评价治疗效果。

3. 引导穿刺

灰阶超声及彩超通常不能准确判断较大的肿瘤中的坏死区域，可通过穿刺前的超声造影检查，显示肿瘤内部的活性区域，提高穿刺的成功率。

六、介入性超声

介入性超声是在实时超声的引导下，完成各种穿刺活检、抽吸、插管、注药或治疗等操作，无须手术，达到与之相媲美的效果。目前，介入性超声发展迅速，并在现代医学中占有重要的地位。

超声引导下粗针穿刺活检定位准确、简便、安全、创伤性小，获得的活检组织标本能保留组织结构特征，有利于病理诊断，并且可做特殊染色或免疫组化染色，已成为现代肿瘤诊断不可缺少的技术。

有出血倾向、大量腹水及嗜铬细胞瘤、动脉瘤和位于肝表面的海绵状血管瘤等，以及胰腺炎急性发作期应避免穿刺。粗针穿刺活检可能出现肿瘤扩散、出血、感染、胆汁漏、胆汁性腹膜炎、胰腺炎等并发症。但大量临床实践表明，并发症发生率很低，是一种安全的技术方法。

此外，在超声引导下还可进行穿刺和置管引流，最常见的是胸腔积液穿刺和置管引流，还有经皮经肝胆管引流、腹部脓肿的超声引导穿刺和置管引流、肾盂穿刺置管引流等。

七、超声研究新进展

（一）肿瘤超声规范化诊断

近5年来，肿瘤超声规范化诊断成为超声领域研究的重点，由美国放射学院颁布的影像学词典在世界范围内得到广泛应用并开始在中国逐步推广，如乳腺结节 BI-RADS 分类、甲状腺结节 TI-RADS 分类、乙肝背景下肝局灶性病变 LI-RADS 分类。上述各大影像报告与数据系统，规范了影像词典，改变了过去只对占位性病灶做出可能的疾病诊断，而是对其恶性风险进行分层诊断，并根据相应肿瘤的治疗指南提出与临床医师一致的处置建议。以乳腺结节为例，评估为 BI-RADS 0 类的结节，需进一步结合其他影像学检查；BI-RADS 1 类，恶性风险为 0，一年复查一次；BI-RADS 2 类的结节，几乎不可能为恶性，一年复查一次；BI-RADS 3 类的结节，恶性风险≤2%，6个月复查一次；BI-RADS 4 类结节，恶性风险 3%~95%，建议穿刺活检；BI-RADS 5 类的结节，恶性风险＞95%，建议穿刺活检；BI-RADS 6 类的结节，经病理证实为恶性。

（二）新技术的探索

1. 弹性成像

在二维解剖学成像基础上，增加了新的维度——硬度成像，引入生物力学的杨氏模量原理，模仿医生触诊，为肿瘤诊断增加新信息。目前已经在超声仪器上使用的有4种弹性成像模式，最有价值的是剪切波成像，用千帕（kPa）或米/秒（m/s）显示肿瘤硬度。众多临床研究表明，弹性成像目前主要应用于肝脏、乳腺、甲状腺及前列腺等器官，用无创的办法评价肝实质硬度改变；乳腺、甲状腺及前列腺结节良恶性的鉴别诊断，减少不必要的穿刺；通过描绘组织硬度的分布评价组织学信息，有望评价肿瘤新辅助化疗疗效。

2. 三维超声成像

肿瘤的三维成像早已在各种影像学技术使用，但并不作为关键性技术，直至乳腺自动容积三维超声成像技术的出现。该技术彻底解决了手持式超声检查乳腺的最大弊端——操作者依赖性。图像标准化、自动冠状面成像（三维重建）和医学数字成像和通信（DICOM）数据远程传输，使得超声远程会诊成为可能，为乳腺的诊断及筛查提供新的契机。

3. 高分辨率血管成像

彩色血流成像一直是超声成像的一个重要技术之一，超声仪器计算速度的明显提高，使得血流显示的敏感性提高，原来无法显示的微细血管的血流状态得以显示。例如，脑、肾皮层血管和肿瘤内微细血管，对于化放疗的早期疗效评估很有帮助。

4. 计算机辅助诊断（CAD）

我国第一个甲状腺超声 CAD 于 2017 年获得国家食品药品监督管理总局批准上市。目前在做大规模临床试用，未来会有大样本研究报道出现。CAD 在肝肿瘤、乳腺肿瘤、儿科、肌骨等方面的应用软件正在研发中。

5. 超声靶向微泡对比剂

这类微泡对比剂在超声波作用下产生振动爆破，可增加乏血供肿瘤（如胰腺癌）的微血管通透性，使化疗药物和含氧血液进入肿瘤细胞之间，继而增加肿瘤放射或化学治疗的疗效。

（李安华　林　僖）

第七节　肿瘤介入诊断

一、概述

介入放射学（interventional radiology，IR）是以影像诊断为基础，在影像设备［数字减影血管造影（digital substraction angiography，DSA）、CT、超声、MR 等］导向下，利用穿刺针、导管、导丝及其他介入器材，对疾病进行诊断和治疗的学科。介入放射学属于微创医学，它既有外科手术的特点，又有内科治疗的机制，更有影像综合治疗知识，加之其特有的穿刺技术、导管导丝交换技术，使其形成了自成体系的新兴临床学科。介入技术对包括肿瘤在内的许多疾病有着特殊的诊断和治疗作用，并以微创、精准、高效、并发症少、恢复快、不破坏原组织解剖结构、可重复性强等优势解决了以往许多疾病的诊断和治疗难题。介入放射诊断和治疗技术自20世纪60年代一经出现就显示出了广阔的发展前景和旺盛的生命力，新技术、新项目不断涌现，并形成了包括心血管、神经、肿瘤等在内的多个介入学科分支。肿瘤介入放射学包括诊断和治疗两个方面的内容。本节主要介绍肿瘤介入诊断的内容，而肿瘤介入治疗的内容将在第十章第三节中予以介绍。

二、技术应用

（一）经皮穿刺活检

1. 原理

经皮穿刺活检（percutaneous biopsy）是在影像设备导向下，利用活检针经皮穿刺实体肿瘤组织获取细胞或组织标本，用于明确组织的病理学性质或了解肿瘤组织的分子基因分型，为肿瘤治疗方案的制订或预后判断提供帮助。

2. 方式及特点

经皮穿刺活检主要分三种活检方式：细针抽吸活检；组织切割活检；环钻活检。活检方式的特点：细针抽吸活检是用细针抽吸组织，对组织损伤小，只能获取组织细胞学标本；组织切割活检是用较粗的切割针获得细条状的组织芯或碎块，用于病理学诊断或基因分型；环钻活检是用环转针切割骨或软骨病变组织，取得组织学标本。

3. 影像设备的选择

根据活检组织所在部位的解剖结构特点来选择最适合的影像导向设备。颅内肿瘤穿刺活检需在CT或MRI引导下进行；头面部、颈部及肺内肿块的活检以CT引导为主，颈部肿块、位置表浅的大肿块也可采用超声或普通X线透视引导；腹盆部组织和器官内病灶可选择超声或CT引导。骨及软组织系统病变主要采用CT引导。乳腺肿块穿刺活检多应用钼靶电脑立体定位系统和超声引导。

4. 适应证

未经病理学诊断的脏器占位性病变（空腔脏器除外），需获取细胞或组织进行病理学检查，以明确病变性质。① 颅脑：颅内占位性病变的诊断与鉴别诊断。② 头面部及颈部：鼻咽癌放疗后复发的诊断、头面部肿物、甲状腺结节的诊断等。③ 胸部：肺部结节、胸膜或胸壁肿块、纵隔或肺门肿块、心包肿物、乳腺肿块的定性诊断等。④ 腹盆部：肝脏良恶性肿瘤的定性诊断，恶性胆道梗阻疑为肝门区肿瘤者，影像学检查拟诊为肝癌时治疗前需有病理诊断。胰腺肿物、肾上腺肿物、肾脏肿物、腹膜后淋巴结、盆腔脏器肿物的诊断等。⑤ 骨和软组织：原发软组织和骨骼肿瘤的组织学诊断，原发骨肿瘤和继发骨肿瘤的鉴别，原发灶不明转移瘤活检有利于寻找原发灶，骨肿瘤和炎性病变的鉴别等。⑥ 淋巴结（特别适用深在的和血管旁淋巴结活检）：淋巴结肿大的鉴别诊断，多发部位肿瘤的淋巴结肿大的鉴别，淋巴瘤分类、分期，淋巴瘤治疗后怀疑残余或复发等。

5. 禁忌证

凝血机制障碍；无安全的穿刺途径；病灶怀疑为血管瘤。

6. 并发症

疼痛、出血、气胸（经肺组织穿刺时）、感染、针道种植转移等。

（二）经导管血管造影诊断

经导管血管造影诊断是采用经皮穿刺技术将导管插入脏器血管或肿瘤供血血管内，并通过数字减影血管造影（DSA）设备行选择或超选择性造影检查，以了解脏器血管结构、确定肿瘤部位、明确肿瘤供血特点、帮助肿瘤良恶性鉴别；血管造影还有助于肿瘤破裂出血及出血部位的判断；对经导管造影明确肿瘤良恶性诊断或明确出血部位者，可实施经导管内灌注化疗或栓塞治疗。经导管肝动脉造影术以及肝癌经肝动脉栓塞是目前应用最多的肿瘤血管造影和栓塞治疗技术。良恶性肿瘤有一些共同的DSA征象：供血动脉增粗、分支血管推压移位、肿瘤局部血管增多、肿瘤染色现象等。恶性肿瘤DSA主要征象按照其时间进展分为三期。

1. 动脉期表现

表现为：① 供血动脉增粗、迂曲；② 分支血管受压推移或包绕肿瘤，狭窄、中断；③ 肿瘤血管，其表现为肿瘤内小血管分支呈不规则扩张、粗细不匀、结构紊乱；④ "血管湖"，富血供肿瘤因对比剂在异常扩张的肿瘤血管内呈湖样或池样聚集故称之；⑤ 静脉早现，由于肿瘤同时破坏相近的动静脉壁引起的动静脉瘘的存在，回流静脉在动脉期即显影。

2. 实质期（毛细血管期）表现

由于对比剂聚集或滞留于间质间隙和肿瘤血管内，出现肿瘤瘤体"染色"。呈浸润性生长的肿瘤，染色边缘不清、轮廓不整。

3. 静脉期表现

静脉主干或其分支内瘤栓形成，表现为静脉充盈缺损或阻塞。

(三)血管插管造影 CT 诊断

血管插管造影 CT 诊断主要用于发现肝肿瘤，特别是小肝癌、微小肝癌。应用 Seldinger 技术行股动脉插管，将导管置于肝动脉或腹腔干，经导管直接注入对比剂的同时对肝脏进行 CT 扫描，获取真正的肝动脉造影图像，称为动脉造影 CT（CT arterial angiography，CTAA）或肝动脉造影 CT（CT hepatic arteriography，CTHA）；将导管置于肠系膜上动脉或脾动脉注入对比剂，待对比剂经门静脉回流到肝脏时进行肝 CT 扫描，称为 CT 动门脉造影（CT arterial portography，CTAP），此时肝实质密度明显提高，而人类原发性肝细胞癌（HCC）的密度基本不增加。经肝动脉导管注入 3~5mL 碘油，2 周后再进行 CT 扫描，称为 CT-Lp（CT-lipiodol），碘油在微小癌灶上的沉积可起到诊断与治疗作用。CTAP、CTHA、CT-Lp 结合临床甲胎蛋白（AFP）资料有助于肝内病变的诊断，而碘油在肝癌病灶内的沉积标记作用，也有助于 CT 引导下消融治疗时对病灶的精准定位和布针。

（黄金华　吴沛宏）

参 考 文 献

白人驹，张雪林.2010.医学影像诊断学.3 版.北京：人民卫生出版社

陈炽贤，高元桂.2002.中华影像医学.北京：人民卫生出版社

蒋宁一.2012.简明核医学教程.2 版.北京：人民卫生出版社

金征宇.2011.医学影像学.2 版.北京：人民卫生出版社

孟悛非.2016.医学影像学.3 版.北京：高等教育出版社

申宝忠，杨建勇.2018.介入放射学.北京：人民卫生出版社

于丽娟.2009.PET/CT 诊断学.北京：人民卫生出版社

Geschwind JFH, Soulen MC. 2016. Interventional Oncology:Principle and Practice of Image-Guided Cancer Therapy. Cambridge: Cambridge University Press

He N, Wu YP, Kong Y, et al. 2015. The utility of breast cone-beam computed tomography, ultrasound, and digital mammography for detecting malignant breast tumors: a prospective study with 212 patients. European Journal of Radiology, 85 (2): 392~403

Phi XA, Tagliafico A, Houssami N, et al. 2018. Digital breast tomosynthesis for breast cancer screening and diagnosis in women with dense breasts - a systematic review and meta-analysis. BMC Cancer, 18:380

Therasse P, Arbuck SG, Eisenhauer EA, et al. 2000. New guidelines to evaluate the response to treatment in solid tumors. J Natl Cancer Inst, 92 (3): 205~216

第六章　肿瘤临床诊断与标志物检查

肿瘤的临床诊断和其他疾病的诊断相似，包括询问病史、体格检查、常规化验和特殊检查。肿瘤的临床特征对早期诊断具有重要意义，详细的病史询问必不可少，症状是不可忽视的线索，患者的个人史、家族史等也需综合考虑。体征不但对肿瘤的诊断和鉴别诊断至为重要，而且对确定肿瘤有无临床转移、评估患者全身及局部情况，也具有重要作用。在怀疑恶性肿瘤的情况下，对患者进行一系列有针对性的辅助检查，包括对血液学、分泌物、排泄物的常规检验，可以帮助进一步明确疾病的性质。影像学、内窥镜、免疫学和病理检查等方法的精确度正在不断提高，有助于临床医生进一步了解疾病的范围、程度、类型及明确诊断。肿瘤预测标志物是反映肿瘤存在及进展的一类化学物质，异常存在于肿瘤组织、细胞或血液、分泌物中，其存在或变化可提示肿瘤的组织发生、细胞分化和功能，可协助肿瘤的诊断、分类、预后判断以及治疗指导。目前尚未找出可以诊断肿瘤的简便有效或具有高度特异性的检测方法，但有些标志物对某种肿瘤的诊断、治疗和预后具有一定参考价值。

第一节　肿瘤临床诊断

疾病的正确诊断是临床医师应用医学基础知识和临床实践经验，综合多学科知识技能的分析过程，是几个世纪发展起来的技能。肿瘤的临床正确诊断，尤其是早期诊断，是施行合理治疗和治疗成功的基础，首诊医生责任重大。肿瘤的临床表现多种多样，临床医师应熟悉不同类型肿瘤的临床症状，尤其是早期症状，还应熟悉各种辅助诊断方法的内容及其应用的特点。在诊断过程中要与相应医技科室医师密切配合，才能尽早做出正确诊断。

一、询问病史

一切疾病的诊断必须从询问病史入手，临床医师必须首先认真、细致地询问病史，注意倾听患者主诉及其回答病史询问的要点。采集全面准确的病史是正确诊断的重要依据之一。根据病者诉述的病史，以及起病原因和病程发展情况进行分析、归纳、判断，以便有目的地进行全面而有重点的体格检查及其他特殊检查。综合病史和临床有关项目检查，做出正确的诊断。在询问病史时应注意下述几方面。

（一）肿瘤的临床表现

肿瘤患者因肿瘤发生的部位和性质不同，其临床表现多种多样，归纳如下。

1. 局部表现

1）肿块　患者常因触及或发现身体某部位有肿块而就诊。肿块可发生于身体的任何部位，位于或邻近体表者，如皮肤、软组织、乳房、睾丸、肢体、口腔、鼻腔、肛管、直肠下段的肿块均可扪及。有时可在颌下、锁骨上、腋窝、腹股沟处扪及转移淋巴结。内脏肿瘤较大时也可扪及。

2）肿瘤引起的阻塞症状　多见于呼吸道、消化道患者，如喉癌、舌根癌可引起呼吸困难；肺癌完全或部分阻塞支气管可引起肺不张和各种呼吸道症状；食管癌可引起吞咽噎感、吞咽疼痛、吞咽困难；胃窦癌引起幽门梗阻，病者发生恶心、呕吐、胃胀痛；肿瘤阻塞肠腔时，引起肠梗阻症状（腹痛、腹胀、恶心、呕吐，甚至不能排便、排气）。

3）肿瘤引起的压迫症状　纵隔肿瘤，如恶性淋巴瘤、胸腺瘤、畸胎瘤或纵隔转移癌压迫上腔静脉时，可出现头、面、颈、上胸壁肿胀，胸壁静脉怒张，呼吸困难，发绀等；甲状腺癌压迫气管、食管、喉返神经时，可引起呼吸困难、吞咽困难、声嘶；腹膜后原发或继发肿瘤压迫双侧输尿管，可导致尿少、无尿；前列腺癌压迫尿道口时，可引起尿频、尿痛、排尿困难和尿潴留。

4）肿瘤破坏所在器官结构和功能　骨恶性肿瘤破坏骨，影响邻近关节功能，甚至引起病理性骨折，使患肢功能丧失；脑肿瘤压迫破坏患处脑组织功能，引起相应的定位症状（抽搐、偏瘫、失语等）与颅内压增高症状（头痛、呕吐、视力障碍）；肺癌、胃肠道癌、膀胱癌等破坏所在器官，患者发生咯血、呕血、便血、血尿。

5）疼痛　疼痛为肿瘤患者常见症状。肿瘤初期一般无疼痛，但发生于神经的肿瘤或肿瘤压迫邻近神经，或起源于实质器官以及骨骼内肿瘤生长过速，引起所在器官的包膜或骨膜膨胀紧张，产生钝痛或隐痛；肿瘤阻塞空腔器官，如胃肠道、泌尿道，产生疼痛，甚至剧痛；晚期肿瘤，侵犯神经丛、压迫神经根可发生顽固性疼痛；腹腔肿瘤大出血，或引起胃肠穿孔发生急性腹痛；肿瘤骨转移可产生骨痛。

6）病理性分泌物　发生于口、鼻、鼻咽腔、消化道、呼吸道、泌尿道、生殖道等器官的肿瘤，如果向腔内溃破或合并感染，常有血性、脓性、黏液性或腐臭性分泌物自腔道排出，如鼻咽癌涕血、肺癌血痰、泌尿道癌血尿、直肠癌便血等。

7）溃疡　发生于皮肤、黏膜、口腔、鼻咽腔、呼吸道、消化道、宫颈、阴道、外阴等处肿瘤，常易溃烂合并感染，有腥臭分泌物或血性液排出。皮肤癌患者多以溃疡为主诉就医。

2. 全身表现

肿瘤的早期无明显的全身症状，随着肿瘤的发展，可出现下列症状。

1）发热　发热常见于恶性淋巴瘤、肝癌、肺癌、骨肉瘤、胃癌、结肠癌、胰腺癌及晚期癌症患者；热型不一，一般持续低热，亦有持续性高热和弛张热。恶性肿瘤合并发热的机制有：肿瘤细胞、白细胞和体内其他正常细胞产生"内源性致热原"，作用于丘脑下部，引起体温调节障碍；肿瘤内出血、坏死，产生毒性物质，使机体对异性蛋白过敏；合并感染；少见的体温调节中枢转移。

2）进行性消瘦、贫血、乏力　为晚期癌症患者多见的症状。食管、胃、肝、胰、结肠的癌症患者，因进食、消化、吸收障碍，较多发生此类症状。凡40岁以上出现进行性消瘦、贫血等症状的患者，均应细心检查。

3）黄疸　首先应考虑胰头、胆总管下段、胆胰管或十二指肠乳头等处发生肿瘤压迫与阻塞胆总管末端所致。原发性肝癌、转移至肝的癌结节压迫肝门区肝管，亦可出现黄疸。

3. 肿瘤伴随综合征

恶性肿瘤的临床表现，除了肿瘤原发和转移性引起外，还有由肿瘤产生的异常生物学活性物质引起患者的全身临床表现，统称为肿瘤伴随综合征（paraneoplastic syndrome）或副癌综合征，也称肿瘤"远隔效应"。本综合征有时可在肿瘤局部症状出现前呈现，及时发现这些征象，有助于原发肿瘤的早期诊断。

1）皮肤与结缔组织方面表现　①瘙痒：淋巴瘤，尤其是霍奇金淋巴瘤，可以皮肤瘙痒为首发症状。脑瘤特征性瘙痒限于鼻孔。其他的有白血病、内脏肿瘤。凡40岁以上有进行性瘙痒病者，需考虑有恶性肿瘤可能。②黑棘皮病：本病特征是皮肤呈乳头状增殖，弥漫性色素沉着，过度角化和皮损呈对称性分布于皮肤皱褶部位（颈、腋、会阴、肛门、外生殖器、腹股沟、大腿内侧、脐部、肘与膝关节屈侧等）。多见于40岁以上患者。最常发生于胃肠道、肝、胰、肺和乳腺癌。③皮肌炎：是以对称性进行性近端肌肉软弱和典型的皮肤损伤为特征的炎症性肌病。伴发的肿瘤以乳腺癌、肺癌为多，其次为卵巢癌、宫颈癌、胃癌、大肠癌及恶性淋巴瘤，也与鼻咽癌并存。常在肿瘤有症状前出现。④匍行性回状红斑：是一种全身性皮炎，奇形怪状，斑马样或红斑块样改变，可发生于食管癌、乳腺癌、肺癌、胃癌和宫颈癌。⑤带状疱疹：伴发的肿瘤以淋巴瘤最多，其他有胃癌、肺癌、肠癌、前列腺癌、食管癌、阴茎癌、宫颈癌、乳腺癌等。目前认为，这是由于免疫功能低下病毒感染的结果。

2）肺源性骨关节增生　主要表现为杵状指、肺性关节痛、骨膜炎和男性乳房肥大。见于肺癌、胸膜间皮瘤及已发生胸内转移的恶性肿瘤。此症多数出现于原发肿瘤症状前几个月。

3）神经系统方面表现　①多发性肌炎：症状通常是近端肌进行性无力，手臂伸肌比屈肌先受累，病变肌肉有触痛但不萎缩，反射可以消失或减弱。乳腺癌、宫颈癌、胆囊癌、肺癌、肾癌、卵巢癌、胰腺癌、前列腺癌、直肠癌、甲状腺癌以及白血病和淋巴瘤都可伴有此综合征。②周围神经炎：症状为四肢感觉异常及疼痛，以至丧失感觉，可伴有肌无力，最常见于肺癌，亦见于多发性骨髓瘤、霍奇金淋巴瘤、白血病、胰腺癌、胃癌、结肠癌、乳腺癌和卵巢癌。③肌无力综合征：初发症状多为肌力减退、乏力，随后出现肌无力、口腔干燥、眼睑下垂、复视、轻度视力障碍、声音嘶哑和阳痿等症。常伴发于肺癌，可在肺癌确诊前出现。

4）心血管方面表现　①游走性血栓性静脉炎：其特征是静脉局部疼痛和压痛，可触及索状物，局部水肿，但不伴红、热等炎症表现。具有游走性，在不同的部位反复出现。任何内脏肿瘤均可出现，以胰腺癌最多。② 非细菌性血栓性心内膜炎：原因不明，表现为血纤维蛋白在心瓣膜积贮成疣状血栓，导致脑、冠状动脉或四肢的动脉栓塞和猝死。可见于胃癌、肺癌或胰腺癌。

5）内分泌与代谢方面表现　① 皮质醇增多症：亦称"异位促肾上腺皮质激素（ACTH）分泌综合征"。患者可有皮肤色素沉着、虚弱、肌无力、水肿、糖尿、高血压及低钾性碱中毒等，亦可出现精神障碍。此综合征最多见于肺癌、恶性胸腺瘤和胰腺癌，偶见于乳腺癌、胃癌、结肠癌、宫颈癌等患者。此征可与肿瘤其他症状同时、之前或之后出现。② 高钙血症：临床表现为厌食、恶心、呕吐、便秘、嗜睡和精神错乱。最常见于肺、肾和乳腺肿瘤，也可见于肝癌和结肠癌，高血钙症是癌症患者常见的合并症。③ 低血糖症：功能性胰岛细胞瘤是最常见的产生低血糖的肿瘤，其次为肝癌，偶见盆、腹腔腹膜后间叶组织肿瘤。患者可有恶心、呕吐和嗜睡，有些患者表现出水中毒症状。④ 高血糖症：以肾上腺嗜铬细胞瘤为多，次为胰腺癌。⑤ 类癌综合征：临床表现为阵发性潮红、发绀、腹痛、腹泻和哮喘样发作等。通常见于消化道（阑尾、结肠和直肠）类癌，亦见于支气管腺癌、肺癌、甲状腺髓样癌和胰腺癌等。

6）血液系统方面表现　① 慢性贫血：常见于内脏癌症患者。原因可能是出血、营养缺乏、红细胞生成障碍、红细胞寿命缩短而溶血增多等。② 红细胞增多症：多见于肝癌与肾癌患者。其原因是肿瘤产生的一种类似或相同于由肾、肝产生的促红细胞生成素的含量增高。③ 类白血病反应：癌症患者可发生嗜酸性粒细胞增多症，较常见于结肠癌、胰腺癌、胃癌和乳腺癌患者。淋巴细胞类白血病反应可发生于乳腺癌、胃肠癌和肺癌患者。可能与肿瘤的坏死或肿瘤毒性物质释放或病灶转移有关。④ 纤维蛋白溶解性紫癜：肺癌、前列腺癌、急性白血病、胰腺癌等患者可伴纤维蛋白原缺乏引起的出血性紫癜。⑤ 血小板增多：多见于慢性粒细胞白血病、霍奇金淋巴瘤及其他实体瘤，无法解释的血小板增多可能是肿瘤的早期征象。

4. 十大警告信号

根据我国特点，全国肿瘤防治办公室提出了我国常见肿瘤的十大警告信号，这可作为人们考虑癌症早期征兆的参考：① 乳腺、皮肤、舌部或者身体任何部位有可触及的或不消的肿块；② 疣（赘瘤）或黑痣明显变化（如颜色加深、迅速增大、瘙痒、脱毛、渗液、溃疡、出血）；③ 持续性消化不良；④ 吞咽食物时梗噎感、疼痛、胸骨后闷胀不适、食管内异物感或上腹疼痛；⑤ 耳鸣、听力减退、鼻塞、鼻衄、抽吸咳出的鼻咽分泌物带血、头痛、颈部肿块；⑥ 月经期不正常的大出血，月经期外或绝经后不规则的阴道出血，接触性出血；⑦ 持续性嘶哑、干咳、痰中带血；⑧ 原因不明的大便带血及黏液或腹泻与便秘交替，原因不明的血尿；⑨ 久治不愈的伤口、溃疡；⑩ 原因不明的较长时间体重轻。

（二）患者的性别、年龄

癌多发生于中年以上和老年人，但肝癌、结直肠癌、甲状腺癌等亦见于青少年。肉瘤一般以青少年及儿童多见，少数亦见于中年和老年人。消化道癌、肺癌以男人为多，乳腺癌主要发生于40岁以上的妇女，极少数男性也患乳腺癌。小儿恶性肿瘤以起源于淋巴、造血组织、神经组织和间叶组织较多；肾母细胞瘤、神经母细胞瘤、视网膜母细胞瘤在4岁或5岁以前发生最多。

（三）病程

良性肿瘤的病程较长，可存在数年以至数十年，如在短期内迅速增大，意味着转变为恶性的可能。恶性肿瘤发展较快，病程较短。

（四）肿瘤家族史

乳腺癌、子宫癌、胃癌、结直肠癌、视网膜母细胞瘤、白血病等可能有遗传倾向。故必须询问家族成员中有无肿瘤发病情况。

二、体格检查

体格检查是肿瘤的最重要部分。通常根据患者主诉某些症状的特点，对有关器官组织进行仔细的和有目的体格检查。为了避免误诊和漏诊，常规对所有疑为肿瘤的患者采用视诊、嗅诊、触诊、叩诊和听诊五法进行全身检查和肿瘤局部检查。

（一）全身检查

全身检查的目的在于确定患者是否患肿瘤，良性或恶性，原发性或继发性，身体其他器官组织有无转移，同时检查重要器官的功能情况，以决定能否耐受手术或放疗、化疗等措施。

1. 视诊

观察患者的精神状态、体质和营养状况，以判断肿瘤对全身的影响程度。局部视诊，需从头、面、五官、颈、胸、腹、背、脊柱、四肢、肛门和外生殖器等处观察肿瘤大小、形态和异常表现，了解肿瘤的局部概况。例如，边缘隆起、基底凹凸不平的溃疡，一般为皮肤癌。头、面、颈、胸壁皮下浮肿、颈部以及上胸壁静脉怒张、气促，多为纵隔肿瘤压迫上腔静脉与气管所致。

2. 嗅诊

发生于皮肤、口腔、鼻咽腔、外阴、肛管、宫颈等的癌症，因溃烂、感染可排出恶臭分泌物，患者就诊检查时，常可嗅及腥臭气味。

3. 触诊

触诊为体表及深部肿块的重要检查方法。凡在肢体皮肤、软组织、骨骼、淋巴结、腮腺、甲状腺、乳腺、口腔、鼻咽腔、肛管、直肠、子宫及附件、阴道和腹腔等处的肿瘤，均需进行触诊检查或双合诊检查。触诊可初步确定肿瘤的发生部位、表面情况、形状、边界、活动度、硬度、大小，有无波动、压痛、搏动，局部温度是否升高，局部淋巴结与邻近器官是否受累。

4. 叩诊

常用于胸腔和腹腔器官的物理检查。肺癌合并胸腔积液时，患侧叩诊呈浊音。恶性肿瘤侵犯心包、心脏，引起心包积液，叩诊心脏浊音界加宽。腹部叩诊为实音，可能为实体性肿瘤，但在肿瘤上面覆盖有肠管时叩诊发出鼓音。

5. 听诊

喉癌破坏声带，甲状腺癌或纵隔肿瘤压迫喉返神经，引起声音嘶哑。肺癌引起肺不张，听诊时可发现呼吸音减弱或消失。结肠癌、直肠癌患者合并肠梗阻时，于腹壁可听到肠蠕动音亢进和高调气过水音。血管丰富的肿瘤，如骨肉瘤、甲状腺癌、肝癌、胰腺癌和蔓状血管瘤、动脉瘤等，常可听到震颤性或响亮的血管杂音。

（二）局部检查

局部检查的目的在于确定肿瘤发生的部位与周围组织的关系，着重检查肿块与区域淋巴结受累情况。

1. 肿块

为肿瘤患者最常有的临床表现，注意检查肿块下述几项特点。

1）肿瘤部位　以视诊、触诊明确肿瘤发生部位及肿瘤侵袭范围。内脏肿瘤除外，通常须做特殊检查（如影像学检查、内窥镜检查）来确定部位。

2）肿瘤大小　肿瘤的长度、宽度和厚度以厘米记录，一般仅能测量肿瘤的长度和宽度（肿瘤的最长径和最大垂直直径）。

3）肿瘤的形状　良性肿瘤多为圆形或椭圆形，如纤维瘤、神经纤维瘤、腺瘤，而脂肪瘤呈分叶状；恶性肿瘤多呈不规则。

4）肿瘤边界　良性肿瘤有完整包膜，边界清楚；恶性肿瘤浸润生长，边界不清。

5）肿瘤的硬度　癌多坚硬或韧实，其中央坏死有囊性感；脂肪瘤质软；纤维瘤、纤维肉瘤、横纹肌肉瘤等质韧实；恶性淋巴瘤如橡皮样硬度，略带弹性；甲状腺、乳腺及卵巢囊性肿瘤呈囊性感，但囊内充满液体则韧实；骨肉瘤一般坚硬；海绵状淋巴管瘤质软有可压缩性。

6）肿瘤表面　注意肿瘤表面皮肤颜色是否正常或潮红，有无结节、平滑或凹凸不平，肿瘤与皮肤或基底有无粘连，皮肤及皮下静脉怒张情况，有无溃疡。良性肿瘤表面多平滑。恶性肿瘤表面多凹凸不平，静脉怒张明显或溃疡；皮肤基底细胞癌溃烂后多呈鼠咬状溃疡。

7）活动度　良性肿瘤与周围组织无粘连，活动度好；恶性肿瘤早期多可活动或活动度受限，中后期活动度低或完全固定。

8）压痛　如肿块有压痛，通常为炎症、外伤或血肿；肿瘤肿块一般无压痛，如溃烂、感染或压迫邻近神经则多有轻、中度或重度压痛。

9）皮肤温度　肿块局部皮肤温度升高，提示为炎症或血管性肿瘤；某些富于血管的肿瘤，如骨肉瘤、血管肉瘤、妊娠哺乳期乳腺癌，其患部皮肤及皮下血管充血，局部皮肤温度多较高。

10）搏动和血管杂音　主动脉瘤、动静脉瘘、蔓状血管瘤以及富于血供的恶性肿瘤（如骨肉瘤）的患部，可触到搏动和听到血管杂音。肝癌肿块表面腹壁亦可听到血管杂音。

2. 体表淋巴结检查

体表淋巴结检查，对于了解肿瘤患者有无区域淋巴结转移和制订治疗方案有重要意义。体表淋巴结主要有左右侧的颈部、腋窝和腹股沟六大淋巴结群，还有左右肘部和腘窝淋巴结。全身体格检查时，着重检查这些部位淋巴结。要仔细检查有无淋巴结肿大，同时观察淋巴结硬度、大小、数目、分散或融合等。

三、实验室检查

化验主要是血、尿、粪三大常规检查，这对于肿瘤的确诊有相当大的帮助。例如，白细胞增多并在周围血中发现幼稚的白细胞，应考虑白血病。泌尿系统的肿瘤，常常尿中见到红细胞。骨髓瘤的患者，尿中有时出现本周蛋白。尿的妊娠试验是绒毛膜上皮癌的主要诊断根据。尿液离心沉淀，可以找到泌尿系统肿瘤细胞。大便有黏液和红细胞，应考虑是直肠癌。潜血试验长期阳性提示胃肠道癌出血的可能。

四、特殊检查

根据患者的病史和体格检查的结果，有目的地选做某些检查项目。临床医师必须熟悉各项检查的意义、指征和局限性。过多无意义的检查既延误时间，浪费钱，又增加患者的痛苦，应尽量避免。

1. 影像学检查

影像学检查包括X线片、计算机X线体层摄影（CT）、磁共振成像（MRI）、正电子发射断层成像（PET）、超声波、放射性药物显像、放射免疫显像（RII）、发射计算机断层（ECT）。近年来，分子影像（molecular imaging）学技术越来越多用于临床，它是运用影像学手段显示组织水平、细胞和亚细胞水平的特定分子，反映活体状态下分子水平变化，对其生物学行为在影像方面进行定性和定量研究的科学。分子影像技术是医学影像技术和分子生化以及计算机科学相结合的一门新的技术。相比传统的医学影像技术，分子影像具有"看得早"的特点，能够在尚无解剖结构改变的疾病前检出异常，在探索疾病的发生、发展和转归以及评价药物的疗效中，起到连接分子生物学与临床医学之间的桥梁作用。

2. 内窥镜检查

内窥镜用于临床，能及时发现受检器官、腔道肿瘤，特别是早期癌症或息肉恶变、异型增生以及溃疡癌变。包括食管、气管、胸腔、腹腔、子宫、膀胱、结肠等检查。常用的内窥镜有食管镜、支气管镜、结肠镜、膀胱镜、胃镜、腹腔镜等。

3. 超声内镜检查

超声内镜检查术（endoscopic ultrasonography，EUS）是将内镜和超声相结合的消化道检查技术，在内镜直接观察消化道黏膜病变的同时，可利用内镜下的超声行实时扫描，可以获得胃肠道的层次结构的组织学特征及周围邻近脏器的超声图像，从而进一步提高内镜和超声的诊断水平。另外，在超声内镜介导下，应用细针穿刺抽吸活检术也明显提高了病变的确诊率。

4. 肿瘤预测标志物

肿瘤预测标志物是反映肿瘤存在的化学物质。它们异常存在于肿瘤组织、细胞或患者血液、分泌物中，它们的存在或变化可以提示肿瘤的组织发生、细胞分化和功能，以帮助肿瘤的诊断、分类、预后判断以及指导治疗。

5. 基因检测

若没有基因鉴定，恶性肿瘤的诊断似乎是不完整的。这种预后或预测分析可利用多种技术来开展，包括细胞遗传学、荧光原位杂交（FISH）、标准分子技术和第二代测序技术（NGS）等，在这些手段的帮助下，临床医生和科学家们就能够有效鉴别出和癌症相关的基因突变，为癌症治疗和开发靶向性的新型疗法提供依据。

五、病理检查

病理学检查是目前肿瘤诊断最为可靠的方法之一。

1. 细胞学检查

主要是收集胃液、痰液、胸水、腹水、尿液和阴道分泌物离心沉淀涂片或直接涂片，用特殊染色法在显微镜下找癌细胞。此法具有简便、安全、准确、迅速和经济等特点。

2. 组织学检查

为了明确病理组织学诊断，首先获得必要的组织作检查。常用的方法有以下几种。

1）咬取活检　皮肤或黏膜上的肿块，用活检钳在肿瘤边缘与正常组织之间咬取标本。

2）切取活检　在肿瘤边缘切取足够组织，淋巴结活检要求取出有完整包膜的淋巴结。

3）切除活检　体表肿瘤很小者，应将肿块全切除，切除时应包括肿瘤周围少许正常组织。

4）针吸活检　用特制的针穿刺吸取组织送病理做组织学检查或做细胞涂片检查。常用于体表肿块、淋巴结、口腔、甲状腺、乳腺肿块等。

5）刮取活检　多用于肿块表面、瘘管、宫颈等处的肿瘤。用刮匙在肿块表面刮下组织，做病理切片检查，也可做细胞学检查。

六、诊断性手术

位于内脏的肿块，经使用目前可以应用的各种方法检查后，仍不能确定病变的性质，可以考虑诊断性手术，也可同时做肿瘤切除。

七、肿瘤临床分期

对患者采用前述各种检查方法，一旦确诊为癌症，在制订治疗方案之前，必须准确地估计肿瘤扩展范围，这种估计叫作"分期"。常用的分期法有临床发展分期、临床病理分期和TNM分期等。本文介绍国际抗癌联盟（UICC）的TNM治疗前临床分期（cTNM）。

T表示原发肿瘤：T0表示未见原发肿瘤，Tis表示原位癌，T1、T2、T3、T4表示肿瘤大小和范围，Tx表示没有最低限度的临床资料判断肿瘤大小。

N表示区域淋巴结：N0表示无淋巴结转移，N1、N2和N3表示淋巴转移的程度，N4表示邻区淋巴结有转移；Nx表示对区域淋巴结不能做出估计。

M表示远处转移：M0表示未见远处转移，M1表示有远处转移，Mx表示对远处转移不能做出估计。

八、恶性肿瘤的诊断原则

（1）以临床诊断为基础。需要对初诊的患者进行详细的症状询问和体格检查，最起码的诊断和鉴别诊断手段非常重要，可以初步判断患者是否可能患恶性肿瘤、肿瘤的原发部位以及疾病的进展程度，为后续的诊断打下坚实基础。

（2）借助一系列辅助检查手段。通过临床诊断分析，对患者的疾病有了初步的认识和理解后，可有针对性地做一系列辅助检查，帮助判断疾病的性质和进展。

（3）获得病理组织学的恶性证据。病理组织学证实癌的存在是个原则，诊断有怀疑时，要会诊，通常要追踪，治疗前应确定诊断。罕见的病例或临床的病例，可能有不同的诊断，通过进行会诊，进行第二次鉴定。

（4）个体化分析病情。一旦病理组织学诊断完成，需要对患者的病情进行个体化分析，如分期、亚型分类，甚至是分子生物学或是遗传学特点，从而确定患者疾病的预后及治疗手段，达到精准治疗的目的。

（姜文奇　史艳侠）

第二节　内 镜 检 查

内镜是用于直接观察、诊断和治疗人体体腔或管腔内病变的重要手段。它的出现可追溯到200多年前，但内镜诊疗技术的飞速发展始于20世纪50年代光导纤维内镜的发明。半个多世纪以来内镜已从消化道、呼吸道、泌尿道、胸腹腔发展至几乎全身所有管腔，甚至心血管病的诊疗应用。由于内镜检查直观，并可同时采集体液、组织标本进行生化、细胞学和病理组织学等检查，从而使疾病的诊断水平得到了显著提高；借助内镜尚可进行各种微创治疗，不仅使一些原需手术治疗的疾病避免了手术，而且可对不能手术的疾病进行姑息治疗，缓解患者痛苦、提高其生活质量。

一、内镜的种类

（一）根据接物镜的位置分类

1）前视式　是目前使用最广泛的一种内镜。接物镜在前端平面，镜面可弯曲180°～270°，用于诊断和治疗食管、胃、十二指肠、小肠、结肠和胆道等多部位的病变。

2）侧视式　接物镜在镜身前端呈90°的侧面，主要用来观察十二指肠乳头，以及插管进行逆行性胰胆管造影或做Oddi括约肌切开术、胆道支架置入术等治疗，也可用来观察胃部，特别是胃小弯的病变。

3）斜视式　接物镜在镜身前端呈约30°的斜面，可用于兼顾食管和胃肠的观察。

（二）根据镜体强度分类

1）硬镜　镜身由金属+玻璃透镜制成，光学图像质量高，不能屈转观察，如腹腔镜、关节镜。

2）软镜　镜身由高强纤维+导光纤维制成，光学图像质量低于硬镜，但镜体柔软可屈，如胃镜。

（三）根据成像方法分类

1）光学内镜　通过物镜+导光玻璃纤维/玻璃透镜+目镜，直接观察病灶，如纤维胃镜。现已少用。

2）电子内镜　通过物镜+图像传感器+电子显示器，间接观察病灶，如电子胃镜。

（四）根据用途分类

1. 消化系统

（1）胃镜。

（2）十二指肠镜。

（3）胆道镜。

（4）子母型胰胆管镜。母镜为十二指肠镜；子镜非常细，可经十二指肠镜工作通道插入十二指肠乳头后观察胰管及胆管。

（5）小肠镜。目前应用的主要有三种：①推进式，术者将小肠镜由口经食管、胃、十二指肠插入空肠进行检查；②双气囊式，小肠镜前后有两个气囊交替充放气使小肠镜不断前进；③单气囊式，仅有一个气囊，进一步优化了内镜的操作性能。目前以双气囊式和单气囊式小肠镜比较多见，它能对整个小肠进行观察、活检和治疗，还能对小肠液分段取样以研究小肠功能。

（6）结肠镜。分为4种：① 短型（长800mm），可观察直肠、乙状结肠，现已少用；② 中型（长1270mm左右），可插至横结肠；③ 中长型（长1350~1500mm），可插至回盲部、回肠末段；④ 长型（长1700mm左右），主要用于体型高大人群。目前临床最常用的为中长型结肠镜。

2. 呼吸系统

包括：① 鼻窦镜；② 喉镜；③ 支气管镜；④ 胸腔镜；⑤ 纵隔镜。

3. 泌尿生殖系统

包括：① 输尿管镜；② 膀胱镜；③ 宫腔镜；④ 阴道镜。

4. 腹腔镜

凡腹腔病变用其他方法未能做出诊断者，或由于某种原因患者暂不宜手术或不能耐受手术者，均可采用此镜检查。除检查外，腹腔镜还可用于治疗，如进行胆囊切除术、阑尾切除术、胃癌根治术、结肠癌根治术等。另外，还可采用胃镜等软式内镜经胃或经脐等入路进入腹腔进行探查、活检等操作。

其他临床上使用的尚有胸腔镜、关节镜、脑室镜、电子（纤维）乳腺导管镜和血管镜等。

（五）根据特殊结构和功能分类

1）一般内镜 包括纤维内镜和电子内镜。

2）放大内镜 结合光学放大与电子放大，病灶能够被放大百倍以上，可对病变性质进行较准确的判断。

3）超声内镜 将超声探头安置在内镜前端或通过内镜工作通道插入微型探头进行操作。插入消化道后既可通过内镜直接观察腔内的病变形态，又可进行超声扫描获得消化道管壁及周围邻近重要脏器的超声影像，从而拓宽内镜的诊断范畴。目前主要用于胰胆疾病、消化道肿瘤等的诊治。

4）特殊光内镜 如荧光内镜、NBI（窄带成像技术）、BLI（蓝光成像技术）、LCI（联动成像技术）、i-scan（智能电子染色技术）等。内镜技术结合特殊光源、特殊光栅、高灵敏度摄影机及特殊图像处理系统等，使得医生能够更容易发现黏膜病变，从而在肿瘤的早期诊断及肿瘤筛查方面发挥巨大作用。

5）共聚焦激光显微内镜 可在内镜检查时对病变进行实时放大达1000倍，达到"光学活检"的水平，从而避免了不必要的活检。

6）手术内镜 专用于治疗的内镜，称为手术式内镜或双管道内镜、双弯曲内镜，主要有消化道、呼吸道用的镜型。

二、内镜检查的适应证、禁忌证及其应用

内镜在诊断方面的适应证很广，凡诊断不清而内镜能到达的病变皆可应用内镜协助诊断。应注意内镜是一种侵入性检查，通常应在一般检查完成后再考虑。但随着内镜检查技术的提高，一些疾病甚至优先选择内镜检查，尤其是有可能通过内镜进行病理活检和治疗时更是如此。例如，上消化道出血时内镜检查不仅能明确病因，亦能同时进行镜下止血治疗。但是严重的心肺功能不全者、处于休克等危重状态者、不合作者、内镜插入路径有急性炎症和内脏穿孔者应视为内镜检查的禁忌证。

内镜不仅可用于疾病的诊断，还可用于消化道早期癌及癌前病变的内镜下切除、晚期肿瘤的内镜下姑息性治疗等。例如，内镜下黏膜切除术（endoscopic mucosal resection，EMR）和内镜黏膜下剥离术（endoscopic submucosal dissection，ESD）治疗早期食管癌、早期胃癌及早期结直肠癌的疗效已获公认，并被列入美国NCCN指南。双镜联合（内镜+腔镜）治疗早期胃癌或胃间质瘤已见诸报道，尚有待于大样本的临床研究进一步证实其疗效。内镜下支架置入术、经皮胃造瘘术用于缓解晚期食管癌、贲门癌、胃窦癌、结直肠癌、胆管癌、胰头癌等所致的消化道梗阻，超声内镜引导下肿瘤内放射性粒子植入或化疗药物注射、胆胰管引流，内镜下光动力治疗复发性鼻咽癌、食管癌、贲门癌、结直肠癌等亦可取得较好疗效，明显提高了患者的生活质量。

（徐国良　林世永）

第三节　肿瘤标志物检查

一、肿瘤标志物的概念

肿瘤标志物（tumor marker，TM）是指特征性存在于恶性肿瘤细胞，由肿瘤细胞异常产生，或是宿主对肿瘤反应产生的物质。这些物质存在于肿瘤细胞和组织中，也可进入血液和其他体液。当肿瘤

发生、发展时,这些物质明显异常,标示肿瘤存在,可用于肿瘤疗效观察、复发监测、预后评价,也可作为肿瘤治疗的靶向位点。

理想的肿瘤标志物应符合以下各项特征:① 敏感度高:某一肿瘤的 TM 应该在该肿瘤的大多数患者中检测出来,而且最好能早期发现、早期诊断肿瘤;② 特异性强:某一肿瘤的 TM 不应该存在于正常组织和良性疾病中,能对良恶性肿瘤进行鉴别;③ 其浓度与肿瘤大小相关,且半衰期短,有效治疗后很快下降,能较快地反映体内肿瘤变化的实际情况;④ 其浓度与肿瘤复发、转移及恶性程度相关,能协助肿瘤分期和预后判断;⑤ 存在于体液特别是血液中,易于检测。然而,至今尚未发现绝对理想的 TM。目前所知的 TM 中,绝大多数不但存在于恶性肿瘤中,也存在于良性疾病、胚胎组织,甚至正常组织中。因此,良性疾病时一些 TM 的含量也会异常,恶性肿瘤时 TM 的含量也可能正常,所以不可单独依赖 TM 做出癌症的诊断,而只能用于癌症的辅助诊断。

二、肿瘤标志物的来源

1. 肿瘤细胞的代谢产物

肿瘤细胞代谢旺盛,其糖酵解产物、组织多肽及核酸分解产物较多。这些产物作为 TM 的特异性虽然不高,但随着测定方法的改进,在诊断和监测肿瘤中的意义也将随之提高。

2. 分化紊乱的细胞基因产物

细胞癌变,原来处于沉默的基因被激活,这些基因的产物在恶化的细胞中过量表达。例如,在肺癌患者中检出的异位分泌的促肾上腺皮质激素(ACTH)片段,在小细胞肺癌中发现的神经元特异性烯醇化酶,在肝癌和某些消化道癌患者血清中检出的甲胎蛋白、癌胚抗原、胎儿型同工酶等。这类物质在成人中不表达或仅以极低水平存在,癌变后被重新合成或大量分泌,是一类特异性比较高的 TM。

3. 肿瘤细胞坏死崩解产物

肿瘤细胞坏死崩解产物主要是某些细胞骨架蛋白成分,如作为角蛋白成分的 CyFra21-1、血清中多胺类物质等,这些物质多在肿瘤的中晚期或治疗后肿瘤细胞坏死时出现,可作为对治疗效果动态观察的标志物。

4. 癌基因、抑癌基因、肿瘤相关微小 RNA 和循环肿瘤细胞

癌基因(oncogene)、抑癌基因(tumor suppressor gene)和微小 RNA(microRNA,miRNA)种类繁多。在癌变组织中通常可检测到各种癌基因或突变的抑癌基因及其产物,它们是导致细胞恶变的关键,在肿瘤生长过程中,这些突变的癌基因 DNA 也可在血循环中检测到。miRNA 既可在组织又可在血浆检测到,与肿瘤的发生和发展密切相关。肿瘤转移时,肿瘤细胞进入血循环,循环肿瘤细胞(circulating tumor cell,CTC)检测预示肿瘤转移和复发。检测这类标志物可以为肿瘤早期诊断或肿瘤基因靶向治疗提供依据,或预示肿瘤转移和复发。

5. 宿主反应类产物

在肿瘤患者血清中还可检测到机体对肿瘤的反应性产物。例如,在鼻咽癌患者血清中可以检测到抗 EB 病毒衣壳抗原(VCA)、早期抗原(EA)的 IgA 抗体(VCA-IgA,EA-IgA);肝癌患者血清中铁蛋白和转肽酶水平升高;中晚期癌患者应激性蛋白如唾液酸水平升高。这些非肿瘤细胞的特异成分可以伴随肿瘤的存在和治疗而变化,因此也被列入 TM 范畴。

从上述 TM 来源可以看出,同一种肿瘤可能有不止一种标志物,同一种标志物也可能会在不同的肿瘤中出现。某一肿瘤特异性较高的标志物对另一肿瘤来说不一定是好的标志物,而某一组织的正常产物对另一组织来源的肿瘤却可成为较好的肿瘤标志物。这些特点为肿瘤的临床检测提供了灵活而多样化的组合方式。

三、肿瘤标志物的分类

随着对肿瘤病因、发病过程和机制的深入了解,越来越多的 TM 被发现和鉴定。由于 TM 来源复杂、种类繁多,对其分类的方法,尚无统一的认识。TM 分类就广义而言,可分为两类:① 肿瘤相关抗原(tumor associated antigen),包括病毒抗原,如与肝癌相关的 B 型肝炎病毒(HBV)、与鼻咽癌和伯基特淋巴瘤相关的 EB 病毒及与宫颈癌相关的人乳头瘤病毒(HPV),以及致癌基因产物,如与乳腺癌相关的 HER2/neu;② 肿瘤特异性抗原(tumor specific antigen),如前列腺癌细胞产生的前列腺特异性抗原(PSA)和前列腺酸性磷酸酶(PAP)。

也可根据其生物化学和免疫特性把 TM 分成以下几大类:① 胚胎性抗原,如甲胎蛋白(AFP)、癌胚抗原(carcinoembryonic antigen,CEA);② 糖蛋白抗原,如 CA19-9、CA125;③ 蛋白类,如 β2-巨球蛋白(β2M)、细胞角蛋白 19 片段(CyFra21-1);④ 酶和同工酶,如乳酸脱氢酶(LDH)、神经元特异性烯醇化酶（NSE）、前列腺酸性磷酸酶（PAP）；⑤ 激素，如降钙素（CT）、人绒毛膜促性腺激素（β-HCG）；⑥ 癌基因和抑癌基因产物，如 c-myc、ras、p53；⑦ 其他 TM。

四、肿瘤标志物检测的常用技术

多种技术可用于 TM 的研究及临床检测，常用技术如下。

1. 免疫学技术

免疫学技术是目前临床最常用的 TM 检测技术，主要包括酶联免疫测定（ELISA）、化学发光（CLIA）、放射免疫技术（RIA）等。该类技术通过将抗原抗体反应的特异性与标志物的敏感性相结合，具有特异、敏感、快速等优点，且试剂标准化、操作简便、易于自动化、可定性、定量检测肿瘤细胞分泌到体液中的各种具有免疫原性的 TM。

2. 其他技术

其他 TM 检测方法还有以下几种：① 生化技术，如电泳法、酶生物学活性法等，特别适用于各种酶及同工酶的测定；② 免疫组化技术，可从形态学上详细阐明细胞分化、增殖和功能变化的情况，因而有助于确定肿瘤组织类型、判断预后及分析临床特征；③ 基因诊断技术，如利用 PCR、real-time PCR、芯片技术、PCR-测序、PCR-质谱测序技术等，分析癌基因和抑癌基因的表达水平及其 DNA 序列结构的改变和修饰，进行肿瘤发病机制研究和诊断，该技术具有高灵敏度和高特异性，以及能直接检测基因水平上的变化等优点，已应用于肿瘤的分子诊断和肿瘤病因学的研究；④ 蛋白质组技术，在恶性肿瘤生长过程中，由于基因的突变、异常转录与翻译，必然导致不同程度的蛋白质异常表达与修饰。蛋白质组学主要应用高分辨率的电泳、色谱和质谱技术分析和鉴定细胞内动态变化的蛋白质组成成分、表达水平与修饰状态，高通量地对比分析健康与疾病时蛋白质表达谱的改变，可应用于 TM 的筛选和鉴定、肿瘤分类、疗效评价及肿瘤发生机制等方面的研究，使得肿瘤的诊断、分类、疗效评价由过去应用单一 TM 进行判断，发展成为现在的应用蛋白质谱或基因谱的改变来进行综合判断。

五、肿瘤标志物的应用

TM 可用于一些高危人群的肿瘤筛查指标，也可作为肿瘤的鉴别诊断、预后判断、疗效观察和监测复发的指标。

1. TM 应用于高危人群筛查

应用 TM 对高危人群进行筛查时应遵循下列原则：① 选择对早期肿瘤的发现有较高的灵敏度的 TM，如甲胎蛋白（AFP）和前列腺特异性抗原（PSA）；② 测定方法的灵敏度、特异性高，重复性好；③ 筛查费用经济、合理；④ 对筛查时 TM 异常升高但无症状和体征者，必须复查和随访。但实际上没有一种 TM 的特异性和灵敏度均能达到 100%，因此将 TM 用于普查受到限制。目前，可用于普查的 TM 有应用于肝癌的 AFP、前列腺癌的 PSA、卵巢癌的 CA125 和 HE4、鼻咽癌的 VCA-IgA 和 EA-IgA 以及宫颈癌的高危 HPV 亚型。

2. 肿瘤的鉴别诊断与分期

TM 常用于良恶性肿瘤的鉴别，对影像和病理确诊困难的肿瘤患者检测其 TM，往往能够提供有用的信息帮助区分良恶性肿瘤。大多数情况下，TM 浓度与肿瘤大小和临床分期之间存在着一定的关联。TM 定量检测可以有助于临床分期、疾病进展的判断。但各期肿瘤的 TM 浓度变化范围较宽，会有互相重叠。因此，依据 TM 浓度高低来判断肿瘤的大小及进行临床分期仍有一定局限性。

3. TM 的器官定位

由于绝大多数 TM 的器官特异性不强，TM 不能对肿瘤进行绝对定位。但少数 TM，如前列腺特异性抗原、甲胎蛋白、甲状腺球蛋白等对器官定位有一定价值。

4. 肿瘤的疗效监测

恶性肿瘤治疗后 TM 浓度的变化与疗效之间有一定的相关性。临床可通过对肿瘤患者治疗前后及随访中 TM 浓度变化的监测，了解肿瘤治疗是否有效，并判断其预后，为进一步治疗提供参考依据。为了确定何种 TM 适用于疗效监测，应在患者治疗前做相关 TM 检测，选择一种或一组 TM 作为疗效判断指标。治疗前后 TM 浓度变化，常有三种类型：① TM 浓度下降到参考范围内或治疗前水平的 5%，提示肿瘤治疗有效；② TM 浓度下降但仍持续在参考范围以上，提示有肿瘤残留和（或）肿瘤转移；③ TM 浓度下降到参考范围一段时间后又重新升高，提示肿瘤复发或转移。

5. 肿瘤的预后判断

一般治疗前 TM 浓度明显异常，表明肿瘤较大、患病时间较长或可能已有转移，预后较差。例如，乳腺癌的雌激素受体和孕激素受体，如两者阴性，即使 CA15-3 不太高，预后也较差，复发机会较高，治疗效果不好。类似的指标如表皮生长因子受体（EGFR）、癌基因 c-erbB2 编码蛋白（HER2）异常，这些指标均可用于预后的评估。

6. 肿瘤复发监测

恶性肿瘤治疗结束后，应根据病情对治疗前升高的 TM 做定期随访监测。一般治疗后 2~3 月内做首次测定；3 年内每 3 个月测定 1 次；3~5 年每半年 1 次；5~7 年每年 1 次。随访中如发现 TM 有明显改变，应在 2 周后复测 1 次，连续 2 次升高，提示复发或转移。此预示常早于临床症状和体征，有助于临床及时处理。

7. TM 的联合检测原则

同一种肿瘤或不同类型的肿瘤可有一种或几种 TM 异常；同一种 TM 可在不同的肿瘤中出现。为提高 TM 的辅助诊断价值和确定何种 TM 可作为治疗后的随访检测指标，可进行 TM 联合检测，但联合检测的指标须经科学分析、严格筛选。在上述前提下，合理选择几项灵敏度、特异性能互补的 TM 组成最佳组合，进行联合检测。表 6.1 为常见恶性肿瘤首选和次选的 TM 联合检测谱。

表 6.1 几种常见肿瘤的常用 TM 联合检测谱

恶性肿瘤	首选 TM	次选 TM
前列腺癌	PSA	fPSA、PAP、TPS
乳腺癌	CA15-3	CEA、CA549、CA27.29、ER、PR、HER2
宫颈癌	HPV、鳞癌细胞相关抗原（SCCA）	CA125、CEA、组织多肽抗原（TPA）
卵巢癌	CA125、HE4	CA19-9、CEA、TPS、AFP、β-HCG
结直肠癌	CEA	CA19-9、CA50、CA242、CA72-4
胃癌	CA72-4	CEA、CA19-9、CA50、PG I/II、CA242
原发性肝癌	AFP	AFP 异质体、异常凝血酶原、γ-GT、GST
肺癌	CEA、NSE、SCCA、CyFra21-1、胃泌素释放肽前体（ProGRP）	CA125、HE4、CA15-3、ACTH、降钙素、TPS、铁蛋白
食管癌	CEA、CyFra21-1、SCCA	CA50
胰腺癌	CA242、CA19-9	CEA、CA50、CA72-4、TPA
膀胱癌	NMP22	BTA、CEA、TPA
肾癌	无	肾素、CA15-3、NSE
脑胶质瘤	VMA	HVA、NSE、铁蛋白
白血病	无	$β_2$-MG、LDH、铁蛋白
淋巴瘤	$β_2$-MG	Ki-67、LDH、铁蛋白
鼻咽癌	VCA-IgA、EBNA1-IgA	EA-IgA、EBV-DNA
神经内分泌肿瘤	CgA（嗜铬素 A）	尿香草扁桃酸（VMA）、NSE

8. TM 与靶向治疗

近年来，随着分子生物学技术的进步和对肿瘤发病机制的进一步认识，TM 不仅已可以作为肿瘤的诊断、分类、预后判断以及治疗指导的指标，许多 TM 还可以直接作为靶向治疗的靶点。TM 在筛选靶向治疗适用患者、靶向治疗疗效监测等方面具有重要作用。目前大多数靶向治疗的靶点实质上就是 TM，如 ER 和 HER2/neu 是乳腺癌分子标志，同时针对 ER 和 HER2/neu 的靶向药物应用已经成为乳腺癌治疗的常规方案。例如，乳腺癌靶向治疗药物曲妥珠单抗（赫赛汀）只对过度表达 HER2 的肿瘤有活性，如果将所有乳腺癌患者纳入治疗，治疗有效率会很低。同样，表达 ER 和 PR 是选择他莫昔芬的重要依据。尽管如此，表达靶基因的患者对于相应的靶向治疗的有效性一般只有 20%~50%，但不表达靶基因的患者对于相应的靶向治疗基本无效。因而，这些分子标志的检测有利于精准治疗有效的患者群体，从而大大提高治疗的有效率。

9. 影响 TM 浓度变化的因素

1）分析前影响因素 ① 临床诊疗措施对 TM 的影响：前列腺按摩和穿刺、导尿和直肠镜检查后，血液中前列腺特异性抗原（PSA）和前列腺酸性磷酸酶（PAP）可升高；某些药物会影响 TM 浓度，如抗雄激素治疗前列腺癌时可抑制 PSA 产生；丝裂霉素、顺铂等抗肿瘤药可导致 PSA 假性升高；一些细胞毒药物（如 5-氟尿嘧啶）治疗肿瘤时，可使癌胚抗原（CEA）暂时升高；细胞毒素治疗和放疗造成大量肿瘤细胞溶解，释放大量 TM 入血，引起 TM 明显增高。② 肝肾功能异常的影响：肝功能异常、胆道排泄不畅、胆汁淤滞等均可造成 CEA、CA19-9、碱性磷酸酶（ALP）、γ 谷氨酰转移酶（γ-GT）、细胞因子等浓度增高；肾功能不良时细胞角蛋白 19 片段（CyFra21-1）、鳞状细胞癌抗原（SCC）和 $β_2$-微球蛋白（$β_2$-MG）可升高；肾衰竭时，多数 TM 血清浓度升高。③ 生物学因素的影响：随年龄的增长 PSA 升高，老年人 CA19-9、CA15-3、CEA 等可升高；部分妇女在月经期 CA125 和 CA19-9 可升高，在妊娠期 AFP、CA125 等明显升高；某些长期抽烟者中可见 CEA 升高。肿瘤血供较差，肿瘤产生的标志物不易进入血循环，可导致血液中标志物不升高或升高不明显。④ 标本采集和保存的影响：由于红细胞和血小板中也存在神经元特异性烯醇化酶（neuron specific enolase, NSE），标本溶血可使血液中 NSE 浓度增高。酶类和激素类 TM 不稳定、易降解，应及时测定或分离血清低温保存。

2）分析中影响因素 TM测定方法有ELISA、RIA、CLIA等。每种测定方法有各自的精密度、重复性和相应的参考值范围。同一TM用不同方法测定，结果差异较大。因此，在工作中要尽量使用同一方法、同一仪器和同一厂家试剂盒进行测定。

六、常见肿瘤标志物的检测及其临床意义

（一）胚胎性抗原

1. 甲胎蛋白

甲胎蛋白（α-fetoprotein，AFP）在胚胎期是功能蛋白，合成于卵黄囊、肝和小肠，脐带血含量为1000~5000ng/mL，1年内降为成人水平。成人血中含量极微，几乎无法测出。AFP是由590个氨基酸组成、含糖4%的血清糖蛋白，分子质量为6.9×10^5Da。根据AFP分子糖基结构上的差异，以及外源性凝集素（小扁豆凝集素，LCA）与之结合与否可分结合型AFP（AFP异质体，AFP-L3）和非结合型AFP。肝癌患者血清中AFP主要为前者，而良性肝病者血中的AFP主要为后者。血清AFP测定常用酶联免疫吸附法（ELISA）和化学发光法。

临床意义：① 原发性肝细胞癌诊断。AFP对肝癌诊断的阳性率差别很大，一般为60%~70%，动态观察尤有价值。目前多数意见认为，AFP≥400ng/mL且持续4周者，在排除妊娠、慢性或活动性肝病以及生殖腺胚胎源性肿瘤情况下不排除肝癌；低浓度（200ng/mL）持续8周阳性的患者，应视为肝癌高危者。如果AFP≥400ng/mL，并结合临床，即可确诊为原发性肝癌。② 原发性肝癌的疗效观察和病情预后评估。原发性肝癌手术切除后若术前无转移，手术切除彻底，血中AFP于2~4周内可降到正常水平（<10ng/mL）；若浓度不降或降后复升，提示有弥漫性肝癌或癌复发。在术后化疗过程中如AFP含量保持在术后水平，示病情稳定；下降示病情好转，持续不降则疗效不佳。尽管AFP的诊断价值已被肯定，统计表明AFP对原发性肝癌的敏感性只有60%~70%，仍有相当一部分患者可能漏诊，对转移性肝癌的诊断效果就更差。因此，对AFP阴性、临床疑为原发性肝癌的患者，应结合其他检查资料或用多指标的联合检测互相弥补，以减少漏诊。③ 生殖细胞瘤，如精原细胞瘤、畸胎瘤、睾丸肿瘤、绒毛膜上皮细胞癌，AFP也会升高，可作为诊断此类肿瘤的指标。④ 肝炎、肝硬化、妊娠、胎儿神经管畸形、无脑儿和脊柱裂，血清AFP也显著升高。

2. 癌胚抗原

癌胚抗原（carcinoembryonic antigen，CEA）是一种存在于结直肠癌细胞膜和胚胎黏膜细胞上的酸性糖蛋白，胚胎期在小肠、肝脏、胰腺合成，婴儿出生后血中含量降低，成人血清含量极低。CEA分子质量为20×10^5Da，含糖量约55%，易被癌细胞分泌或脱落至血液或其他液体中，常用检测方法为化学发光法。

临床意义：① 恶性肿瘤的辅助诊断。大约70%的直肠癌患者CEA升高，且CEA浓度与Duke分期有关，28%的A期和45%的B期患者CEA都异常；另外，55%胰腺癌、50%胃癌、45%肺癌、40%乳腺癌、40%膀胱癌、25%卵巢癌患者CEA升高。由于CEA只在肿瘤中晚期才有较显著的升高，也不局限在某一类肿瘤，因此，CEA对多数癌症的早期发现和鉴别诊断均无帮助。② 预后评估和复发监测。术前CEA水平正常的患者手术治愈率高，术后不易复发；而术前CEA已升高者则大多数已有血管壁、淋巴系统和神经周围侵犯和转移，预后都较差。术后若癌症有转移或复发者，在临床症状出现前10周至13个月，CEA已开始升高。CEA浓度变化随病情恶化而升高。对直肠癌，术后1~6周，若CEA的量由升高降至正常水平，表示预后良好；若CEA浓度短期下降后又复升示癌已转移或复发。由于某些非癌患者如长期吸烟者，以及溃疡性结肠炎、胰腺炎、结肠息肉、活动性肝病的部分患者CEA含量也会增高，临床应用时应排除这些非癌性的CEA升高。

（二）糖蛋白抗原

1. 糖蛋白抗原CA19-9

糖蛋白抗原（carbohydrate antigen，CA）CA19-9是分子质量为50×10^5Da的类黏蛋白糖蛋白，其抗原决定簇是唾液酸化Ⅱ型乳酸岩藻糖。常用化学发光方法测定。

临床意义：① 主要用于辅助诊断胰腺癌，敏感性为80%，特异性为90%。胆管癌、肝癌、胃肠道肿瘤、卵巢黏液性肿瘤、宫颈腺癌等血清CA19-9也有较明显的升高。② 疗效监测。通常术后1周CA19-9可降至正常，若持续不降或降后复升提示病灶残留或复发。急性胰腺炎、胆囊炎、胆管炎（胆汁淤积性胆管炎）、肝炎、肝硬化等疾病CA19-9也不同程度升高。

2. 糖蛋白抗原CA125

CA125是可被单克隆抗体OC125结合的、分子质量为2×10^5Da的糖蛋白。常用化学发光方法检测。

临床意义：① 50%Ⅰ期和90%Ⅱ期卵巢癌患者

血清 CA125 水平明显升高，CA125 水平与肿瘤大小、分期相关。CA125 水平在手术和化疗后很快下降，复发时会迅速升高，比临床发现早 1~14 月，是一个观察疗效、判断有无复发的良好指标。② 乳癌、胰腺癌、胃癌、肺癌、结直肠癌、肝癌及其他妇科癌瘤也有一定的阳性率。③ 子宫内膜炎、盆腔炎、卵巢囊肿、急性胰腺炎、肝炎、腹膜炎和某些孕妇血清 CA125 水平也可升高。

3. 糖蛋白抗原 CA15-3

CA15-3 属乳腺癌相关抗原，是能被 115-D8 和 DF-3 两种单抗识别，分子质量为 40×10^5 Da 的糖蛋白。常用化学发光方法检测。

临床意义：① CA15-3 诊断中晚期乳腺癌的敏感性可达到 80%~87%。由于原位乳腺癌 CA15-3 升高不显著，常作为 Ⅱ/Ⅲ 期乳腺癌监测疗效和复发的指标，当 CA15-3 比治疗前水平升高 25%，预示病情进展或恶化，无变化意味病情稳定。② 该标志物也是广谱的，卵巢癌、胰腺癌、肺腺癌、肝癌、直肠癌患者血清中也往往升高；部分孕妇（约 8%），良性乳腺疾病、子宫内膜异位、卵巢囊肿和肝脏疾病患者血清中 CA15-3 也偶见升高。

4. 糖蛋白抗原 CA27.29（BR27.29）

CA27.29 是黏蛋白类（Mucin 1）乳腺癌肿瘤标志物家族（包括 CA15-3、CA549）的新成员。CA27.29 单克隆抗体的反应序列和用于 CA15-3 分析的 DF3 抗体的反应序列在抗原决定簇图谱中相重叠。常用化学发光方法检测。

临床意义：同 CA15-3 一样，CA27.29 可用于中晚期乳腺癌患者的辅助诊断，CA27.29 比 CA15-3 灵敏度高，但特异性较低。CA27.29 的水平反映肿瘤的活性，可用于预测 Ⅱ 期或 Ⅲ 期乳腺癌患者的病情复发，在患者复发症状出现前约 5 个月 CA27.29 又升高。

5. 糖蛋白抗原 CA72-4

CA72-4 是糖蛋白抗原，分子质量为 4×10^5 Da。常用化学发光方法检测。

临床意义：① CA72-4 主要用于胃癌的辅助诊断，对胃癌检测灵敏度高于 CA19-9 和 CEA。约 40% 的胃癌患者升高；如与 CA19-9 同时检测，阳性率可达 56%。CA72-4 可作为胃癌分期和判断术后是否肿瘤残存的良好指标。② 约 30% 的卵巢癌患者 CA72-4 显著升高，CA125 和 CA72-4 联合检测明显提高卵巢癌检出率；部分乳腺癌、结肠癌、胰腺癌、肺癌患者血清 CA72-4 含量也会增高。许多良性疾病，如胰腺炎、肝硬化、肺病、风湿病、妇科病、卵巢良性疾病、卵巢囊肿、乳腺病、胃肠道良性功能紊乱等患者，血清 CA72-4 水平也升高。

6. 糖蛋白抗原 CA242

CA242 是人直肠癌细胞株 Colo205 经杂交瘤技术免疫小鼠获得的单克隆抗体 C242 所能识别的一种抗原，是一种唾液酸化的糖链抗原，与 CA50 和 CA19-9 抗原决定簇重叠。常用化学发光方法检测。

临床意义：68%~79% 的胰腺癌、55%~85% 的结直肠癌、44% 的胃癌患者血清 CA242 升高。在胰腺癌与胰腺良性疾病的鉴别诊断上 CA242 具有更高的可靠性。术前 CA242 水平是一个比 CA19-9 更准确的独立预测各阶段胰腺癌预后的指标。CA242 与 CA19-9、CEA 联合应用可提高消化系统肿瘤的检出阳性率。良性胃肠疾病，如胰腺炎、肝炎、肝硬化患者血清 CA242 也会升高。

7. 糖蛋白抗原 CA50

CA50 是人直肠癌 Colo205 细胞株经杂交瘤技术免疫小鼠筛选出的一株单抗所能识别的一种抗原，是去岩藻糖基的 CA19-9，属于鞘糖脂类物质。CA50 的主要成分是糖脂，存在于结肠、直肠、胃、空回肠、肺、胰、胆囊、膀胱、子宫、肝等肿瘤组织中。它对恶性肿瘤有较广泛的识别谱，在恶性肿瘤的诊断和鉴别诊断上具有一定价值。常用化学发光方法检测。

临床意义：CA50 是一种非特异性的广谱肿瘤标志物，与 CA19-9 有一定的交叉抗原性，升高主要见于消化道肿瘤。80%~90% 的胰腺癌、58%~70% 的胆管癌、53%~73% 的结肠癌、41%~71% 的胃癌和食管癌患者血清 CA50 升高。CA50 在部分消化系统良性疾病，如胰腺炎、胆管病和肝病中也有升高。

（三）蛋白质抗原

1. 细胞角蛋白 19 片段（CyFra21-1）

细胞角蛋白（cytokeratin，CK）是一类分子质量为 40~70kDa 的细胞结构蛋白。应用双向电泳可将 CK 分离出 20 条区带，命名为 CK1~CK20，肿瘤细胞中含量最丰富的是 CK18 和 CK19。CK19 是分子质量为 40kDa 的酸性蛋白，主要分布于单层上皮细胞，如肺泡、胰管、胆囊、子宫内膜等上皮细胞。当这些细胞癌变时，CK19 可溶性片段进入血循环，能被单抗 Ks19.1、BM19.21 所识别，此可溶性片段称为细胞角蛋白 19 片段（CyFra21-1）。常用化学发光方法检测。

临床意义：① 非小细胞肺癌患者 CyFra21-1 血清中含量明显升高，灵敏度可达 60%，特异性可达 95%，明显优于 CEA、鳞癌细胞相关抗原（SCCA）。

它对非小细胞肺癌早期诊断、疗效观察有重要意义，与 CEA 联合应用，诊断非小细胞肺癌符合率可达到 78%。② 对浸润性膀胱癌有一定的特异性，也可作为膀胱癌治疗、预后监测的标志物。③ 前列腺癌、胰腺癌、乳癌、肝癌、卵巢癌、子宫癌、胃癌、肠癌等血清中 CyFra21-1 含量也不同程度升高。血清 CyFra21-1 水平升高也可见于部分肝炎、胰腺炎、肺炎、前列腺增生患者。

2. 组织多肽抗原

组织多肽抗原（tissue polypeptide antigen，TPA）是低分子质量角蛋白 8、18 和 19 的混合物。细胞增殖产生大量的角蛋白，当细胞坏死时，角蛋白可溶性部分释放入血。TPA 属肿瘤增殖的标志物，分子质量为 $(2.0\sim4.5)\times10^5$ Da，常用化学发光方法检测。

临床意义：血清 TPA 浓度升高表明细胞处于增殖转化期。TPA 主要用于鉴别诊断胆管癌（升高）和肝细胞癌（不升高）；与 CEA 和其他糖类肿瘤抗原结合判断膀胱癌、乳腺癌、胰腺癌、胃肠道肿瘤、前列腺癌及卵巢癌有无转移。如果术前 TPA 增高非常显著提示预后不良，经治疗下降后再升高提示复发。另外，一些炎症患者 TPA 也升高。

3. 鳞癌细胞相关抗原

鳞癌细胞相关抗原（squamous cell carcinoma antigen，SCCA）是从宫颈鳞状细胞癌组织中分离出来，存在于鳞状细胞癌细胞质内，分子质量为 48kDa 的糖蛋白，分为 SCC1 和 SCC2 两种抗原，对鳞癌有较好的特异性。常用化学发光方法检测。

临床意义：SCCA 是鳞状上皮癌的重要标志物。SCCA 升高主要见于鳞状细胞癌，如宫颈鳞癌、头颈部鳞癌、肺鳞癌、食管鳞癌；SCCA 升高还见于皮肤癌、消化道癌、卵巢癌和泌尿道肿瘤。SCCA 升高程度和肿瘤恶性程度密切相关，SCCA 一旦升高往往预示病情恶化，伴发转移，所以常用于治疗监测和预后判断。另外，皮炎、肾衰竭、结核、肺炎、肝硬化、肝炎等疾病 SCCA 有一定程度的升高。

4. β_2- 微球蛋白

β_2- 微球蛋白（β_2-microglobulin，β_2-MG）是一种单链低分子质量蛋白，分子质量仅 1.2kDa，电泳时位于 β_2 球蛋白区带。人体内所有有核细胞都有 β_2-MG，淋巴细胞表面含量特别丰富。由于分子质量小，所以容易由肾小球滤过且全部由肾近曲小管重吸收。肿瘤患者血清 β_2-MG 升高有以下几方面原因：① 癌细胞合成 β_2-MG 增多；② 癌细胞坏死释放 β_2-MG；③ 肿瘤患者免疫稳定遭破坏、免疫激活、淋巴细胞活性增高，使 β_2-MG 分泌增加。

临床意义：① 慢性淋巴细胞白血病、非霍奇金淋巴瘤、多发性骨髓瘤患者的血、尿中 β_2-MG 明显升高，其水平与肿瘤细胞数量、生长速率、预后及疾病活动性有关。例如，骨髓瘤 β_2-MG 水平高于 4.0mg/L 时，预示生存时间短；高于 6.0mg/L 时，对化疗反应不敏感。② 肝癌、胃癌、肠癌、肺癌患者血、尿中 β_2-MG 含量也会升高。③ 肾脏疾病如肾小管炎、肾盂肾炎尿中 β_2-MG 含量也会升高。④ 免疫系统疾病，如系统性红斑狼疮、艾滋病、类风湿等血清 β_2-MG 含量也会升高。

5. 血清 M 蛋白

血清 M 蛋白（monoclonal immunoglobulin）是一种结构均一的免疫球蛋白，由恶性增殖的浆细胞所分泌。此蛋白在电泳中呈基底较窄而均匀的单峰，称为副蛋白、M 蛋白或 M 成分。临床常以测定血清 M 蛋白或尿本周蛋白对多发性骨髓瘤进行诊断或鉴别诊断。在这些患者的血中可检出大量结构均一的免疫球蛋白，应用血清免疫固定电泳可对 M 蛋白进行分型。

6. 铁蛋白

铁蛋白（ferritin）是一种铁结合蛋白，主要存在于网状内皮系统，其主要功能是贮存和调节体内的铁代谢。血清铁蛋白升高的原因是铁蛋白的来源增加或存在清除障碍。例如，患肝癌、肺癌、胰腺癌、白血病、霍奇金淋巴瘤等时，癌细胞合成的铁蛋白增加，使血清铁蛋白升高。肝癌患者治疗有效者血清铁蛋白下降，而恶化和复发者升高，持续增高则预后不良，故铁蛋白测定可作为监测疗效的手段之一，特别是对 AFP 阴性的患者尤有意义。患肝病时肝细胞受损、功能下降、清除障碍使血清铁蛋白升高；或肝细胞损害坏死，贮存在肝细胞质中的铁蛋白溢入血中使血清铁蛋白升高。另外，铁蛋白是一种急性时相蛋白，炎症时血清铁蛋白也会升高。

7. HER2/neu（c-erbB2）肿瘤蛋白

neu 基因最初从鼠神经母细胞瘤中分离得到，编码一个命名为"p185neu"的分子质量为 185kDa 的膜糖蛋白。*c-erbB2* 的产物 P185 蛋白，呈酪氨酸转氨酶激酶活性，结构类似于 EGF 受体。c-erbB2 也称为 HER2/neu。HER2/neu 膜外部分可脱落进入血液，常用化学发光方法检测。

临床意义：血清 HER2 检测主要用于转移乳癌患者的疗效和复发监测。治疗前乳癌患者血清 HER2 升高，治疗后 HER2 下降（<15ng/mL），提示治疗有效；如果治疗后 HER2 变化<15%，提示疾病稳定无进展；如果 HER2 水平恢复正常后又升高，升高幅度大于 15%，提示疾病进展或复发。

8. 核基质蛋白 22

核基质蛋白 22（nuclear matrix protein 22，NMP 22）是核基质蛋白，是膀胱癌标志物。检测尿 NMP22 可鉴别良恶性膀胱疾病，膀胱癌患者尿 NMP22 水平显著增高，联合膀胱镜检是膀胱癌排除最佳手段。尿 NMP22 为术后膀胱癌复发预测良好指标，术后患者尿 NMP22 水平升高，提示肿瘤复发。在监测过程中尿 NMP22 阴性的膀胱癌患者可延迟膀胱镜检。但应注意，其他良性疾病患者尿 NMP22 水平也可升高。

9. 人附睾蛋白 4

人附睾蛋白 4（human epididymis protein 4，HE4）属于乳清酸性 4- 二硫化中心（WFDC）蛋白家族，此蛋白分子质量为 20～25kDa。HE4 首先在附睾远端的上皮中被发现，并且最初认为它是一种与精子成熟相关的蛋白酶抑制剂。后来发现卵巢癌细胞高表达 HE4，可作为卵巢癌首选标志物，尤其是可作为鉴别妇女的盆腔肿瘤良性或恶性的标志物。HE4 与 CA125 联合使用，计算 ROMA 指数（卵巢癌风险预测值），比单独使用任一种对卵巢癌的诊断具有更为准确的预测性。血清 HE4 水平也可作为卵巢癌预后的指标，术后 HE4 水平不下降或治疗后又重新升高预示预后不良或复发。另外，在子宫内膜癌早期，HE4 要比 CA125 更敏感。HE4 水平升高也见于肺腺癌，且肾衰竭、肝炎、肝硬化、肺炎等良性疾病患者血清 HE4 水平也升高，血清 HE4 水平随年龄增加而升高。

10. 胃泌素释放肽前体

胃泌素释放肽前体（pro-gastrin-releasing peptide，ProGRP）是小细胞肺癌的一个可靠的指标，具有很好的灵敏度和特异性，在特异性方面要优于神经元特异性烯醇化酶（NSE）。血清 ProGRP 在小细胞肺癌早期就可检测到其水平升高，所以该标志物联合血清 NSE 和影像学检查可用于小细胞肺癌高危患者的筛查。ProGRP 联合 NSE 可用于肺癌组织学鉴别诊断，如果血清 ProGRP＞150pg/mL 且 NSE＞15.0ng/mL，则患者诊断为小细胞肺癌的可靠性高。ProGRP 可作为小细胞肺癌的预后指标，预后不良、治疗无反应或肿瘤复发者，血清 ProGRP 水平不下降或重新升高。另外，肾功衰竭的患者血清 ProGRP 水平也升高。

11. 维生素 K 缺乏或拮抗剂诱导的蛋白质 -Ⅱ

维生素 K 缺乏或拮抗剂诱导的蛋白质 -Ⅱ（protein induced by vitamin K absence or antagonist-Ⅱ，PIVKA-Ⅱ）是维生素 K 缺乏或拮抗剂 -Ⅱ 诱导产生的蛋白质，又称脱 -γ- 羧基凝血酶原（des-γ-carboxy-prothrombin，DCP），是一种异常形式的凝血酶原，可出现于维生素 K 缺乏或 HCC 患者的血清中。在缺乏维生素 K 的情况下，肝细胞不能合成正常的依赖维生素 K 的凝血因子（Ⅱ、Ⅶ、Ⅸ、Ⅹ），只能合成无凝血功能的异常凝血酶原。此外，肝细胞癌中，由于癌细胞对凝血酶原前体的合成发生异常，凝血酶原前体羧化不足，也会生成大量的异常凝血酶原（PIVKA-Ⅱ），此为肝癌标志物。

临床意义：① 诊断价值方面。异常凝血酶原增高，主要见于肝细胞肝癌，与 AFP 不相关，是 AFP 阴性肝癌良好辅助诊断标志物，联合 AFP 和 AFP-L3 检测，可显著提高肝癌检测灵敏度（85%～92%）。② 疗效判断价值方面。动态检测肝癌患者血清异常凝血酶原可以用于疾病进展和治疗效果的判断。如果异常凝血酶原不下降或连续上升，提示疾病进展或复发或治疗效果不佳；如果异常凝血酶原持续下降，提示治疗效果良好。③ 异常凝血酶原轻度升高还见于慢性肝炎和维生素 K 缺乏症等，此时补充维生素 K 后可得以纠正；另外服用维生素 K 拮抗剂（如华法林）或一些抗生素，该指标也会轻度增高。

12. 游离轻链

正常情况下免疫球蛋白、重链和轻链合适配对，血清和尿液中不存在游离轻链（free light chain，FLC）；但是在多发性骨髓瘤患者，由于肿瘤性克隆增生紊乱，重链和轻链合成不成比例，导致游离轻链增多，可在血清和尿液中检测到。

临床意义：① 血清游离轻链测定比普通 M 蛋白测定更敏感，能更早地发现多发性骨髓瘤治疗效果及疾病的复发。在疾病复发早期，骨髓活检可能只有 5% 的浆细胞，X 线和 MRI 扫描无变化，而游离轻链浓度升高是肿瘤复发的明确证据。② 骨髓瘤化疗过程中，免疫固定电泳转阴性作为完全缓解的标准；而血清游离轻链比免疫固定电泳更能反映缓解的深度，可作为骨髓瘤严格完全缓解的标准之一。治疗后游离轻链阴性的骨髓瘤患者较免疫固定电泳转阴性（但游离轻链阳性）患者有更长的生存期。③ 血清游离轻链含量及其中 κ/λ 值异常可作为判断良恶性浆细胞病的重要标准，且血清游离轻链是 IgD 型、轻链型、无分泌型骨髓瘤良好的诊断指标。但是需注意，肾功能异常患者的血清游离轻链含量也可升高。

（四）酶类

肿瘤患者机体的酶活力会发生较大变化，这是因为：① 肿瘤细胞或组织本身诱导其他细胞和组织产生异常含量的酶；② 肿瘤细胞被破坏，使得细胞内的酶释放到血液中；③ 肿瘤细胞的代谢旺盛，细胞通透性增加，使得肿瘤细胞内的酶进入血液，或因肿瘤使得某些器官功能不良，导致各种酶的灭活和排泄障碍；④ 肿瘤组织压迫某些空腔而使某些通过这些空腔排出的酶返流回血液。

1. 前列腺特异性抗原

前列腺特异性抗原（PSA）是一种由前列腺上皮细胞分泌的蛋白酶，分子质量为 3.4×10^5 Da 的单链糖蛋白，它只表达于人前列腺导管上皮细胞，这一严格的器官定位和细胞类型特异性使之成为前列腺癌的一种有价值的诊断标志。20% 的 PSA 以未结合形式存在，称为游离 PSA（free PSA，fPSA）。用化学发光法检测的参考值为：tPSA（总 PSA）<4ng/mL，fPSA<0.86ng/mL，fPSA/tPSA>0.25。

临床意义：PSA 是目前诊断前列腺癌最敏感的指标，可用于前列腺癌的早期诊断、疗效及复发监测。① 前列腺癌患者可见 PSA 浓度升高，tPSA 的血清浓度随病程进展而增高，随病程好转而降低。故 PSA 是前列腺癌病程变化和疗效的重要指标。② 前列腺癌患者血清 fPSA/tPSA 值低于前列腺良性疾病。因此，测定 PSA 的类型和两者比值有利于鉴定前列腺良性和恶性疾病。fPSA/tPSA 值下降可能是前列腺癌恶性度较高，若 tPSA 和 fPSA 升高，而 fPSA/tPSA 值降低，前列腺癌可能性大；fPSA/tPSA 值<10% 提示前列腺癌，fPSA/tPSA 值>25% 提示前列腺增生，其特异性达 90%，正确性达 80%。③ 前列腺炎、前列腺肥大、泌尿生殖系统及肾脏疾病患者血清中 tPSA 和 fPSA 含量也会轻度升高，必须注意鉴别。

2. 前列腺酸性磷酸酶

前列腺酸性磷酸酶（prostatic acid phosphatase，PAP）是一种前列腺外分泌物中能水解磷酸酯的糖蛋白。前列腺癌时，血清 PAP 浓度明显升高，其升高程度与肿瘤发展基本呈平行关系。当病情好转时，PAP 复升高常提示癌症复发、转移及预后不良。但要注意前列腺肥大和前列腺炎患者也可见血清 PAP 升高。

3. 神经元特异性烯醇化酶

神经元特异性烯醇化酶（NSE）是神经元和神经内分泌细胞特有的酶，它在小细胞肺癌和神经内分泌肿瘤（如神经母细胞瘤、甲状腺髓质癌等）中有过量的表达，因此可作为肿瘤标志物。常用化学发光方法测定 NSE。

临床意义：① 血清 NSE 对小细胞肺癌（SCLC）的敏感度为 80%，特异性为 80%~90%，主要应用于小细胞肺癌患者的疗效观察和复发监测。经放疗或化疗后肿瘤缩小时 NSE 活性下降，完全缓解时则恢复正常；当病情恶化或复发时血清 NSE 活性又重新上升，一般在复发前 3~12 周可出现 NSE 水平升高，且早于 X 线胸透及支气管活检。② 用于小细胞肺癌预后判断，血清 NSE 水平显著升高者预后差。③ 神经母细胞瘤 NSE 水平异常增高，可用于疗效观察和预后评估。④ 嗜铬细胞瘤、精原细胞瘤、胰岛细胞瘤、甲状腺髓样瘤、黑色素瘤、视网膜母细胞瘤等患者血清 NSE 也可增高。但需注意，血液标本放置时间过长发生溶血时，血清 NSE 水平也会升高。

4. 胃蛋白酶原Ⅰ、Ⅱ

胃蛋白酶原（pepsinogen，PG）是胃蛋白酶的无活性前体，分子质量为 42kDa 的单链多肽。PG 依其琼脂糖电泳迁移率不同，可以分为 7 个组分，其中较快移向阳极的 1~5 组分的免疫原性近似，称为胃蛋白酶原Ⅰ（PGⅠ），主要由胃底腺的主细胞分泌；6~7 组分被称为胃蛋白酶原Ⅱ（PGⅡ），由胃黏膜的腺体（包括胃底腺、胃贲门腺、胃窦幽门腺）和近端十二指肠的 Brunner 腺产生。胃蛋白酶原无活性，合成后的 PG 绝大多数释放入胃腔，在酸性胃液作用下活化成有活性的胃蛋白酶，只有少量（约 1%）PG 通过血/黏膜屏障进入血液循环。在正常人血清中 PGⅠ的浓度是 PGⅡ的 6 倍。

血清 PG 水平可反映不同部位胃黏膜的形态和功能。PGⅠ与胃酸分泌有关，可较好地反映胃壁细胞量，是检测胃泌酸细胞功能的指标。胃酸分泌增多则 PGⅠ升高，胃酸分泌减少、胃黏膜腺体萎缩或胃部分切除术后 PGⅠ降低。PGⅡ由多种腺体产生，在各种胃疾病中，血清 PGⅡ水平相对稳定。当萎缩性胃炎伴有肠化生、胃窦腺假幽门腺化生时，PGⅡ含量会随之增高。血清 PGⅠ和 PGⅠ/PGⅡ值被认为是反映胃体黏膜结构和功能的重要血清学指标。

临床意义：PG 主要用于萎缩性胃炎的诊断，由于萎缩性胃炎患者是胃癌高危人群，PG 联合幽门螺杆菌、胃泌素 17 和胃镜检查是目前胃癌早期筛查手段。① 在 PGⅠ<70ng/mL 和 PGⅠ/PGⅡ<3.0 人群中，胃癌发生率远高于 PGⅠ和 PGⅠ/PGⅡ值正常者，检出的胃癌有 90% 属于早期，远高于常规临床 56.9% 的早期诊断率。② 血清 PG 含量还可以作为胃癌术后复发与转移的检测指标。胃癌术后血清 PGⅠ、PGⅡ数值有助于了解残胃黏膜腺体的分泌情况。对胃癌根治术后 PG 变化进行追踪调查，

认为PGⅠ、PGⅡ相对性升高是胃癌复发的临床指标之一。胃癌根治术后长期呈良性状态的患者，血清PGⅠ、PGⅡ无明显变化；但胃癌复发时血清PGⅠ常明显升高，因此认为血清中PGⅠ检测对诊断复发以及有无转移有意义。

（五）激素类

具有激素分泌功能的细胞发生癌变时，其分泌的激素增加，称为原位激素（eutopic hormone）。正常情况下不能产生和分泌激素的细胞癌变后可分泌激素，或正常分泌激素的细胞癌变后分泌其他类型激素，称为异位激素（ectopic hormone）。不同类型肿瘤可分泌不同类型的激素或同一种异位激素，而同一种肿瘤可分泌一种或多种不同的异位激素。

1. 人绒毛膜促性腺激素-β亚基

人绒毛膜促性腺激素（human chorionic gonadotrophin，HCG）是胎盘滋养层细胞分泌的一种糖蛋白激素，有α、β两个亚基，β亚基决定了免疫学和激素的特性。通常用ELISA法或化学发光法测定。

临床意义：100%滋养体和绒毛膜上皮癌β-HCG异常升高，可达100万IU/L，其浓度变化可以反映癌瘤的病程和疗效，在随访中也可测定β-HCG以了解是否有癌的复发和转移；中度升高见于精原细胞睾丸癌，70%的非精原细胞睾丸癌β-HCG轻度升高（往往与AFP同时升高）；部分乳腺癌、卵巢癌、宫颈癌、子宫内膜癌、肝癌、肺癌β-HCG轻度异常。

2. 降钙素

降钙素（calcitonin，CT）是甲状腺C细胞产生，由32个氨基酸组成的多肽，分子质量为3.5kDa，具有调节血钙平衡的作用，与骨代谢密切相关。

临床意义：① 甲状腺髓样癌占所有甲状腺癌的9%~12%，甲状腺髓样癌CT明显升高，可达2000~5000ng/L，相当于正常人的650~16 000倍；CT的测定对甲状腺髓样癌有特异性诊断价值，且CT水平与肿瘤大小、浸润和转移有关，常用于监测甲状腺髓样癌的治疗。② 其他部位的肿瘤，如小细胞未分化型肺癌CT也升高。

3. 儿茶酚胺类物质

儿茶酚胺类物质（catecholamines，CA）是一类结构中含有儿茶酚的物质的总称，包括肾上腺素、去甲肾上腺素、香草扁桃酸（VMA）等。除了在嗜铬细胞瘤中明显升高外，70%的神经母细胞瘤中VMA升高。与儿茶酚胺有关的物质还包括促肾上腺皮质激素（ACTH），ACTH含39个氨基酸，分子质量为4.5kDa，由垂体前叶促皮质细胞分泌。大约60%肺癌患者ACTH升高，部分胰腺癌、乳腺癌和胃肠道癌可见ACTH升高。

4. 激素受体

在乳腺癌患者，孕酮和雌二醇水平并无变化，但部分患者孕酮受体（progesterone receptor，PR）和雌二醇受体（estrogen receptor，ER）水平却增加。美国临床肿瘤学会（ASCO）推荐免疫细胞化学法为测定此类受体的最佳方法。PR和ER的水平可作为乳腺癌预后指标，是决定乳腺癌的治疗方案的重要依据，已成为乳腺癌诊治的常规检测项目。ER(-)/PR(-)采用内分泌治疗有效率为9%，ER(+)/PR(-)为32%，ER(-)/PR(+)为53%，ER(+)/PR(+)为71%；并且内分泌治疗有效者生存期较长、预后较好。因此，测定乳腺组织中的ER与PR对于预示内分泌治疗的效果、决定治疗方案和预后评价是极其重要的。

（六）与肿瘤相关的病毒TM和细菌TM

1. 抗EB病毒相关抗原的抗体与鼻咽癌

1964年，Epstein和Barr首先从伯基特淋巴瘤培养成功两株淋巴瘤细胞系，电镜下观察到在形态上与疱疹病毒相同的颗粒，从血清学及生物学研究证明是一种独特的疱疹病毒，简称为EB病毒（Epstein-Barr virus，EBV）。EB病毒是传染性单核细胞增多症的病因，与非洲儿童伯基特淋巴瘤和鼻咽癌的关系也十分密切。伯基特淋巴瘤和鼻咽癌患者外周血都含有高滴度的抗EB病毒抗体，如衣壳抗原（VCA）、早期抗原（EA）和EB病毒核抗原1（EBNA1）的抗体；这些抗体不是肿瘤细胞表达的产物，而是受EB病毒感染后机体免疫系统的产物，其中对鼻咽癌具诊断价值的是IgA抗体的升高。临床应用间接酶免疫法（IEA）或ELISA法测定EBV的VCA-IgA、EA-IgA和EBNA1-IgA的水平，通常以阳性反应血清的最高稀释度作为相应抗体的血清滴度。

临床意义：① 鼻咽癌诊断。正常人中VCA-IgA、EBNA1-IgA阳性率为10%左右，鼻咽癌患者的阳性率约90%；EA-IgA诊断鼻咽癌的特异性可达98%，敏感性50%。临床上通常以VCA-IgA和EBNA1-IgA二者联合检查提高鼻咽癌诊断灵敏度。② 高危人群的筛查。在鼻咽癌高发区，以VCA-IgA和EBNA1-IgA阳性为标准划分高危人群，鼻咽癌的检出率比自然人群高40倍，且先于鼻咽癌确诊4~46个月即可出现阳性。有的报道将VCA-IgA

滴度≥1:40或在定期检查中抗体水平持续上升者才列入鼻咽癌高危人群范围。无论应用哪一种方式都表明，测定血清VCA-IgA和EBNA1-IgA抗体水平已成为当前鼻咽癌流行病学监测中最有效的应用指标。③监测治疗效果。鼻咽癌患者VCA-IgA抗体维持高滴度的时间比较长，许多患者即使在治疗后仍可维持高滴度，可见对于大部分患者该标志物不适用于监测治疗效果。少数治疗后患者抗体水平上升往往提示癌的复发。

2. 血浆EBV-DNA与鼻咽癌

90%～100%的鼻咽癌患者血浆中可检测到EB病毒DNA，而健康人群血浆EB病毒DNA检出率仅为0～7%。在鼻咽癌患者接受放疗时，血浆DNA浓度迅速降低；当患者治愈时，血浆EB病毒DNA的浓度降到很低甚至检测不到。相反，若放疗后DNA拷贝数没有降到低水平或之后又升高，则预示肿瘤对放疗不敏感或肿瘤复发或转移。real-time PCR定量检测血浆EBV-DNA能很好地反映肿瘤的消长，是诊断鼻咽癌残留、复发及远处转移的敏感指标。此外放疗前血浆EB病毒DNA拷贝数可有效预测患者的预后，血浆EB病毒DNA拷贝数高的鼻咽癌患者预后比拷贝数低的鼻咽癌患者差。

3. 高危HPV亚型与宫颈癌

人乳头瘤病毒（human papilloma virus，HPV）是引起生殖道感染常见的病原体，HPV通过性行为传播，在15～25岁的女性极为普遍，在我国正常妇女HPV感染率为20%～46%。HPV感染的后果与HPV的类型有密切关系。HPV感染分为皮肤和黏膜感染。黏膜感染中有30余种类型可能导致生殖道感染，根据危险度将其分为低危险性HPV和高危险性HPV两类。低危险性HPV可引起尖锐湿疣，致恶变概率较小；高危险性HPV可导致男性阴茎癌和女性宫颈癌。高危险性HPV主要包括13种亚型：HPV16、HPV18、HPV31、HPV33、HPV35、HPV39、HPV45、HPV51、HPV52、HPV56、HPV58、HPV59和HPV68。PCR技术或杂交技术可检测高危险性HPV DNA。

临床意义：由于99.8%的宫颈癌患者可以检测到高危险性HPV，高危险性HPV检测可作为宫颈癌患者的筛查指标。高危险性HPV阳性是可能患宫颈癌的一种重要警示，结合细胞学检查，可准确地评估妇女患宫颈癌的危险度。

4. 幽门螺杆菌与胃癌

幽门螺杆菌（helicobacter pylori，Hp）感染是慢性活动性胃炎、消化性溃疡、胃黏膜相关淋巴组织淋巴瘤和胃癌的主要致病因素。Hp的检测主要用于胃癌的筛查，Hp联合胃蛋白酶原和胃镜检查是目前胃癌早期筛查的最佳手段。Hp阳性的人群为胃癌高危人群。Hp检查的方法有：①胃黏膜（多为胃窦黏膜）做直接涂片、染色，组织切片染色及细菌培养来检测Hp。②胃活检组织尿素酶试验。③呼吸试验，C13或C14尿素呼气试验。④Hp抗原和抗体检测。胃活检组织检测Hp最可靠。

（七）癌基因、抑癌基因和肿瘤相关的miRNA

正常细胞的生长和增殖是由两大类基因调控的：一类编码正向调控信号，促进细胞生长和增殖，并阻止其发生终末分化，原癌基因起这方面作用；另一类基因对正常细胞增殖起负调节作用，称为抑癌基因，当这类基因丢失、失活或变异时，往往会促使细胞失控而呈恶性生长。正常情况下这两类基因的功能保持动态平衡，十分精确地调控细胞增殖和成熟，一旦这两类信号中前一类信号过强或后一类信号过弱均会使细胞生长失控而可能恶变。因此癌基因、抑癌基因及其产物都属于肿瘤标志物范畴。目前已知的癌基因和抑癌基因种类繁多，测定细胞内癌基因、抑癌基因及其表达产物的变化不仅能了解它们在肿瘤发生和发展中的作用，也可为早期监测肿瘤发生、预后评估、靶向治疗提供依据。另外，肿瘤相关miRNA与肿瘤的发生和发展密切相关。肿瘤转移时，肿瘤细胞进入血循环，循环肿瘤细胞检测预示肿瘤转移；这类标志物一般用分子生物学（如PCR、real-time PCR、FISH等）和免疫化学在组织或细胞中进行定性或定量检测。

1. 染色体易位

染色体片段位置的改变称为易位（translocation，用t表示）。染色体间的易位可分为转位（transposition）和相互易位（reciprocal translocation，用rcp表示）。前者指一条染色体的某一片段转移到了另一条染色体上，即单向易位，而后者则指两条染色体间相互交换了片段，较为常见。染色体易位是染色体异常的一种体现，多见于淋巴造血系统恶性肿瘤和骨与软组织肉瘤中。近80%的白血病有某种染色体结构和数目异常，50%左右有某种染色体易位[如t(11；19)、t(15；17)、t(8；21)、t(6；9)、inv(16)等]。这些染色体易位是诊断白血病的良好指标，同时也是白血病预后的指标。例如，慢性粒细胞白血病（CML）细胞中22号染色体与9号染色体发生易位，形成的异常染色体称为"费城染色体"（Philadelphia chromosome），是CML的标志。"费城染色体"的形成使9号染色体上*abl*癌基因受到外来的22号染色体中 bcr 癌基因的调节（产生 bcr/abl 融合基因）。由于 abl 癌基因为酪氨酸激酶，该酶活性提高使正常细胞内信号转导失控，促进了细胞不正常分裂。PCR 和 FISH 检测 bcr/abl 融合基因，可作为 CML 的辅助诊断和治疗指导。

2. 表皮生长因子受体

表皮生长因子受体（epidermal growth factor receptor，EGFR）是表皮生长因子（EGF）细胞增殖和信号转导的受体。EGFR 属于 erbB 受体家族的一种，该家族包括 EGFR（erbB1）、HER2/c-neu（erbB2）、HER3（erbB3）和 HER4（erbB4）。EGFR 也称作 HER1、erbB1，是一种膜糖蛋白，属于酪氨酸激酶型受体，分子质量为 170kDa。EGFR 位于细胞膜表面，通过与配体结合而激活，配体包括 EGF 和转化生长因子 α（transforming growth factor α，TGFα）。激活后，EGFR 由单体转化为二聚体。EGFR 形成二聚体后可以激活它位于细胞内的激酶通路，包括 Y992、Y1045、Y1068、Y1148、Y1173 等激活位点。这个自磷酸化过程可以引导下游信号通路的磷酸化，包括 MPAK、Akt 和 JNK 通路，从而诱导细胞增殖。许多实体肿瘤中存在 EGFR 的高表达或基因突变。EGFR 与肿瘤细胞的增殖、血管生成、肿瘤侵袭、转移及细胞凋亡的抑制有关。其可能机制有：EGFR 的高表达引起下游信号转导的增强；突变型 EGFR 受体或配体表达的增加导致 EGFR 的持续活化；自分泌的作用增强；受体下调机制的破坏；异常信号转导通路的激活等。突变型 EGFR 的作用可能包括：具有配体非依赖型受体的细胞持续活化；由于 EGFR 的某些结构域缺失而导致受体下调机制的破坏、异常信号转导通路的激活、细胞凋亡的抑制等。突变体的产生是由于 EGFR 基因的缺失、突变和重排。对于中、晚期肺癌患者，EGFR 基因突变常发生在编码 EGFR 酪氨酸激酶区域的 18~21 号外显子，其中以 19 号（缺失）和 21 号（L858R）突变为主。EGFR 基因突变患者对表皮生长因子受体酪氨酸激酶抑制剂（EGFR-TKI），如易瑞沙、特罗凯等敏感。EGFR19 外显子缺失的患者在疗效上比 EGFR21 外显子点突变者稍占优势，前者在症状改善方面也优于后者。对于晚期结直肠癌，EGFR 基因扩增和蛋白高表达的患者使用针对 EGFR 的单抗，如帕尼单抗和西妥昔单抗，靶向治疗有效。

3. ras 癌基因及其表达产物

ras 癌基因编码酪氨酸激酶，位于人类 1 号染色体短臂，其表达产物为 188 个氨基酸，分子质量为 21kDa，由 K-ras、H-ras 和 N-ras 组成。K-ras、H-ras 和 N-ras 三者高度同源，相互同源性达 85%。当 ras 癌基因的第 12 位、第 13 位、第 61 位碱基发生点突变，编码产物发生变化时，可导致 ras 癌基因活化。临床上 ras 癌基因点突变多见于胰腺癌、神经母细胞瘤、膀胱癌、急性白血病、消化道肿瘤、乳腺癌。上述肿瘤 ras 癌基因突变率为 15%~70%，突变后表达产物增高且和肿瘤浸润度、转移相关。

目前治疗结肠癌，特别是转移性结肠癌的药物有针对表皮生长因子受体（EGFR）的帕尼单抗和西妥昔单抗。大量临床研究表明，靶向药物（如西妥昔单抗和帕尼单抗）对于未发生 KRAS 基因突变的患者有效率可达到 60%，而对已发生 KRAS 基因突变的患者则完全无效。通过检测 KRAS 基因有没有突变，可以筛选出抗 EGFR 靶向药物治疗有效的大肠癌患者，实现肿瘤患者的个体化治疗。

4. BRAF 癌基因及其表达产物

抗鼠科肉瘤病毒癌基因同源物 B1（v-raf murine sarcoma viral oncogene homolog B1，BRAF）编码一种丝/苏氨酸特异性激酶，是 RAS/RAF/MEK/ERK/MAPK 通路重要的转导因子，参与调控细胞的生长、分化和凋亡等多种生化事件。在人类肿瘤的发生和发展过程中，BRAF 癌基因可能独立于 ras 癌基因而发挥作用。8%~12% 的结直肠癌患者可发生 BRAF V600E 突变，BRAF V600E 突变可导致部分 KRAS 基因野生型患者对 EGFR 单抗药物和 EGFR-TKI 治疗不敏感。因此检测肿瘤患者 BRAF 基因突变情况可用于指导 EGFR 的靶向用药。与 KRAS 基因突变不同，BRAF 基因突变还预示患者预后不良。

5. myc 癌基因及其表达产物

myc 基因是从白血病病毒中发现的，与转录调节有关。myc 家族包括 c-myc、N-myc、L-myc 和 R-myc，其中 c-myc 研究得最详细。c-myc 由三个外显子组成，编码分子质量为 64kDa 的磷酸化蛋白，与特定的 DNA 序列结合而起转录因子作用，从而在细胞生长调控中起重要作用。最早在 B 淋巴细胞、T 淋巴细胞瘤、肉瘤中发现 myc 癌基因激活；随后又发现小细胞肺癌、幼儿神经母细胞瘤的临床进展与 myc 表达扩增有关，并且多见于转移的肿瘤组织。目前 myc 标志主要用于判断肿瘤的复发和转移。

6. c-erbB2 癌基因

c-erbB2 基因又称 HER2/neu 基因，它属于 src 癌基因家族，和表皮生长因子受体（EGFR）同源，在结构和功能上与 EGFR 相似，能激活酪氨酸激酶。它编码的蛋白质为 p185，分子质量为 185kDa。c-erbB2 通过基因扩增而激活，多见于乳腺癌、卵巢癌和胃肠道肿瘤。免疫组化检测 c-erbB2 在乳癌中阳性率为 15%～30%。p185 过量表达的水平影响着肿瘤的分化程度及恶性行为，与肿瘤分期、扩散程度、淋巴结转移及预后有关，与临床分期呈显著正相关。腋窝淋巴结阴性的乳癌患者经单因素分析显示，c-erbB2 对远处转移、无瘤生存和总生存率有明显的预后价值。研究表明，c-erbB2 表达与 ER、PR 水平呈负相关。c-erbB2 表达阳性患者无论雌激素（ER）、雄激素（PR）状态如何，对内分泌治疗反应均差；至少有部分 ER、PR 阳性患者对内分泌治疗不敏感。因此，c-erbB2 可作为乳腺癌的分化程度、生物行为及预后的相对独立的重要指标，为临床治疗提供依据。

7. p53 抑癌基因及其表达产物

p53 基因是一种抑癌基因，位于 17 号染色体短臂（17p13），它在 G_1/S 期控制点起重要作用，决定细胞是否启动 DNA 合成或决定细胞是否进行程序化死亡，发挥监视细胞基因组的完整性，阻止具有癌变倾向的基因发生突变的作用。野生型 p53 基因发生突变使这一控制作用消失，诱发肿瘤。p53 基因的产物为 p53 蛋白，是由 393 个氨基酸组成的磷酸化蛋白。p53 基因点突变常见第 175、248、273 位的碱基变异，而在肝癌细胞中 p53 基因第 249 位的碱基由 G 变成 T。突变的 p53 蛋白半衰期较长。由于许多肿瘤与 p53 基因异常有关，大部分肿瘤患者都可检测到突变的 p53 蛋白，尤其是乳腺癌、胃肠道肿瘤、肝癌和肺癌，阳性率为 15%～50%。

8. 间变性淋巴瘤激酶融合基因

EML4-ALK 融合基因是癌基因，能提高间变性淋巴瘤激酶（anaplastic lymphoma kinase，ALK）表达水平，激活 ALK 引起的肿瘤细胞生长、增殖、抗凋亡。EML4-ALK 存在于 3%～7% 的非小细胞肺癌中，常见于不吸烟的年轻女性腺癌患者。以该癌基因为靶点的分子靶向药物克唑替尼可显著提高肺癌患者的生存率，因此检测 ALK 融合基因可用于指导靶向药物克唑替尼的治疗。

9. c-Kit 酪氨酸激酶和血小板衍化生长因子受体

胃肠道间质瘤（gastrointestinal stromal tumor，GIST）占胃肠道恶性肿瘤的 1%～3%。GIST 对常规放射治疗和化学治疗均不敏感，主要采取外科手术和分子靶向药物治疗。伊马替尼（格列卫）是小分子酪氨酸激酶抑制剂，作为靶向药物用于治疗 GIST，可特异性抑制 c-Kit 酪氨酸激酶及血小板衍化生长因子受体（PDGFRA），抑制肿瘤细胞的增殖和诱导其凋亡。伊马替尼可用于治疗转移或不可切除的 GIST。临床研究表明，c-Kit 或 PDGFRA 基因特定位点突变的胃肠道间质瘤患者可从伊马替尼治疗中获益，因此在接受伊马替尼治疗前进行 c-Kit 和 PDGFRA 基因突变检测有助于帮助选择适合的个体化治疗方案。

10. 肿瘤相关 miRNA

miRNA 是一类在进化史上极为保守的内源性非编码小 RNA，它们通过诱导目标 mRNA 的降解或干扰蛋白质的翻译过程下调特异性基因的表达，在控制细胞的生长、分化和凋亡等方面起着非常重要的作用。许多 miRNA 与肿瘤的发生和发展有重要的关系，它们扮演着癌基因或抑癌基因的角色，称为肿瘤相关 miRNA。肿瘤患者的血浆或血清中也可以检测到肿瘤相关 miRNA，且较稳定、易于检测，常用定量荧光 PCR 技术检测。各种肿瘤患者血浆中存在肿瘤特异性 miRNA，因而检测循环 miRNA 可以辅助诊断肿瘤，如前列腺癌患者血浆 let-7c 和 let-7e，乳腺癌患者血浆 miR-10b、miR-21、miR-145 和 miR-155，结直肠癌患者血浆 miR-29a、miR-19a、miR-18a 等可作为这些肿瘤的辅助诊断，但是其诊断性能还需要临床大规模验证。另外，一些循环 miRNA 还可以作为肿瘤预后指标；与常规肿瘤标志物比较，循环 miRNA 具有较高的灵敏度和特异性，但其临床应用还需进一步验证。

（八）循环肿瘤细胞、循环肿瘤 DNA、白血病相关标志物

1. 循环肿瘤细胞

通常把从原发灶或转移灶脱落入血，并随机体血液循环一起转运的实体肿瘤细胞称为循环肿瘤细胞(circulating tumor cell，CTC)。循环肿瘤细胞的概念于 1869 年首次由 Asworth 提出，他于当年研究一名死亡的肿瘤患者外周血的细胞，发现其中某些细胞与原发肿瘤细胞一致，推论外周血中是存在原发肿瘤细胞的。此后，人们使用光学显微镜可在多种类型肿瘤患者中观察到 CTC，从而使得 CTC 成为潜在的肿瘤标志物。CTC 检测作为一种新型的非侵入性诊断工具，除了可作为肿瘤检测手段外，还可用于化疗药物的快速评估，个体化治疗包括临床筛药、耐药性的检测，肿瘤复发的监测以及肿瘤新药物的开发等。目前 CTC 的检测主要用于肿瘤转移和复发的诊断，如临床研究显示，CTC 可作为乳腺癌、前列腺癌和结直肠癌肿瘤转移和预后不良的标志物；如果 7.5mL 血液中≥5 个 CTC，则提示肿瘤转移、治疗效果不好和预后不良。循环肿瘤细胞还可用于个体化分子诊断，对于原发灶切除的肿瘤患者，循环肿瘤细胞无疑是靶向药分子诊断的最

好检测材料,可以及时判断患者治疗后靶向基因或蛋白的变化,指导临床及时调整治疗方案。

2. 循环肿瘤 DNA

循环 DNA 是一种无细胞状态的胞外 DNA,存在于血液、滑膜液和脑脊液等体液中,主要是由单链或双链 DNA 以及单链与双链 DNA 的混合物组成,以 DNA-蛋白质复合物或游离 DNA 两种形式存在。1947 年,Mandel 和 Metais 发现了循环 DNA;30 年后 Leon 等的研究表明,肿瘤患者外周血血清 DNA 水平显著高于正常人;1989 年,Stroun 等发现,肿瘤患者外周血游离 DNA 具有肿瘤细胞 DNA 的某些特征,命名为循环肿瘤 DNA(circulating tumor DNA)。正常人循环血中存在少量游离 DNA,主要来源于细胞核 DNA 和线粒体 DNA,常小于 10ng/mL;肿瘤患者循环血 DNA 主要来源于肿瘤细胞,其血浆 DNA 浓度平均可达 180ng/mL。最近肿瘤分子生物学研究发现,循环肿瘤 DNA 可作为一种新的肿瘤标志物,在肿瘤组织无法获得的情况下,可动态反应肿瘤基因突变概貌,在肿瘤的诊断、个体化治疗及预后判断等方面具有重要临床应用价值。

另外,对于表观遗传学,即在不改变基因组序列的前提下,通过 DNA 和组蛋白的修饰等来调控基因表达,其中又以 DNA 甲基化(DNA methylation)最为常见,成为表观遗传学的重要组成部分。DNA 甲基化水平和模式的改变是肿瘤发生的一个重要因素。这些变化包括 CpG 岛局部的高甲基化和基因组 DNA 低甲基化状态。在正常细胞中,位于抑癌基因启动子区域的 CpG 岛处于低水平或未甲基化状态,此时抑癌基因处于正常的开放状态,抑癌基因不断表达抑制肿瘤的发生。而在肿瘤细胞中,该区域的 CpG 岛被高度甲基化,染色质构象发生改变,抑癌基因的表达被关闭,从而导致细胞进入细胞周期,凋亡丧失,DNA 修复缺陷等,最终可导致肿瘤发生。检测肿瘤组织、血液、痰和大便等标本中肿瘤特异性甲基化 DNA 可用于肿瘤早期检测和预后评估,如检测血浆中 Septin 9 DNA 甲基化水平,可用于大肠癌早期诊断。

3. 白血病免疫分型

正常造血细胞在分化、发育及成熟过程中,细胞分化抗原及其他免疫标志呈现规律性变化。在一定的分化阶段,哪些抗原表达上调、哪些抗原表达下调,以及抗原表达量的多少存在着明显的规律性。而在血液恶性肿瘤发生时,细胞分化抗原出现的规律性时常发生紊乱,具体表现有:① 异常细胞比例明显升高,细胞大小或者颗粒性发生变化。② 抗原表达过强、过弱甚至不表达,表达其他系列抗原,不同成熟时相的抗原同时表达,抗原异质性表达消失、出现均一性表达等。③ 成熟淋巴细胞出现单克隆性,B 细胞单克隆表达膜免疫球蛋白轻链(如只表达 κ 链或者 λ 链),浆细胞单克隆表达细胞质免疫球蛋白轻链(如只表达细胞质 κ 或者细胞质 λ);NK 细胞单克隆表达杀伤细胞免疫球蛋白样受体(killer cell immunoglobulin-like receptor,KIR),T 细胞单克隆表达 T 细胞受体(如只表达 $TCR_{\alpha\beta}$ 或 $TCR_{\gamma\delta}$)。这些异常表型可以作为诊断白血病的指标,也可作为检测残存白血病的重要标志,更是白血病相关免疫表型(leukemia-associated immunophenotype,LAIP)分析技术的诊断依据。

白血病免疫分型主要根据不同类型不同时期的血液恶性肿瘤其肿瘤细胞出现的抗原时序混乱表达、抗原跨系表达及分化阻滞等现象,通过流式细胞术(flow cytometer,FCM)免疫荧光染色法,比较分析分化抗原(cluster of differentiation,CD)在肿瘤细胞和正常造血细胞上的表达有何不同,是否出现过度表达、缺失表达、不规则表达或非生理性表达等,从而对血液恶性肿瘤进行诊断、分型及预后判断,并为选择治疗方案提供重要依据。原始细胞发生恶变的时候,形态学可以有很大的改变,但是免疫学标志基本不会发生很大的改变,因此免疫分型一个最重要的作用就是给肿瘤细胞定性(判断系列、阶段、良恶性)。血液恶性肿瘤的免疫表型存在个体化差异,多种免疫标志的组合分析,有利于对异常细胞群的比例和性质判断,以及跨系表达的确认。白血病免疫分型常用的抗体及意义罗列如下。

白细胞共同抗原:CD45(淋巴细胞高表达,单核细胞、粒细胞及幼稚细胞依次减弱,红细胞不表达)。

T 淋巴细胞白血病:胞膜及细胞质 CD3、CD2、CD5、CD7、CD4、CD8。

B 淋巴细胞白血病:CD19、CD22、细胞质 CD79a、细胞质 IgM、CD20。

髓细胞白血病:MPO、CD13、CD33、CD64、CD14、CD15、CD11b、CD16。

红白血病:GlyA(血型糖蛋白 A)。

巨核细胞白血病:CD41a、CD42b、CD61。

幼稚标志抗原:CD34、TdT(非特异性幼稚标志);CD1a、CD99 强阳性(T 细胞幼稚标志)。CD10(T 细胞和 B 细胞幼稚标志);CD117(髓系幼稚标志,某些 T 细胞急性白血病)。

4. 白血病微小残留物

白血病微小残留物(minimal residual disease,

measurable residual disease，MRD）是指白血病经诱导化疗获完全缓解后或是骨髓移植治疗后，体内仍残留的微量/可检测的白血病细胞，这些残存的细胞是白血病复发的根源。MRD检测具体临床意义有：① MRD检测有利于更早地预测白血病的复发，指导白血病的临床治疗，根据体内白血病细胞多少决定是否继续治疗；② 有利于较早发现白血病细胞是否耐药，并依此指导临床选用更敏感、更具杀伤力的治疗措施；③ 有助于评价自体造血干细胞移植的净化效果。

MRD的检测技术有聚合酶链反应（PCR）和流式细胞术（FCM）。无论是PCR还是FCM方法，如何确定白血病特有的标志是MRD检测的关键。对于PCR方法而言，检测的标志为白血病细胞特异的染色体易位或融合基因，如 $IgH/TCR_{\alpha\beta}/TCR_{\gamma\delta}$ 重排基因、BCR/ABL 融合基因、$NPM/FLT\text{-}3$ 突变基因，等等。FCM检测MRD的基础是寻找与正常造血规律不同的免疫表型，即检测对象为白血病相关免疫表型（LAIP）阳性细胞。免疫表型变异往往伴随着分子学的改变，治疗早期变异率相对较低，复发时变异率可高达90%，所以掌握正常造血规律对于FCM检测MRD来说至关重要。正如前所述，正常造血细胞抗原表达遵循系列保守性、有固定的时序性、表达量比较恒定且分化过程连续，群体异质性较大。白血病细胞则对应地出现抗原交叉表达、非同步抗原同时表达、抗原过表达或低表达甚至缺失以及分化阻滞，群体相对较均一。依据此规律，我们可以针对不同病种设计特异的MRD免疫分型方案，找出残留的肿瘤细胞。

一般来讲，PCR方法比FCM敏感性高。FCM检测MRD灵敏度一般为 10^{-4}，而PCR的灵敏度一般为 $10^{-6} \sim 10^{-4}$。用FCM检测MRD时，当获取细胞数达到 10^6 时，急性淋巴细胞白血病（acute lymphoblastic leukemia，ALL）标本灵敏度可达 10^{-5}；当获取细胞数达到 5×10^6 时，多发性骨髓瘤（multiple myeloma，MM）标本灵敏度可达 10^{-5}；当获取细胞数大于 5×10^5 时，急性髓细胞性白血病（acute myelocytic leukemia，AML）标本的灵敏度只能达 $10^{-4} \sim 10^{-3}$。FCM检测MRD最常用于判断阴阳性的界限为0.1%，0.1%作为cut-off值可以较好地将预后进行分组；也有少见报道以0.15%、0.01%、0.035%等作为cut-off值。但需要注意<0.1%也可能存在MRD；不同检测时间点cut-off值可以不同（理论上治疗时间越长，数值越小）；不同类型的LAIP在骨髓中的本底水平不同，所以最好能根据每种LAIP的基础值设定相应的cut-off值。

（刘万里　池沛冬）

参 考 文 献

李强. 2003. 呼吸内镜学. 上海：上海科学技术出版社

李益农，陆星华. 2004. 消化内镜学. 2版. 北京：科学出版社

Duffy MJ, Harbeck N, Nap M, et al. 2017. Clinical use of biomarkers in breast cancer: Updated guidelines from the European Group on Tumor Markers (EGTM). Eur J Cancer, 75: 284~298

Ho SH, Uedo N, Aso A, et al. 2018. Development of image-enhanced endoscopy of the gastrointestinal tract: a review of history and current evidences. J Clin Gastroenterol, 2 (4): 295~306

Kikuchi O, Ezoe Y, Morita S, et al. 2013. Narrow-band imaging for the head and neck region and the upper gastrointestinal tract. Jpn J Clin Oncol, 43: 458~465

Sturgeon C. 2002. Practice guidelines for tumor marker use in the clinic. Clin Chem, 48 (8):1151~1159

Sturgeon CM, Duffy MJ, Stenman UH, et al. 2010. National academy of clinical biochemistry laboratory medicine practice guidelines for use of tumor markers in liver, bladder, cervical, and gastric cancers. Clin Chem, 56 (6): 1~48

Togashi K, Nemoto D, Utano K, et al. 2016. Blue laser imaging endoscopy system for the early detection and characterization of colorectal lesions: a guide for the endoscopist. Therap Adv Gastroenterol, 9 (1): 50~56

第七章　肿瘤的外科治疗

外科手术是治疗肿瘤的最古老方法。迄今，尽管治疗肿瘤的手段越来越多，但仍有60%以上的实体肿瘤以手术治疗为主。此外，肿瘤外科对于肿瘤的预防、诊断和分期、重建和康复都起着无可代替的作用。

第一节　肿瘤外科的发展

一、历史回顾和现代肿瘤外科的发展

约在公元前1600年，古埃及已有手术切除肿瘤的记载。我国东汉时代华佗首创手术治疗内脏肿瘤，《三国志·华佗传》有载："若病结积在内，针药所不能及，当须刳割者，便饮其麻沸散，须臾便如醉死无所知，因破取。病若在肠中，使断肠湔洗，缝腹膏摩……"公元7世纪，我国也有切除肿瘤的记载，《晋书》有云："初帝目有瘤疾，使医割之。"

但现代外科手术切除肿瘤始于1809年，McDowell为一妇女切除了重10.2kg的卵巢肿瘤，术后患者生存了30年。1846年10月16日，Warren在美国麻省总医院首次施行乙醚麻醉下切除颌下腺。1867年，Lister开始推荐消炎药物在外科中应用。由于麻醉和消炎药物的发明，肿瘤外科得到长足的发展。乙醚麻醉应用前，美国麻省总医院共施行385次手术，但在19世纪最后10年中，该院每年施行手术达2万次。值得提出的是，Billroth在1860～1890年首次施行了胃切除术、喉切除术和食管切除术，为胃癌、喉癌、食管癌根治性切除开辟了新途径。1890年，Halsted提出癌瘤整块切除的原则，即将原发癌瘤所在器官连同区域淋巴结一并切除。按此原则，他设计了乳腺癌根治术，即沿用至今的著名的Halsted术式（Halsted operation），其合理的手术原则和良好的治疗效果对肿瘤外科的发展有很大的促进作用。根据Halsted提出的癌瘤根治原则，1904年Young施行了前列腺癌根治术；1906年Wertheim施行了子宫癌根治性切除术；1908年Miles成功施行了经腹会阴直肠癌切除术；1933年Graham首次成功地施行了肺叶切除术；1935年Whipple报道了胰十二指肠切除术；1945年Huggins报道了肾上腺切除治疗晚期前列腺癌；1952年Lortat和Jacob施行了肝规则切除术；1954年Murray施行同卵孪生的肾移植获长期存活；1962年Malt和Mckham施行首例上臂离断再植术成功；1963年Starzl报道肝移植成功；1987年Mouret施行首例腹腔镜下胆囊切除术；1991年腹腔镜下结肠癌切除；1986年研制出第一代计算机辅助的手术系统（computer-assisted surgery system），后不断改进，至2000年第四代达·芬奇（Da Vinci）机器人手术已经成熟推广。

近30年来，随着显微外科技术、微创外科技术、麻醉水平提高及抗菌药物的广泛应用，肿瘤外科有了进一步发展，除了根治性切除外，更有器官移植、重建和康复手术得到广泛应用。

二、肿瘤外科的生物学概念

诚然，用外科手术治疗肿瘤是最古老最有效和临床应用最普遍的治疗方法之一，其治疗效果已被临床所公认。但是，现在越来越多外科专家认识到，单靠手术刀难以彻底治愈肿瘤。有些肿瘤尽管在早期施行根治术，但术后若干年仍会复发或转移，这很大程度上取决于肿瘤本身生物学特性和患者机体的免疫功能。

癌细胞的生物学特性包括生长的自主性（autonomy）、可移植性（transplantability）、侵袭性和转移性（invasiveness and metastasis）、去分化或异常分化（dedifferentiation）等，其中以侵袭性和转移性最为关键，也是恶性肿瘤的重要标志。临床统计有80%以上的肿瘤患者死于侵袭和转移。如果肿瘤没有侵袭和转移，患者预后都较好。例如，几十斤重的卵巢囊肿、脂肪瘤，一经切除，患者就完全康复；但是不足一个鸭蛋大的肺癌病灶，往往置人于死地，其由侵袭和转移所致。一般认为侵袭和

转移密切相关，是一个过程的两个阶段，侵袭为转移的前奏，转移是侵袭的延续和发展。所以手术时发现肿瘤已侵袭周围，就意味着术后有远处转移的可能，不管手术扩大到何等程度，也难获得满意效果。这就是为什么必须强调多学科的综合治疗。除了手术切除肿瘤之外，尚需要施加化疗、放疗、免疫治疗等以控制不再发生局部复发和远处转移。

其实人体本身存在抗击肿瘤侵袭的免疫防御机制，这个机制包括细胞免疫系统和体液免疫系统。前者除 T 淋巴细胞和 B 淋巴细胞之外，尚有单核吞噬细胞和第三群淋巴细胞如自然杀伤细胞（NK）、淋巴因子活化的杀伤细胞（LAK）、肿瘤浸润淋巴细胞（TIL）等。体液免疫系统包含了诸多细胞因子。机体的免疫能力与肿瘤的发生发展和治疗效果以及预后均有密切关系。免疫能力简言之就是人体对外来刺激的抵御能力。恶性肿瘤作为机体内一种异常有害的大细胞团，在其整个发生发展过程中随时都受机体免疫能力的影响。当机体的免疫功能健全或良好时，即使有肿瘤因子存在也不等于就会发生肿瘤；假如体内已发生了肿瘤，只要机体免疫能力强大，肿瘤生长也受到限制，不至于短时间内转移扩散。相反，当机体免疫功能低下时，肿瘤则迅速生长和播散。而目前治疗肿瘤的三个主要方法——手术、放疗、化疗，对机体的免疫功能带来重大打击。所以，无论是在选择治疗方案或设计外科手术切除范围时，都要注意保护机体免疫功能。以外科手术为例，手术将局部肿瘤及其区域淋巴结切除，取得即时效果，但并不是手术范围越大越好，盲目扩大手术范围就会增加对机体打击，降低机体应有的免疫能力，肿瘤就容易复发和转移，手术远期效果不好。乳腺癌的手术演变就说明了这个道理。开始人们以为扩大手术范围可以提高疗效，一度曾推崇超扩大根治术，结果未能改善预后，所以近十几年来手术又由大变小。

总之，决定对恶性肿瘤治疗效果的优劣因素是多方面的，其中机体自身免疫能力、肿瘤的生物学特性是主要的。无论选择何种治疗方案，都应当把握既最大限度切除或抑制肿瘤，又最大限度保护机体免疫功能的原则，不能顾此失彼。

近年来肿瘤分子生物学的发展，也促使肿瘤外科学进步。肿瘤细胞的克隆、基因的检测，以及"分子分期"，为明确肿瘤特性和侵犯范围以及决定外科手术方案提供了可靠根据。"分子定界"和放射导向手术，使肿瘤外科手术设计更具有目的性和准确性。

第二节　肿瘤外科的作用

肿瘤外科除了用于治疗肿瘤之外，还可以用于肿瘤的预防、诊断、重建与康复。

一、预防作用

某些疾病或先天性病变在发展到一定程度时，可发生恶变。如果能及时将可能发生恶变的病灶切除则可以预防肿瘤的发生。

先天性或家族性结肠息肉病（familial polyposis coli），40 岁以前有 50% 的患者可发展成癌；50 岁时几乎所有患者发生恶变。因此，凡有结肠息肉病的患者建议在 17~20 岁时做预防性切除术。先天性睾丸未降或下降不全，睾丸停留在腹内，常有发生睾丸癌的危险，因此应在青春发育前及早施行睾丸复位术，以防止癌症发生。

溃疡性结肠炎（ulcerative colitis）有较高的癌变机会，约有 40% 的溃疡性结肠炎演变成结肠癌。儿童的溃疡性结肠炎在 10 岁时有 3% 发展成癌，到 20 岁时则有 20% 发生癌变，因此儿童溃疡性结肠炎亦应及早接受手术治疗以防止癌的发生。

多发性内分泌增生症（multiple endocrine neoplasia）Ⅱ型和Ⅲ型，常伴有发生甲状腺髓样癌的危险。这类患者应该用五肽促胃酸激素刺激试验检查是否存在 C 细胞增生。如果刺激试验后血清甲状腺降钙素增加，就应该做甲状腺切除术，以防止发生甲状腺髓样癌。

白斑病（leukoderma）常伴随发生鳞状细胞癌的可能，故视之为癌前病变，特别是口腔白斑和外阴白斑更是如此，必要时应做预防性切除术。

乳腺小叶增生（hyperplasia of mammary gland flocculus）有上皮高度增生或不典型增生时可能发生癌变，必须结合临床和其他乳腺癌高危因素综合分析，以决定是否作预防性切除术。

在经常易受摩擦部位的黑痣（pigmented nevus），特别是足底、外阴和指（趾）甲下的黑痣，应及早考虑手术切除，以免发生恶变。

成年人的声带乳头状瘤、膀胱乳头状瘤、结直肠腺瘤等均有潜在的恶变趋向都需预防性切除。

此外，为包茎者及早做包皮环切术，也是预防阴茎癌的好方法；胃息肉也可发生癌变，如能及早发现和切除（或摘除），则可以防止发生胃癌。

二、诊断作用

肿瘤治疗前必须有一个明确的诊断，特别是组织学或细胞学诊断，要获得组织或细胞常需外科手段。常用方法有细针吸取、针穿活检、咬取活检、切取活检及切除活检。

不管使用何种活检方式，都应尽量缩短活检与根治性手术的间隔时间；都应注意活检引起肿瘤播散的可能；都应考虑能否把活检切口或所经组织间隙一并切除。

取得病理诊断后，外科医生还应结合临床检查、实验室检查和影像检查，做出肿瘤分期，以便更好制订治疗方案。有时，在手术后才能进行准确分期，如大肠癌往往在根治切除术后才能做出正确的临床病理分期。

三、治疗作用

正如上述，外科手术是治疗肿瘤的最古老最有效的方法之一。许多类型的良性肿瘤，如皮下脂肪瘤、纤维瘤、甲状腺瘤、胃肠平滑肌瘤、子宫肌瘤、肝腺瘤、乳腺纤维腺瘤等，手术切除则可以获得痊愈。早期的癌瘤，如Ⅰ期的宫颈癌、乳腺癌、食管癌、胃癌、大肠癌、甲状腺癌、喉癌、舌癌等，根治性切除术后5年治愈率都可达90%以上。有的进展期癌瘤（Ⅱ～Ⅲ期）通过以手术为主的综合治疗，5年治愈率也可达30%～60%。晚期癌瘤（Ⅳ期）亦常需要做姑息性手术或减积手术和减状手术，以作为综合治疗的一部分，达到减轻患者痛苦、延长寿命的目的。此外，肿瘤在发生发展以及治疗过程中出现严重并发症，常需外科紧急处理。例如，喉癌或甲状腺癌侵犯气管引起呼吸困难急需气管切开；胃肠肿瘤引起消化道出血、穿孔和梗阻均需外科紧急处理；肿瘤转移到脑引起颅内高压也要外科开颅减压。

四、重建与康复

外科手术亦常应用于肿瘤患者手术后的重建与康复。肿瘤外科医生不仅要根治性切除肿瘤，还要注意患者生存质量，设法为患者进行重建或康复治疗，使患者外形及功能有改善，生活愉快。例如，乳腺癌根治术后的乳房再造手术；喉癌根治术后的喉重建；全舌切除术后舌再造；上颌窦癌切除术后的面部整形；腹壁和胸壁巨大肿瘤切除术后的修补，等等。有些由于既往手术或放疗后所致的功能丧失，特别是肢体，可以通过骨或肌肉的移位而使功能改善。

第三节 肿瘤外科治疗原则

一、良性肿瘤的外科治疗原则

良性肿瘤以局部膨胀性生长为主，其边界清楚，多数有完整的包膜，不会发生淋巴道和血道侵袭和转移，其治疗以手术为主，一般手术切除即可治愈。手术原则是完整切除肿瘤，应包括肿瘤包膜及少量正常组织，禁忌做肿瘤挖出术。例如，乳腺纤维腺瘤需做乳腺区段切除；甲状腺瘤要求做肿瘤所在的腺叶及峡部切除；卵巢囊肿则做单侧卵巢切除，并避免术中囊肿破裂。诚然，有些部位特殊，不容大范围切除，如神经纤维瘤、神经鞘瘤、脑膜瘤、垂体瘤等，有时只能剥离肿瘤或大部分切除。

必须强调，切除的肿瘤必须送病理检查，进一步明确病理性质，以避免将恶性肿瘤误诊为良性肿瘤而不再做进一步治疗。一旦发现所切出的"良性肿瘤"实质是恶性肿瘤，则应按恶性肿瘤重新处理。对一些良性肿瘤有可能发生恶性变者以及交界性肿瘤，切除范围亦应扩大。

二、恶性肿瘤的外科治疗原则

（一）明确诊断

肿瘤外科治疗，尤其对恶性肿瘤的治疗中所采用的各种根治术对机体的破坏性很大，故在决定采用外科治疗前必须明确诊断。没有正确的诊断就不可能有正确的治疗。肿瘤诊断包括病理诊断和临床诊断（含分期）。

1. 病理诊断

恶性肿瘤的外科治疗往往创伤大，致残率较高。例如，乳腺癌根治术后失去整个乳房；全喉切除术后不能发音且终生气管造口；直肠癌经腹会阴切除术后失去肛门而要做永久性肠造口；骨肉瘤截肢术后不能步履；宫颈癌根治术后不能再生育等。因此，肿瘤外科手术，特别是大手术或易致残手术，术前必须有病理诊断，以免误诊误治，否则给患者带来严重后果。有些病例在术前难以取得病理诊断，应在术中取组织做冰冻切片检查。另外，同样是恶性肿瘤，分类不同时，生物行为也不同，采用术式显然有所区别。例如，胃平滑肌肉瘤仅做广泛切除术，不必做淋巴结清扫；但胃癌则应同时做第一、二站甚至第三、四站淋巴结清扫。又如，骨皮质肉瘤恶性度低，可能行保留肢体的手术，而成骨肉瘤则往往要截肢。宫颈原位癌仅做宫颈锥形切除可以达到治愈目的，但浸润癌则需做全子宫附件切除加淋巴结清扫。由此可见，病理诊断对肿瘤外科治疗实施是至关重要的前提。

2. 临床诊断和分期

临床诊断和分期对肿瘤外科治疗实施也十分重要。病理诊断往往局限于所取组织的部位，临床诊断则包含肿瘤原发部位和继发部位以及分期，所以更能反映患者具体情况，有助于外科手术的取舍和决定外科手术范围。例如，病理诊断为胃癌，并不能表示患者能否施行胃癌根治术。临床医生将全身检查情况综合分析，如果患者已有锁骨上淋巴结肿大，盆底有接种结节或肝、肺有转移，则不应考虑胃癌根治性切除。目前常用的分期方法是国际抗癌联盟制订的 TNM（Tumor-Node-Metastasis）国际分期法，个别癌瘤，如大肠癌习惯应用 Dukes 分期法。施治前按临床分期（TNM）制订手术方案：术中医生可根据外科分期（sTNM）相应修改治疗计划，术后的临床病理分期（pTNM）则为术后辅助治疗及预后估计提供重要依据。

（二）明确肿瘤外科作用，制订合理治疗方案

恶性肿瘤治疗是否正确，直接影响治疗效果和预后。如果将一个可以完整手术切除的肿瘤仅做挖出术，其术野的肿瘤播散及局部复发将会使患者失去治愈的机会。如果对一个全身情况较差又有多器官转移的晚期癌瘤患者施行局部根治性切除，不仅不会治愈患者，反而会增加患者的痛苦，甚至导致更快死亡。所以外科医生必须明确外科手术在肿瘤治疗中的作用，为患者制订合理的治疗方案。制订治疗方案最重要的依据是肿瘤的病理类型、分化程度、临床分期和患者的体质状况。一般原则是：早期癌瘤，实施根治术或广泛切除术；局部晚期癌瘤，估计难以切除的局部病变，先做术前化疗/放疗，即新辅助治疗（neoadjuvant therapy），待肿瘤缩小后再行手术；术后病理证实有癌残留或多个淋巴结转移者，需做术后辅助治疗。

（三）全面考虑，选择合理的术式

决定治疗方案后，要根据患者具体情况，全面考虑，选择适当的手术方式。切忌不顾后果，随意试行不成熟的无把握的新术式。在选择手术方式时，必须遵循如下几个原则。

1. 必须根据肿瘤生物学特性选择术式

表皮或黏膜癌常伴有淋巴道转移，故手术时要将区域淋巴结清除（原位癌除外）；肉瘤易局部复发而很少发生淋巴道转移，所以应做广泛切除术而不必常规区域淋巴结清除；食管癌、大肠癌等有多中心起源的特点，其切除范围应尽量扩大；原发肌肉肉瘤或软组织肉瘤侵犯肌肉时，肿瘤易沿肌间隙扩散，应将肌肉连同筋膜从起点到止点全部切除；低位直肠癌有逆行浸润的可能，浸润多长尚未定论，一般远端切除距离肿瘤不应少于 2cm，必要时只能做 Miles 手术。

2. 保证足够的切除范围，力争手术治愈

迄今，对大多数实体瘤而言只有手术切除的治愈希望最大，术式不宜过于保守。切除范围应遵照"两个最大"的原则，即最大限度切除肿瘤和最大限度保护正常组织和功能。两者有矛盾时，应服从前者。当然，若保留正常组织过少会严重影响功能，甚至危及生命时，必须缩小切除范围。例如，肺癌手术需做全肺切除才能清除全部肿瘤，但当对侧肺功能较差、难以代偿时，只能放弃全肺切除。又如，肝癌伴有中度以上的肝硬化，切除肝脏不宜过 50%，否则术后发生肝功能衰竭，危及生命。有时，术式在手术探查后才能做最后抉择，必要时还需做冰冻切片检查帮助决定手术范围。

3. 根据患者年龄、全身状况和伴随疾病选择术式

罹患恶性肿瘤以中老年为多，年龄不是手术的绝对禁忌证，但老年人的手术危险性相对较大，值得重视。重要器官如心、肺、肝、肾等功能特别突出，如果其功能不足或衰竭则难以承受手术的打击。此外，老年人常伴有高血压、冠心病、糖尿病等，会影响手术的实施，应做好术前治疗并按控制的情况选择术式。一般而言，年龄过大、全身情况较差者不宜做大手术，恶病质视为手术禁忌证。全身情况较差者，通过积极的处理得到改善时也可以施行手术治疗。

此外，选择术式时还应考虑到术者的手术技巧和经验、麻醉和手术室设备。如果条件确实未具备，不要勉强施行大手术。

（四）防止医源性播散

肿瘤外科除了要遵循一般外科的无菌操作、术野暴露充分、避免损伤需保留正常组织等原则外，尚要求有严格的无瘤观念。由于癌瘤细胞可因手术操作而脱落播散，引起术后转移或复发，所以施行肿瘤外科手术必须注意下列几点，尽量避免医源性播散（iatrogenic spread）。

（1）探查由远及近，动作轻柔。上腹部肿瘤应先探查盆底，然后逐步向上腹部探查，最后才探查肿瘤；下腹部肿瘤探查顺序则相反。其他部位肿瘤亦如此，先探查远处，最后才探查肿瘤。这样可尽量避免将肿瘤细胞带至其他部位，探查动作必须轻柔，切忌大力挤压，以免癌栓脱落播散。

（2）不接触隔离技术（no-touch isolation technique）。对已有破溃的体表肿瘤或已侵犯浆膜表面的内脏肿瘤，应先用纱布覆盖、包裹，避免肿瘤细胞脱落、种植。肠道肿瘤在手术时应将肿瘤远近两端的肠管用布带结扎并在瘤段肠腔内注入抗癌药物［如5-氟尿嘧啶（5-FU）］，以期减少肿瘤的播散和提高治疗效果。

（3）先阻断结扎肿瘤部位输出静脉，然后结扎处理动脉，减少术中癌细胞进入循环的可能性，减少血道转移。

（4）尽量锐性分离，少用钝性分离，以减少挤压肿瘤，减少肿瘤播散的机会。

（5）先清扫远处淋巴结，然后清扫邻近淋巴结，即先从远处开始解剖，堵住癌细胞从淋巴道或血道的播散可能。

（6）遵循连续整块切除的原则。施行根治性手术时忌将肿瘤和淋巴结分块切出。

（7）肿瘤切除后的冲洗。肿瘤切除后应更换手套，创面用大量无菌蒸馏水（不用生理盐水）冲洗，也有的用氮芥溶液浸泡术野5min，以消灭可能脱落的肿瘤细胞。

第四节 肿瘤手术的应用

一、诊断性手术

1. 细针吸取（fine-needle aspiration）

通过用细针头，对可疑肿块进行穿刺做细胞学检查。方法简单易行，诊断准确率因操作技术、病理医生经验和肿块所在部位而异，一般在80%以上。本方法存在一定的假阴性及假阳性，偶见有针道转移的病例。

2. 针穿活检（needle biopsy）

一般在局部麻醉下应用较粗针头或特殊的穿刺针头（如True-Cut、Core-Cut），对可疑肿块进行穿刺并获得少许组织做病理切片检查。如果取得足够组织，诊断准确率高；如果取得组织太少，诊断较困难。同时，由于针穿活检亦可造成创伤出血，甚或引起癌细胞播散、针道转移等，因此务必严格掌握适应证。

3. 咬取活检（biting biopsy）

一般用于表浅的溃疡型肿块，用活检钳咬取组织做病理检查。诊断准确率高。但咬取时应注意咬取部位和防止咬取后大出血。

4. 切取活检（incisional biopsy）

常在局部麻醉下，切取一小块肿瘤组织做病理检查以明确诊断。有时在探查术中，因肿块巨大或侵及周围器官无法切除，为了明确其病理性质，也常做切取活检。施行切取活检时必须注意手术切口及进入途径，要考虑到活检切口及进入通道必须在以后手术切除时能一并切除，不要造成癌瘤的播散。切取活检与第二次手术切除间隔的时间应越短越好，最好是在准备彻底切除情况下行冰冻切片检查。

5. 切除活检（excisional biopsy）

在可能的情况下，可以切除整个肿瘤送病理检查以明确诊断。这样诊断准确率最高，如果是良性肿瘤也就不必再做第二次手术；如果是恶性肿瘤也不至于引起太多播散。但是，切除活检常在麻醉下进行，切口较大。所以活检手术切口选择必须考虑到可能行第二次手术能否将其切除，同时也需十分注意不要污染手术创面，以免造成肿瘤接种。

如果临床上拟诊断为黑色素瘤时，则不应做针穿、咬取或切取活检，应该在准备彻底切除时做切除活检。

此外，还应注意活检切口与进路必须在下一次手术时能整块切除，不要给下次手术造成麻烦，又可以防止切口种植。

二、探查性手术

探查性手术目的：一是明确诊断；二是了解肿瘤范围并争取肿瘤切除；三是早期发现复发以便及时做切除术，即所谓二次探查术（second look surgery）。所以，它不同于上述的诊断性手术。探查性手术往往是做好大手术的准备，一旦探查明确诊断而又能彻底切除时，即时做肿瘤的治愈性手术（curative surgery），所以术前准备要充分，备有术中冰冻切片检查。探查时动作轻柔，细致解剖，也应遵循由远及近和不接触隔离技术的原则。二次探查术曾一度受到重视，有报道189例胃、大肠癌伴淋巴转移的患者做了270次"二次探查术",其中94例(50.3%)在第一次再探查时在原发瘤周围发现转移癌而再次切除并取得较好疗效。但此手术半年施行一次,患者难以接受,且目前影像学诊断发展迅速,对腹腔内无症状而已形成肿块的癌瘤提供了早诊的方法,不必再盲目二次探查。

三、治愈性手术

治愈性手术是以彻底切除肿瘤为目的,也是实体肿瘤治疗的关键。凡肿瘤局限于原发部位和邻近区域淋巴结,或肿瘤虽已侵犯邻近脏器但尚能与原发灶整块切除者,皆应施行治愈性手术。治愈性手术最低要求是切缘在肉眼和显微镜下未见肿瘤。

治愈性手术对上皮癌瘤而言为根治术(radical resection)。所谓根治术是指肿瘤所在器官的大部分或全部连同区域淋巴结做整块切除;如癌瘤侵犯其他脏器,则被侵犯的器官亦应做部分或全部切除。例如,胃癌侵及胰腺尾部,除做胃次全切除或全胃切除及胃周围区域淋巴结清除外,尚需切除胰尾。乳腺癌根治术(Halsted术式),必须将全乳腺及胸大肌、胸小肌及腋部淋巴脂肪组织连续整块切除。

治愈性手术对肉瘤而言为广泛切除术(extensional resection)。所谓广泛切除术是指广泛整块切除肉瘤所在组织的全部或大部分以及部分邻近深层软组织。例如,肢体的横纹肌肉瘤应将受累肌肉的起止点及其深层筋膜一并切除,有时尚需将一组肌肉全部切除,因肉瘤易沿肌间隙扩散。若为骨肉瘤常需超关节截肢。

四、姑息性手术

晚期癌瘤已失去手术治愈的机会,但在许多情况下,为了减轻症状、延长寿命,或为下一步其他治疗创造条件,可采用各种姑息性手术。姑息性手术包括姑息性肿瘤切除术和减状手术。前者是指对原发灶或其转移灶部分或大部分切除,肉眼尚可见肿瘤残留;后者则根本未切除肿瘤而仅仅解除肿瘤引起的症状。例如,晚期胃肠道癌瘤虽然不能根治性切除,但为了防止出血、梗阻、穿孔等,常需做胃大部分切除或肠段切除术,术后再配合其他治疗。巨大的卵巢癌、软组织肉瘤等,有时也需切除部分肿瘤,即所谓减积手术(debulking operation),减少肿瘤负荷,为放疗/化疗创造条件。肺癌、食管癌、上颌窦癌有时也做姑息性切除手术,术后再添加放疗或化疗。

为了解除消化道梗阻、胆道梗阻,临床上常需做食管胃吻合、胃空肠吻合、胆囊空肠吻合、小肠结肠侧侧吻合等内吻合转流术。有时为了解除食管梗阻、肠梗阻、尿道梗阻、喉梗阻,需做胃造口、肠造口、膀胱造口、气管造口等。晚期肿瘤可引起大出血,临床常需结扎供应肿瘤部位的动脉以达到止血目的。例如,鼻咽癌、口腔癌合并大出血,若填塞无效,则需结扎颈外动脉;恶性葡萄胎、绒毛膜上皮癌、宫体癌、直肠癌合并大出血而肿瘤难以切除,需做髂内动脉结扎。骨肉瘤已有两肺转移,但局部出血、感染或病理性骨折造成患者极大痛苦,亦可考虑截肢去除局部病灶,减轻痛苦。

五、辅助性手术

为了配合其他治疗,需要做辅助性手术。例如,喉癌放疗,为了防止放疗中呼吸困难,有时需做放疗前气管切开术;直肠癌放疗有时亦需先做人工肛门术,以免放疗中肠梗阻;乳腺癌和前列腺癌内分泌治疗常需做去势手术。此外,各部位晚期癌瘤局部灌注化疗时常需做动脉插管术。

六、重建与康复手术

为了提高肿瘤患者的生存质量,重建和康复手术越来越受到重视。由于外科技术特别是显微外科技术的进步,肿瘤切除后的器官重建有了很大的发展。近20~30年形成一门新的专科——肿瘤整形外科(neoplastic surgery)。头面部肿瘤切除术后常用血管皮瓣进行修复取得成功。舌再造术、口颊和口底重建使患者生活质量大大提高。乳腺癌根治术后乳房重建、巨大肿瘤切除后胸壁重建、腹壁重建已广泛开展。

七、预防性手术

对于那些有潜在恶性趋向的疾病和癌前病变,做相应的切除术可防止癌症发生。临床常采用的预防性手术有:家族性腺瘤性息肉瘤做全结肠切除术,溃疡性结肠炎患者做结肠切除术,隐睾或睾丸下降不良做睾丸复位术,口腔、外阴白斑患者做白斑切除术,易摩擦部位的黑痣做切除术,重度乳腺小叶增生伴有乳腺癌高危因素者做乳房切除术。此外,成人的声带乳头状瘤、膀胱乳头状瘤、卵巢皮样囊肿、甲状腺瘤、大肠腺瘤等均有潜在恶变趋势,应做预防切除术。

八、远处转移癌和复发性癌瘤切除术

远处转移癌属于晚期癌瘤,难以手术治愈,但临床上确有部分转移癌患者手术后获得长期生存,故此对转移癌手术不能一概否定。孤立性肺、肝、

脑、骨癌转移，施行切除术后获得良好效果。肺转移癌术后5年生存率15%～44%，肝转移癌术后5年生存率20%～50%，肺癌脑转移术后5年生存率13%。有时多达3个转移灶，但局限于一肺叶或一肝叶，仍可以施行切除术，若为皮下多个转移灶，则无手术指征。

复发性癌瘤治疗效果也很差，但配合其他学科治疗，其中手术治疗仍可获得一定疗效。例如，皮肤隆突性纤维肉瘤，术后反复复发，但反复切除，也可获得延长寿命的效果；肢体黑色素瘤术后复发可以截肢，挽救部分患者生命；直肠癌保肛手术后复发可以采取再做Miles手术。

不过，转移癌和复发癌手术效果总的来说比较差，必须与其他治疗配合进行。

第五节 肿瘤手术注意事项

一、术前注意事项

（1）检查肿瘤时要轻柔，避免挤压和反复多次检查。

（2）避免对肿瘤局部做不适当治疗，如理疗、中草药外敷、热敷、推拿按摩或局部注射药物等。

（3）活检明确诊断后尽早做治愈性治疗。

（4）术前制订好综合治疗方案，必要时请其他学科专家会诊共同制订治疗计划。

（5）对伴有其他疾患，如糖尿病、心脑血管疾患等患者，或术前一般情况较差伴有水电解质平衡失调者，应于术前加以治疗及纠正，做好术前准备。

（6）术前必须对患者家属交代有关病情和手术可能出现的问题，特别是致残手术。另外，对病者进行适当的心理治疗，解除病者的心理负担。

二、手术中防止癌瘤扩散

（1）切口选择恰当，以能充分暴露术野为原则，不能因切口过小而过分牵拉或挤压肿瘤。

（2）探查要轻柔、细致，由远及近。

（3）肿瘤要隔离，对破溃的体表肿瘤、侵及浆膜的胃肠肿瘤，均应用纱垫覆盖包裹以免肿瘤细胞脱落引起种植；尽量先结扎肿瘤部位回流的静脉和淋巴管，后扎动脉，以免术中癌细胞进入循环引起远处转移。

（4）肿瘤切除后应更换手套、彻底冲洗术野，用氮芥溶液浸泡伤口，以减少癌细胞种植。

（5）标本切出后应及时检查，看肿瘤是否已全部切除，边缘有无残留。切出的组织标本均应送病理检查。

三、术后处理

肿瘤切除后除外科术后注意事项之外，应考虑术后辅助治疗，即按原来制订的综合治疗方案实施。

四、术后密切随访和疗效评价

癌瘤患者要终生定期随访，一般头两年每3个月复查一次；3～5年内每6个月复查一次；5年以后每年复查一次。随访复查应包括体格检查和必要的实验室检查及影像检查。通过定期随访观察，能够及早发现复发和转移病灶，及时治疗。另外，通过长期随访可以对手术治疗和其他治疗方法的效果进行评价，对于提高治疗水平有极大的帮助。

第六节 肿瘤外科治疗发展趋势

传统的肿瘤外科是以解剖学、组织学、病理学为基础，通过物理诊断、影像学检查、内窥镜检查以及组织活检等手段，以明确诊断、确定病变范围等。在此基础上制订手术方案，确定切除范围以及是否进行综合治疗。

近20年来，随着肿瘤的生物学、遗传学、免疫学、分子生物学等学科的发展，使人类对肿瘤发生、发展的机制有更深入的认识，即从过去的细胞水平过渡到分子水平，认识到基因的改变是肿瘤产生和进行性恶化的分子基础，特别是对癌基因及抑癌基因的作用、细胞信号的转导、细胞周期的调控、细胞凋亡、血管新生、细胞外基质以及肿瘤的浸润和转移的机制有了崭新的了解，加上新的治疗设备、技术、药物的不断问世使得肿瘤治疗概念亦不断更新，更多从肿瘤生物学角度考虑外科治疗，增强整体观念，更强调综合治疗，兼顾根治与功能两方面。由于重组DNA和PCR技术的发明和广泛应用，分子水平研究由实验室过渡到临床应用，包括各种探针的制备、基因诊断和预测预后以及制备与肿瘤相关的基因片段等。

由于基础研究与诊断的进步，肿瘤外科治疗冲破了传统观念和方法，出现下列明显的趋向。

一、肿瘤外科治疗向细胞分子水平迈进

19世纪Billroth手术成功（1881年），使外科技术能从体表深入体腔，另外，外科病理学问世又使得外科理论从大体形态深入组织形态学、细胞形态学水平；20世纪中叶开展体外循环和脏器移植使外科治疗几乎达到无所不能的境界；20世纪后期出现腔镜外科微创外科（minimally invasive surgery），理论上兴起了外科细胞分子生物学（molecular cell biology in surgery, MCBS）。后者以肿瘤为首要研究对象，要以分子机制阐明肿瘤发生发展的规律，并试图用分子手段去诊断、预测、治疗肿瘤，于是出现分子诊断（molecular diagnosis）、分子指征（molecular indication）、分子预后（molecular prognosis）、分子治疗（molecular therapy）如基因治疗的概念。肿瘤外科治疗中，"分子分期"（molecular staging）、"分子定界"（molecules bound）、"分子预后"已具有临床实用意义。

目前临床上新诊断出来的尚属局部的无远处转移的恶性肿瘤病例中，已有相当数量患者已发生了现有诊断手段未能发现的肿瘤扩散。例如，前列腺癌，临床诊断的局灶性病变，实际上1/3病例肿瘤已有远处转移，单纯切除前列腺已不能达到治愈目的。应用RT-PCR技术检测前列腺特异性抗原（PSA）mRNA特异性的产物，能发现进入血液的前列腺癌细胞。据报道80%已转移的前列腺癌和40%的局灶性前列腺癌患者血液中有癌细胞。文献中还报告，应用RT-PCR技术诊断乳腺癌腋淋巴结转移，在29例病理学阴性的病例中，14例RT-PCR断定为微小淋巴结转移，这样就纠正了原来的临床病理分期。这种用分子生物学的技术如RT-PCR去确定用常规方法不能发现的淋巴结转移、血道转移、骨髓转移，进行精确的肿瘤分期的方法称为"分子分期"。虽然对此还需要扩大试验及长期的随访，以确定其临床价值，但应用分子生物学的成果和技术在临床肿瘤学中已显示出重要作用。

肿瘤切除是否足够，这就有一个定界问题。Brennan等用PCR技术检测25例手术切除的头颈鳞癌标本中切缘组织p53突变情况，所有标本均经病理组织学证实其切缘组织中无肿瘤残留，但其中13例有p53基因突变，术后经8~27个月随访观察。p53阳性的13例患者其中5例肿瘤复发；而p53阴性的12例患者无1例复发。Hayashi等用突变等位基因特异扩增法（mutant allele specific amplification, MASA）检测120例组织学诊断无区域淋巴结转移的结直肠癌K-ras和p53基因的突变情况，发现71例原发肿瘤有K-ras或（和）p53突变，其区域淋巴结也有K-ras或（和）p53基因突变者37例，其中27例5年内复发；而另34例淋巴结阴性者，则无1例复发。这种用分子生物学方法如PCR技术检测p53突变，发现隐匿癌灶，准确判断肿瘤浸润的边界，称为"分子定界"。

精确判断患者的预后对设计患者治疗方案极为重要。目前，估计预后主要依据组织病理学和临床分期，如大肠癌的Ⅱ期，用它判断预后也存在一些未能解决的问题，在无临床转移的Ⅱ期中有20%左右的患者最后出现复发转移，因此能否应用现代分子生物学的研究成果，如癌基因、抑癌基因和转移相关的基因等为标志物，用分子生物学的技术如PCR、基因序列分析、免疫组化等方法来估计肿瘤的恶性程度、转移复发的危险，以补充病理学检查的不足，更精确地判断患者的预后，为进一步积极辅助治疗提供依据，这种"分子预后"已成为当前临床肿瘤研究一个较活跃的领域。

二、肿瘤外科治疗兼顾根治与功能，注重提高生活质量

以往外科治疗肿瘤，由于切除范围太小，术后肿瘤复发多，5年生存率低。后来手术范围越来越大，结果又导致患者器官功能丧失，生活质量下降，这种情况明显地反映在乳腺癌和直肠癌手术治疗发展过程中。在100多年前，乳腺癌的外科治疗只是肿瘤挖出、部分乳腺切除和全乳腺切除，结果复发甚多。1894年，Halsted报道了乳腺癌根治术以后乳腺癌的外科治疗经历了根治术、扩大根治术、改良根治术、保留乳房手术四大历程，乳腺癌外科手术的治疗方式一直是临床外科医生争论和研究的热点。20世纪80年代以后，乳腺癌的外科治疗进入了以乳腺癌生物学特性指导乳腺癌手术方式的时代，乳腺癌的外科治疗模式较以前有了明显的改变。由于大量的临床和实验室研究的资料使经典的Halsted理论受到前所未有的挑战，Fisher的乳腺癌生物学理论不断为人们所接受。综合治疗受到重视，患者对生活质量要求不断提高，既要求治愈肿瘤又要保持身体外形美观，各种术式并存、治愈与生活质量兼顾的个体化的乳腺癌治疗模式业已形成。同样，直肠癌的手术治疗也经历了局部切除、肠段切除和直肠切除阶段。由于手术失败率比较高，自1908年Miles报道了经腹会阴联合切除直肠的根治术以来，治愈率大大提高，但是永久性人工肛门带来生活上不便。究竟手术切除范围要多大？肿瘤远端直肠应切除多少？侧方淋巴结要一律清除

吗？这些问题尚无定论。传统要求切除肿瘤远端直肠5cm才可避免复发，但近年多数学者提出切除2cm即足够，个别学者还有主张切除1cm。看来，直肠癌的手术选择更具有挑战性，要兼顾根治、保留肛门功能和保证生活质量三个方面。

三、更强调综合治疗

肿瘤的外科治疗经过局部切除、根治术、扩大根治术、个体化治疗，其结果很不理想。外科医生越来越体会到"一把刀"不能治好癌症，必须联合使用其他疗法，才能获得良好效果，如局部进展期乳腺癌（Ⅲ期乳腺癌）单纯手术5年生存率仅10%～20%，而综合治疗则可达到30%～50%。又如，针对胃癌容易引起癌细胞腹腔种植这一特性，国内外许多学者开展腹腔灭癌处理，手术加活性炭丝裂霉素（MMC-CH）腹腔留置，3年生存率明显高于单纯手术组（70%比27%），术中、术后加腹腔热化疗灌注（CHPP）的4年生存率比单纯手术组高（60%比20%）。中山大学肿瘤防治中心自1972年开始采用Rousselot倡导的5-氟尿嘧啶（5-FU）肠腔化疗（enteric cavity 5-FU chemotherapy）辅助结直肠癌根治术，确实能提高Ⅲ期直肠癌患者生存率并减少肝转移发生率。

事实上，结直肠癌辅助化疗是肿瘤临床研究最活跃的领域之一，经过半个世纪的探索，公认5-FU加甲酰四氢叶酸（leucovorin）的方案为Dukes B和C期结直肠癌术后标准辅助治疗方案，能使术后生存率有进一步提高。近年来新药，如奥沙利铂（oxaliplatin）、伊立替康（irinotecan）、卡培他滨（capecitabine）和靶向药物（贝伐珠单抗、西妥昔单抗等）问世，更使结直肠癌化疗效果进一步提高。

由于细胞分子生物学的飞速发展，研究发现肿瘤的发生发展与癌基因、抑癌基因有关，近年来逐步开展了新的基因治疗作为综合治疗的一部分。对黑色素瘤、脑肿瘤的基因治疗已开始应用到临床，对肺癌、大肠癌也有了深入的研究。肿瘤基因治疗是一极有前景的新领域，已引起肿瘤学家重视，基因治疗已经有了一些行之有效的方法：①自杀基因治疗（suicide gene therapy）；②反义基因治疗（antisense gene therapy）；③免疫基因治疗（immune gene therapy）；④放射基因治疗（radiation gene therapy）等。

由基因治疗引入"分子外科"（molecular surgery）的新概念。人们可以在分子水平通过基因操作（如基因置换、基因修正、基因修饰、基因抑制、基因封闭等）来预防、诊断和治疗肿瘤，达到外科治疗的目的，这种治疗方法称为分子外科。不难想象，随着对肿瘤生物学的基因调控的进一步认识，我们有可能像施行外科手术操作一样切除致病的基因，然后置换上正常基因，使得患者恢复健康。

四、肿瘤微创外科

由于两个方面的进步，导致肿瘤微创外科的问世和发展：一是肿瘤生物学研究发现带来的手术适应证改变；二是工程技术发明带来的器械进步，使得肿瘤外科正在逐渐告别那个千篇一律的传统根治手术时代。

在肿瘤生物学方面，多年基础研究和大量临床资料的积累表明，肿瘤的发生是一个多步骤过程，至少可粗略地分为癌前期、早期、中期、晚期。在不同的肿瘤发展阶段，其临床生物学行为是完全不同的。以结直肠肿瘤为例，其癌前期病变，如绒毛状腺瘤，大多会发展成腺癌，是必须切除的，但在这一时期的肿瘤，不存在转移和浸润；而早期结直肠癌，肿瘤局限在肠道的黏膜层或黏膜下层，也很少有转移发生；而在中期或中晚期肿瘤，区域淋巴结的转移已不再少见；晚期结直肠癌不仅多存在区域淋巴结转移，还往往伴有血道转移、腹腔内种植播散和邻近脏器或组织浸润。由此可见，对于上述各期肿瘤采用同一手术方式切除，显然是不合理的。临床肿瘤生物学行为的区分，为肿瘤外科治疗的多元化选择提供了科学依据。

外科手术大多有着三个基本的过程，即显露（exposure）、分离（dissection）和重建（re-establishment）。以消化道外科为例，传统意义上的显露，是足够大的切口；分离则是在钳、剪、刀、线下的组织剥离和切除；重建是在针线下进行的器官生理通道建立。材料科学的进步，光学、电子学、制造工艺等多个工程技术科学的发明和进步，使得传统的外科手术发生着巨大的变化。这些进步，使得消化道重建不再是一针一线的缝合了，而是以吻合器、闭合器、切割缝合器的多样组合来完成；分离也不再是一钳一剪一结扎地进行了，而是在超声刀下分离，超声刀的空腔化效应、切割止血功能，使得这种分离不再是血淋淋的过程了，而是在恰当的层面进行分离，出血大幅度减少；更为激动人心的是，显露已不再仅仅依赖巨大的手术切口了，而可以靠腔镜来完成手术野的显露。这样，手术的三个基本步骤在工程技术科学进步的影响下，发生着历史性的变化。

由于肿瘤生物学理论上的进步和工程技术上器械的进步，肿瘤外科迈进了微创外科的时代。这里仍以结直肠肿瘤为例,对于癌前期病变(如绒毛状腺瘤)或早期癌,人们通过 EMR 或 ESD 对于早期、中期肿瘤可行腹腔镜下结直肠癌根治术(laparoscopic colorectal resection,LCR);而对于中、晚期肿瘤,则可考虑开腹的结直肠癌根治术(open colorectal resection,OCR)。虽然针对不同分期的肿瘤,究竟是采取 EMR/ESD 进行 LCR 还是 OCR,具体适应证怎么掌握,迄今为止,临床循证依据还在谨慎地积累和逐渐发表中。但不管怎样,肿瘤外科治疗的多元化选择格局已经形成。

目前,内腔镜手术已在肿瘤外科治疗中越来越广泛应用,通过内镜可以完成消化道、泌尿道、胸部和妇科肿瘤切除,其近期效果与传统手术相似,并以患者术后恢复快、术后疼痛较轻、早期出院为其突出优点。在技术操作上更不断改进,由多孔到单孔到自然通道(natural orifice transluminal endoscopy surgery,NOTES),达到良好的美容效果。更引人注意的是,计算机辅助的手术系统(computer-assisted surgery system)俗称机器人手术(robotic surgery),其实也是腔镜手术,但比一般腔镜手术更进一步,图像更清晰,操作更灵活,而且外科医生还可以离开传统手术台,使用专门的操作控制台对腔内手术器械发出指令以完成手术操作;基于这一优势,可以跨地区、跨国家进行远程手术。机器人手术日臻完善,使肿瘤外科产生了革命性的变化。(视频 2:达·芬奇机器人手术系统)

总之,迄今肿瘤外科手术在肿瘤治疗中仍占有极其重要地位,但单靠手术治愈肿瘤的观念已经过时了。肿瘤外科医生应该掌握更多肿瘤生物学知识,熟悉机体免疫防御机制,了解其他学科的进展,结合患者具体情况,才能制订出合理的综合治疗方案,运用先进的外科技术,如内镜手术、腔镜手术和机器人手术等,更好地发挥外科手术在肿瘤治疗中的作用。

(万德森)

参 考 文 献

何三光. 1999. 浅读 21 世纪外科的发展. 中国实用外科杂志,19:1
万德森. 2008. 结直肠癌. 北京:北京大学医学出版社
韦烨,翟升永,李浩浩,等. 2011. 结直肠癌机器人手术临床应用现状. 中国实用外科杂志,31:489
魏于全,赫捷. 2015. 肿瘤学. 北京:人民卫生出版社
邹声泉,龚建平. 2003. 外科学——前沿与争议. 3 版. 北京:人民卫生出版社
Niederhuber JE, Armitage JO, Doroshow JH, et al. 2016. 临床肿瘤学. 5 版. 孙燕,主译. 北京:人民军医出版社

第八章 肿瘤的内科治疗

药物治疗是恶性肿瘤的三大治疗手段之一。随着对肿瘤本质的认识和探索的不断深入，肿瘤治疗理念也日新月异。肿瘤治疗走过了由单纯手术切除，到手术与放射治疗和药物治疗充分结合的综合治疗时代。当今的综合治疗，已逐渐进入尽可能缩小手术和放疗范围、降低放疗剂量，在不影响疗效和患者生存的基础上，充分减少治疗损伤和提高生活质量的时代。综合治疗模式的演变，体现出肿瘤内科在肿瘤治疗中的地位与作用日益增强，肿瘤内科学科的发展也正在为提高患者的生存和生活质量发挥越来越重要的作用。目前，肿瘤内科越来越强调规范化基础上的个体化治疗原则。

本章主要讲述传统细胞毒药物、分子靶向药物的基本分类、作用机制、不良反应，并阐述化疗治疗的基本原理。

第一节 细胞毒抗肿瘤药物的化疗

一、发展概况

从第二次世界大战期间用氮芥治疗淋巴瘤开始，以药物治疗为代表的现代肿瘤内科开始蓬勃发展。虽然内科治疗史仅有短短几十年，但内科治疗的地位和作用发生了飞速的变化。目前，已有百余种抗肿瘤药物应用于临床，且不断有新的细胞毒类药物及靶向药物被发现、合成、筛选和进入临床研究，并逐步应用于临床实践。另外，随着免疫细胞在肿瘤中的作用日渐明确，免疫治疗也进展迅速。肿瘤内科已经从最初单纯的姑息性治疗，进入到了根治性治疗，或者与手术及放疗有效结合以提高患者治愈率、减少治疗损伤和改善患者生存质量的时代。同时，随着2003年人类基因组计划的完成，越来越多的肿瘤驱动基因及其调控方式被发现，大量基础医学、转化医学的研究推动着抗肿瘤治疗的精准化、个体化，肿瘤的内科治疗已经进入了精准医学时代。

二、抗肿瘤药物的分类及作用机制

根据药物的来源、化学结构和它们的作用机制（图8.1），抗癌药物可分为以下6类。

（一）烷化剂

烷化剂类药物是最早应用于肿瘤治疗的化学药物，其共性是具有活泼的烷化基团，在生理条件下能形成正碳离子的亲电子基团，以攻击生物大分子中富电子位点的物质，与各种亲核基团包括生物学上有重要功能的磷酸基、氨基、巯基和咪唑基等形成共价键。烷化剂的细胞毒作用主要通过其直接与DNA分子内鸟嘌呤碱基上N_7或腺嘌呤N_3的分子形成交叉联结或在DNA分子和蛋白质之间形成交联，导致细胞结构破坏而死亡。烷化剂是较为广谱的抗肿瘤药物，对处于增殖期及非增殖期的肿瘤细胞均具有杀伤作用，且杀伤效应与剂量呈线性相关。

氮芥（NH_2）为双功能烷化剂的代表，其他药物包括环磷酰胺（CTX）、异环磷酰胺（IFO）、苯丁酸氮芥（CB_{1348}）、美法兰（melphalan）等均属此类。环磷酰胺为氮芥的衍生物，本身无活性，进入体内后，先在肝脏中经微粒体细胞色素P_{450}混合功能氧化酶系统活化而产生细胞毒作用。其他药物，如乙撑亚胺类的噻替派（thiotepa）、磺酸酯类的白消安（busulfan）和亚硝脲类药物（BCNU、CCNU和Me-CCNU）亦属烷化剂。亚硝脲类药物因系脂溶性，可顺利通过血脑屏障，常用于中枢神经系统恶性肿瘤的治疗。苯达莫司汀（bendamustine）是氮芥的双功能烷化剂，与其他烷化剂相比，其导致DNA断裂的作用更强、时间更持久，已批准用于治疗惰性淋巴瘤、慢性淋巴细胞白血病等。

氮烯咪胺（DTIC）、甲基苄肼（PCZ）、六甲密胺（HMM）等通过形成活性甲基与DNA起烷化作用。DTIC的同类药替莫唑胺（temozolomide）可通过血脑屏障，对间变性星形细胞瘤有效。

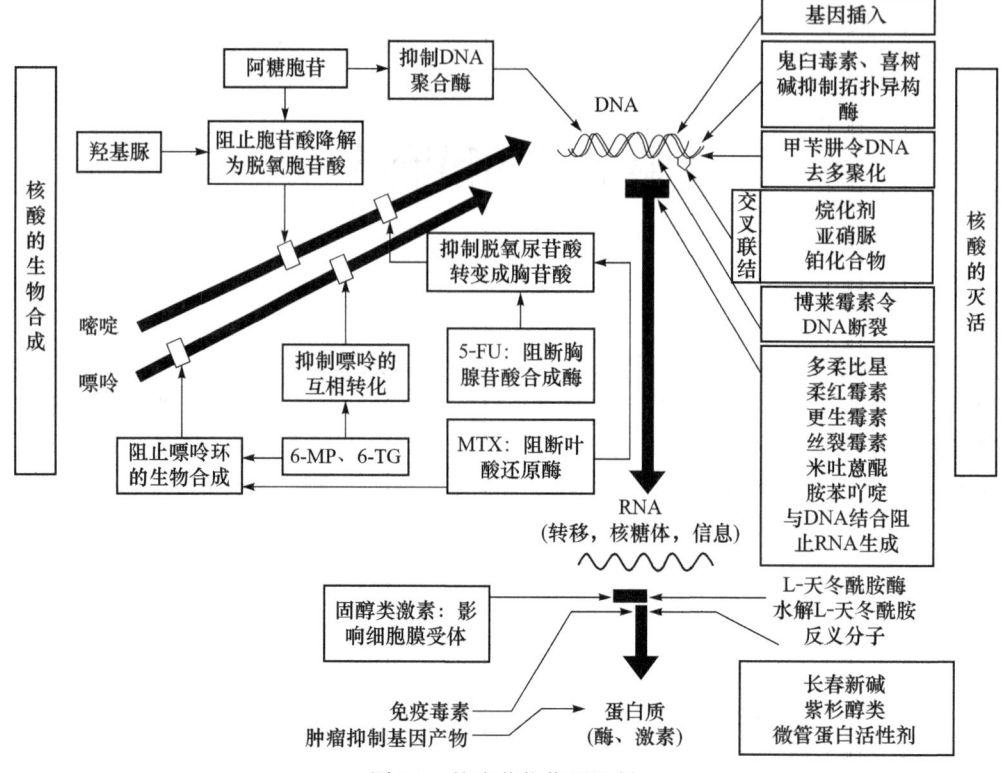

图 8.1 抗癌药物作用机制

铂类抗肿瘤药物的作用机制主要是与 DNA 双链形成交叉联结，发挥其细胞毒作用。由于其作用机制与烷化剂相似，因此铂类抗肿瘤药物目前被归为烷化剂类药物。代表药物主要包括顺铂（cisplatin，DDP）、卡铂（carboplatin，CBP）、奥沙利铂（oxaliplatin）、奈达铂（nedaplatin）和洛铂（lobaplatin）等。顺铂有很强的毒副作用，包括耳毒性、肾毒性、神经毒性及肠道毒性等，而卡铂、草酸铂和洛铂的肾毒性和胃肠道毒性均较顺铂轻。

（二）抗代谢类

抗代谢药的化学结构与体内某些代谢物相似，但不具有它们的功能，因而使用后可干扰核酸、蛋白质的生物合成和利用，导致肿瘤细胞的死亡。其主要作用机制包括阻止叶酸辅酶形成、核苷酸聚合、嘌呤类核苷酸形成及嘧啶类核苷酸形成等。可根据其作用机制分为以下几类。

1. 抑制叶酸代谢

氨甲蝶呤（MTX）抑制二氢叶酸还原酶，使四氢叶酸生成障碍，最终抑制 DNA 的合成。在超大剂量 MTX 应用后 6~24h 内给予醛氢叶酸（CF）救援，可使肿瘤细胞，尤其是中枢神经系统内的肿瘤细胞受较大程度的杀伤而正常组织损害减少，这就是大剂量氨甲蝶呤-醛氢叶酸救援（HDMTX-CFR）疗法的原理。普拉曲沙（pralatrexate）能选择性进入高表达还原型叶酸载体的肿瘤细胞，产生有效的多聚谷氨酰基化，导致细胞内药物集聚，干扰 DNA 合成；该药目前已被批准用于治疗外周 T 细胞淋巴瘤。

培美曲塞（pemetrexed）是一种以吡咯嘧啶基团为核心的抗叶酸制剂，通过抑制胸苷酸合成酶、二氢叶酸还原酶和甘氨酰胺核苷酸甲酰转移酶的活性，破坏细胞内叶酸依赖性的正常代谢过程，抑制细胞复制，从而抑制肿瘤生长。

2. 抑制核酸代谢

巯基嘌呤（6-MP）和硫鸟嘌呤（6-TG）能阻断次黄嘌呤转变为腺嘌呤核苷酸而抑制核酸的合成。曲贝替定（trabectedin）为从海鞘中提取的四氢喹啉类生物碱。此药能抑制拓扑异构酶 I，抑制血管内皮细胞因子的功能，同时直接作用于肿瘤细胞 DNA 短支的缺口，干扰 DNA-蛋白质的正常结合，抑制蛋白质的合成。目前，曲贝替定主要用于治疗晚期软组织肉瘤和复发性卵巢癌。

3. 干扰 DNA 合成

1）5-FU 的生化调节　5-FU 的主要抗肿瘤原理与其在体内转化的两种活性物密切相关，分别是三磷酸氟尿嘧啶（FUTP）和氟尿嘧啶脱氧核苷（FdUMP）。FUTP 可与肿瘤细胞 RNA 结合并干扰其功能；FdUMP 可抑制胸苷酸合成酶（thymidylate synthase，TS），阻止脱氧尿苷酸（dUMP）向脱氧胸苷酸（dTMP）的转变，最终影响 DNA 的合成。

生理情况下，dUMP 与 TS 及体内提供的还原型叶酸（5,10-CH_2FH_4）形成三联复合物，然后产生 dTMP。当 5-FU 输注后，FdUMP 取代 dUMP，与 TS 及 CH_2FH_4 形成三联复合物，抑制 TS，从而阻止 dTMP 生成。生理状况提供的 CH_2FH_4 少，抑制 TS 弱；给予外源性亚叶酸钙（calcium folinate，CF）后，CH_2FH_4 量增多，三联结合牢固，抑制 TS 的作用加强，5-FU 增效。这是临床上采用 CF 对 5-FU 进行生化调节的原理。目前已有多种 5-FU 和 CF 联合用药方案应用于结直肠癌、胃癌、胰腺癌等。

5-FU 在体内通过二氢嘧啶脱氢酶（DPD）降解。5-FU 口服后能被胃肠道内的 DPD 酶分解而降低生物利用度及其活性，解决该问题的可行方法是开发 5-FU 前体药物或抑制 DPD 酶活性的药物。迄今为止，已有数种 5-FU 的前体药物问世，包括替吉奥（S-1）、卡培他滨（capecitabine，xeloda）等。

2）5-FU 前体药物　卡培他滨是由几种酶顺序活化的 5-FUDR（5-氟尿嘧啶脱氧核苷，5-氟尿苷）的前体药物，口服后在胃肠道内经羧酸酯酶代谢成 5-DFCR（5'-脱氧-5-氟胞苷），再在肝的胞苷脱氨酶作用下代谢为去氧氟尿苷（5-DFUR），然后在肿瘤组织内经 TP 转变为 5-FU。这种机制相当于 5-FU 小剂量持续静脉灌注，有毒性低、疗效好的优点。

替吉奥胶囊是由喃氟啶（FT-207）、二羟基吡啶（CDHP）和氧嗪酸钾（oteracil potassium）三者组成的口服制剂，已被批准用于晚期转移性胃癌的治疗。其中，FT-207 口服后代谢为 5-FU，CDHP 可抑制二氢嘧啶脱氢酶，减少 5-FU 的降解，而氧嗪酸钾在胃肠道内抑制嘧啶磷酸核糖转移酶，阻止 5-FU 磷酸化，减少胃肠道毒性。羟基脲（HU）抑制核苷酸还原酶的活性，阻止胞苷酸转变为脱氧胞苷酸，选择性地阻止 DNA 的合成。

4. 核苷类化合物

阿糖胞苷（Ara-c）抑制 DNA 聚合酶，干扰核苷酸掺入 DNA 从而阻止 DNA 的合成。Ara-c 在体内转化为三磷酸阿糖胞苷（Ara-CTP）才能发挥抗癌作用。氮杂胞苷（azacytidin）除了以伪代替物身份替代胞嘧啶掺入 DNA 与 RNA，干扰 DNA、RNA 合成外，还可以掺入 DNA 甲基化过程，影响基因转录。临床上 Ara-c 可用于治疗急性粒细胞白血病、乳腺癌、黑色素瘤等。吉西他滨（gemcitabine）亦为核苷类化合物，在细胞内受去氧胞苷激酶催化后，活化成三磷酸化合物 GCBTP，然后掺入 DNA 结构，干扰 DNA 聚合。此药磷酸化效率比 Ara-c 强 6 倍，且不易脱氨降解，其活化代谢物能在细胞内累积达高浓度且维持较长时间，对多种实体瘤有效。

氟达拉滨（fludarabine）对腺苷脱氨酶的脱氨作用有一定耐受性，在细胞内活化磷酸化后抑制核糖核苷酸还原酶及其他相关酶，抑制 DNA 和 RNA 的合成。氯法拉滨（clofarabine）是嘌呤核苷类衍生物。通过抑制核酸还原酶，降低细胞内脱氧三磷酸核苷储量，抑制 DNA 的合成。同时，此药能竞争性抑制 DNA 聚合酶，使 DNA 链延长和修复中止。此药主要用于治疗难治性急性淋巴细胞白血病，近年也用于急性非淋巴细胞白血病和非霍奇金淋巴瘤。奈拉滨（nelarabin）是 Ara-G（9-β-D-阿拉伯呋喃糖基鸟嘌呤）的前体，通过嘌呤核苷酸磷酸化酶（PNP）转化为 Ara-G，抑制 DNA 的合成。因 PNP 途径主要存在于 T 细胞急性淋巴细胞白血病（T-ALL），故奈拉滨对 T 细胞性急性淋巴细胞白血病具有高度特异性。

5. 天冬酰胺酶

某些肿瘤细胞本身不能合成 L-天冬酰胺，L-天冬酰胺酶（L-asparaginase）使天冬酰胺水解为天冬氨酸和氨，使肿瘤细胞缺乏合成蛋白质必需的天冬酰胺，造成蛋白质合成受阻。培门冬酶（pegaspargase）作用原理与 L-天冬酰胺酶类似，其抗原性低于 L-天冬酰胺酶，可用于治疗急性淋巴细胞白血病、非霍奇金淋巴瘤等。

（三）微管蛋白抑制剂

1. 长春碱类

长春花类植物的生物碱抗肿瘤的主要机制是与肿瘤细胞核的微管蛋白结合，阻止微管的聚合和形成，令细胞有丝分裂停止于中期，干扰细胞的增殖。其代表药物包括长春花碱（vinblastine，VLB）、长春新碱（vincristine，VCR）、长春碱酰胺（vindesine，VDS）及长春瑞滨（navelbine，NVB，诺维本）。

2. 紫杉醇类

紫杉醇也是一类抗微管药物，能促进微管聚合，抑制微管解聚，使细胞的有丝分裂停止。多西紫杉醇（docetaxel, 多西他赛, 泰素帝, taxotere）稳定微管的作用更强，对肿瘤敏感性更高。脂质体紫杉醇（力朴素，paclitaxel, liposome）因不含紫杉醇类常用的聚氧乙烯蓖麻油、无水乙醇等助溶剂，预处理更方便、激素用量更低，过敏反应、药物毒性均降低，药物半衰期更长。白蛋白紫杉醇（nanoparticle albumin-bound paclitaxel）是紫杉醇与人血白蛋白经高压振动技术制成的纳米微粒，可增加紫杉醇在肿瘤细胞的分布，提高局部药物浓度，过敏反应发生率更低。卡巴他赛（cabazitaxel）的作用与特点和多西他赛相似，但对转移性前列腺癌疗效较佳。它们的作用机制恰与长春碱类相反但其最终结果相同，即令肿瘤细胞的有丝分裂停止。

3. 其他抗微管药物

依沙匹隆（ixabepilone）是埃博霉素 B（epothilone B）半合成的衍生物。体外研究发现，由于体内的酯解酶使大环内酯开环而令紫杉醇失效。用内酰胺键代替内酯键的依沙匹隆对紫杉醇耐药的肿瘤仍有活性。临床该药用于治疗对紫杉类和蒽环类药物耐药的晚期乳癌。

艾日布林（eribulin）是来源于深海中一种黑色海绵类生物的天然产物软海绵素 B（halichondrin B）的合成衍生物。它属于非紫杉类的微管抑制剂，可用于治疗接受过至少两种化疗方案的复发性转移性乳癌。

（四）拓扑异构酶 I 抑制剂和拓扑异构酶 II 抑制剂

伊立替康（irinotecan，CPT-11）和拓扑替康（topotecan）主要有抑制拓扑异构酶 I 的作用，阻止 DNA 复制时双链解旋后的重新接合，造成 DNA 双链断裂。而依托泊苷（etoposide，VP-16）和鬼臼噻吩苷（vumon，VM-26，威猛）则为拓扑异构酶 II 的抑制剂，亦有干扰 DNA 合成和复制的作用。

（五）激素类

内分泌激素，如雌激素、孕激素、雄激素等，与癌细胞中的靶细胞内受体结合后促进某些激素依赖性肿瘤，如乳腺癌、前列腺癌的生长。因此，对于激素受体高表达的肿瘤，通过减少性激素产生或拮抗其受体的内分泌治疗能阻断肿瘤细胞染色体的活化，抑制激素对肿瘤细胞的促进作用，使激素依赖的癌细胞停止生长。一般而言，内分泌治疗的效果与激素受体的水平正相关。

1. 选择性雌激素受体调节剂

选择性雌激素受体调节剂（selective estrogen receptor modulator，SERM）是一类非甾体化合物，能与雌激素受体（ER）结合，这些药物既有激动剂也有拮抗剂的作用，具体的作用取决于靶组织。代表药物主要有三苯氧胺（tamoxifen，他莫昔芬）、托瑞米芬（toremifen）等，这些药物在乳腺癌组织中可阻断雌激素受体，抑制肿瘤生长，适用于绝经前激素受体阳性的乳腺癌患者。

氟维司群（fulvestrant）是一种新型的 SERM，能高亲和力地结合、阻断并下调 ER，使 ER 上的转录激活功能区 1（transcription activation function 1，AF1）和转录激活功能区 2（AF2）均失活，并加速 ER 的降解。氟维司群抗雌激素作用优于他莫昔芬，可用于一线治疗失败的激素受体阳性乳腺癌患者。

2. 芳香化酶抑制剂

芳香化酶（aromatase，AR）广泛存在于卵巢、肝脏、肌肉、脂肪和乳腺细胞中，是催化生物体内雄激素向雌激素转化的关键酶和限速酶，催化雄烯二酮和睾酮等雄激素转化为雌酮和雌二醇。芳香化酶抑制剂（AI）则抑制雄激素到雌激素的转化，降低雌激素水平，抑制乳腺癌等雌激素敏感的肿瘤生长。AI 的代表药物按照化学结构分为两大类，包括非甾体类的氨鲁米特（aminoglutethimide）、兰特隆（formestane）、来曲唑（letrozole）、阿那曲唑（arimidex），以及甾体类的依西美坦（exemestane）等，主要用于晚期乳腺癌的姑息治疗和乳癌根治术后的辅助治疗。

3. 抗雄激素药物

雄激素受体（AR）拮抗剂可与细胞内的 AR 结合，影响睾酮及双氢睾酮对受体的激活作用，治疗前列腺癌等雄激素敏感的肿瘤。根据结构可分为甾体类和非甾体类，临床上以非甾体类抗雄激素受体拮抗剂常用，代表药物包括氟他胺（flutamide）、比卡鲁胺（bicalutamide，康士德）、尼鲁米特（nilutamide，安得乐）、恩杂鲁胺（enzalutamide），用于转移性前列腺癌的辅助治疗。

除了抑制雄激素与受体结合外，抑制体内雄激素合成亦可减少肿瘤细胞的生长。新近上市的阿比特龙（abiraterone）是 17α- 羟化酶不可逆抑制剂，可阻断睾丸、肾上腺、前列腺内雄激素的合成，可与紫杉醇类化疗药物联用治疗晚期前列腺癌。

4. LHRH 类似物

外源性的促黄体激素释放素（LHRH 或 GnRH）以生理频率、脉冲给药时可以促进垂体 - 性腺轴，但大剂量、非脉冲给药时，LHRH 类似物可抑制黄体生成素（LH）和卵泡刺激素（FSH）的分泌，使性腺分泌激素的能力下降，从而导致性器官萎缩，可用于治疗激素敏感的肿瘤，其代表药物包括戈舍瑞林（goserelin）、亮丙瑞林（leuprorelin）、曲普瑞林（triptorelin）等，通过刺激 FSH、LH 分泌后产生的负反馈作用最终使性腺（睾丸、卵巢）功能衰竭，可作为乳腺癌和前列腺癌的非手术去势治疗。

（六）杂类

L- 天冬酰胺酶是一种从肠道菌类中提取的酶。肿瘤细胞不能自己合成对生长必要的氨基酸天冬酰胺而必须依赖宿主供给，L-天冬酰胺酶可使天冬酰胺水解为天冬氨酸和氨，使肿瘤细胞缺乏合成蛋白质必需的天冬酰胺，造成蛋白质合成受阻而死亡。该药主要用于急性淋巴细胞白血病和结外NK/T细胞淋巴瘤。培门冬酶为聚乙二醇（PEG）与天冬酰胺酶的共价结合物，克服了天冬酰胺酶的免疫原性和严重过敏反应活性，其抗原性比天然L-天冬酰胺酶低，并具有更长的半衰期。

三氧化二砷（As_2O_3）俗称砒霜，对急性早幼粒细胞白血病细胞具有剂量依赖性诱导细胞凋亡和部分分化双重效应。全反式视黄酸（all trans retinoic acid，ATRA）是维生素A的衍生物，能选择性结合并激活视黄酸类受体，降解PML-RARα融合蛋白，恢复野生型RARα和PML基因功能，解除了基因转录抑制，重新诱导肿瘤细胞分化。临床上采用As_2O_3联合ATRA治疗急性早幼粒细胞白血病。

临床常用的抗癌药物的介绍见表8.1。

表8.1 临床常用抗癌药物

类别	名称	给药途径	主要限制性毒性	其他毒性	主要用途	附注
烷化剂类	氮芥	i.v（静脉注射）	骨髓抑制	恶心、呕吐、影响生殖功能	广谱，周期非特异性，用于治疗淋巴瘤、骨髓瘤	不宜局部使用及口服
	环磷酰胺（CTX）	i.v, p.o（口服）	骨髓抑制	恶心、呕吐、脱发、出血性膀胱炎	广谱，周期非特异性，用于治疗淋巴瘤、骨髓瘤、小细胞肺癌等	不宜局部使用；使用时加用美司钠（mesna）及水化
	异环磷酰胺（IFO）	i.v	骨髓抑制	出血性膀胱炎、恶心、呕吐、脱发	同CTX	同时使用美司钠（每次剂量为IFO的30%，每天用3次）+水化
	苯达莫司汀 bendamustine	i.v	骨髓抑制	恶心、呕吐	非霍奇金淋巴瘤（惰性）、慢性淋巴细胞白血病	兼有抗代谢（嘌呤类）作用
	白消安 busulfan（马利兰）	p.o	骨髓抑制	色素沉着、闭经、肺纤维化	慢性粒细胞白血病及其他骨髓增生综合征	
	马法兰 melphalan	p.o	骨髓抑制	恶心、呕吐	睾丸精原细胞瘤、多发性骨髓瘤	
	顺铂（DDP） cisplatin	i.v	肾小管损害、听神经损害	恶心、呕吐、骨髓抑制	睾丸癌、卵巢癌、头颈癌、肺癌、骨肉瘤	用药前、中需水化利尿以减轻肾毒，特别是用大剂量时
	卡铂（CBP） carboplatin	i.v	骨髓抑制、血小板下降	恶心、呕吐、肾毒	广谱，周期非特异性，似顺铂	肾毒、呕吐比顺铂轻，用葡萄糖配液
	奥沙利铂 oxaliplatin（草酸铂）	i.v	外周感觉神经损害（感觉减退、遇冷痉挛）	恶心、呕吐、骨髓抑制、过敏	结直肠癌，其他对顺铂耐药的癌症	避免冷饮和四肢接触冷水，总剂量应小于$800mg/m^2$，不能用盐水稀释
	氮烯咪胺（DTIC） dacarbazine	i.v	骨髓抑制	恶心、呕吐	恶性黑色素瘤、霍奇金淋巴瘤、软组织肉瘤	静脉注射时注意避光快滴
	替莫唑胺 temozolomide	p.o	骨髓抑制	恶心、呕吐、头痛、虚弱、乏力	脑瘤、恶性黑色素瘤	可透过血脑屏障
抗代谢类	氨甲蝶呤（MTX） methotrexate	p.o, i.v	骨髓抑制、胃肠道黏膜炎、肾功能损害	恶心、呕吐、色素膜炎、肾功能损害	急性白血病、头颈鳞癌、绒癌、肺癌、乳癌、骨肉瘤、淋巴瘤、白血病	需监测血药浓度；用维生素B_{12}、叶酸可减轻黏膜炎
	巯基嘌呤（6-MP）	p.o	骨髓抑制	恶心、呕吐、口腔炎、肝损害等	急性白血病	
	5-氟尿嘧啶（5-FU） fluorouracil	i.v, p.o	黏膜炎（口腔溃疡、腹泻）	骨髓抑制、呕吐、脱发、色素沉着、手足综合征	胃肠道腺癌、乳癌、绒癌、头颈癌、肝癌、卵巢癌	合用亚叶酸钙（CF）使疗效、毒性增加

续表

类别	名称	给药途径	主要限制性毒性	其他毒性	主要用途	附注
抗代谢类	卡培他滨 capecitabine	p.o	腹泻、手足综合征	口腔炎、乏力、骨髓抑制	乳腺癌、结直肠癌、胃癌、头颈癌	
	阿糖胞苷（Ara-c）cytarabine	i.v	骨髓抑制 胃肠道黏膜炎	恶心、呕吐	急性白血病	亦可皮下注射及鞘内注射
	吉西他滨（GEM）gemcitabine	i.v	骨髓抑制（需注意血小板下降）	恶心、呕吐、过敏	非小细胞肺癌、胰腺癌、头颈癌、尿道癌	
	氟达拉滨 fludarabine	i.v	粒细胞减少，血小板减少	恶心、呕吐	非霍奇金淋巴瘤（惰性）	
	左旋天冬酰胺酶 L-asparaginase	i.v	肝损害、低纤维蛋白血症	过敏反应	急性淋巴细胞白血病、淋巴瘤等	
	羟基脲（HU）hydroxyurea	p.o	骨髓抑制	口腔炎	急性白血病、头颈癌	
抗微管类	长春新碱（VCR）vincristine	i.v	末梢神经炎	便秘	急性淋巴细胞白血病、淋巴瘤	漏出血管外可致组织坏死
	长春花碱（VLB）vinblastine	i.v	粒细胞减少	末梢神经炎	霍奇金淋巴瘤、睾丸癌	漏出血管外可致组织坏死
	长春地辛（VDS）vindesine	i.v	骨髓抑制	末梢神经炎	急性白血病、淋巴瘤、肺癌、睾丸癌等	漏出血管外可致组织坏死
	长春瑞滨（NVB）navelbine（诺维本）	i.v，p.o	骨髓抑制	静脉炎	非小细胞肺癌、乳腺癌等	漏出血管外可致组织坏死
	紫杉醇（taxol）paclitaxel	i.v	骨髓抑制	过敏反应（对本品或聚氧乙基代蓖麻油配制的药物过敏者禁用）、脱发、肌肉酸痛、外周神经炎	广谱，可用于治疗卵巢癌、乳腺癌、非小细胞肺癌、头颈癌、膀胱癌	给药前常规用抗过敏药
	多西他赛 docetaxel（多西紫杉醇）	i.v	中性粒细胞减少	过敏反应、脱发、水肿	乳腺癌、非小细胞肺癌	给药前常规用抗过敏药
	脂质体紫杉醇 paclitaxel（力朴素 liposome）	i.v	骨髓抑制	外周神经毒性	乳腺癌、非小细胞肺癌	
	白蛋白紫杉醇	i.v	骨髓抑制	外周神经毒性	乳腺癌、非小细胞肺癌	
拓扑异构酶抑制剂	依托泊苷（VP-16）etoposide	i.v，p.o	骨髓抑制	脱发、恶心、呕吐	睾丸癌、小细胞肺癌、淋巴瘤	
	伊立替康（CPT-11）irinotecan	i.v	延迟性腹泻、中性粒细胞减少	脱发、恶心、呕吐	结直肠癌、胃癌、小细胞肺癌	大剂量洛哌丁胺（loperamide，易蒙停）可控制延迟性腹泻
抗生素类	多柔比星（ADM）adriamycin	i.v	骨髓抑制、心脏毒性	脱发、恶心、呕吐	淋巴瘤、乳癌、小细胞肺癌、软组织肉瘤、骨髓瘤	
	脂质体多柔比星（Doxil）	i.v	骨髓抑制	手足综合征、心脏毒性	卵巢癌、乳腺癌	心脏毒性比多柔比星明显减少
	表柔比星 epirubicin	i.v	同上，心脏毒性较小	手足综合征、心脏毒性	卵巢癌、乳腺癌	毒性比多柔比星低，特别是心脏毒性
	柔红霉素 daunorubicin	i.v	同多柔比星	手足综合征、心脏毒性	急性白血病	同多柔比星

续表

类别	名称	给药途径	主要限制性毒性	其他毒性	主要用途	附注
抗生素类	吡柔比星（THP）pirarubicin	i.v	似表柔比星	手足综合征、心脏毒性、脱发较轻	同多柔比星	心脏毒性比多柔比星小，累积剂量应控制在900～1000mg/m²
	博莱霉素（BLM）bleomycin	i.v, i.m（肌内注射）	肺纤维化	皮肤改变、发热、偶有过敏反应	头颈鳞癌、睾丸癌、淋巴瘤	
激素类	他莫昔芬 tamoxifen	p.o	高钙血症	皮疹、恶心、呕吐、月经不规则、阴道痒且有分泌物	乳腺癌	辅助治疗不超过5年，否则可能致子宫内膜癌
	托瑞米芬 toremifen	p.o	高钙血症	皮疹、恶心、呕吐、月经不规则、阴道痒且有分泌物	乳腺癌	致癌作用少见
	氟维司群 fulvestrant	i.m	胃肠道反应、咽炎	头痛、潮红	雌激素受体阳性乳癌的二线治疗	
	来曲唑 letrozole	p.o		皮疹、痒、水肿、呕吐、腹泻、头痛、发热	绝经后妇女的乳腺癌	孕妇禁用
	福美司坦 formestane	i.m	局部疼痛	面红、无力、恶心	绝经后妇女的乳腺癌	
	依西美坦 exemestane	p.o		恶心、口干、头痛、便秘、失眠、潮热	绝经后妇女的乳腺癌	孕妇、哺乳期妇女禁用
	戈舍瑞林 goserelin	s.c（皮下注射）	短暂骨痛增加	发热、性欲减退、皮疹、乳胀	晚期前列腺癌、乳腺癌	
	阿比特龙 abiraterone	p.o	高血压、尿路感染、外周水肿		晚期前列腺癌	
	比卡鲁胺 bicalutamide	p.o	乳房触痛、男性乳房女性化、潮红	腹泻、恶心	晚期前列腺癌	

三、抗肿瘤药物的毒性反应

肿瘤化疗的毒性反应包括近期毒性和远期毒性。

（一）近期毒性

1. 骨髓抑制

骨髓抑制是肿瘤化疗的最常见的限制性毒副反应。大多数抗癌药物除了激素、博莱霉素、L-天冬酰胺酶以外，均引起不同程度的白细胞下降、血小板减少和贫血。其中，亚硝脲药物、甲基苄肼可引起延迟性的骨髓抑制长达6～8周。严重的骨髓抑制可导致感染、败血症和内脏出血。因此，加强全身支持治疗、环境净化、口腔清洁、良好的护理照顾可减少并发症的发生。造血细胞集落刺激因子（G-CSF和GM-CSF）的合理使用可防治化疗引起的中性粒细胞减少而继发的感染。血小板输注、白细胞介素（IL）-11和血小板生成刺激因子（TPO）可用于治疗因化疗而导致的血小板减少症。

2. 胃肠道反应

许多抗癌药引起的消化道反应包括不同程度的恶心、呕吐、食欲减退、腹泻、黏膜炎、便秘。其中，大剂量DDP、DTIC、氮芥（HN2）、Ara-c、CTX、BCNU等导致的恶心、呕吐尤为剧烈。止吐药物从作用机制上可分为以下几类：①5-羟色胺3（5-HT3）受体拮抗剂，第一代5-HT3受体拮抗剂包括昂丹司琼（ondansetron）、格拉司琼（granisetron）、托烷司琼（tropisetron）、拉莫司琼（ramosetron）、阿扎司琼（azasetron），第二代5-HT3受体拮抗剂的亲和力更强、药物半衰期更长，包括帕洛诺司琼（palonosetron）等；②神经激肽-1（NK-1）受体拮抗剂，如阿瑞匹坦（aprepitant）、福沙吡坦（fosaprepitant）；③多巴胺受体拮抗剂，如甲氧氯普胺。上述止吐药联合地塞米松在化疗前使用，可防止和减轻各种不同程度的恶心、呕吐的发生，但同时要避免过度使用止吐药引起的严重便秘。

5-FU、卡培他滨、MTX、博莱霉素、阿霉素类可引起口腔黏膜溃疡，化疗期间必须加强口腔清洁的护理。5-FU 类药物和 CPT-11 有时可引起严重腹泻，需及时纠正由此引起的水电解质失平衡。CPT-11 导致的延迟性腹泻需立即用易蒙停治疗。

3. 肝功能损害

MTX、6-MP、5-FU、DTIC、VP-16、天冬酰胺酶等可产生肝损害。含草酸铂的化疗（FOLFOX）可引起肝窦的损伤和出血，而含伊立替康的化疗（FOLFIRI）可引起不同程度的脂肪性肝炎。氟尿嘧啶主要在肝脏经二氢嘧啶脱氢酶（DPD）代谢，因此在肝功能衰竭时［血清胆红素（BIL）>5mg/dL］应避免静脉用药。胆红素、谷丙转氨酶（ALT）的升高可影响蒽环类药（如阿霉素）和长春碱类药的排泄。用药时须根据肝功能损害的程度进行剂量调整。需特别注意的是，化疗药可使潜在的病毒性肝炎感染迅速恶化，引起急性或亚急性的肝坏死（重症肝炎）。肝功能损害应按不同情况对症处理，应用谷胱甘肽等护肝药物可以减轻肝脏毒性。

4. 肾功能损害

大剂量 CTX、IFO 可引起出血性膀胱炎，同时用巯乙磺酸钠（美司纳，mesna）可阻止其活化产物丙烯醛的生成，预防出血性膀胱炎的发生。大剂量 MTX 从尿排泄可堵塞肾小管引起少尿、尿毒症，必须同时水化、碱化、亚叶酸钙解救或 MTX 血浓度监测，以策安全。DDP 直接损害肾实质，大剂量应用时必须水化和利尿。

5. 溶瘤综合征

在治疗肿瘤负荷较大且化疗敏感性较高的肿瘤时，包括白血病、淋巴瘤、儿童肾母细胞瘤、神经母细胞瘤等，需要警惕溶瘤综合征。其产生的原因是化疗时大量肿瘤细胞死亡崩解，引起一系列的代谢障碍，出现高尿酸血症、高钾血症和高磷酸血症。短时间内大量尿酸生成可出现尿酸性肾病。因此，化疗前开始使用别嘌呤醇有助于防止尿酸性肾病的发生；化疗过程中须注意密切观察，及时做出相应的处理。

6. 心脏毒性

蒽环类药物包括阿霉素、柔红霉素可引起剂量相关的心脏毒性，尤其是蓄积性心脏毒性。因此，阿霉素的总剂量应控制在单用时<550mg/m²，联合化疗时<450mg/m²，对心电图异常或心功能不全者，使用时应定期行心电图、超声心动图监测。表柔比星、吡柔比星、米吐蒽醌心脏毒性则较轻。此外，紫杉醇、赫赛汀也会引起心肌损害。化疗前应全面评估患者心功能，使用上述药物之前可加用右丙亚胺（dexrazoxane，右雷佐生，奥诺先）等预防，并尽量避免与心前区放射治疗同时使用。

7. 肺毒性

引起肺毒性的药物主要包括博莱霉素、白消安、氨甲蝶呤等，靶向药物包括酪氨酸激酶抑制剂（TKI），mTOR 抑制剂依维莫司亦有不同程度的肺毒性。博来霉素在长期使用时会引起慢性肺纤维化，这是其主要不良反应，临床应适当控制该药物的总剂量。易瑞沙可引起间质性肺炎，部分可致命，应提高警惕。依维莫司可引起非感染性肺炎，应注意监测。

8. 神经毒性

长春碱类、DDP、草酸铂、紫杉醇等可引起周围神经炎，VCR 的单剂量应小于 2mg，草酸铂总剂量应小于 800mg/m²。为减少草酸铂的神经毒性，使用时避免进冷饮和冷水洗手。

9. 过敏反应

博莱霉素、天冬酰胺酶、紫杉醇、多西他赛等可引起寒战、发热、水肿等不适，严重者可致过敏性休克。为了防止和减少过敏反应，化疗前可预防性使用抗过敏药物，包括地塞米松、苯海拉明等，治疗后使用地塞米松 2 天。

10. 皮肤不良反应

阿霉素类药、紫杉醇、VP-16、CTX、Act-D、5-FU 等可引起不同程度的脱发、皮肤色素沉着，一般停药后可自行恢复。手足皮肤反应以手掌、足底红斑及感觉异常为主要表现，常见于 5-FU、卡培他滨、多西他赛等化疗药物及索拉非尼、舒尼替尼等抗血管生成靶向药治疗后，表现为手和（或）足掌疼痛、红斑、肿胀、渗液、脱屑、溃疡等，多有自限性，但再次给药可反复出现，支持性预防措施包括穿戴宽松鞋袜和手套、局部保湿润滑、含激素软膏局部涂抹，必要时可适当减量。此外，EGFR 抑制剂包括 TKI 及单克隆抗体可致丘疹脓疱样皮疹、指甲改变、甲沟炎等，可予局部激素软膏、口服抗过敏药物等对症处理，必要时全身用药或靶向药物减量。

11. 局部毒性

大多数抗癌药刺激性大，如 HN2、ADR、MMC、NVB 等，常引起不同程度的血栓性静脉炎，反复多次给药者最好采用中心静脉或深静脉留置导管供注射用。这些药物一旦溢出静脉可致局部组织坏死。HN2 的溢出可立即用硫代硫酸钠局部周围注射以减轻毒性，其他药物溢出应立即用 0.25% 普鲁卡因溶液局部封闭。

（二）远期毒性

1. 致癌

有些抗癌药物，如 HN2、甲基苄肼、美法兰等在使用后数月或数年明显增加第二种原发肿瘤发生的机会。

2. 生殖毒性

许多化疗药可影响生殖细胞的产生和内分泌功能，导致不孕、不育及致畸胎作用。环磷酰胺、苯丁酸氮芥、氮芥、甲基苄肼和亚硝脲类药物可明显减少睾丸生殖细胞的数量，导致男性不育。特别是联合化疗对精子的影响更显著，如治疗霍奇金淋巴瘤的MOPP方案（氮芥、长春新碱、甲基苄肼、泼尼松）可使近80%的患者发生性腺机能障碍，甚至是不可逆的。很多烷化剂也可使女性患者产生永久性卵巢功能障碍和闭经。对于要求保留生育功能的患者可在化疗前将精子或卵子冻存，应尽可能地保留生育功能。对生长发育中的儿童应注意避免过度治疗。

3. 其他

蒽环类药物可产生迟发性心脏毒性，在幼年或青少年期接受化疗、纵隔或心前区接受放疗或者老年特别是有心脏病基础的患者容易发生。对于儿童急性淋巴细胞白血病（ALL）和非霍奇金淋巴瘤（NHL）（特别是曾经接受中枢放射治疗者）长期生存者的观察发现，这类患者容易出现后期精神神经发育异常，如迟发性认知障碍、注意力障碍、短期记忆受损、学业成绩不佳等。

四、化疗药物治疗原理

（一）细胞周期动力学

细胞经过生长和分裂而完成增殖的全过程称细胞增殖周期，简称细胞周期（cell cycle）。传统上，把细胞周期看作一套按次序的分子变化和细胞活动的过程。在这过程中，遗传物质要复制并通过有丝分裂过程分配到两个新生的子代细胞。细胞周期可被分为形态学和生物化学变化完全不同的两个主要时期：M期（有丝分裂期，细胞经过有丝分裂产生遗传性与母细胞完全相同的两个子细胞）和S期（DNA合成期，细胞内进行DNA复制至增加1倍）。这两个时期被G（gap）期分开，G_1期（DNA合成前期）在S期之前，细胞内合成大量的RNA和蛋白质，为S期合成DNA做准备，而G_2期（DNA合成后期）在M期之前，为细胞分裂准备所需的各种蛋白质并进行结构装配。

细胞周期受一系列的蛋白即周期蛋白（cyclin）及其伴随的周期蛋白依赖性激酶（cyclin-dependent kinase，CDK）和周期蛋白依赖性激酶抑制因子（cyclin-dependent kinase inhibitor，CDKI）的调控。cyclin/CDK复合物驱动细胞周期的运行，尤其是G_1/S和G_2/M两个主要关卡（checkpoint），而CDKI则令cyclin/CDK复合物灭活，对细胞周期程序起负调节作用（图8.2）。上述这些蛋白质都是参与细胞周期调节基因（cell cycle regulatory gene）的产物，其中视网膜母细胞瘤（*Rb*）基因和*p53*基因是参与G_1/S关卡控制的重要的抑制基因。

肿瘤组织比正常组织生长得更快并非由于肿瘤细胞周期时间（cell cycle time）的缩短，而是由于肿瘤细胞遗传学的不稳定性使细胞周期的调节失去控制。有关人类肿瘤的许多研究表明，某些参与细胞周期调节的抑癌基因（suppressor gene），如*p53*、*Rb1*和*CDKN2A*等发生突变（mutation）或缺失（deletion），而另外一些肿瘤基因（oncogene），如*CCND1*、*CDC25B*和*KIP1*等则过度活化或超表达。

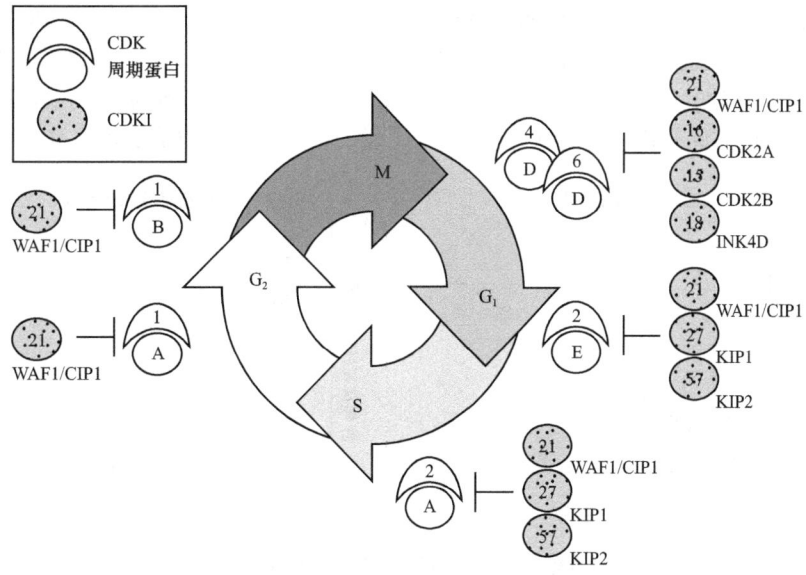

图8.2 细胞周期的调控

这些变化导致细胞周期失控，肿瘤细胞无限制地迅速增殖。

肿瘤细胞周期动力学认为，肿瘤的生长取决于细胞增殖周期中细胞的不断分裂，其余的处于细胞周期以外的细胞包括静止期（G_0 期）不增殖的细胞和分化衰老、无增殖力最终走向死亡的细胞。细胞死亡的另一种途径是凋亡（apoptosis），即程序性细胞死亡（programmed cell death）。凋亡是通过一系列基因介导的细胞自杀过程，也是机体及时清理过多的受损细胞和癌变细胞的保护性机制。很多抗肿瘤药物具有诱导肿瘤细胞凋亡的作用。

不同类型的肿瘤其细胞动力学表现常不一致，这可以从反映细胞动力学的几项指标看出。这些指标包括增殖比率（growth fraction, GF：处于活跃增殖期细胞占总体细胞的比率）、倍增时间（dou-bling time, DT：肿瘤体积增大 1 倍所需的时间）、标记指数（labeling index, LI：被含氚的胸腺嘧啶 ^{3}H-TdR 标记细胞核的 S 期细胞占全部细胞的比率）等。检测这些指标可了解肿瘤的生长速度和对药物的敏感性。

某些化疗药物，如抗代谢类药物对处于增殖周期的 G_1、S、G_2 和 M 期细胞比处于静止期 G_0 期细胞更敏感。根据作用于细胞增殖周期时相的不同，化疗药可分为两类：一类是细胞周期非特异性药物（CCNSA），可杀死休止期细胞和增殖期细胞；另一类细胞为周期特异性药物（CCSA），杀灭增殖细胞比静止期细胞更多，后者又可进一步分为时相特异性和时相非特异性药物。

（二）联合化疗

在肿瘤组织中，一般而言，只有部分细胞处于活跃增殖状态，其他细胞则处于相对静止的非增殖状态（G_0 期）。如将作用于不同时相的药物联合使用，则可望达到一次杀灭大量癌细胞，同时又可促使 G_0 期的细胞进入增殖周期，有助于提高化疗敏感性从而增强疗效，这也就是联合化疗的重要之处。

联合化疗方案的组成，应仔细考虑以下几项原则：构成方案的各药应该是单独使用时证明对该种肿瘤有效的化疗药物；尽量选择作用机制和耐药机制不同、作用时相各异的药物组成联合化疗方案以便更好地发挥协同作用；尽可能选择毒性反应不同的药物联合，以免重复毒副反应相加；最重要的是，所设计的联合化疗方案应经严密的临床试验证明其实用价值。

（三）剂量强度

化疗药物的剂量是影响化疗疗效的重要因素。多数化疗药物的剂量疗效曲线是呈陡峭的直线状；部分开始是直线，以后才变成平台型。动物实验证实，按常规剂量的 80% 量给药，完全缓解率明显下降；而且在达到完全缓解后巩固治疗中，将药物剂量降低 20%，复发率显著增高。

Hryniuk 在 20 世纪 80 年代提出了剂量强度（dose intensity）的概念，即不论给药途径、用药方案如何，疗程中单位时间内所给药物的剂量，通常以 mg/（m^2·周）为单位来表示。相对剂量强度（relative dose intensity）则指实际给药剂量强度与标准剂量强度之比。如果是联合化疗，则可计算出几种药物的剂量强度及平均相对剂量强度。由于剂量强度是整个疗程中平均每周所接受的剂量，故在临床化疗中减低每次给药剂量或延长间隔时间，均会降低剂量强度。在临床治疗中，对有治愈可能的患者，应尽可能使用可耐受的最大剂量强度的化疗以保证疗效。

（四）对数细胞杀伤假说

对数细胞杀伤假说（log-kill hypothesis）的提出是基于鼠 L1210 白血病细胞系的研究，是指不论目前肿瘤大小如何，抗肿瘤药物均呈比例而非一定数量地杀灭肿瘤细胞，药物治疗效果与给药的剂量、治疗的次数和重复频率有关（图 8.3）。

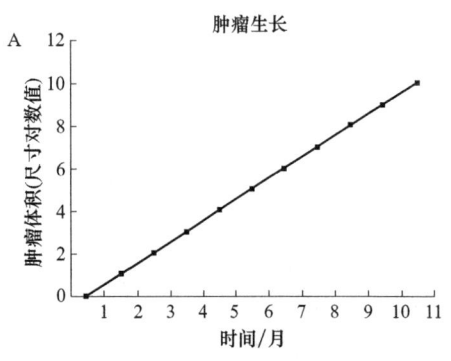
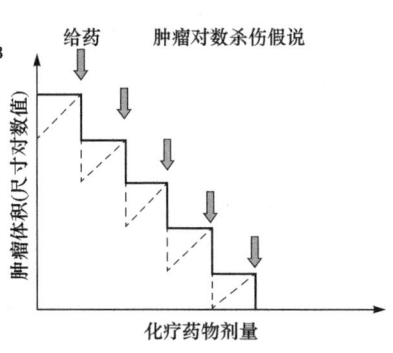

图 8.3　对数细胞杀伤假说曲线图（Schwab et al., 2017）

A. 示肿瘤呈对数级生长；B. 箭头示每次抗肿瘤药物治疗，即每次给药后肿瘤细胞呈比例下降

（五）Norton-Simon 剂量密集学说（Gompertzian 模型）

然而，大多数实体瘤生长曲线并不符合对数细胞杀伤假说，而符合 Gompertzian 模型，即肿瘤生长指数并非恒定，而随着时间延长呈指数下降。在细胞生长的初始阶段，处于增殖期的肿瘤细胞多，肿瘤细胞呈指数生长，倍增时间短。但肿瘤的生长指数达到高峰后，随着肿瘤体积增大，受到缺氧缺血、毒性代谢物积累及组织出血坏死等因素影响，生长指数不断下降、倍增时间延长，曲线趋于平坦。因而，肿瘤化疗药物的敏感性取决于化疗时肿瘤所处的生长曲线部位（图 8.4）。

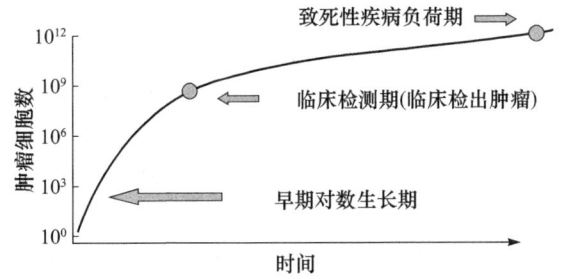

图 8.4　Gompertzian 生长曲线（Schwab et al., 2017）

在肿瘤早期，肿瘤负荷较小，生长指数较高，化疗药物反应性好；而在肿瘤晚期，肿瘤负荷大，生长指数低，化疗可杀伤的细胞较少。然而，临床上大多数肿瘤在诊断时已到减速生长阶段。

因而，Norton 和 Simon 根据人肿瘤细胞的 Gompertzian 生长曲线模型，提出剂量密集学说，剂量密集疗法是指每次用药剂量不变，而缩短用药间隔。这是因为在化疗间期初期，由于残留肿瘤细胞数较少，多数细胞处于增殖期，生长速度快，对化疗敏感。当残存的细胞按照 Gompertzian 生长曲线积累时，生长速度变慢，对化疗不敏感的细胞逐渐增加。因此，延迟用药不利于有效的治疗。目前，剂量密集的方案广泛应用于乳腺癌的新辅助及辅助化疗中。

五、化学治疗的临床应用

在具体实施化学治疗前，临床需着重考虑下面几个问题。

1. 肿瘤化疗的注意事项

（1）接受化疗的患者必须经病理学或细胞学检查诊断为癌症。在缺乏上述证据的特殊情况下，如急症或无法取得病理组织时，应在经验丰富的专家诊治指导下，有充分的临床证据支持诊断并考虑到化疗利大于弊时，可酌情使用化疗。

（2）化疗一般应由肿瘤内科医生执行。医生必须熟悉抗癌药物的药理作用、常用剂量、用法和不良反应，并严格掌握其适应证和禁忌证。

（3）医生在全面了解患者的全身情况、主要脏器（骨髓、肝、肾、心、肺等）的功能和病变范围后制订合理的化疗方案。必要时可邀请有关专科医生共同研究制订综合治疗计划。

（4）现阶段的化疗多采用联合用药方案，应尽量使用疗效确切的标准方案，方案中的每一种药物可用至接近人体能耐受的最大剂量，尤其是对于根治性化疗的患者。

（5）化疗前必须把治疗目的、疗效、费用和毒副作用告知患者及其家属，并签署同意书（informed consent）。

2. 肿瘤化疗的临床应用

根据化学治疗的目的，化疗可分为根治性化疗、辅助化疗、新辅助化疗、姑息性化疗和研究性化疗五大类。

1）根治性化疗（curative chemotherapy）　对那些可能治愈的敏感性肿瘤，如急性白血病、恶性淋巴瘤、睾丸癌、小细胞肺癌等，可施行根治性化疗。Skipper 通过研究小鼠白血病 L1210 瘤株发现药物对肿瘤细胞的作用遵循"一级动力学"（first order kinetics）的原理，即一定量的抗癌药物杀灭一定比率而非固定数目的癌细胞。临床诊断为晚期癌症的患者，体内肿瘤细胞负荷已达 10^{12}，约相当于 1kg 的重量，可置人于死地。若能及时施以有效的化疗，肿瘤缩小至<1cm，估计已达 5 个对数杀灭，被消灭的肿瘤细胞达 99.999%，临床上查不出肿瘤，即达到"完全缓解"（CR）。如果此时停止治疗，残余的肿瘤细胞可迅速增殖，很快超过 10^9 以上，出现临床复发。因此，有效的根治性化疗必须按诱导治疗（令肿瘤细胞数降低至 $<10^9$，取得临床缓解）、维持巩固治疗及强化治疗等几个阶段，尽量使用由作用机制不同、毒性反应各异而且单用有效的药物组成的联合化疗方案给予多个疗程的治疗，且方案中的每种药物尽量用至人体能耐受的最大剂量（maximum tolerance dose，MTD），间歇期尽量缩短，给肿瘤以最大程度的杀伤，使肿瘤细胞数降至 $<10^5$，在机体免疫力的作用下清除所有肿瘤细胞，即取得"完全杀灭"（total kill），才有可能真正治愈癌症。

2）辅助化疗（adjuvant chemotherapy）　辅助化疗是指根治性手术后施行的化疗，它实质上是根治性治疗的一部分。由于许多肿瘤术前已存在超出手术范围外的微小转移灶；原发癌切除后残余肿瘤生长加速，对药物的敏感性增加；况且一般肿瘤体积越小，生长比率越高，对化疗越敏感；肿瘤开始治疗越早，抗药细胞出现越少。因此，对微小转移灶进行早期治疗，药物的疗效可能提高，抗药性产生的概率减少，治愈的可能性也会增加。实践证明，有些常见的实体肿瘤，如乳腺癌、结直肠癌、骨肉瘤、软组织肉瘤等术后辅助化疗已取得成功。我们必须根据肿瘤类型、病期及患者的全身状况，在根治术后尽早（2~4周内）使用临床证实有效的化疗方案给予多个疗程的治疗，一般需要治疗4个月甚至6个月以上。

3）新辅助化疗（neoadjuvant chemotherapy） 新辅助化疗是指手术或放射治疗前使用的化疗。有些局限性癌症，单用手术或放射治疗难以完全根除，如果先用2~3个疗程的化疗可令肿瘤缩小、血液供应改善，有利于随后的手术和放疗的施行。同时亦可观察到肿瘤对化疗的反应，及早对可能存在的亚临床转移灶进行治疗。近年来的研究表明，新辅助化疗提高了头颈癌、非小细胞肺癌、骨肉瘤等的手术切除机会，减少了治疗某些癌症（喉癌、膀胱癌、肛管癌等）时致残手术的施行，改善了这些患者的生活质量。

4）姑息性化疗（palliative chemotherapy） 现今大多数人类癌症，如非小细胞肺癌、肝癌、胃癌、胰腺癌、结肠癌等化疗的效果仍然很差，对这些癌症的局部晚期或转移性病例，化疗仍为姑息性，即只能达到减轻症状、改善生活质量、延长生存时间的作用。这时，医生应仔细衡量化疗给患者带来的利弊。避免因过分强烈的化疗使患者生活质量下降、加重病情的发展。

5）研究性化疗（investigative chemotherapy） 研究性化疗是指探索性的新药或新化疗方案的临床试验。为了找寻高效低毒的新药和新方案，这种研究是必要的。但这类试验应有明确的目的、完善的试验计划、详细的观察和评价方法，并需严格遵守医学伦理学原则。现在研究性化疗已有规范化的质控标准，称为 GCP（good clinical practice）。

3. 克服抗药性

抗药性是癌症化疗失败的主要原因。引起抗药性的原因很多，不同药物有不同的机制。1979年，Goldie和Codman首先利用数学模型来预测肿瘤细胞以一定概率（一般为$1/10^6$）突变而发生抗药，认为肿瘤越大、增殖次数越多，抗药细胞数也越多，但是与使用的药物无关。所以化学治疗应尽早使用，最好是交替使用两种同样有效且由非交叉抗药的药物组成的联合化疗方案，如治疗霍奇金淋巴瘤用MOPP/ABVD（阿霉素、博来霉素、长春新碱、氮烯唑胺）方案、治疗小细胞肺癌用PE（顺铂、依托泊苷）/CAV（环磷酰胺、阿霉素、长春新碱）方案，两类药物交替使用可减少抗药、提高疗效。

另一引人注目的抗药性称为"多药（向）抗药性"（multiple drug resistance，MDR）。这是指癌细胞在接触一种抗癌药后，产生了对多种结构上迥然不同、作用原理各异的其他抗癌药的抗药性。MDR的机制主要包括药物作用靶标改变、凋亡相关通路改变、细胞增殖速度变化等，这种交叉抗药性常发生于各种天然产物，如植物生物碱和抗生素之间，其机制与多向抗药基因（MDR1）的超表达引起癌细胞的GP-170糖蛋白增加，促使抗癌药物从细胞膜外漏增加有关。克服耐药的方法包括使用无交叉耐药性的化疗药物、高剂量化疗联合造血干细胞移植等。

肿瘤细胞损伤修复加强也是导致耐药的重要原因。近年来发现，化疗药物引起肿瘤细胞DNA断裂后，其中一个主要的修复机制是通过聚腺苷二磷酸核糖多聚酶（PARP）进行碱基切割（BER）、同源重组（HRR）和非同源末端连接途径（NHEJ）修复DNA，出现耐药。一类称为PARP抑制剂，如奥拉帕尼（olaparib）可以选择性作用于 *BRCA1*（或 *BRCA2*）基因突变的肿瘤细胞，导致单链断裂DNA的堆积，进而引起双链DNA在复制叉处断裂。这种化合物与PARP抑制剂的协同致死性（synthetic lethality）造成大量的肿瘤细胞死亡，目前用于治疗 *BRCA1*（或 *BRCA2*）基因突变的癌症，如乳腺癌、卵巢癌和前列腺癌等。

4. 造血干细胞支持下的大剂量化疗

药物的剂量强度是影响药物疗效的最重要因素，剂量强度的提高可增加对肿瘤细胞的杀灭，减少抗药性的发生，而剂量强度提高的最大障碍是骨髓抑制。临床研究表明，在造血干细胞（包括骨髓移植和外周血祖细胞移植）和造血增殖因子（GM-CSF，G-CSF）的支持下可给予亚致死剂量的化疗，患者仍能耐受。由于自身外周血祖细胞移植（autologous peripheral blood progenitor cell transplantation，APBPCT）与自身骨髓移植（autologous bone marrow transplantation，ABMT）比较，有采集容易、肿瘤细胞污染少、造血功能和免疫功能恢复快等优点，近年来的使用迅速增长。由于预处理方案（conditioning regimen）中药物剂量为常规应用的5倍甚至10倍以上，这种疗法能成功地使某些常规化疗下难以治愈的复发性淋巴瘤、预后不良的白血病、睾丸癌、多发性骨髓瘤、乳腺癌、神经母细胞瘤等患者的生存率得以提高。异基因造血干细胞移植（allogene hematopoietic stem cell transplantation， allo-HSCT）指同卵孪生以外的两个个体之间的移植，具有移植疗效好、复发率降低的优点，但必须选择与受体的人类白细胞抗原（HLA）相一致的供体。目前的研究表明，allo-HSCT把供体细胞植入后产生的移植物抗宿主反应（GVHL）使抗肿瘤疗效明显增强。

5. 用药途径的选择

一般情况下，全身化疗多取静脉注射，有些抗代谢药物如5-FU，多次连续长时间静脉灌注可明显降低毒性，允许使用较大剂量从而使疗效提高。另一些药物如依托泊苷（VP-16），小剂量每次口服不亚于静脉滴注较大剂量的效果，可用于年老体弱的晚期小细胞肺癌和淋巴瘤的患者。

恶性体腔积液的患者，可使用腔内注射用药，常用的药物有顺铂、卡铂、丝裂霉素、氮芥、噻替派等。为增加药物剂量而减少腔内药物吸收引起的全身毒性，可在腔内注入大剂量药物（如DDP $100\sim150mg/m^2$）的同时，静脉滴注硫代硫酸钠（$12g/m^2$）解毒，此法称为"双途径化疗"（two route chemotherapy）。

对局限性的肿瘤，为提高局部的药物浓度，可采用动脉（插管）介入灌注药物治疗，如肝癌的肝动脉、头颈癌的颈外动脉持续灌注化疗等。可选择的药物有氟尿嘧啶（FU）、氟尿苷（FUDR）等。

另外，节拍化疗是指连续使用低于常规剂量的化疗药，可通过免疫调节及阻断肿瘤微血管生成作用，以达到肿瘤控制和减轻毒副反应的治疗方法，在乳腺癌的新辅助、姑息治疗中效果良好。

此外，为了预防急性淋巴细胞白血病或非霍奇金淋巴瘤对中枢神经系统的侵犯，鞘内注射氨甲蝶呤和阿糖胞苷是行之有效的方法。

口服化疗药物亦是重要的给药途径，常用的口服化疗药物包括卡培他滨、长春瑞滨、来那度胺等，可作为巩固维持阶段的化疗选择。

6. 综合治疗和个体化治疗

现阶段癌症治疗的发展趋向是采取多学科综合治疗，即根据肿瘤的病理类型、侵犯部位和范围、临床分期，结合患者的全身状况，科学、合理、有计划地采用现有的手术、放疗、化疗、生物治疗和中医中药治疗手段，以期最大幅度地提高肿瘤患者的治愈率，改善患者的生活质量。

对大多数实体肿瘤，如能施行根治性切除者，合并术后辅助化疗或术前新辅助化疗也许能提高治愈率，对于局部晚期、不能手术切除的患者，同期或序贯使用放化疗可能提高疗效，延长生存时间。

分子生物学的发展提供了基因相关的分子标志物，可作为预测药物治疗的反应，如DPD和TMPS预测5-FU的疗效。以这些基因或分子标志物作为指导，合理选择药物，实施个体化治疗，可使患者从化疗中获得更大的收益。

第二节 分子靶向药物治疗

分子生物学的迅速发展使人们对癌症的发生、侵袭、扩散、转移的分子机制有了进一步认识，从而发现了信号转导通路中起关键作用的蛋白分子。近十多年来，由于基因工程和分子生物学研究技术的进步，研究者把这些蛋白质分子作为攻击的靶点，已经研制出一些特异性抑制癌细胞增殖、促进癌细胞凋亡的分子靶向药物（molecular targeted agent），从而开辟了一条治疗癌症的新途径，取得了癌症治疗的革命性进展。

一、分子靶向药物的主要特点

1. 高选择性

与传统细胞毒抗癌药完全不同，分子靶向药物特异性地作用于肿瘤发生、发展、增殖、扩散、转移相关信号通路的蛋白小分子，因此选择性一般较高。其靶点包括癌基因、抑癌基因、生长因子及其受体、血管生成因子、蛋白激酶及信号转导通路、法尼基蛋白转移酶、基质蛋白转移酶（MMP）、组蛋白去乙酰化酶（HADC）、泛素化调控因子、细胞膜分化相关抗原（CD）等。

2. 药物种类多样性

分子靶向药物种类多样，可来自小分子化合物或是经人工改造的单克隆抗体，也可偶联放射性核素、毒素。随着分子生物学的进一步发展，相信新的靶点和新的分子靶向药物会不断出现，其前景非常开阔。

3. 独特的作用机制

根据目前已有的临床研究显示，分子靶向药物对某些癌症，如慢性粒细胞白血病、胃肠间质瘤、B细胞淋巴瘤、乳腺癌、肺癌有良好的效果，对某些细胞毒抗癌药难治性癌症，如肝癌、肾癌等可见效益，充分表明分子靶向药物的研究具有强大的生命力。

然而，为了保证分子靶向药物的疗效，治疗前必须进行相关靶点的检测。例如，利妥昔单抗（美罗华）只用于CD20阳性的淋巴瘤，曲妥珠单抗

（赫赛汀）用于HER2检测阳性（免疫组化+++，FISH检测阳性）的乳腺癌（或胃癌），西妥昔单抗（爱必妥）只用于K-ras野生型的癌症（大肠癌、头颈癌），小分子靶向药伊马替尼（格列卫）仅用于BCR/ABL阳性的慢性粒细胞白血病或c-Kit（表达CD117）、PDGF阳性的胃肠间质瘤，吉非替尼（易瑞沙）、厄洛替尼（特罗凯）最好用于EGFR突变的非小细胞肺癌。

4. 低毒性

大多数分子靶向药物不会产生细胞毒化疗常见的显著骨髓抑制和恶心、呕吐等消化道反应，因此可与常规的化疗、放疗联合使用。但应注意，靶向药物治疗后，患者可能出现一些特殊的不良反应，如水肿、皮疹、间质性肺炎、高血压、胃肠穿孔、出血等。

二、分子靶向药物的分类和临床应用

（一）大分子药物

大分子药物主要有大分子单克隆抗体，其他有少量的脂肪酸、多肽、反义寡核苷酸、海洋生物的天然提取物等。其中，单克隆抗体通常是水溶性的，分子质量较大（一般约150kDa）。单克隆抗体的抗原结合片段（Fab），可以特异性识别抗原并与之结合，具有高度特异的靶向性。治疗用的单克隆抗体的主要作用是与膜受体的细胞外成分，如配体特异性结合，阻断该受体特异的细胞增殖信号。

早期的单克隆抗体由靶抗原小鼠产生，这种小鼠蛋白组成的单抗应用于人体时，人体出现过敏反应风险的同时，亦会产生人抗鼠抗体（HAMA），中和了治疗性抗体的作用。目前临床应用的单克隆抗体采取基因工程的技术，仅保留小鼠单抗特异性部分，提高了人类蛋白抗体成分的比例。其中，嵌合型抗体（-ximab）包含65%的人类成分，人源化抗体（-zumab）包含95%人类成分，全人抗体（-mumab）则是100%的人类成分。

根据单克隆抗体作用的靶分子，目前大致有以下几类。

1. 作用于人类表皮生长因子受体家族的单克隆抗体

HER（erbB）家族主要有4个成员，即HER1（EGFR/erbB1）、HER2（c-neu/erbB2）、HER3（erbB3）和HER4（erbB4）。它们具有高度同源性及相似的结构，与相应的不同配体结合后启动信号的转导，产生的生物学效应是细胞增殖与分化。

西妥昔单抗（cetuximab，erbitus，C225，爱必妥）是EGFR的嵌合型IgG1单克隆抗体，临床单药或与化疗联合作为二线或一线药物治疗晚期转移性结直肠癌，与放疗或化疗联合治疗晚期头颈部鳞癌。帕尼单抗（panitumumab，vectibix）是一种全人序列的单克隆抗体，目前作为三线药物用于治疗晚期转移性结直肠癌。曲妥珠单抗（transtuzumab，herceptin，赫赛汀）是IgG1的人源化单克隆抗体，在HER2表达阳性的乳腺癌的新辅助、辅助及姑息治疗中均有较好的疗效。帕妥珠单抗（pertuzumab）为新型的HER2靶向药的重组人源化单克隆抗体，它可与HER2受体的胞外结构域Ⅱ结合，抑制HER2/HER3和HER2/EGFR二聚体的形成，目前与曲妥珠单抗和多西他赛联合应用，治疗HER2阳性的复发转移乳腺癌。此外，另一种人源化的单克隆抗体称为尼妥珠单抗（nimotuzumab，泰欣生）可抑制肿瘤增殖及血管生成，增强放化疗疗效，用于鼻咽癌、头颈部鳞癌、神经胶质瘤等肿瘤的治疗。

2. 抑制肿瘤血管生成的单克隆抗体

肿瘤的生长和转移必须有新生血管的形成。血管内皮生长因子（VEGF）是促进血管新生的关键物质，它与相应受体即血管内皮生长因子受体（VEGFR）结合后发挥生物学作用。肿瘤组织中VEGF往往过度表达。一种人工合成的重组人源化IgG1单克隆抗体贝伐单抗（bevacizumab，avastin，安维汀）可特异性地与VEGF结合后，阻止后者与血管内皮细胞表面的VEGFR结合，从而阻断肿瘤生长至关重要的血液、氧气和其他必需的营养物质的供应，延缓肿瘤的生长和转移。目前贝伐单抗用于转移性结直肠癌的一线、二线治疗及非小细胞肺癌、乳腺癌、卵巢癌等肿瘤的二线治疗。阿帕西普（ziv-aflibercept）为重组的融合蛋白，主要作用于VEGF-A、VEGF-B和胎盘生长因子（PIGF），抑制内皮细胞的增殖和新生血管的生长，临床与含伊立替康的化疗（FOLFIRI）联合用于对含奥沙利铂化疗耐药的转移性结直肠癌。此外，我国研制的世界上首例内皮抑制素抗肿瘤药恩度（重组人血管内皮抑制素，endostar，YH-16）通过抑制形成血管的内皮细胞的迁移而阻止肿瘤新生血管的生成。恩度可用于初治或复治的晚期非小细胞肺癌、结直肠癌、小细胞肺癌等肿瘤。Ramucirumab是针对VEGFR2的人源IgG单抗，可与多西他赛联合用于一线化疗进展的局部晚期或转移性非小细胞肺癌、转移性结直肠癌。

3. 针对细胞膜分化抗原（CD）的单克隆抗体

不同组织细胞表面有不同的分化抗原决定簇（cluster of differentiation，CD）。以CD20为靶点的非结合型人鼠嵌合型单克隆抗体利妥昔单抗（rituximab, rituxan, mabthera, 美罗华）可治疗表达 CD20 的 B 细胞非霍奇金淋巴瘤、慢性淋巴细胞白血病、毛细胞白血病等。利妥昔单抗与 B 淋巴细胞上的 CD20 结合后引发导致 B 细胞溶解的免疫反应，包括抗体依赖性细胞的细胞毒性（ADCC）和补体依赖性细胞毒性（CDC）。用放射性同位素偶联的鼠抗 CD20 抗体由放射线和靶向免疫介导的细胞毒组成的交叉火力（cross fire）效应对 B 淋巴细胞产生双重杀伤。其中，替伊莫单抗（^{90}Y-Ibritumomab tiuxetan, zevalin）由放射性同位素钇 90 与鼠抗 CD20 单抗结合，而托西莫单抗（^{131}I-Tositumomab, bexxar）则由放射性碘 131 与鼠抗 CD20 单抗结合，两者均可用于标准化疗和美罗华治疗无效的 B 细胞非霍奇金淋巴瘤患者。

以 CD52 为靶点的人源化单克隆抗体阿仑单抗（alemtuzumab, campath）可用于对烷化剂和氟达拉滨耐药的 CD52 阳性的进展期慢性淋巴细胞白血病及非霍奇金淋巴瘤。

由抗 CD33 单抗与抗肿瘤抗生素奥佐米星共价偶联产生的吉姆单抗-奥佐米星（gemtuzumab-ozogamicin, GO, mylotarg）用于治疗表达 CD33 的血液肿瘤，主要是复发/难治性急性粒细胞白血病（AML）。

4. 针对 PD1/PD-L1 的抗体

PD-1（programmed death-1）/PD-L1（PD-ligand 1）免疫疗法是近期研究热点所在，PD-1/PD-L1/PD-L2 信号通路是一种负性免疫检查点通路，PD-1 受体表达于 T 细胞表面，与表达在肿瘤细胞中的同源性配体的 PD-L1/PD-L2 结合，阻断 T 细胞的免疫效应。目前常用的 PD-1 单抗包括帕姆单抗（pembrolizumab, keytruda）、纳武单抗（nivolumab, opdivo）、Tecentriq（atezolizumba）等，主要用于治疗无法切除或转移性黑色素瘤、表达 PD-L1 的转移性非小细胞肺癌、乳腺癌以及头颈部鳞癌。黑色素瘤是高度恶性免疫相关的肿瘤，一般化疗效果很差。目前发现细胞毒性 T 细胞抗原 4（CTLA-4）抑制 T 淋巴细胞活化。抗 CTLA-4 的单克隆抗体伊匹单抗（ipilimumab）可用于治疗转移性恶性黑色素瘤。但免疫治疗的疗效、获益人群还有待更多临床研究探索。

5. 抗体偶联药物

抗体偶联药物（antibody-drug conjugate，ADC）是将抗体与细胞毒药物连接起来，通过抗体的靶向将细胞毒药物带到肿瘤组织中，从而降低化疗药物的毒性，提高疗效，目前已成为抗肿瘤抗体药物研发的新热点和重要趋势，受到越来越多的关注。本妥昔单抗（Bv）是一种针对 CD30 的单克隆抗体-药物偶合物，它含有抗 CD30 的嵌合型 IgG1 单抗、微管聚合物抑制剂（MMAE）和蛋白酶裂解连接器，主要治疗表达 CD30 的对多种化疗和自体干细胞移植失败的霍奇金淋巴瘤和间变大细胞淋巴瘤（ALCL）。T-DM1（trastuzumab emtansine）是曲妥珠单抗偶联细胞毒药物 DM-1，可用于治疗晚期转移性乳腺癌，是首个用于实体瘤的 ADC 药物，目前有大量处于 II、III 期临床研究的 ADC 药物，其结果值得期待。

（二）小分子化合物

小分子抑制物一般结构较简单，通过化学方法合成，多以口服给药而不需静脉注射，进入人体后主要通过肝细胞色素 P450 酶代谢，易与干扰 P450 酶的其他药物产生相互作用。此类药物的特异靶向性比单克隆抗体弱。目前使用的小分子化合物根据其作用靶点主要包括以下几类。

1. BCR/ABL 抑制剂

伊马替尼（imatinib, gleevec, 格列卫）阻断 ATP 与 BCR-ABL PTK 的结合，阻止蛋白酪氨酸激酶（PTK）的活化。由于慢性粒细胞性白血病（CML）的发病与费城染色体所导致的 BCR-ABL 融合基因编码所产生的 BCR-ABL 融合蛋白有关，伊马替尼成为第一个治疗癌症的分子靶向药物，治疗 CML 取得了非常显著的效果。后来发现伊马替尼也可抑制 c-Kit 原癌基因产物，即表达 CD-117 的 Kit 或血小板衍化生长因子（PDGF）的酪氨酸激酶，治疗表达 CD-117 和 PDGF 的胃肠道间质瘤（gastrointestinal stromal tumor, GIST）亦有显著的疗效。

达沙替尼（dasatinib, sprycel, 扑瑞赛）除了抑制 BCR-ABL SRC 激酶家族，还能抑制 c-Kit、EPHA2 和 PDGF-R 等多种激酶，临床上可用于对伊马替尼耐药的各期（慢性期、加速期、急变期）CML，以及不能耐受化疗的费城染色体阳性的 ALL 成人患者。新近发展的 BCR-ABL 蛋白酪氨酸激酶抑制剂（PTKI）尼罗替尼（nilotinib, AMN107），抑制 BCR-ABL 的活性很强，可用于治疗对伊马替尼抗药的 CML 患者。

2. EGFR-TKI

以表皮生长因子受体为靶点的酪氨酸激酶抑制剂（EGFR-TKI）目前发展迅速，第一代 EGFR-TKI 包括吉非替尼（gefitinib）、厄洛替尼（erlotinib）和埃克替尼（icotinib），可用于一线治疗 EGFR 突变的晚期转移性非小细胞肺癌。然而，第一代

EGFR-TKI 是可逆性的酪氨酸激酶抑制剂，容易发生获得性耐药。以阿法替尼（afatinib）、达克替尼（dacomitinib）为代表药物的第二代 EGFR-TKI 药物可与 erbB 受体网络形成共价结合，从而不可逆地、完全中断 EGFR 信号转导，从而带来持续且广谱的抗癌活性。第三代 TKI 以奥希替尼（osimertinib）为代表，不可逆性结合 EGFR，可用于携带 EGFR T790M 突变阳性的非小细胞肺癌（NSCLC）治疗。

3. ALK 抑制剂

除了 EGFR 突变之外，对于 ALK、ROS 等突变的 NSCLC，也有相应的靶向药物。对于高表达间变性淋巴瘤激酶（ALK）的 NSCLC 患者，第一代 ALK 抑制剂克唑替尼（crizotinib）疗效良好，已获批用于治疗 ALK 阳性的晚期转移性肺腺癌。而第二代 ALK 抑制剂包括色瑞替尼（ceritinib）、艾乐替尼（alectinib）可用于克唑替尼耐药的 ALK 阳性 NSCLC。

4. 多靶点抗血管生成药物

另外，也有针对 VEGFR、PDGFR 的小分子 TKI 药物，通过结合血管生长因子受体，在体内发挥抗血管生成的作用，其代表药物包括舒尼替尼、索拉非尼等；索拉非尼（sorafenib，nexava，多吉美）既能抑制 RAF-1、BRAF 的丝氨酸/苏氨酸激酶，又可抑制 VEGFR2、VEGFR3、PDFG-β、KIT、FLT-3 等多种受体的酪氨酸激酶，具有阻断 RAF/MER/ERK 介导的信号转导通路和抑制肿瘤新生血管形成的双重抗肿瘤活性，一线治疗晚期转移性肾癌和原发性肝癌有显著的生存效益。舒尼替尼（sunitinib, sutent）可以同时阻断 VEGFR 和 PDGFR 信号转导通路，有很强的抗肿瘤血管生成作用，亦能抑制碱性成纤维细胞因子（bFGF）、胎肝激酶-3（Flt-3）和干细胞因子受体（c-Kit）等，阻断细胞内信号转导，抑制肿瘤细胞的增殖。此药已被批准用于进展期肾细胞癌和对伊马替尼无效的胃肠间质瘤。

5. HER2 抑制剂

拉帕替尼（lapatinib，tykerb）可同时抑制细胞内 HER1（即 EHGFR）和 HER2 的 ATP 位点，阻止酪氨酸激酶磷酸化活化，阻断细胞内信号转导，可用来治疗对曲妥珠单抗耐药的晚期乳腺癌，对乳癌脑转移有防治作用。

吡咯替尼（pyrotinib）是一种小分子、三靶点、不可逆的酪氨酸激酶抑制剂，其作用靶点是 HER1、HER2 和 HER4，可用于曲妥珠耐药的复发、晚期乳腺癌的治疗，目前尚在 III 期临床研究阶段。

来那替尼（neratinib，nerlynx）能够抑制 EGFR 和 HER2 的过表达，临床上用于 HER2 过表达的早期乳腺癌患者的后续辅助治疗。

6. CDK4/6 抑制剂

CDK4/6 抑制剂帕博西林（palbociclib，ibrance）是一种丝/苏氨酸激酶抑制剂，可阻断细胞周期中 G_1 期到 S 期的过渡，恢复细胞周期的控制，从而阻滞肿瘤细胞的增殖，用于治疗激素受体（HR）阳性、HER2 阴性的晚期或转移性乳腺癌。此外，还有另外两种获批准的用于治疗 HR 阳性、HER2 阴性的绝经后晚期或转移性乳腺癌的 CDK4/6 抑制剂，即玻玛西林（abemaciclib，verzenio）和瑞博西尼（ribociclib，kisqali）。

7. 蛋白酶体抑制剂

硼替佐米（bortezomin，velcade，万珂）是一种泛素-蛋白酶体抑制剂，蛋白酶体负责包括细胞周期调控蛋白和细胞凋亡蛋白在内的细胞内绝大多数蛋白质的降解。蛋白酶体抑制剂具有诱导细胞凋亡、化放疗增敏等作用。此药用于治疗对两个方案失效的多发性骨髓瘤及部分难治性淋巴瘤患者。

8. 作用于 PI3K/Akt/mTOR 通路的小分子靶向药

PI3K/Akt/mTOR 信号通路在细胞的生长、分化、凋亡等方面都发挥着重要作用。哺乳动物雷帕霉素靶位（mammalian target of rapamycin，mTOR）是一种丝/苏氨蛋白激酶，促进细胞增生信号的传递及细胞周期的进行，对细胞分裂、生长起调控作用。替西罗莫司（temsirolimus）（CCI-779）属于 mTOR 抑制剂，抑制 mTOR 激酶活性，阻断细胞周期从 G_1 期向 S 期的进展，已被批准用于治疗晚期转移性肾癌、套细胞淋巴瘤（MCL）及转移性乳腺癌等。同类药物依维莫司（everolimus）可单药口服用于治疗肾癌或与化疗联合用于治疗非小细胞肺癌、黑色素瘤、直肠癌、胰腺癌等。

磷脂酰肌醇 3 激酶（PI3K）本身具有丝/苏氨酸激酶的活性，也具有磷脂酰肌醇激酶的活性。艾德拉尼（idelalisib）是 PI3K-δ 激酶抑制剂，可用于治疗复发性慢性淋巴细胞白血病（CLL）、复发性滤泡淋巴瘤（FL）和复发性小淋巴细胞淋巴瘤（SLL）。copanlisib 可抑制 PI3K-α 和 PI3K-δ 两种激酶亚型，可用于治疗复发性滤泡淋巴瘤。

9. HDAC 抑制剂

组蛋白去乙酰化酶（histone deacetylase，HDAC）参与细胞周期调节和凋亡。HDAC 抑制剂，如伏瑞斯特（vorinostat）抑制 HDAC1、HDAC2、HDAC3 和 HDAC6，促进组蛋白乙酰化，使染色质内 DNA 解螺旋，打开染色质结构，促进基因转导活化。体外实验研究中伏瑞斯特可诱导细胞周期休止和细胞凋亡。临床上伏瑞斯特用于治疗经过两种治疗方案仍有进展、复发的皮肤 T 细胞淋巴瘤。

10. PARP 抑制剂

PARP 抑制剂的靶点是聚 ADP 核糖聚合酶（poly ADP-ribose polymerase），其作用机制为合成致死（synthetic lethality），即对于携带 BRCA1 或 BRCA2 种系基因突变的患者，由于肿瘤细胞 DNA 修复缺陷，对同样能阻碍 DNA 修复的 PARP 抑制剂尤其敏感，PARP 抑制剂可以捕获 PARP-DNA 复合体，导致 DNA 复制停滞，激发细胞启动大规模同源重组修复，导致细胞死亡。目前，对 PARP 抑制剂的研发已经成为抗癌领域的一个热点，现在已获批上市的 PARP 抑制剂包括奥拉帕尼（olaparib）、尼拉帕尼（niraparib）、卢卡帕尼（rucaparib），可用于铂类敏感的卵巢癌的维持治疗、BRCA 基因突变的乳腺癌的治疗。

11. BTK 抑制剂

布鲁顿酪氨酸蛋白激酶（Bruton's tyrosine kinase, BTK）是目前临床研究治疗 B 细胞类肿瘤及 B 细胞类免疫疾病的研究热点。依鲁替尼（IBR）是全球第一个上市的 BTK 抑制剂，可用于 CLL 和套细胞淋巴瘤（MCL）、Waldenström 巨球蛋白血症的二线治疗。

12. 免疫调节剂

沙利度胺（thalidomide）、来那度胺（lenalidomide）、泊马度胺（pomalidomide）通过抑制细胞间黏附分子、血管内皮细胞、白细胞介素（IL）-6 等发挥抗肿瘤作用，在血液系统肿瘤中疗效良好，可用于二线治疗多发性骨髓瘤、骨髓异常增生综合征（MDS），也可用于复发 / 难治弥漫大 B 细胞淋巴瘤等的维持治疗。

图 8.5 总结了常见分子靶向药物的作用机制，表 8.2 总结了已被批准用于抗癌治疗的分子靶向药物。

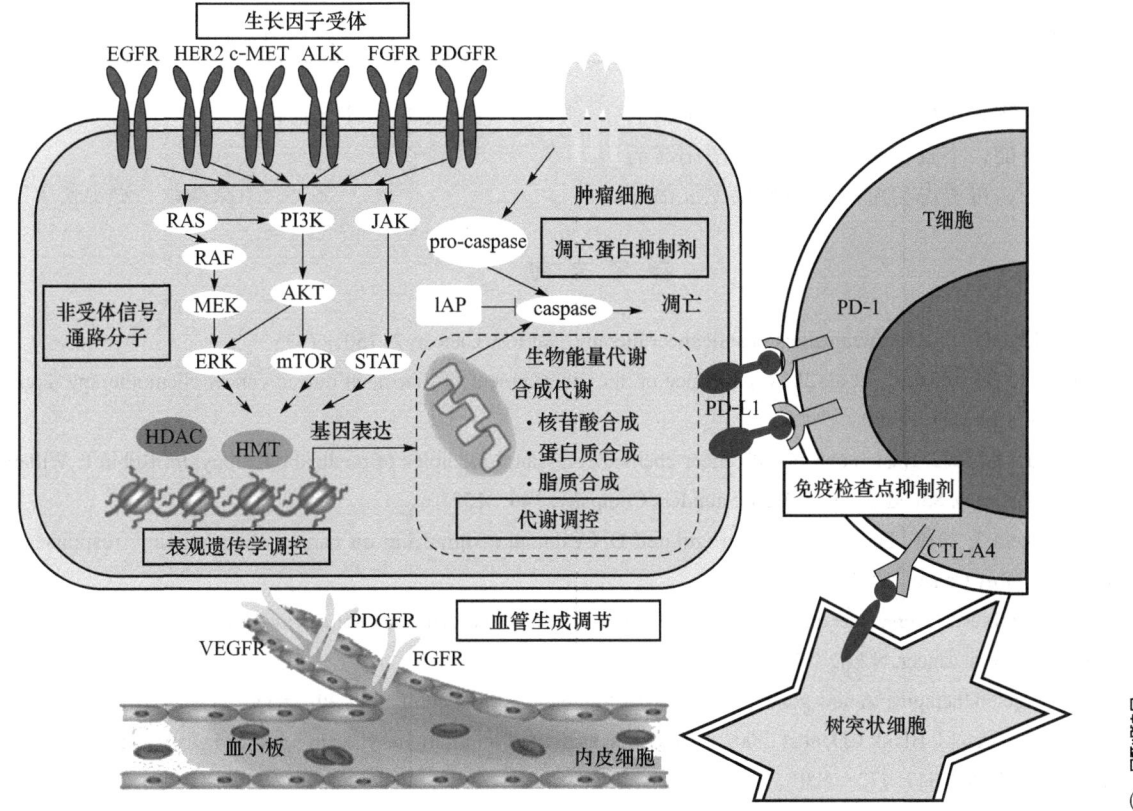

图 8.5　主要分子靶向治疗药物的作用机制（Huang et al., 2014）

表 8.2　常见的已被批准用于临床的抗癌靶向药物（包括小分子靶向药、单抗）

靶点	代表药物	适应证
ALK	克唑替尼、色瑞替尼	ALK 突变的肺癌
BCR-ABL	伊马替尼、达沙替尼、尼罗替尼	慢性髓性白血病、费城染色体阳性的急性淋巴细胞白血病
BTK	依鲁替尼	慢性淋巴细胞白血病、套细胞淋巴瘤
CDK4/6	帕博西林	晚期 HER2 阴性乳腺癌

续表

靶点	代表药物	适应证
CD20	利妥昔单抗	CD20 阳性的弥漫大 B 细胞淋巴瘤、滤泡淋巴瘤
CD30	布妥昔单抗	霍奇金淋巴瘤、间变大细胞淋巴瘤
CTLA-4	伊匹单抗	晚期转移性黑色素瘤
EGFR	吉非替尼、厄洛替尼、阿法替尼	EGFR 突变的肺腺癌
	西妥昔单抗、帕尼单抗	EGFR 表达阳性的转移性直肠癌
	尼妥珠单抗	EGFR 表达阳性的晚期鼻咽癌
HER2	拉帕替尼、吡咯替尼	HER2 阳性的乳腺癌
	曲妥珠单抗、帕妥珠单抗	HER2 阳性的乳腺癌
PARP	奥拉帕尼	卵巢癌、*BRCA* 基因突变的乳腺癌
PD-1/PD-L1	帕姆单抗、纳武单抗	晚期黑色素瘤、非小细胞肺癌等
PI3K	艾德拉尼	慢性淋巴细胞白血病、惰性非霍奇金淋巴瘤
mTOR	依维莫司	乳腺癌
VEGF/VEGFR	阿帕替尼	晚期胃癌
	贝伐珠单抗	转移性结直肠癌、非小细胞肺癌
多靶点 TKI	索拉非尼、舒尼替尼、瑞戈非尼、帕唑帕尼	晚期肾透明细胞癌、肝细胞癌、结直肠癌等

分子靶向药物为癌症全身药物治疗提供了新的思路，但并非万能，不宜盲目滥用。临床使用时需严格掌握适应证，可考虑与细胞毒药物或免疫治疗联合，特别注意个体化选择。

（徐瑞华　史艳侠）

参 考 文 献

Allen TM. 2002. Ligand-targeted therapeutics in anticancer therapy. Nat Rev Cancer, 2: 750～763

Andreyev J, Ross P, Donnellan C, et al. 2014. Guidance on the management of diarrhoea during cancer chemotherapy. Lancet Oncology, 15 (10): e447～e460

Bakemeier RF, Qazi R. 2002. Basic concepts of cancer chemotherapy and principles of medical oncology. *In*: Rubin P, Willams JP. Clinical Oncology. 8th ed. London: W.B. Saunders Company: 146～159

Bouwman P, Jonkers J. 2012. The effects of deregulated DNA damage signalling on cancer chemotherapy response and resistance. Nat Rev Cancer, 12 (9): 587

Cunningham D, Humblet Y, Siena S, et al. 2004. Cetaximab monotherapy and cetuximab plus irinotecan in irinotecan refractory metastatic colorectal cancer. N Engl J Med, 351(4): 337～345

David E. 2008. Targeted therapies: A new generation of cancer treatments. American Family Physician, 77 (3): 311～319

Demetri GD, von Mehren M, Blank CD, et al. 2002. Efficacy and safety of imatinib mesylate in advanced gastrointestinal stromal tumors. N Engl J Med, 347: 472～480

Escudier B, Eisen T, Stadler VM, et al. 2007. TARGET study Group. Sorafenib in advanced clear cell renal cell carcinoma. N Engl J Med, 356 (2): 125～134

Faivre S, Kroemer G, Raymond E. 2006. Current development of mTOR inhibitors as anticancer agents. Nature Rev Drug Dissov, 5: 671～688

Forde PM, Chaft JE, Smith KN, et al. 2018. Neoadjuvant PD-1 blockade in resectable lung cancer. N Engl J Med, 378(21): 1976～1986 Fukuoka M, Yano S, Giaccone G, et al. 2003. Multi-institutional randomized phase II trial of gefitinib for previously treated patients with advanced non-small-cell lung cancer. J Clin Oncol, 21 (12): 2237～2246

Gainor JF, Dardaei L, Yoda S, et al. 2016. Molecular mechanisms of resistance to first- and second-generation ALK inhibitors in ALK-rearranged lung cancer. Cancer Discovery, 6 (10): 1118～1133

Geyer CE, Forster J, Lindguist D, et al. 2006. Lapatinib plus capecitabine for HER2-positive breast cancer. N Engl J Med, 355: 2733~2734

Gralow J, Ozole RF, Bajorin DF, et al. 2008. Clinical cancer advances 2007: major research advances in cancer treatment, prevention and screening-a report from the American Society of Clincal Oncology. J Clin Oncol, 10: 313~325

Grillo-Lopez AJ. 2002. Zevalin: the first radioimmunotherapy approval for the treatment of lymphoma. Expert Rev Anticancer Ther, 2 (5): 485~493

Harries M, Ellis P, Harper P. 2005. Nanoparticle albumin-bound paclitaxel for metastatic breast cancer. Journal of Clinical Oncology Official Journal of the American Society of Clinical Oncology, 23 (31): 7768~7771

Huang M, Shen A, Ding J, et al. 2014. Molecularly targeted cancer therapy: some lessons from the past decade. Trends in Pharmacological Sciences, 35 (1):41

Hurwitz H, Fehrenbacher L, Novotny W, et al. 2004. Bevacizumab plus irinotecan, fluorouracil, and leucovorin for metastatic colorectal cancer. The Journal of Evidence-Based Medicine, 350 (23): 2335~2342

Jackman M, Ditzel HJ, Gjerstorff MF. 2017. Gompertzian growth curve. *In*: Schwab M. Encyclopedia of Cancer. Berlin: Springer

Kantarjian H, Sawyers C, Hochhaus A, et al. 2002. Hematologic and cytogenetic responses to imatinib mesylate in chronic myelogenous leukemia. N Engl J Med, 346: 645~652

Ko YJ, Canil CM, Mukherjee SD, et al. 2013. Nanoparticle albumin-bound paclitaxel for second-line treatment of metastatic urothelial carcinoma: a single group, multicentre, phase 2 study. Lancet Oncology, 14 (8): 769~776

Linardou H, Dahabreh IJ, Kanaloupiti D, et al. 2008. Assessment of somatic k-RAS mutations as a mechanism associated with resistance to EGFR-targeted agents: a systematic review and meta-analysis of studies in advanced non-small-cell lung cancer and metastatic colorectal cancer. Lancet Oncology, 9 (10): 962~972

Llovet J, Ricci S, Mazzaferro V, et al. 2007. Sorafenib improves survival in advanced hepatocellular carcinoma (HHC): results of a phase III randomized placebo-controlled trial (SHARP trial). J Clin Oncol, 25:1s

Motzer RJ, Hutson TE, Tomczak P, et al. 2007. Sunitinib versus interferon alfa in metastatic renal cell carcinoma. N Engl J Med, 356 (2): 115~124

Sacher AG, Gandhi L. 2016. Biomarkers for the clinical use of PD-1/PD-L1 inhibitors in non-small-cell lung cancer: A review. Jama Oncology, 2 (9): 1217

Schwab M. 2017. Encyclopedia of Cancer. Heidelberg: Springer

第九章 肿瘤放射治疗

肿瘤放射治疗学（radiation oncology）是研究、应用放射物质或放射能治疗肿瘤的一门临床学科，它由放射物理学、放射生物学、放射技术学和临床放射肿瘤学构成。放射物理学（radiation physics）主要研究各种放射源的性能特点、治疗剂量学、质量控制、质量保证及辐射防护等。放射生物学（radiation biology）主要研究机体正常组织和肿瘤组织对射线的反应及如何人为地改变这些反应的质和量。放射技术学（radiation technology）主要研究具体运用各种放射源及设备治疗肿瘤患者，包括射野设置、体位固定、定位、摆位操作等技术实施。临床放射肿瘤学（clinical radiation oncology）则在临床肿瘤学的基础上，研究肿瘤放射治疗的适应证，根据病理、分期、预后确定治疗策略，综合运用放射物理、放射生物、放射技术等知识实施放射治疗，并在治疗过程中及时处理放疗反应、并发症和防治后遗症。

第一节 放射物理学与放射生物学基础

一、电离辐射的物理效应

高能射线与物质作用时，物质中的电子从原子或分子轨道移动发生电离。电离是射线引起物质物理、化学变化及生物效应的主要机制。电离辐射包括电磁辐射和粒子辐射。

电磁辐射是指引起电离的高能射线为频率高于 $10^{16}/s$、波长小于 $10^{-7}m$ 的电磁波，实质为光子线。临床上使用的光子线主要为高能X线（放射能）和γ射线（放射物质）两种。粒子辐射指引起电离的高能射线为粒子，均为原子结构中的成分，如高能电子束、中子、质子、重粒子等。

电离辐射与物质作用时，会产生光电效应、康普顿效应、电子对效应等三种物理效应。

1）光电效应　入射光子把能量全部传递给轨道电子（主要是内层）而释放出光电子，导致初级电离，光电子的能量等于光子的全部能量减去该电子束缚能。当射线能量 < 35keV 时，该效应是主要效应。骨、肌肉、脂肪对这类射线能量的吸收有明显差别，因此主要应用于影像诊断。

2）康普顿效应　入射光子把能量部分传给外层电子，使其成为反冲电子，而光子以较低能量改变射程，称为散射线。当光子线能量为 0.5～1MeV 时该效应已变得明显。由于骨、肌肉、脂肪对这类射线能量的吸收大致相同，成为放射治疗的主要吸收方式。

3）电子对效应　入射光子能量足够高时，经过原子核旁边在核库仑场作用下，可能转化成一个正电子和一个负电子，这种过程称作电子对效应，尤当光子能量 > 10MeV 时成为主要效应。骨对射线能量的吸收增大。

二、电离辐射的生物效应

1. 放射线的生物效应

当射线照射的物质是生物机体，发生的物理作用就会引发机体的生物效应。生物效应首先发生于细胞内，靶分子是细胞核，继而引起受照组织的生物变化。细胞对放射的反应分为以下三个阶段。

1）物理阶段　放射线作用于生物体后产生次级电子，次级电子通过相邻原子时使之激发或电离，导致一连串的电离事件。

2）化学阶段　物理阶段的电离作用可产生有机自由基（·RH），使细胞核中的DNA物质发生化学变化，出现碱基破坏、酶损伤、DNA单链或双链断裂或交联，这称为直接作用。更多的情况下，射线只是作用到靶分子周围的水分子（机体组织中含80%的水），使水分子电离或激发产生活性很强的羟自由基（·OH），弥散到靶分子使之受到上述一样的损伤，这称为间接作用。这就使物理阶段转入到化学阶段。

3）生物反应阶段　大部分细胞的酶和DNA受到化学损伤后可成功修复，继续存活；部分处于有丝分裂间期的细胞受照后所有功能都终止，立即死亡，细胞溶解，称为间期死亡。部分正在分裂的细胞受到照射后在分裂一次或几次后死亡，称为增殖期死亡。因此，射线引起的损伤，按其能修复与否及修复程度，分为致死性损伤（lethal damage，LD）、亚致死性损伤（sublethal damage，SLD）和潜在致死性损伤（potential lethal damage，PLD）。LD 亦称为不可修复损伤，是指细胞所受损伤在任何情况下都不能修复。SLD 是指在一定时间内能正常修复的损伤。PLD 则是指细胞受损后，如有适宜环境条件，可以修复，否则将转化为不可逆的损伤。

2. 细胞辐射损伤的主要影响因素

1）氧　细胞对电离辐射的效应强烈依赖于氧的存在。氧在放射线和生物体相互作用中所起的影响称为氧效应。氧效应的机制尚不完全清楚，比较公认的理论是"氧固定假说"，即当射线穿过机体产生自由基击断靶分子化学键造成损伤后，在有氧存在的情况下，氧与自由基 R 作用形成有机过氧基（RO_2），它是靶物质的不可逆形式，于是损伤被化学固定下来，因此认为氧对辐射损伤起了"固定"作用，故称之为"氧固定假说"。在乏氧及空气情况下达到相等生物效应所需的照射剂量之比，称作氧增强比（oxygen enhancement ratio，OER），通常用以衡量不同射线氧效应的大小。

2）射线的质　射线的质用线性能量传递（liner energy transfer，LET）来描述。LET 表示沿次级粒子径迹单位长度上的能量转换，单位为 keV/μm（千电子伏特/微米），临床上一般分为高 LET 及低 LET 射线。高、低 LET 射线的区别主要在于其物理特性和生物特性的差异。高 LET 射线电离密度大，传递给介质能量高，相对生物效应（relative biological effect，RBE，用来衡量不同质射线对同一种细胞生物效应的大小）大，OER 为 1.0~1.8，对含氧状态依赖小，有利于杀伤乏氧细胞；而且高 LET 射线入射到机体，从皮肤开始以一个很小的剂量穿入前行，随着射程增加，速度减慢，到最后射程能量突然增加，形成电离吸收峰（Bragg 峰），随即能量急剧降至零，因此剂量分布较好，峰以外及皮肤入射处剂量很小，并可调节峰的位置及宽度，适于做精确放疗；此外，高 LET 射线引起 DNA 双链断裂多，主要为致死性损伤，有利于提高疗效。而低 LET 射线的 OER 为 2.5~3.0，RBE 较小，对乏氧细胞杀灭差。

3）照射剂量　照射剂量与细胞损伤形式有关。小剂量所引起的是分子水平放射损伤，通过遗传突变（染色体畸变、基因损伤）形式显现；剂量增大，导致细胞分裂抑制；造成细胞死亡则需要更高剂量。

4）剂量率　单位时间内照射的剂量称为剂量率，目前常用外照射剂量率范围在 1~10Gy/min，生物效应差别不大。但使用过低剂量率照射时，由于亚致死损伤的修复和未损伤细胞的再增殖，可出现更多细胞存活，需要提高总剂量、缩短总疗程时间才能达到治疗效果。

3. 肿瘤细胞在分次照射中的反应

由于放射治疗多采用分次照射，因此了解肿瘤细胞在分次照射中的反应，有助于认识放疗治癌的原理。其主要变化有 4 个方面，简称"4R"。

1）肿瘤细胞放射损伤的修复（repair）　肿瘤细胞由于其生物特性，具有"无限"繁殖分裂能力，肿瘤组织中的细胞处在有丝分裂期的细胞数量多，易受辐射损伤，损伤后的修复时间需要较长，往往在下一次照射时还未能完成修复，因此损伤严重，修复率低，甚至不能修复。而正常细胞一般都处于 G_0 期，不易损伤，即使损伤，修复时间也相当快，修复率高。临床上就利用这种差异进行分次治疗。

2）肿瘤细胞的再增殖（regeneration）　肿瘤受照射后多数细胞受损而死亡丢失，肿瘤逐渐消退，但残存的肿瘤细胞会出现加速再增殖及 G_0 期细胞进入增殖周期，这是放射治疗局部控制失败的主要原因。临床上对于增殖快的肿瘤已试行加速分割治疗，以克服肿瘤细胞的再增殖。

3）细胞周期再分布（redistribution）　肿瘤细胞处于增殖内不同时相其放射敏感性是不同的。处于 M 期和 G_2 末期的细胞对放射线最敏感，S 期（特别是 S 晚期细胞）放射敏感性最低，G_0 期细胞对放射抗拒。这些存活细胞在照射期间重新恢复增殖周期活动又可进入放射敏感时相。

4）乏氧细胞的再氧合（reoxygenation）　肿瘤细胞分裂繁殖速度快，肿瘤血管生成相对较慢，且构造不同于正常血管，所以肿瘤内层细胞呈乏氧状态甚至坏死。在分次照射时富氧肿瘤细胞易受放射损伤以致死亡，随着细胞丢失耗氧减少，肿瘤体积缩小，毛细血管循环改善，使残存乏氧细胞获得较多氧而变成富氧细胞。

4. 正常组织与肿瘤组织对辐射反应的异同

1）射线对正常组织的影响　放射线对正常组织和器官造成的损伤是相当复杂的。一般而言，人体组织对射线的敏感性与其增殖能力呈正比，与其分化程度呈反比。在一定剂量下敏感性与照射体积有关，受照射体积越大，反应越大，反之亦然。患者身体状况好坏、有无其他伴发疾病、年龄等都影响放射敏感性。

正常组织受损伤后，自动稳定控制系统开始作用，细胞增殖周期缩短，以适应修复的需要。近年来根据增殖动力学认识和细胞存活公式的推算，将正常组织分为早反应组织和晚反应组织。一般认为快更新组织在放疗中是早反应组织，而慢更新或基本无更新的组织属于晚反应组织；肿瘤基本属于早反应组织。

早反应组织在照射后主要表现为急性反应，大多数早反应组织细胞在放疗过程中（4~5周）有显著的再增殖，如皮肤、造血系统的前体细胞、小肠隐窝细胞和睾丸精原细胞等。晚反应组织受照射后，损伤一般由纤维细胞和其他结缔组织的过度生长、纤维化来修复，如肺、骨髓、膀胱、脑和肾组织。区分早反应组织和晚反应组织有利于临床上改变分次照射方案的制订，如将常规分割（2Gy/次）改为低分割（>2Gy/次）时，晚期并发症增加，而急性反应则可以通过减少总剂量以适应此改变。

2）肿瘤对辐射的反应 大多数肿瘤都有相当比例的快增殖细胞，对射线的反应类似于早反应组织。肿瘤对射线的反应与肿瘤内在敏感性相关；根据放射敏感程度，可将肿瘤分为3类：① 放射敏感肿瘤，如淋巴瘤、白血病、精原细胞瘤等；② 中度放射敏感肿瘤，如鳞状细胞癌、部分腺癌等；③ 放射不敏感或抗拒肿瘤，如特殊组织的腺癌、黑色素瘤、软组织肉瘤。1923年，Bergonie和Tribondeau在用大鼠研究放射效应时，提出了B-T定律：一个组织的放射敏感性与其细胞的分裂活跃性呈正比，与分化程度呈反比。但放射敏感性只是衡量肿瘤是否适宜放疗的指标之一，放射敏感并不等于放射治愈；能否放射治愈，还要取决于许多因素，如肿瘤细胞的转移和正常组织细胞的损伤导致的功能下降等。

3）正常组织器官耐受量 虽然正常组织器官对射线的损伤较肿瘤组织损伤小，但不同组织器官只能对射线耐受一定范围的剂量，超过一定剂量，会出现放射合并症。因此，放射治疗时肿瘤周围正常组织所接受的剂量应不超过其耐受剂量。临床上常用TD5/5和TD50/5来衡量。TD5/5即最小耐受量，是指照射后5年内放射合并症发生率不超过5%所对应的放射剂量；TD50/5即最大耐受量，则是5年内放射合并症发生率不超过50%所对应的剂量。不同组织器官的TD5/5和TD50/5有所不同，甚至相差非常悬殊，在放疗设计中要充分掌握受照正常组织、器官的耐受量。此外，耐受量受照射分割方式、受照体积等多种因素影响，临床上要予以充分考虑。

第二节　放射治疗设备与治疗流程

一、放射源及其设备

放射源分为放射能和放射物质。低LET放射能主要是指由X线治疗机和各类加速器产生的不同能量的X线，属于光子线。深部X线机产生的X线能量低，皮肤剂量大，深部量下降快，骨吸收量高，现已少用，但对浅表肿瘤或良性肿瘤，如血管瘤、早期基底细胞癌等，有良好的疗效，且价格最低廉。高能X线由直线加速器（图9.1）产生，为目前外照射使用最多的设备，一般能量在4~15MeV。高能X线皮肤剂量低，骨、脂肪、肌肉吸收基本相同，深度量可根据需要调节，散射线相对较少，为低LET射线中最理想的放疗设备，但价格较高，需要高素质的工程、物理人员维护和开发使用。

此外，临床上常用的低LET放射能还有直线加速器产生的高能电子束，它本身属于粒子辐射线，临床使用的能量范围多在4~15MeV。高能电子束是带电粒子，其剂量特点如下：

（1）在组织中射程深度与其能量呈正比，可按病灶深度选择合适能量进行照射。

（2）从表面到一定深度内它的剂量分布比较均

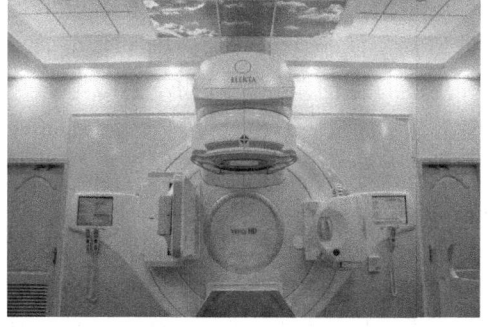

（彩图）

图9.1　直线加速器

匀，超过一定深度后剂量迅速下降，有利于保护深于病灶的正常组织。临床上选择电子线能量的原则是使肿瘤后缘位于85%等剂量深度曲线处，该深度（以厘米为单位）大约是电子线能量值（以兆电子伏为单位）的1/3，如15MeV电子线的85%等剂量深度曲线约在皮下5cm处。

（3）骨、脂肪、肌肉等对电子线的吸收差异不显著（但肺含气腔，空气吸收少，肺组织实际吸收量比计算吸收量大，需行剂量校正）。

（4）可用单野做浅表或偏心部位肿瘤的照射。

临床主要使用的低LET放射物质为γ射线。放射物质分为两类：一类是天然放射物质，主要是镭（^{226}Ra），由于其半衰期长（1622年），防护困难，现已不再使用；另一类是人工同位素，临床上常用的是钴（^{60}Co），主要使用于远距离（外照射）治疗机，该设备结构比较简单，故障率低，皮肤量小，百分深度量大，价格适中，在20世纪60年代为主要治疗设备。但因能量不可调，在目前以适形照射为主要治疗模式的临床治疗中，^{60}Co逐渐退出使用。铱（^{192}Ir）γ能量为0.296～0.612MeV，半衰期>74天，很适合作为高剂量率后装放射治疗。后装放射治疗是近距离放射的主要方法。治疗时先用后装放疗机把假施源器通过人体腔道或直接插植于组织间，操作人员在隔离室内开动机器，将铱源送到需照射部位进行照射，所以称为"后装"，这样可使工作人员避免射线辐射。由于^{192}Ir能量较高，一般每次照射在10min内可达到较高的分次剂量，便于门诊患者治疗。碘（^{125}I）是近年来兴起的另一种近距离照射-放射性粒子组织间近距离照射（粒子植入）常用的放射源，其半衰期为60.2天，平均光子能量28keV，用镍钛合金包壳制成微型粒子，在影像引导下永久植入肿瘤组织，近距离杀灭肿瘤。由于起始剂量较低，因而可不考虑对周围的辐射，周围正常组织损伤小，对于局限（≤7cm）且增殖比较慢的肿瘤，有极佳疗效，特别适于前列腺癌和胰腺癌等的治疗。

近年来，临床上兴起高LET的射线治疗，如质子治疗和重粒子治疗，低LET射线常规分割放疗不敏感的肿瘤适合用质子治疗和重粒子治疗；另外，由于高LET具有显著的布拉格峰的物理特性，在放疗中肿瘤深面的正常组织能够得到更好的保护，儿童肿瘤也是高LET射线治疗的合适的癌瘤。

二、放射流程

放疗基本的照射方式根据放射源及设备特点，分为远距离照射（外照射）和近距离照射两类。远距离照射一般是源皮距（放射源到人体皮肤距离）大于30cm，即射线从体外发出穿过机体组织到达肿瘤部位，直线加速器常用源皮距为100cm。近距离照射包括后装和粒子植入，是直接把放射源置于肿瘤边缘或肿瘤组织内。两种照射方式的放疗流程基本相同，现仅以外照射为例简述之。

1. 确定治疗原则

因为放射治疗在杀灭肿瘤的同时，对正常组织也有所损害，甚至会诱发第二肿瘤或基因畸变而致畸。因而放疗主要用于恶性肿瘤，对良性肿瘤有严格的限制。实施放射治疗，首先必须要取得病理确诊。病理的确诊对治疗剂量的选择以及综合治疗方案的制订有关键作用。病理确诊后，医师要根据临床体检及影像学资料进行TNM分期，只有对肿瘤所在的器官和位置、病理和临床分期做出诊断才能称为确诊。确诊后根据肿瘤的情况和身体功能状况确定治疗方案，制订出整个治疗原则。

2. 体位固定

现代放疗以适形放疗为常规治疗模式，对放疗体位的重复性要求较高，摆位误差要控制在几个毫米之内。因此在定位之前先要做体位固定，通常头颈部肿瘤采用硬塑面膜做面罩或面颈肩面罩固定，体部肿瘤用体膜或负压真空袋固定体位。

3. 定位

肿瘤定位过去用X线模拟机来进行。X线模拟机是能够模拟各种放射治疗条件的X线影像系统，在透视下通过旋转机头及升降、进退床面寻找出体内肿瘤位置的等中心点，通过激光系统定出各个射野的体表入射点和体表等中心点，然后予以拍片便可完成定位。现代放疗已进入三维适形放射时代，X线模拟机已不作为定位主要设备，代之为CT模拟定位。CT模拟机实质与诊断CT机相同，区别在于孔径较大，且扫描床与治疗床一致，是平板而非凹形，可容许患者在体位固定下连同固定装置一起行CT扫描。CT模拟机最关键是有激光驱动定位系统，可很容易定出肿瘤中心位置。近来临床上也开始使用MR模拟机，MR模拟机在扫描图像上较CT图像有更清晰的分辨率，对肿瘤的勾画很精准，更适合用于各种靶区勾画的临床研究。CT/MR扫描图像可通过CT/MR模拟机工作站传输至治疗计划系统（treatment planning system，TPS）工作站进行虚拟计划设计。

4. 放疗计划设计

近10年来，得益于计算机和影像学的发展，三维适形放疗（3 dimensional conformal radiation therapy，3D-CRT）已逐渐取代常规放疗，并在此基础上开展调强放射治疗、立体定向放射治疗，并向影像引导放射治疗、生物调强放射治疗等方向发展。放疗计划的制订一般都在三维TPS工作站进行虚拟设计。放疗科医师在CT图像上逐层勾画靶区，授予处方剂量、危及器官剂量限制，交予物理师进行射野设置、计划设计。射野完成后放疗医师与物理师共同评估放疗计划是否达到各项要求，若不满意继续修改，满意后确认打印放疗计划，完成了该患者的放疗计划设计。TPS的实质是一台计算机，可显示影像图像，必要时还可以行图像融合（如CT与MRI、PET/CT图像融合），可虚拟显示体内射线投照的方向、射野大小，可定出入射点和摆位标志点体表位置，从三维方向观察到照射区域内肿瘤及附近组织的剂量分布，并且可以通过剂量体积直方图（dose volume histogram，DVH）、正常组织并发症概率（normal tissue complication probability，NTCP）模型等评价、优化治疗计划。

靶区指需要照射的范围，具体定义如下。

大体肿瘤区（gross tumor volume，GTV）：指经临床及影像学检查能见到的肿瘤范围。

临床靶区（clinical target volume，CTV）：指包括肿瘤区、亚临床灶和根据肿瘤生物学特性估计可能侵犯的范围。

计划靶区（planning target volume，PTV）：包括患者器官在射野中的移动导致临床靶区的位移范围，以及日常摆位、设备系统误差等所造成靶位置和靶体积变化所致必须予以适当扩大照射的范围。

危及器官（organ at risk，OAR）：在照射范围内需要保护的重要正常组织器官。

5. 适形照射实施方法

临床上主要使用适形挡块和多叶准直器（multi-leave collimator，MLC）两种方法。适形挡块多用低熔点铅根据各射野靶区形状灌制而成，用于静态照射。MLC 则可由计划系统根据 PTV 自动生成，可用于静态或动态照射，其作用是射线最大程度地与肿瘤形状适合，尽量保护正常组织免受射线照射。

6. 网络传输

放疗计划设计完毕后，除打印出放疗参数形成放疗处方外，TPS 工作站尚需通过网络传输到治疗机控制每次照射。

7. 实施照射

放疗计划传输到治疗机后，放疗技师予以设定及复核无误后，患者便可在治疗机房进行放射治疗。

放疗技师将患者用固定装置固定在治疗床上，开启治疗室激光装置的激光线，通过治疗床控制手盒左右移动、上下升降或旋转床的位置，使治疗室激光线与 CT 扫描激光线重合（三维重合）。打开机头灯光野，根据医嘱上各射野参数，先设定源轴距（SAD）、0 位源皮距（0 位 SSD）、射野大小、准直器设置 X（X1/X2，射野横轴尺寸）、准直器设置 Y（Y1/Y2，射野纵轴尺寸）；移床到 0 位（肿瘤中心点到体表的垂直距离体表标志点），再设定多叶光栅（或挂上低熔点铅挡块）、臂架角度、准直器角度，如有使用楔形板则同时核对楔形板角度和方向，在核对光野中心点与该射野入射点重合无误后便摆位成功，如医嘱上有补偿膜要求则需按要求厚度、大小在体表射野上铺上补偿膜，拍摄射野验证片交设计医师审核。设计医师审核无误后签名同意便可实际照射。照射后把治疗机臂架、床面、准直器恢复到 0 位，松开固定装置让病者离开治疗室，然后按照射日期在处方上填写各射野该次实际投照剂量，并签上技师姓名，就完成了初次照射。第二次照射一般不需再拍射野验证片，待医师认为有需要时才在治疗期间再拍。放疗过程中，放疗技师在控制室内要对投照中的患者实时监控，如发现设备有故障或患者有异常，必须马上停止放疗进行处理，避免发生意外。因此，治疗室与控制室之间必须有闭路电视和对讲设备。验证片的拍摄方法有很多种，常用是慢感光γ片拍摄或利用治疗机上加装电子射野成像装置（electronic portal imaging device，EPID）拍摄。

由于外照射多采用分次治疗，现代放疗技术又以精确放疗为主，对放射治疗质量保证、质量控制、剂量测定等有很严格的规定，各步骤需要放疗医师、工程物理人员和技师们共同合作、负责，才能保证放射治疗的顺利实施。

第三节　放射治疗的临床应用

一、治疗原则

1. 诊断明确

放疗前要取得明确的病理诊断，这对于治疗方式的选择和放疗剂量的确定具有重要意义。以肺癌为例，小细胞肺癌需采用每次 1.5Gy，每天 2 次，间隔 6~8h 的超分割放疗模式；而非小细胞肺癌，则一般使用常规分割照射（2Gy/次，每天 1 次，每周 5 天）或 5~6Gy/次，每周 3~4 次的大分割照射。在病情紧急的情况下，如出现严重上腔静脉压迫综合征或中枢神经压迫（包括脑或脊髓），也必须根据临床症状和体征，综合各项有关检查特别是肿瘤标志物及影像学资料临床诊断为恶性肿瘤，经科室集体讨论同意及患者或其家属知情同意后才可予以放射治疗。

2. 重视首程治疗，选择最佳方案

首程放疗失败，再程放疗一般效果不佳，且后遗症明显增加，甚至无法耐受再程放疗。因此，首程治疗应根据具体病情缜密考虑综合治疗方案及放疗的具体实施方案，力求取得最佳的治疗效果及生存质量。

3. 优化放疗计划

一个好的放疗计划，应符合临床剂量学原则：靶区剂量应控制在目标剂量 ±5% 内，照射区内正常组织照射剂量尽可能降低，力争不要超过其耐受量 TD5/5，照射体积应尽可能减小，即靶区的适形度要高。

4. 适当辅助治疗

放疗前适当的辅助治疗可以使放疗顺利进行，避免或减少并发症，如贫血的纠正，靶区内炎症的处理，中枢神经照射时的脱水减压，以及基础疾病的控制，都至关重要。

二、放射治疗适应证

放射治疗虽然是一种局部治疗手段，但作为综合治疗中的一种重要手段，适应证很广。它既可作为根治性治疗的主要手段，如鼻咽癌和浅表基底细胞癌；又可在晚期肿瘤的治疗中起到很好的姑息性治疗作用，如骨转移的局部止痛、肿瘤压迫（如上腔静脉压迫和脊髓压迫）的缓解、癌性溃疡的出血控制、溃疡的缩小甚至愈合、腔道梗阻的缓解（如食管、气管、结直肠等），起到抑制肿瘤生长、减轻痛苦、延长寿命、提高生活质量的作用。

三、放射治疗禁忌证

一般来说，对于放疗有效的大部分肿瘤患者，放射治疗禁忌证并不十分严格，严格放疗禁忌证主要如下：患者已到肿瘤终末期，随时可能死亡或伴有严重基础疾病，放疗有可能加剧病情甚至导致生命危险；患者肿瘤区曾经接受过首程放疗，照射区正常组织器官已不能耐受再程放疗损伤。

四、放射反应及处理

放疗反应是指在射线作用下出现的暂时性且可恢复的全身或局部反应。

1. 全身反应

常表现为失眠、疲乏或易激动、食欲下降、恶心、呕吐。血象反应为白细胞、血小板减少等。反应程度主要与放射剂量大小、照射体积、照射部位有关，也与患者全身情况以及个体耐受差异有关。一般只需对症处理。严重病例可予以输液、"升白"或成分输血，很少需暂停放疗。

2. 局部反应

局部反应指在照射区内皮肤、黏膜、小血管等在照射过程中发生的急性反应。其中以全脑照射时出现脑水肿或脑水肿加剧、喉癌照射初期喉头水肿引起呼吸困难等症状最为危急。照射过程中应密切观察，及时处理。

3. 放射性损伤

放射性损伤是辐射引起组织器官不可逆永久损伤，会给患者带来极大痛苦，如放射性溃疡、脊髓坏死、脑干坏死、骨坏死等，应尽力避免。

五、放疗在综合治疗的应用

目前，就诊时中晚期恶性肿瘤患者居多，单纯手术、放疗、化疗一般疗效欠佳，制订合理的综合治疗方案，可以提高疗效，改善患者的生存质量。因此，放疗作为综合治疗主要手段之一，得到了广泛应用。

1. 放疗与手术综合治疗

（1）术前放疗：① 可以缩减肿瘤浸润范围，减少癌性粘连，提高手术切除率；② 手术野内的有活力肿瘤细胞数减少，可降低肿瘤的种植机会；③ 闭塞瘤床血管、淋巴管，减少复发及远处转移的机会。最成功的病例为直肠癌，术前放化疗可使 60% 以上病例降期，有效提高远期生存率。

（2）术中照射：可采用术中切除大体肿瘤后暴露瘤床在直视下对准瘤床行一次性大剂量照射，主要用于腹盆腔肿瘤。其优点是可有效避免邻近耐受量不高的肠管受到辐射损伤，但需严格消毒机房，运送患者不便，且剂量只能单次给予，总量受到限制，疗效未达理想，因此较少单位开展。

（3）术后照射：目的是消灭手术野和（或）区域淋巴结残存或亚临床病灶，减少局部复发进而减少远处转移。一般在拆线后，身体基本恢复时尽快开始。适用病种较多，如软组织肉瘤行广泛切除术后，常规术后放疗可有效降低复发率。经过多年临床实践，各病种术后放疗适应证已有明确的"指引"，在各论中有详细的规定。

2. 放疗与化疗综合治疗

由于放射治疗是局部治疗，不能解决潜在的远处转移，而化疗可望解决这一难题。有些需要放疗根治的肿瘤，因肿瘤范围较大，邻近有放射耐受较差的器官、组织，限制放疗剂量的提高，通过化疗可有望缩小肿瘤范围，从而使放疗能予以根治量；还有一些肿瘤，本身内在放射敏感性不高，但在放疗过程中加用化疗，可大大提高放射敏感性。临床上常用的方法有诱导化疗、同期化疗、辅助化疗等几种方法，尤其是同期放化疗，已成为目前放疗最重要的治疗模式之一。放化疗综合得当，能提高肿瘤的局部控制率，降低远处转移率及提高生存率。临床上肺癌、食管癌的根治性放疗、综合放化疗已取得显著效果。

3. 手术、放疗和化疗综合治疗

临床上经常使用多种治疗手段综合应用治疗肿瘤，如常见儿童肿瘤及中晚期乳癌。多学科综合治疗的优越性已被大量临床资料证明，具体请参考本书专门章节。

第四节　肿瘤放射治疗的新进展

近20年来，肿瘤放射治疗学的发展非常迅速，主要集中于放射物理方面。三维适形放疗（3D-CRT）已成为常规放疗方式，在此基础上进行的调强适形放射治疗、图像引导的放射治疗已在临床上广泛应用，并取得了显著临床效果。

当前，肿瘤放射治疗的新进展主要有以下内容。

一、调强放射治疗

调强放射治疗（intensity modulated radiation therapy，IMRT）是三维适形放射治疗的高级形式，即在照射野内，根据肿瘤的三维形状和危及器官具体解剖关系，通过各种照射实施方式（补偿器、多叶准直器、螺旋断层等）对束流强度进行调节，使照射野内的剂量分布更加合理和均匀。

二、图像引导放射治疗

图像引导放射治疗（image guide radiation therapy，IGRT）在调强放射治疗的基础上，充分考虑了靶区及正常组织在治疗过程中的运动和分次治疗间的位移误差（如呼吸运动、日常摆位误差、靶区收缩等），对放疗剂量分布和治疗计划的影响，在患者进行治疗前、治疗中利用各种影像设备（X线片、CT等）对肿瘤及正常器官进行实时的监控，并能根据器官位置的变化调节照射野，使其与靶区保持一致，进而提高治疗的精确度。

三、四维CT

国际辐射单位与测量委员会（ICRU）62号报告提出了内靶体积（internal target volume，ITV）的概念，定义为正常器官生理运动或治疗中肿瘤退缩/位移而导致的临床靶体积（CTV）在三维空间上的变异。四维CT（four-dimensional computed tomography，4D-CT）是近年来出现的一项评价肿瘤和器官运动的新技术，它将CT扫描过程中患者呼吸周期同步记录下来，除了三维空间因素外还包括了不同呼吸时相器官运动的信息，故称四维CT扫描。4D-CT影像资料中包括了肿瘤随呼吸运动而变化的信息，在所有时相的CT图像中分别进行GTV勾画，融合后加上亚临床灶边界就得到ITV，从而为个体化放疗提供了更好的条件。

四、自适应放疗

自适应放疗（adaptive radiation therapy，ART）是图像引导放疗（IGRT）发展延伸出的一种新型放疗技术，其实施是通过照射方式的改变来实现对患者组织解剖或肿瘤变化的调整，即通过引导图像（如CT、EPID等）评判患者解剖和生理变化，根据最初数次（5~9次）的测量结果或治疗过程中所反馈的信息，如肿瘤大小、形态及位置变化，分析分次治疗与原计划设计之间的差异，从而指导后续分次治疗计划的重新设计。

五、生物靶区

随着功能影像学的发展，靶区内由肿瘤生物学因素决定的放射敏感性不同的区域被确定。这些生物学因素包括乏氧、血供、增殖、凋亡、细胞周期调控、癌基因和抑癌基因改变以及侵袭转移等特性。设计靶区时既要考虑肿瘤区内的敏感性差异，也要考虑正常组织的敏感性差异，并且能够通过分子影像学技术进行显示，从而在放疗中给予不同的生物靶区（biological target volume，BTV）以不同剂量的照射，并最大限度地保护敏感组织。

六、重离子治疗

所谓重离子就是比质子重的带电粒子，通常包含带电的氦、碳及氖离子等，如碳12、氖22、钙45和铁56等。重离子放射治疗是先进有效的肿瘤放疗方法，这是由重离子射线独特的物理特性和生物特性所决定的，重离子束的高LET射线既同时有Bragg峰的明显放射物理学特性，又具有高RBE值的双重优势，重离子损伤、杀死癌细胞不依赖于细胞所处细胞周期时相，对于常规射线不敏感的乏氧癌细胞同样有很强的杀伤作用，因而对低LET射线抗拒的难治性肿瘤具有较高的有效率。但是，由于重离子治疗花费昂贵，同时相关的基础和临床研究仍处于探索阶段，因而临床的广泛应用受到限制。

七、螺旋断层放射治疗系统

螺旋断层放射治疗系统（TOMO therapy）（图9.2）

是集IMRT（调强适形放疗）、IGRT（影像引导调强适形放疗）、DGRT（剂量引导调强适形放疗）于一体的肿瘤放射治疗设备，其设计以螺旋CT旋转扫描的方式，在计算机断层影像的校准和引导下，对肿瘤进行360°聚焦断层照射。TOMO实现了肿瘤的自适应放疗，应用于全身各种肿瘤，特别是对多发病灶和紧邻重要脏器或组织肿瘤的治疗更显出其优势；TOMO在充分保护正常器官的前提下，提高靶区照射剂量，从而提高肿瘤患者的治愈率。

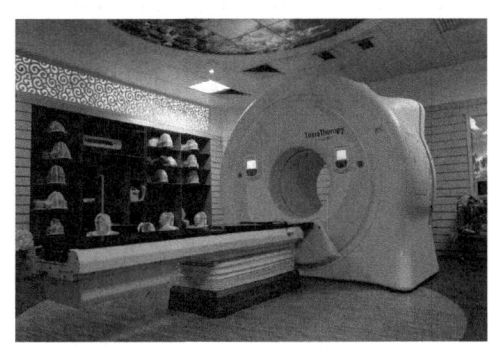

（彩图）

图9.2　TOMO治疗设备

八、赛博刀

赛博刀（Cyberknife）是一种图像引导的立体定向治疗设备，其将6MeV直线加速器置于一360°自由旋转的大型机器人手臂上，以图像导引系统和呼吸门控技术取代刚性的立体定向用的框架，加速器的等中心可以随靶区的变化而同步变化，实现了对单个或多个病灶同时治疗。

九、MR直线加速器放射治疗系统

MR直线加速器放射治疗系统是一种磁共振引导的直线加速器放射治疗系统，它可以做到实时磁共振引导和自适应放射治疗，在治疗中能确保对肿瘤始终进行精准的定位，同时保护肿瘤周围围绕的正常组织，由于MR扫描图像分辨率更高，在治疗中的精准定位和提高放射治疗比方面有其独特的优势。

十、术中放射治疗

术中放射治疗（intraoperative irradiation，IORT）是指在手术中，采用特殊的放疗设备在直视下对暴露的瘤床，以及未能完全切除的肿瘤和周围转移淋巴结，给予单次大剂量照射，同时尽量把放射敏感的正常组织牵拉到照射野外，从而达到最大限度杀灭肿瘤细胞，同时减少正常组织损伤的一种治疗方式。目前临床上用的有移动式电子束术中放射治疗系统和移动式光子术中放射治疗系统。术中放疗不同于远距离外照射放疗，直接作用于治疗部位，单次大剂量相当于分次照射剂量生物学效应数倍，目前已广泛用于许多临床肿瘤领域，如乳腺癌、胰腺癌、软组织肉瘤、腹膜后肿物等。

我们相信，随着本学科基础研究、放射技术及多学科综合治疗的发展，放射治疗的疗效将不断提高，而放疗并发症发生率将不断下降。

（刘孟忠　夏云飞　崔念基）

参 考 文 献

胡逸民 . 1999. 肿瘤放射物理学 . 北京：原子能出版社

王俊杰，修典荣，冉维强，等 . 2004. 放射性粒子组织间近距离治疗肿瘤 . 2版 . 北京：北京大学医学出版社

殷蔚伯，余子豪，徐国镇，等 . 2008. 肿瘤放射治疗学 . 4版 . 北京：中国协和医科大学出版社

于金明，殷蔚伯，李宝生，等 . 2003. 肿瘤瘤精确放射治疗学（上、下卷）. 济南：山东科技出版社

Halperin EC, Wazer DE, Perez CA, et al. 2013. Perez and Brady's Principles and Practice of Radiation Oncology. 6th ed. Philadelphia: Lippincott Williams & Wilkins

Leibel SA, Phillips TL. 2004. Textbook of Radiation Oncology. 2nd ed. Philadelphia: W. B. Saunders

Steel GG. 2002. Basic Clinical Radiobiology. 3rd ed. London: Edward Arnold

Washington CM, Leaver D. 2010. Principle and Practice of Radiation Therapy. 3rd ed. Amsterdam: Elsevier Mosby

第十章 其他治疗

迄今为止，恶性肿瘤的主要治疗方法为外科治疗、化学治疗、放射治疗、分子靶向药物治疗、免疫治疗等，每一种治疗方法都有其优势，但也具有局限性和毒副反应。目前，肿瘤治疗已进入多学科综合治疗的时代，根据患者的机体状况，肿瘤的病理类型、侵犯范围和发展趋向，有计划地、合理地应用现有的治疗手段，以期最大幅度地提高患者生存率和生活质量。

其中，中医治疗、介入治疗、生物治疗、微波超声及激光治疗等，是除上述主要治疗方法外临床上应用较广泛、疗效确切的治疗方法。

中医对肿瘤的治疗，强调整体观念和辨证论治。通过整体调节、双向调节、自我调节、功能调节等多方面恢复和增强患者机体自身抗病能力，从而达到阴阳平衡、治疗疾病的目的。

生物治疗是通过调动机体自身的抗癌能力，从而抑制、杀伤和清除机体的肿瘤细胞的疗法。

介入治疗、内镜激光及微波超声是集医学影像技术、药物治疗、生物、基因技术等为一体，采用物理、化学或生物方法，直接原位杀灭实体肿瘤。

因此，根据患者的个体情况，选择适当的治疗方法，对于提高疗效、减轻毒副反应有着重要的作用。

第一节 中医治疗

我国古代关于肿瘤和瘤样病变的描述和记载可追溯到距今3000多年前的殷周时期。殷墟甲骨文上已经有"瘤"的病名，2000多年前的《周礼·天官》一书中已记载有专治肿瘤一类疾病的医生，称为"疡医"，负责治疗"肿疡"，至今在日本和朝鲜仍将肿瘤称为"肿疡"。我国现存最早的医书《黄帝内经》已有肿瘤病因的记录，宋代《卫济宝书》第一次使用"癌"字，癌源自"嵒"字，且与岩字相通，明代开始正式用"癌"来统称恶性肿瘤。

一、病因病机

中医认为，肿瘤的病因不外乎外因与内因两方面。

外因包括四时不正之气（即风、寒、暑、湿、燥、火六淫之邪）和饮食因素（饮食不节、不洁、偏嗜）。现代医学已证明，有相当一部分肿瘤患者发病原因与外界环境中的致癌因素有关。由于当时条件的限制，古人无法提出确切的病因，因此用六淫之邪来概括致癌物质。

内因包括情志因素和脏腑亏虚。这些因素往往不是单独致病，而是多种因素综合作用于机体而发病，尤其是脏腑虚亏，是肿瘤发病的先决条件。正如《黄帝内经》所云"正气存内，邪不可干""邪之所凑，其气必虚"。

肿瘤患者的病理改变以"痰、毒、瘀、虚"最为多见，因此，肿瘤的病机可概括为痰湿结聚；热毒内蕴；气滞血瘀；脏腑功能紊乱，气血亏虚，阴阳失调。

二、辨证论治

辨证论治是中医的精髓，强调治病必求其本，辨证是中医的诊断学，论治是中医的治疗学。中医认为人体是一个有机整体，肿瘤是全身性疾病的局部表现，肿瘤的发生、发展是一个正虚邪实的过程。因此，中医治疗肿瘤，并非一方一药就能治愈，必须按照四诊八纲、理法方药进行辨证论治，结合患者的具体情况、身体强弱、病期早晚，注意瘤体局部与机体整体的辨证关系，辨证与辨病相结合，采取或攻或补的方法，做到"扶正以祛邪，祛邪而不伤正"。肿瘤临床常见中医证型及治疗归纳如下。

1. 气滞型

（1）主证：胸胁胀痛，痛无定处，食欲缺乏，易怒，或脘腹胀痛，或嗳气呕逆，或吞咽梗阻，或乳房胀痛，月经不调，或瘿瘤、癥瘕、痞块，舌淡红，苔薄白，脉弦。

（2）治法：理气疏肝。
（3）常用方剂：逍遥散、柴胡疏肝散等。
（4）常用药物：柴胡、白芍、香附、枳壳、青皮、陈皮、郁金、白术、云苓等。

临床上常见气病有肝郁气滞、脾胃气滞、肺气壅滞、胃气上逆、腑气不通，分别可选用逍遥散、保和丸、苏子降气汤、旋覆代赭汤、大承气汤等加减。

2. 血瘀型

（1）主证：胸胁或脘腹胀痛，胸腹胁下痞块，疼痛固定拒按，面色黧黑或晦暗，舌质紫暗或见瘀斑，脉涩。妇女可见经闭痛经，色紫暗或挟血块，或乳房肿块胀痛。
（2）治法：活血化瘀。
（3）常用方剂：血府逐瘀汤、膈下逐瘀汤等。
（4）常用药物：丹皮、当归、赤芍、桃仁、红花、五灵脂、川芎等。

3. 痰凝型

（1）主证：局部肿块或隆起，无明显红肿热痛，或见瘰疬痰核，乳房包块，瘿瘤，喘咳痰鸣，或痰涎呕恶，或情志不舒，喜叹息，舌质暗，苔白滑，脉弦滑。
（2）治法：化痰散结。
（3）常用方剂：海藻玉壶汤、瘿瘤神方等。
（4）常用药物：海藻、昆布、贝母、陈皮、青皮、当归、半夏、海螵蛸、海浮石、夏枯草等。

4. 湿聚型

（1）主证：身热不扬，或发热缠绵，汗出热不退，肢体困重，呕恶纳呆，脘腹痞闷，或面目周身发黄，口苦尿黄，下痢黏稠腥臭，里急后重；或白带增多，黏腻腥秽，外阴瘙痒，舌红苔黄腻，脉滑数。
（2）治法：清热利湿。
（3）常用方剂：茵陈蒿汤、加味二妙丸、八正散、白头翁汤等。
（4）常用药物：茵陈、栀子、黄柏、苍术、川草薢、白头翁、车前子、木通、猪苓、大黄等。

临床上肝癌、肠癌、肾癌、卵巢癌属湿热壅盛者，可分别选用茵陈蒿汤、白头翁汤、八正散和加味二妙丸。

5. 热毒型

（1）主证：发热不退，口干咽燥，喜冷饮，或头痛，或鼻流脓涕或衄血，或痰黄或咳吐脓血痰，或带下色黄腥臭，少腹胀痛，或大便呈脓血性黏液，里急后重，或小便灼热疼痛，尿急，或全身有出血现象，舌红暗，或瘀，苔黄干，脉弦滑或滑数。
（2）治法：清热解毒。
（3）常用方剂：犀角地黄汤、白虎汤合五味消毒饮、白头翁汤合桃红四物汤等。
（4）常用药物：犀角、生地、赤芍、白头翁、黄柏、黄连、野菊花、银花、蒲公英、紫花地丁等。

6. 气虚型

（1）主证：神疲乏力，少气懒言，头晕目眩，动辄气短，面色㿠白，心悸自汗，舌淡胖，苔薄白，脉弱无力。
（2）治法：补气健脾。
（3）常用方剂：四君子汤、参苓白术散等。
（4）常用药物：党参、白术、云苓、黄芪、淮山、炙甘草等。

7. 血虚型

（1）主证：面色萎黄，头晕眼花，心悸失眠，唇甲苍白，手足发麻，妇女经行量少或闭经，舌淡，脉细无力。
（2）治法：补血填精。
（3）常用方剂：四物汤、归脾汤等。
（4）常用药物：熟地、当归、白芍、川芎、阿胶、紫河车、鸡血藤、首乌、大枣等。

8. 阴虚型

（1）主证：口干咽燥，心烦失眠，眩晕梦多，潮热盗汗，五心烦热，形体消瘦，尿少色黄，大便干结，舌红少苔，脉细数。
（2）治法：滋阴生津。
（3）常用方剂：增液汤、六味地黄丸、生脉散等。
（4）常用药物：玄参、生地、麦冬、沙参、石斛、玉竹、花粉、龟板、鳖甲、百合等。

9. 阳虚型

（1）主证：面色㿠白，形寒肢冷，腰膝酸软，口淡不渴，神疲乏力，少气懒言，倦卧嗜睡，气短而喘，小便清长，大便溏薄，舌淡胖，苔白润，脉沉迟无力。
（2）治法：温补肾阳。
（3）常用方剂：附子理中汤、右归丸等。
（4）常用药物：附子、肉桂、仙茅、仙灵脾、鹿茸、锁阳、巴戟、肉苁蓉、菟丝子等。

三、转移癌的治疗

中医对肿瘤转移的病因病机、诊治及预防均有独特的认识，其中"内虚"学说在肿瘤转移过程中起着关键作用。"正气存内，邪不可干""邪之所凑，其气必虚"，就清楚地表明，机体正气的强弱是肿瘤复发和转移的主要因素之一。肿瘤患者久病体虚，正气不支，无力抗邪，邪气留而不去而成积，就发生了转移。

中医强调治病必求其本，肿瘤转移的治疗也必须遵循辨证与辨病相结合的方法，既要兼顾原发病灶，也要注意转移灶的具体情况。只有这样，才能做到标本兼治，取得良好疗效。

1. 肝转移

（1）主证：右胁部不适或疼痛，或腹胀痛，或腹大如鼓，身黄目黄，足肿，或低热盗汗，纳呆，舌暗或有瘀斑，脉弦。

（2）治则：疏肝健脾，化瘀止痛。

（3）常用方药：柴胡、白芍、太子参、云苓、白术、郁金、丹参、泽兰、绵茵陈、白花蛇舌草、蜈蚣、鳖甲、莪术等。

2. 肺转移

（1）主证：咳嗽，胸痛或胸部不适，或血痰，或气促，舌淡或暗红，或有瘀斑，苔薄白，脉弦或细。

（2）治则：宣肺止咳，化痰散结。

（3）常用方药：丹参、桑叶、北杏、浙贝、天冬、麦冬、北沙参、生南星、蜈蚣、七叶一枝花、皂角刺、白花蛇舌草等。

3. 骨转移

（1）主证：躯体或四肢等处骨骼疼痛，或伴有活动障碍，甚至出现截瘫，舌暗或瘀斑，脉细或涩。

（2）治则：补肾壮骨，活血止痛。

（3）常用方药：丹参、透骨消、骨碎补、补骨脂、杜仲、威灵仙、桑寄生、田七末、蜈蚣等。

4. 脑转移

（1）主证：头晕头痛，视物不清，肢体麻痹或半身不遂，神志不清或烦躁易怒，甚则肢体抽搐，舌硬不语，舌暗红或瘀斑，脉弦数或涩。

（2）治则：活血化瘀，利水祛痰，通经活络。

（3）常用方药：丹参、赤芍、地龙、全蝎、僵蚕、蜈蚣、天麻、勾藤、石菖蒲、生南星、猪苓、木通。

5. 恶性胸水

（1）主证：气促胸闷，咳嗽，甚则呼吸困难，脉略数或沉细无力。

（2）治则：宽胸理气利水。

（3）常用方药：瓜蒌、白术、葶苈子、大枣、商陆、龙葵、泽泻、陈皮、茯苓、猪苓。

四、中医药在肿瘤综合治疗中的作用

手术、放疗、化疗仍是目前治疗肿瘤的三大主要方法。但手术会损伤脏腑组织器官，引起创伤出血；放化疗缺乏选择性，毒副作用大，而且对机体免疫功能有损伤作用。配合中医治疗，可减轻毒副反应，加强抗癌作用，增强免疫功能，防止复发转移，改善生活质量，提高生存率。因此，积极运用中医药与手术、放化疗相结合是十分必要的，也是进一步提高疗效的重要途径。

1. 中药与手术结合

（1）术前中药扶正治疗可增加手术切除率，减少手术并发症。大多使用补气养血、健脾补肾的药方，如四君子汤、八珍汤、十全大补汤等；术前中药抗癌治疗，目的在于控制癌症发展，为手术治疗创造条件，如用鸦胆子乳剂、秋水仙酰胺等。

（2）术后中药治疗是目前常用的治疗方法，有利于术后的康复，尽快地为及时放化疗创造条件。调理脾胃可予香砂六君汤；益气固表可用玉屏风散；养阴生津可用增液汤；长期中药维持治疗，一般应以扶正与祛邪相结合，根据不同病种及脏腑特性，采用辨证与辨病相结合来遣方用药。

2. 中药与放疗结合

（1）防治毒副反应和后遗症。中医认为放射线为热毒之邪，易伤阴耗气，治疗应以养阴益气、清热解毒、凉补气血为主。放射性口咽炎及鼻腔炎，可用增液汤加银花、菊花、射干、花粉、板蓝根等；放射性肺炎可用清燥救肺汤加鱼腥草、黄芩等；放射性食管炎可用增液汤加蒲公英、半枝莲、青皮等；放射性胃肠道反应可用香砂六君汤；放射性直肠炎可用小蓟饮子合地榆槐角丸；放射性膀胱炎可用八正散合导赤散；放射性肝炎可用茵陈蒿汤；放射性脑反应可用五苓散合六味地黄丸；放射引起骨髓抑制，可用八珍汤或升血调元汤。

（2）中药的放射增敏作用。中药配合治疗，有一定协同增效作用。动物与临床试验证明，从防己中提取的汉防己甲素是一种有效的放射增敏剂，川红注射液（含川芎、红花）及扶正增效方（含黄芪、枸杞、女贞子、太子参、红花、苏木等）通过改善癌细胞的乏氧状态而起增敏作用。

（3）放疗后中药巩固疗效。放疗属局部性疗法，难免有残留的癌细胞。中药是放疗后的一种较佳的接力性治疗方法，坚持长期服用扶正祛邪中药是提高远期疗效、减少肿瘤复发的关键。放疗后多以益气养阴扶正为主，辅以清热解毒散结等祛邪治疗，可提高治疗效果。

3. 中药与化疗结合

（1）防治毒副反应。中医认为，化疗损伤气血，治疗应以补气养血、健脾和胃、滋补肝肾为主。全身反应或骨髓抑制可用八珍汤、升血调元汤等；消化道反应可用香砂六君汤；中毒性心肌炎可用五参饮及归脾汤；中毒性肝炎可用茵陈蒿汤；肾功能损伤可用六味地黄汤加减；药物性膀胱炎可用五苓散和小蓟饮子；闭经可用金匮肾气丸和桃红四物汤；炎症反应可加用清热解毒药（银花、连翘、板蓝根、蒲公英、黄连等）。

（2）对化疗药的增效作用。许多扶正中药，包括提取的多糖类药物，与化疗药配合，能增强其疗效。动物与临床试验均证实，猪苓多糖等对化疗有增效作用。

4. 辨证与辨病、扶正与祛邪相结合

对于已失去手术、放疗、化疗机会的晚期患者，中医药治疗自始至终均要扶正治疗。结合患者的体质情况及不同病种，在扶正培本的基础上，可选用大剂量的抗癌中药，如生南星、生半夏、蜈蚣、蛇舌草、半枝莲、三棱、莪术、僵蚕、全蝎等，以期达到扶正以祛邪，祛邪而不伤正，提高患者生存质量，延长生存期。

（张　蓓）

第二节　肿瘤介入治疗

一、概述

近年来，肿瘤的介入治疗发展迅速，不仅经血管内途径的介入治疗日趋成熟，而且经非血管途径的经皮穿刺化学、物理消融和放射性粒子组织间植入治疗，以及血管、非血管支架置入治疗已在临床中广泛采用，并取得了令人满意的疗效。介入治疗是一种微创性治疗，它具有疗效确切、起效快、可重复性强、并发症少、患者痛苦少、恢复时间短等优点，在肿瘤综合治疗中已凸显其优势，成为继手术、放疗之后实体瘤又一重要的局部治疗手段。介入治疗既可以直接治疗肿瘤，也可为肿瘤的其他治疗创造条件，还可以治疗肿瘤相关并发症。

二、临床应用

（一）经导管动脉灌注（transcatheter arterial infusion，TAI）化疗

1. 原理

采用 Seldinger 技术经皮动脉血管穿刺（股动脉穿刺为主），在 X 线数字减影血管造影（digital substraction angiograph，DSA）设备的引导下进行选择性或超选择性动脉插管，将导管前端直接置于靶血管内灌注化疗药物达到治疗肿瘤的目的。由于药物对敏感肿瘤细胞的杀伤效果取决于药物浓度和有效的接触时间，因此通过选择性动脉插管技术将化疗药物经肿瘤供血动脉直接注入肿瘤组织内以提高肿瘤局部药物浓度，减少血药浓度，提高药物效价，并可为长时间灌注药物创造条件，从而提高肿瘤的临床治疗效果。

2. 技术方法

应用动脉穿刺插管技术将导管前端置入肿瘤供血动脉内，再经导管注入化疗药物。化疗方案一般参照静脉全身化疗方案，但有些化疗药物（如环磷酰胺）需经体内活化后才能起化疗作用，直接灌注将失去动脉插管灌注化疗的意义。化疗剂量一般为全身静脉化疗方案一个疗程药量的2/3，不超过全身静脉化疗一个疗程的用药量。如应用植入式动脉导管药盒系统，则可方便长期动脉灌注化疗。

3. 适应证

如下：① 恶性实体肿瘤的姑息性治疗；② 外科手术前的辅助化疗；③ 复发、转移瘤的化疗。

4. 禁忌证

如下：① 碘过敏患者；② 凝血功能障碍患者；③ 有血管插管禁忌证患者；④ 一般情况差，心、肺、肝功能不全患者；⑤ 不宜行静脉化疗患者。

5. 并发症

如下：① 动脉血管插管的相关并发症；② 化疗药物引起的各种毒副反应等。

（二）经导管动脉栓塞（transcatheter arterial embolization，TAE）治疗

1. 原理

采用动脉插管技术，经导管选择性地将栓塞物质注入肿瘤动脉血管内使其阻塞，造成肿瘤缺血坏死，达到治疗肿瘤的目的。对肿瘤病灶引起的出血，经导管向肿瘤出血动脉内注入栓塞物质可产生栓塞止血作用。

2. 技术方法

通过选择性动脉插管技术将导管插入肿瘤供血动脉或出血动脉内，再经导管注入栓塞物质（如微球、明胶海绵、金属钢圈、聚乙烯醇栓塞微粒、无水乙醇等）闭塞肿瘤供血动脉。

3. 适应证

如下：① 富血供的良恶性实体肿瘤，若不能手

术切除的肿瘤，TAE 治疗可以在一定程度上控制肿瘤生长；② 少数良性富血供肿瘤，如子宫肌瘤可通过栓塞起到肿瘤完全消失或明显缩小的作用；③ 术前辅助性栓塞可缩小肿瘤体积，减少术中出血，提高肿瘤切除率，如肾癌、脑膜瘤、鼻咽血管纤维瘤的术前栓塞；④ 肿瘤侵犯或破裂引起的出血，如宫颈癌、鼻咽癌、肝癌大出血等的栓塞止血治疗；⑤ 肝癌、肝硬化合并脾脏功能亢进的栓塞治疗。

4. 禁忌证

如下：① 全身衰竭、恶液质；② 严重肝功能损害、严重肾功能不全；③ 心功能失代偿等。

5. 并发症

如下：① 栓塞后综合征（包括栓塞部位疼痛、发热、恶心、呕吐等）；② 各种原因导致的栓塞剂误栓；③ 局部或全身感染等。

（三）经导管动脉栓塞化疗（transcatheter arterial chemoembolization, TACE）

1. 原理

采用动脉插管技术，经导管将化疗药物和栓塞剂通过肿瘤供血动脉同时注入肿瘤组织，化疗药物以较高浓度、较长时间停留在肿瘤内，在降低体循环的药物浓度的同时减轻全身化疗毒性作用；通过肿瘤血管的栓塞作用促使肿瘤细胞缺血坏死，以获得更好的肿瘤治疗效果。肝癌经肝动脉栓塞化疗是最有代表性的肿瘤栓塞化疗技术，已成为不能手术切除的中晚期肝癌的主要治疗手段。

2. 技术方法

应用最为广泛的栓塞化疗方法是将化疗药物（如 ADR、MMC、DDP）与超液态碘油（lipiodol）混合成乳剂进行微血管水平的栓塞化疗，或再加上明胶海绵颗粒近侧血管栓塞，也有采用明胶海绵颗粒浸泡抗肿瘤药物或药物微球进行栓塞化疗。

3. 适应证

如下：① 原发性肝癌，转移性肝癌；② 肺癌、盆腔恶性肿瘤等。

4. 禁忌证

与动脉灌注化疗禁忌证相同。

5. 并发症

如下：① 栓塞后综合征；② 化疗药物引起的毒副反应等；③ 栓塞剂误栓或过度栓塞；④ 栓塞后引起的局部或全身感染。

（四）肿瘤的局部消融治疗

1. 概述

影像引导下肿瘤局部消融治疗通过药物注射杀灭癌细胞或使用能量消融肿瘤，达到治疗肿瘤的目的。消融治疗是创伤性小、疗效确切、对组织功能影响小、可多次重复进行的解剖靶向性肿瘤局部治疗新技术。近年来，以肝癌为代表的局部消融治疗发展迅速，已成为继手术切除和肝移植术之后小肝癌根治性治疗被认可的手段。肿瘤消融治疗分为化学消融和物理消融两大类。化学消融（chemical ablation）是通过直接将化学消融剂，如无水乙醇、冰醋酸、稀盐酸等无毒化学物质注射到肿瘤组织内，使肿瘤细胞迅速脱水凝固，达到消融灭活肿瘤组织的目的。物理消融（physical ablation）则采用射频、微波、激光等高温加热或低温冷冻的方法使肿瘤组织消融灭活。

2. 原理及临床应用

影像引导下常用的肿瘤消融治疗技术的原理、设备器材及其临床应用见表 10.1。

表 10.1　影像引导下常用的肿瘤消融治疗技术的原理、设备器材及其临床应用

项目	消融方法			
	经皮无水乙醇消融（percutaneous ethanol ablation, PEA）	射频消融（radiofrequency ablation, RFA）	微波消融（microwave ablation, MWA）	冷冻消融（cryoablation）
消融原理	① 肿瘤细胞在无水乙醇的作用下迅速脱水、蛋白质凝固变性；② 无水乙醇引起微血管内皮细胞坏死、血小板聚集，在微血管内形成血栓	在高频电流的作用下组织内离子快速振荡、摩擦产热，温度上升到 60~100℃，细胞脱水、蛋白质变性，继而发生凝固坏死	在高频微波的作用下引起组织内极性分子高速旋转、摩擦碰撞产热，温度上升到 60~100℃，细胞脱水、蛋白质变性，继而发生凝固坏死，肿瘤组织毁损灭活	① 在氩气、氦气冻融作用下（氩气的超低温作用使细胞内外液迅速冷冻形成冰晶，而氦气的快速升温使冰晶迅速溶解），肿瘤细胞脱水破裂；② 冷冻使微血管收缩，血流减缓，形成微血栓，阻断血流，导致肿瘤组织缺血坏死
消融剂或设备	无水乙醇	射频发射器	微波发生器	氩氦冷冻温度调控系统
主要器材	化学消融针	射频电极（针）	微波天线（针）	冷冻探针（针）

续表

项目	消融方法			
	经皮无水乙醇消融（percutaneous ethanol ablation, PEA）	射频消融（radiofrequency ablation, RFA）	微波消融（microwave ablation, MWA）	冷冻消融（cryoablation）
技术条件	一次治疗总量不超过30mL，可以混合少量碘油作为乙醇弥散范围的标记	阻抗或温控模式；单次消融时间8～16min	常用功率为50～70W；单次消融时间为8～20min	经两次冷冻和复温循环（氩气使针尖温度迅速降至-175℃，氦气可复温到45℃，每次冷冻10min，升温4min）
消融针形状	针状或伞状多子针	针状或伞状多子针	针状	针状
消融范围（单针，短径）、形状	2～3cm，类圆形	3～5cm，椭圆形	3～5cm，椭圆形	2～3cm，类椭圆形
多针组合消融范围	5～6cm	6～7cm	6～10cm	6～7cm
适应证	①小肝癌；②肝癌TACE或消融后残留病灶的补充治疗；③邻近膈顶、胆囊、胃肠道的肝癌病灶；④其他部位肿瘤病灶	均属于温度消融的范畴，适应于各种实体肿瘤的治疗。①不宜手术的原发、复发及转移性肿瘤；②放化疗后肿瘤未控或残留；③对化疗不能耐受的肿瘤患者；④可作为手术、放疗、化疗的重要补充治疗		
优点	影像引导穿刺定位，消融针能精准到达需治疗病灶，治疗过程即刻起效，疗效确切；不破坏组织解剖结构，对患者创伤小，产生的并发症少，患者住院时间短；对再发病灶治疗的可重复性强			
	医疗成本低，消融剂容易获得，不需特殊的消融设备，多在麻醉下施行	单电极能毁损3cm以下的肿瘤病灶，多子针或三针电极可产生大的消融范围	单针能毁损3～4cm的肿瘤病灶，3～6针同时消融可产生更大的消融范围	冷冻有止痛作用，消融时患者无痛，在局麻下施行治疗；冷冻范围精确可控；最多可一次布针25支
缺点	肿瘤内纤维间隔影响消融剂的弥散，对较大肿瘤难以完全灭活，对转移瘤效果较差	需射频消融设备，消融针成本较高；消融过程中患者疼痛较剧烈，多采用静脉麻醉配合	需微波消融设备，消融针成本较高；消融过程中患者疼痛明显，多采用静脉麻醉配合	需冷冻消融设备，消融针成本较高；消融大肿瘤需多针组合，布针耗时长；冷冻范围过大时可引起组织表面裂开及造成患者"冷休克"
并发症	疼痛、发热、感染、出血、血肿、气胸、血胸、邻近器官损伤、空腔脏器穿孔等			
	胸、腹膜刺激性疼痛	皮肤灼伤	皮肤灼伤	皮肤冻伤，产生水泡，局部组织肿胀，冷休克，血小板下降，胸膜反应，胸水
临床疗效	根据肿瘤的大小、部位、消融毁损范围，可分别获得根治性、姑息性、减瘤等治疗作用和效果			

3. 肿瘤消融治疗疗效评价标准

目前实体肿瘤疗效评价标准（RECIST）采用改良RECIST（mRECIST），消融治疗后的疗效评价同样按照此标准，应用CT、MRI、PET/CT等多种影像学手段进行疗效评估。在上述几种影像学评价手段中，CT增强造影为目前最常用评价手段，而MRI增强造影以及MR功能成像可提供更多的评价参数，PET/CT可以通过肿瘤代谢活性来评估疗效，对肿瘤消融治疗后的功能评估更加准确，但其价格昂贵。在应用影像学手段进行疗效评估的同时还需要结合肿瘤标志物检测指标的动态观察结果综合评价肿瘤消融效果。

肿瘤消融疗效评价需在治疗1个月后通过CT或MRI影像或PET/CT显像进行评估，获得有效消融的肿瘤病灶缩小或不再增大，凝固坏死区在增强CT和MRI检查时表现为不强化，MRI能特征性地显示T_1和T_2加权像上的不同信号强度（即T_1为高信号，T_2为低信号），PET/CT表现为凝固坏死区代谢活性的消失；残存有活性的肿瘤组织增强CT和MRI影像表现为不规则的强化区，PET/CT显像存在代谢活性。消融之后的肿瘤病灶存在以下几种情况：①完全消融毁损。消融后的肿瘤病灶呈完全凝固坏死，无残余肿瘤病灶。② 部分消融毁损。消融后的肿瘤病灶呈部分凝固坏死，有残余肿瘤病灶。③ 局部复发。有下列情况者可以考虑肿瘤局部复发：a.消融区边缘发展成为不规则或边缘模糊表现；b.消融区内出现结节状增强或放射性摄取增高。消融后最常见的局部复发是沿消融病灶边缘复发。④ 实验室血清肿瘤标志物检测。动态观察肿瘤标志物有无升高的情况，指标升高也提示有肿瘤复发的可能。

mRECIST 标准肿瘤疗效评价标准包括：完全缓解（CR），所有靶病灶存活肿瘤消失；部分缓解（PR），所有靶病灶存活肿瘤最大径之和缩小 30%以上；稳定（SD），靶病灶既未缩小达到 PR 也未增大达到 PD；进展（PD），所有靶病灶存活肿瘤最大径之和增加 20%以上，或（和）出现新病灶。

（五）放射性粒子植入治疗

放射性粒子植入治疗（radioactive seeds implanting）是肿瘤近距离治疗的一种，它通过影像引导技术将具有放射性的颗粒源直接植入肿瘤组织内，在放射性核素持续释放的射线作用下杀伤肿瘤细胞。目前常用的放射性粒子植入治疗核素为 ^{125}I（碘-125）和 ^{103}Pd（钯-103），分别代表着低剂量率和中剂量率照射。这些放射性核素均释放低能 γ 射线，穿透距离较短，衰减迅速，可避免对周围正常组织高剂量的照射；由于它们释放射线的能量较低，对医护人员和周围人群的防护变得相对容易。

1. 原理（以 ^{125}I 为例）

^{125}I 粒子能持续低剂量释放 γ 射线，通过辐射的直接和间接作用引起敏感的肿瘤细胞迅速死亡，而不敏感的静止期肿瘤细胞一旦进入分裂期，在 γ 射线的持续作用下又迅速凋亡。通过对进入不同分裂周期的肿瘤细胞进行不间断的杀伤，经过足够的半衰期和足够的照射剂量后使肿瘤细胞无法繁殖，从而达到较好的治疗效果，避免了外放疗分次、短时照射只能对肿瘤繁殖周期中一部分时相的细胞起治疗作用的不足。由于 ^{125}I 穿透距离短，对周围正常组织只产生轻微的照射作用，使其不受损伤或损伤轻微。

2. 治疗设备

治疗设备包括放射性粒子、粒子植入器械、治疗计划系统。^{125}I 粒子长 4.5mm，直径 0.8mm，镍钛合金包鞘，内有吸附 ^{125}I 的银棒。每颗粒子含有放射性剂量为 0.4～1.0mCi（平均为 0.6mCi），半衰期为 59.4 天，释放 94% 的放射剂量需要 240 天。

3. 适应证

如下：① 全身各部位恶性肿瘤，如头颈及口腔颌面部肿瘤、肺癌、肝癌、胰腺癌、前列腺癌、盆腔肿瘤；② 各组织器官转移性肿瘤、转移性淋巴结；③ 难以手术切除或拒绝手术的肿瘤患者；④ 手术切沿估计有残留的预防性治疗；⑤ 外照射效果不佳或失败的患者。

4. 禁忌证

如下：① 恶病质，不能耐受粒子治疗者；② 肿瘤部位有出血、坏死或溃烂感染；③ 放疗不敏感的肿瘤；④ 严重糖尿病患者；⑤ 空腔脏器肿瘤慎用。

5. 并发症

如下：① 感染、出血；② 粒子远处转移、穿刺针道的肿瘤局部种植（少见）。

（六）溶骨性骨转移瘤经皮骨成形术

经皮骨成形术（percutaneous osteoplast，POP）是指全身各部位骨骼疾病的经皮骨水泥注射技术，其中椎体成形术（percutaneous vertebroplasty，PVP）是应用最早、最为广泛的骨成形技术。经皮骨成形术的确切定义是指，在影像引导下经皮穿刺病变骨骼，并在影像监视下，将骨水泥（化学名：甲基丙烯酸树脂）灌注填充到溶骨性骨质破坏的骨骼病变中，从而达到加固骨骼、灭活肿瘤、缓解疼痛的目的。

1. 原理

骨水泥注射入病变骨骼后，经集合反应，由液体变为固体，可强化和加固被肿瘤破坏的骨骼；同时骨水泥的聚合反应可产生热量，温度可达 60～85℃，骨水泥的热效应、栓塞效应以及毒性效应对肿瘤细胞起灭活作用。

2. 设备与器材

DSA 或 CT 影像引导设备；专用骨穿刺针；医用骨水泥；耐高压注射器等。

3. 技术方法

在影像引导下将骨穿刺针刺入病变骨骼，用骨水泥专用注射器将调配好的糊状骨水泥迅速注入病变部位，当骨水泥在病变骨骼内分布良好时停止注射，待骨水泥完全凝固后拔出针鞘。

4. 并发症

如下：① 骨水泥外漏，绝大多数为无症状性，向椎旁外渗漏可致神经、脊髓被灼伤或受压，向椎管方向渗漏时有引起脊髓压迫甚至截瘫的危险，需及时处理，必要时行外科减压手术；② 骨水泥进入椎旁静脉可导致急性肺栓塞，需及时对症处理；③ 穿刺进针对神经血管的损伤、出血、血肿、感染等。

(七)针对肿瘤并发症的介入治疗

当肿瘤组织向气管、食管、胃肠消化道、胆道、血管、输尿管等各种空腔器官腔内生长,或腔外肿瘤、肿大淋巴结压迫这些管腔,或手术后组织牵拉粘连使管腔狭窄,或放疗后管壁纤维缩窄时,均可导致相关的阻塞并发症发生,如呼吸困难、食管或胃肠道梗阻、梗阻性黄疸、腔静脉压迫综合征、肾盂积水等,这些并发症轻者引起患者不适和痛苦、生活质量下降,严重者引起器官功能代谢紊乱甚至危及患者的生命,也影响着肿瘤的相关治疗。在介入治疗方法出现以前,临床上难以找到有效的方法处理这类肿瘤的相关并发症,如采用外科手术治疗,技术难度大、组织破坏性大、难以缓解症状。介入技术不但简单快捷、技术难度较小、给患者带来的痛苦和损伤小,对症状的缓解起到立竿见影的效果,迅速缓解相关症状,也可为肿瘤其他治疗创造条件、赢得时间和机会。下面将重点介绍几种常见的针对肿瘤并发症的介入治疗方法。

1. 上腔及下腔静脉综合征的支架置入治疗

1)概述 上腔静脉综合征(superior vena cava syndrome,SVCS)是由上腔静脉或头臂静脉显著狭窄、阻塞导致血液回流受阻所造成的一组综合征,以颜面、颈部、臂部肿胀为特点,常伴有呼吸困难、端坐呼吸、胸部侧支循环形成,多由胸部和纵隔恶性肿瘤引起,患者预后差,如不及时治疗,可出现危及生命的并发症,如喉部或脑部水肿。下腔静脉综合征(inferior vena cava syndrome,IVCS)则是由于下腔静脉受到邻近病变的侵犯、压迫,或腔内血栓、癌栓等各种原因引起的下腔静脉完全性或不完全性阻塞导致血液回流受阻所造成的一组综合征,患者可出现双下肢、下腹部或阴囊、阴茎包皮水肿,腹壁静脉曲张等症状。应用腔静脉支架介入置入技术可及时解除因肿瘤阻塞腔静脉造成的相关并发症,并为其他治疗创造条件。

2)设备和器材 DSA影像引导设备,测量导管、超滑泥鳅导丝、珠头超硬导丝,自膨式Z形支架(上腔静脉支架长度4~8cm,直径12~20mm;下腔静脉支架长度7.5~10cm,直径30mm),支架输送器。

3)技术方法 多数情况下选择经股静脉穿刺入路,置入导管鞘后,通过导丝导管交换技术插入测量导管在狭窄梗阻部位行DSA,明确腔静脉狭窄部位的长度和程度,在珠头导丝的支撑和引导下将支架输送器通过狭窄段,然后在推送器的推送下将支架经输送器置入静脉狭窄段,选用的支架长度要求超出狭窄段两端各1~2cm,以保持足够的支撑力。支架置入到位后需再次造影,证实支架的展开情况和位置的准确性。

4)并发症 ① 血栓、瘤栓脱落导致肺栓塞,发生率为10%左右,为避免肺栓塞的发生,于扩张前应常规进行导管溶栓治疗,一般用尿激酶30万~60万U/30min;② 支架移位;③ 回心血量突然增加导致心功能负担加重。

2. 恶性梗阻性黄疸经皮肝穿刺胆管引流或胆道支架置入治疗

1)概述 胰腺癌、壶腹癌、胆管细胞癌、肝细胞肝癌、肝门区转移性淋巴结等引起的胆道狭窄或闭塞均可以造成梗阻性黄疸。经皮肝穿刺胆道引流术(percutaneous trans-hepatic cholangiodrainage,PTCD)及胆道支架置入治疗是利用细针经皮肝穿刺在受梗阻的胆道内放置引流管或支架,解除恶性病变所致的胆道梗阻,减轻或消退黄疸,为其他治疗创造条件;也可作为长期姑息治疗手段,延长患者的生存期和提高生活质量。

2)设备和器材 DSA影像引导设备;PTCD专用微创穿刺系统;胆道引流管(分外引流管和内外引流管两种);超滑泥鳅导丝、珠头超硬导丝;内含自膨式金属网状支架的支架输送器(支架长度4~8cm,直径8~10mm)。

3)技术方法 在X线透视或B超的引导下,经腋中线或剑突下入路,用千叶针经肝穿刺梗阻扩张的胆管,然后在细导丝的引导下更换穿刺套管系统,再通过泥鳅导丝或超硬导丝引导置入引流管或胆道支架输送器放置胆道支架。胆道引流方式包括外引流、内引流和内外引流三种。内引流及内外引流时,能减少胆汁的丢失,是符合人体生理的理想引流方法,且引流管不易脱落移位,但其前提条件是导丝能够通过狭窄段胆管,在导丝的引导下能将引流管送入十二指肠,如导丝不能通过狭窄闭塞的胆管,则采用外引流管外接引流袋行外引流治疗。

4)并发症 较为常见的并发症有:① 逆行胆道感染;② 胸腔并发症(气胸、胆汁胸、血胸);③ 胆道出血、胆汁漏、腹腔并发症(胆汁性腹膜炎、腹腔出血)等。

3. 气道、食管、胃肠消化道、输尿管狭窄梗阻的支架置入治疗

气道、食管、胃肠消化道、输尿管受肿瘤压迫或侵犯变得狭窄或梗阻均可应用支架治疗技术将管腔重新开通,恢复管腔原有功能。对恶性肿瘤导致的气管、支气管狭窄,气道支架可以迅速、有效地解除气道阻塞,纠正缺氧,改善呼吸,为后续治疗创造条件；食管癌占位或邻近食管的恶性肿瘤引起的食管腔狭窄、梗阻，以及放疗或肿瘤破坏食管壁导致的食管气管瘘、食管纵隔瘘等，置入食管支架可以有效疏通食管管腔和封闭食管瘘，从而维持患者的进食功能，改善生活质量；恶性肿瘤导致的胃、小肠管腔狭窄、梗阻，可以通过置入支架恢复管腔的通畅和患者的进食，为患者提供可供选择的姑息性治疗手段；结直肠癌浸润压迫引起肠腔狭窄阻塞、结直肠癌手术后瘢痕、放疗后纤维化引起的肠腔狭窄而导致的排便不畅或障碍，经肛结肠、直肠支架置入治疗可使狭窄阻塞的肠腔开通，从而有效缓解患者的临床症状，避免不必要的手术造口；输尿管癌、恶性肿瘤浸润压迫引起输尿管梗阻者，可通过置入双J管内支架解除输尿管的梗阻。上述管腔、管道的支架置入技术方法、设备器材及相关并发症可参阅有关的介入治疗专业著作。

（黄金华　吴沛宏）

第三节　肿瘤生物治疗

肿瘤生物治疗（biotherapy）是应用现代生物技术及其产品进行肿瘤防治的新疗法，它通过调动宿主的天然防卫机制或给予天然（或基因工程）产生的靶向性很强的物质来达到抗肿瘤的目的。随着对肿瘤发生发展分子机制的深入研究和生物技术的发展，生物治疗已经成为肿瘤综合治疗中的第四种模式，越来越受到重视，肿瘤生物治疗的内容也不断充实和更新。经过近一个世纪的探索，肿瘤生物治疗以其安全有效、副作用小等优点已逐渐被广大医务工作者和患者接受。目前生物治疗的方法主要包括肿瘤免疫治疗和基因治疗。

一、肿瘤免疫治疗

一个世纪前，Willim Coley首先报道了由细菌毒素引发的机体免疫反应可以诱发肿瘤缩小，从而开启了肿瘤免疫治疗学的研究。目前，肿瘤免疫治疗，无论在临床前期还是在临床水平上，都正在进入一个活跃研究的新时期。这主要归功于基础免疫学和肿瘤生物学的迅速发展，使人们对免疫系统和肿瘤细胞之间相互作用的机制有了更深入的认识。由于肿瘤免疫治疗在清除少量、残余的肿瘤细胞过程中发挥的重要作用，它在常规治疗（包括手术、化疗和放疗）使肿瘤负荷尽可能降低后能取得更好的疗效。

肿瘤免疫治疗主要包括肿瘤疫苗、免疫调节剂、过继性细胞免疫治疗、单克隆抗体四大类。

（一）肿瘤疫苗

由于疫苗在预防和治疗感染性疾病上获得的巨大成功，科学家们一直希望开发有效的肿瘤疫苗（cancer vaccine）来治疗肿瘤，但是一直没有太大进展，直到20世纪80年代末和90年代初以后，肿瘤疫苗才真正开始从基础研究走向临床试验研究。近年来，研究和开发新型肿瘤疫苗已成为国际上肿瘤免疫治疗的热点。

肿瘤疫苗的基本原理是利用肿瘤抗原，通过主动免疫方式诱导机体产生特异性抗肿瘤免疫应答，激发机体自身的免疫保护机制，达到治疗肿瘤或预防复发的作用。根据肿瘤抗原组分和性质的不同，肿瘤疫苗可分为以细胞为载体的肿瘤疫苗、蛋白/多肽疫苗、病毒疫苗、DNA疫苗、抗独特型疫苗和异种疫苗等。

1. 以细胞为载体的肿瘤疫苗

细胞是生命的基本单位，几乎包含了机体免疫所需要的所有基本成分。以细胞作为疫苗有着其独特的优势，细胞疫苗是目前使用最多、效果较好的肿瘤疫苗，包括肿瘤细胞疫苗、基因修饰疫苗、树突状细胞疫苗及融合细胞疫苗等。

1）肿瘤细胞为载体的肿瘤疫苗　肿瘤细胞疫苗是从机体肿瘤组织中分离纯化肿瘤细胞，经灭活处理后使瘤细胞丧失致瘤性，但仍保持其免疫原性，然后对机体进行主动免疫，接种后完整的细胞表面的相关或特异抗原可诱导机体产生抗肿瘤免疫应答。全细胞疫苗的优点就是细胞上所有的分子，包括一些未知的分子都暴露于免疫系统，机体可产生针对多个靶分子的免疫应答。但由于肿瘤细胞表达抗原的免疫原性较弱，表面MHC分子、共刺激分子（如B7等）表达低下或缺乏，加上肿瘤本身复杂的遗传背景，原始的肿瘤细胞疫苗往往不能诱导很强的免疫应答。为改变这一不足，目前采用分子修饰技术改变肿瘤细胞的免疫特性或遗传背景，以提高其免疫原性，诱导更强的免疫应答，常见的有：MHC分子转基因肿瘤疫苗、共刺激分子转基因的肿瘤疫苗、细胞因子转基因的肿瘤疫苗、多因素修饰的肿瘤疫苗。GM-CSF基因转导的自体肿瘤疫苗（GVAX）就是修饰有GM-CSF基因的全肿瘤细胞疫苗，该疫苗通过分泌GM-CSF，增强机体对疫苗的反应，提高其免疫原性。

2）树突状细胞为载体的肿瘤疫苗　抗原的识别、加工、提呈及 T 细胞的致敏、激活和扩增依赖于抗原提呈细胞（APC）的参与。其中树突状细胞（DC）是功能最强的专职性 APC，被激活的骨髓来源的 DC 在细胞表面表达高水平的 MHC Ⅰ、MHC Ⅱ 及细胞间黏附分子和 B7，以树突状细胞作为疫苗可有效增强特异性的抗肿瘤免疫反应。

树突状细胞疫苗包括肿瘤抗原致敏的树突状细胞疫苗与基因修饰的树突状细胞疫苗等。前者是通过不同形式的肿瘤抗原（如蛋白抗原、抗原肽、肿瘤细胞裂解物、肿瘤 RNA 等）致敏的 DC 疫苗，经注射到体内后诱导出特异性抗肿瘤免疫反应。后者与转基因肿瘤疫苗类似，修饰树突状细胞疫苗的基因也包括各种细胞因子基因、肿瘤抗原基因等。2010 年，美国 FDA 批准 Provenge（Sipuleucel-T）用于治疗激素无效的无症状或症状轻微的转移性前列腺癌。Provenge 的诱导作用是通过树突状细胞负载前列腺酸性磷酸酶（PAP）与 GM-CSF 的重组融合蛋白（PAP-GM-CSF），继而激活肿瘤特异的 $CD8^+T$ 细胞，诱导抗前列腺癌免疫应答。

3）DC/肿瘤融合细胞疫苗　肿瘤细胞本身虽然包含了各种肿瘤抗原，但由于缺乏共刺激信号，使其自身肿瘤抗原不能被有效提呈，而 DC 则正好具备提呈抗原的能力，把二者融合后成为具有异核体的融合细胞，这种 DC/肿瘤融合细胞疫苗是通过完整的肿瘤细胞和树突状细胞融合来将肿瘤抗原导入树突状细胞。成功融合的细胞既表达 MHC Ⅰ 类和 Ⅱ 类抗原及其他协同刺激因子，也表达肿瘤细胞特异性的抗原，包括那些已知的和未知的肿瘤细胞表面特异性抗原，还可以表达 T 细胞活化所必需的 CD80、CD86、ICAM-1 等共刺激分子，能够高效地向 CD8 阳性及 CD4 阳性的 T 细胞提呈肿瘤抗原，从而逆转机体对肿瘤抗原的耐受，诱导产生多克隆的抗肿瘤细胞毒性 T 淋巴细胞反应。目前，DC/肿瘤融合细胞疫苗在治疗恶性胶质瘤、肾癌、黑色素瘤和卵巢癌中已显示良好的临床应用前景。

2. 蛋白/多肽疫苗

肿瘤抗原必须在 APC 胞内降解为短肽并形成肽 -MHC-TCR 复合物才能为 T 细胞所识别，激发相应的 CTL 反应。T 细胞识别的抗原是与 MHC Ⅰ 类或 MHC Ⅱ 类分子相结合的、长度为 8～12 个氨基酸的多肽，而作为杀伤肿瘤细胞的主要效应细胞 CTL 则识别与 MHC Ⅰ 类分子结合的多肽。目前发现许多肿瘤抗原上的抗原决定基与 MHC 分子结合的亲和力低，这种低的亲和力是由于这个肿瘤肽与 MHC Ⅰ 类分子结合的部位缺少适合的氨基酸序列；通过遗传工程的方法更换这个部位的氨基酸序列可以增强肿瘤抗原肽与 MHC Ⅰ 类分子结合的能力，导致免疫应答的加强。肿瘤抗原肽疫苗的优点是特异性高、安全性好，方便人工设计和大量合成纯度高、活性好的多肽。但是肿瘤抗原肽疫苗要求与个体的 HLA 单体型相吻合，必须为每个个体提供适合的肿瘤抗原肽疫苗。由于这种疫苗依赖于 HLA 单体型的限制，它在临床上的应用受到一定的限制。但目前研究较多的热休克蛋白（HSP）疫苗克服了这一限制。HSP 是一类在生物进化中高度保守、广泛存在于各种细胞内的蛋白质家族，同一种个体之间还未见有多态性差异，在机体应激、发热等情况下表达增多。HSP 本身没有免疫原性，而其所结合的多肽具有免疫原性。从瘤细胞提取的 HSP-多肽复合物可以诱导机体产生特异的 CTL 细胞，从而杀伤肿瘤细胞。该类疫苗的特点是：含有多种多肽，可活化多个 CTL 克隆，从而杀伤肿瘤内的所有肿瘤细胞。另外多肽复合物还可激发记忆性细胞免疫。由于 HSP 不具有遗传多态性，可载所有外源肽分子，并由 HSP 提呈给自己的 MHC Ⅰ 类分子，激发 CTL 反应，因此，HSP 介导的免疫保护作用可以适应不同肿瘤类型细胞和不同肿瘤患者，在同种间不受 MHC 限制。目前，以 HSP 作为肿瘤疫苗，已被用于多发性骨髓瘤、肾癌、淋巴瘤、胰腺癌及胃癌等多种肿瘤的治疗。

此外，Gardasi 和 Cervarix 是两种经美国 FDA 批准用于预防由 HPV6、HPV11、HPV16 和 HPV18 型引起的宫颈癌和生殖器官癌前病变的癌症疫苗。两种疫苗的研发基于相同的基因重组技术，合成能够自发地自我组装成 VLP 的 HPV L1 衣壳蛋白。VLP 是空的蛋白质外壳，不含有病毒 DNA，对于接受疫苗接种的人没有感染性或者致癌的风险，它含有天然病毒中诱导中和抗体所必需的主要抗原表位，免疫机体后对宫颈癌的发生有较好的预防作用。

3. 病毒疫苗

病毒载体也是负载肿瘤抗原的有效方法。通过消除编码毒力或复制因子的基因，获得适合于疫苗的病毒载体。在插入编码肿瘤抗原或全蛋白的基因后，利用病毒天然的感染力直接免疫肿瘤抗原。溶瘤病毒则代表了另外一类特殊设计的病毒，它可选择性地在肿瘤细胞内大量繁殖，导致肿瘤细胞裂解死亡，在肿瘤内激发免疫反应，改变肿瘤微环境，同时可诱导全身性抗肿瘤免疫反应。溶瘤病毒疫苗的优势主要包括以下几个方面：① 通过对溶瘤病毒进行改造，病毒可选择性地在肿瘤中复制，而不伤害正常组织；② 病毒对肿瘤内的免疫细胞有强烈的刺激作用，能够使抑制性的肿瘤微环境变成免疫激活状态；③ 被溶瘤病毒裂解的肿瘤细胞可释放出大量肿瘤抗原，从而激活特异性的免疫细胞，使得免疫细胞可以攻击未被感染的肿瘤细胞及远处转移瘤细胞，且这个过程中形成的免疫记忆可能使机体产生持久的抗肿瘤疗效；④ 溶瘤病毒还能够被赋予特殊功能，如可加载免疫增强因子、肿瘤抗原等，以获得高浓度的局部免疫因子，增强抗肿瘤免疫反应；⑤ 溶瘤病毒可以实现大规模生产，且质量稳定可控。目前已有两种溶瘤病毒药物 T-Vec 和 H101 获批上市。其他包括腺病毒（adenoviruses，Ad）、单纯疱疹病毒（herpes simplex virus，HSV）、脊髓灰质炎病毒（poliovirus）、痘病毒（poxvirus）、柯萨奇病毒（coxsackie virus）、新城疫病毒（newcastle disease virus）、麻疹病毒（measles virus，MV）、呼肠孤病毒（reovirus）等也用于临床试验。

4. 核酸疫苗

核酸疫苗是近年来迅速发展起来的新兴的分子生物学和免疫学相结合的产物，它是通过基因重组技术，用反转录病毒、腺病毒等载体将外源性目的基因导入受体细胞（单核细胞或成纤维细胞）内而制成的疫苗。核酸疫苗通过宿主细胞的表达系统合成抗原蛋白，由机体的抗原提呈细胞摄取这种抗原蛋白，通过加工，提呈给 T 淋巴细胞，诱导宿主产生针对该抗原蛋白的免疫应答。用于转染的基因有很多种，目前用于构建核酸疫苗的外源基因主要是能引起保护性免疫反应的抗原基因（如 *CEA*、*PSA*、*AFP* 等）、抗体可变区基因、细胞因子基因（如 *IL-2*、*IFN*、*GM-CSF* 等）、CTL 表位基因、MHC（主要组织相容性抗原）基因和共刺激分子基因等。核酸疫苗具有既可诱导体液免疫又可诱导细胞免疫，既可用于治疗又可用于预防，可同时携带多个肿瘤抗原基因，所携带的抗原基因易于修饰等优点。核酸疫苗主要通过以下几方面的机制来增强其抗肿瘤效应。① 增强肿瘤的免疫原性。肿瘤细胞可通过多种机制来逃避免疫系统的监视，其中包括 MHC Ⅰ 类基因不表达或表达降低、肿瘤相关抗原（TAA）下调等。根据此原理，将编码相关分子的基因（如 MHC 基因等）转导入肿瘤细胞，使肿瘤细胞的相应分子高表达，从而使免疫细胞能够识别肿瘤细胞，提高疫苗的疗效。② 提高 T 细胞对肿瘤抗原的反应性。某些外源基因的表达产物可直接作用于免疫细胞，促进免疫细胞的生长、分化，从而提高机体的抗肿瘤能力，如使用多种肿瘤细胞因子转染肿瘤细胞。目前研究最多的是细胞因子修饰的肿瘤疫苗，其中白介素（IL）-2、IL-4、IL-6、IL-12、IL-15、IL-18，以及粒细胞 - 巨噬细胞集落刺激因子（GM-CSF）、表皮生长因子（EGF）等基因已转入多种组织类型和具有不同免疫原性的肿瘤细胞中。例如，MAV-MUC1-IL-12 疫苗（TG4010）应用基因转移技术，以牛痘病毒为载体携带 MUC1 和 IL-12 的 cDNA，表达 MUC1 抗原和人类白介素 -2 的基因重组疫苗，通过 T 细胞共同刺激因子 B7 来诱导 T 细胞活化，引发机体自身内生性以及获得性的免疫反应。由于 MUC1 是一种存在于正常机体的上皮细胞表达和分泌的糖基化黏蛋白，而在肿瘤细胞中 MUC1 的表达不正常，如过度表达，糖基化不足或表达位置偏移等，因此可以作为一种非常理想的肿瘤标志物。TG4010 具有治疗早期 NSCLC 的潜力，也可用来治疗其他能表达 MUC1 的实体瘤，如前列腺癌、乳腺癌、胰腺和结直肠癌。③ 某些基因产物可以直接杀伤肿瘤细胞，如 IFN 基因导入肿瘤细胞可使局部持续分泌肿瘤坏死因子（TNF），从而直接杀伤肿瘤细胞。

（二）免疫调节剂

免疫调节剂，是指增强及调节免疫功能的非特异性生物制品。根据免疫调节剂对机体免疫功能的作用不同，可以分为免疫增强剂、免疫抑制剂、双向免疫调节剂；按来源，可分为人和动物免疫系统的产物（如 TNF-α、白细胞介素和干扰素等）、化学合成剂、生物制剂（如卡介苗、短棒杆菌和香菇多糖等），以及中药或植物来源的免疫调节剂。

1. 非特异性免疫刺激

1）卡介苗（BCG） BCG 原是一种预防人类结核病的菌苗。20 世纪 60 年代，Mathe 报道化疗和 BCG 联合治疗小儿白血病取得较好疗效后，BCG 引起人们广泛兴趣，主要用于黑色素瘤、淋巴肉瘤、膀胱癌等的治疗。BCG 注射被发现能导致 CK 的分泌和 DC 的激活，这可以增强抗肿瘤效应。临床常采用皮肤划痕法和皮内注射法，膀胱肿瘤可采用膀胱内灌注法进行治疗。

2）短小棒状杆菌（corynebacterium parvum，CP） CP 是一种革兰氏阳性厌氧杆菌，具有免疫佐剂的作用。CP 的抗肿瘤作用可能是通过激活巨噬细胞，增强溶酶体活性，诱导干扰素和提高 NK 细胞活性起抗肿瘤作用。腔内注射 CP 对消除癌性胸水、腹水及瘤内注射（肺癌、乳腺癌、黑色素瘤）治疗晚期肿瘤有一定效果。

3）OK-432（picibanil） 商品名为"沙培林"，由溶血性链球菌 A 组 Ⅲ 组低毒变异株 Su 开发而来，是细菌类非特异性免疫调节剂。一般认为，OK-432

是一种多细胞因子诱生剂，通过诱导产生 IFN-γ 和 IL-12 等细胞因子，可增强 NK 细胞和 LAK 细胞活性，非特异地提高机体的免疫力，发挥其抗肿瘤作用。临床上，OK-432 可用于治疗头颈部肿瘤和消化系统肿瘤等，还可用于甲状腺癌、肺癌、癌性浆膜腔积液等。

4）多糖类 临床常用的有香菇多糖（lentinan）、云芝多糖（krestin, PS-K）、多抗甲素（α-poly-resurtin），这些制剂都属于非特异性免疫刺激剂，能刺激单核巨噬细胞的增殖，增强 T 细胞和 NK 细胞的活性，临床上主要用于消化道肿瘤的辅助治疗。

5）免疫组织和细胞提取物 这是 20 世纪 70 年代兴起的免疫增强剂，主要有胸腺素（thymosin）、转移因子（transfer factor, TF）和免疫核糖核酸（iRNA），这些制剂来源于免疫组织（胸腺、脾、淋巴结）和外周淋巴细胞，能够促进 T 细胞分化成熟和增强 T 细胞对抗原的应答反应，增强 CTL 和 NK 细胞的活性，在恢复 T 细胞免疫功能低下患者的免疫功能，以及协助宿主抗病毒感染和抗肿瘤方面都有积极的作用。

6）Toll 样受体配体 现已知的 Toll 样受体（TLR）有 13 种，它们能识别细菌和病毒的核苷酸（TLR3、TLR7、TLR8、TLR9）、细菌细胞壁标记蛋白和鞭毛蛋白（TLR4 和 TLR5），以及细菌来源的脂蛋白和糖脂（TLR1 和 TLR2）及寄生虫来源的抑制蛋白（TLR11）。这些受体能刺激 DC 的活化，通过诱导 I 型干扰素、细胞因子（如 IL-12）和共刺激分子（如 CD80、CD86、CD40）的表达而增强 T 细胞增殖。目前，TLR4 激活剂（LPS）已用于临床上黑色素瘤、乳腺癌和小儿恶性肿瘤的治疗。

2. 细胞因子

细胞因子（cytokine）是由免疫细胞（淋巴细胞、单核巨噬细胞等）及其相关细胞合成分泌的一类低分子蛋白或糖蛋白的大家族，其生物作用的特点是微量高效。在体内各种细胞因子构成复杂的网络关系，常以自分泌或旁分泌的方式在局部发挥免疫调节作用。临床上常用的抗肿瘤细胞因子有白细胞介素 -2（IL-2）、干扰素（IFN）、肿瘤坏死因子（TNF）以及粒细胞 - 巨噬细胞集落刺激因子（GM-CSF）等。

1）白细胞介素 -2（白介素 -2）（interleukin, IL-2) IL-2 具有多种生物学功能，在免疫调节中起中心作用：① 刺激活化的 T 细胞生长和分化，增强 T 细胞的杀伤活性；② 刺激单核巨噬细胞的细胞毒活性；③ 促进 NK 细胞增殖，增强 NK 细胞的杀伤活性；④ 是扩增和激活 LAK 和 TIL 的必需因子。因此，IL-2 通过激活 CTL 细胞、巨噬细胞、NK 细胞、LAK 细胞和 TIL 的细胞毒作用及诱导效应细胞分泌 TNF 等细胞因子而起到杀伤肿瘤细胞的作用，也可能通过刺激抗体的生成而发挥抗肿瘤作用。

IL-2 的临床应用：IL-2 已经获得美国 FDA 的批准，用于转移性肾癌和恶性黑色素瘤的治疗，并在 5%～10% 的患者引起持续完全缓解。IL-2 可静滴和皮下肌内注射，腔内注射治疗癌性胸水疗效显著。IL-2 的副作用：患者有时会出现寒战、发烧，严重反应可能出现低血压、毛细血管渗漏综合征；副作用出现程度与使用剂量及药品纯度有关。

2）干扰素（interferon, IFN） 干扰素是由细胞对病毒感染或双链 RNA、抗原、丝裂原的刺激起反应而诱导产生的一组蛋白质，分为 INF-α、INF-β、INF-γ 三类分子。IFN 是第一个用于癌症临床治疗的细胞因子，其作用机制包括：① 减缓细胞增殖速度；② 细胞毒作用直接杀伤癌细胞；③ 促进细胞分化，诱导肿瘤细胞向正常分化；④ 改变肿瘤细胞的表面性质，增加 MHC I 和 II 类抗原在肿瘤细胞的表达；⑤ 活化单核巨噬细胞、T 细胞、NK 细胞，调节抗体生成等。

IFN-α 目前已被美国 FDA 批准用于黑色素瘤、肾癌、人类免疫缺陷病毒（HIV）相关的卡波济肉瘤、毛细胞白血病和慢性粒细胞白血病的治疗。IFN-γ 被用于治疗骨硬化症和慢性肉芽肿，IFN-β 被用于治疗多发性硬化症。IFN 的副作用普遍出现流感样症状、发热、头疼等，与使用剂量有关。

3）肿瘤坏死因子（tumor necrosis factor, TNF） 肿瘤坏死因子包括 TNF-α、TNF-β 两种。TNF-α 由激活的单核巨噬细胞产生；TNF-β 由激活的 T 淋巴细胞产生。

肿瘤坏死因子具有抗肿瘤、调节免疫效应细胞、调节机体代谢，以及诱导细胞分化、刺激细胞生长、诱导细胞抗病毒等多种生物学活性。TNF 通过巨噬细胞、NK 细胞、CTL 和 LAK 细胞的细胞毒作用杀伤肿瘤细胞或抑制增殖，引起肿瘤坏死、体积缩小甚至消退；也可以阻断肿瘤血液供应，促进宿主炎症反应，刺激产生肿瘤特异性细胞毒抗体等。

4）集落刺激因子 集落刺激因子（colony stimulating factor, CSF）是一类调节血细胞生成的高度特异蛋白质，包括粒细胞集落刺激因子（G-CSF）、巨噬细胞集落刺激因子（M-CSF）、粒细胞 - 巨噬细胞集落刺激因子（GM-CSF）和多能集落刺激因子（multi-CSF，即 IL-3），还包括促红细胞生成素（EPO）和血小板生成素（TPO）等。

CSF具有多方面的功能，但其主要功能是对造血细胞的作用。CSF对造血细胞具有刺激增殖、诱导分化、增强成熟细胞功能和维持存活等作用。临床应用表明，G-CSF或GM-CSF能迅速提高粒细胞数，帮助骨髓从放疗、化疗引起的抑制状态中得到恢复并增强抗感染能力。

（三）过继性细胞免疫治疗

过继性细胞免疫治疗，又称体细胞免疫治疗，是指从患者外周血中分离的单个核细胞经过体外诱导、激活和扩增后输入患者体内，诱导或直接杀伤肿瘤细胞，或调节和增强机体的免疫功能，从而达到治疗肿瘤的目的，过继性细胞免疫治疗的原则包括以下几项：① 输注的效应细胞对宿主肿瘤细胞具有杀伤力，对正常细胞无害；② 符合组织相容性抗原，原则上以自体细胞为主；③ 输入足够数量的效应细胞；④ 在降低患者的肿瘤负荷后，用过继性细胞免疫治疗效果更好；⑤ 具有严格的质控标准，确保安全性。目前用于肿瘤过继性免疫治疗的免疫活性细胞主要包括以下几类。

1. 肿瘤浸润淋巴细胞

肿瘤浸润淋巴细胞（TIL）是指浸润在肿瘤组织中具有抗肿瘤效应的淋巴细胞，其主要是存在于肿瘤间质内的T淋巴细胞，小部分为MHC非限制性的NK细胞，其共同特征为表达T细胞受体（TCR）。从实体瘤组织分离的TIL在体外经IL-2激活后可大量扩增，TIL来自肿瘤组织区域，可特异识别自体肿瘤，具有特异的MHC限制性溶解肿瘤活性。TIL用于肿瘤治疗具有以下优势：① 其体内抗肿瘤效应强，因此在治疗中可以减少效应细胞和IL-2的用量；② 主要由CD8阳性细胞诱导而来，在动物实验中发现TIL杀伤肿瘤作用具有特异性；③ 宿主的抑制状态有利于TIL的杀伤作用，因此治疗时加用环磷酰胺可明显提高疗效，可能与免疫抑制药能消除抑制性细胞或因子、增强过继免疫治疗作用有关，因而可减少IL-2的用量，降低毒副反应；④ 可从手术切下肿瘤组织、肿瘤引流淋巴结、癌性胸腹水中获得淋巴细胞，经加IL-2培养后，其生长、扩增能力强。一项针对转移性黑色素瘤的国际Ⅲ期随机试验已经完成，结果显示不管在无复发生存还是长期生存方面，TIL都是有效的。除了黑色素瘤，TIL对肾癌、结肠癌、纤维肉瘤、鳞状细胞癌及肺癌等也有一定疗效。

2. 细胞因子诱导的杀伤细胞

细胞因子诱导的杀伤细胞（cytokine induced killer cell，CIK）是将人的外周血单个核细胞在体外用多种细胞因子（如抗CD3McAb、IL-2、IFN-γ、IL-1α等）共同培养一段时间后获得的一群异质细胞。由于该种细胞同时表达CD3和CD56两种膜蛋白分子，故又被称为NK细胞样T淋巴细胞，兼具T淋巴细胞的抗肿瘤活性和NK细胞的非MHC限制性杀瘤优点。CIK增殖速度快，杀瘤活性高，杀瘤谱广，对多种耐药肿瘤细胞同样敏感。CIK细胞能以不同的机制识别和杀伤肿瘤细胞：① 自然杀伤。CIK细胞是非MHC限制性的细胞毒细胞，可通过分泌穿孔素和颗粒酶直接裂解肿瘤细胞。② 炎症细胞因子作用。CIK细胞活化后能分泌IL-2、IL-6、IFN-γ等多种抗肿瘤的细胞因子，具有抑瘤杀瘤作用，而且对正常细胞无毒性作用。③ CIK细胞诱导肿瘤凋亡杀伤肿瘤细胞。④ CIK细胞回输后可以激活机体免疫系统，通过增强T细胞功能起作用，提高机体的免疫功能。因此，应用CIK细胞治疗被认为是新一代抗肿瘤过继免疫治疗的首选方案。由于CIK细胞的溶瘤作用是非MHC限制性的，不受癌症组织类型的限制，因此对任何一种癌症均有杀灭作用，但对高抗原表达的癌症效果最好，如髓性白血病、黑色素瘤、肾细胞癌、转移性肾癌、非霍奇金淋巴瘤等效果更好，对其他癌症，如肺癌、结肠癌、乳腺癌等均有较好的疗效。CIK细胞治疗适用于任何一期的癌症患者，但对早期肿瘤患者或经过手术及放化疗后肿瘤负荷比较小的患者效果更好。CIK对于手术、放化疗或者造血干细胞移植后患者体内微小残留病灶的清除，防止癌细胞扩散和复发，提高患者自身免疫力等方面具有重要作用；同时，对于不适合手术、放化疗耐受的中晚期肿瘤患者或年老体弱肿瘤患者，也可以起到改善生活质量、延长生命的作用。

3. 基因修饰型T细胞

基因修饰型T细胞是基于合成生物学、免疫学技术，将识别肿瘤相关抗原的嵌合抗原受体（chimeric antigen receptor，CAR）或T细胞受体（T cell receptor，TCR）基因通过病毒载体、转座子或电穿孔等方法导入T细胞，从而获得嵌合抗原受体T细胞（CAR-T）和T细胞受体修饰T细胞（TCR-T）。通常情况下，T细胞通过其表面的TCR受体来识别由靶细胞MHC分子提呈的肿瘤相关抗原肽，这也是T细胞功能活化的前提。然而，肿瘤细胞经常通过下调MHC分子的表达来逃避T细胞的识别，从而发生肿瘤免疫逃逸。通过将识别肿瘤相关抗原的CAR分子或TCR分子导入T细胞，可大大提高T细胞的抗肿瘤作用。虽然两种修饰型T细胞均能特异性识别肿瘤相关抗原，但在识别肿瘤相关抗原种类及方式上仍有少许差异。CAR-T 细胞识别肿瘤抗原不受 MHC 限制，除了能识别蛋白抗原外，还能识别一些多糖类和糖脂类肿瘤抗原。TCR-T 细胞识别肿瘤抗原具有 MHC 限制性，这使得它在低表达 MHC 分子肿瘤中的应用受到限制，但 TCR-T 细胞识别肿瘤细胞抗原具有广泛性，既可以识别细胞表面的抗原，也可以识别细胞内的肿瘤抗原。

临床上最成功的基因修饰型 T 细胞免疫治疗当属 CD19 CAR-T 细胞免疫治疗。该疗法将 CD19-CAR 装入 T 细胞，经过改造的 T 细胞重新回输人体后，能够特异性识别白血病细胞表面的抗原（CD19），并将白血病细胞杀死。2017 年 7 月 12 日，美国 FDA 批准了诺华公司的 CD19 CAR-T 细胞（CTL-019，Kymriah，tisagenlecleucel）治疗急性淋巴细胞白血病。距批准 CTL-019 仅三个多月，2017 年 10 月 19 日，美国 FDA 又批准了 Kite Pharma 的 CAR-T 疗法 Yescarta（axicabtagene ciloleucel）上市，治疗特定类型的大 B 细胞淋巴瘤成人患者。这是美国 FDA 批准的首款针对特定非霍奇金淋巴瘤的 CAR-T 疗法，也是第二款获批的 CAR-T 疗法。继这两个药物在美国上市一年后，它们也被欧盟委员会批准上市。随着 TALEN、CRISPR/cas9 等新型基因编辑技术的发展，将健康人来源的 T 细胞改造成可以输注给患者使用的通用型 CAR-T 细胞成为重要发展方向。与自体 CAR-T 疗法比较，通用型 CAR-T 可以以工业级的标准进行提前制备，实现了从"个性化订制"到"批量化生产"，并且不受患者自身 T 细胞质量的影响。目前有多项相关的临床试验正在开展。

4. 其他的抗肿瘤效应细胞

其他用于过继免疫治疗的效应细胞还包括细胞因子激活的杀伤细胞 (LAK)、肿瘤抗原激活的杀伤细胞（tumor antigen activated killer cell，TAK）、激活的杀伤性单核细胞（activated killer monocyte，AKM）、自然杀伤细胞（NK）、细胞毒性 T 淋巴细胞（cytotoxin T lymphocyte，CTL）、γδ 细胞等，它们也有一定的临床应用前景。

（四）单克隆抗体

1. 靶向治疗抗体

单克隆抗体抗肿瘤作用的机制主要是通过活化补体，构成复合物与细胞膜接触产生补体依赖性细胞毒作用，引起靶细胞的溶解和破坏，以及激活抗体依赖细胞，发挥其抗体依赖性细胞毒作用，破坏肿瘤细胞；还有一些抗体通过封闭肿瘤细胞表面的受体，以阻断细胞生长因子与受体结合诱发的促细胞增殖作用。

利妥昔单抗（rituximab）是美国 FDA 于 1997 年 11 月批准的首个用于治疗表达 CD20 的复发/难治的低分化 B 细胞淋巴瘤的单抗，是人-鼠嵌合型抗 CD20 单克隆抗体；曲妥珠单抗是一种针对 HER2/neu 的重组人源化 IgG 单克隆抗体，能特异地作用于 HER2 过度表达的乳腺癌细胞，主要用于治疗乳腺癌。贝伐单抗是抗 VEGF 的人源化单抗，主要通过中和 VEGF 阻断其与内皮细胞上的受体结合，抑制肿瘤血管生成发挥抗肿瘤效应，被美国 FDA 批准治疗转移性结肠癌，同时也推荐用于治疗转移性肺癌、乳腺癌、肾癌和胶质母细胞瘤等。

抗体药物的迅速发展将使免疫治疗快速成为继手术、化放疗之后肿瘤治疗的主流手段之一。新型基因工程抗体不断出现，如人源化抗体、单价小分子抗体（Fab、单域抗体、单链抗体、超变区多肽等）、多价小分子抗体（双链抗体、三链抗体、微型抗体）、某些特殊类型抗体（双特异型抗体、细胞内抗体、催化抗体、免疫脂质体）及抗体融合蛋白（免疫毒素、免疫粘连素）等，极大地促进了肿瘤的抗体治疗领域的发展。2011 年，美国 FDA 批准了新一代 ADC 药物——adcetris，它由抗 CD30 嵌合抗体本妥昔单抗（brentuximab）与单甲基金抑素奥利斯他汀 E（aurista）偶联，用于治疗霍奇金淋巴瘤。2013 年，FDA 又批准了 Kadcyla（T-DM1），它由人源化抗 HER2 抗体阿多西妥珠单抗（adotrastuzumab）与美坦新（maitansine）偶联，用于治疗乳腺癌。

2. 免疫检查点抗体

目前研究证实，T 细胞激活会受到协同刺激分子与协同抑制分子的双向调节。协同抑制分子 CTLA-4 与协同刺激分子 CD28 高度同源，它可竞争性结合于 B7 分子，对抗 CD28 的协同刺激，下调 T 细胞的抗肿瘤免疫应答。另一个抑制性分子——程序性死亡分子 -1（PD-1）与 CTLA-4 不同，它不会干扰共刺激信号，但会干扰 T 细胞抗原受体介导的信号。当这类抑制性蛋白的活性被阻断的时候，免疫系统的"刹车点"即被释放，并且 T 细胞可以更好地杀伤肿瘤细胞。

1）抗 CTLA-4 单抗　易普利姆玛（ipilimumab）是一种单克隆抗体，能有效阻滞细胞毒性 T 淋巴细胞抗原 -4（CTLA-4）分子。CTLA-4 是免疫球蛋白超家族的成员，细胞毒性 T 淋巴细胞（CTL）表面受体之一，参与免疫反应的负调节。ipilimumab 通过阻断 CTLA-4 和 B7 之间的相互作用，可以抑制这样一个消极的免疫信号，从而消除免疫抑制作用以及诱导和增强抗肿瘤免疫反应。Ⅲ期临床试验显示，ipilimumab 能延长进展性黑色素瘤患者的总生存期。2011 年，美国 FDA 批准 ipilimumab 用于治疗晚期黑色素瘤，开启了阻断免疫检查点分子治疗肿瘤的先河。

2）抗 PD-1 和 PD-L1 抗体 PD-L1 是 B7/CD28 协同刺激因子超家族中的成员。PD-1 主要表达于活化的 CD4 和 CD8 T 细胞，它有两个配体 PD-L1 和 PD-L2。PD-L1 蛋白不仅表达于抗原提呈细胞（APC），还表达于 B 细胞、T 细胞、非造血细胞，包括肿瘤细胞。PD-L1 与其受体 PD-1 结合后，可向 T 细胞传递免疫抑制信号，抑制 T 细胞免疫，对机体的免疫应答起负调控作用。新型抗 PD-1 抗体可以阻断 PD-1 对 T 细胞的抑制作用，从而激活肿瘤患者体内的免疫效应细胞杀瘤效应。2014~2017 年先后有 5 种 PD-1/PD-L1 抗体（pembrolizumab、nivolumab、atezolizumab、avelumab 和 durvalumab）获批准用于黑色素瘤、肺癌、头颈癌、淋巴瘤、尿路上皮癌、乳腺癌及肾癌等的治疗，这些抗体在肿瘤治疗中显示出良好疗效，表明人类可利用自身免疫系统杀伤肿瘤细胞。

目前，PD-1 抗体与 CTLA-4 抗体联合治疗也已获批准用于黑色素瘤、肠癌等的治疗，显示出比单药治疗更强的抗肿瘤活性。此外，靶向其他免疫检查点，如 TIM3、LAG3、TIGIT、IDO1、ICOS、OX40、4-1BB 等的抗体也正在研发之中。

（五）肿瘤免疫治疗的展望

近年来，伴随着分子生物学、生物工程、免疫学基础理论的发展，肿瘤免疫学已成为最活跃的生命科学研究领域之一。该学科介绍了人类肿瘤抗原以及肿瘤抗原加工、提呈和识别的基础知识。有关 T 细胞、NK 细胞、树突细胞的研究有了重要进展，基因工程抗体进入临床研究。细胞过继免疫治疗、细胞因子治疗、肿瘤疫苗的临床研究持续稳定发展。这些免疫疗法已显示出与传统常规手术、放疗、化疗三大疗法的互补性。肿瘤免疫治疗在多种实体肿瘤及血液肿瘤的治疗中所取得的疗效已经得到了广泛的认可。

在临床应用中，免疫治疗将作为肿瘤治疗的一种新型模式，可能会把上述各种治疗手段综合起来，如抗癌疫苗联合免疫调节剂、新的强有力的单克隆抗体联合过继细胞治疗等。在治疗过程中，仔细评估患者针对肿瘤产生的免疫反应对于发现新的肿瘤反应标志物有重要意义，同时也可以为患者提供个体化的、最佳的免疫治疗组合方案，从而使肿瘤患者获得最大的收益。免疫治疗的时代已经来临，它为癌症治疗方法的探索提供了一个新的思路。我们有理由相信，免疫治疗将在肿瘤治疗过程中发挥越来越大的作用。

二、肿瘤的基因治疗

肿瘤基因治疗（gene therapy）是应用基因转移技术将外源基因导入体内，直接修复和纠正肿瘤相关基因的结构和功能缺陷，或间接通过增强宿主的防御机制和杀伤肿瘤能力，从而达到抑制和杀伤肿瘤细胞的治疗目的。20 世纪 80 年代初，Anderson 首先将基因治疗应用于临床，1990 年开始了世界上首例真正用于人类疾病的基因治疗，一例因腺苷脱氨酶所致联合免疫缺陷的女孩经基因治疗而获救。这一工作把基因治疗从理论和动物实验真正地带入临床应用，开辟了基因治疗的新时代。我国基因治疗领域的研究工作开展得比较早，1991 年首例 B 型血友病基因治疗临床试验获得成功。2004 年 10 月全球第一个基因治疗药物"今又生"在我国上市，标志着我国基因治疗产业开发已达国际先进水平。基因治疗被认为是未来医药领域中极有潜力的发展领域。

（一）基因治疗的载体

基因治疗涉及靶基因、靶基因载体和靶基因的表达调控，其中靶基因载体的选择是基因治疗的关键之一。目前用作基因治疗的载体分病毒载体和非病毒载体，而病毒载体主要来源于鼠和人类的 DNA、RNA 病毒，最常用的以反转录病毒、腺病毒（Ad）、腺相关病毒（AAV）、慢病毒和单纯疱疹病毒（HSV）为多。最近几年，又有更多的病毒被开发改造为基因治疗的载体，包括牛痘病毒、杆状病毒、EB 病毒（EBV）、水疱性口炎病毒（VSV）和人巨细胞病毒（CMV）等，并且其中一些已经进入了临床试验阶段。非病毒载体，如细菌载体、人工载体则还处于研究阶段。

（二）基因治疗策略

1. 抑癌基因治疗

相比于正常细胞，肿瘤细胞的生长和增殖能力明显增强；而这种生长表型又是基于抑癌基因失活和（或）癌基因的过度激活。抑癌基因具有负性调控细胞生长和增殖的作用，当因突变或缺失而丧失其功能时则可促进细胞的生长和增殖。在肿瘤的抑癌基因治疗研究方面，目前研究较深入的是 p53 基因。p53 基因作为抑癌基因，具有细胞增殖的负向调节作用，可调控细胞的生长和分化，维持基因组 DNA 的稳定性。野生型的 p53 蛋白能诱导产生一系列细胞周期依赖性激酶（CDK）的阻滞剂，阻止细胞通过细胞周期进有丝分裂，使细胞停滞于 G_1 期，从而抑制细胞的生长和增殖。突变的 p53 基因失去对细胞周期的调控功能，允许 DNA 受损突变细胞进入细胞周期增殖和恶性转化。因此，将野生型 p53 基因转染肿瘤细胞是诱导肿瘤凋亡、抑制肿瘤生长的有效方法。世界首个基因治疗药物"重组人 p53 腺病毒注射液"（商品名"今又生"）就是携带重组人 p53 基因的 5 型腺病毒，其适应证为"与放疗联合用于治疗常规方法无效的晚期鼻咽癌及其他头颈部鳞癌患者"。

2．"自杀基因"治疗

"自杀基因"治疗（suicide gene therapy）又名基因介导的酶解药物前体治疗（gene directed enzyme prodrug therapy，GDEPT），自杀基因编码活性酶，当酶在靶细胞中表达时，可将无毒或低毒的药物前体转化成为具有细胞毒性的药物，从而达到杀灭肿瘤细胞的目的。一些来源于病毒和细菌的基因具有独特的功能，这些基因的表达产物具有将一些原先对哺乳动物细胞无毒性的或低毒性的药物转化为毒性产物，从而导致细胞的死亡。将这些前药物转换酶基因（也称自杀基因）导入肿瘤细胞可代谢产生毒性药物，引起肿瘤细胞自杀。另外通过"旁观者效应"，还能杀伤未被导入自杀基因的邻近分裂细胞，扩大其杀伤效应。如果将"自杀基因"单纯疱疹病毒胸腺嘧啶激酶（herpes simplex virus thymidine kinase，HSV-TK）转染至肿瘤组织，使肿瘤细胞成为有别于正常细胞，表达 HSV-TK 的细胞，能将前体药物羟甲基无环鸟苷（ganciclovir，GCV）转化为对分裂细胞具有杀伤作用的代谢产物，从而特异性地杀伤肿瘤细胞。自杀基因/药物前体系统包括单纯疱疹病毒Ⅰ型胸苷激酶/丙氧鸟苷系统（herpes simplex virus-thymidine kinase/ganciclovir，HSV-TK/GCV）与大肠杆菌胞嘧啶脱氨酶/5-氟胞嘧啶系统（cytosine deaminase/5-fluorocytosine，CD/5-FC）。

3．反义基因治疗

肿瘤的反义基因治疗是指根据碱基互补原理，利用与目标靶 DNA 或 RNA 特定互补的短链核苷酸片段在转录和翻译水平阻断某些异常基因的表达，以阻断瘤细胞内的异常信号转导，使瘤细胞进入正常的分化途径或引起细胞凋亡，或抑制生长因子的分泌、封闭其受体以改变肿瘤的生物学特性达到治疗肿瘤的目的。反义基因治疗主要包括反义寡核苷酸、反义 RNA 和核酶技术。

尽管使用反义技术在实验室研究中获得了一些满意的结果，但还有许多关键问题有待解决：① 肿瘤是一种多基因遗传病，其发生发展存在多种癌基因的激活，而单一癌基因的反义阻断不可能完全抑制或逆转肿瘤的生长；② 目前反义核酸的靶向特异性不强，很容易对靶细胞周围细胞产生非特异性的阻断；③ 尚未设计出有效的转运机制能转运足够的反义寡核苷酸到靶细胞而达到长期逆转肿瘤的目的；④ 反义表达载体和反义寡核苷酸都存在体内迅速失活的问题，这限制了反义基因疗法向临床应用的转化。

4．耐药基因治疗

在化疗的过程中常会出现化疗耐药问题，如何逆转化疗耐药是目前亟须克服的医疗难题之一。耐药基因治疗的目的是提高造血细胞等对化疗药物的耐受性。目前研究的耐药基因有多药耐药基因（multidrug resistance gene，MDR）、二氢叶酸还原酶（dihydrofolate reductase，DHFR）等。如果向造血干细胞转导耐药基因 MDR，使其具有比肿瘤细胞更强的化疗药物耐受力，可在提高临床化疗药物剂量的同时减轻对骨髓细胞的损害。

5．免疫基因治疗

肿瘤免疫基因治疗是指应用基因转移技术将细胞因子、趋化因子受体、抗凋亡分子、TCR 分子、CAR 分子、共刺激分子、MHC 分子等与抗肿瘤免疫有关的基因导入免疫效应细胞或肿瘤细胞，通过基因的表达增强肿瘤细胞的免疫原性和（或）免疫系统的功能，增强机体的抗肿瘤免疫反应，从而达到抑制和杀伤肿瘤细胞的目的。如前述的利用基因工程技术将肿瘤特异性单克隆抗体的抗原结合区（Fab）或者单链抗体可变区（scFv）与 T 细胞的信号转导区相结合，构建成嵌合体即为 CAR。将嵌合性受体基因导入 T 淋巴细胞，可使 T 细胞获得特异性识别肿瘤抗原的能力。而为了提高肿瘤细胞表达 MHC 分子的能力，可以通过基因工程技术将 MHC 基因导入肿瘤细胞，促进其表达以调节 T 细胞杀伤肿瘤细胞的能力。

6．联合基因治疗

越来越多的研究者认识到，肿瘤的发生是一个多基因参与的多步骤、多因素的复杂过程。调节单个基因或者阻断单个步骤的治疗往往不能达到满意的效果，联合基因治疗较单一基因治疗取得明显的协同抗肿瘤作用，必将成为今后基因治疗研究的发展方向。目前这方面的研究主要包括以下几种：① 免疫基因与自杀基因的联合治疗，转染的免疫基因可以在肿瘤组织中募集/激活巨噬细胞、淋巴细胞，达到增强自杀基因的抗肿瘤效果；② 抑癌基因与免疫基因的联合，如用 $p53$、$B7-1$、$GM-CSF$ 和 $IL-2$ 多基因联合治疗，疗效比用单个基因治疗好；③ 免疫基因之间的联合，如 $IL-2$ 和 $IFN-\alpha$ 的联合使用对肿瘤的复发转移有预防和治疗作用，有关方案已经进入Ⅱ期临床，有一定疗效，不良反应少。

7. 异种同源基因的抗肿瘤作用

比较基因组研究表明，生物之间都呈现出在结构和（或）功能上某种程度的相似性，这些基因就是异种同源基因。肿瘤细胞在其恶性转化、增殖的过程中要产生一种或多种肿瘤抗原。然而，在大多数情况下，肿瘤抗原都是免疫原性较弱的组织分化抗原，并不足以引起机体的免疫反应。再者，从免疫学的角度看，肿瘤细胞就是一种能不断表达"正常"抗原（基因过度表达）和（或）"异常"抗原（基因修饰、突变或缺失）的宿主体内自身组织细胞，因此可以说肿瘤抗原是自身抗原。在正常情况下，机体对自身抗原不产生免疫应答，即呈现出免疫耐受。研究表明，可以利用异种同源基因在进化过程中所形成的微细差别来打破这种免疫耐受、增强免疫原性、诱导肿瘤细胞的自体免疫反应，进而达到抗肿瘤的目的。我国科学家发现，用异种血管内皮细胞免疫小鼠能诱导自身免疫样反应，破坏肿瘤新生血管，从而抑制肿瘤生长，在动物体内取得良好疗效，并且未发现异种免疫所致毒副反应。异种同源基因治疗肿瘤的研究目前仍有许多问题有待解决，但其为肿瘤的治疗开辟了一条全新的途径。

（三）肿瘤基因治疗的展望

目前，肿瘤基因治疗的实验研究已取得许多有意义的结果，但是很多临床试验却并不令人满意，主要的问题仍然是组织和细胞的选择性、高效率的载体、更富杀伤力的目的基因，如何与其他肿瘤治疗手段有机地结合起来，以及如何进行准确的疗效评价等。这些问题的解决自然都有赖于研究人员和临床医生们的通力合作，也有赖于科研部门与制药公司的有效协调；而这些问题一旦获得解决，将会为肿瘤的治疗开创一片新的天地、提供另一种有效的手段。

因此，肿瘤基因治疗今后可能的发展方向是：① 加强对肿瘤基因变化规律的认识，针对关键的突变基因，运用基因置换和反义核酸等基因治疗策略，定点修复或诱导抑癌基因的表达和活化，关闭和抑制异常癌基因的表达，从根本上抑制突变的癌细胞；② 改进基因转导技术，实现基因的定位导入，提高转导率和外源基因的表达率，克服基因随机插入造成的某些正常功能基因表达异常；③ 进一步扩大基因受体细胞种类的筛选，提高受体细胞的扩增率，加强转导基因的选择，如抑癌基因、细胞因子基因、肿瘤抗原基因、化疗敏感基因等。

应该看到，肿瘤发生与发展涉及多基因、多因素、多阶段，其过程的复杂性，以及机体在此过程中千变万化的状态，使中晚期肿瘤很难用单一的临床医学手段来根治。目前学术界的共识是，通过规范性综合治疗和个体化治疗可以提高很多常见肿瘤的治愈率，而肿瘤的生物治疗（包括基因治疗）以其主动抗癌、靶向性强等特点，对正常组织和细胞的毒性作用小，更适用于消灭复发或残留的肿瘤细胞。可以预料，在未来的肿瘤综合治疗方案中，特别是对经过常规治疗后影像学上已经看不到肿瘤的中期肿瘤患者，或在保持带瘤生存状态的晚期肿瘤患者的治疗策略中，生物治疗可以有一席之地，将在减少肿瘤复发和转移、控制肿瘤进展方面发挥重要作用。

（夏建川　周鹏辉）

第四节　微波、超声及激光治疗

一、微波治疗

微波作用于机体组织时，可引起组织细胞中离子、水分子和偶极子的高频振荡。当微波能量低时，产热低，可增强局部血液循环，加快局部代谢，增强局部免疫能力，因此能有效改善局部血液循环，促进水肿吸收，消炎止痛。当微波能量高时，产热高，可使蛋白质变性、凝固、坏死，此时微波具有烧灼、切割、消融的作用。

（一）微波的物理特性

微波是频率为 300～300 000MHz，波长为 1mm～1m 的超高频电磁波。在微波治疗仪中，微波传输特性由微波馈线和辐射器决定，优良的辐射器能使微波具有极佳的方向性，有相当准确的定位精度。微波是属于非电离辐射，它不能使化学物质中较弱的氢键断裂，也不能使化学物质产生电离作用，只能对分子的自由旋转度起作用，故不改变物质的化学性质，使用安全。微波辐射在介质上的透入深度与频率呈反比，与波长呈正比。一般而言，微波在高水分组织中吸收快但穿透深度小，而在低水分组织中则相反，穿透深度深。根据这种性质，在微波治疗仪类型中，有不同的频段划分，不同性质的疾病可用不同频段的微波治疗。

（二）微波治疗肿瘤的机制

微波治疗肿瘤的机制主要是利用微波的热效应和肿瘤不耐热的特点达到灭活肿瘤的目的。微波作用于肿瘤时，由于肿瘤组织内大部分由水和蛋白质等极性分子组成，在微波电场力矩的作用下，极性分子沿着微波电场的方向进行有序排列的取向运动，并随着高频电场的交变而来回转动，在转动的过程中与相邻的分子产生类似摩擦、碰撞而产生热量，在极短的时间内达到60～107℃的局部高温。实验研究表明，当温度升高达46℃（60min）时细胞出现不可逆性破坏，50～52℃（4～6min）即能诱导细胞毒性反应，60℃以上细胞即刻发生死亡。因此微波能使电极周围的肿瘤凝固、变性、坏死，达到原位灭活。

与其他加热方法不同，微波加热的热源不是从外部加热传导，而是由生物组织本身产生的，这种热作用效率高，均衡性和热稳定性好。

肿瘤组织的不耐热性与肿瘤组织含水丰富，以及血管结构发育不良、紊乱、热交换能力差及pH低、组织缺氧等有关。

近年来的研究表明，微波治疗肿瘤前后，患者血液中CD3、CD4、CD8、CD4/CD8、NK、IL-2、SIL-2R浓度等有明显的差异，微波治疗后可增强机体局部和全身的细胞免疫功能，以消灭肿瘤及残存的癌细胞，预防肿瘤的复发。

（三）微波在肿瘤治疗中的临床应用

1. 微波热疗

以微波作为热源加热局部或全身，使之升温至42～43℃，维持40min以上，即可达到治疗目的，常需多次治疗。

2. 微波热消融

利用微波可凝固坏死组织的作用，临床上用来治疗良性的肿瘤（如息肉）、癌前病变（如不典型增生）、恶性的实体肿瘤（如肝癌）等。对某些实体肿瘤，微波治疗可达到与手术相同或相近的治疗效果。对某些不能手术的患者，微波治疗可显著改善患者的症状，提高生存质量。

二、超声治疗

超声用于诊断已是十分成熟的技术，而用于治疗的超声（0.02～5MHz）则是近二十年来发展的一种新手段。因其无创伤性，超声治疗技术已广泛应用于眼科、理疗、消化、普外等临床领域中。小功率超声仪用于常规理疗，高强度聚焦超声可以施行功能保护型手术，进行无创性的肿瘤治疗，这完全符合肿瘤治疗的发展趋势。

高强度聚焦超声（high intensity focused ultrasound，HIFU）是利用超声波（0.8～1.6MHz）具有穿透性、方向性、聚焦性好的特点，将体外发射的低能量超声波聚焦于肿瘤部位，通过超声波在肿瘤组织中的一系列生物学效应使肿瘤靶区内温度瞬间达到65～100℃，肿瘤组织产生凝固性坏死而达到治疗肿瘤的目的。

（一）高强度聚焦超声治疗肿瘤的原理

高强度聚焦超声治疗肿瘤的原理包括两个方面，即高强度聚焦超声的生物学效应及肿瘤组织的生物学特性。

1. 高强度聚焦超声的生物学效应

1）热效应 当超声波在人体组织内传播时，由于组织的内摩擦黏滞损耗、热传导损耗以及一些分子弛豫过程，不断地把一部分有序的声波振动能量转化成为无序的分子热运动能量，这种能量在超声波聚焦点处产生瞬间高温（靶区组织温度在0.5～1.0s内骤升至65～100℃），使焦点处的靶组织发生不可逆的凝固性坏死。

2）空化效应 空化效应是强超声在液体中引起的一种特有的物理现象，其机制通常是指液体中存在的微小气泡（空化泡），在超声波作用下被激活所表现的振荡、膨胀、收缩、崩溃等一系列的动力学过程。

3）免疫机制 由于HIFU治疗时焦域内高温造成肿瘤靶组织发生凝固性坏死，这起到了高温固化留置瘤苗的作用。一方面，超声破坏癌肿，使肿瘤/宿主优势得以改善；另一方面，高温使肿瘤组织变性，肿瘤组织抗原性改变，更易刺激机体免疫。肿瘤局部热疗与免疫关系的研究发现，高热可促进肿瘤组织合成热休克蛋白，热休克蛋白可刺激机体免疫系统，提高机体免疫功能。肿瘤局部热疗还可刺激机体的细胞免疫和体液免疫，NK细胞、T淋巴细胞和巨噬细胞的细胞免疫功能将增强。

4）与化疗的协同作用 有研究显示，HIFU联合阿霉素治疗实验性肝癌大鼠的生存时间显著长于单用阿霉素的化疗组，两组的平均生存时间分别为78天和42天；并且接受HIFU联合阿霉素治疗的12只大鼠中有3只被"治愈"，即治疗150天后未发现肿瘤生长的病理学证据。

2. 肿瘤组织的生物学特性

肿瘤组织由于其解剖组织学上的缺陷致使其供血不足、缺氧、偏暖、不耐热，癌瘤组织的血供仅为正常组织的2%～15%，这种在血循环方面的显著差别，是HIFU及其他加热方法治疗肿瘤的基础。

（二）高强度聚焦超声在肿瘤治疗中的临床应用

1. 肿瘤热疗

高强度聚焦超声可作为热源加热肿瘤局部，使之达到所需的温度并维持一定时间，从而起到肿瘤热疗的效果。

2. 热"切除"

高强度聚焦超声的生物学焦域通常约为1mm×1mm×3mm大小，治疗过程中，焦域处的温度瞬间可达65～100℃而使组织发生凝固性坏死。在超声的实时监测和计算机的控制下，通过不断移动治疗探头即移动生物学焦域达到由点-面-块凝固坏死所预定的靶区肿瘤的目的，即热"切除"。理论上凡是超声能到达部位的肿瘤均可使用高强度聚焦超声治疗，但在实际过程中尚有许多问题有待解决。目前HIFU主要应用于实体肿瘤的治疗，包括肝癌、乳腺癌、恶性软组织肿瘤、恶性骨肿瘤、肾癌、胰腺癌等的治疗。

三、激光治疗

自1960年首次发明红宝石激光器以后，由于激光具有能量高、方向性好、单色性好和相干性能好的特点，很快就被医学界用作诊治疾病的光源。50多年来，随着各种激光器不断地发展，经过动物实验到临床实践，激光医学现已形成一门新学科，并在激光肿瘤外科和激光光动力学治疗恶性肿瘤方面，积累了丰富的经验。

（一）激光手术治疗

激光作用于生物体，可以引起生物体组织热效应、压强效应和生物效应等一系列反应。激光手术治疗就是选用不同波长的激光和控制不同激光功率密度，利用热效应和压强效应的原理，去实现组织切割、汽化和凝固术，达到治疗肿瘤的目的。

肿瘤外科手术常用的激光器有二氧化碳激光（CO_2激光），波长10.6μm，功率10～80W可调；掺钕钇铝石榴石激光器（Nd:YAG激光器），波长1.06μm，功率10～50W可调。前者用关节臂传导，锗镜聚焦。控制CO_2激光功率密度的方法是改变工作点与聚焦光斑的距离，在聚焦点处，激光功率密度最高，用于切割组织。提起激光刀头使焦点稍离开工作点，其功率密度较低，用于汽化和凝固。Nd:YAG激光用导光纤维传导，且可通过内镜进入体腔治疗腔内肿瘤，通过调节激光功率去完成切割、汽化和凝固功能。

1. 切割手术治疗肿瘤

组织吸收激光引起热效应和压强效应机制，组织瞬间温度达200～1000℃，细胞从蒸发膨胀产生二次压强，裂开组织，从而切除肿瘤。

激光手术切割的优点：① 瞬间高温切割组织，热凝固切口使毛细血管、淋巴管封闭，可减少出血或不出血，亦可防止癌细胞随血管、淋巴管回流而导致医源性肿瘤播散；② 术中出血少或不出血，缩短了手术时间，可减少输血或不用输血；③ 激光开颅、切骨方法简便，避免了钻、凿、锯器械的刺激，减少了伤口感染细菌的机会；④ Nd:YAG激光通过内镜进入腔道切除肿瘤，可免去开胸、开腹之苦。

2. 汽化治疗肿瘤

CO_2激光工作点远离激光刀头焦点，功率密度稍低，瞬间高热使组织内水分蒸发，余下组织变碳，再进一步燃烧变成CO_2，使肿瘤组织清除，此过程称为汽化术。

临床适应证：① 体表恶性肿瘤可用汽化治疗，包括皮肤鳞状细胞癌、基底细胞癌、恶性黑色素瘤和转移性肿瘤；② 体腔和浅表器官肿瘤，如喉癌、中耳癌、复发性鼻咽癌、口腔癌、绒毛膜上皮癌阴道转移结节等；③ 体表良性肿瘤、瘤样赘生物及癌前病变，如乳头状瘤、皮脂腺瘤、宫颈炎、宫颈潴留样囊肿及鳞状上皮不典型增生等。

优点：汽化术清除瘤灶准确、迅速，有雕刻手术之称。在重要器官中，可以选择性地汽化病灶，保存更多正常组织的功能。另外，术中出血少或无出血。汽化术通常病灶较小，操作简便，痛苦少，方便门诊患者。

3. 凝固术

凝固术治疗方法又称为光凝固治疗，其所用激光功率密度更低。组织吸收通过光导纤维的激光束后，局部组织热效应是光能转换成热能；当其热作用使温度升高至55～60℃时，在数秒钟内可致蛋白质变性；若继续吸收激光能量，使温度不断上升至接近100℃，可立即使蛋白质热凝固、组织凝固性坏死，而达到治疗肿瘤的目的。

常用的激光器有红宝石激光器、氩离子激光器、Nd：YAG激光器、半导体激光器。

适应证：用于坏死型恶性肿瘤之姑息性治疗，反复凝固大块癌组织使之逐层脱落。常用于复发性巨块乳癌、外阴癌、宫颈癌等；各类型血管瘤也是较好的适应证。

（二）激光内镜治疗

激光内镜治疗技术是近年来兴起、用于诊断和治疗腔内疾病的新技术。Nd：YAG、Ar^+染料激光等的研制成功，大大促进了激光在腔内疾病中的应用。目前激光腔内切割、汽化、凝固和光动力学疗法，已得到广泛的应用。例如，食管癌、贲门癌、支气管癌、大肠癌引起的腔道梗阻，尤其是中晚期不能手术切除或有手术禁忌者，可通过内窥镜引入激光对腔道内的出血点进行凝固止血；或对腔道内的肿物进行照射烧灼，使癌组织炭化，肿瘤坏死物通过吸引器吸出直至打开一条通道。激光内窥镜治疗腔内病变的优点在于手术麻醉简便、患者易接受、可在直视下进行。激光以其独特的优势，为临床治疗解决了许多传统医学无法解决的难题。部分病例避免了传统的开胸剖腹手术，可缓解多种腔内肿瘤患者的症状。

（三）激光光动力学治疗

光动力学疗法（photodynamic therapy，PDT）：某些光敏化剂（如卟啉、吖啶橙等）能被恶性肿瘤组织摄取和特异性滞留，在特定波长光的照射下，有O_2的参与而起光敏化作用，产生单态氧（$^1O_2$），从而破坏光敏化剂所在的肿瘤组织，这一系列化学反应过程称为光动力学过程，利用这个过程治疗恶性肿瘤的方法称为光动力学疗法。激光的发明为光动力学疗法提供了更理想的光源，故又称为激光光动力学疗法。激光能通过导光纤维传导，借助内镜进入食管、胃、支气管、肺、膀胱等腔道器官，治疗腔内肿瘤，免去传统的开胸、开腹手术。当体表肿瘤组织范围较大，照射的深度不够时，亦可通过穿刺针头将光纤导入肿瘤基底部进行照射，称为组织间照射。组织间照射光动力学治疗可应用于穿刺针可到达的脏器肿瘤。例如，某些不宜手术的肝癌，可在B超引导下将18 G肝穿刺针经皮穿刺进肝肿瘤内，退出针芯，导入光纤进行肝肿瘤照射。亦可与外科手术配合，清除因肿瘤靠近重要器官造成手术残留的肿瘤组织。激光光动力学疗法其最大特点是：治疗癌细胞特异性高，照射区癌细胞坏死而正常细胞不受影响得以保存，有别于化疗和放疗。

适应证：目前较多用于体表外生性肿瘤、软组织肉瘤和内镜能够到达的呼吸道、消化道、泌尿生殖道等部位的恶性肿瘤。按部位归纳如下：① 头颈部肿瘤，包括眼球、眼眶、大脑恶性肿瘤，复发性鼻咽癌、口腔癌、舌癌、扁桃体癌、头皮癌、颜面皮肤鳞癌和基底细胞癌；② 胸腹部肿瘤，包括气管与支气管肺癌、食管癌、胃癌、肝癌、结直肠癌、泌尿系的膀胱癌和阴茎癌；③ 妇科的宫颈癌、子宫内膜癌、外阴癌。早期癌常可根治，晚期癌可获姑息性疗效。

（徐国良　林世永）

参 考 文 献

陈敏华，Goldberg SN. 2009. 肝癌射频消融——基础与临床. 北京：人民卫生出版社

程永德，程英升，颜志平. 2013. 常见恶性肿瘤介入治疗指南. 北京：科学出版社

范承启，王铁功，刘芳，等. 2018. 肿瘤微波消融的研究进展. 转化医学电子杂志，5 (04)：10～15

李麟荪，贺能树. 2001. 介入放射学——非血管性. 北京：人民卫生出版社

孙燕. 2005. 内科肿瘤学. 北京：人民卫生出版社

汤钊猷. 2011. 现代肿瘤学. 3版. 上海：上海医科大学出版社

吴沛宏，黄金华，罗鹏飞，等. 2005. 肿瘤介入诊疗学. 北京：科学出版社

曾益新. 2014. 肿瘤学. 4版. 北京：人民卫生出版社

Hayden EC. 2012. Antibody alarm call rouses immune response to cancer. Nature, 486 (7401): 16

Lencioni R, Llovet JM. 2010. Modified RECIST (mRECIST) assessment for hepatocellular carcinoma. Semin Liver Dis, 30(1): 52～60

Lizée G, Overwijk WW. 2013. Harnessing the power of the immune system to target cancer. Annu Rev Med, 64: 71～90

Maude SL, Frey N, Shaw PA, et al. 2014 .Chimeric antigen receptor T cells for sustained remissions in leukemia. N Engl J Med,

371(16): 1507~1517

Miyao K, Terakura S, Okuno S, et al. 2018. Introduction of genetically modified CD3 ζ improves proliferation and persistence of antigen-specific CTLs. Cancer Immunol Res, 6 (6): 733~744

Railkar R, Agarwal PK. 2018. Photodynamic therapy in the treatment of bladder cancer: past challenges and current innovations. Eur Urol Focus, 4 (4): 509~511

Russell SJ, Peng KW, Bell JC. 2012. Oncolytic virotherapy. Nat Biotechnol, 30 (7): 658~670

Schellhammer PF, Chodak G, Whitmore JB. 2013. Lower baseline prostate-specific antigen is associated with a greater overall survival benefit from sipuleucel-T in the immunotherapy for prostate adenocarcinoma treatment (IMPACT) trial. Urology, 81 (6): 1297~1302

Sequeiros RB, Joronen K, Komar G, et al. 2017. High intensity focused ultrasound (HIFU) in tumor therapy. Duodecim, 133 (2): 143~149

Topalian SL, Weiner GJ, Pardoll DW. 2011. Cancer immunotherapy comes of age. J Clin Oncol, 29 (36): 4828~4836

Wolchok JD, Kluger H, Callahan MK. 2013. Nivolumab plus ipilimumab in advanced melanoma. N Engl J Med, 369 (2): 122~123

Wu F, Zhou L, Chen WR. 2007. Host antitumour immune responses to HIFU ablation. Int J Hyperthermia, 23: 165~171

第十一章　癌痛治疗及临终关怀

世界卫生组织（WHO）在肿瘤工作的综合规划中确定了预防、早期诊断、根治治疗和姑息治疗四项重点。其中，姑息治疗是对已不能根治患者的一种积极而全面的治疗，目的是帮助患者达到和维持其躯体、感情、精神、职业和社会行为能力的最佳状态，从而使患者及其家庭得到最大安慰，获得尽可能好的生活质量。随着抗肿瘤治疗的进步、患者生存期延长，姑息治疗成为癌症控制规划中的重点之一。在姑息治疗中，WHO首先把癌症疼痛提到重要和优先解决的地位。

第一节　癌症疼痛的处理

疼痛是最常见的肿瘤相关症状之一，初诊癌症患者疼痛发生率约为25%；晚期癌症患者的疼痛发生率为60%～80%，其中1/3的患者为重度疼痛。疼痛的定义为"与实际或潜在的组织损伤或类似损伤相关联的感觉和情绪体验"。疼痛给癌症患者造成巨大的身心痛苦，极大地影响他们的活动能力以及整体生活质量，因此癌痛治疗是癌症综合治疗中不可或缺的重要组成部分。

一、癌痛的病因

癌痛的原因多样，大致可分为以下4类。

（1）直接由癌症引起的疼痛，如肿瘤浸润、神经系统及脏器受累等。

（2）与癌症相关的疼痛，如作为癌症非特异性表现的骨关节的疼痛等。

（3）与癌症治疗有关的疼痛，如术后和化疗后所致的各种疼痛综合征及放疗后溃疡或纤维化引起的疼痛等。

（4）包括其他合并症、并发症等非肿瘤因素所致的疼痛，如患者原来就有的痛风和关节炎等。

从我国的调查中发现，癌痛原因中，（1）、（2）分别占78.6%和6.0%，（3）占8.2%，而（4）占7.2%；6.7%的患者是由两种以上原因引起的疼痛。对于（1）、（2）两种原因引起的疼痛，抗肿瘤治疗可在一定程度上使疼痛缓解，所以治疗原则应是抗肿瘤加止痛；而对（3）、（4）两种原因引起的疼痛，则需要进行止痛和其他有关的辅助治疗。

二、癌痛的分类

癌痛根据其发生情况和持续时间分为急性和慢性疼痛。癌症疼痛大多表现为慢性疼痛。与急性疼痛相比较，慢性疼痛持续时间长，病因不明确，疼痛程度与组织损伤程度可呈分离现象，可伴有痛觉过敏、异常疼痛、常规止痛治疗疗效不佳等特点。慢性疼痛与急性疼痛的发生机制既有共性也有差异。慢性疼痛的发生，除伤害感受性疼痛的基本传导调制过程外，还可表现出不同于急性疼痛的神经病理性疼痛机制，如伤害感受器过度兴奋、受损神经异位电活动、痛觉传导中枢机制敏感性过度增强、离子通道和受体表达异常、中枢神经系统重构等。

根据疼痛的生理机制可分为躯体性痛、内脏性痛和神经性痛。躯体和内脏性痛属于伤害感受性疼痛，是由于皮肤、肌肉、结缔组织以及内脏结构的损伤并最终激活伤害感受器而引起。躯体性疼痛能准确定位，通常为刀割样、搏动性和压迫样疼痛，可发生于手术或肿瘤骨转移的患者。内脏性疼痛范围较为弥散，通常表现为钝痛、酸痛和痉挛性痛，常发生于胸腹部内脏器官受到挤压、侵犯或牵拉后。神经性疼痛是由外周或中枢神经遭受伤害所导致的，此种类型的疼痛可表现为烧灼样痛和电击样痛。神经性疼痛的范例包括椎管狭窄或糖尿病神经病变引起的疼痛，或作为化疗（如长春新碱）或放疗的不良反应。

三、癌痛的评估

癌痛评估是合理、有效进行止痛治疗的前提。癌症疼痛评估应当遵循"常规、量化、全面、动态"评估的原则。由于疼痛程度没有明确的客观指标，加上每个患者对痛的以往经历、个人耐受性、精神状态和注意力等有很大不同，所以疼痛程度的描述也存在很大差异。通常患者自己的陈述是评估疼痛程度最好的标准。目前临床常用以下 3 种分级法帮助评估癌症疼痛程度：根据主诉疼痛程度分级法（VRS 法）、目测模拟分级法（VAS 法又称为划线法）和数字分级法（NRS 法）。

1. 根据主诉疼痛程度分级法（VRS 法）

0 级：无痛。

1 级（轻度疼痛）：虽有疼痛但仍可忍受，并能正常生活，睡眠不受干扰。

2 级（中度疼痛）：疼痛明显，不能忍受，要求服用镇痛药物，睡眠受干扰。

3 级（重度疼痛）：疼痛剧烈不能忍受，需要镇痛药物，睡眠严重受干扰，可伴有植物神经功能紊乱表现或被动体位。

2. 目测模拟分级法（VAS 法）

用一长 10cm 的直线，左端代表无痛，右端代表最痛。由患者自己在最能代表其疼痛程度之处画一交叉线表明之，从左端至画线处的厘米数即为疼痛的指数。

无痛　　　　　　　　　　　　　　　　　　　　　最痛

3. 数字分级法（NRS 法）

用 0～10 的数字代表不同程度的疼痛，0 为无痛，10 为最痛。让患者自己圈出一个最能代表疼痛程度的数字（图 11.1）。此法是 VAS 法的一种数字直观表达方法，其优点是较 VAS 法更为直观，患者用数字表达出感受疼痛的强度，是一种较为常用的评估方法。不足之处为患者容易受到数字的干扰影响，可能会降低其灵敏性和准确性。

```
0    1    2    3    4    5    6    7    8    9    10
无痛                                              最痛
```

程度分级标准为　　　0：无痛　　　　1～3：轻度疼痛

　　　　　　　　　　4～6：中度疼痛　　7～10：重度疼痛

图 11.1　数字分级法

四、癌症患者疼痛的诊断步骤

（1）详细询问病史，除肿瘤的有关情况外，还应包括疼痛开始及持续时间，疼痛部位和分布范围，疼痛性质和严重程度，疼痛与活动、睡眠的关系，以及过去用药或其他止痛方法所获得的疼痛缓解情况等。

（2）要相信患者有关疼痛的主诉，并请患者用分级法表示疼痛的程度及动态变化。

（3）全面体检，包括疼痛部位的 X 线拍片及必要时选择 CT、B 超、核素、MRI 等检查，以确定癌症的播散范围及疼痛的器质性原因。

（4）全面的神经系统检查，以协助判断疼痛的性质和对癌痛的进一步处理。在进行癌痛检查的过程中，从一开始就使用止痛药以增加患者的舒适感是很重要的，因为在检查，如拍片时疼痛可能是一个不利的因素。在不影响诊断的前提下，不应限制止痛药物的应用。

五、癌痛的治疗

（一）治疗原则

癌痛应当采用综合治疗的原则，根据患者的病情和身体状况，有效应用止痛治疗手段，持续、有效地消除疼痛，预防和控制药物的不良反应，降低疼痛及治疗带来的心理负担，以期最大限度地提高患者生活质量。

（二）治疗方法

癌痛的治疗方法包括：病因治疗、镇痛药物治疗和介入治疗。

1. 病因治疗

对肿瘤急症（骨折、脑转移、硬膜外转移、内脏穿孔或梗阻、感染）相关的疼痛，应进行止痛加肿瘤急症针对性治疗（如手术、激素、放疗、抗生素）。部分肿瘤所致的疼痛通过适当的抗肿瘤治疗有时可以迅速取得满意的镇痛疗效。抗肿瘤治疗也可以使一些较晚期的肿瘤患者的疼痛取得缓解或减少患者对止痛药的需要量。对于有疼痛的患者，抗肿瘤治疗可以按以下情况进行。

1）放疗　对骨转移引起的疼痛、脊髓受压、脑转移、周围神经肿瘤浸润等情况具有良好的效果。

2）化疗　对化疗敏感的肿瘤如淋巴瘤、小细胞肺癌、卵巢癌、骨髓瘤或白血病造成的压迫或浸润神经组织引起的疼痛能够迅速显效。

3）手术　姑息性手术可以将大块肿瘤切除，达到止痛的目的。此外，手术固定病理性骨折、解除脊髓压迫和肠梗阻、引流大量腹水等对缓解患者的疼痛都有益处。

2. 镇痛药物治疗

1）WHO 的三阶梯止痛方法　所谓三阶梯止痛方法，就是根据患者疼痛的轻、中、重不等的程度分别选择第一、第二及第三阶梯的不同止痛药物。第一阶梯用药是以阿司匹林为代表的非阿片类药物。第二阶梯用药是以可待因为代表的弱阿片类药物。第三阶梯用药是以吗啡为代表的强阿片类药物。非阿片类药物可增强阿片类药物的效果，针对疼痛性质不同各阶梯均可加辅助用药（表11.1）。世界各地包括我国的经验表明：三阶梯止痛方法，即使用现有比较简单的方法也可使90%的癌症患者的疼痛得到满意缓解。因此，药物治疗是癌痛治疗中的主要手段。

表11.1 三阶梯止痛方法

阶梯	治疗药物
1. 轻度疼痛	非阿片类止痛药 ± 辅助药
2. 中度疼痛	弱阿片类药 ± 非阿片类止痛药 ± 辅助药
3. 重度疼痛	强阿片类药 ± 非阿片类止痛药 ± 辅助药

2）癌痛药物治疗的基本原则

（1）口服给药。口服为最常见的给药途径。对不宜口服患者可用其他给药途径，如吗啡皮下注射、患者自控镇痛，较方便的方法有透皮贴剂等。

（2）按阶梯用药指应当根据患者疼痛程度，有针对性地选用不同强度的镇痛药物。① 轻度疼痛：NRS≤3分，可选用非甾体类抗炎药物（NSAID）。② 中度疼痛：3＜NRS＜7分，可选用弱阿片类药物，并可合用NSAID。③ 重度疼痛：NRS≥7分，可选用强阿片类药物，并可合用NSAID。

在使用阿片类药物的同时，合用NSAID，可以增强阿片类药物的止痛效果，并可减少阿片类药物用量。如果能达到良好的镇痛效果，且无严重的不良反应，轻度和中度疼痛也可考虑使用强阿片类药物。如果患者诊断为神经病理性疼痛，应首选三环类抗抑郁药物或抗惊厥类药物等。

（3）按时用药指按规定时间间隔规律性给予止痛药。按时给药有助于维持稳定而有效的血药浓度。目前，控缓释药物临床使用日益广泛，强调以控缓释阿片药物作为基础用药的止痛方法，在滴定和出现爆发痛时，可给予速释阿片类药物对症处理。

（4）个体化给药指按照患者病情和癌痛缓解药物剂量，制订个体化用药方案。使用阿片类药物时，由于个体差异，阿片类药物无理想标准用药剂量，应当根据患者的病情，使用足够剂量药物，使疼痛得到缓解。同时，还应鉴别是否有神经病理性疼痛的性质，考虑联合用药可能。

（5）注意具体细节。对使用止痛药的患者要加强监护，密切观察其疼痛缓解程度和机体反应情况，注意药物联合应用的相互作用，并及时采取必要措施尽可能减少药物的不良反应，以期提高患者的生活质量。

3）镇痛药物的选择与使用方法 应当根据癌症患者疼痛的程度、性质、正在接受的治疗、伴随疾病等情况，合理选择镇痛药物和辅助药物，个体化调整用药剂量和（或）给药频率，防治不良反应，以期获得最佳镇痛效果，减少不良反应发生。

（1）用于轻度癌痛的镇痛药物。NSAID和对乙酰氨基酚是轻度癌痛治疗的基本药物，不同NSAID有相似的作用机制，具有止痛和抗炎作用，常用于缓解轻度疼痛，也可与阿片类药物联合用于缓解中、重度疼痛。对乙酰氨基酚的作用机制区别于NSAID，无外周抗炎作用。常用于癌痛治疗的NSAID包括布洛芬、双氯芬酸、吲哚美辛、塞来昔布等。由于两种NSAID联合应用并不增加疗效，但可能增加毒副反应，故不主张联合使用。

NSAID常见的不良反应有：消化性溃疡、消化道出血、血小板功能障碍、肾功能损伤等。肝功能损伤是对乙酰氨基酚的常见不良反应。此类药物有"天花板效应"即"封顶效应"，当药物增加到一定剂量后，疼痛仍不能控制时再增加剂量也不会提高疗效而只能增加不良反应。因此，规定日限制剂量为：布洛芬3600mg/天，对乙酰氨基酚2000mg/天，塞来昔布400mg/天。如果需要长期使用或日用剂量已达到限制性用量时，应考虑更换为阿片类镇痛药；如为联合用药，则只增加阿片类镇痛药用药量。对乙酰氨基酚及常用NSAID见表11.2。

表11.2 对乙酰氨基酚及常用NSAID类镇痛药

药物	常用剂量	给药途径	主要不良反应
阿司匹林	250～1000mg/（4～6)h	口服	过敏、胃肠道反应、血小板功能障碍
对乙酰氨基酚	500～1000mg/（4～6)h	口服	肝肾毒性
布洛芬	200～400mg/（4～6)h	口服	胃肠道反应、血小板减少
吲哚美辛	25～50mg/（4～6)h	口服	胃肠道反应、头晕头痛、粒细胞减少、血小板减少
塞来昔布	100～200mg/12h	口服	胃肠反应、头晕头痛、过敏

（2）用于中度癌痛的镇痛药物。当使用非阿

片类镇痛药不能控制疼痛时,应选用弱阿片类药物或其他治疗中度疼痛的药物,这些药物可单独应用,也可以与非阿片类止痛药或辅助药物联合应用。可待因、曲马多、氢可酮是弱阿片类止痛药的代表性药物。值得注意的是,弱阿片药物的剂量也存在"天花板效应",即一定的剂量后,增量不能增效,制约了临床应用,且容易出现耐药,需要更换为强阿片类药物。故近年来的指南及共识提出,可以低剂量三阶梯强阿片类药物的缓释制剂替代二阶梯弱阿片类药物。常用弱阿片类药物见表 11.3。

表 11.3 常用弱阿片类镇痛药

药物	常用剂量	给药途径	主要不良反应
可待因	30~120mg/(4~6)h	口服	恶心、呕吐、便秘、头晕
曲马多	50~100mg/(4~6)h	口服	头晕、恶心、呕吐、出汗、嗜睡、排尿困难
路盖克(对乙酰氨基酚 500mg+ 双氢可待因 10mg)	1~2 片/(4~6)h	口服	轻度胃肠反应、肝功能异常
泰勒宁(对乙酰氨基酚 325mg+ 羟考酮 5mg)	1~2 片/(4~6)h	口服	肝功异常

(3)用于重度癌痛的镇痛药物。强阿片类药物是重度疼痛治疗的首选药物。不论是肿瘤相关性疼痛还是抗肿瘤治疗相关性疼痛,阿片类药物都是治疗的基础用药。目前,临床上常用于癌痛治疗的短效阿片类药物有吗啡即释制剂和羟考酮即释制剂等,长效阿片类药物有吗啡缓释片、羟考酮缓释片、芬太尼透皮贴剂等。对于癌症相关神经病理性疼痛,可辅助抗抑郁药和抗惊厥药等。长期用药阿片类止痛药时,首选口服给药途径,有明确指征时可选用透皮吸收途径给药,也可临时皮下注射用药,必要时可自控镇痛给药。

A. 初始剂量滴定。阿片类止痛药的疗效及安全性存在较大个体差异,需要逐渐调整剂量,以获得最佳用药剂量,称为剂量滴定。重度疼痛的患者必须进行滴定,中度疼痛的患者可以选择进行滴定。滴定过程推荐使用短效阿片类药物进行,也可以考虑给予小剂量的长效阿片类药物作为背景用药,联合短效药物处理爆发痛的方式进行滴定。在滴定时选择药物初始剂量时,应区分阿片类药物耐受和阿片类药物未耐受。根据国际公认的标准,"阿片类药物耐受患者是指服用至少以下剂量药物者:口服吗啡 60mg/天,芬太尼透皮贴剂 25μg/h,口服羟考酮 30mg/天,口服氢吗啡酮 8mg/天,口服羟吗啡酮 25mg/天,或等效剂量其他阿片类药物,持续 1 周或更长时间",未达到此标准则视为阿片类药物未耐受。短效阿片类药物滴定流程如图 11.2 所示。

如果出现不可控制的不良反应,疼痛强度<4,应考虑将滴定剂量下调 10%~25%,并重新评价病情。

在滴定过程中,也可以给予缓释药物为背景用药,同时给予即释药物处理爆发痛。根据患者的疼痛控制情况,缓释药物可考虑 12h 进行剂量调整,以获得更佳的疗效。

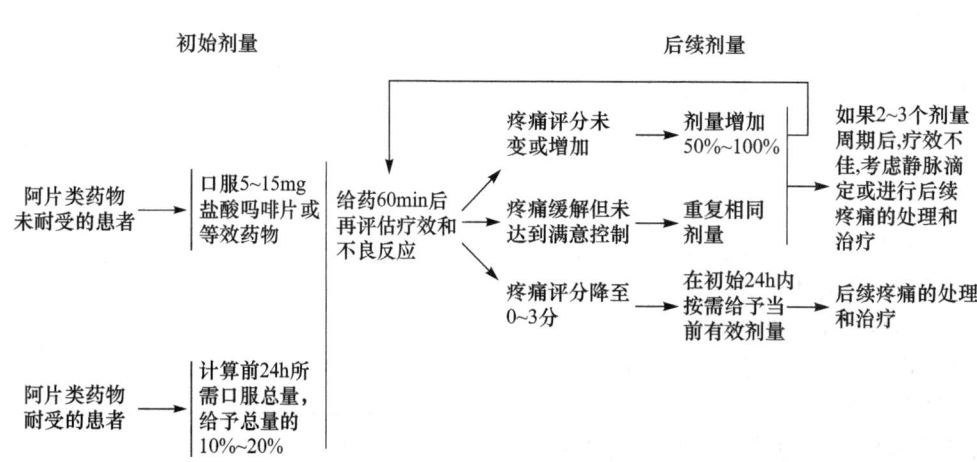

图 11.2 短效阿片类药物滴定流程

B. 维持用药。我国常用的长效阿片类药物包括吗啡缓释片、羟考酮缓释片、芬太尼透皮贴剂等。在应用长效阿片类药物期间，应当备用短效阿片类止痛药。当患者因病情变化，长效止痛药物剂量不足时，或发生爆发性疼痛时，立即给予短效阿片类药物，用于解救治疗及剂量滴定。解救剂量为前24h用药总量的10%~20%。每日短效阿片解救用药次数大于3次时，应当考虑将前24h解救用药换算成长效阿片类药按时给药。

常用强阿片类药物见表11.4。阿片类药物之间的剂量换算，可参照换算系数表（表11.5）。换用另一种阿片类药时，仍然需要仔细观察病情，并个体化滴定用药剂量。

表11.4 常用强阿片类镇痛药

药物	常用剂量	给药途径	主要不良反应
盐酸吗啡	5~30mg/（4~6）h	口服	便秘、恶心、呕吐、头晕、嗜睡、尿潴留、呼吸抑制
硫酸吗啡控释片	10~30mg/12h	口服	便秘、恶心、呕吐、头晕、嗜睡、尿潴留、呼吸抑制
芬太尼透皮贴剂	25~50μg/h	透皮贴剂，经皮肤吸收	与吗啡相似，但程度较轻
盐酸羟考酮控释片	10~20mg/12h	口服	与吗啡相似
美沙酮	10~20mg/（8~12）h	口服	与吗啡相似

表11.5 阿片类药物剂量换算表

药物	非胃肠给药	口服	等效剂量
盐酸吗啡	10mg	30mg	非胃肠道：口服=1:3
可待因	130mg	200mg	非胃肠道：口服=1:1.2 吗啡（口服）：可待因（口服）=1:6.5
羟考酮	—	15~20mg	吗啡（口服）：羟考酮（口服）=（1.5~2）:1
芬太尼透皮贴（贴剂）	25μg/h	—	芬太尼透皮贴剂（μg/h），每72h剂量=1/2×口服吗啡（mg/天）剂量

如需减少或停用阿片类药物，则采用逐渐减量法，即先减量30%，两天后再减少25%，直到每天剂量相当于30mg口服吗啡的药量，继续服用两天后即可停药。

C. 不良反应及其处理。阿片类止痛药的主要不良反应为便秘、恶心、呕吐、头晕、嗜睡和呼吸抑制等。便秘是最常见的不良反应，发生率为90%~100%。便秘不仅出现于用药初期，而且还会持续存在于阿片类药止痛治疗的全过程。因此，预防和治疗便秘不良反应是阿片类药止痛治疗期间不容忽视、必须解决的问题。为防止便秘，在患者使用阿片类止痛药期间就应该调整饮食和服用缓泻药。应鼓励患者适当活动，多饮水、多吃含纤维素的食物，便秘一般不会随时间延长而耐受。恶心、呕吐的发生率为30%~50%，恶心者较多，一般出现在初用阿片类药的第一周内，随着用药时间延长，恶心、呕吐症状会因耐受而逐渐减轻消失。初用阿片类药物的数天内，可考虑同时给予甲氧氯普胺（胃复安）等止吐药预防恶心、呕吐，如无恶心症状，则可停用止吐药。少数患者尤其是老年患者在用药的最初几天内可能出现嗜睡、意识模糊等过度镇静反应，一般经3~5天便可产生耐受性，症状减轻或恢复正常。出现过度镇静、精神异常等不良反应，需要减少阿片类药物用药剂量。合理使用阿片类药治疗癌痛很少发生呼吸抑制，因为疼痛是阿片类药物的中枢抑制作用的生理拮抗剂，阿片类药被疼痛所平衡。然而，当用药剂量不当，尤其是合并肾功能不全时，患者可能会发生呼吸抑制。用阿片类药物拮抗剂纳洛酮0.4mg静脉注射可立即解除呼吸抑制。

阿片类止痛药的使用可伴发身体依赖性和耐受性。身体依赖性的特征是当治疗突然停止时，会出现寒战、出汗、恶心、呕吐、腹部绞痛和腹泻等戒断症状。耐受性的特征是随着药物的重复使用，药效降低，只有增加剂量才能维持原来的止痛效果。身体依赖性和耐受性并不限制医生有效地使用这些药物。如果疼痛原因通过抗癌治疗而得到了成功的处理，则阿片类止痛药可以停用。为了避免戒断症状，应在几天到几周的时间内逐渐将剂量减少后再停药。精神依赖是一种行为表现，其目的不是镇痛，而是获得欣快感，其特征是渴望用药及不顾一切的用药欲望。对精神依赖（成瘾）的过分担心常使医生和护士使用阿片类止痛药剂量不足。大量的临床经验表明，精神依赖在使用这些药物治疗慢性疼痛的癌症患者中极为罕见。阿片类药口服或透皮贴剂按时给药，可以避免出现过高的峰值血药浓度，从而减少发生精神依赖的危险。

4）爆发性疼痛的处理　癌症疼痛绝大多数表现为持续性慢性疼痛，按时给予止痛药维持适当的血药浓度，能缓解大多数患者的疼痛。癌症患者在出现持续性慢性疼痛的同时，可发生爆发性疼痛。突发性疼痛的特点有：中至重度疼痛；发作迅速；持续时间相对较短（43%的患者短于3min）；发作频率为每日 1~4 次。爆发性疼痛是癌症患者活动能力受限的主要原因，应该积极控制。控制爆发性疼痛的主要方法，是在按时用止痛药的同时，在爆发性痛发作时给予速效或短效止痛药。例如，即释吗啡制剂，单次用药剂量一般按患者每日止痛药总剂量的 10%~20% 给予，可选择口服、口腔含化、皮下注射等给药途径。如果可能，短效和控释剂型最好采用相同的阿片类药物。对于爆发性疼痛频繁发作的患者（每日发作次数大于 3 次），应该根据疼痛病情调整止痛药的用药剂量，增加按时给药的剂量及每日用药总剂量。

5）辅助用药　辅助镇痛药物包括抗惊厥类药物、抗抑郁类药物、皮质激素、N-甲基-D-天冬氨酸受体（NMDA）拮抗剂和局部麻醉药。辅助药物能够增强阿片类药物止痛效果，或产生直接镇痛作用。辅助镇痛药常用于辅助治疗神经病理性疼痛、骨痛、内脏痛。辅助用药的种类选择及剂量调整，需要个体化对待。常用于神经病理性疼痛的辅助药物主要有以下这些。

（1）抗惊厥类药物：用于神经损伤所致的撕裂痛、放电样疼痛及烧灼痛，如卡马西平、加巴喷丁、普瑞巴林。加巴喷丁 100~300mg 口服，每日 1 次，逐步增量至 300~600mg，每日 3 次，最大剂量为 3600mg/天；普瑞巴林 75~150mg，每日 2~3 次，最大剂量 600mg/天。

（2）三环类抗抑郁药：用于中枢性或外周神经损伤所致的麻木样痛、灼痛，该类药物也可以改善心情和睡眠，如阿米替林、度洛西汀、文拉法辛等。阿米替林 12.5~25mg 口服，每晚 1 次，逐步增至最佳治疗剂量。

药物止痛治疗期间，应当在病历中记录疼痛评分变化及药物的不良反应，以确保患者癌痛安全、有效、持续缓解。

3. 癌痛的介入治疗和其他治疗

尽管部分癌痛患者接受药物治疗，但疼痛仍可能得不到充分控制。部分癌痛患者由于药物副作用太大而无法耐受阿片类药物治疗。对这些癌痛患者可考虑采用介入治疗方法。镇痛药物的局部输注（硬膜外、鞘内、局部神经丛）、神经损毁术、神经刺激术、射频消融等介入疗法在癌痛治疗中已取得成功。部分患者经介入治疗后疼痛减轻或消失，或者镇痛药物的全身用量能够显著降低。阿片类药物鞘内给药对多个解剖部位（如头部和颈部、上肢和下肢、躯干）的疼痛能起到明显的改善作用。对于阿片类药物导致过度镇静和精神错乱而无法耐受的患者，或疼痛控制不满意的患者，可考虑鞘内给药。疼痛可能通过神经阻滞（如上腹部内脏性疼痛可以进行腹腔神经丛阻滞，下腹部疼痛可以进行上腹下神经丛阻滞，其他还有肋间神经阻滞或周围神经阻滞）得到缓解。刺激疗法适合于肿瘤相关症状，如外周神经痛。

其他非药物治疗方法包括心理治疗、物理方式（如按摩、冷热敷、理疗、针灸或穴位按压、经皮神经电刺激、超声刺激）、认知方法（如催眠术、放松训练、分散注意力训练）等，有助于疼痛缓解和机体功能的改善，可作为癌痛药物镇痛治疗的有效辅助措施。

六、患者及家属宣教

癌痛治疗过程中，患者及家属的理解和配合至关重要，应当有针对性地开展止痛知识宣传教育。重点宣教以下内容：鼓励患者主动向医护人员描述疼痛的程度；止痛治疗是肿瘤综合治疗的重要部分，忍痛对患者有害无益；多数癌痛可通过药物治疗有效控制，患者应当在医师指导下进行止痛治疗，规律服药，不宜自行调整止痛药剂量和止痛方案；吗啡及其同类药物是癌痛治疗的常用药物，在癌痛治疗时应用吗啡类药物引起成瘾的现象极为罕见；应当确保药物安全放置；止痛治疗时要密切观察疗效和药物的不良反应，随时与医务人员沟通，调整治疗目标及治疗措施；应当定期复诊或随访。

（黄慧强）

第二节　终末期癌症患者的处理

随着化疗药物的改进，靶向治疗及免疫治疗的进展，癌症治疗取得了巨大的进步，治愈率持续提高。但遗憾的是，仍然有部分早中期癌症患者在经过根治性治疗后出现肿瘤的复发转移，部分患者在初始诊断时就处于疾病的晚期，就目前的治疗水平而言，这些患者中的大多数无法得到疾病的根治，终将不可避免地走向死亡。对那些濒临死亡的"终末期"患者的处理常为人们所忽视，而这又是一项牵涉到千家万户的社会性卫生工作。为此，世界卫生组织出版了专门的小册子，努力使各国政府和卫生专业人员认识到这项工作的重要性。美国国家综合癌症网络（National Comprehensive Cancer Network，NCCN）等国际组织也发布了相应的指南，对这项工作的开展进行具体的指导。本节将对终末期癌症患者的处理进行简要的介绍。

一、终末期处理的概念和任务

终末期是指癌症患者已无法治愈，很快将要面临死亡的时期。因此对这些患者的处理必须认识到治愈或长期控制是不可能的事实，关心的是患者的生活质量而不是生命的长短，治疗的目的是帮助患者达到为维持其机体、情感、精神、职业和社会行为能力诸方面处于最理想状态，在有限的时间里尽可能生活得更充实些，而疾病的发展使患者在上述诸方面受到限制。

为此，终末期癌症患者处理的主要任务包括：为患者减轻疼痛和其他不适症状，从心理上关心患者，要有一个支持系统来帮助患者在面临死亡的时候尽可能保持生活的勇气，要有一个支援系统在亲人患病和病故期间来支持患者的家庭。在美国，提供临终关怀（hospice care）服务的机构的主要工作有：① 症状的药物控制；② 家庭护理；③ 心理咨询；④ 营养评估；⑤ 舒缓治疗；⑥ 精神指导；⑦ 家庭支持服务；⑧ 法律的和财务上的建议；⑨ 专业、物理和言语疗法；⑩ 居丧照护等。

值得注意是，针对终末期癌症患者的临终关怀属于姑息治疗（palliative care）的一部分。姑息治疗又称为宁养治疗、舒缓医学。世界卫生组织对姑息治疗的定义为：对那些绝症患者全面的、主动的治疗和护理，以患者及家属为中心，控制疼痛及其他不适症状，并对心理、社会和精神问题予以干预。姑息治疗的目的是让患者和家属享有最佳生活质量。既往，姑息治疗往往是在患者疾病无法控制、抗肿瘤治疗意义不大时才开始进行，与临终关怀类似。但实质上，姑息治疗应当贯穿于癌症治疗全过程：对于身体状态好，正积极接受抗肿瘤治疗的癌症患者，姑息治疗同样重要，其应当与抗肿瘤治疗相结合，目的是缓解肿瘤本身及治疗所致的症状和不良反应，保障治疗期间的生活质量。由Jennifer S. Temel教授主持的一项研究表明，在标准抗肿瘤治疗的基础上联合包含疼痛管理在内的早期姑息治疗，相对于单纯的标准抗肿瘤治疗，在显著改善晚期非小细胞肺癌患者生活质量的同时，还明显延长患者的总生存期。因此，切忌将姑息治疗和临终关怀混淆。对于癌症患者，无论患者处于何种阶段，姑息治疗均是综合治疗中不可或缺的一部分。

二、终末期癌症患者的主要症状

终末期癌症患者表现出各种各样的症状，包括消化道、呼吸道、泌尿道、神经精神和皮肤等方面的症状。据1975~1984年对英国伦敦圣克里斯托弗救济院7000名住院患者的统计，常见的症状有：体重减轻（77%）、疼痛（71%）、厌食（67%）、呼吸困难（51%）、便秘（47%）、恶心呕吐（40%）、失眠（29%）、失禁或置管（23%）、吞咽困难（23%）、褥疮（19%）、出血（14%）、嗜睡（10%）、麻痹（8%）、黄疸（6%）、消化道瘘（6%）、腹泻（4%）。

为了更好地达到控制症状的目的，处理时应注意下面几个问题。

（1）有明确的医疗责任人，一定要让患者知道，当他们处于紧急状态时应找谁。

（2）正确评估产生症状的因素，导致癌症患者症状出现的因素主要有：癌症本身、治疗引起、不活动和长期卧床，以及并发第二种疾病。一种症状可由多种因素引起，有些是主要的，而另一些是次要的，治疗时应因症而异，因人而异。

（3）医生必须经常对患者进行解释，甚至在制订治疗方案时可让患者参与，与患者进行讨论，以减轻患者的心理压力。

（4）除使用药物之外，应使用多种缓解症状的办法，如改变环境、饮食习惯等。

（5）治疗方法越简单越好。避免进行剧烈的、不舒适的或无意义的治疗和手术。

（6）与患者亲属交谈，取得家属合作。

（7）精心的药物治疗监测和定期进行疗效评估。

三、常见症状管理概述

（一）疼痛的管理

见本章第一节。

（二）呼吸困难的管理

首先需对引起呼吸困难的原因进行全面的评估。如果能够找到引起呼吸困难的直接原因，且能够进行干预，则可进行对应的处理。例如，针对气道梗阻可考虑置入支气管支架；针对心包积液、胸腔积液可考虑进行积液抽取或置管引流；针对感染，可使用抗生素等抗感染药物；针对气道痉挛，可使用支气管扩张剂或激素；针对贫血，可行输血；针对肺栓塞，可进行溶栓或抗凝。此外，对症处理也是重要的缓解呼吸困难的方法。在非药物措施方面，氧疗是重要的措施，其余措施还有降低室内温度、压力管理及放松治疗。在药物治疗方面，目前有研究表明，阿片类药物和苯二氮䓬类药物对呼吸困难具有一定的缓解作用。

（三）厌食/恶液质

恶液质在晚期癌症患者，尤其是终末期癌症患者中很常见，厌食是引起恶液质的重要原因。在治疗方面，首先是纠正可逆因素，如口腔念珠菌病、抑郁、疼痛、便秘等可能引起厌食的因素。对于早饱的患者，可尝试使用胃复安。某些药物具有刺激食欲的功能，在终末期患者可考虑使用，包括醋酸甲地孕酮、地塞米松以及奥氮平。近年来有研究表明，生长激素促分泌素受体的激动剂阿拉莫林（anamorelin）对改善厌食及恶液质具有一定作用，值得进一步探索。

（四）恶心呕吐

在终末期癌症患者中，可以引起恶心呕吐的因素很多，应相应加以纠正。例如，胃肠道梗阻应加以解除，胃炎或者胃食管反流可使用质子泵抑制剂或组胺受体抑制剂，对于某些药物引起的恶心呕吐可考虑换药后者调整剂量。对于无法明确具体原因的恶心呕吐，药物治疗可首先考虑胃复安，在疗效不佳时可加用5-TH3受体拮抗剂、抗胆碱药物或抗组胺药物。若恶心呕吐与焦虑相关，可考虑使用苯二氮䓬类药物；若与头晕相关，可使用抗胆碱药物或抗组胺药物。其次，可采取针灸、认知行为治疗等非药物措施对恶心呕吐进行管理。

（五）便秘

针对终末期癌症患者便秘的处理，首先应该除外机械性的因素，如肠道梗阻。其次，应纠正某些引起便秘的可逆因素，如高钙血症、低钾血症、甲状腺功能低下等。阿片类等药物也可引起便秘，应停用非必需的可引起便秘的药物。如必须使用阿片类药物，可使用在外周起作用的阿片μ受体拮抗剂，如甲基纳曲酮。针对便秘的一般措施还包括增加液体及纤维素的摄入，在可行的基础上增加运动量。此外，可酌情使用番泻叶、必沙可啶、聚乙二醇、硫酸镁、乳果糖等通便药物。

四、社会心理照顾

（一）临终患者的心理反应

临终患者有6种常见的情绪表现。
（1）希望。虽然有时明知不可能却仍对治愈怀有希望。
（2）否认。否认临终的事实。
（3）生气及敌视。其背景在于失望。
（4）讨价还价。虽体力不行，也还努力去做。
（5）压抑。体力恶化，治疗不见好转，与家庭隔绝以及经济等原因所引起的反应。
（6）接受。接受将要死去的现实，平静地走向死亡。

医院护理人员通过各种具体措施，如减轻疼痛、增加生活内容、主动关心，取得患者的信赖和支持，使患者得到理解和安慰。因此，护理小组应有经过适当培训的心理咨询人员。

（二）对家庭和亲友的支持

"临终关怀"的任务之一就是在患者死亡前后对患者的亲属和朋友给予帮助。对与患者接触最密切的亲属，这方面的帮助有以下几方面
（1）有益的技术指导（如家庭护理中搬动患者）和其他适当服务（如财政资助、食物购置）。
（2）情感上的支持，经常性的关心、访问。
（3）提供有效的服务：为防止他们过度疲劳，可提供日间护理设施。
（4）精神安抚：即帮助那些失去亲人的人们。患者死亡后，由于家属长期劳累和过分悲痛，许多疾病的发生率都会增加。

五、组织、教育的培训

（一）组织机构的建立

应该有一定的组织机构来执行临终患者的处理，这些机构包括医院、社区卫生机构、救济院、日间护理机构（day hospital）等。院内应创造轻松、愉快、家庭样的气氛，允许家属或亲友探访和陪伴，拥有各种药物、物理、生物治疗的设施和优雅的环境，使患者感觉到如同生活在自己家里一样。近年来亦有不少临终关怀是在患者家里进行。

（二）教育和培训

参加"临终关怀"的专门医务人员要有良好的素质和医德，他们应该接受广泛多学科训练，如治疗学、内科学、外科学、神经科学、心理学、理疗等。他们能制订优良的服务计划，并进行各项指标的质量控制，确保所有措施落实，以期得到最好的治疗效果。总之，临终患者的处理需要政府卫生部门、药品管理和教育部门、全国专业卫生工作者协会以及其他癌症组织共同合作，制订规划，并且要得到全社会的关心和支持，才能取得满意的效果。

（杨云鹏　黄　岩）

参 考 文 献

孙燕，顾慰萍. 2002. 癌症三阶梯止痛指导原则. 2版. 北京：北京医科大学出版社

中华人民共和国卫生部. 2012. 癌症疼痛诊疗规范（2011年版）. 中华危重症医学杂志（电子版），5(1): 31~38

Barnes H, Mcdonald J, Smallwood N, et al. 2016. Opioids for the Palliation of Refractory Breathlessness in Adults with Advanced Disease and Terminal Illness. New York: John Wiley & Sons

Fallon M, Giusti R, Aielli F, et al. 2018. Management of cancer pain in adult patients: ESMO Clinical Practice Guidelines? Annals of Oncology, 29(4): iv166~iv191

Higginson IJ, Harding R, Bausewein C. 2010. Benzodiazepines for the relief of breathlessness in advanced malignant and non-malignant diseases in adults. Cochrane Database Syst Rev, 30 (1):CD007354

Miller S, McNutt L, McCann MA, et al. 2014. Use of corticosteroids for anorexia in palliative medicine: a systematic review. J Palliat Med, 17 (4): 482~485

NCCN Clinical Practice Guidelines in Oncology. 2018. Adult Cancer Pain (Version 1.)

Ruiz Garcia V, López-Briz E, Carbonell Sanchis R, et al. 2013. Megestrol acetate for treatment of anorexia-cachexia syndrome. Cochrane Database Syst Rev, 28 (3): CD004310

Temel JS, Abernethy AP, Currow DC, et al. 2016. Anamorelin in patients with non-small-cell lung cancer and cachexia (ROMANA 1 and ROMANA 2): results from two randomised, double-blind, phase 3 trials. Lancet Oncol, 17 (4): 519~531

Temel JS, Greer JA, Muzikansky A, et al. 2010. Early palliative care for patients with metastatic non-small-cell lung cancer. N Engl J Med, 363(8): 733~742

Thomas J, Karver S, Cooney GA, et al. 2008. Methylnaltrexone for opioid-induced constipation in advanced illness. N Engl J Med, 358 (22): 2332~2343

第十二章 癌症患者的心理治疗

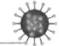

除生物学因素、理化因素外，心理社会因素在癌症的发生、发展中也起着一定的作用。世界卫生组织已将癌症确定为一种生活方式疾病（the disease of lifestyle），认为不良的生活方式，如缺乏运动、应激（stress）、嗜烟酒、不良饮食习惯等均是危险因素。尽管目前尚无心理社会因素直接引起癌症的确切证据，但已有足够的证据表明：具有某些行为或情绪特征的人癌症发病率较高；癌症的发生与某些负性生活事件有关；急性情绪反应和不良应对方式可影响癌症患者的免疫机能与内分泌系统，从而影响疾病的发展和转归；采用心理干预的方法有助于延长患者的平均存活期。

第一节 癌症患者的常见心理反应

虽然治疗方法已有较大发展，但离真正攻克癌症尚有很大距离。因此，每个癌症患者都可能产生严重的心理反应，心理反应的强度或表现形式与性别、年龄、文化程度、生活经历、对医学知识的了解程度、个性心理特征等有直接的联系。

一、诊断时的常见心理反应

癌症患者在被确诊时可产生复杂的心理反应，主要包括以下这些。

（1）否认。在得知诊断结果后，早期患者普遍存在的一种心理防御反应就是怀疑诊断结果，四处求医，反复检查，企图推翻确诊事实，拒绝接受他人的帮助与支持，压抑不良情绪反应，照常生活、工作或学习。

（2）焦虑与恐惧。在得知诊断结果后，患者几乎无一例外地出现多虑、害怕，整日忧心忡忡、坐卧不宁、易怒、失眠、纳差，害怕丧失工作、生活能力，害怕缓慢且痛苦的死亡过程。

（3）愤怒。患者将不满向外投射，易激惹，往往对外界的一切均不满意，充满敌意，甚至对他人的幸福、健康、愉快也表现出嫉妒。

（4）抑郁。患者将不满向内投射，常出现闷闷不乐、郁郁寡欢或极度悲哀、痛苦，甚至产生出消极观念与行为。

（5）孤独。患者常认为自己已成为家庭与社会的累赘，不愿与他人、社会接触，自我封闭，冷漠、少语，常感到孤独无助。

（6）其他。有少数癌症患者常寄希望于医生或亲友的努力，希望有奇迹的发生。另有少数患者可产生幻觉、妄想等精神病性症状。

二、治疗时的心理反应

1. 放疗时的心理反应

由于患者对放疗的知识缺乏基本了解，又过分注意放疗引起的副作用或受他人的暗示影响，故在放疗过程中往往会产生焦虑、恐惧、抑郁等不良情绪。因放疗而产生的局部组织破坏、色素沉着等，也往往使患者对疗效产生猜疑，担心疾病进一步恶化等。

2. 化疗时的心理反应

化疗是治疗癌症的常用方法，但因所用药物的直接影响或与毒副作用的共同作用，患者在化疗一段时间后通常表现出焦虑、紧张、恐惧、抑郁等不良情绪。如果在化疗前已对化疗有恐惧、担心者，往往在治疗后会出现更严重的心理反应。

3. 手术时的心理反应

除有一般手术患者的紧张、恐惧外，癌症患者还对手术的成功与否或危险性等表现出过分的担忧。术前，患者往往担心手术的成功率的高低，能否根治所患癌症等。术中，则担心癌症是否会扩散或发生转移，并出现恐惧、担忧。术后，尤其是截肢、容貌毁损等更易使患者的自尊心受到伤害，因此而悲伤、哭泣，严重者可有明显的抑郁焦虑情绪，甚至产生消极想法。

三、癌症晚期患者的心理反应

因受到癌症的折磨，各种治疗所产生的副作用及身体衰竭的影响，癌症晚期患者的心理反应则更为强烈与复杂。一般来说，晚期癌症患者从得知诊断到最终死亡，通常会经历以下5个阶段的心理变化过程。

1. 否认期

当患者开始得知自己患了癌症之后，其最初的心理反应为焦虑、恐惧，但很快从剧烈的情绪反应中冷静下来，并借助否认机制来应对确诊所带来的痛苦与震荡，不相信自己已患绝症的事实，怀疑诊断的正确性，甚至四处求医、反复检查，希望得到否定的结论，忌讳他人谈论有关自己患病的任何问题，更不愿谈论与后事有关的事情。

2. 愤怒期

当所有的检查结果均认定患者患有癌症，以致否定无法再继续下去时，代之而来的心理反应是愤怒。患者开始怨天尤人，诅咒命运的不公，迁怒家人或医护人员，甚至出现报复性的行为放纵，如挥霍无度、性生活无节制等。

3. 协议期

又称讨价还价期，一般持续时间比较短。此时患者心理上已接受了自己患癌症的事实，但对治疗的结局心存侥幸，与命运"讨价还价"，通过求神拜佛、积德行善，希望"好人有好报"；或者四处寻医问药，寻找所谓偏方或秘方，以祈求奇迹发生。

4. 抑郁期

当尽了一切努力，依然未见病情有任何好转甚至持续恶化时，患者开始变得沮丧、失落、抑郁、绝望，表现为郁郁寡欢、懒言少语、兴趣索然、孤僻被动，不愿见人，茶饭不思，夜不能寐，严重者出现轻生观念甚至自杀行为。

5. 接受期

当治疗已回天乏术，死亡逐渐临近的时候，患者反而变得超脱，对死亡不再感到恐惧，并在心理上已逐渐接受自己将死的事实。此时，患者开始着手安排后事，主动出门会客，见一见自己想见的人、做一些自己最想做的事，充分享受生命的最后时光，同时立好遗嘱、嘱托家人，尽量让自己不留遗憾。

第二节　癌症患者的心理治疗

实施心身同治的综合性治疗方法，不但可提高癌症治愈率，还可提高其生活质量和药物治疗疗效。心理治疗作为重要的辅助治疗手段，应贯彻在诊断、治疗乃至康复的全过程中。

有许多癌症患者的心理反应可不用药物（仅针对心理反应而言），予以适当的心理治疗即可。但若存在严重的焦虑、抑郁或幻觉、妄想等精神病性症状，必须予以适当的药物治疗，否则对原发病的治疗不利，也会对生活、工作、社会交往等有明显的影响。

一、一般性心理治疗

一般性心理治疗又称支持性心理治疗（supportive psychotherapy）或支持疗法，是临床上最常用的心理治疗方法之一，方法简便，容易操作，且无须特殊的治疗设备。一般性心理治疗是医生给予患者，尤其是有剧烈的急性情绪反应、精神即将崩溃者，提供心理方面的支持，使患者保持心理上的平衡。支持性心理治疗没有固定的模式，但在内容上通常包括以下几个方面。

1. 信息披露

借助解释等干预技术将确切的诊疗信息告知患者。在诊疗的早期，应根据患者的个性特征与应对方式，选择适当的时机及方式将有关诊断与治疗的信息告诉患者，以利于患者充分了解自己的病情和进入相应的"病人角色"，对主动参与或积极配合治疗有充分准备，也利于良好医患关系的建立。在诊疗的中后期，医生应该将诊疗过程中发现的新问题、遇到的新情况以及疗效的最新评估结果及时、有策略地告知患者，满足患者知情权的同时，也有利于消除患者因为无知而带来的不安、恐惧情绪。

2. 情感支持

在诊治的全过程给予患者情感上的支持。医生借助理解、共情、鼓励等咨询技术表达对患者的关切和支持，让患者意识到自己并不是在孤军奋战。

3. 技术支持

在诊疗的整个过程中给患者提供全方位的技术支持，包括对患者提出的医学问题予以耐心、详细且通俗易懂的解答，对治疗过程中出现的不适或并发症予以正确、及时的处理，帮助患者了解并提高对医学技术资源的利用能力。

4. 社会支持

动员一切可以动员的社会力量，为患者提供社会生活支持，包括帮助患者重新定位生活目标、解决生活工作上的困境、协助实现未了的心愿等，以消除其后顾之忧。

5. 死亡教育

帮助患者正确认识死亡，理解生与死乃人类自然生命历程的必然组成部分，树立合理、科学、健康的死亡观，并将这种认识转化为珍惜生命、珍爱健康的强大动力，从而消除对死亡的恐惧，对即将到来的死亡做好心理准备。

一般性心理治疗需有针对性，分阶段、分步骤进行，与其他的治疗手段结合起来效果更佳。

二、认知治疗

认知治疗（cognitive therapy）为一种根据认知过程会影响情绪和行为的假设，通过一定的方法与手段改变患者的不良认知，从而促使其心理障碍和生理障碍好转或治愈的治疗方法。有研究发现，癌症患者，无论伴或不伴有抑郁情绪，均存在不同程度的功能失调性认知模式，包括完美化、强制性、寻求赞许、依赖性等。此外，绝对化、以偏概全、过度延伸、极端化、夸大、个人中心化等也是常见的非理性信念。借助认知治疗技术，纠正上述不良的认知模式或非理性信念，可增强心理适应能力，减轻或消除焦虑、抑郁等不良情绪，改善与外界的情感交流与接触。近些年来，认知治疗已被证实对癌症患者的心理康复有较好疗效。

（一）常用技术

1. 改变现实评价

患者因患癌症而产生的恐惧、焦虑、紧张等心理反应，会出现感知歪曲，影响对现实环境的客观评价，致使自身的认知评价不符合客观现实。要达到治疗的有效性，必须让患者明了以下两点：① 对自身或对现实的感知，在病态的影响下并不能完全或真正地反映现实，而仅仅是接近现实；② 对自身或现实感知的解释和评价完全依赖于认知过程，而认知的正确与否受到个性特征、生活经历、文化程度、心理或生理障碍等的影响。

2. 改变价值观念

患者的价值判断，常常基于以下原则：① 危险-安全原则。患者对自己现实处境的评估予以绝对化，认为只有百分之百有把握的事情才是安全的，否则就是危险的。② 快乐-痛苦原则。患者将快乐与痛苦绝对化，非此即彼，认为达到目标则快乐，达不到目标就痛苦。③ 应该-不应该原则。患者凡事均与道德评判挂钩，认为做得好是应该的，而做得不好则是不应该的。持上述价值观念的患者，常常因为现实达不到其期望的要求，或者自己做得不如想象中完美而感到焦虑、悲观、痛苦。

在对患者实施认知治疗时，应纠正错误理念，如过高评估癌症给自身带来的危害、过低评估自身的应对能力等；对治疗目标的设置，应符合客观现实；提高患者对治疗的信心，明确自身的不良认知带来的后果，从而建立起正确的疾病观和治疗观，以缓解不良情绪和病态心理的影响。癌症患者的"应该""不应该"等想法，会对治疗产生较大的影响。应根据具体情况，分析"不应该""应该"想法的不现实性，使其认知符合现实，更好地面对现实和积极主动地配合治疗。

（二）具体步骤

1. 建立求助的动机

帮助患者认识、了解其目前所存在的不合理认知模式以及可能带来的不良后果，帮助患者探讨其产生的根源，并进一步评估不合理认知模式矫正后所能达到的预期结果，让患者建立起求助的动机。

2. 示范与指导

通过给予指导、说明和认知示范等技术让患者发展新的认知和行为，来替代适应不良的认知和行为。

3. 认知训练

先用想象的方式模拟一定的情境来练习处理问题，再通过布置家庭作业的形式，让患者练习将新的认知模式用到现实的生活情境中，以替代旧有的、不合理的认知模式。

4. 改变有关自我的认知

作为新认知训练的结果，要求患者重新评价自我形象、自我效能以及自我在处理认知和情境中的作用。例如，在练习过程中，让患者自我监察行为和认知。

5. 结合行为纠正技术

在进行认知治疗时，根据患者的具体情况安排必要的行为纠正技术，如阳性强化法、系统脱敏疗法等，以增加治疗效果。

认知治疗的时间以 3~6 个月为宜，每周 1 次，每次持续时间约 30min。

对癌症患者使用认知治疗，有助于减轻紧张、焦虑和抑郁情绪，减轻患者对化疗或放疗的副作用的疑虑，改善不良心理状况，提高治疗的依从性、改善生活质量。

三、行为治疗

行为治疗（behavior therapy）又称为行为矫正（behavior modification），是一种根据"学习原则"，将治疗的重点放在外显的行为或可描述的心理状态，以改变患者的不良情绪和行为等的心理治疗方法。研究表明，不良的行为模式包括不健康的饮食习惯、吸烟、酗酒、缺乏运动、不良的应对方式等，既是癌症的发生及复发的危险因素，也是影响疗效、病后生活质量及生存率的重要因素。针对上述不良行为的矫治，有利于改善癌症患者的预后、提高生存质量及生存率。行为治疗关注的是目前存在的问题，而并不着重于追溯既往经历。行为疗法虽然种类繁多，但有以下共同的特征：① 医生仅针对患者当前存在的问题进行治疗；② 医生把特定的行为作为目标行为，需要改变的行为是心理症状的表现，可以是外在的，也可以是内在的；③ 治疗技术一般均从实验发展而来；④ 医生应根据不同患者的具体情况，选用适合的行为治疗方法。

（一）基本原则

（1）了解。了解患者产生行为异常的主因，确定行为治疗的主要目标。

（2）说明。向患者说明行为治疗的意义、目的及方法。

（3）选择。根据不同患者的具体情况，选择不同的行为治疗方法。

（4）治疗。治疗中需根据患者的病情变化，予以鼓励、表扬等以进行阳性强化，或予以阴性刺激（如疼痛刺激或批评等）。

（5）调整。及时根据病情变化，调整治疗方案。

（6）鼓励。鼓励患者坚持治疗，将已获得的效果加以巩固，强化适应性行为，消除异常行为。

在行为治疗过程中，在确立目标行为后，应坚持循序渐进，反复实践与练习，方可取得较好的治疗效果。

（二）常用方法

1. 系统脱敏疗法

系统脱敏（systematic desensitization）是按照因患者而异设定的治疗程序，诱导患者暴露出导致恐惧、焦虑等不良情绪的情境，通过肌肉放松技术来对抗异常的情绪状态，从而达到消除不良情绪的目的。具体步骤如下。

1）建立与恐惧或焦虑有关的境遇层次　寻找患者产生恐惧或焦虑的原因或事件，并按设定的等级层次详细记录，从小到大排序。

2）放松训练　放松可使患者产生与恐惧或焦虑相反的心理和生理效应，达到心境平静的目的。在系统脱敏中最常采用的是渐进性放松技术，放松训练以隔日一次，每次20min左右为宜。

3）分级脱敏训练　在放松治疗完成后，可让患者进行想象脱敏和实地适应训练。想象脱敏训练在肌肉完全放松下进行，让患者从最低层次开始，想象引起恐惧或焦虑的情境，如效果良好，则向较高一层次行进，直至达到在想象最高层次的导致恐惧或焦虑情境时，也不会产生情绪变化或仅有轻微反应。

4）实地适应训练　在想象脱敏取得成功后再进行实地适应训练。实地适应训练是系统脱敏治疗成功与否的关键步骤，实地适应训练的情境也应由低层次逐渐向最高层次过渡，循序渐进。

2. 冲击疗法

冲击疗法（flooding therapy）又称为满灌疗法、快速脱敏疗法或暴露疗法，是一种让患者直接接触导致患者出现恐惧或焦虑的情境，不允许患者逃避，坚持至恐惧或焦虑症状消失的快速行为治疗方法。

3. 生物反馈疗法

生物反馈疗法（biofeedback therapy）是一种利用仪器对患者在通常情况下不能觉察的内脏生理功能（如呼吸、心率、血压等）进行转换成为能觉察到的信号显示出来，以帮助患者自我控制与调节这些活动，达到治疗目的的心理治疗方法。

根据使用仪器种类的不同，生物反馈疗法可以分为肌电生物反馈、皮电生物反馈、皮温生物反馈、心率与血压生物反馈、脑电生物反馈等。

4. 模仿疗法

模仿疗法（modeling therapy）是一种利用患者自身所具有的学习新行为的能力，帮助患者克服不良的行为，从而获得适应性行为的心理治疗方法。

5. 自信训练

自信训练（assertiveness training）是一种培养患者坦率、直接与真诚地表述自己的情感与思维，以增强自信，避免不良情绪的心理治疗方法。自信训练的目的是通过训练使患者能在社会交往中恰当地与他人接触，用对方接受的方式来表达自己的意见或思维，同时也不会贬低或伤害他人。在开始训练时，应让患者认识到自己无信心的社会交往行为的危害及希望能培养和得到的新行为。然后根据具体要求，让患者大声讲话，毫无保留地阐述自己的意见或观点。通过反复训练，使患者能逐渐恢复自信。

6. 厌恶疗法

厌恶疗法（aversion therapy）是一种运用惩罚性的刺激，通过直接或间接想象，以达到使患者减少或消除不良行为方式的心理治疗方法。

1）想象厌恶疗法　在治疗中，让患者将想象中的不良行为或欲望与医生口头描述的一些厌恶情绪联系在一起，使患者产生厌恶反应，以达到治疗目的。

2）电击厌恶疗法 将一定强度的电击与患者习惯的不良行为（或情绪）联系在一起，当患者的行为反应在想象中出现时就予以电击。电击的次数与强度应根据患者的具体情况而定，并事先征得患者的同意。电击一次后需休息数分钟，每次治疗的时间以20min为宜。

3）药物厌恶疗法 利用有催吐作用的药物，在患者出现不良的欲望或行为时，使患者产生呕吐反应，从而消除不良的欲望或行为。

由于厌恶疗法是一种惩罚性的心理治疗手段，在使用时应严加控制而不能滥用。在治疗中应注意以下几点：① 在治疗前，医生应向患者解释治疗的全过程及可能会发生的心理、生理的不适体验，在征得患者同意后才可开始治疗；② 因厌恶疗法对患者可能有一定的刺激作用，甚至存在一定的危险性，在征得患者同意后，如有必要需征得患者家人的同意；③ 在进行治疗的同时，需设法帮助患者建立起适应性行为；④ 在进行治疗的同时，可适当运用奖（积极强化）和罚（消极强化）相结合的方法，以消除不良的欲望和行为。

7. 强化疗法

强化疗法（reinforcement therapy）又称为操作性行为疗法，是一种应用各种强化手段以增强或提高患者的适应性行为，消除或减轻患者的不良情绪或行为的心理治疗方法。

1）行为塑造 行为塑造是通过正性强化手段使患者形成或建立起恰当的适应性行为。因这种适应性行为在患者身上可能从未形成过，故等待患者自己出现这种行为是不现实的。所以，在治疗的最初阶段，只要患者的行为稍与治疗目的相接近就应予以奖励，以后则根据具体情况逐渐提高要求，并不断地给予强化，直至患者最终达到治疗目的所要求的适应性行为为止。

在治疗时，应注意做到以下几点：① 制订所期望的最终行为；② 重视最初（起点）行为的选择；③ 选择适当的行为塑造步骤；④ 合理选择强化物，此种强化物对患者而言应是非常有意义的，而非泛泛而定；⑤ 治疗应循序渐进，治疗应按计划好的步骤进行，每一步骤应相近，否则会使患者对治疗失去信心，无法达到行为塑造的目的。

2）代币法 又称代币治疗。这种方法为利用代币的正性强化刺激，给患者一定数量的代币筹码来奖励患者出现的适应性行为。在治疗中，当患者出现适应性行为时就给予筹码；如出现不良行为（如不配合治疗或不遵医嘱），就予以处罚，交出或扣除筹码。

3）消退疗法 是一种停止对患者不良行为的强化，从而使不良行为逐渐消失的行为治疗方法。实施消退疗法时应注意与正性强化相结合，并注意选择实施消退疗法的环境，以避免患者在治疗时因受环境干扰而影响疗效。

4）正退化疗法 又称为阳性强化法，是一种完全采用奖励的手段，使患者建立起适应性行为的心理治疗方法。在进行正强化疗法时应注意的事项有以下几点：① 选择患者能完成需要强化的行为；② 选择对患者有重要意义的强化物；③ 需要强化的行为一旦出现，就及时予以奖励；④ 在最初阶段，可视患者的具体情况，选择间隔强化或部分强化，以使其逐渐固定。

8. 放松疗法

放松疗法（relaxation therapy）又称为放松训练，是一种通过一定的肌肉训练步骤，使患者能有意识地控制自己的心理或生理活动，从而改善心理或生理功能的紊乱状态，达到治疗目的的心理治疗方法。

通过放松治疗，患者能有意识地控制肌肉的紧张度，松弛紧张的情绪，使心情能平静下来，减轻或消除紧张、焦虑、恐惧等不良情绪。

进行放松治疗前应将放松治疗的方法与目的告诉患者，以取得患者的配合，否则会影响治疗效果。

四、合理情绪疗法

合理情绪疗法（rational emotive therapy）是认知治疗的一种类型，但也掺杂了行为治疗的一些方法，故又称为认知行为疗法。

合理情绪疗法的治疗目的是"最大限度地减少当事人的自毁信念，使他获得一个更现实、更远大的生活哲学"。在进行治疗时，应对患者指出，其目前存在的不合理、非理性的思维常是情绪异常的根源，要减轻或消除异常的情绪就需要建立起现实的、理性的思维。合理情绪疗法的目的不仅仅是针对患者的症状，更重要的是把握住患者的思维，让患者能用现实的、理性的思维去分析、对待目前所面临的一切。

（一）治疗步骤

1. 心理诊断

医生以理解、同情、关注与尊重的态度与患者进行交流，探讨患者所关注的问题，确定患者存在何种不合理、非理性的思维和不适当的情绪或行为。

2. 领悟

帮助患者发现并认识不适当的情绪或行为的原因，让患者认识到其是由不合理、非理性思维产生的。

3. 修通

通过医生的分析，让患者认识到目前存在的不合理、非理性的思维是不客观、不合逻辑、毫无意义的，因此而产生的情绪或行为也是不适当的，使患者能以理性的思维去替代非理性的思维。

4. 再教育

帮助患者消除不合理、非理性的思维，同时共同探讨与症状有关的可能存在的不合理、非理性的思维，并展开辩论，使患者在治疗过程中已学习到的现实的、合理的思维能得到强化，以理性的思维去面对现实，面对疾病，从而达到新的治疗效果。

（二）基本治疗技术

1. 与不合理、非理性思维辩论技术

医生运用科学的方法，合理地质疑或解答，对患者存在的有关所患疾病、对他人或环境的不合理思维等进行质疑，以改善或消除这些不合理的思维。

1）质疑提问　医生向患者的不合理、非理性思维进行提问。对质疑提问，患者并不会轻易放弃自己的观点，总是设法为自己的观点进行解释或辩解。因此，为达到治疗目的，医生应不断地重复辩论内容，使患者真正感到无法再强词夺理地为自己辩护，从而认识到不合理、非理性思维的不现实性和不符合逻辑，分清不合理与合理、非理性与理性思维的区别。

2）夸张提问　医生针对患者存在的不合理之处，有意地提出一些夸张的问题。在患者的回答问题的过程中，医生应及时发现并抓住患者回答的不合理之处发问，使患者能逐渐认识到自己的思维是非理性的、不符合逻辑的，从而让患者放弃存在的不合理、非理性的思维。

2. 合理情绪想象技术

合理情绪想象（rational emotive imagery）是由医生对患者进行指导，帮助患者通过想象，消除不合理、非理性思维，建立起理性思维的方法。

合理情绪想象的具体操作步骤如下：① 让患者在想象中进入自己曾产生过的不适当的情绪反应或认为最难忍受的情境中，体验在此种情境中所产生的强烈的不良情绪反应；② 帮助患者减轻或消除此种不适当的情绪反应，并能体验适当的情绪反应；③ 中止想象，并让患者叙述自己的想象和情绪反应；④ 根据患者所述，强化合理的思维，纠正不合理、非理性的思维。

在治疗过程中，需要患者的密切配合与努力，而这种配合与努力除了在与医生的会晤中进行外，还必须持续至其他的时间。因此，需给患者布置认知家庭作业，让患者能更全面地掌握会晤内容，逐渐学会自己对不合理、非理性的思维进行争辩，直至以符合逻辑的理性思维将原有的不合理、非理性的思维取而代之。

认知家庭作业主要包括以下几方面：① 列出不合理、非理性思维的顺序表；② 按列表的先后顺序，与不合理、非理性思维进行争辩；③ 详尽地自我回忆发病经过，了解自己的不合理、非理性思维，并按先后顺序进行自我争辩。在下一次会晤时，医生应详尽了解患者执行所布置的认知家庭作业情况，以了解患者存在哪些问题，以便更有针对性地开展治疗。

五、催眠疗法

催眠疗法（hypnotherapy）是一种用催眠的方法使患者的意识范围变得极度狭窄，借助医生的暗示性语言，使患者的心理和生理障碍得以消除的心理治疗方法。通过积极暗示，可控制患者的心理、生理状态和行为，达到消除或治愈患者的心理或生理障碍的目的。

1. 操作步骤

1）治疗前的准备　医生要详细了解患者的病史、个人史、个性特征和家族史等有关详细情况，准备好适合治疗的房间，并进行暗示敏感测试，以判断患者受暗示的程度。在治疗前，医生必须向患者阐明催眠疗法的性质、目的、要求、具体方法与步骤，以取得患者的同意和合作。

2）催眠诱导　催眠诱导的基本方法是语言诱导，医生在治疗中使用的诱导性语言，在任何时候均必须准确、清晰、简单、坚定，如使用含糊不清或模棱两可的语言则难以使患者进入催眠状态。

2. 种类

（1）言语暗示加视觉刺激法。

（2）言语暗示加听觉刺激法。

（3）言语暗示加皮肤感觉刺激法。

（4）药物催眠等。

催眠疗法较适用于有心身疾病、焦虑情绪、失眠、功能性头痛等患者，作用快，疗效较好，但疗效难巩固。实施催眠疗法的要求较高，且只能在暗示性较高的患者身上使用，而不能滥用。

六、暗示治疗

暗示治疗（suggestive therapy）是一种让患者不经过逻辑判断，毫无保留地自觉地接受医生灌输的理念而取得疗效的心理治疗方法。医生在专业上的权威性、知识水平和治疗能力是进行暗示治疗及决定治疗成功与否的重要条件。患者的个性特征及其情绪状态对能否接受暗示和接受的程度有重要影响。

（一）种类

接受心理暗示的程度取决于患者的气质与个性特征、思维方式、性别、年龄、受教育程度及生活经历等。在临床上常用的方法包括以下两种。

1. 觉醒状态下的暗示治疗

1）自我暗示 是一种由患者通过自己的认知、言语、思维等心理活动，改变和调节心理、生理状态，达到治愈所患疾病的心理治疗方法。在自我暗示的作用下，患者把某种观念或信息等暗示给自己，通过想象，自信与之相应的情境或事实已存在或已出现。在自我暗示时，医生应要求或启发患者发挥自我意识和自身积极性的积极暗示，避免出现增加患者心理负担和影响心身健康的消极暗示，使患者的心理活动能向对治疗有利的方向发展。

2）他人暗示 由医生对患者进行暗示。医生向患者灌输不经过逻辑思维而接受的观点或信息，患者毫无排斥或不加批判地接受医生的观点或信息，从而调节自己的心理状态，改善心理、生理功能，治愈疾病。

2. 催眠时的暗示治疗

在患者催眠状态下，医生可用语言去启发患者回忆已被患者遗忘了的发病的病因、经过等，以了解隐藏在患者内心深处的恐惧、悲观等情绪与痛苦，以利于明确诊断和治疗。

在暗示治疗前，医生应对患者的基本情况（如病史、个性特征、受教育程度、生活经历等）和目前主要存在和需要解除的症状等有较详尽的了解。暗示性越强的患者，治疗效果越好，反之亦然。

（二）方法

常用的方法包括以下三种。

1）语言暗示 通过语言，将暗示的观点或信息传达给患者，从而产生治疗作用。

2）操作暗示 通过躯体检查、仪器检查、手术、电刺激等方法给患者带来心理、生理活动的变化，从而产生治疗作用。

3）药物暗示 医生给患者使用某种药物，利用药物的作用或副作用进行暗示，以达到治疗的目的。

在暗示治疗中，语言暗示是最基本的也是最重要的。医生在治疗中应注意自己的言行举止，否则会给患者带来消极暗示，使病情加重。

七、家庭治疗

家庭治疗（family therapy）是医生通过与患者家庭中的所有成员有规律地接触与交谈，使患者家庭内部发生一些变化，从而获得家庭成员支持，使患者的临床症状逐渐减轻或消失的一种心理治疗方法。

家庭是社会组成的一个特殊群体，由于家庭成员朝夕相处，因此家庭中任何成员的思维与行为方式，均受到家庭中其他成员的影响，不论是正面的影响或是负面的影响均是如此。

1. 原则与特征

家庭治疗时，单纯依赖说理的方法不可能起到治疗作用，所以治疗中需注意感情和行为的影响，以理解、关心、坦诚等方式来解决存在的问题。

家庭治疗时，应关心的是患者现在存在的问题及其诱发因素，而不是沉溺在回忆过去发生的事件之中。

家庭治疗时，医生只提出帮助患者的建议或解决问题的方法，供家庭成员在解决问题时进行参考，绝不能由医生包办一切。

家庭治疗时，应坚持以家庭为整体的观点，坚持重视家庭成员的观点与看法，以人际关系分析家庭成员间的相互作用与影响，并以整体的观念去了解家庭成员的行为。

2. 类型

常用的家庭治疗的类型有以下5种。

1）危机性家庭治疗 危机性家庭治疗（crisis family therapy）是指患者在出现危机时，医生将对患者有重要影响的家庭成员动员起来，共同努力去改善或消除患者的危机状态。患癌症，对患者是一明显的心理刺激，无疑会给患者带来巨大的心理压力和痛苦，从而陷入心理危机之中。此时，如医生能根据患者的具体情况，给予患者危机性家庭治疗，将给患者以后的治疗及预后和提高生活质量等带来极大益处。

2）结构性家庭治疗 结构性家庭治疗（structural family therapy）为评价家庭中功能障碍的结构，纠正家庭结构上的问题，以促使家庭功能改善的心理治疗方法。

3）分析性家庭治疗 分析性家庭治疗（analytic family therapy）是一种将精神分析的方法运用到家庭系统中的心理治疗方法。

4）行为家庭治疗　行为家庭治疗（behavioral family therapy）是一种运用行为疗法来减轻或消除家庭成员中出现症状的成员（患者）在社会交互作用中出现的适应不良行为和不良情绪的心理治疗方法。

5）策略性家庭治疗　策略性家庭治疗强调的是解决家庭中出现的某个具体问题，并建立起有步骤的治疗程序。

3. 适用范围

在有家庭成员患有严重疾病（如患癌症）时，或家庭受到重大的失败或挫伤时，应考虑予以家庭治疗。

八、疏导疗法

疏导疗法（dredge therapy）又称言语疗法，是一种医生通过语言对患者"阻塞"的心理进行疏通、引导，从而达到减轻或消除患者心理、生理功能障碍为目的的一种心理治疗方法，是在临床上最为常用的心理治疗方法之一。

1. 方法

疏导疗法分为以下三个阶段。

1）疏通期　医生在创造良好疏导环境的基础上，让患者具体地、真实地讲出自己的病态心理活动或异常行为的表现，逐渐通过正确的分析认识自我，使患者恢复自信心，激发出患者求治的欲望和生存的欲望，逐渐减轻或消除病态心理和异常行为。

2）矫正期　利用其他的心理治疗手段（如行为治疗、认知治疗等），并进行适当的言语疏导，使患者的病态心理或异常行为减轻或消除。

3）引导期　在取得家庭或社会支持的同时，使患者恢复良好的心理状态和建立起适应性行为，并对所取得的成效加以巩固。

2. 实施步骤

1）了解　在治疗前，医生应对患者的具体情况（如个性特征、发病诱因与经过、生活经历、家族史等）有较为全面的了解。除外，医生还应对患者目前所患的疾病类型、严重程度、治疗方式、有关的实验室检查结果、可能预后等全面地进行了解。

2）介绍　医生根据患者的具体情况，向患者介绍目前所患疾病及心理状况的特点和如何进行治疗。这是疏导疗法最为重要的环节，医生应不厌其烦地反复对患者进行讲述，直到患者认同为止。

3）反馈　医生在每次对患者进行有关情况的介绍后，均应让患者对自己的感受写出书面材料。患者的反馈应及时、详尽、真实和具体。

4）指导　在前三个阶段取得成效后，医生应对患者予以鼓励，并根据患者的具体情况，循循善诱，让患者对自己所患疾病及不良的心理状况有良好的认识，并有实际行为对此进行纠正。

九、气功疗法

气功治疗（qigong therapy）是一种涉及人的心身互相作用的复杂生命现象，利用主观意识进行自我调节的心理治疗方法。气功疗法分为静功和动功两类。静功采用站、坐、卧姿势，运用松、静、闭、息等方法锻炼精、气、神。动功包括太极拳等，用拍打等方法锻炼筋骨、肌肤和腑脏。不论是内功抑或是外功，只要使用得当，均可起到"调心""调身""调息"的作用，使心身松弛、稳定情绪，心身功能平衡。

第三节　心理治疗的一般原则

对癌症患者进行心理治疗是一项技术性和专业性较强的工作，如能很好地贯彻治疗原则，在治疗中即可收到良好的效果。如不然，则会影响到患者的康复，甚至加重患者的病情。

一、心理治疗前的一般准备

（1）必要的体格检查与实验室检查（略）。

（2）必要的心理评估。患者的原发疾病确诊后，如患者出现心理问题或需了解患者存在哪些心理问题及其严重程度，则需进行心理评估，包括性格、情绪、心理症状、应付方式、认知态度、社会支持等，具体内容依需要而定。

（3）心理治疗的环境要求。要求有独立单间，布置较为舒适、优雅。心理治疗时一般不允许第三者在场。

二、心理治疗方法的选择

迄今为止，心理治疗作为临床上治疗疾病的重要手段，方法与种类繁多。如何选择适宜患者的心理治疗方法，完全取决于患者所患疾病的类型及严重程度，以及患者的个性特征、受教育程度、职业、生活经历及对医学知识的了解等具体情况。

目前，尚无一种专门针对某种心理问题有独特疗效的心理治疗方法。目前在临床上（尤其是国内），往往为两种或两种以上的心理治疗方法联合使用，如在一般性支持疗法的基础之上合并使用认知疗法或行为疗法等。

三、在心理治疗时需注意的问题

（1）心理治疗可视为传统治疗方法的重要补充。对癌症患者而言，存在的心理问题可采用必要的心理治疗方法和药物进行治疗。在对患者进行手术、放疗、化疗的过程中，医生应充分考虑到这些行之有效的传统治疗方法的心理效应，顺势进行或配合心理治疗，可收到仅依赖传统治疗方法无法取得的疗效。

（2）医生的良好言行是心理治疗的重要环节。医生在治疗过程中的言行举止均可对患者的心理状况产生影响，对患者的病情甚至转归造成巨大影响。权威性的、有说服力的暗示或解释有积极的作用，其效果有时远甚于用药。

（3）心理治疗与家庭及社会支持的关系。癌症患者因身患严重疾病，情绪处于极度沮丧、悲哀之中，甚至产生厌世的念头，且疾病对患者家庭经济状况、工作等也造成极大影响。此时，仅靠医生进行相关治疗是不够的，还需要依靠患者家庭及社会（单位、街道或社区等）的支持与配合，才能有效地缓解患者的不良情绪等心理症状，使患者配合治疗。

（4）心理治疗的疗程。选择心理治疗的方法因患者而异，所需的治疗时间也因患者而异。一般而言，一周2~3次，每次20~30min较为合适。

（5）对医生的要求。对一般性心理治疗而言，因要求的专业性不高，故对医生并无特殊的要求。而除此之外的诸如行为治疗、认知治疗等则需要医生有较为熟练的心理学知识和受过一定的专业培训；对不熟悉、不了解的心理治疗方法，不可施予患者身上。

（张　明　张晋碚）

参 考 文 献

李冬云，张淼，李潇，等.2017.我国医学生死亡教育实施及研究述评.医学研究杂志，46(05)：1~3

刘增垣，何裕民.2000.心身医学.上海：上海科学技术出版社

王长虹，丛中.2001.临床心理治疗学.北京：人民军医出版社

Derksen JWG, Beijer S, Koopman M, et al. 2018. Monitoring potentially modifiable lifestyle factors in cancer survivors: A narrative review on currently available methodologies and innovations for large-scale surveillance. Eur J Cancer, 103: 327~340

Hooley JM, Butcher JN, Nock MK, et al. 2016. Abnormal Psychology. 17th ed. Upper Saddle River: Pearson

Weiten W, Dunn DS, Hammer EY. 2017. Psychology Applied to Modern Life : Adjustment in the 21st Century. Boston: Cengage Learning

第十三章 循证医学、转化医学及个体化医学

20世纪医学领域最大的进步是从经验医学到循证医学的发展。循证医学基于现有最好医学证据，同时结合患者价值观、意愿及临床环境做出最佳决策；它改变了临床医生的思维方法与决策模式。转化医学是21世纪生物医学领域出现的新理念，旨在基础研究与临床医学之间建立更直接的联系，从实际应用出发，加速基础医学研究向临床医学实践的转化，解决临床问题。个体化医学是根据患者的临床及生物学等特征制订医疗决策。本章主要介绍循证医学、转化医学及个体化医学的基本理念和内容。

第一节 循证医学

循证医学（evidence-based medicine，EBM）是基于现有最好研究证据，兼顾成本效益和价值取向，进行医学实践的科学，它包括针对患者的循证临床实践和针对群体的循证宏观医疗卫生决策。循证医学的思想可以运用于医学实践的各个领域。对于临床医生来说，它是努力去寻找并根据现有真实可靠的证据来指导临床实践的过程。

医学证据是经过科学评价和实践验证后，被认为能真实可靠地反映事物的本质或客观规律，可以用于指导临床决策的信息和知识。证据的来源不同，它们的可靠性和与临床实践的相关性也不同。证据不在乎一定要"阳性结果"，规范研究的"阴性结果"也是证据！证据也不只限于疗效、安全性、成本效益、依从性等在临床决策时均要考虑，因此，临床证据是多方面的。决策者应认真考虑各方面的证据，综合分析，选择最佳的治疗方案。

不可否认，目前临床实践中，常常缺乏充分的证据。当面临一些疑难杂症、罕见病症或新病种时，一方面要谨慎，在实践中摸索，逐步积累经验；另一方面应积极开展临床研究。

一、循证医学证据的来源

（一）临床实践

即使掌握了大量的外部证据，而没有临床经验，就能诊治好患者，那是难以想象的！临床实践是获取经验最基本的方式，同时也是一个循证的过程，通过病史采集、体格检查来获取病因、诊断方面的信息，观察病情变化来调整治疗方案；可以说，临床实践是在收集资料、运用证据、评价证据、追踪决策中，积累知识提高执行力的过程。然而，日常工作中积累的经验，需要经过逻辑思维的加工，去伪存真，科学总结，才能反映客观规律，上升到理论。个人诊疗少量病例获得的经验，有其局限性，主要体现在以下几方面：① 例数较少，可靠性较低；② 病例来源窄，外推性较差；③ 未进行系统的随访，预后、不良反应等不清楚，可能高估预后；④ 未与对照进行比较，说服力不足；⑤ 各种偏倚、混杂等的干扰。因此，需要进一步积累观察例数并进行系统的临床研究/随访。但是，有些临床科室的传统做法，往往是经过几代人在诊治大量病例的基础上逐步形成的，其可靠性较高，不应轻易否定，除非有更好的证据。总之，临床经验不可少，但经验主义不可有。

实践是检验真理的唯一标准，通过临床研究获得的"证据"，还是要回到临床实践中去加以验证，这是因为：① 临床研究，特别是单中心临床研究，例数有限，结论的可靠性仍有待验证；另外，例数少的研究中，一些罕见的不良反应未能凸现出来；② 研究中的病例是经过"入选标准""排除标准"高度选择的，代表性有局限性，能否推广到受试范围以外仍需谨慎考虑；③ 临床研究一般只设一个对照组，未能与其他临床措施进行比较，是否是成本效益最优的方案尚需进一步研究；④ 证据一般只反映群体的规律或趋势，由于个体差异的存在，用于单个患者可能出现偏差，需要在实践中不断观察病情、调整方案、修正决策。针对以上问题，可以开展真实世界研究、Meta分析等。

临床问题是极其复杂的，不可能对所有大大小小的临床问题开展随机对照临床研究。目前，许多临床决策尚缺乏充分的证据，在实际工作中，医生还得依靠现有的经验，结合患者的具体情况来进行决策。当然，医生应不断地观察、总结，有条件时多开展临床研究，为以后的临床决策提供新的证据。

（二）文献资料

"他山之石，可以攻玉"，临床医生不可能对每一个问题都经历或动手研究，他人的研究结果和经验也是值得借鉴的。

作为临床医生，一是平时注意资料的阅读、收集和积累，遇到问题时可以参考借鉴；二是针对某一问题，进行资料的专题查阅，寻找解决问题的方法，现在通过互联网查阅文献，效率大大提高。根据单个研究的结果来进行临床决策，心里似乎不够踏实，那么，可以把所有目的、对象、干预等条件相同的原始研究结果进行综合分析，如Meta分析。然而，临床医生由于工作繁忙，浩如烟海的文献资料无暇一一评阅，可能与一些很好的研究结果失之交臂。另外，文献资料的分析、归纳、综合需要有较好的方法学功底，否则，难以从中获得有用的信息。

针对以上问题，"系统评价"（systematic review）应运而生。Cochrane协作网是一个国际公认生产高质量系统评价的国际协作组织，是目前世界上最重要的系统评价文献库，它是由各方面的专家收集了所有相关的原始研究，综合分析得出的结论，为医学决策提供了当前比较全面、可靠的证据，可使临床医生在较短的时间获得较好的证据。

文献要"阅"，更要"评"！对于来自文献的"证据"，包括系统评价的证据，不能轻易照搬。除了需要评价该研究的设计、实施、质量等方面，还需要考虑以下几点：① 该研究的对象是否与自己的患者类似；② "证据"是否适合某些类型或亚组的患者；③ "证据"的类型，如有病例-对照研究、队列研究提示EB病毒与鼻咽癌存在因果联系，但不能据此认为EB病毒抗体滴度高就诊断鼻咽癌或就预测鼻咽癌预后差，即因果研究的证据不等于诊断或预后预测的证据；④ 在临床决策时，面对不同的患者，还要考虑"证据"在人种、地域、经济、个体等方面的差异，进行个体化决策；⑤ 研究数据的真实性、完整性以及结论的可靠性；⑥ 考虑统计学意义的同时，更要考虑临床意义。

医学期刊和经过专家整理分析的系统评价的资料，现在是、将来仍然会是医学证据的重要来源。但是，实践循证医学只靠外部证据是远远不够的，因此，对于临床面临的问题而又缺乏很好的证据时，临床医生针对存在的问题开展临床研究，就显得尤为重要。

（三）临床研究

医学的进步离不开临床研究，临床诊治"指南/规范/路径"的制定，转化医学、精准医学以及人工智能（artificial intelligence，AI）在临床的应用等，最后都需要临床研究的证据来确证疗效和安全性。在开展临床研究的过程中，研究者收获的不仅限于研究的结果：① 开展的研究往往是根据自己工作中面临的临床问题来设计，不脱离临床工作，不脱离患者需求，其证据有更好的针对性，可更好地服务于临床决策，完善临床"指南/规范/路径"；② 在研究过程中，通过细致的观察、分析，可获得更多的感性认识，丰富临床经验；③ 由于纳入的是本区域病例，其证据有更好的适用性和推广性；④ 通过对某一问题的专注，对该临床问题的背景、来龙去脉、与其他问题的关联性有更全面的了解，分析问题更透彻，解决问题更得心应手；⑤ 通过开展/参与新技术、新方法、新理论、新药/医疗器械/诊断试剂等临床研究，可提高法规意识、伦理意识、安全意识和质量意识，提高临床试验设计能力和项目实施能力，更早获得应用体会，更好救治患者。

循证医学讲究临床研究证据的重要性，但循证医学不应把研究本身和论文视为最终目的，论文只是临床研究的总结，而临床研究的目的是为临床医生提供更多、更可靠的证据，最终目标是循证决策及治病救人。当然，质量不好的临床研究也存在提供虚假证据从而误导临床决策的可能，因此，对临床研究结果的评价与正确运用至关重要。

临床研究分为观察性临床研究（如横断面研究、病例-对照研究、队列研究）和干预性临床研究（如RCT等）。随机对照试验（RCT）提供的证据级别很高，但不是所有的临床研究都适合开展RCT。在设计临床研究时，需综合考虑要解决的临床问题以及伦理和实际可操作性等，选择最合适的研究设计类型。

二、研究结果的评价与证据的再评价

研究的结果，应客观反映事物的本质和规律，否则，就达不到预期的临床效果，甚至造成不利的结局。对于任何的研究结果，在引用前，都必须进行真实性、可靠性和可行性等方面的评价。研究结果的分析与评价，必须通过恰当的统计方法来分析，以反映事物的变化规律和差异；通过辩证唯物主义的观点、公正的态度和科学的方法，来鉴定研究的结果与结论，是否反映客观实际而具有真实性（validity）、是否能得以重复而具有可靠性（reliability）、是否可在临床推广而具适用性（applicability）以及经济等方面的可行性（feasibility）。任何研究的结果能否成为指导临床实践的证据，还要与临床其他方案进行全面比较、权衡，以明确最佳方案或其适用范围，临床医生还应考虑以最小的代价或合理的代价为患者获取最大的效益。

循证实践需要明确区分和对待不同来源的证据，证据的级别越高，其结果的可信度越高，决策成功的把握就越大。但是，即使是公认的高级别"证据"，在必要时，也应进行再评价：① 随着时间的推移，新技术、新方法、新理论用于临床；② 诊断标准、疗效评价方法等发生变化；③ 疾病的发生发展规律可能发生变化，如随着卫生知识、筛查等普及，早期患者比例增大了；④ 经济条件改善，更多的患者能承担费用较高的诊治措施，而这些方法以前可能由于成本高未纳入决策考虑中；⑤ 现在强调个体化治疗、分层治疗，对证据的要求更高更细。当然，要科学评价一项研究结果或证据是非常复杂的，涉及许多方面。

三、证据的运用与临床决策

临床决策涉及很多方面，必须兼顾证据（evidence）、资源（resources）和价值取向（values）三个方面，依据实际情况做出合理的决策。循证医学强调证据在决策中的重要性和必要性，科学可靠的证据是实现循证医学的前提，但是证据本身并不等同于决策。临床决策是获得证据后至关重要的一环，不论得到什么样的证据，问题的解决最后都要依靠临床医生科学评价证据、合理运用证据和最后做出合理的决策。对于面临的临床问题，医生应通过上述介绍的途径，收集当前最好的证据，充分权衡疗效、安全性、成本等给患者带来的利弊，进行定量或定性分析，做出决策；如果缺乏现成公认的证据，还得根据个人或科室的经验，或通过会诊等方式集思广益，制订相对较好的治疗方案，同时密切观察病情变化，总结经验。对于存在争议的证据，最好是结合临床实际，开展研究，得出科学的结论。但是，在决策过程中，应根据事物的变化，随时做出必要的调整，修正决策。

第二节 转化医学

转化医学（translational medicine）是期望把基础研究的成果尽快转化为提高临床诊治效果的医学理念，强调从基础研究向临床应用的链接与转化。

目前，基础医学研究与临床医学应用之间存在一个很大的鸿沟。各国政府、国际组织和研究基金会为医学领域的研究投入大量经费，但被应用到疾病防治领域的成果非常有限。很多的医学研究仅仅满足于论文发表的数量与点数，一定程度上仅仅是给研究人员或企业带来好处，而为患者带来的好处有限。

如何有效地将基础医学研究的成果转化为临床应用的新技术、新疗法、新理论、新药品/医疗器械/诊断试剂等，保障人类健康，成为生物医药领域的重要方向。自2003年美国国立卫生研究院（NIH）正式提出"转化医学"的概念后，转化医学日益受到各国医学界的广泛重视。

转化医学的目的很明确，基本要求也很清晰，但具体的实施与转化效果的评价还需进一步深思，至少有三个问题需要明确：转什么？怎么转？转的效益如何？

一、转什么

一是基础研究人员提出，他们最清楚自己的手上有哪些研究结果比较成熟，有临床应用的前景；二是临床人员提出，他们最清楚临床有哪些问题需要解决，在什么具体环节与哪些基础研究人员合作有望开花结果；三是政府导向，政府应清楚危害公众健康的症结在哪里，政府有能力也有经费，协调基础与临床的深度合作，解决临床面临的重大健康问题。

二、怎么转

基础研究与临床实践之间存在鸿沟已是不争的事实，如何去填补鸿沟或架起一座桥梁是实施转化医学的关键。

首先，在保证必要的基础研究后，政府应多支持以解决问题为导向的临床研究。同时，管理部门对研究人员尤其是临床医务人员的考核、晋升，不应把论文篇数和点数放在"控股"的位置；解决好论文、成果排名的"纠结"，制订鼓励合作的考核指标，促使临床医生与基础研究人员密切合作。

其次，转化医学的推行需要政府和管理部门做好顶层设计，制订良好的政策和切实可行的制度，让转化医学真正转动起来。转化医学的推行，也离不开各种临床研究的规范开展。基础/实验研究很重要，但是，实验室获得的结果，也必须经过临床研究的客观评价，才能获得公认的结论。

三、转的效益如何

转化医学评价的金标准就是患者真正受益、公众健康改善！转化医学效益、效果的评价，涉及临床诊治效果、预后改善、生存质量提高、效益/成本提高、可操作性和公众可接受性，等等。对于任何的转化方案，应有独立的评价方，以避免只讲转化数量，不计转化效益的现象。政府对各类研究包括转化研究投入大量的经费，对其效益也必须有独立、客观、公正的评价。

转化医学通过搭建基础研究与临床应用之间的桥梁，通过多学科交叉合作，能够加速新的研究成果快速应用于临床实践，推动医学研究从以治疗为主转向预测、预防、个体化医学，为21世纪生物医学的发展带来根本性改变。

第三节 个体化医学

个体化医学（personalized medicine）是根据患者的临床特征和基因、生物标志物等生物特征"量体裁衣"式地制订个性化的预防和诊疗方案，以提高诊疗效果。个体化治疗古来有之，"辨证论治"就是个体化思想。目前，临床上也有很多个体化的诊疗措施。例如，按照每个鼻咽癌患者的肿瘤大小、形态、部位等，设计个体化的放疗计划；依据患者的体表面积给予不同的化疗剂量；根据药敏试验选择敏感的抗菌药物；还有结合患者的经济情况考虑最合适的诊治方案等，虽然只是针对某一个因素的个体化措施，但也体现了个体化的思路。

"个体化"需综合考虑的因素很多，如患者的年龄、性别、经济状况、宗教信仰、病史、临床表现、实验室检查结果及动态变化等，如考虑不周，将影响临床决策的正确性。因此，现代"个体化医学"应是综合考虑多方因素的医学行为。个体化医学与精准医学（precision medicine）的理念是一致的。精准医学可以是个体化的治疗，目前更多是分层的治疗，如针对疾病的某个亚型/基因分型，精准地制订诊疗策略。个体化医学是精准医学的最高追求。通过个体化医学/精准医学的实施，可以避免临床上过度检查、过度治疗或盲目治疗现象的发生。

个体化医学也需要循证医学的证据，要避免"个人意志"，即不能由个别权威说了算！至少应是"集体"根据现有临床证据制定的"规范/指南"等。当然，再好的"规范/指南"也不能穷尽所有影响决策的因素。因此，临床医生还应在"规范/指南"的基础上，考虑患者的具体情况，做出个体化的临床决策。

尽管目前临床有些个体化的治疗方案或思路，但距真正系统的个体化医学还有漫长的路要走。随着基因测序技术、各种组学和医学大数据分析技术、生物信息学和人工智能/计算机技术、分子病理技术、移动穿戴设备等前沿技术的发展和应用，个体化医学的前景越来越广阔！

（李济宾 洪明晃）

参 考 文 献

唐金陵，Glasziou P. 2010. 循证医学基础. 北京：北京大学出版社

万德森. 2015. 临床肿瘤学. 4版. 北京：科学出版社

Collins FS, Varmus H. 2015. A new initiative on precision medicine. NEJM, 372: 793～795

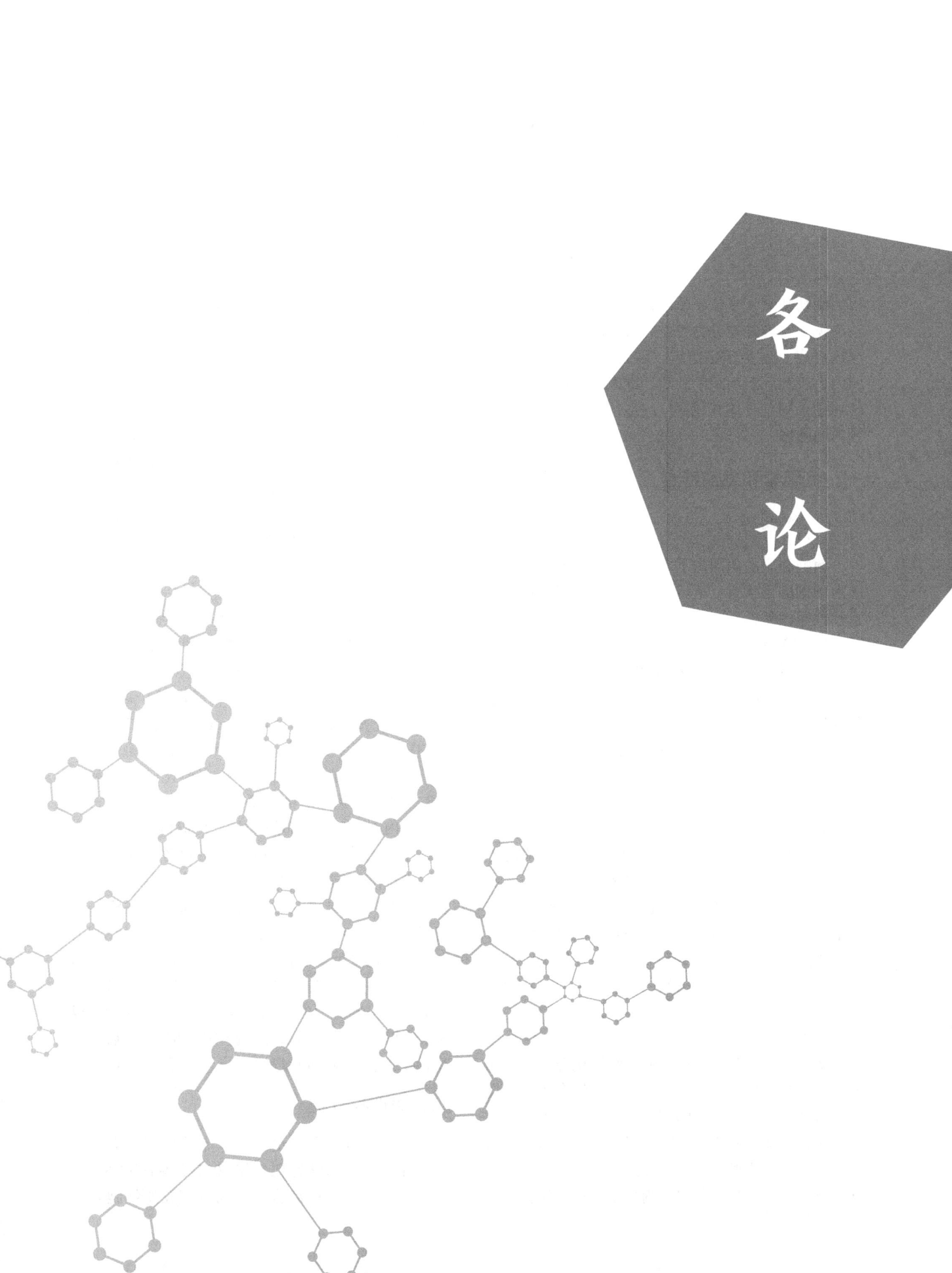

各论

第十四章 头颈部肿瘤

第一节 颅脑肿瘤

颅脑肿瘤大多位于颅内，头皮和颅骨外板肿瘤较少见。颅内肿瘤分为原发和继发两大类。原发性颅内肿瘤是发生于脑组织、脑膜、颅神经、垂体、颅内血管和胚胎组织的肿瘤，继发性颅内肿瘤（脑转移瘤）则是身体其他部位的恶性肿瘤转移或侵入颅内的肿瘤。

一、病因学和发病特点

（一）病因学

颅脑肿瘤的病因尚不完全清楚。目前认为诱发颅内肿瘤的因素有：遗传因素、物理因素、化学因素和致瘤病毒。

1. 遗传因素

颅内肿瘤中，神经纤维瘤病、血管网状细胞瘤和视网膜母细胞瘤等有明显的家族发病倾向，这些肿瘤常在一个家族的几代人中出现。原始胚胎细胞在颅内残留和异位生长也是颅内肿瘤形成的重要原因，如颅咽管瘤、脊索瘤、皮样囊肿、表皮样囊肿、畸胎瘤等。

2. 物理因素

现已肯定电离辐射能促使肿瘤发生。颅内肿瘤接受放射治疗，多年后在照射区可发生纤维肉瘤和脑膜瘤。有垂体腺瘤术后行放射治疗而出现鞍部脑膜肉瘤的个案报告。儿童头癣行放射治疗与日后发生脑瘤之间有肯定关系。虽有外伤后发生脑膜瘤的个别报告，但外伤与颅内肿瘤发生的关系尚难确定。

3. 化学因素

多环芳香烃类化合物和亚硝胺类化合物均可诱发实验动物产生中枢神经系统肿瘤。将多环芳香烃类化合物种植到脑的不同部位，可以诱发不同类型的脑肿瘤。亚硝胺类化合物口服和静脉注射都容易使神经系统产生肿瘤，其诱发的肿瘤好发于大脑半球的脑室周围及皮层下白质内、三叉神经和脊神经根；怀孕后半期，单次用亚硝胺类化合物，可使其后代产生神经系统肿瘤；成年鼠静脉内反复注射亚硝胺类化合物可诱发脑、脊髓及三叉神经形成恶性肿瘤。

4. 致瘤病毒

将腺病毒接种到动物脑内，可诱发多种肿瘤。乳头状瘤多瘤空泡病毒种植于动物脑室内可诱发髓母细胞瘤、胶质母细胞瘤、乳头状室管膜瘤、脑膜瘤和脉络丛乳头状瘤。鸟的肉毒病毒接种到鼠脑内，可诱发出合乎实验要求的动物脑瘤模型。

（二）发病特点

颅内原发性肿瘤的年发病率约为10/10万人，即每1万人中，每年约有1名颅内原发性肿瘤的新发病例。颅内原发性肿瘤发病率位于前4位的分别是脑膜瘤、胶质瘤、垂体瘤和神经鞘瘤。美国国立癌症研究所（National Cancer Institute, NCI）2000年的资料显示，20%~40%癌症患者最终会发生脑转移。所以，脑转移瘤的发生率要比脑原发肿瘤多，是神经肿瘤领域的重要病种。

颅内原发肿瘤大部分发病年龄高峰在30~40岁。胶质瘤综合发病年龄高峰在30~40岁，或10~20岁。髓母细胞瘤、室管膜瘤、颅咽管瘤和畸胎瘤的发病年龄高峰均在10岁以前；松果体瘤发病年龄高峰是10~20岁，60岁以上的年龄组颅内肿瘤的发生率明显降低。总体上任何年龄都可以发生颅内肿瘤，发生率随年龄增加而增加，但40岁以后逐渐下降。不同类型的颅内肿瘤好发于一定年龄。成人以大脑半球肿瘤最多见，脑中线部肿瘤、后颅窝肿瘤和先天性颅内肿瘤多发生于儿童和青少年。

二、病理和分类

在过去的一个世纪，脑肿瘤的病理分类主要基于肿瘤的组织学特征，如2007版WHO CNS肿瘤分类中仅将星形细胞表型同少突胶质细胞表型进行了组织学区分。随着肿瘤发生的共同遗传学基础，以及一些少见脑肿瘤的特殊遗传学基础被逐步阐明，对脑肿瘤进行分子亚型归类成为可能。2014年，在荷兰哈勒姆举办的国际神经病理协会会议上，神经病理学家们讨论并制订了如何将分子信息整合进入脑肿瘤诊断的指南，从而奠定了对2007版WHO CNS肿瘤分类进行修改的基础。2016年WHO CNS肿瘤分类打破了仅依靠显微镜对脑肿瘤进行病理分类的原则，将分子信息整合进入脑肿瘤诊断，并据此对CNS肿瘤分类进行了更新（表14.1）。今天病理学已经达到分子和基因水平，迈入了精准医学时代。

表14.1　2016年WHO中枢神经系统肿瘤新分类

肿瘤分类	肿瘤分类
1. 弥漫性星形细胞和少突胶质细胞肿瘤	伸长细胞型室管膜瘤
弥漫性星形细胞瘤，IDH突变型	室管膜瘤，RELA融合-阳性
肥胖型星形细胞瘤，IDH突变型	间变性室管膜瘤
弥漫性星形细胞瘤，IDH野生型	4. 其他胶质瘤
弥漫性星形细胞瘤，NOS	第三脑室脊索样胶质瘤
间变性星形细胞瘤，IDH突变型	血管中心性胶质瘤
间变性星形细胞瘤，IDH野生型	星形母细胞瘤
间变性星形细胞瘤，NOS	5. 脉络丛肿瘤
胶质母细胞瘤，IDH野生型	脉络丛乳头状瘤
巨细胞型胶质母细胞瘤	不典型性脉络丛乳头状瘤
胶质肉瘤	脉络丛乳头状癌
上皮样胶质母细胞瘤	6. 神经元和混合性神经元-胶质肿瘤
胶质母细胞瘤，IDH突变型	胚胎发育不良性神经上皮肿瘤
胶质母细胞瘤，NOS	神经节细胞瘤
弥漫性中线胶质瘤，H3K27M突变型	节细胞胶质瘤
少突胶质细胞瘤，IDH突变型与1p/19q联合缺失	间变性神节细胞胶质瘤
少突胶质细胞瘤，NOS	发育不良性小脑神经节细胞瘤
间变性少突胶质细胞瘤，IDH突变型与1p/19q联合缺失	婴儿纤维性星形细胞瘤和节细胞胶质瘤
间变性少突胶质细胞瘤，NOS	乳头状胶质神经元肿瘤
少突星形细胞瘤，NOS	形成菊形团的胶质神经元肿瘤
间变性少突星形细胞瘤，NOS	弥漫性软脑膜胶质神经元肿瘤
2. 其他星形细胞肿瘤	中枢神经细胞瘤
毛细胞型星形细胞瘤	脑室外神经细胞瘤
毛黏液样星形细胞瘤	小脑脂肪神经细胞瘤
室管膜下巨细胞星形细胞瘤	副神经节瘤
多形性黄色星形细胞瘤	7. 松果体区肿瘤
间变性多形性黄色星形细胞瘤	松果体细胞瘤
3. 室管膜肿瘤	中分化松果体实质瘤
室管膜下瘤	松果体母细胞瘤
黏液乳头型室管膜瘤	松果体区乳头状瘤
室管膜瘤	8. 胚胎性肿瘤
乳头型室管膜瘤	髓母细胞瘤
透明细胞型室管膜瘤	髓母细胞瘤，NOS

续表

肿瘤分类	肿瘤分类
髓母细胞瘤，遗传学分类	化生型脑膜瘤
髓母细胞瘤，WNT 激活	脊索样型脑膜瘤
髓母细胞瘤，SHH 激活伴 *TP53* 突变型	透明细胞型脑膜瘤
髓母细胞瘤，SHH 激活伴 *TP53* 野生型	非典型性脑膜瘤
髓母细胞瘤，非 WNT/ 非 SHH	乳头状脑膜瘤
髓母细胞瘤，组织学分类	横纹肌样型脑膜瘤
髓母细胞瘤，经典型	间变性 / 恶性脑膜瘤
髓母细胞瘤，促纤维性 / 结节型	11. 间质，非脑膜上皮性肿瘤
髓母细胞瘤伴广泛结节型	孤立性纤维性肿瘤 / 血管外皮细胞瘤
髓母细胞瘤，大细胞型 / 间变型	血管母细胞瘤
胚胎性肿瘤伴多层菊形团，C19MC 变异	血管瘤
胚胎性肿瘤伴多层菊形团，NOS	上皮样血管内皮瘤
其他中枢神经系统胚胎性肿瘤	血管肉瘤
髓上皮瘤	卡波西肉瘤
中枢神经系统神经母细胞瘤	尤因肉瘤 / 原始神经外胚层肿瘤
中枢神经系统节细胞神经母细胞瘤	脂肪瘤
中枢神经系统胚胎性肿瘤，NOS	血管脂肪瘤
非典型畸胎样 / 横纹肌样瘤（AT/RT）	冬眠瘤
具有横纹肌特征的中枢神经系统胚胎性肿瘤	脂肪肉瘤
9. 颅内和椎旁神经肿瘤	硬纤维型（韧带样型）纤维瘤病
施旺细胞瘤	肌纤维母细胞瘤炎症性肌纤维母细胞瘤
富于细胞型施旺细胞瘤	良性纤维组织细胞瘤
丛状型施旺细胞瘤	纤维肉瘤
黑色素型施旺细胞瘤	未分化多形性肉瘤 / 恶性纤维组织细胞瘤
神经纤维瘤	平滑肌瘤
非典型神经纤维瘤	平滑肌肉瘤
丛状型神经纤维瘤	横纹肌瘤
神经束膜瘤	横纹肌肉瘤
混合型神经鞘肿瘤	软骨瘤
恶性周围神经鞘瘤	软骨肉瘤
10. 脑膜瘤	骨瘤
脑膜瘤亚型	骨软骨瘤
脑膜上皮型脑膜瘤	骨肉瘤
纤维型脑膜瘤	12. 黑色素细胞肿瘤
过渡型脑膜瘤	脑膜黑色素细胞增生症
砂粒体型脑膜瘤	脑膜黑素细胞瘤
血管瘤型脑膜瘤	脑膜黑素瘤
微囊型脑膜瘤	脑膜黑素瘤病
分泌型脑膜瘤	13. 淋巴瘤
淋巴细胞丰富型脑膜瘤	中枢神经系统弥漫大 B 细胞淋巴瘤

续表

肿瘤分类	肿瘤分类
免疫缺陷相关的中枢神经系统淋巴瘤	未成熟型畸胎瘤
AIDS 相关弥漫大 B 细胞淋巴瘤	畸胎瘤恶变
EBV 阳性弥漫大 B 细胞淋巴瘤，NOS	混合性生殖细胞肿瘤
淋巴瘤样肉芽肿病	16. 鞍区肿瘤
血管内大 B 细胞淋巴瘤	颅咽管瘤
其他少见的中枢神经系统淋巴瘤	造釉细胞型颅咽管瘤
中枢神经系统低级别 B 细胞淋巴瘤	乳头型颅咽管瘤
中枢神经系统 T 细胞及 NK/T 细胞淋巴瘤	鞍区颗粒细胞肿瘤
间变性淋巴瘤激酶（ALK$^+$/ALK$^-$）	垂体细胞瘤
硬脑膜黏膜相关淋巴组织淋巴瘤	梭形细胞嗜酸细胞瘤
14. 组织细胞肿瘤	17. 家族性肿瘤综合征
朗格汉斯细胞组织细胞增生症	神经纤维瘤病 1 型
Erdheim-Chester 病	神经纤维瘤病 2 型
Rosai-Dorfman 病	神经鞘瘤病
幼年性黄色肉芽肿	Von Hippel-Lindau 病
组织细胞肉瘤	结节性硬化复合症
15. 生殖细胞起源肿瘤	Li-Fraumeni 综合征和 TP53 胚系突变
生殖细胞瘤	Cowden 病
胚胎性癌	Turcot 综合征
卵黄囊瘤	家族性基底细胞癌综合征
绒毛膜上皮癌	横纹肌样肿瘤易感综合征
畸胎瘤	18. 转移性肿瘤
成熟型畸胎瘤	

注：NOS 为 not otherwise specified，非特指类型

三、临床特点

（一）一般症状和体征

90% 以上颅内肿瘤患者有颅内压增高，症状通常呈慢性进行性加重，少数有中间缓解期。颅内压增高三主症"头痛、呕吐和视乳头水肿"在脑肿瘤患者并不一定都会出现。颅内肿瘤囊性变或瘤内出血时，可出现急性颅内压增高，严重者常有脑疝形成。颅内肿瘤的部位、性质和患病年龄不同，颅内压增高症状的进展速度和严重程度亦不同。

（1）中线部脑室系统肿瘤的颅内压增高症状出现较早，且程度比较严重。肿瘤部位邻近室间孔、导水管和正中孔等生理狭窄时，颅内压增高症状出现得更早，这些部位的肿瘤还可在脑室系统生理狭窄区造成活瓣性梗阻，进而引起阵发性急性颅内压增高，表现为发作性剧烈头痛或眩晕，喷射性呕吐，发作常随体位改变加重或缓解，有的患者被迫使头部维持一种不自然的姿势，称强迫头位。

（2）位于脑实质的恶性肿瘤体积增长较快，脑组织水肿较严重，常出现头痛、呕吐和精神异常症状。眼底检查可有明显的视乳头水肿或眼底出血。颅内良性肿瘤体积增长较慢，脑组织水肿反应轻，头痛、呕吐症状轻，视乳头水肿早期难被察觉，一部分患者于视力明显减退时方来就诊。

（3）婴幼儿颅缝尚未闭合，患颅内肿瘤早期可出现代偿性颅腔容积扩大，晚期肿瘤体积较大时多出现脑积水。老年人多有脑萎缩，颅内空间可代偿肿瘤体积的增长，患颅内肿瘤较长时间内可无颅内压增高表现，待有颅内压增高症状时，肿瘤体积已经较大，病情已严重；此外，老年人因有动脉硬化，脑血流量减少以及脑血管通透性降低等因素，肿瘤周围脑水肿反应较轻，颅内压增高也不易出现视乳头水肿，加之老年人头痛、呕吐反应较迟钝，

因而不易早期发现。

（二）局部症状与体征

颅内肿瘤可对周围脑组织造成压迫或破坏，从而表现出特有的神经系统症状和体征，根据脑局部受压表现的发展顺序，特别是首发症状和体征的特点，可做出肿瘤的定位诊断。典型部位的颅内肿瘤的局部和特异症状常对诊断有启示价值。

1. 大脑半球肿瘤临床症状

大脑半球功能区附近的肿瘤可表现有神经系统定位体征，发病早期可出现局部刺激症状；晚期或肿瘤位于功能区则出现破坏症状。大脑半球肿瘤常见临床表现主要有以下几方面。

1）精神症状　主要表现为记忆力减退，最常见于额叶肿瘤，特别是双侧额叶肿瘤，精神症状更为明显。患者多表现为反应迟钝、生活懒散、近记忆力减退甚至丧失，严重者丧失定向力及判断力，可表现为欣快、脾气暴躁或易激动，很少见的有幻觉和妄想。

2）癫痫发作　可表现为全身大发作和局限性发作，后者对脑肿瘤的诊断更有意义，局限发作可由一侧肢体开始，甚至局限在单个手指或足趾，或者一侧口角。额叶肿瘤诱发的癫痫最常见，颞叶次之，顶叶又次之，枕叶最少见。癫痫发作前可有感觉先兆，如颞叶肿瘤所致癫痫发作前常有幻嗅、眩晕等，顶叶肿瘤所致癫痫发作前可有肢体麻木等。

3）感觉障碍　脑皮层感觉障碍表现为肿瘤对侧肢体的位置觉、两点辨别觉、图形觉、质地觉、实体觉障碍。顶叶肿瘤所致痛觉和温觉障碍多不明显，多发生于肢体远端，并且程度非常轻微。

4）锥体束损害症状　可因肿瘤对运动区损害程度不同而异，表现为肿瘤对侧单一或半身肢体瘫痪或力弱，最早可发现一侧腹壁反射减弱或消失，继而该侧腱反射亢进，肌张力增加，病理反射阳性。

5）失语　可表现为运动性和感觉性失语两种基本类型，偶尔可表现为混合性失语，见于优势大脑半球肿瘤。优势大脑半球额下回后部的Broca区受侵犯时，患者丧失语言表达能力，保留语言理解能力，称运动性失语。优势大脑半球颞上回后部受侵犯时，患者保留语言表达能力，但不能理解语言，无法与人交谈，称感觉性失语。

6）视野改变　枕叶和颞叶深部肿瘤影响视放射神经纤维，可出现视野缺损，最初可表现为同向性视野缺损，随肿瘤体积增大，视野缺损的范围也增大，最后可形成同向偏盲。

2. 蝶鞍区肿瘤临床症状

蝶鞍区肿瘤常较早出现内分泌功能紊乱，易于引起患者注意，故可及早就诊。而颅内压增高症状相对少见，只有在肿瘤晚期导致脑积水时，才有颅内压增高表现。但鞍内肿瘤早期可由于蝶鞍内压升高而出现头痛，一旦肿瘤穿破鞍膈，蝶鞍内压下降，头痛又会缓解。

蝶鞍区肿瘤的症状和体征与肿瘤病理性质关系密切，主要包括两类。

1）内分泌功能紊乱　可有垂体功能低下，男性表现为阳痿、性欲减退，女性表现为经期延长或闭经；生长激素分泌过盛在发育成熟前可致巨人症，在发育成熟后表现为肢端肥大症。

2）视觉障碍　蝶鞍区肿瘤向鞍上发展压迫视交叉引起视力减退和视野缺损，眼底检查可发现原发性视神经萎缩。视力减退多呈进行性加重，两眼视力可有较大差异，可导致两眼相继失明。视野缺损的典型表现为双颞侧偏盲，因肿瘤压迫视神经和视交叉的部位不同，视野缺损可不对称，可出现一眼失明，另一眼颞侧偏盲或正常；肿瘤压迫视束时，表现为同向偏盲。

3. 松果体区肿瘤临床症状

松果体区肿瘤因位于中脑导水管附近，早期可引起脑脊液循环障碍，故颅内压增高症状常为首发症状，有时是唯一的临床表现。松果体区肿瘤可向周围扩张压迫四叠体、中脑、下丘脑结构以及小脑而引起相应的局部症状。

1）四叠体受压症状　可表现为上视障碍以及瞳孔对光反应和调节反应障碍。上视障碍有时合并下视障碍，但双眼侧视障碍少见。瞳孔变化表现为对光反应迟钝或消失，调节反应障碍及阿罗瞳孔。肿瘤压迫四叠体下丘和内侧膝状体时，可发生耳鸣、耳聋。此外还可能出现滑车神经不全麻痹、眼睑下垂等。

2）中脑受压表现　肿瘤累及脑干皮质脊髓束时可出现肢体不全麻痹，锥体束、中脑网状结构受侵犯时，患者可有意识障碍。

3）下丘脑损害症状　可出现尿崩症、嗜睡、肥胖及全身发育停顿，也可有性早熟表现。

4）小脑体征　肿瘤可压迫小脑上蚓部或中脑的皮质桥脑束，表现为持物不稳、步态蹒跚和水平眼球震颤。

4. 后窝肿瘤的临床表现

颅后窝肿瘤较大时可有颅内压增高表现，肿瘤引起的局部症状可分为小脑半球、小脑蚓部、脑干和小脑桥脑角4组症状。

1）小脑半球症状　主要表现为患侧肢体共济失调，做指鼻试验和跟膝胫试验不准确，轮替试验幅度增大、缓慢笨拙，步行时手足运动不协调，常向患侧倾斜。可有患侧肌张力减退或无张力，腱反射迟钝或出现钟摆样膝反射。小脑性眼球震颤多以水平性震颤为主，也可出现垂直或旋转性眼颤。有时可有小脑性爆破式语言。

2）小脑蚓部症状　主要表现为躯干性肢体远端的共济失调，行走时两足分离过远，步态蹒跚或左右摇晃，Romberg征多为阳性。

3）脑干症状　典型表现为交叉性麻痹，即病变节段同侧的核及核下性颅神经损害及节段下对侧的锥体束征。中脑病变多表现为患侧动眼神经麻痹，桥脑病变可表现为病侧眼球外展及面肌麻痹，同侧面部感觉障碍以及听觉障碍，延髓病变可出现病变侧舌肌麻痹、咽喉麻痹、舌后1/3味觉消失等。

4）小脑桥脑角症状　表现为病变同侧中后组颅神经症状及小脑症状。颅神经损害可出现耳鸣、听力下降、眩晕、颜面麻木、面肌抽搐、面肌麻痹、声音嘶哑以及食水呛咳等，小脑损害可见病变同侧共济失调及水平性眼颤。

四、诊断和鉴别诊断

1. 临床诊断

颅内肿瘤诊断必须明确有无肿瘤，肿瘤部位何在、肿瘤的病理性质如何。其中确定有无肿瘤是诊断的关键，确定颅内存在肿瘤后须进一步明确肿瘤的定位和定性诊断。为此，首先应详细了解病史，进行全面的全身和神经系统检查；根据患者的症状特征，凡是有进行性颅内压增高并伴有局灶性神经系统体征者，应首先考虑颅内肿瘤，必要时有针对性地选择一种或几种辅助性检查方法确定诊断。慢性进行性颅内压增高者，可能并没有定位体征，也应通过辅助检查确定有无颅内肿瘤。此外，为了早期发现颅内肿瘤，应特别注意患者有无某些神经系统症状，如晚发癫痫（即成年后才开始出现的癫痫发作），特别是局限性发作，育龄妇女非妊娠性闭经、泌乳、单眼突出及视野缺损，成人一侧听力逐渐减退等，以便及时检查，尽早确诊或排除颅内肿瘤。

2. 影像学诊断

影像学诊断包括头颅X线平片、脑血管造影、脑室和脑池造影、CT、MR及PET等。这些影像学方法具有直观的特点，故在颅内肿瘤诊断中具有重要意义，甚至常起决定性作用。

1）头颅X线平片　对颅内肿瘤的诊断大多可由CT取代，但头颅X线平片经济简单，在基层医院还有一定应用价值。它可显示某些颅内压增高征象以及肿瘤的定位和定性征象。颅内生理性钙化（主要是松果体钙斑）移位对定位诊断有帮助，病灶钙化对肿瘤定位和定性诊断都有意义。局限性颅骨改变多见于生长在脑外或接近脑表的肿瘤，对确定颅内肿瘤有很大价值，如垂体腺瘤患者蝶鞍可呈球形扩大，颅咽管瘤除蝶鞍骨质破坏外还可有鞍区钙化斑，一侧内听道扩大是诊断听神经瘤的可靠证据。

2）脑血管造影　近年多行DSA检查，包括颈内动脉造影和椎动脉造影，其病理征象可分为两类：一类是正常血管移位或曲度改变；另一类是可见新生血管网，即病理性血循环。

3）脑室和脑池造影　该检查为有创检查，随着CT和MR在临床应用的普及，已被弃用。

4）CT扫描　由于CT可以分辨颅内不同组织对X线吸收的细微差别，可清晰显示脑室和脑池系统，以及灰质和白质结构及病变组织，故对颅内肿瘤的诊断有很大价值。CT诊断颅内肿瘤的主要依据是肿瘤病理组织形成的异常密度区，以及肿瘤对脑室和脑池系统或脑中线的压迫移位。

5）磁共振成像（MRI）　对不同神经组织和结构的细微分辨能力优于CT，具有良好的对比度，无射线辐射，可同时进行多方向多层面扫描。此外，磁共振血管造影（magnetic resonance angio-gram，MRA）技术可不向血管内注射造影剂而清楚地显示血管状况，特别是近年来应用功能磁共振成像（fMRI）、磁共振波谱分析（MRS）可对颅内肿瘤的性质做出倾向性诊断。因此，MRI是十分重要的神经影像学检查手段，在颅内肿瘤诊断中具有不可替代的作用。

6）正电子发射断层成像　简称PET，与CT和MR的成像原理及临床应用显著不同。PET能提供组织代谢变化的生理信息，是关于组织和细胞功能的成像。肿瘤细胞的糖酵解作用较正常细胞增高，PET通过测定组织的糖酵解程度，以区分和鉴别肿瘤组织及正常组织。PET在临床的应用可帮助医师了解脑肿瘤的恶性程度，有利于制订治疗方案和评估治疗效果，并可动态监测肿瘤恶变或复发。

3. 实验室检查

1）酶学检查　乳酸脱氢酶（LDH）：恶性胶质瘤脑脊液（CSF）中LDH活性明显增高；胶质瘤患者血清中碱性磷酸酶（ALP）、γ-谷氨酰转移酶（γ-GT）活性增高，而CSF中ALP和γ-GT活性降低；CSF中AFP、HCG异常增高提示颅内胚胎性肿瘤的存在。血清神经元特异性烯醇化酶（NSE）水平升高可见于神经母细胞瘤。

2）激素检查

（1）人绒毛膜促性腺激素（HCG）。HCG通常见于妊娠妇女。如果非妊娠妇女或男子血清或CSF中HCG增高，在排除生殖腺肿瘤的情况下，应考虑颅内绒毛膜上皮癌或生殖细胞肿瘤。

（2）垂体激素。血清中泌乳激素（PRL）、生长激素（GH）、促肾上腺皮质激素（ACTH）、促甲状腺激素（TSH）、促性腺激素［GTH，包括促卵泡激素（FSH）和促黄体生成素（LH）］分泌的异常，提示可能存在分泌相应激素的垂体瘤。

3）肿瘤标志物检查 甲胎蛋白（AFP）是由一组不同糖基组成的糖蛋白，常用于诊断原发性肝癌和生殖腺肿瘤。伴有血清和（或）脑脊液AFP异常升高的颅内生殖细胞肿瘤考虑为卵黄囊瘤（内胚窦瘤）或混合性生殖细胞肿瘤，可用于疗效观察和病情预后评估。此外，转移性脑肿瘤可有癌胚抗原（CEA）、CA15-3抗原升高。

4）细胞免疫功能检查 胶质瘤患者外周血淋巴细胞对PHA刺激的增殖率明显降低，CD_2^+、CD_3^+、CD_4^+亚群所占比例均下降，尤以CD_4^+下降最为明显，同时CD_4^+/CD_8^+比例下降。实验证明，CD_4^+/CD_8^+比例变化与胶质瘤恶性程度呈明显负相关。

4. 鉴别诊断

颅内肿瘤通常应与以下几种疾病进行鉴别：① 脑脓肿；② 脑结核瘤；③ 慢性硬膜下血肿；④ 良性颅内压增高；⑤ 脑寄生虫病，如脑囊虫病、脑包虫病、脑型肺吸虫病、脑型血吸虫病等；⑥ 高血压脑出血；⑦ 脑血栓形成和脑梗死；⑧ 颅内动脉瘤、脑血管畸形等。

五、治疗

颅内肿瘤的治疗以手术治疗为主，辅以放射治疗、化学治疗等综合治疗措施。

（一）手术治疗

手术是治疗颅内肿瘤最常用也是最有效的方法。良性肿瘤经手术大多可治愈；恶性肿瘤通过手术治疗，可以收到延长生存时间的效果。

颅内肿瘤手术类型可分为肿瘤切除、内减压、外减压和捷径手术。

1. 肿瘤切除手术

肿瘤切除手术按切除的范围可分为肿瘤全切除手术和部分切除手术或姑息手术。肿瘤全切除手术除切除肿瘤外，还应切除肿瘤周围一切可能受侵犯的组织，但为防止出现严重神经功能缺损，有时很难达到对肿瘤及受侵犯组织的彻底切除。只有当肿瘤局限在非重要脑功能区或主要侵犯颅盖部脑膜或颅骨时，才有可能施行全切手术。如果肿瘤呈浸润性弥漫性生长而无明确界限、肿瘤部位深在而影响重要脑功能区时，则不宜行全切手术。

2. 内减压手术

当颅内肿瘤不能全切除时，可将肿瘤周围非重要组织切除，以达到降低颅内压的目的。有时为暴露脑深部肿瘤，手术中需要切除一些非重要脑组织，切除的脑组织应限于无重要功能的额极、颞极和枕极以及小脑半球外1/3。

3. 外减压手术

外减压手术是指切除颅骨并剪开硬膜，使颅腔容积扩大，以达到降低颅内压的目的。常用的手术有颞肌下减压、枕肌下减压及大骨瓣减压。颞肌下减压手术多在大脑半球肿瘤不能手术切除或仅行活检时采用；枕肌下减压手术在后颅窝胶质瘤手术时几乎常规采用；大骨瓣减压可影响患者容貌，并且手术后头皮与表浅部肿瘤接触易增加肿瘤血运，促使肿瘤生长或浸润，故除非术前患者已形成脑疝，该手术应尽量少用。

4. 捷径手术

即脑脊液分流手术，目的是解除脑脊液梗阻，缓解颅内高压和神经功能障碍。第三脑室后部肿瘤常致中脑导水管堵塞，可行侧脑室-枕大池分流术；也可以行第三脑室底部造瘘；有室间孔梗阻时，应同时行两侧侧脑室分流术。颅内肿瘤造成的脑脊液循环障碍也可行侧脑室-心耳或侧脑室-腹腔分流手术，但有增加恶性肿瘤颅外转移的危险，应慎重选用。

（二）放射治疗

放射治疗主要用于恶性肿瘤；用手术方法不能彻底切除的肿瘤，术后辅以放射治疗可推迟肿瘤复发，延长患者生命。对于恶性脑胶质瘤、髓母细胞瘤、脑生殖细胞肿瘤等高度恶性肿瘤即使肿瘤完整切除，也需要辅以术后放疗。另外一些肿瘤或因其部位深而不宜手术，或因肿瘤浸润重要功能区手术会带来严重的神经系统功能缺损，或因患者全身状况不允许手术，且肿瘤对放射线敏感者，放射治疗可作为首选治疗方法。有学者主张，个别对射线极敏感的肿瘤，如生殖细胞瘤，不必考虑手术减压，经活检证实即可完全依赖放射治疗。

（三）化学治疗

在颅内恶性肿瘤的综合治疗中，化学药物治疗已成为重要的治疗手段，逐渐受到重视并取得了较好的疗效。

1. 颅内肿瘤化疗药物的选用原则

中枢神经系统肿瘤在生物学行为和生长环境等方面与颅外其他部位的肿瘤有着很大的差异。因此，在化疗药物的选择方面，有着自己的特点，其原则如下：① 选择脂溶性高、分子质量小、非离子化、对正常脑组织毒性较小的药物。② 对于不能通过血脑屏障的药物，应选择适用于瘤腔内放置或鞘内给药者。③ 根据肿瘤细胞动力学原理，选择作用于不同周期的药物联合应用。可先选用对增殖期细胞和非增殖期细胞均有杀伤作用的非细胞周期特异性药物，行大剂量短期冲击疗法，然后再改用细胞周期特异性药物，交替使用，以提高疗效。④ 对脑转移癌患者，可参考原发肿瘤的病理类型，选择合适的化疗药物。

2. 几种常用的化疗药物

化疗药物按其作用机制分为细胞周期特异性药物和细胞周期非特异性药物。脑瘤常用的化疗药物有亚硝脲类、抗代谢类、抗生素类、植物类等，主要有以下这些：① 卡氮芥（BCNU）；② 环己亚硝脲（CCNU）；③ 甲环亚硝脲（Me-CCNU）；④ 嘧啶亚硝脲（ACNU）；⑤ 氨甲蝶呤（MTX）；⑥ 伊立替康（irinotecan, CPT-11）；⑦ 长春新碱（VCR）；⑧ 顺铂（DDP）；⑨ 卡铂（CBP）；⑩ 表鬼白素噻吩糖苷（VM-26）和足叶乙甘（VP-16）；⑪ 甲基苄肼（PCB 或 PCZ）；⑫ 替莫唑胺（temozolomide, TMZ）等。

3. 化疗药物的联合应用

脑肿瘤的化疗大多采用亚硝脲类、替莫唑胺为主的单一和（或）联合用药。临床效果较为肯定的联合化疗方案主要是PCV方案，即PCB（甲基苄肼）、CCNU（环己亚硝脲）、VCR（长春新碱）联合应用，主要用于少突胶质细胞瘤。目前，替莫唑胺已成为胶质瘤的一线化疗药物；TMZ单药同期放疗及辅助化疗是目前新诊断的胶质母细胞瘤的术后标准辅助治疗方案。铂类为主的方案（如顺铂、VP-16/VM-26、博莱霉素联合方案）用于颅内生殖细胞肿瘤的化疗。

4. 分子靶向药物治疗

近年来，随着肿瘤分子生物学技术的发展和在分子水平上对肿瘤发病机制的认识不断加深，许多不同机制的分子靶向药物已进入脑胶质瘤的临床研究。例如，贝伐单抗（bevacizumab）是一种人源化的抗VEGF的单克隆抗体，美国FDA已批准其单药或联合替莫唑胺、CPT-11等治疗复发的恶性脑胶质瘤以改善症状，但不推荐在胶质瘤的初治使用。

（四）颅内肿瘤的其他治疗措施

颅内肿瘤的治疗以手术治疗为主，辅以放射治疗、化学治疗等综合治疗措施。此外，降低颅内压等一般对症支持治疗也十分重要。

1. 降低颅内压治疗

颅内压增高是产生临床症状并危及患者生命的直接原因，因此降低颅内压在颅内肿瘤治疗过程中始终是个中心问题。降低颅内压的临床措施有以下这些。

1）合理体位　除合并休克者外，采取体位治疗时应将床头抬高15°～30°，避免颈部扭曲及胸部受挤压，以利于颅腔静脉回流。

2）限制水入量　对于需要强烈脱水的患者应严格限制入量，不能进食者每天输液量应限制在1500～2000mL（小儿按60～80mL/kg体重计算）。钠盐的供给应限制在体内需要的最低限度，以防由于水、钠潴留而致的脑水肿。

3）保持呼吸道通畅　对于昏迷患者是至关重要的，因为缺氧可使脑水肿加重。气管切开同时吸氧通常是必要的。对严重的患者，有条件时还可用高压氧治疗，一般在304kPa下吸氧，每次45min，每日2～3次，可预防和治疗脑水肿。

4）冬眠降温　可以降低脑组织的代谢率，从而提高脑神经细胞对缺氧的耐受力，改善脑血管及神经细胞膜的通透性，减少脑水肿的发生。通常体温每降1℃，脑组织基础代谢率降低6%～7%，颅内压下降5%～6%。当冬眠体温下降到32℃时，脑组织代谢率可降低至正常时的50%。冬眠降温多用于高热、躁动及有去大脑强直的患者，持续时间不宜过长，一般为3～5天。

5）激素应用　肾上腺皮质激素可调节血脑屏障、改善脑血管通透性、抑制垂体后叶抗利尿激素，减少储钠和排钾，以及促进细胞代谢、增强机体对伤病的应激能力，因而对防治脑水肿起作用。常用的肾上腺皮质激素为地塞米松。应用肾上腺皮质激素治疗应注意预防感染，大剂量用药还应注意水、电解质平衡失调问题。一般大剂量用药时间不可持续过久，以3～5天为宜。

6）脱水药物的应用　常用脱水药物按其药理作用可分为两类，即渗透性脱水药物和利尿性脱水药物。脱水药物的作用时间有一定限度，一般不超过6h，以后颅压还可能回升，甚至达到比用药前更高的水平，因此必须重复使用。一次性脱水用于脑疝的急救，应采用静脉快速滴注或推注20%甘露醇250～500mL。持续性强烈脱水也应以静脉给药为好，如使用20%甘露醇或50%葡萄糖溶液，每隔4~6h重复1次；亦可使用速尿静脉注射。一般性脱水治疗应以口服药物为主，必要时辅以肌肉或静脉注射药物。强烈脱水时应特别注意防止水、电解质平衡的紊乱。对于老弱患者及小儿，应注意勿因脱水而导致休克、虚脱。休克及严重脱水患者未得到纠正前不能应用脱水药物。肾功能不全者忌用尿素。

7）引流脑脊液　对于因梗阻性脑积水引起的颅内压增高，脑室穿刺排放脑脊液能够收到立竿见影的作用；此外，脑脊液持续外引流还可以起到监测颅内压的作用，故常用于脑疝急救及开颅手术前后监护期。① 侧脑室穿刺：为达到急救或持续引流脑脊液的目的，通常穿刺侧脑室额角。进皮点选择在额部发际内中线旁2~2.5cm处。颅骨钻孔后以脑针向假想的两侧外耳孔连线中点方向穿刺，直到有脑脊液流出。一般只需在一侧穿刺，如有室间孔梗阻，则应分别穿刺两侧侧脑室。排放脑脊液的速度不可过快，防止因颅内压骤然下降造成脑室塌陷或桥静脉撕裂引起颅内出血。② 脑脊液持续外引流：多用开颅术前、后暂时缓解症状及监测颅内压增高，在此期间由于脑室系统对外界开放，应特别注意预防感染，如采取隔离、更换引流器皿时严格无菌操作等。持续脑脊液外引流还应注意避免颅内压过低的问题，尤其是颅后窝肿瘤，急剧或过度引流脑脊液有可能诱发小脑幕切迹上疝，或使局部脑压迫症状明显加重，因此引流期间脑脊液压力应维持在不低于正常的水平。

8）其他　如预防术后高热、感染（尤其肺炎）、癫痫等，对预防脑水肿都有重要意义。

2. 抗癫痫药物治疗

部分脑肿瘤患者会有癫痫，故常需要使用抗癫痫药物，常用的有苯妥英钠、丙戊酸、开普兰等。

六、预后

颅脑肿瘤的预后与其病理类型关系密切，良性肿瘤经手术大多可治愈，恶性肿瘤通过手术和综合治疗，可以延长生存时间，部分患者甚至可以治愈。早期诊断、早期治疗及采用合理的治疗方法是提高疗效的关键。

（牟永告　陈忠平）

第二节　鼻　咽　癌

鼻咽癌（nasopharyngeal carcinoma, NPC）是指来自鼻咽被覆上皮的恶性肿瘤，它高发于我国南方和东南亚地区。广东为鼻咽癌最高发的地区。放射治疗是其最主要的治疗方法，放射治疗配合化学治疗可提高鼻咽癌的疗效。

一、解剖（视频3：鼻咽解剖）

鼻咽位于颅底和软腭之间，连接鼻腔和口咽（图14.1A）。鼻咽腔近似一个不规则的立方体（图14.1B），其上下径和左右径各约3cm，前后径2~3cm，可分为前、顶、后、底壁以及左右对称的两个侧壁。

（视频3）

1. 顶后壁

顶壁由部分蝶骨体及枕骨底部所组成。后壁相当第1、2颈椎，两侧为咽隐窝的后界。顶壁和后壁互相连接，并倾斜形成圆拱状，二壁之间没有明确

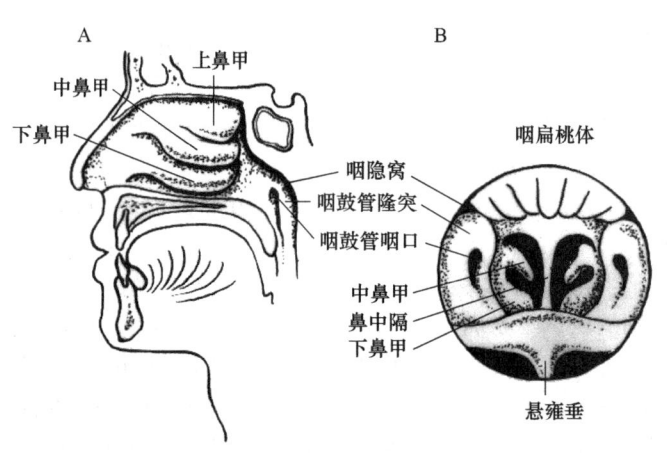

图14.1　鼻咽部解剖
A. 正常鼻咽腔；B. 间接鼻咽镜所见

的解剖分界标志，故临床上常合称为顶后壁，即由后鼻孔上缘向后，直至软腭水平。其黏膜下有丰富的淋巴组织，构成咽扁桃体，在儿童期增殖明显，形成增殖体。

2. 侧壁

侧壁包括三个部分：① 咽鼓管前区；② 咽鼓管区，有咽鼓管咽口（呈三角形，距下鼻甲后端约1cm）和其后上方的咽鼓管隆突（由三角形软骨板反折而成），与其下方的纤维组织共同构成咽鼓管的软骨部分；③ 咽鼓管后区，即咽隐窝（pharyngeal recess），位于咽鼓管隆突后上方，与鼻咽顶后壁相连。此窝深约1cm，呈圆锥形，尖端向上，与破裂孔相距约1cm。同时，颈内动脉管外口则位于此窝的后方。

3. 前壁

前壁为鼻中隔后缘及位于其两侧的后鼻孔，可直接通入鼻腔。

4. 底壁

底壁由软腭背面及其后缘与后壁之间的咽峡构成。

鼻咽黏膜披覆假复层纤毛柱状上皮，下界近口咽部为复层鳞状上皮，两者之间可见过渡的上皮细胞。黏膜固有层含混合型小涎腺。

5. 淋巴引流

鼻咽部淋巴管极为丰富，主要引流入颈寰椎侧旁的咽后淋巴结（又称Rouviere氏淋巴结，为鼻咽癌引流的第一站淋巴结），再进入颈深组淋巴结，主要包括：① 颈内静脉淋巴结链；② 副神经淋巴结链（位于颈后三角内）；③ 颈横动静脉淋巴结链（位于锁骨上窝内）。

6. 血管

动脉来自颈外动脉的一级或二级分支，分别是：① 咽升动脉，是颈外动脉的最小分支；② 腭升动脉；③ 咽动脉，是颌内动脉的终支之一；④ 翼动脉，亦为颌内动脉之终支。静脉经咽静脉丛和翼静脉丛相通，注入面静脉和颈内静脉。

7. 神经

鼻咽的感觉神经与运动神经来自舌咽神经、迷走神经和交感神经之分支所构成的咽神经丛。鼻咽上部的感觉由三叉神经之上颌支支配，腭帆张肌则由三叉神经下颌支所供给。

咽旁间隙是位于面颌上颈部的一个深在的脂肪间隙，与鼻咽、口咽毗邻。咽旁间隙是由茎突及其附着的肌肉（茎突舌骨肌、茎突舌肌和茎突咽肌）以及多块筋膜间隔而成的，两侧对称（图14.2）。在咽隐窝这一平面上可分成三个部分：① 茎突前间隙内有颌内动脉及其分支、下齿槽神经、舌神经、耳颞神经通过。肿瘤可由此处累及颅底的卵圆孔、棘孔和蝶骨大翼，甚至远至颞下窝。② 茎突后间隙，内有颈内动脉、颈内静脉、后组颅神经（第Ⅸ、Ⅹ、Ⅺ、Ⅻ对颅神经）以及颈交感神经干等通过，尚含颈内静脉上组淋巴结。③ 咽后间隙：居于咽后正中，内有咽后淋巴结。

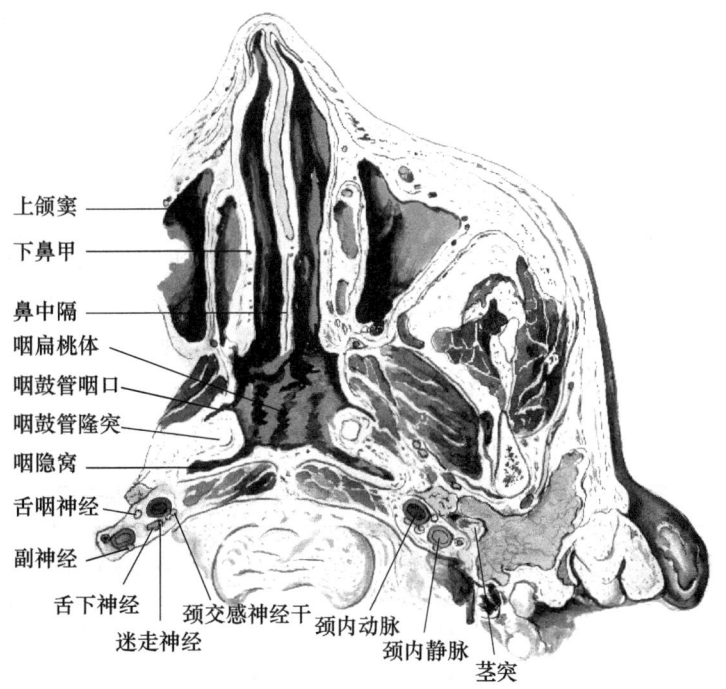

图14.2 咽旁间隙的水平切面

二、流行病学

鼻咽癌可发生在各个年龄组，但以30~60岁多见，占75%~90%。男女性别之比为（2~3.8）:1。鼻咽癌的流行病学具有明显的地区聚集性、种族和部分人群的易感现象、家族聚集现象和发病率相对稳定的特征。

1. 明显的地区聚集性

根据最新发布的全球癌症统计报告，鼻咽癌2018年新发病例约为12.9万例，占全部新诊断肿瘤的0.7%，其中死亡病例约为7.3万例（占0.8%）。鼻咽癌具有明显的地区聚集性，70%的新诊断病例均在东亚或东南亚，而在欧洲、美洲、大洋洲都颇罕见，世界人口的年龄标化发病率男女都在1/10万以下。在北非和中东地区的一些国家，如突尼斯、阿尔及利亚、以色列、科威特和沙特阿拉伯等的发病率则略高，男性0.5~3.4/10万，女性0.4~1.9/10万。而中等发病的加拿大西北部、美国阿拉斯加州和格陵兰岛的本地居民，发病率男性7.8~12.7/10万，女性2.4~9.2/10万。但我国南方及东南亚的一些国家的发病率则较高，根据我国国家癌症中心发布的《2018年全国最新癌症统计报告》，2014年中国鼻咽癌新发病例估计为4.46万例，死亡病例2.42万例，其中鼻咽癌特别高发于中国南方的广东省，世界人口标化发病率高达男性30/10万，女性13/10万。在广东省又以珠江三角洲和西江流域一带最为突出，特别是肇庆、佛山、广州等地区。此外，与广东相邻的广西苍梧县和湖南双牌县，鼻咽癌的发病率也很高，男性达19.76/10万。全国第三次全死因调查也显示华南五省鼻咽癌死亡率较高，这些地区互相连成一片构成了中国鼻咽癌的高发核心地区（表14.2）。

表14.2 中国鼻咽癌年龄标准化死亡率（1/10 000）分布（2004~2005年）

地区	总计	男性	女性
华北	0.39	0.58	0.20
东北	0.47	0.63	0.31
华东	1.25	1.85	0.66

续表

地区	总计	男性	女性
华中	1.15	1.58	0.72
华南	5.80	8.72	2.87
华西	0.95	1.35	0.55
西北	0.38	0.55	0.19

2. 种族和部分人群的易感现象

鼻咽癌发病具有明显的人种差异。在世界三大人种中，部分蒙古人种为鼻咽癌的高发人群，包括了中国华南地区及东南亚地区的中国人、泰国人、新加坡人及北美洲的爱斯基摩人；其中又以中国人的发病率最高，黑种人次之，而白种人的发病率最低。高发区的居民迁居到低发区后仍保持着鼻咽癌的高发倾向（表14.3）。

表14.3 中国移民与迁入国当地其他居民的鼻咽癌发病率（1/10万）

国家	时期	族裔	发病率 男	发病率 女
美国	1998~2002	白种人	0.4	0.2
	1998~2002	黑种人	0.8	0.3
	1993~1997	中国人（夏威夷）	9.8	2.8
	1993~1997	中国人（洛杉矶）	7.6	2.4
	1993~1997	菲律宾人（夏威夷）	3.5	1.5
	1993~1997	菲律宾人（洛杉矶）	3.7	1.6
	1993~1997	夏威夷本地人	3.6	0.9
新加坡	1998~2002	中国人	12.5	4.2
	1998~2002	马来人	5.7	2.0
	1998~2002	印度人	1.5	0.1

在高发区广东省内，以广州市为例，2014~2015年广州市鼻咽癌的发病率为11.89/10万，中标率为9.14/10万，世标率为8.45/10万，其中2014年发病率为12.50/10万，2015年发病率为11.28/10万。同期鼻咽癌的死亡率为7.01/10万，中标率为4.94/10万，世标率为4.79/10万，其中2014年死亡率为7.04/10万，2015年死亡率为6.97/10万（表14.4）。

表14.4 2014~2015年广州市鼻咽癌的发病与死亡主要指标

年份	性别	例数	占广州所有癌症发病或死亡例数的百分比/%	粗率（1/10万）	中标率（1/10万）	世标率（1/10万）	截缩率（1/10万）	累计率（0~74岁）/%
发病 2014~2015	合计	2014	3.97	11.89	9.14	8.45	19.99	0.90
	男性	1485	5.47	17.41	13.52	12.60	29.82	1.36
	女性	529	2.25	6.28	4.86	4.39	10.24	0.46

年份		性别	例数	占广州所有癌症发病或死亡例数的百分比/%	粗率（1/10万）	中标率（1/10万）	世标率（1/10万）	截缩率（1/10万）	累计率（0~74岁）/%
死亡 2014~2015		合计	1187	4.43	7.01	4.94	4.79	10.21	0.57
		男性	909	5.32	10.66	7.72	7.51	15.92	0.90
		女性	278	2.86	3.30	2.25	2.16	4.54	0.25

3. 家族聚集现象

中山大学附属肿瘤医院的资料显示，21.6%的鼻咽癌患者有癌家族史，12.3%有鼻咽癌的癌家族史，并且肿瘤患者大部分集中在一级亲属，二、三级亲属较少，而其他肿瘤未见明显差别。孪生子同患鼻咽癌的也有报道。鼻咽癌遗传流行病学研究显示，鼻咽癌遗传度为68.08%，可以认为致病因素中有68.08%与遗传因素有关，31.92%与环境因素有关。

Albeck等报道，在格陵兰27%的鼻咽癌患者有癌家族史，肿瘤患者主要集中在一级亲属间，且大部分为鼻咽癌和腮腺癌。

4. 发病率相对稳定

对鼻咽癌高发的广东四会市和中山市的长期观察显示，鼻咽癌的发病率均未出现较大波动（表14.5和图14.3）。在低发区如欧美、大洋洲、亚洲的日本和印度等地，鼻咽癌的发病率多年来始终在1/10万以下。而中国香港自1980年始，鼻咽癌的发病率就逐渐下降，男性从1980~1984年的28.2/10万下降到1995~1999年的20.2/10万，女性从11.2/10万下降到7.8/10万。尽管居住在美国洛杉矶和旧金山华人的鼻咽癌发病率在下降，但仅限于高分化鳞癌（WHO Ⅰ型），WHO Ⅱ和WHO Ⅲ型鼻咽癌的发病率也未出现明显改变；而同期内肺癌发病率明显升高，宫颈癌发病率明显下降。这一现象也提示鼻咽癌的致病因素是相对稳定的。

表14.5 四会市不同时期鼻咽癌的发病率（1/10万）

时期	粗率		世标率	
	男	女	男	女
1987~1991	25.94	12.51	28.22	12.91
1992~1996	30.17	14.43	30.76	13.80
1997~2001	28.15	13.83	29.87	14.21
2002~2006	29.69	12.81	28.77	11.60
2007~2011	36.90	16.17	34.15	14.07

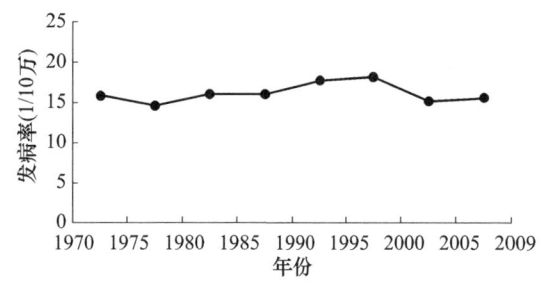

图14.3 中山市1970~2009年鼻咽癌发病趋势图

三、病因

鼻咽癌的发生可能是多因素的，其癌变过程可能涉及多个步骤。与鼻咽癌发病可能有关的因素包括以下几方面。

1. 遗传易感性

鼻咽癌虽然不属于遗传性肿瘤，但它在某一人群的易感现象比较突出，并有家族聚集现象。连锁分析表明，人类白细胞抗原（human leukocyte antigen, HLA）和编码细胞色素P4502E1酶基因（cytochrome p4502E, CYP2E1）可能是鼻咽癌的遗传易感基因，它们与大多数的鼻咽癌发生有关。中山大学附属肿瘤医院在2002年利用人类基因组22条常染色体的382个多态性微卫星标记，对广东省广州方言的鼻咽癌高发家系进行全基因组扫描，把鼻咽癌易感基因定位在4p15.1~q12区域。近年的四项全基因组关联分析均在HLA区域发现了鼻咽癌的遗传易感位点，此外发现了一些新的易感基因，如 MECOM、CDKN2A/2B、TNFRSF19 等。

现代的分子遗传学和分子生物学研究发现，鼻咽癌发生高频率染色体杂合性缺失（loss of heterozygosity, LOH）的染色体主要位于1p、3p、9p、9q、11q、13q、14q、16q和19p，并定位了相应的LOH最小丢失区（minimal deletion region, MDR），提示在高频率缺失区可能含有在鼻咽癌发病机制中起重要作用的肿瘤抑制基因；鼻咽癌发生遗传物质扩增的染色体主要位于1q、2q、3q、6p、6q、7q11、8q、11q13、12q、15q、17q和20q，表明在这些区域可能存在与鼻咽癌发生发展相关的癌基因。

以上的研究表明了鼻咽癌患者的染色体存在着不稳定性，因此更容易受到外界各种有害因素的"攻击"而致病。

2. EB病毒

经免疫学方法证明EB病毒带有壳抗原（VCA）、膜抗原（MA）、早期抗原（EA）及核抗原（EBNA）等多种特异性抗原。EB病毒与鼻咽癌有密切关系，其主要根据如下。

（1）鼻咽癌患者血清中所检测到的EB病毒相关抗体（包括IgA/VCA、IgA/EA、EBNA等），无论是抗体阳性率还是抗体几何平均滴度，都比正常人和其他肿瘤（包括头颈部癌）患者明显增高，且随病情复发或恶化可再次升高。

（2）鼻咽癌患者血浆中存在着游离于细胞外的EBV-DNA，能够用作早期无症状鼻咽癌的筛查；其拷贝数与肿瘤负荷呈正相关，并且随着肿瘤的进展或消退而变化，能够预测肿瘤的复发或转移。

（3）鼻咽癌的癌细胞内可检测到EB病毒的标志物，如EB病毒DNA和EBNA。

（4）在体外用含有EB病毒的细胞株感染鼻咽上皮细胞后，发现受感染的上皮生长加快，核分裂象亦多见。

（5）据报道EB病毒在一些促癌物的作用下可诱发人胚鼻咽黏膜组织的未分化癌。

尽管如此，目前尚缺乏EB病毒致鼻咽癌的完整动物模型，还不能认为EB病毒就是鼻咽癌的病因。因此，在鼻咽癌的发病方面，EB病毒很可能以遗传因素和（或）某些特定环境因素为前提，才能发挥致癌作用。

3. 环境因素

国外报道，侨居美国、加拿大的第一代中国人（以广东居民为多）鼻咽癌死亡率为当地白人的30倍，第二代降为15倍，第三代虽未有确切数字，但总的趋势是继续下降。与此同时，出生于东南亚的白种人，其鼻咽癌发病则有所增多。其原因除了部分人的血缘关系发生了改变外，显然环境因素也在起着重要的作用。近年的研究发现以下物质与鼻咽癌的发生有一定的关系。

1）亚硝胺 可以诱发动物肿瘤。其中的二甲基亚硝胺和二乙基亚硝胺在广州咸鱼中含量较高；用咸鱼喂养大白鼠，可诱发鼻腔或鼻窦癌。研究（洪明晃和郭翔，2003）认为，广东人鼻咽癌发病率高可能与幼儿时期吃咸鱼的习惯有关，可在其尿中测出具有致突变作用的挥发性亚硝胺。

2）芳香烃 在鼻咽癌高发区的家庭内，每克烟尘中3,4-苯并芘含量达16.83μg，明显比低发区家庭高。同样，这一化合物在动物实验中也可以诱发大鼠"鼻咽"部肿瘤。

3）微量元素 硫酸镍可以在小剂量二亚硝基哌嗪诱发大鼠鼻咽癌的过程中起促进癌变的作用。

四、病理及生物学特性

鼻咽腔披覆一层较薄的黏膜上皮，主要由鳞状上皮、假复层纤毛柱状上皮和移行上皮构成。黏膜固有层常有淋巴细胞浸润，黏膜下层有浆液腺和黏液腺。鼻咽癌是指来源于鼻咽披覆上皮的恶性肿瘤。

1. 病理类型

鼻咽癌细胞95%以上分化不良，恶性程度高。世界卫生组织（WHO）2005年将鼻咽癌组织学分为3种类型：角化性鳞状细胞癌（keratinizing squamous cell carcinoma，1型）、非角化性癌（non-keratinizing carcinoma，2型）和基底样鳞状细胞癌（basaloid squamous cell carcinoma，3型）。非角化性癌又根据肿瘤细胞的分化程度分为分化型非角化癌（differentiated non-keratinizing carcinoma，2.1型）和未分化型非角化癌（2.2型），或鼻咽型未分化癌（undifferentiated carcinoma 或 undifferentiated carcinoma of nasopharyngeal type）。其中，未分化型非角化癌最为常见，它以淋巴基质富集为特征，又称为淋巴上皮瘤样癌，与EB病毒感染癌细胞最为密切相关。

2. 生长与扩展

鼻咽癌好发于鼻咽侧壁（尤其是咽隐窝）和顶后壁，其恶性度高，呈浸润性生长，可直接向周围及邻近组织和器官浸润、扩展。向上可直接破坏颅底骨质，也可经破裂孔、卵圆孔、棘孔、舌下神经管、颈内动脉管或蝶窦和后组筛窦等自然孔道或裂隙侵入颅内，累及颅神经；向前侵犯鼻腔、上颌窦、前组筛窦，再侵入眼眶内，也可通过颅内、眶上裂或翼管、翼腭窝侵入眼眶内；肿瘤向外侧可浸润咽旁间隙、颞下窝和咀嚼肌等；向后浸润颈椎前软组织、颈椎；向下累及口咽甚至喉咽。

3. 转移

鼻咽黏膜下有丰富的淋巴管网，且淋巴引流可跨越中线到对侧颈部。鼻咽癌的颈淋巴结转移发生早、转移率高。中山大学附属肿瘤医院统计结果显示，确诊时有80%以上的患者已有颈淋巴结转移，40%~50%的患者发生双侧颈淋巴结转移。淋巴结转移的位置最多见于颈深上（II_b区）及二腹肌下淋巴结（II_a区），其次是颈深中组淋巴结（Ⅲ区）和颈后三角的副神经链淋巴结（Ⅴ区）（图14.4）。

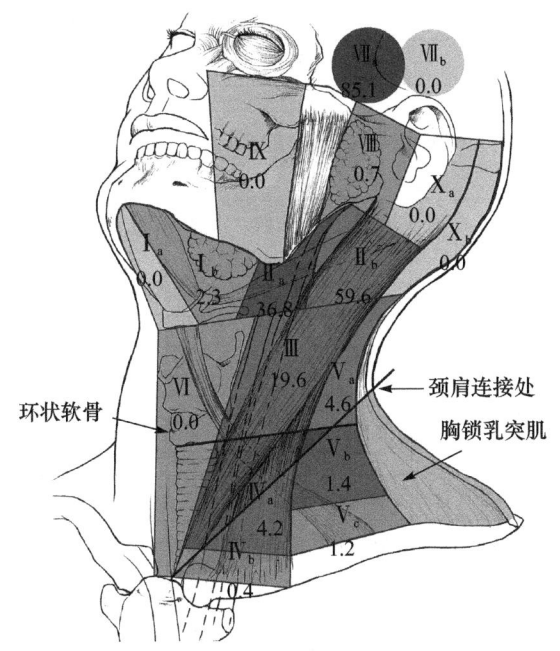

图 14.4 根据 2013 版国际共识指南定义的颈部淋巴结分区，鼻咽癌患者颈部各区淋巴结阳性率（其中数字代表百分比）

鼻咽癌的远处转移与颈淋巴结的转移情况密切相关，随着转移淋巴结的体积增大、数目的增多、部位越接近锁骨上区，远处转移的机会亦明显增加。中山大学附属肿瘤医院统计结果显示，在调强放射治疗模式下，结合放化综合治疗，鼻咽癌 5 年累积远处转移率为 17.4%，N0、N1、N2、N3a、N3b 患者的 5 年累积远处转移率分别是 93.3%、84.2%、72.4%、61.9% 和 50.7%。远处转移最常见的部位是骨，其次是肺、肝，且常为多个器官同时发生。

五、临床表现

鼻咽癌常见的症状和体征如下。

1）涕血　70% 左右的患者有此症状，其中 23.2% 的病例以此为首发症状来就诊。用力回吸鼻腔或鼻咽分泌物时，由于软腭背面与肿瘤表面相摩擦，肿瘤表面血管破裂。轻者可引起涕中带有血丝，重者可致较大量的鼻出血。

2）鼻塞　常为单侧性和逐渐性加重。由肿瘤堵塞后鼻孔所致，约占 48%。

3）耳鸣与听力减退　分别占 51.5%～62.5% 和 50%。位于鼻咽侧壁和咽隐窝的肿瘤浸润、压迫咽鼓管，使鼓室形成负压，引起渗出性中耳炎致耳鸣与听力减退。病状较轻者此时如行咽鼓管吹张法可获暂时缓解。听力减退为传导性听力障碍，多伴有耳内闷塞感。

4）头痛　占 57.2%～68.6%，以单侧颞顶部或枕部的持续性疼痛为特点。往往是由于肿瘤压迫、浸润颅神经或颅底骨质，也可以是局部感染或血管受刺激引起的反射性头痛。

5）颅神经损害　鼻咽癌向上直接浸润和扩展，可破坏颅底骨质，或经自然颅骨通道或裂隙，侵入颅中窝的岩蝶区（包括破裂孔、颞骨岩尖、卵圆孔和海绵窦区），使第Ⅲ、Ⅳ、Ⅴ（第 1、2 支）和第Ⅵ对颅神经受侵犯，表现为上睑下垂、眼肌麻痹（包括单纯外展神经麻痹）、三叉神经痛或脑膜刺激所致颞区疼痛等（眶上裂综合征），如尚有第Ⅱ对颅神经损害，则为眶尖或岩蝶综合征（表 14.6）。

表 14.6　鼻咽癌患者颅神经受损表现及发生率

颅神经	离颅部位	常见受累途径	临床表现	发生率 /%
Ⅰ嗅神经	筛骨筛板	颅内：鼻咽→颅中窝→颅前窝→筛板 颅外：鼻咽→鼻腔→筛板	嗅觉障碍	0
Ⅱ视神经	视神经孔	颅内：鼻咽→颈内动脉管或破裂孔→眶上裂→眼眶 颅外：1. 鼻咽→翼管→翼腭窝→眶尖 2. 鼻咽→鼻腔→筛窦→眼眶 3. 鼻咽→鼻腔→蝶腭孔→翼腭窝→眶尖或眶下裂	视力下降或失明	2.88
Ⅲ动眼神经	眶上裂	颅内：鼻咽→颈内动脉管或破裂孔→海绵窦区→眶上裂	眼球活动（除向外及外下）障碍，上睑下垂，瞳孔散大	6.8
Ⅳ滑车神经			眼球不能转向外下方（一般不单独发生损害）	5.72
Ⅴ三叉神经眼支			眼球、眼睑、泪囊、鼻腔前部黏膜，以及前额、上睑皮肤感觉障碍	26.8

续表

颅神经	离颅部位	常见受累途径	临床表现	发生率/%
上颌支	圆孔	颅内：鼻咽→颈内动脉管或破裂孔→圆孔	眶下、鼻侧、上唇皮肤及上颌部牙齿感觉障碍	26.8
		颅外：鼻咽→翼腭窝→眶下裂→眶下孔		
下颌支	卵圆孔	颅内：鼻咽→颈内动脉管或破裂孔→卵圆孔	感觉：面颊、下唇、下颌皮肤、舌前2/3及下颌牙齿感觉障碍	
		颅外：鼻咽→咽旁间隙的茎突前区	运动：翼肌嚼肌瘫痪，张口时下颌骨偏向患侧	
Ⅵ外展神经	眶上裂	颅内：鼻咽→颈内动脉管或破裂孔→海绵窦区→眶上裂	眼球外展障碍、复视	17.61
Ⅶ面神经	内耳门面神经管茎乳孔	颅外：1. 鼻咽→咽旁间隙→茎乳突 2. 上颈淋巴结→茎乳突	周围性面瘫、额纹消失、闭眼不全、鼻唇沟变浅、下唇偏歪	1.63
Ⅷ听神经	内耳门	颅内：鼻咽→破裂孔→岩骨	神经性耳聋、眼球震颤、耳性晕眩	0.19
Ⅸ舌咽神经	颈静脉孔	颅外：鼻咽或颈深淋巴结→咽旁间隙的茎突后区→颈静脉孔	口咽、舌后1/3感觉麻痹，软腭弓下塌，咽反射弱或消失，吞咽障碍	11.0
Ⅹ迷走神经			感觉：咽、喉部麻痹，呛咳	6.94
			运动：声嘶（声带处于尸位）	
Ⅺ副神经			斜方肌、胸锁乳突肌萎缩，耸肩无力	1.18
Ⅻ舌下神经	舌下神经孔	颅外：鼻咽或颈深淋巴结→咽旁间隙的茎突后区→舌下神经孔	伸舌偏患侧，舌肌萎缩，肌纤维震颤	13.14

注：本表综合了广州、广西、湖南、北京共4971例鼻咽癌放疗前资料

当鼻咽癌扩展至咽旁间隙的茎突后区，或咽旁转移淋巴结向深部压迫、浸润时，可累及第Ⅸ、Ⅹ、Ⅺ、Ⅻ对颅神经和颈交感神经节（Honer's征：睑裂狭窄、瞳孔缩小、眼球内陷、同侧无汗，发生率为2.22%）。第Ⅴ对颅神经的第3支，可以在颅内受浸润，也可以在咽旁间隙受压而损伤。第Ⅰ、Ⅱ对颅神经位于颅内靠前方，第Ⅶ、Ⅷ对颅神经有坚实的颞骨岩部的保护，因而均较少受侵犯。鼻咽癌对颅神经的侵犯途径及临床表现见表14.6。

6）颈淋巴结肿大 约40%患者以颈淋巴结肿大为首发症状来诊，确诊时有60%～80%的患者已有颈淋巴结转移。其典型的转移部位是颈深上组的淋巴结，但由于这组淋巴结有胸锁乳突肌覆盖，并且是无痛性肿块，因此初发时不易发现。也有一部分患者的淋巴结转移首先出现在颈后三角。

7）远处转移的症状 由于鼻咽癌细胞95%以上分化不良，恶性程度高，确诊时约有4.2%的病例已有远处转移，放疗后死亡的病例中远处转移率高达45.5%。转移部位以骨、肺、肝最为常见，骨转移又以骨盆、脊柱、肋骨最多。骨转移常表现为局部持续且部位固定不变的疼痛和压痛，且渐进性加剧，早期不一定有X线的改变，全身骨扫描可协助诊断。肝、肺的转移可以非常隐蔽，有时只在常规随访的胸片、肝CT扫描或B型超声波检查中才发现。

六、诊断与鉴别诊断

（一）诊断

鼻咽癌综合治疗后的5年生存率为：Ⅰ期95%，Ⅱ期85%，而Ⅲ期68%，Ⅳ期50%。由此可见，提高疗效的关键是早期诊断，早期治疗。但由于以下原因导致鼻咽癌不易早期诊断：① 生长部位隐蔽；② 早期无特异性的症状；③ 有些患者，甚至到晚期也没有出现耳鼻症状；④ 第一次接诊医师的疏忽。因此，要达到早期诊断，必须做到如下几点。

1. 提高警惕，注意患者的主诉

对有回吸性涕血、持续性鼻塞、单侧性耳鸣、无痛性颈淋巴结肿大、头痛、原因不明的颅神经损害等症状的患者，应通过间接鼻咽镜或鼻咽电子镜仔细检查鼻咽腔，必要时辅予鼻咽MRI/CT检查。

2. 颈淋巴结检查

注意检查颈内静脉链、副神经链以及颈横动静脉链有无肿大淋巴结。

3. 颅神经的检查

不仅需要逐项认真按常规进行，而且对疑有眼肌、咀嚼肌和舌肌瘫痪者，有时需反复检查才能引

出阳性结果。

4. EB 病毒血清学检测

目前，常规应用于鼻咽癌筛查的指标有 IgA/VCA、IgA/EA、EBV-DNaseAb。鼻咽癌的检出率与抗体水平及变化有关。最新一项包括 20 174 名受试者的大规模队列研究利用血 EBV-DNA 进行筛查，发现了 34 例鼻咽癌患者，这些患者中早期的比例（71% 比 20%）和总体生存率（97% 比 70%）明显高于历史对照。

凡属于下述情况之一者，可认为是鼻咽癌的高危对象。

（1）IgA/VCA 抗体滴度≥1∶80。

（2）在 IgA/VCA、IgA/EA 和 EBV-DNaseAb 三项指标中任何两项为阳性者。

（3）上述三项指标中，任何一项指标持续高滴度或滴度持续升高者。

（4）血 EBV-DNA 连续 2 次＞0（间隔约 4 周）。

凡是符合上述标准的人，都应在鼻咽电子镜下做细致观察，必要时做磁共振检查和病理活检。特别要指出的是 EB 病毒的血清学改变，可在鼻咽癌被确诊前 4~46 个月即显示阳性反应；但要注意假阳性。

5. 影像学诊断

1）成像检查（MRI）或 CT 扫描　其临床应用意义如下：① 协助诊断；② 确定病变范围，准确分期；③ 正确确定治疗靶区，设计放射治疗野；④ 观察放疗后肿瘤消退情况和随访跟踪检查。

MRI 以其优良的软组织分辨率，且同时能获得横断面、矢状面和冠状面成像的信息而优于 CT。MRI 除了清楚地显示鼻咽结构的层次和肿瘤的范围外，还能较早地显示肿瘤对骨质的浸润情况。MRI 对放疗后纤维化改变和肿瘤复发的鉴别也有较大的帮助。目前鼻咽癌的影像学诊断首选 MRI。

2）全身骨显像　对鼻咽癌骨转移的诊断有较高的价值，它比普通的 X 线和 CT 敏感，一般较 X 线早 3~6 个月，全身骨显像扫描后，病灶多表现为放射性浓聚灶，少部分表现为放射性缺损区。骨显像对骨转移瘤敏感性高，但缺乏特异性。因此，对单一的放射性浓聚病灶在下结论时，应结合病史，排除手术创伤、骨折、骨质退行性变和放疗、化疗的影响等。

3）PET/CT 全身显像扫描　能同时获得全身各方位的 PET 功能代谢图像、CT 解剖图像及 PET/CT 的融合图像，对肿瘤的诊断具有较高的灵敏性、特异性及准确性。它有助于明确鼻咽原发灶和区域转移淋巴结的范围、远处转移灶的位置和范围，精确的肿瘤临床分期；协定鼻咽癌的生物靶区，提高放射治疗的精确度，从而减少正常组织放射性损伤；鉴别肿瘤治疗后的复发、残存或治疗后改变；评价及监测肿瘤的治疗效果，协助临床制订和调整治疗方案。

6. 组织学诊断

鼻咽癌患者应尽可能取鼻咽原发灶组织送病理检查，在治疗前必须取得明确的组织学诊断；临床上仅在原发灶无法获得明确病理诊断时才考虑做颈淋巴结的活检。

（二）鉴别诊断

1. 鼻咽增生性病变

正常情况下鼻咽顶部的腺样体在 30 岁前大多已萎缩。但有的人在萎缩的过程中发生较严重的感染，致使局部形成凹凸不平的不对称结节，一旦产生溃疡、出血则需活检予以鉴别。

2. 鼻咽结核

多见于年轻人，可形成糜烂、浅表溃疡或肉芽状隆起，表面分泌物多而脏，甚至累及整个鼻咽腔。特别要注意有没有癌与结核并存，以及有没有鼻咽癌引起的结核样反应。

3. 鼻咽 T 细胞淋巴瘤

也称鼻咽恶性坏死性肉芽肿，病灶主要发生在鼻咽、鼻腔和上腭等的中线结构，以进行性坏死性溃疡为临床特征，并导致鼻中隔和上腭的穿孔。本病有特殊的恶臭，常伴有反复的高热，病理检查常仅见慢性炎症性改变。

4. 鼻咽血管纤维瘤

以青年人多见，男性明显多于女性。鼻咽镜下可见肿物表面光滑，黏膜色泽近似于正常组织，有时可见表面有扩张的血管，触之质韧实。临床上一旦疑及此病，切忌轻易钳取活检以免造成严重出血。

5. 颈淋巴结炎

常见，多位于颌下（由咽部或牙齿疾患引起）。但中年以上患者在颈深上组（Ⅱ区）或副神经链（Ⅴ区）处有较硬的淋巴结时，须及时排除肿瘤转移的可能。

6. 颈淋巴结结核

青少年较多见。肿大的淋巴结较实，可与周围组织粘连成块，有时有触痛或波动感，穿刺可吸出干酪样物质。

7. 恶性淋巴瘤

青少年较多见，颈淋巴结肿大可遍及多处，同时腋下、腹股沟、纵隔等区域亦可见肿大淋巴结。

肿大的淋巴结质坚而有弹性，呈橡皮感，活动，可伴有发热、盗汗或体重减轻。

8. 颈部其他淋巴结转移癌

耳鼻咽喉与口腔的恶性肿瘤常可发生颈淋巴结转移，其部位大多在颈深上、中和副神经链的淋巴结。当锁骨上区有转移的淋巴结肿大时，则应首先考虑来自胸腔、腹腔和盆腔的恶性肿瘤。

此外，还应注意与颅咽管瘤、脊索瘤和蝶窦囊肿相鉴别。

七、分期

现将第8版国际抗癌联盟/美国癌症联合委员会（UICC/AJCC）推荐使用的鼻咽癌TNM分期（2017版）介绍如下：

1）原发肿瘤（T）

（1）Tx　原发肿瘤不能评价。

（2）T0　未发现肿瘤，但有EBV阳性颈部淋巴结转移。

（3）T1　肿瘤局限于鼻咽腔，或肿瘤侵犯口咽和（或）鼻腔，但无咽旁间隙侵犯。

（4）T2　肿瘤侵犯咽旁间隙，和（或）邻近软组织受累（翼内肌、翼外肌、椎前肌）。

（5）T3　肿瘤侵犯颅底骨质结构、颈椎、翼状结构和（或）鼻旁窦。

（6）T4　肿瘤侵犯至颅内、颅神经、下咽、眼眶、腮腺，和（或）有超过翼外肌的外侧缘的广泛软组织侵犯。

2）淋巴结转移（N）

（1）Nx　区域淋巴结转移不能评价。

（2）N0　无区域淋巴结转移。

（3）N1　环状软骨下缘以上单侧颈部和（或）咽后淋巴结（不论侧数）转移，最大径≤6cm。

（4）N2　环状软骨下缘以上双侧颈部淋巴结转移，直径≤6cm。

（5）N3　颈部转移淋巴结直径＞6cm，和（或）环状软骨下缘以下淋巴结转移。

3）远处转移（M）

（1）M0　无远处转移。

（2）M1　有远处转移。

4）TNM分期

（1）0期　　Tis N0 M0。

（2）Ⅰ期　　T1 N0 M0。

（3）Ⅱ期　　T0～1 N1 M0，T2 N0～1 M0。

（4）Ⅲ期　　T0～2 N2 M0，T3 N0～2 M0。

（5）Ⅳ$_a$期　T0～3 N3 M0，T4 N0～3 M0。

（6）Ⅳ$_b$期　T0～4 N0～3 M1。

八、治疗

放射治疗是最主要的治疗方法。但是，对于一些较晚期的患者，综合运用化疗可提高疗效。

（一）放射治疗

鼻咽癌的治疗以个体化分层治疗为原则：Ⅰ/Ⅱ期患者单纯外照射放疗；Ⅲ/Ⅳ期患者采用放疗+化疗的综合治疗；对已有远处转移的患者应采用以化疗为主的姑息性放射治疗。

二维放射治疗技术（2-dimentional radiation therapy, 2D-RT）以及随后的三维放射治疗技术（3-dimentional radiation therapy, 3D-RT）是过去几十年鼻咽癌的主要治疗技术。2D-RT主要采用两个对穿的侧野加或不加鼻前野，照射范围包括鼻咽原发灶、邻近可能扩展和浸润的区域、颈部淋巴引流区域。放射源采用 $^{60}Co\gamma$ 线、直线加速器高能X线或高能β线。2D-RT的肿瘤控制率不高，而且导致严重的远期毒副反应，如口干、张口困难、听力下降、颞叶坏死及脊髓损伤等。

调强适形放射治疗（intensity-modulated radiation therapy, IMRT）技术是放射肿瘤技术的重大进展，已逐渐成为鼻咽癌的标准放射治疗技术。它既能使照射区的形状在三维方向上与受照射肿瘤的形状相适合，还能根据肿瘤照射与周围正常组织保护的需要分别给予不同的照射剂量，使周围正常组织和器官少受或免受不必要的照射，从而提高放射治疗的增益比，提高肿瘤局控率，减轻放疗反应，提高生存质量。目前，鼻咽癌IMRT治疗后，5年局控率约为93%，5年总生存率约为80%。

1. 照射靶区

大体肿瘤区（gross tumor volume, GTV）：指临床和影像学检查所能发现的肿瘤范围，包括原发肿瘤（GTVnx）与转移性淋巴结（GTVnd）病灶。

临床靶区（clinical target volume, CTV）：除包含GTV外，还包括显微镜下可见的、亚临床灶以及肿瘤可能侵犯的范围；CTV又分为高危的亚临床病灶（CTV1）和低危的亚临床病灶（CTV2）。目前，原发肿瘤CTV的勾画主要基于2D-RT和临床实践的经验，2017年来自全世界25个单位的放疗专家提出了鼻咽癌原发肿瘤CTV勾画的国际共识指南。指南提出以GTVnx外扩5mm作为CTV1，以CTV1外扩5mm并包括全部鼻咽黏膜作为CTV2，同时需参照解剖结构对CTV2进行适当调整，使其包括咽旁间隙、翼腭窝、至少5mm的鼻腔及上颌窦后份、犁骨、卵圆孔、棘孔、破裂孔、岩尖、斜坡前 1/2 及蝶窦的下 1/2；此外，T3～4 的患者需包括海绵窦及整个蝶窦，斜坡侵犯的患者需包括整个斜坡；当肿瘤邻近重要器官（如脑干、脊髓）时 GTVnx 到 CTV1 及 CTV1 到 CTV2 之间的距离可以缩小至 1mm。存在转移性淋巴结的颈部淋巴引流区以及需要预防照射的颈部淋巴引流区勾画为 CTV2。

计划靶区（planning target volume, PTV）：指包括 GTV 和 CTV 本身、照射中患者器官运动，以及由于日常摆位、治疗中靶位置和靶体积变化等因素引起的扩大照射的组织范围，以确保 GTV 和 CTV 得到规定的治疗剂量。

2. 照射剂量

GTVnx：68～70Gy/30～33f/6～7W。CTV1：60Gy/30～33f/6～7W。CTV2：50～56Gy/30～33f/6～7W。GTVnd：66～70Gy/30～33f/6～7W。

3. 危及器官

危及器官（organ at risk, OAR）是指在放疗过程中需要保护的正常组织器官，一般包括中枢神经系统（脑干、脊髓、颞叶）、唾液腺（腮腺、颌下腺、口腔小唾液腺）、视觉器官（眼球、晶状体、视神经、视交叉）、听觉器官（中耳、内耳、乳突）、口腔黏膜、皮肤、内分泌腺体（甲状腺、垂体）等。

放射反应是指在射线作用下出现的暂时性且可恢复的全身或局部反应。全身反应表现为失眠、头晕、乏力、恶心、呕吐、胃纳减退、味觉异常等；局部反应主要表现为皮肤、黏膜和腮腺的急性反应，其反应的程度与分割照射方法和照射部位与照射体积有关。放射性损伤是指射线的作用引起组织器官不可逆的永久性损伤，如放射性腮腺损伤、放射性中耳炎、放射性颈部皮肤萎缩与肌肉纤维化、放射性龋齿、放射性垂体功能低下、放射性视神经损伤、放射性脑脊髓损伤、放射性下颌关节炎、放射性下颌骨骨髓炎。

（二）化学药物治疗

鼻咽癌的化疗模式主要包括同期化疗（concurrent chemotherapy）、辅助化疗（adjuvant chemotherapy）和诱导化疗（induction chemotherapy）。

1. 同期化疗

同期化疗指在放射治疗的同时使用化疗，它的主要目标是不仅要提高局部控制，而且还要降低远处转移的发生。同期放化疗在提高局部区域晚期鼻咽癌（Ⅲ～ⅣA 期）局控率、无进展生存率及总生存率等方面显示了其增益作用，根据 2018 年美国 NCCN 指南，同期放化疗±诱导/辅助化疗是目前局部晚期鼻咽癌的标准治疗模式。其中同期放化疗+诱导/辅助化疗是 2A 级别推荐，单纯同期放化疗是 2B 级别推荐。对于中期鼻咽癌患者（Ⅱ期或 T3N0），有研究表明单纯同期放化疗，甚至单纯放疗可使患者获得同等获益，无须太强的化疗组合。

鼻咽癌同期放化疗中应用顺铂（DDP）非常重要，一般认为同期 DDP 需累计剂量达 $200mg/m^2$ 方可取得较好疗效，目前同期化疗推荐 DDP 80～$100mg/m^2$，每 3 周一次，共 3 次，或 DDP $40mg/m^2$，每周一次，共 7 次。有研究表明相同剂量的奈达铂（nedaplatin）可在同期化疗时替代 DDP。卡铂是否能取代 DDP 仍有待进一步研究。

2. 辅助化疗

辅助化疗指在放射治疗后使用化疗。2013 年之前，3 疗程顺铂同期放化疗+3 疗程 PF（DDP + 5-FU）辅助化疗是局部晚期鼻咽癌的标准方案（1 类推荐）。2012 年，来自中山大学肿瘤防治中心的 Chen 等报道了一项Ⅲ期临床试验，发现同期放化疗后额外的辅助化疗不能给局部区域晚期鼻咽癌患者带来获益，并增加了毒副反应。基于该研究，美国 NCCN 指南于 2013 年将同期放化疗+辅助化疗从 1 类推荐降低为 2A 类推荐，单纯同期放化疗增加为 2B 类推荐。最近有研究提示，将辅助化疗药物从 PF 方案更改为长期口服卡培他滨、优福定等化疗药，可使患者顺应性更好，或可从中获益。是否在同期放化疗的基础上加用辅助化疗可以根据患者的实际情况灵活采用。

辅助化疗常用的方案有 PF 方案：DDP，$100mg/m^2$ 静脉注射（第 1 天）；5-FU，每天 800～$1000mg/m^2$ 静脉注射，第 1～5 天持续静脉灌注；或可考虑长期低剂量口服卡培他滨（$625mg/m^2$，每天 2 次）等口服化疗药。

3. 诱导化疗

诱导化疗指在放射治疗前使用化疗。与辅助化疗相比，诱导化疗具有以下优点：① 可提前杀灭潜在的亚临床转移灶；② 顺应性好，患者更易好耐受；③ 减轻放疗前的肿瘤负荷；④ 可增加放疗敏感性；⑤ 可评估肿瘤对化疗药物反应。目前诱导化疗+同期放化疗与同期放化疗+辅助化疗并列为局部晚期鼻咽癌的最高级别推荐。

诱导化疗常用方案如下。

1）TPF 方案（每 3 周重复）

（1）多西他赛（docetaxel）：60～$75mg/m^2$ 静脉滴注（1h），第 1 天。

（2）DDP：60～$75mg/m^2$ 静脉滴注，第 1 天。

(3) 5-FU：600～750mg/m² 静脉滴注，第 1～5 天持续静脉灌注（120h 持续静脉输注）。

2）TP 方案（每 3 周重复）

(1) 多西他赛：75mg/m² 静脉滴注（1h），第 1 天。

(2) DDP：75mg/m² 静脉滴注，第 1 天。

3）PF 方案（每 3 周重复，使用 2～3 个疗程）

(1) DDP：80～100mg/m² 静脉滴注，第 1 天（化疗前需水化）或 DDP 20mg/m²，第 1～5 天。

(2) 5-FU：750～1000mg/m² 静脉滴注，第 1～5 天持续静脉灌注（120h 持续静脉输注）。

4）GP 方案（每 3 周重复）

(1) 吉西他滨（gemcitabine）：1000mg/m² 静脉滴注（1h），第 1 天和第 8 天。

(2) DDP：80mg/m² 静脉滴注，第 1 天。

5）DDP+EPI+PTX 方案（每 3 周重复）

(1) 脂质体紫杉醇（paclitaxel）：175mg/m² 静脉滴注（1h），第 1 天。

(2) 表柔比星（epirubicin）：75mg/m² 静脉滴注，第 1 天。

(3) DDP：75mg/m² 静脉滴注，第 1 天。

（三）手术治疗

手术治疗在鼻咽癌中应用较少，常为残留/复发鼻咽癌的挽救性手段，一般在下述几种情况下才考虑手术治疗：① 放疗后鼻咽局部复发，且病灶较局限者；② 根治量放疗后 3 个月局限性的鼻咽原发灶残留者；③ 根治量放疗后颈部淋巴结残留或复发者；④ 分化较高的鼻咽癌，如鳞癌 Ⅰ、Ⅱ 级和腺癌等；⑤ 放射性并发症（如放射性鼻旁窦炎症、放射性溃疡、放射性骨髓炎等）。

既往鼻咽癌手术治疗多为传统的开放性手术，手术方式主要分为三类，包括经口底鼻咽切除术、上颌骨翻开鼻咽切除术、经下颌翼状肌鼻咽切除术。传统手术无法克服手术创伤大、根治性切除率低、术后并发症较多等不利因素，严重影响患者的生存率及生存质量。为了克服传统开放性手术术野狭窄、手术创伤大等问题，中山大学肿瘤防治中心开展了经鼻内镜鼻咽切除术治疗局部复发鼻咽癌，开创了兼具微创和根治特性的治疗模式；同时，术后联合自主创新的带血管蒂鼻腔黏膜瓣修复术以及自主发明的"颈内动脉保护支架"，可有效解决复发鼻咽癌伤口难以愈合和术中颈内动脉误伤大出血两大难题。未来随着内窥镜系统进一步更新和达·芬奇机器人手术系统的应用，以及手术术式的进一步改善，能使可切除范围进一步扩大，扩大手术在鼻咽癌中的应用指征。

（四）靶向治疗

表皮生长因子受体（EGFR）单抗在头颈部鳞癌的疗效已得到多项研究证实。鼻咽癌细胞中 EGFR 表达率高达 80%～90%。一项 EGFR 单抗尼妥珠单抗加同期放化疗治疗 137 例局部晚期鼻咽癌的多中心 Ⅱ 期临床试验结果显示，放疗+尼妥珠单抗较单独放疗可提高生存率。另外，有研究提示在同期放化疗的基础上，联合 EGFR 单抗西妥昔单抗治疗局部晚期鼻咽癌具有较好的近期疗效和耐受性。关于针对 VEGF 和 HER2 等靶点在鼻咽癌中的作用的临床试验也正在开展中，靶向治疗为鼻咽癌的治疗又提供了一种崭新的方式。但是，目前在临床应用中，还需积累经验和观察远期疗效。

（五）中药治疗

中药治疗配合放疗和化疗，可减轻放化疗的反应，扶正固本。但中药的直接杀灭肿瘤的作用至今尚未肯定，仍有待于今后继续研究。

九、康复

癌症患者在生理和心理上都有不同程度的功能障碍。为此，应争取最大限度地提高和改善生活质量。

1）心理康复　患者患鼻咽癌后，应使其认识到本病有完全治愈的可能，尽快使其从情绪低潮中恢复过来。

2）机体康复　在放疗、化疗或其他各种治疗后，患者通常都会感到体力下降，容易疲劳，记忆力较差，故应注意补充营养，可进行轻量的、以静态为主的体育活动，使体质和耐力逐步增强。

（马　骏　郭　翔　卢泰祥）

第三节　喉　癌

喉癌（laryngeal cancer）是头颈部的常见恶性肿瘤，近年来，我国喉癌发病率呈上升趋势。喉癌的治疗以手术和放射治疗为主，在根治喉癌的同时，应力争保留或重建患者的发音功能，提高患者的生存质量。

一、解剖与生理

喉是呼吸的通道，又是发音的器官，位于颈前正中第 4～5 颈椎水平，上借喉口与喉咽部相连，下接气管。前方有皮肤、颈浅筋膜、颈深筋膜和舌骨下肌群覆盖。两侧与颈部血管、神经和甲状腺侧叶相接触。

（一）喉的界限

（1）上界：会厌舌面、会厌游离缘、两侧杓会厌皱襞、两侧杓状软骨区。

（2）下界：环状软骨下缘。

（3）前界：甲状舌骨膜、甲状软骨前部、环甲膜、环状软骨弓。

（4）后界：杓间区、环状软骨板。

（5）外侧界：两侧会厌软骨外缘、杓会厌皱襞、甲状软骨板的前半部、梨状窝内壁黏膜。

（二）喉的解剖分区

喉在解剖上分为声门上区、声门区和声门下区（图14.5）。

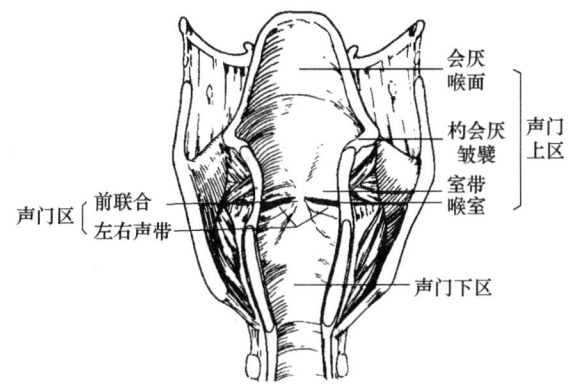

图14.5 喉的解剖分区

（1）声门上区：由喉的上界到声带上缘之上为声门上区，包括会厌舌面、会厌游离缘、会厌喉面、两侧杓会厌皱襞、两侧杓状软骨区、两侧室带和两侧喉室。

（2）声门区：包括两侧声带、前联合和后联合。

（3）声门下区：包括声带下缘和环状软骨下缘。

（三）喉的结构

喉的结构较复杂，由软骨、关节、韧带、肌肉和黏膜构成。

1）喉软骨 不成对的甲状软骨、环状软骨和会厌软骨构成支架，另有成对的杓状软骨、小角软骨和楔状软骨附着在支架上。

2）喉关节与韧带 包括喉软骨间以及软骨与舌骨、气管间的连接。关节有环杓关节、环甲关节。喉韧带有甲状舌骨膜、喉弹性膜、甲状会厌韧带、舌会厌正中襞、杓会厌皱襞、环杓后韧带和环状软骨气管韧带。

3）喉肌肉 主要有喉内肌和喉外肌。喉内肌成对存在，包括环杓后肌、环杓侧肌、杓肌、环甲肌和甲杓肌等；喉外肌包括了舌骨上肌群和舌骨下肌群。

4）喉腔 喉腔是由喉壁所围成的腔，内覆黏膜，上与喉咽黏膜相连，下与气管黏膜相接。在喉腔两侧壁有两对纵贯其间的黏膜皱襞，称为室带（假声带）和声带（真声带）。室带和声带将喉腔分为喉前庭、喉室及声门下腔。会厌、室襞游离缘和真声带是复层鳞状上皮，其余各部分为假复层纤毛柱状上皮。

5）喉的间隙 喉有三个间隙，即会厌前间隙、声门旁间隙和任克氏间隙。

6）喉的血液供应 喉的血液供应来自甲状腺上动脉分出的环甲动脉和喉上动脉，以及甲状腺下动脉分出的喉下动脉。喉上动脉与喉上神经伴行，经甲状舌骨膜进入喉内，喉下动脉与喉返神经伴行，经环甲膜进入喉内。

7）喉的神经支配 支配喉的神经为来自迷走神经的喉上神经和喉返神经。喉上神经内支经甲状舌骨膜进入喉内，为感觉支；外支支配环甲肌。喉返神经支配喉内各肌肉。

8）喉的淋巴引流

（1）声门上区：淋巴组织丰富，毛细淋巴管伴随喉上神经穿过甲状舌骨膜，终于颈深上淋巴结（Ⅱ区淋巴结）；或穿过同侧的环甲膜和甲状腺叶进入颈深中淋巴结（Ⅲ区淋巴结）。

（2）声门区：几乎无淋巴系统。

（3）声门下区：淋巴组织较声门上区少，淋巴液引流至喉前/气管旁淋巴结（Ⅵ区淋巴结）、颈深中淋巴结（Ⅲ区淋巴结）或颈深下淋巴结（Ⅳ区淋巴结）。

二、流行病学

喉癌是头颈部最常见的恶性肿瘤之一，约占全身恶性肿瘤的1.0%。据2018年数据显示（Siegel, et al., 2018），全球喉癌新发病例17.74万，其中男性15.50万，女性2.24万，占全部癌症新发病例的1.0%，居癌症发病率第23位。全球喉癌发病率男性为3.6/10万，女性为0.45/10万；全球喉癌死亡病例9.48万，其中男性8.18万，女性1.30万，占全部癌症死亡病例的1.0%，居癌症死因第19位。

喉癌的发病率有地区差异。国内文献报道，东北地区发病率较高，且城市高于乡村，重工业城市高于轻工业城市。国外文献报道，意大利的瓦雷泽、巴西的圣保罗和印度的孟买为世界三大高发区，北欧的丹麦、挪威等国为低发区。

喉癌患者常见于50~69岁人群，男性明显高于女性。2014年，我国东部地区男女性喉癌患者之比是8∶1，上海市约为12∶1，广州市为24∶1。意大利的瓦雷泽为32∶1，巴西为12∶1，日本为9.6∶1。

三、病因

到目前为止，喉癌的病因尚未明了，一般认为喉癌的发生与下列因素有关。

1）吸烟 与喉癌发病关系最密切者为吸烟，喉癌患者中有吸烟史者约占95%。有吸烟史的喉癌患者的发病年龄比不吸烟者小10岁左右。

2）病毒感染 喉癌的发生可能与人乳头瘤病毒（HPV）感染有关，喉癌的病理学类型与HPV的型别之间有一定的相关性，喉鳞癌、疣状细胞癌与HPV16感染有关，腺癌与HPV18感染有关。

3）癌基因、抑癌基因 喉癌的基础研究表明，喉癌的发生发展与 ras、myc 等癌基因的突变、扩增以及抑癌基因 $p53$ 的失活有密切关系。

4）性激素 男女喉癌患者之比为（5~10）∶1，喉癌组织雌激素受体的阳性率为68%~80%，雄激素受体的阳性率为50%~100%，提示喉癌的发生发展可能与性激素有关。

四、病理

1. 病理类型

喉癌的大体病理类型可分为溃疡型、菜花型、结节型及包块型。90%以上的喉癌为鳞状细胞癌，其次为原位癌、腺癌、肉瘤等。中山大学肿瘤防治中心371例喉癌统计资料显示，鳞状细胞癌占98.1%，原位癌占0.8%，腺癌占0.5%，腺样囊性癌占0.3%，未分化癌占0.3%。在喉的解剖分区中，声门区喉癌占55%~65%，声门上区喉癌占35%~40%，声门下区喉癌不足5%。

2. 转移

1）颈淋巴结转移 喉癌的颈淋巴结转移与喉癌的原发部位有关。声门上区癌颈淋巴结转移率为33.3%~62.0%，多见于同侧颈内静脉淋巴链的Ⅱ区颈淋巴结；声门区癌在未侵出声门区外时甚少转移；声门下区癌淋巴结转移率为13%~20%。

2）远处转移 全身转移率为5%~10%。中山大学肿瘤防治中心报道远处转移率为6.5%，转移部位以肺最多，其余依次为肝、骨、皮肤。尸检报告远处转移率可达30%。

五、临床特点

喉癌患者就诊时的主要临床表现有声音嘶哑、咽喉部异物感、咳嗽和血痰、呼吸困难、颈部肿块等。上述表现随肿瘤的部位和病期的不同而不同。

1）声门上区癌 早期可无症状或仅有咽部不适，如喉异物感。随着病情的发展，可出现咽痛，吞咽时加剧，妨碍进食，并放射到同侧耳内。肿瘤增大发生溃烂，引起咳嗽和血痰。肿瘤向下侵犯声门区时出现声嘶。晚期患者有吞咽障碍、呼吸困难等症状。

2）声门区癌 早期出现声嘶，呈进行性加重。由于声门区是喉腔最狭窄的部位，故声门区癌长到一定体积时，会引起喉鸣和吸入性呼吸困难。晚期患者可出现咽痛、血痰等症状。

3）声门下区癌 早期症状不明显。当肿瘤增大、溃烂时则有咳嗽、血痰等。肿瘤侵犯声带时，则有声嘶。肿瘤堵塞气道时，则出现呼吸困难。

六、诊断与鉴别诊断

1. 诊断

原因不明的声嘶或咽部有异物感的患者，经对症治疗后症状不减，年龄在40岁以上，又有吸烟史者应考虑喉癌的可能。除详细询问病史外，应做以下检查。

1）临床检查

（1）喉外形：早期喉癌喉外形无变化，晚期因肿瘤压迫或侵及甲状软骨，使喉外形增宽、变形和甲状软骨上切迹消失。同时甲状软骨左右推动时与颈椎间摩擦音（甲脊音）消失。

（2）颈淋巴结检查：注意检查两侧颈内静脉淋巴结链及喉、气管前淋巴结有无肿大。

2）喉镜检查

（1）间接喉镜检查：是最常用、最基本的检查方法。镜下发现肿瘤时，可钳取活体组织送病理检查，或涂片送细胞学检查。

（2）纤维喉镜检查：可窥清间接喉镜难以看清的部位；可录像、拍照进行资料保存；可钳取组织行病理学检查，是喉癌的常规检查项目。

3）X线检查

（1）喉正侧位平片：可观察肿瘤的部位、范围和呼吸道情况，甲状软骨有无破坏及椎前软组织阴影有无增厚等。

（2）食管吞钡照片：主要了解下咽及食管入口情况。目前喉X线检查已较少应用。

4）CT、MRI和PET/CT检查

喉CT扫描能较好地提示肿物存在、肿物的边缘、部位、侵犯范围、软组织或软骨以及淋巴结受侵等方面的信息，有利于提高临床TNM分期的准确性。喉 MRI 的优点是对软组织的分辨率比 CT 高。当喉肿瘤需要进行良恶性鉴别时或需要了解全身有无恶性肿瘤时，PET/CT 检查有帮助。

5）病理学检查

病理学检查是喉癌的定性诊断检查，包括脱落细胞学检查和活体组织检查。

2. 鉴别诊断

1）喉结核　病灶多位于杓会厌皱襞、杓间区，表现为有脓性分泌物覆盖的浅表溃疡，肺部大多有结核病灶存在，可伴有咳嗽、胸痛、午后潮热等症状。

2）声带小结及息肉　好发于声带的前中 1/3 交界处，声带息肉的表面光滑，灰白色，常有蒂，随呼吸活动。声带小结常为双侧，对称性，大小如米粒，基底充血。

3）喉乳头状瘤　可见于儿童或成年人，表现为乳头状突起，可单发或多发。成人乳头状瘤应视为癌前病变。

4）喉角化症及喉白斑　临床表现为声嘶、喉内不适。间接喉镜可见声带增厚，呈白色或粉红色斑块。病理组织学特点为不同程度的上皮增生和角质层出现，黏膜下炎症细胞浸润。可伴有角化不全和乳头瘤样增生。

5）喉淀粉样变　病因不明，为一种良性病变。主要累及室带和声带，呈黏膜下结节状或斑块状突起，病程长，患者全身状况良好。经病理切片检查可确诊。

七、临床分型与分期

目前所用标准为国际抗癌联盟（UICC）2017 年修订（第 8 版）的喉癌 TNM 临床分类分期。

本分类只适用于癌，应有组织学证实。可用下列方法判断 TNM 的分级：体检、影像学诊断、喉纤维镜检查。

1. 解剖分区

（1）声门上：① 舌骨上会厌（包括会厌尖、舌面、喉面）；② 杓会厌皱襞；③ 杓状软骨；④ 舌骨下会厌；⑤ 喉室；⑥ 室带。

（2）声门：① 声带；② 前联合；③ 后联合。

（3）声门下：区域淋巴结转移指颈部淋巴结。

2. TNM 临床分型

1）原发肿瘤（T）

Tx　原发肿瘤不能估计。

T0　无原发肿瘤证据。

Tis　原位癌。

（1）声门上型。

T1　肿瘤限于声门上一个亚区，声带活动正常。

T2　肿瘤侵犯声门上一个亚区以上、侵犯声门或侵犯声门上区以外（如舌根黏膜、会厌谷、梨状窝内壁黏膜），无喉固定。

T3　肿瘤限于喉内，声带固定，和（或）下列部位受侵：环后区、会厌前间隙、舌根深部。

T4a　肿瘤侵穿甲状软骨，和（或）侵及喉外组织，如气管、包括深部舌肌及舌外肌（颏舌肌、舌骨舌肌、腭舌肌和茎突舌肌）在内的颈部软组织、带状肌、甲状腺、食管。

T4b　肿瘤侵犯到椎前间隙，包裹颈动脉或纵隔组织。

（2）声门型。

T1　肿瘤侵犯声带（可以侵及前联合或后联合），声带活动正常。

T1a　肿瘤限于一侧声带。

T1b　肿瘤侵犯两侧声带。

T2　肿瘤侵犯声门上或声门下，和（或）声带活动受限。

T3　肿瘤仍在喉内，声带固定，和（或）侵犯声门旁间隙，或甲状软骨板内侧。

T4a　肿瘤侵穿甲状软骨，和（或）侵及喉外组织，如气管、包括深部舌肌及舌外肌（颏舌肌、舌骨舌肌、腭舌肌和茎突舌肌）在内的颈部软组织、带状肌、甲状腺、食管。

T4b　肿瘤侵犯到椎前间隙，包裹颈动脉或纵隔组织。

（3）声门下型。

T1　肿瘤限于声门下。

T2　肿瘤侵及声带，声带活动正常或受限。

T3　肿瘤限于喉内，声带固定。

T4a　肿瘤侵穿环状软骨或甲状软骨，侵及喉外组织，如气管、包括深部舌肌及舌外肌（颏舌肌、舌骨舌肌、腭舌肌和茎突舌肌）在内的颈部软组织、甲状腺、食管。

T4b　肿瘤侵犯到椎前间隙，包裹颈动脉或纵隔组织。

2）区域淋巴结（N）

Nx　不能评估有无区域性淋巴结转移。

N0　无区域性淋巴结转移。

N1　同侧单个淋巴结转移，最大直径≤3cm，没有淋巴结外侵犯。

N2　同侧单个淋巴结转移，直径>3cm，但≤6cm；或同侧多个淋巴结转移，但其中最大直径<6cm，或双侧或对侧淋巴结转移，其中最大直径≤6cm。

N2a 同侧单个淋巴结转移,直径>3cm,但≤6cm。

N2b 同侧多个淋巴结转移,其中最大直径≤6cm。

N2c 双侧或对侧淋巴结转移,其中最大直径≤6cm。

N3a 转移淋巴结最大直径>6cm,没有淋巴结外侵犯。

N3b 单个或多个淋巴结转移,并有临床上的淋巴结外侵犯(注:表面皮肤侵犯,侵犯深部软组织,与深部肌肉或邻近结构粘连固定,临床上出现神经受累征被归类为临床上的淋巴结外侵犯)。

中线淋巴结作为同侧淋巴结考虑。

3)全身转移(M)

M0 无远处转移。

M1 有远处转移(应同时注明转移部位)。

3. 临床分期

分期	T分期	N分期	M分期
0期	Tis	N0	M0
Ⅰ期	T1	N0	M0
Ⅱ期	T2	N0	M0
Ⅲ期	T3	N0	M0
	T1~T3	N1	M0
ⅣA期	T4a	N0, N1	M0
	T1~T3, T4a	N2	M0
ⅣB期	T4b	任何N	M0
	任何T	N3	M0
ⅣC期	任何T	任何N	M1

八、治疗

(一)选择治疗方法的原则

喉癌的治疗以手术和放射治疗为主。喉癌病变为局部早期的(T1和T2病变)以手术(包括激光治疗)和放疗为主;局部晚期的(T3和T4病变)则采用手术联合放疗、化疗的综合治疗。另外,需要注意以下几点。

(1)对于喉癌T1和T2病变,选择放疗、喉部分切除手术以及支撑喉镜下激光手术均可,各有优点。

(2)声门下区癌,一般行全喉切除术。

(3)有颈淋巴结转移者均应行颈清扫术。

(4)病理为腺癌者均以行手术治疗为主。

(5)喉功能保全治疗。对于局部晚期病变,联合应用化疗、放疗和手术的综合治疗。对于治疗后肿瘤变化不大或治疗后局部复发者,则行喉全切除术进行挽救,其优点是部分患者经过治疗后可以保全喉的发音功能。

(二)手术治疗

手术是治疗喉癌的主要手段,但喉全切除术后患者完全失声并改变了正常呼吸通道。近年来,随着喉部分切除术的普及,越来越多的喉癌患者在根治肿瘤的同时又保存了发音功能和呼吸功能。喉癌的手术方法主要有以下几种。

1. 支撑喉镜下 CO_2 激光喉部分切除术

近年来,由于手术显微镜、CO_2 激光的应用,早期喉癌的治疗取得了很好的效果,T1、T2期的5年生存率可达80%~90%。CO_2 激光喉部分切除术的适应证主要是早期喉癌,其优点是疗效可靠、喉功能保全好、并发症的发生率低。

2. 喉部分切除术

将喉内肿瘤和部分正常喉组织切除,以达到根治肿瘤和尽可能多地保留喉功能的目的。根据切除肿瘤和喉组织的部位不同,近年来出现了许多新的手术方式,包括垂直半喉切除术、水平半喉切除术、环状软骨上喉切除术、喉近全切除术等。

3. 喉全切除术

喉全切除术的切除范围一般包括全喉及附着的喉外肌,胸骨舌骨肌有时保留。此外,根据需要切除范围还可包括舌根、下咽黏膜、甲状腺、颈段食管和颈前皮肤等。适应证:①晚期声门上癌和声门癌已发展侵及全喉而不适宜用喉部分切除术者;②声门下区癌;③放疗或喉部分切除术后复发且病变广泛者;④放疗不敏感的一些恶性肿瘤如腺癌等。

4. 喉癌颈淋巴结的处理

临床上触及颈淋巴结转移的患者,应行治疗性颈淋巴结清扫术;未触及肿大淋巴结的声门上喉癌患者,在切除原发灶手术的同时,做颈深上淋巴结(Ⅱ区淋巴结)冰冻检查,如阳性,即行颈清扫术。

5. 喉全切除术后的发音重建

喉全切除术后发音方法主要有以下几种:①食管音。训练将一定的空气吸入食管内,然后同打嗝一样将空气自食管向外排出引起下咽黏膜振动,再经过咽、鼻、口、齿及唇的加工形成食管音。②电子喉。一种人造的发音装置,虽然声音有机械杂音,但使用方便,容易学习。③发音重建术。将气管的气体送入咽腔发音。常用的方法是在气管和食管间安装发音钮发音,另外也有通过手术发音,包括气管食管瘘法和气管咽吻合法。

(三) 放射治疗

1. 适应证

放射治疗的优点是能保存患者的发音功能,是治疗早期(T1)喉癌的有效方法之一,其适应证包括以下几种:①喉癌T1病变;②病理为低分化癌者;③采用放射与手术综合治疗的病例;④术后复发或残余肿瘤;⑤晚期病例的姑息治疗。凡肿瘤伴有坏死、感染、呼吸困难者,不宜放射治疗。腺癌放疗不敏感。喉癌颈淋巴结转移灶放疗效果不佳。

2. 放射治疗计划

要达到放射治疗的预期效果,一定要做好放射治疗计划,其内容包括定位、体位、照射野和剂量。通常采用连续放疗,每周5次,每次200cGy,总剂量65~70Gy。

3. 术前、术后放疗

术前放疗适用于晚期患者,目的在于通过放疗使肿瘤缩小,再经过手术切除,彻底清除病变。放射量以45~50Gy/(4~5)周为宜。放疗结束后3~4周进行手术。术后放疗一般用在手术切除不彻底,特别是手术切缘有癌残留的病例,在术后2~3周开始,照射量应达到根治量。

(四) 化学药物治疗

晚期喉癌的综合治疗或姑息治疗常要用化学药物治疗。化疗能使肿瘤缩小,提高患者的生存质量,减少患者的痛苦。常用化疗方案有:① DDP+docetaxel+5-FU 方案;② DDP+5-FU+bleomycin 方案;③ gemcitabine+DDP 方案等。

(五) 分子靶向治疗

分子靶向治疗(molecular target treatment)是指使用小分子化合物、单克隆抗体、多肽等物质特异性干预调节肿瘤细胞生物学行为的信号通路,从而抑制肿瘤发展。目前可应用于喉癌治疗的分子靶向药物有西妥昔单抗(cetuximab, C225)、易瑞沙(iressa)、埃洛替尼(tarceva)等。分子靶向药物结合放疗或化疗已取得较好的疗效。

九、预后

喉癌治疗的效果较好,临床分期越早期,预后越好。早、中期喉癌合理治疗后,5年生存率可达70%~80%。颈淋巴结转移是影响预后的主要因素之一。声门区喉癌较声门上区喉癌预后好。选择正确的治疗方法亦是提高喉癌疗效的重要因素。

(张 诠 郭朱明 曾宗渊)

第四节 甲 状 腺 癌

甲状腺癌(thyroid carcinoma)是头颈部常见的恶性肿瘤,其病理类型较多,不同类型的肿瘤在临床表现、治疗方法及预后等方面差异较大。甲状腺乳头状癌最常见,占甲状腺癌的90%左右,其治疗以手术为主,预后较好。

一、解剖与生理

(一) 形态位置

甲状腺为红棕色质软的腺体,呈"H"形,由左、右两侧叶和峡部构成。约半数可见起于峡部的锥体叶。侧叶位于喉与气管的两侧,其上极的高度在环状软骨上方,下极位于第5~7气管软骨环之间,峡部位于第2~4气管软骨环的前面(图14.6)。

甲状腺侧叶的背面有甲状旁腺,腺叶内侧与喉、气管、下咽和食管相邻,外侧与颈总动脉相邻。喉返神经行于腺叶后内侧的气管食管沟内。

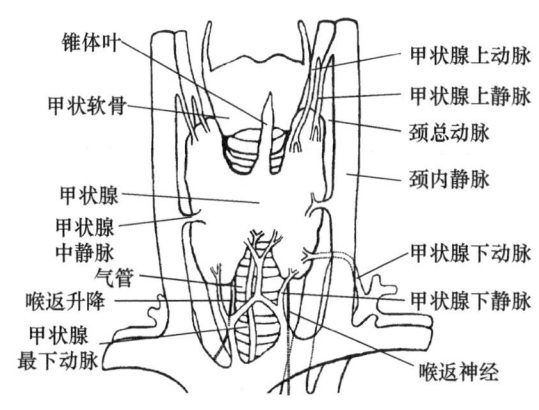

图14.6 甲状腺的解剖和血供

(二) 甲状腺的被膜

甲状腺有真假两层被膜,真被膜直接附于腺实质表面,并发出许多小隔伸入腺实质,将甲状腺分隔成许多小叶。假被膜又称外科被膜,为气管前筋膜的延续,假被膜使腺体连于喉和气管上,故甲状腺及其中的肿物可随吞咽运动而上下移动。真假被膜之间为甲状腺间隙，其中有疏松的结缔组织，甲状腺手术时，从真假被膜之间分离较为容易，而且出血较少。

（三）甲状腺的血管

甲状腺的血液供应很丰富，主要有甲状腺上、下动脉，有时还有甲状腺最下动脉（图14.6）。甲状腺上动脉多数起源于颈外动脉，亦可起自颈总动脉分叉处，该动脉发出后，伴喉上神经喉外支行至甲状腺侧叶上极处分为前、后支进入腺体。甲状腺下动脉起自甲状颈干，经过颈动脉鞘后方至侧叶的外后方进入甲状腺。10%左右的人有甲状腺最下动脉，多数起自头臂干，经气管前方上行，分布于峡部附近。

甲状腺的静脉在腺体内形成网状，然后汇合成甲状腺上静脉、中静脉和下静脉。甲状腺上静脉沿甲状腺上动脉外侧上行，汇入颈内静脉，甲状腺中静脉横行注入颈内静脉，有时缺如，甲状腺下静脉一般注入头臂静脉。两侧甲状腺下静脉，在颈段气管前常形成静脉丛。

（四）甲状腺的淋巴引流

甲状腺的淋巴管起源于甲状腺滤泡周围，在腺体内形成丰富的淋巴网，首先注入气管前、喉前和气管旁（Ⅵ区）淋巴结，再流入颈内静脉淋巴结链（Ⅱ、Ⅲ和Ⅳ区）或上纵隔（Ⅶ区）淋巴结。

（五）甲状腺的生理

甲状腺是人体内最大的内分泌腺，成人甲状腺的重量一般为25～30g。甲状腺滤泡是甲状腺代谢的基本功能单位。甲状腺滤泡上皮细胞具有摄取碘以合成和释放甲状腺素的功能。甲状腺素对调节人体的新陈代谢，维持机体各个系统、器官和组织的正常功能具有重要作用。

二、流行病学

甲状腺癌的发病率具有地区差异。美国2017年癌症统计预测甲状腺癌在女性中的发病率排在第5位，占所有恶性肿瘤的5%，是近年来发病率上升最快的实体肿瘤；预计新发病例42 470例。在韩国，自2009年起，甲状腺癌上升为最为常见的恶性肿瘤；2011年男性甲状腺癌发病率为27.9/10万，女性甲状腺癌发病率为134.1/10万。在中国，2003～2011年，甲状腺癌是女性恶性肿瘤中发病率增加最快的。2013年中国甲状腺癌发病率为10.58/10万，其中男性为5.12/10万，女性为16.32/10万，男女发病率之比为1:3.2；城市的发病率高于农村。中国2015年癌症统计预测甲状腺癌在女性中的发病率排在第6位；在30岁以下的女性当中，甲状腺癌是最为常见的恶性肿瘤。上海市市区2002年和2012年恶性肿瘤发病率资料显示，女性甲状腺癌的发病率分别为7.85/10万和45.47/10万，从排在第12位上升至第3位；男性甲状腺癌的发病率分别为2.50/10万和16.62/10万，从排在第19位上升至第9位。广州市2000～2002年恶性肿瘤的流行病学资料显示，女性甲状腺癌的发病率为5.7/10万，排在第11位；男性甲状腺癌的发病率为1.5/10万。2012年广州市恶性肿瘤的流行病学资料显示，女性甲状腺癌的发病率为10.66/10万，排在第5位。

三、病因学

甲状腺癌的病因尚未明确，一般认为甲状腺癌的起病与多种因素有关，包括放射线、遗传易感性、基因改变、女性激素、饮食因素和甲状腺良性疾病等。

1. 放射线

甲状腺癌和放射线暴露之间的相关性早在1950年已被提出。其后，许多类似的报道均支持放射线致癌的观点。放射线暴露，特别是在儿童和青少年，是导致甲状腺癌的一种终生危险因素。有学者认为，放射线接触是目前唯一被证明的甲状腺致癌因素。

2. 遗传易感性

众所皆知，部分甲状腺髓样癌有家族遗传性。大约20%的髓样癌属于家族性甲状腺髓样癌（FMTC）或者为多发性内分泌肿瘤综合征（MEN2A或MEN2B）中的一种类型。近来研究显示，一小部分乳头状和滤泡性甲状腺癌也有家族遗传性，称为家族性非甲状腺髓样癌，其中大部分为乳头状癌。

3. 基因改变

随着分子生物学的发展，对与甲状腺癌发病相关的基因的认识不断增加。甲状腺乳头状癌特征性的 RET 和 TRK 重排可能与放射线诱发的双股DNA链断裂有关。近年来的研究提示，缺乏这些重排的乳头状癌可能存在 $BRAF$ 基因的点突变，从而形成另一个不同的肿瘤发生的通路。肿瘤基因组联盟（TCGA）对甲状腺乳头状癌的研究显示，$BRAF$ 基因是甲状腺乳头状癌中最为常见的突变基因，其次为 ras 基因。3号染色体短臂中的基因缺失或重排是甲状腺滤泡性癌中最常见的分子遗传学缺陷。滤泡性癌常伴有 ras 基因突变和 $PAX8$-$PPAR\gamma$ 基因重排。RET 基因的胚系突变与遗传性甲状腺髓样癌的发生有关。甲状腺低分化癌中常见的突变基因包括 BRAF、TERT 和 ras 基因。未分化癌中常见的突变基因包括 TP53、TERT 和 BRAF 基因。

4. 女性激素

甲状腺癌的发病性别差异较大，女性发病率大约是男性的 3 倍。女性激素可能在病因学中起作用。有研究发现，甲状腺组织中存在雌激素受体（ER）及孕激素受体（PR），且甲状腺癌中 ER、PR 的阳性表达率高于正常甲状腺组织和良性甲状腺病变，因此认为，ER、PR 可能是影响女性甲状腺癌发病率的一个重要因素。

5. 饮食因素

碘缺乏一直被认为与甲状腺肿瘤包括甲状腺癌的发生有关，因为在严重缺碘的山区，甲状腺癌发病率较高。但流行病学资料显示，即使在沿海高碘地区，甲状腺癌也较常有发生。值得注意的是，甲状腺癌的两种主要类型（乳头状和滤泡性）可能分别与高碘和缺碘饮食有关，即缺碘地区发生的多为甲状腺滤泡性癌，而高碘地区则多为乳头状癌。

6. 甲状腺良性病变

有观点认为，甲状腺的一些良性增生性疾病，如结节性甲状腺肿和甲状腺腺瘤，可恶变为癌。但也有资料显示，结节性甲状腺肿伴腺瘤样结节形成和甲状腺乳头状癌具有不同的基因突变谱，提示二者具有独立起源。腺瘤恶变与病理类型有关，胚胎型及胎儿型滤泡性腺瘤较易恶变。

四、病理

（一）病理类型

甲状腺癌常见的病理类型包括乳头状癌、滤泡性癌、髓样癌和未分化癌，其中乳头状癌和滤泡性癌合称为分化型甲状腺癌（differentiated thyroid carcinoma, DTC）。近年来，不少学者提出在分化型甲状腺癌和未分化癌之间存在另一类的甲状腺癌，称为低分化癌。

1. 乳头状癌

乳头状癌（papillary carcinoma）指显示滤泡细胞分化的形态和具有特征性核的恶性上皮性肿瘤；占甲状腺癌的 70%～90%。Hundahl 等收集美国 1985～1995 年 53 856 例甲状腺癌，其中乳头状腺癌 42 686 例，占 79.3%。中山大学附属肿瘤医院 1985～1997 年资料显示，乳头状癌占甲状腺癌的 74.3%。近年来的流行病学资料显示，甲状腺癌的发病率增加主要为甲状腺乳头状癌的增加，甲状腺乳头状癌占甲状腺癌的 90% 左右。

乳头状癌的组织学亚型包括乳头状微小癌、滤泡型、高细胞型、柱状细胞型和弥漫硬化型癌等。甲状腺乳头状微小癌（papillary microcarcinoma，PMC）是指直径小于 1.0cm 的甲状腺乳头状癌，其特点是原发肿瘤隐匿、多灶性，常伴有淋巴结转移；一般认为微小癌的预后很好，但微小癌不等于低危癌。

2. 滤泡性癌

滤泡性癌（follicular carcinoma）指具有滤泡细胞分化证据的恶性上皮性肿瘤，但缺少诊断乳头状癌的核特征，占甲状腺癌的 10%～27.8%。Hundahl 报告 6764 例滤泡性腺癌，占 53 856 例中的 12.6%；加上 1585 例的 Hurthle 细胞癌，共占总数的 15.5%。中山大学附属肿瘤医院资料显示滤泡性癌占甲状腺癌的 20.2%。滤泡性癌根据侵袭程度可分为微小侵袭和广泛侵袭两种类型，其组织学亚型包括嗜酸细胞和透明细胞亚型两种。不管是结构上还是细胞的非典型特征，其本身都不能作为诊断滤泡性癌的可靠指标；只有伴包膜、血管侵犯或转移，才能诊断滤泡性癌。近年来的流行病学资料显示，甲状腺滤泡性癌在甲状腺癌中的构成比下降，一般低于 10%。

3. 髓样癌

髓样癌（medullary carcinoma）来源于滤泡旁细胞（C 细胞），占甲状腺癌的 3%～10%，主要为散发性病例，约占 80%，50 岁左右多见，单侧为主。遗传性髓样癌，是一种常染色体显性遗传性疾病，约占 20%，可单独出现或合并其他内分泌肿瘤。甲状腺髓样癌特征性的形态包括片状、巢状或梁状，由多角形、圆形或梭形细胞组成，被不等量的纤维血管间质分隔，呈小叶状或小梁状排列。一些肿瘤可显示类癌的组织学特征。

4. 未分化癌

未分化癌（anaplastic or undifferentiated carcinoma）又称间变癌，占甲状腺癌的 3%～8%；一般认为较多发生于良性肿瘤或由分化型癌间变而成。组织学表现全部或部分地由未分化细胞构成，免疫组化和超微结构特征表明本型肿瘤是上皮分化性的。大多数未分化癌呈广泛侵袭性，由梭形细胞、多形巨细胞和上皮样细胞混合组成。

5. 低分化癌

低分化癌（poorly differentiated carcinoma）又称分化差的癌，占所有甲状腺癌的 3%～7%。这类滤泡肿瘤细胞显示有限的细胞分化证据，在形态学和生物学行为上介于分化型癌与未分化癌之间，组织学主要包括岛状、梁状和实体性三种形态。

（二）扩散与转移

1）甲状腺内扩散　甲状腺内有丰富的淋巴网，肿瘤可在腺体内扩散。

2）甲状腺外扩散　肿瘤可突破甲状腺包膜，侵犯甲状腺周围组织，向内、后侵犯气管、食管、喉返神经，向内、上侵犯环状软骨和甲状软骨等。

3）淋巴结转移　甲状腺癌常可转移至喉前、气管前、气管旁（Ⅵ区）、颈深（上、中、下）组（Ⅱ～Ⅳ区）淋巴结，以气管旁和颈深中、下组为常见；此外，还可以转移至颈后三角（Ⅴ区）和前上纵隔（Ⅶ区）淋巴结。

4）远处转移　甲状腺癌常可发生远处转移，以肺转移最多，其次为骨转移。

五、临床特点

1）甲状腺肿物或结节　为常见症状，早期可发现甲状腺内有质硬之结节，随吞咽上下移动。

2）局部侵犯和压迫症状　肿瘤增大至一定程度时，常可压迫气管，使气管移位，并有不同程度的呼吸障碍症状；侵犯气管时可产生呼吸困难或咯血；压迫食管可引起吞咽障碍；侵犯喉返神经可出现声音嘶哑。

3）颈淋巴结肿大　当肿瘤发生淋巴结转移时，常可在颈深上、中、下（Ⅱ～Ⅳ区）等处扪及肿大的淋巴结。

不同病理类型的甲状腺癌有各自的临床特点。

1）乳头状癌　最常见，女性和40岁以下患者较多。恶性度较低，病程发展较缓慢，从发现肿块至就诊时间，病程最长者可达20年以上。肿瘤多为单发，原发灶可以很小。颈淋巴结转移灶发生率高、出现早、范围广、发展慢、可有囊性变。

2）滤泡性癌　次常见，平均发病年龄较乳头状癌高，多见于中年女性。恶性程度较高，易发生远处转移，以血道转移为主，常转移至肺和骨。原发肿瘤一般较大，多为单侧。淋巴结转移一般较迟发生，多为较晚期的表现。

3）髓样癌　较少见，大多数患者以甲状腺肿块来诊，病程长短不等。大多数患者无特殊不适，部分可有吞咽障碍、声嘶、咳嗽、呼吸困难等症状，少数患者有远处转移症状。由于来源于甲状腺滤泡旁细胞的癌细胞能产生降钙素（CT）、前列腺素（PG）、5-羟色胺（5-HT）和肠血管活性肽（VIP）等，导致部分患者出现顽固性腹泻、面部潮红和多汗等，称为类癌综合征。

4）未分化癌　是一种高度恶性的肿瘤。其平均发病年龄一般在60岁以上，病情进展迅速为其最主要的临床特征。肿块很快累及邻近组织器官并出现声嘶、咳嗽、吞咽困难及颈部疼痛等症状。检查时可见甲状腺区及颈侧部弥漫性巨大实性肿块，质硬、固定、边界不清，广泛侵犯周围组织。

5）低分化癌　常见于女性和50岁以上的老年患者。大都表现为实体性的甲状腺肿块，常有较长期甲状腺结节基础上近期增大加快或者分化型甲状腺癌多次术后复发的病史。常伴有淋巴结转移。其病情发展介于分化型癌和未分化癌之间。

六、诊断和鉴别诊断

视频4：甲状腺癌的诊断和治疗示例。

（一）诊断

（视频4）

1. 病史和体格检查

甲状腺肿物或结节的检出并不难，重要的是如何鉴别结节的性质。

通过病史和体格检查对甲状腺肿物进行评估是最基本的步骤。病史采集中应重点注意：患者的年龄、性别、有无头颈部放射线接触史、颈前肿物的大小及增大速度、有无局部压迫和侵犯症状、有无类癌综合征表现、有无甲状腺腺瘤、嗜铬细胞瘤、甲状腺髓样癌或多发性内分泌肿瘤家族史等。

体格检查中应重点注意：甲状腺肿物的数目、大小、形态、质地、活动度、表面是否光滑、有无压痛、能否随吞咽上下活动、局部淋巴结有无肿大及声带活动情况等。如有下列情况者，应警惕或考虑为甲状腺癌：① 男性与儿童患者，癌的可能性较大，儿童期甲状腺结节50%为癌。② 短期内突然增大。甲状腺良性病变恶变为甲状腺低分化癌或未分化癌时，肿物可短期突然增大。但甲状腺腺瘤等合并囊内出血，也可表现为短期内突然增大，应注意鉴别。③ 产生压迫症状，如声嘶或呼吸困难。④ 肿瘤质地硬实，表面粗糙不平。⑤ 肿瘤活动受限或固定，不随吞咽上下移动。⑥ 颈淋巴结肿大，某些病例淋巴结穿刺可抽出草绿色液体。

在无局部侵犯和压迫症状及无颈淋巴结肿大的情况下，对甲状腺肿物术前的定性诊断较为困难。在治疗前可进行辅助检查以明确甲状腺功能情况、病变的范围及有无侵犯周围器官和组织等，并争取能够定性诊断。

2. 辅助检查

1）血清学检查　主要包括甲状腺功能检查、血清降钙素等。所有甲状腺肿物患者都应行甲状腺功能检查，包括血清TSH、T4、T3测定等。甲状腺癌患者的甲状腺功能绝大多数是正常的。甲状腺肿物如伴有血清降钙素水平明显升高，应高度怀疑甲状腺髓样癌；有甲状腺髓样癌家族史或多发性内分泌肿瘤家族史者，应检测血清降钙素，以明确是否患有甲状腺髓样癌。

2）超声检查　包括B超和彩超。B超是评价甲状腺肿物的大小和数目较为敏感的方法，可显示甲状腺结节的有无、囊实性及有无钙化等，其准确性很大程度上取决于检查者本身的技术和经验。彩超可了解肿物及肿大淋巴结内的血流情况，对鉴别良恶性病变很有帮助。在鉴别甲状腺结节是否为恶性时，超声学特点包括微钙化、实性结节的低回声、边缘不规则、包膜不完整、内部回声不均匀、纵向生长和结节内血流丰富较结节的大小更有意义。

3）核素扫描　大多数分化型甲状腺癌都有摄碘功能，表现为温结节，如有囊性变，则可全部或部分表现为凉结节或冷结节，如临床检查、B超和CT检查等均认为是实性肿物，核素扫描为凉结节或冷结节者应考虑到癌的可能性。

4）X线检查　包括气管正侧位片、食管吞钡和胸片等。气管正侧位片能显示甲状腺肿瘤内钙化灶、气管受压移位、变窄的情况及椎前软组织影，也可显示肿物下缘向胸骨后及纵隔延伸情况；食管吞钡可了解食管是否受压、侵犯；胸片可了解纵隔及双肺情况。

5）CT检查　可显示肿物的位置、数目、有无钙化、内部结构情况、边界是否规则等，对甲状腺肿物的定位诊断很有帮助。甲状腺癌在CT上表现为不规则或分叶状的软组织肿物影，大多密度不均，边界不清，可伴有钙化，增强后呈不规则强化。一般建议采用薄层增强CT扫描了解甲状腺肿物及区域淋巴结情况。

6）MRI检查　能行冠状、矢状及横断面多层显像，对软组织肿瘤的显示效果较CT强，虽无定性诊断作用，但对甲状腺癌的定位诊断及其与周围器官、血管和组织的关系显示良好，但因其层厚较厚，对一些细小病变的显示可能遗漏，一般不作为常规检查。

7）PET检查　对甲状腺良恶性病变的鉴别诊断准确率较高，但不是确诊手段。PET对较小的甲状腺癌的检出率不高，且其价格较昂贵，目前难以普遍使用。

8）细针穿刺（fine needle aspiration, FNA）检查　FNA是目前甲状腺结节术前定性诊断最常用的方法，其优点是安全、方便、便宜和准确性较高。因为乳头状癌细胞具有较为特异的细胞核特征，FNA对于乳头状癌的诊断准确性较高，可达90%以上。目前一般采用超声引导下行细针穿刺细胞学检查或活检，提高诊断准确率。

对伴有颈淋巴结肿大的病例，可行颈淋巴结细针穿刺细胞学检查或活检，也可行穿刺洗脱液甲状腺球蛋白或降钙素检测。

9）基因改变检测　对于甲状腺髓样癌，可行RET基因点突变检测。对于甲状腺乳头状癌，可行BRAF、RAS、TERT基因突变检测或RET/PTC基因重排检测。

（二）鉴别诊断

1）结节性甲状腺肿　很常见，病程可长达十几年至数十年，可为单结节或多结节，病变常累及甲状腺双侧叶，结节大小不一，表面光滑，病程长者，可伴有囊性变。

2）甲状腺腺瘤　多见于20～40岁的年轻人，女性较多，多数为生长缓慢的颈前肿块，肿物较小时，无任何症状；有时肿块突然增大并伴有痛感，常为囊内出血所致。检查多为单结节，边界清，表面光滑，无颈淋巴结转移和远处转移灶，一般无神经损害症状。目前临床上甲状腺腺瘤少见。

3）亚急性甲状腺炎　较常见于中壮年妇女，多认为是由于病毒感染所引起，病期数周或数月，发病前常有呼吸道感染病史，伴有轻度发热和其他全身症状，约经数周的病程，可自愈。局部表现为甲状腺的肿大和触痛。

4）慢性淋巴细胞性甲状腺炎　又称为桥本氏甲状腺炎，是一种自身免疫性甲状腺炎，多发生于40岁以上的女性，为慢性进行性甲状腺双侧或单侧叶肿大，橡皮样硬实，表面有结节感，临床上常常需要与癌鉴别，其特点之一是不粘连或固定于甲状腺周围的组织。抗甲状腺球蛋白抗体（TGAb）和甲状腺过氧化物酶抗体（TPOAb）阳性。一般可观察，若合并甲状腺功能低下可予左旋甲状腺素替代治疗。若可疑合并恶性病变，可行手术治疗。

七、分期

1. 美国癌症联合委员会（AJCC）2017年的甲状腺癌分期（第8版）

1）分化型甲状腺癌、低分化癌、许特莱氏细胞癌和未分化癌

（1）原发肿瘤（T）。

Tx　原发肿瘤不能评估。

T0　无原发肿瘤证据。

T1　肿瘤局限于腺体内，最大径≤2cm。

T1a 肿瘤局限于腺体内，最大径≤1cm。

T1b 肿瘤局限于腺体内，最大径>1cm、≤2cm。

T2 肿瘤局限于腺体内，最大径>2cm，但≤4cm。

T3 肿瘤局限于腺体内，最大径>4cm，或只伴有肉眼腺体外带状肌侵犯的肿瘤。

T3a 肿瘤局限于腺体内，最大径>4cm。

T3b 任何大小的肿瘤只伴有肉眼腺体外带状肌侵犯。

T4 包括肉眼腺体外侵犯至颈部主要结构。

T4a 任何大小的肿瘤肉眼腺体外侵犯至皮下软组织、喉、气管、食管或喉返神经。

T4b 任何大小的肿瘤侵犯椎前筋膜，包裹颈动脉或纵隔血管。

（2）区域淋巴结（N，包括颈部和上纵隔淋巴结）。Nx 区域淋巴结不能评估。

N0 无区域淋巴结转移。

N0a 一次或者多次细胞学或组织学确认良性淋巴结。

N0b 无影像或临床证据表明局部区域淋巴结转移。

N1 区域淋巴结转移。

N1a Ⅵ区或Ⅶ区（气管前、气管旁、喉前或上纵隔）淋巴结转移，单侧或双侧。

N1b 单侧、双侧或对侧颈部（Ⅰ区、Ⅱ区、Ⅲ区、Ⅳ区或Ⅴ区）或咽后淋巴结转移。

（3）远处转移（M）。

M0 无远处转移。

M1 有远处转移。

注：所有分类可再细分为（s）单发肿瘤和（m）多发肿瘤（最大肿瘤决定分期）。

2）甲状腺髓样癌

（1）原发肿瘤（T）。

Tx 原发肿瘤不能评估。

T0 无原发肿瘤证据。

T1 肿瘤局限于腺体内，最大径≤2cm。

T1a 肿瘤局限于腺体内，最大径≤1cm。

T1b 肿瘤局限于腺体内，最大径>1cm，但≤2cm。

T2 肿瘤局限于腺体内，最大径>2cm，但≤4cm。

T3 肿瘤≥4cm，或伴有腺体外侵犯。

T3a 肿瘤局限于腺体内，最大径≥4cm。

T3b 任何大小的肿瘤伴只侵犯颈前肌（胸骨舌骨肌、胸骨甲状肌、甲状舌骨肌或肩胛舌骨肌）的肉眼腺体外侵犯。

T4 晚期病变。

T4a 中度晚期病变：任何大小的肿瘤肉眼腺体外侵犯至颈部邻近组织，包括皮下软组织、喉、气管、食管或喉返神经。

T4b 非常晚期病变：任何大小的肿瘤向脊椎侵犯或侵入邻近的大血管，侵犯椎前筋膜或包裹颈动脉或纵隔血管。

（2）区域淋巴结（N，包括颈部和上纵隔淋巴结）。

Nx 区域淋巴结不能评估。

N0 无区域淋巴结转移。

N0a 一次或者多次细胞学或组织学确认良性淋巴结。

N0b 无影像或临床证据表明局部区域淋巴结转移。

N1 区域淋巴结转移。

N1a Ⅵ区或Ⅶ区（气管前、气管旁、喉前或上纵隔）淋巴结转移，单侧或双侧。

N1b 单侧、双侧或对侧颈部（Ⅰ区、Ⅱ区、Ⅲ区、Ⅳ区或Ⅴ区）或咽后淋巴结转移。

（3）远处转移（M）。

M0 无远处转移。

M1 有远处转移。

2. 临床分期

1）小于55岁的分化型甲状腺癌

Ⅰ期 任何T 任何N M0

Ⅱ期 任何T 任何N M1

2）大于等于55岁的分化型甲状腺癌

Ⅰ期 T1~T2 N0/Nx M0

Ⅱ期 T1~T2 N1 M0

　　 T3 任何N M0

Ⅲ期 T4a 任何N M0

ⅣA期 T4b 任何N M0

ⅣB期 任何T 任何N M1

3）未分化癌（所有病例均为Ⅳ期）

ⅣA期 T1~T3a N0/Nx M0

ⅣB期 T1~T3a N1 M0

　　　 T3b 任何N M0

　　　 T4 任何N M0

ⅣC期 任何T 任何N M1

4）甲状腺髓样癌

Ⅰ期 T1 N0 M0

Ⅱ期 T2~T3 N0 M0

Ⅲ期 T1~T3 N1a M0

ⅣA期 T4a 任何N M0

　　　　T1～T3　N1b　M0
ⅣB期　T4b　任何N　M0
ⅣC期　任何T　任何N　M1

八、治疗

甲状腺癌的治疗包括手术治疗和非手术治疗。

（一）手术治疗

除了未分化癌外，甲状腺癌的治疗以外科手术为主。近年来，甲状腺癌的外科手术治疗向精细化、微创化、无血化和注重功能保全等方向发展。手术径路包括传统的下颈部领状切口和把切口放在颈部之外部位（如胸部、腋窝、口腔和耳后等）的腔镜手术。根据不同的病理类型和侵犯范围，其手术方式也有所不同，应根据原发肿瘤的大小、病理类型、对周围组织的侵犯程度、有无转移及转移的范围来决定具体的术式。甲状腺切除术中应注意保护喉返神经、喉上神经喉外支和有效保留甲状旁腺，术中可应用神经监测仪和纳米碳负显影技术提高神经及旁腺的功能保全率。

1. 原发癌的手术治疗

1）一侧腺叶加峡部切除（unilateral lobectomy plus isthmectomy）　当肿瘤局限于一侧腺体（若术前检查为单侧腺叶病变，术中探查发现为双侧腺叶病变，则按双侧病变处理）、没有向腺体外侵犯、不超过4cm的病变都可行一侧腺叶加峡部切除。怀疑甲状腺癌的病例一般行一侧腺叶加峡部切除术。

2）全/近全甲状腺切除术（total/near total thyroidectomy）　全甲状腺切除术即切除所有甲状腺组织，无肉眼可见的甲状腺组织残存；近全甲状腺切除术即切除几乎所有肉眼可见的甲状腺组织（保留<1g的非肿瘤性甲状腺组织，如喉返神经入喉处或甲状旁腺处的非肿瘤性甲状腺组织）。全/近全甲状腺切除术适应证包括：①原发肿瘤最大直径>4cm。②多发癌灶，尤其是双侧癌灶。③不良的病理亚型，如乳头状癌中的高细胞亚型、柱状细胞亚型、弥漫硬化亚型和实体亚型等，滤泡性癌中的广泛浸润型；低分化甲状腺癌。④预计术后需行^{131}I治疗者。⑤伴有腺体外侵犯（如气管、食管、喉返神经和喉等）者。⑥伴有侧颈部淋巴结转移者。⑦已有远处转移者。

3）残余甲状腺组织切除术　可分为一侧残余甲状腺组织切除术和双侧残余甲状腺组织全切术（completion thyroidectomy）。对性质不明的甲状腺肿物仅行肿物局部切除，术后病理证实为癌，再次手术切除残存腺叶，其残癌率为29.2%～60%。再次手术之前需要仔细评估行一侧或双侧手术，单侧手术一般应将甲状腺同侧残留腺叶连同瘢痕及同侧的颈前带状肌一并切除，同时探查气管前和喉返神经旁是否有肿大的淋巴结，若有，应一并清除。

4）甲状腺癌扩大切除术　指将甲状腺癌和受侵犯的组织或器官一并切除的术式，当肿瘤侵犯腺体外组织或器官，如喉、气管、食管和喉返神经等，只要患者情况允许，应争取行扩大切除术。有资料显示肿瘤彻底切除可提高患者的预后。

2. 区域淋巴结的手术治疗

甲状腺癌的区域淋巴结转移包括颈部和上纵隔的淋巴结转移，临床上颈淋巴结转移较为常见。因为大多数的文献显示，颈淋巴结转移对患者的生存无显著性影响，因此对于临床颈淋巴结阴性的病例，一般不主张行选择性颈淋巴结清扫术；而对于临床颈淋巴结阳性的病例，应行治疗性颈淋巴结清扫术。在临床颈淋巴结阴性的分化型甲状腺癌的初次手术中，国内指南推荐在有效保留甲状旁腺和喉返神经的情况下，行病灶同侧中央区（Ⅵ区）淋巴结清扫术。我们之前的研究发现，转移淋巴结包膜外侵犯是影响患者预后的一个不良因素，提示早期发现并处理甲状腺癌的区域淋巴结转移可提高其预后。

分化型甲状腺癌的恶性程度较低，颈淋巴结清扫的术式以择区和功能性清扫为主。对肿瘤侵犯范围大、转移性淋巴结广泛甚至侵及周围组织、器官者，则应考虑行经典性或者范围更为广泛的颈淋巴结清扫术。

对于有上纵隔淋巴结转移的病例，可采用经颈纵隔镜辅助或行胸骨劈开行上纵隔淋巴结清扫。

（二）非手术治疗

甲状腺癌的非手术治疗包括内分泌治疗、^{131}I治疗、放射治疗、化学治疗和靶向药物治疗等。研究表明甲状腺癌的非手术治疗可提高其无进展生存率或总体生存率。

1. 内分泌治疗

内分泌治疗又称为促甲状腺素（TSH）抑制治疗。目前的观点仍然认为分化型甲状腺癌是一种激素依赖型肿瘤。垂体分泌的TSH是甲状腺滤泡细胞合成、分泌甲状腺素和甲状腺滤泡细胞增殖、分化的主要因素。1937年，Dunhill首先报道了大剂量干甲状腺片治疗复发性分化型甲状腺癌有效；1955年，Crile首次提出甲状腺癌的TSH依赖性，推荐在伴有远处转移的患者中应用TSH抑制治疗；20世纪60年代之后，TSH抑制治疗成为分化型甲状腺癌术后常规应用的辅助治疗方法，其理论基础是甲状腺素可抑制TSH的分泌从而减少分化型甲状腺癌的复发和转移。对于行甲状腺全切除术的患者，服用甲状腺素不仅可抑制TSH，也有替代治疗的作用。目前国内外指南推荐，结合分化型甲状腺癌患者术后复发和TSH抑制治疗副作用双风险评估，制定初治期和随访期的TSH抑制治疗个体化目标，一般是初治期，高中危组患者TSH<0.1μIU/mL，低危组患者TSH 0.1~0.5μIU/mL或0.5~1.0μIU/mL；随访期，高中危组患者TSH<0.1μIU/mL或0.1~0.5μIU/mL，低危组患者TSH 0.5~2.0μIU/mL或1.0~2.0μIU/mL。

2. ^{131}I治疗

大部分分化型甲状腺癌细胞具有摄取^{131}I的功能，^{131}I发出的射线具有破坏甲状腺滤泡细胞的作用，因此临床上常采用^{131}I来治疗分化型甲状腺癌。根据治疗目的，^{131}I治疗可分为甲状腺切除术后残留腺体组织的清除（又称清甲）治疗和主要用于远处转移灶的内照射治疗（又称清灶）两种。清甲治疗是指分化型甲状腺癌行甲状腺近全切除术后，应用^{131}I摧毁残留的正常甲状腺组织，达到甲状腺全切除的目的。对于分化型甲状腺癌的远处转移灶和手术不能彻底切除的病灶，只要病变能摄碘均可采用^{131}I行内照射治疗。

3. 放射治疗

即外照射治疗，分化型甲状腺癌对常规放疗不敏感，而且甲状腺邻近器官，如甲状软骨、气管、脊髓等对放射线的耐受性较低，因此，一般情况下不主张单纯行外照射或术后常规辅助放疗。一般认为，放射治疗的适应证包括未分化癌、低分化癌、分化型甲状腺癌术后局部肿瘤残留、不摄取^{131}I的病变和骨及脑转移等病例。

4. 化学药物治疗

对于分化型甲状腺癌患者，目前尚缺乏有效的化疗药物，因此临床治疗中，化疗仅有选择性地用于一些晚期无法手术或有远处转移患者的姑息治疗，或者与其他治疗方法相互配合应用；多柔比星是唯一经美国FDA批准用于治疗转移性甲状腺癌的化学药物。

5. 靶向药物治疗

近年来，甲状腺癌方面的靶向药物治疗研究也取得了一些进展，美国FDA已批准数种靶向药物可在甲状腺癌的治疗中应用，如多激酶抑制剂索拉非尼（sorafenib）和乐伐替尼（lenvatinib）可用于碘难治性的分化型甲状腺癌；凡德他尼（vandetanib）和卡博替尼（cabozantinib）可用于甲状腺髓样癌；达拉非尼（dabrafenib）和曲美替尼（trametinib）可联合应用于治疗伴有BRAF^{V600}突变的甲状腺未分化癌。我国国家市场监督管理总局已批准索拉非尼（sorafenib）可用于碘难治性的分化型甲状腺癌的治疗。还有多种靶向药物正处于临床试验阶段。

九、预后

不同类型的甲状腺癌预后差别很大，有的发展缓慢，很少致死，有的进展迅速，死亡率很高。美国甲状腺癌的5年生存率为98%；中国甲状腺癌的5年生存率从2003~2005年的67.5%上升至2012~2015年的84.3%，提示国内近年来甲状腺癌的治疗水平明显升高，但与美国仍有较大差距。对甲状腺癌的预后有显著影响的因素主要包括病理类型、原发灶大小、年龄、分期、远处转移和治疗方式等。据中山大学附属肿瘤医院以前的资料，分化型甲状腺癌的5年、10年生存率分别为93.6%和87.5%；髓样癌和未分化癌的5年生存率分别为68.75%和16.81%；Ⅰ期、Ⅱ期、Ⅲ期和Ⅳ期甲状腺癌的5年生存率分别为98.98%、88.92%、79.50%和41.51%。另外，有些基因的改变可能对甲状腺癌的预后有影响，如*BRAF*、*TERT*和*TP53*突变提示分化型甲状腺癌细胞摄碘率下降或者进一步失分化，可能影响预后。

（李秋梨　杨安奎　郭朱明）

第五节　舌　癌

在世界范围内，头颈癌发病率排列恶性肿瘤第7位。口腔癌是最常见的头颈癌，其主要的发生部位在舌。在亚洲部分盛行咀嚼槟榔的地区，如印度，以及中国台湾地区等，舌癌（carcinoma of the tongue）和口颊癌的发病率明显高于其他地区。近年来，在东欧与法国舌癌的发病率有显著上升的趋势，其原因跟吸烟和酗酒人数大幅度上升相关。舌癌的病理类型大多数为鳞癌，区域淋巴结转移率较高。治疗采取手术为主的综合治疗，早期病例预后较佳。

一、解剖及生理

舌位于口腔底，由横纹肌和表面的黏膜组成，是口腔内的重要器官，参与咀嚼、吞咽、语言和味觉等生理功能。

在舌的中后 1/3 交界处有轮廓乳头形成的界沟，又名"V"形沟。"V"形沟前 2/3 称舌体（活动部），后 1/3 为舌根（舌根部）；舌根又被定义为口咽的一部分，由轮廓乳头构成的"V"形沟，只是一个分界线，并不能作为阻止肿瘤扩展的障碍。舌的活动部可分为 4 个解剖部位，舌体上表面称舌背，下表面为舌腹，以舌系带连接于口底前部黏膜上；两侧称舌侧缘；前端狭窄部为舌尖。舌体表面由复层鳞状上皮覆盖，舌背布满乳头，味蕾分布于丝状乳头、菌状乳头和轮廓乳头。舌腹黏膜光滑，向口底移行，在前方与舌系带相连接。

舌的肌肉结构由三组舌内肌和四组舌外肌组成。舌内肌起止点均在舌内，不附着于任何骨性结构，由三组不同走向（上/下纵向、垂直和横向）纵横交错的肌纤维构成，中线的肌间纤维（又称舌肌间隔）将舌体分为左右两半。舌外肌有颏舌肌、舌骨舌肌、茎突舌肌和腭舌肌，它们均起自同名骨骼而止于舌。

舌体黏膜的一般感觉及味觉受舌神经（三叉神经＋面神经鼓索支）支配。舌根黏膜的感觉及味觉受舌咽神经（咽支）和迷走神经（喉上神经内支）支配。舌肌的运动主要受舌下神经（第十二组颅神经）支配（图 14.7）。

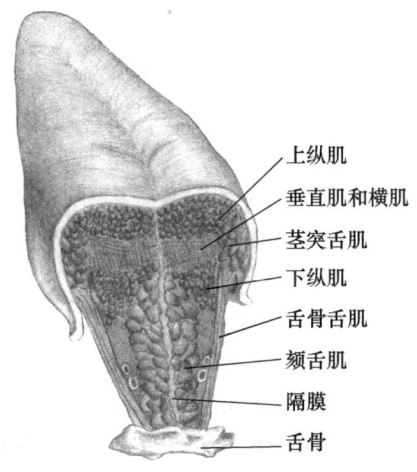

图 14.7　舌肌的解剖

舌的血液供应主要来自颈外动脉的舌动脉。舌动脉发出舌背动脉、舌深动脉和舌下动脉。舌静脉汇入颈内静脉（图 14.8）。

舌的淋巴管丰富，舌腹与舌侧缘淋巴回流至同侧颌下区淋巴结（Ⅰ$_b$ 区）与颈深上区淋巴结（Ⅱ区），往下回流到颈深中淋巴结（Ⅲ区），舌尖部淋巴回流可以流至颏下淋巴结（Ⅰ$_a$ 区）。

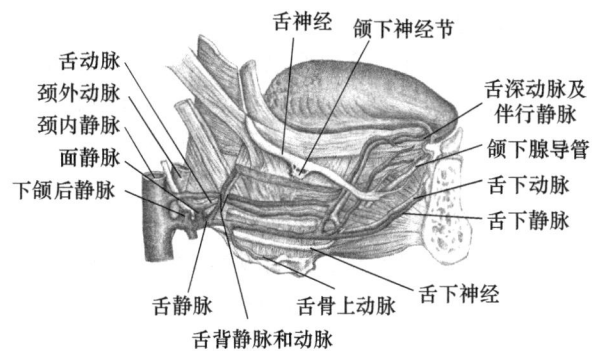

图 14.8　舌的血液供应和神经支配

二、流行病学

口腔癌占全身恶性肿瘤的 2% 左右，是男性最常见的头颈部恶性肿瘤，2012 年全球口腔癌新发及死亡病例分别为 30 万、14.5 万，居男性癌症发病及死因第 11、第 12 位，在女性中则仅次于甲状腺癌。在发展中国家，口腔癌的疾病负担尤为严重，居男性癌症发病及死因第 8、第 9 位。舌癌是最常见的口腔癌。中山大学附属肿瘤医院 1964～2009 年诊治的 3362 例口腔癌病例分析显示，舌癌占口腔癌的 56.6%，男女发病比例约 2∶1。上海市 2014 年肿瘤发病率的登记调查显示，男性舌癌的发病率为 1.54/10 万；女性为 1.6/10 万。舌癌在口腔癌中的比例有不断增加的趋势，20 世纪 80 年代较 70 年代增加了 1.2 倍，较 20 世纪 50～60 年代增加了 5.8 倍；女性舌癌患者比例明显上升，而且趋向年轻化。而在美国，舌癌约占口腔恶性肿瘤的 40.7%（2005～2010 年）。根据中山大学附属肿瘤医院的资料，我国舌癌发病的中位年龄在 50 岁以前，比欧美地区偏早。

三、病因

舌癌的病因未明，但至少与下列因素有关。

1. 化学致癌物

槟榔咀嚼物中的添加剂（包括槟榔籽、石灰、丁香和烟叶）已被证实为致癌因素；烟草中的尼古丁有致癌作用，嗜烟的人易患舌癌。在舌癌被治愈后仍嗜烟，发生第二原发癌的机会则大大增加；酒可作为致癌物的溶剂，促使致癌物进入舌黏膜。国外资料显示，烟酒均嗜好者口腔癌的发病率是不吸烟、不喝酒者的 15.5 倍。

2. 物理致癌因素

不良口腔卫生习惯、放射线损伤、机械性损伤，如不合适的牙托、义齿、龋齿、残缺的牙龈、骨刺等异物与舌体摩擦引起癌变。

3. 放射线致癌因素

在中国南方，鼻咽癌患者放疗后第二原发癌发病率较正常人群明显上升，处于照射野中的舌体是第二原发癌发生率最高的部位，舌背癌常常与此相关。

4. 生物致癌因素

梅毒螺旋体感染、人乳头瘤病毒（HPV）与某些类型舌癌的发病有一定关系。遗传、个体易感性、营养代谢障碍、种族亦与舌癌的发生有关。

四、病理

1. 病理类型

舌癌多发自舌体正常黏膜上皮，部分由被称为癌前病损的白斑或红斑癌变而成。早期舌癌多数只表现为局部黏膜增厚。在病理上，这些黏膜往往表现为不典型增生，但是病变可发展成舌癌。目前已知一些特定基因片段的缺失以及基因突变，如 $p53$ 基因突变可导致黏膜的癌变。典型舌癌的大体类型有菜花型、溃疡型、浸润型和结节型。镜下观察，舌癌大多数是分化好的鳞状细胞癌。中山大学附属肿瘤医院1964～2009年诊治的3362例口腔癌病例中1823例为舌恶性肿瘤；统计显示：98.6%是鳞状细胞癌，其他罕见病理类型包括小涎腺癌、恶性黑色素瘤、肉瘤、淋巴瘤等。

2. 生长与扩展

舌癌较其他口腔癌恶性度高，早期即可侵犯肌层。舌侧缘癌向后可侵犯舌腭弓；舌腹癌则多向口底扩展并可累及下颌骨。晚期舌癌可越过中线，甚至累及全舌。

3. 转移

舌癌易发生区域淋巴结转移，文献报道可高达84%，中山大学附属肿瘤医院的统计为34.9%。常见转移淋巴结依次为颈Ⅱ区、Ⅲ区、Ⅰ$_b$区及Ⅳ区。舌癌的远处转移率约为5%，以肺和肝多见。目前认为舌癌的浸润深度与发生淋巴结转移密切相关。

五、临床表现

根据中山大学附属肿瘤医院流行病学资料显示，舌癌的好发部位为舌侧缘（77%），其次为舌腹（13.3%），再次为舌背（3.7%），舌尖最少（1.3%）（Zhang et al., 2016）。典型表现如下：

（1）舌部肿块继而出现溃疡灶。

（2）疼痛因肿块侵犯或感染坏死引起，可伴有放射性耳痛。

（3）舌活动受限表现为语音不清、吞咽障碍、流涎，系因肿瘤侵犯口底（舌外肌）、舌系带所致。晚期病灶，肿瘤广泛浸润使舌处于固定状态，肿瘤坏死、溃烂、出血。病变进一步发展还可侵犯翼内肌、颌下腺及下颌骨，引起张口困难。

（4）机体营养障碍，消瘦。

（5）颈淋巴结肿大有30%～40%的舌癌患者就诊时已有区域淋巴结转移，多为同侧颈淋巴结肿大。原发于舌背、舌尖或侵犯中线的舌癌可发生双侧淋巴结转移。

六、诊断与鉴别诊断

（一）诊断

依据症状及体征，舌癌不难诊断。但对早期舌癌，特别是浸润型舌癌要提高警惕。舌有硬结、溃烂，特别是伴有白斑或红斑，短期抗炎治疗无效时，应进行活检以排除舌癌。

1. 体格检查

仔细检查包括口腔在内的整个上消化道呼吸道器官，对于喉与喉咽可以采用电子纤维内镜检查。检查时，让患者端坐在检查椅上放松身体，了解患者的张口度、伸舌情况，定位舌肿物的具体位置，采用双合诊触摸病灶，按照触诊情况详细记录肿瘤的部位、大小、外形、表面情况；距舌尖、中线及"V"形沟的距离；有无侵犯口底、舌系带，舌活动是否受限等。

2. 影像学检查

超声检查是一种无创性检查技术，对软组织分辨率高，可反复操作，费用低，患者的接受度好，特别适合用超声检查来监控舌癌患者的颈部淋巴结转移情况。CT和MRI是目前最常用于了解颌面部深部组织结构情况的影像学检查，是选择CT还是MRI并没有清楚的界限。一般来说，MRI在显示病变组织与周围肌肉和软组织上有更好的对比度，但在显示下颌骨骨质是否受累时，CT优于MRI。PET/CT作为一项结合定位和定性于一体的检查项目非常有助于了解病灶在全身发展的情况，特别对于容易出现远处转移的恶性肿瘤，如淋巴瘤、鼻咽癌等；但是头颈部鳞癌，如舌癌、喉癌等，其转移途径主要是颈部淋巴系统，PET/CT检查效果并无优势且由于PET/CT价格昂贵、有一定辐射，并不常规推荐舌癌患者行此项检查。

3. 病理活检

舌癌的确诊最终有赖于病理组织学诊断，最常用的手段是钳取小块舌肿物进行病理检查，此法损伤小，简单易行。黏膜完整的浸润型舌肿物可采用细针吸取细胞学检查或手术切取肿物活检进一步确诊。

（二）鉴别诊断

1. 创伤性溃疡

多见于老年人，患者常因不合适的牙托、义齿或齿缘过利等导致舌侧缘损伤，损伤部位与刺激部位相吻合。溃疡深浅不一，但无硬结。刺激去除后短期内可自愈。如经处理一周后还不愈合，则应做病理活检以确诊。

2. 炎症性溃疡

多有结核、梅毒病史。病灶多在舌背，偶尔在舌侧缘和舌尖。常为疼痛而不硬的盘状溃疡，边缘可呈堤围状。必要时以活检确诊。

3. 舌白斑与红斑

舌白斑与红斑为舌黏膜鳞状上皮的不典型性增生和过度角化。舌白斑常见，根据轻重可分为三度：Ⅰ度白斑呈浅白色或灰蓝色云絮状，质软；Ⅱ度白斑的病变黏膜增厚，表面粗糙，有浅裂沟及糜烂；Ⅲ度白斑表面粗糙加重，出现深裂沟，易出血。临床观察难以确定白斑转变为原位癌的时间，需切除活检。红斑呈红色斑块状，可分为颗粒型和平滑型两种，镜下检查病变常发现早期浸润癌。对早期的可疑白斑，利用化学免疫发光系统照射涂布了乙酸的口腔黏膜，可以检测出早期病灶。

4. 舌乳头状瘤

舌乳头状瘤常为慢性刺激引起，多在舌背或舌侧缘的乳头状突起，边界清楚，可有蒂。

5. 其他

需鉴别的疾病还有颗粒细胞瘤、血管瘤、淋巴管瘤等。

七、分期

舌癌的 TNM 分期。目前采用国际抗癌联盟（UICC）2017 年第 8 版建议的统一分期法。

（1）原发癌（T）。

Tx 原发肿瘤无法估计。

Tis 原位癌。

T1 肿瘤最大直径≤2cm，浸润深度（DOI）≤5mm。

T2 肿瘤最大径≤2cm，5mm＜浸润深度≤10mm，或 2cm＜肿瘤最大径≤4cm，浸润深度≤10mm。

T3 肿瘤最大径＞4cm，或 10mm＜浸润深度≤20mm。

T4 中等或非常晚期局部疾病。

T4a 中等晚期局部疾病，肿瘤侵犯邻近组织（如穿透下颌骨或上颌骨的骨皮质，侵及上颌窦或面部皮肤），或巨大肿瘤侵犯双侧舌，和（或）浸润深度＞20mm。

T4b 非常晚期局部疾病肿瘤侵犯咀嚼肌间隙、翼板或颅底和（或）包绕颈内动脉。

（2）局部淋巴结临床分类标准（N）。

Nx 区域淋巴结不能评估。

N0 无区域淋巴结转移。

N1 同侧单个淋巴结转移，最大径≤3cm，淋巴结外侵犯（ENE）（-）。

N2 同侧单个淋巴结转移，3cm＜最大径≤6cm，且 ENE（-）；或同侧多个淋巴结转移，最大径≤6cm，ENE（-）；或双侧或对侧淋巴结转移，最大径≤6cm，ENE（-）。

N2a 同侧单个淋巴结转移，3cm＜最大径≤6cm，且 ENE（-）。

N2b 同侧多个淋巴结转移，最大径≤6cm，ENE（-）。

N2c 双侧或对侧淋巴结转移，最大径≤6cm，ENE（-）。

N3 转移淋巴结最大径＞6cm，ENE（-）；或发现淋巴结转移，且在临床上有明显的 ENE（+）。

N3a 转移淋巴结最大径＞6cm，ENE（-）。

N3b 发现淋巴结转移，且在临床上有明显的 ENE（+）。

局部淋巴结病理分类标准（pN）。

Nx 区域淋巴结不能评估。

N0 无区域淋巴结转移。

N1 同侧单个淋巴结转移，最大径≤3cm，ENE（-）。

N2 同侧单个淋巴结转移，最大径≤3cm，ENE（+）；或 3cm＜最大径≤6cm，且 ENE（-）；或同侧多个淋巴结转移，最大径≤6cm，ENE（-）；或双侧或对侧淋巴结转移，最大径≤6cm，ENE（-）。

N2a 同侧单个淋巴结转移，最大径≤3cm，ENE（+）；或 3cm＜最大径≤6cm，且 ENE（-）。

N2b 同侧多个淋巴结转移，最大径≤6cm，ENE（-）。

N2c 双侧或对侧淋巴结转移，最大径≤6cm，ENE（-）。

N3 转移淋巴结最大径＞6cm，ENE（-）；或同侧单个淋巴结转移，最大径＞3cm，ENE（+）；或同侧多个、双侧或对侧淋巴结转移，ENE（+）。

N3a 转移淋巴结最大径＞6cm，ENE（-）。

N3b 同侧单个淋巴结转移，最大径>3cm，ENE（+）；或同侧多个、双侧或对侧淋巴结转移，ENE（+）。

（3）远处转移（M）。
M0 无远处转移。
M1 有远处转移。
（4）pTNM病理分期。
pN0 病理检查分区颈清扫淋巴结6个以上，或全颈颈清扫淋巴结10个以上均为阴性。
pN 分期应测量转移灶的大小，而不仅是淋巴结的大小。
（5）TNM病理分期

分期	T分期	N分期	M分期
0期	Tis	N0	M0
Ⅰ期	T1	N0	M0
Ⅱ期	T2	N0	M0
Ⅲ期	T3	N0	M0
	T1~T3	N1	M0
ⅣA期	T4a	N0, N1	M0
	T1~T3, T4a	N2	M0
ⅣB期	任何T	N3	M0
	T4b	任何N	M0
ⅣC期	任何T	任何N	M1

（6）组织学分级（G）。
Gx 级别无法评估。
G1 高分化。
G2 中分化。
G3 低分化。

八、治疗

舌癌治疗的原则应在根治癌症的基础上尽可能个体化恢复口腔功能。舌癌最有效的治疗方法是手术切除和放射治疗。辅助化疗配合手术或放疗颇有发展前途。早期舌癌手术切除，中晚期舌癌则趋向手术、化疗和放射的综合应用。颈淋巴结转移灶对放疗不敏感，故以外科治疗为主。舌癌治疗方法的选择既要彻底治愈肿瘤，又要考虑口腔颌面部的功能和美容。

（一）原发癌的处理

（1）T1期舌癌选择单纯手术治疗。
（2）T2~T3期病灶，多采用手术或辅助化疗/辅助放疗加手术的综合治疗方案。原发灶较大者可以考虑进行诱导化疗后再手术治疗。
（3）T4病灶，多采用化疗、手术和（或）放疗之综合治疗。肿瘤广泛侵犯舌外肌及邻近解剖结构，无手术指征，而患者一般情况良好，可予行姑息化疗，身体耐受性好的还可配合放疗，能达缓解症状、缩小肿瘤的姑息性治疗目的。

（二）常用的舌癌切除术

（1）部分舌切除术，适用于治疗直径不超过2cm的表浅病灶，而且没有颈部转移。
（2）半侧舌体切除术，适用于舌体的癌肿已侵及肌层，但病变范围不超过中线和"V"形沟且未达口底者。
（3）全舌切除术，适用于肿瘤已过中线，累及2/3以上舌体、舌根，舌活动度差，全舌切除后仍有较大机会根治者。
（4）舌癌联合根治术，适应证：直径大于2cm但未达中线、未超过"V"形沟的舌癌；癌肿侵犯下颌骨，颈部淋巴结转移灶为N1~N2或可疑者。手术切除的范围包括：舌大部分、下颌骨部分切除和患侧颈淋巴清扫。术前要求患者一般情况较好，心、肝、肺、肾检查无异常，可耐受手术。

（三）修复重建手术

舌癌的手术治疗经常需要切除舌体、口底、舌的肌肉，甚至颌骨及牙齿，因此不可避免要影响口腔功能。在行扩大舌癌根治手术后，必须对其留下的创面缺损进行修复重建手术。目前临床上采用血管化的游离组织瓣移植修复已成为主要的重建方式。供区常选用股前外侧皮瓣、前臂皮瓣和胸大肌肌皮瓣，当出现骨缺损时还可以使用腓骨皮瓣。在重建口腔软组织和骨组织的基础上进一步恢复缺失的牙齿，可使患者获得更好的术后功能。

（四）颈淋巴结转移癌的处理

舌癌的颈淋巴结转移率高，而且对放射治疗不敏感，故以手术治疗为主。当临床出现N1~N2期转移灶时，应行同侧颈淋巴结清扫手术（Ⅰ~Ⅳ区），并根据术后转移淋巴结的个数和是否出现淋巴结结外侵犯，来推荐是否术后放疗。T2及T2以上颈淋巴结隐匿转移的概率超过40%，肿瘤浸润深度大于1cm，其淋巴结转移率更高，因此，对于这些舌癌患者颈部淋巴结的预防性治疗显得相当重要。除有条件定期复诊的T1N0病例外，T2~T4期患者，即使临床未触及肿大淋巴结，也应行肩胛舌骨上淋巴结清扫术。

（五）舌癌的放射治疗

目前，指南推荐的舌癌治疗主要是外科手术，对于局部晚期舌癌，可以考虑综合治疗。其常见的模式是先行辅助化疗，肿瘤缩小后，再行手术切除，根据术后复发高危因素多少来评估是否推荐术后放疗，单一的根治性放射治疗舌癌已经很少实施。

1. 放疗前的准备

舌癌放疗前，必须做好口腔卫生。洁齿或拔除及补好龋齿，预防和清除牙源性感染，防止放疗后出现放射性骨损伤。

2. 放疗方式方法

（1）以外照射为主，辅以体腔管或组织间插植内照射治疗适用于体积较大的肿瘤。双侧放疗野包括颏下、颌下及颈深上区。采用 X 线、^{60}Co、电子束治疗。放疗剂量为 40~60Gy/（4~6）周，再行组织间插植内照射。

（2）单纯外照射对于无法手术的患者，可行姑息性外照射，总剂量在 70Gy/7 周。控制脊髓受量在 40Gy 以下，以预防放射性脊髓炎。

（3）以组织间插植内照射为主，辅以体腔管或外照射病灶小于 2cm，无论原发灶在舌尖、舌侧缘还是舌腹，均可应用近距离后装 ^{192}Ir 针插植治疗。组织间照射用 γ 射线高剂量率，一般一次或两次即可。治疗后局部瘢痕少，全身反应较轻，又能保全舌的功能。单纯组织间插植放疗只适用于浅表小病灶，否则必须加外照射治疗。

（六）舌癌的化疗和靶向治疗

近年来，诱导化疗在舌癌综合治疗中的应用愈加广泛和完善，而适合局部晚期舌癌患者的联合化疗方案仍然是以顺铂为主的方案。常用的化疗药物有：铂类（顺铂或卡铂）、紫杉醇类（多西他赛、紫杉醇、多烯紫杉醇）、5-FU、西妥昔单抗、吉西他滨等。目前常用的一线联合化疗方案：顺铂/多西他赛或紫杉醇、顺铂或卡铂/5-FU/西妥昔单抗、顺铂或卡铂/紫杉醇/西妥昔单抗。近期出现的针对头颈鳞癌效果显著的免疫治疗 PD-1（或 PD-L1）抑制剂，也逐渐加入了局部晚期舌癌单药或联合化疗的治疗中。

九、预后

早期诊断和治疗是提高舌癌生存率的关键。中山大学附属肿瘤医院 1964~2009 年诊治的 1823 例舌癌病例分析显示，局限于原发灶、淋巴结转移、远处转移的病例的 5 年生存率分别为 67.7%、36.0%、11.1%；病理分化程度越差预后越差；淋巴结有转移者的 5 年生存率仅及无转移者的一半；在舌体各部位中，舌腹癌的 5 年生存率最高。目前，有效的综合治疗手段扩大了舌癌的手术适应证，改善了患者手术治疗后的外观和功能，提高了晚期患者的生存率。

（宋　明　刘巍巍）

第六节　涎腺肿瘤

涎腺（salivary gland）亦称唾液腺，是分泌唾液的腺体，分为大涎腺和小涎腺两类；大涎腺有三对，即腮腺、颌下腺和舌下腺；成百上千的小涎腺则主要分布在口腔、鼻旁窦以及气管等处的黏膜下。成人每日分泌的唾液量为 0.5~1.5L。腮腺分泌含有 α 淀粉酶的浆液性唾液，约占总量的 20%；颌下腺分泌含浆液和黏液的混合性唾液，占总量的 65%~70%；剩余 5% 唾液则由舌下腺分泌。众多小涎腺分泌的黏液主要用于湿润和保护黏膜。

一、局部解剖

腮腺属浆液性腺体，颌下腺、舌下腺及唇颊等小腺体为混合性腺体。

1. 腮腺解剖

腮腺位于面侧部，为单一腺体，但常以面神经为界分为深、浅两叶；浅叶较大，形状不规则，位于咬肌后份的浅面，上至颧弓，下达下颌骨下缘；深叶较小，上邻外耳道软骨，并绕下颌骨升支后缘向内延伸，与咽旁间隙相邻。腮腺总导管位于咬肌肌膜浅面，在咬肌前缘几呈直角向内穿过颊肌而开口于颊黏膜。

面神经主干出茎乳孔后，在相当于外耳道软骨和二腹肌后腹之间，耳后动脉的深面，乳突尖上方 1cm 处，越过茎突根部浅面，自腮腺后方深面进入腮腺。在腺实质内面神经主干分为颞面及颈面两大干：颞面干较粗，向上行；颈面干较细，大致与下颌骨升支后缘平行，在面后静脉后向前下行；自两大干发出五组分支，即颞支、颧支、颊支、下颌缘支和颈支。

2. 颌下腺解剖

颌下腺位于颌下三角中，分深浅两部：浅部较大；深部起自浅部内侧，经下颌舌骨肌与舌骨舌肌的裂隙至舌下区，与舌下腺的后端相连。颌下腺导管自腺体内侧发出，开口于舌下肉阜。颌外动脉经二腹肌后腹及颌下腺深面向上行，绕过下颌体下缘，在咬肌前缘到达面部。舌神经自外向内绕过颌下腺导管下方入舌。舌下神经经二腹肌后腹深面及舌骨舌肌浅面，向前上行入舌。面神经下颌缘支自颈面干分出后，在腮腺下方，颈阔肌的深面越过面后静脉，约在下颌角下 1cm 处前行，跨越面前静脉和颌外动脉而分布于下唇。

3. 舌下腺解剖

舌下腺形状扁长，由多数小腺构成，位于舌下区，后端与颌下腺延长部相接。输出管有大小两种。多数为小管，开口于舌下区黏膜，大管沿腺体内侧与颌下腺导管伴行，二者多合并开口于舌下肉阜。

二、流行病学及病因学

不同国家的涎腺肿瘤患病率有明显的差异，国外文献报道为 0.15～10.6/10 万。目前我国尚缺乏全国性涎腺肿瘤发病统计资料。涎腺肿瘤中腮腺肿瘤的发生率最高，约占 80%，颌下腺肿瘤占 10%，舌下腺肿瘤占 1%，口内小涎腺肿瘤占 9%。而在小涎腺肿瘤中，最常见是腭腺（57.8%），其次为唇腺（12.6%）、舌腺（10%）、颊腺（8%）。

发生肿瘤的唾液腺体积越小，恶性肿瘤所占比例越高。腮腺肿瘤中，良性占大多数，恶性肿瘤只占少数（约为 20%）；颌下腺肿瘤中良恶性发病情况近似，约 50% 的颌下腺肿瘤为恶性；舌下腺肿瘤中，恶性肿瘤比例高，良性肿瘤少；而 80% 的小涎腺肿瘤为恶性。Warthin 瘤（淋巴乳头状囊腺瘤或腺淋巴瘤）、嗜酸性粒细胞腺瘤几乎仅发生在腮腺；管状腺瘤好发于上唇。良性肿瘤以多形性腺瘤（混合瘤）发病率最高，其次为 Warthin 瘤；恶性肿瘤中以黏液表皮样癌的发病率最高，其次为腺样囊性癌。

涎腺肿瘤病因尚未明了。放射暴露可能是涎腺肿瘤的诱因。文献报道 EB 病毒和涎腺肿瘤可能存在相关性。另外文献报道从事橡胶制造、美容美发以及接触含镍化合物可能与涎腺肿瘤发生有关。涎腺的慢性炎症尚不能明确是否是肿瘤发生的危险因素。

三、病理

涎腺肿瘤的发生主要来自导管的腺上皮细胞或肌上皮细胞，或两者同时参与，而浆液性或黏液性腺泡很少发生肿瘤。涎腺肿瘤类型繁多，目前对其病理分类国内外尚不完全一致。2000 年，世界卫生组织（WHO）提出了涎腺肿瘤病理组织学新分类（表 14.7）。

表 14.7 涎腺肿瘤组织学分类（WHO，2000）

1. 良性肿瘤
    1）多形性腺瘤 8940/0
    2）肌上皮瘤 8982/0
    3）基底细胞腺瘤 8147/0
    4）Warthin 瘤 8561/0
    5）嗜酸性粒细胞腺瘤 8290/0
    6）管状腺瘤 8149/0
    7）囊腺瘤 8440/0
    8）皮脂腺瘤 8410/0
    9）皮脂和非皮脂淋巴腺瘤 8410/0
    10）导管乳头状瘤
        （1）内翻型导管乳头状瘤 8503/0
        （2）导管内乳头状瘤 8503/0
        （3）乳头状涎腺瘤 8406/0

2. 恶性肿瘤
    1）腺泡细胞癌 8550/3
    2）黏液表皮样癌 8430/3
    3）腺样囊性癌 8200/3
    4）多形性低度恶性腺癌 8525/3
    5）上皮-肌上皮癌 8562/3
    6）非特异性透明细胞癌 8310/3
    7）基底细胞腺癌 8147/3
    8）皮脂腺癌 8410/3
    9）皮脂淋巴腺癌 8410/3
    10）囊腺癌 8440/3
    11）低度恶性筛状囊腺癌
    12）黏液腺癌 8480/3
    13）嗜酸性粒细胞腺癌 8290/3
    14）涎腺导管癌 8500/3
    15）非特异性腺癌 8140/3
    16）肌上皮癌 8982/3
    17）癌在多形性腺瘤中 8941/3
    18）鳞状细胞癌 8070/3
    19）小细胞癌 8041/3
    20）大细胞癌 8012/3
    21）淋巴上皮癌 8082/3

续表

22）癌肉瘤 8980/3

23）转移性多形性腺瘤 8940/1

24）成涎细胞瘤 8974/1

3. 软组织肿瘤

血管瘤 9120/0

4. 淋巴造血系统肿瘤

霍奇金淋巴瘤

弥漫大 B 细胞淋巴瘤 9680/3

结外边缘区 B 细胞淋巴瘤 9699/3

5. 继发性肿瘤

注：① 疾病名称后 4 位数字表示肿瘤学国际疾病分类形态学代码；/0 代表良性肿瘤；/3 代表恶性肿瘤；/1 代表交界性或行为不明的肿瘤。

② 本节仅对常见的几种良性肿瘤病理类型和恶性肿瘤病理类型加以叙述。

（一）多形性腺瘤

多形性腺瘤亦称混合瘤，是涎腺肿瘤中最常见的一种。在三对大涎腺中以腮腺最多见，颌下腺次之，舌下腺极少见；也可发生于小涎腺。

1. 大体形态

肿瘤大小不等，表面光滑或呈结节状，周界清楚，具有包膜，厚薄不均，包膜常不完整。肿瘤质地软硬不一，须视黏液、软骨样和胶原纤维成分的多少而定。切面实质性，有时含有囊腔，实质部分呈灰白色、淡粉红色，常见软骨样、黏液样区域，也可见出血、坏死及囊性变等。

2. 镜下所见

肿瘤由包膜、上皮成分、间质所组成。上皮细胞可表现为多种形式。间质化生也很明显，有黏液软骨样组织、骨组织、胶原纤维和玻璃样变等，因而构成了多形性腺瘤的复杂多样的组织学形态。

多形性腺瘤因有上皮、黏液软骨样等成分而被命名，其实纯属上皮性肿瘤。实质上应归于临界性肿瘤，即介于良性和恶性肿瘤之间的一种肿瘤。

（二）Warthin 瘤

Warthin 瘤几乎全部发生在腮腺内，好发于腮腺下极；极少数见于颌下腺，发生在口腔内小涎腺则十分罕见。多发生于男性，占 85%～90%；以 50～60 岁的人群为多。

1. 大体形态

肿瘤呈圆形或椭圆形，表面光滑，有完整包膜，质地较软，有时可压缩。切面见许多囊腔，囊内有乳头状结构及黏稠液体，囊腔间为灰白色组织。

2. 镜下所见

肿瘤由腺上皮细胞及淋巴细胞两种成分组成。上皮形成大小不等的囊腔，部分区域上皮呈简单或复杂的乳头状入囊腔内。囊腔内有红染无结构物质，常见胆固醇结晶。囊壁外层有基底膜与间质相隔。囊腔周围有密集的淋巴细胞，有的形成淋巴滤泡，纤维结缔组织较少。

（三）黏液表皮样癌

在大涎腺肿瘤中，黏液表皮样癌占 5%～10%，其中 90% 发生于腮腺，其余发生于颌下腺。在小涎腺肿瘤中，黏液表皮样癌占 4%～20%，以腭腺最多见。本病好发于 40～50 岁，女性较男性多见。黏液表皮样癌恶性程度不一，低度恶性者病程较长，生长较局限；中度及高度恶性者呈浸润生长，病程较短。

1. 大体所见

分化较好的黏液表皮样癌可有包膜，但多数不完整，甚至完全无包膜。切面灰白或呈浅粉红色，有时分叶。约半数患者可见大小不等的囊腔，内含透明黏液，有时黏稠呈胶冻状。分化较差的黏液表皮样癌呈浸润性生长，无包膜，与正常组织界限不清。切面灰白色，质地均匀较硬，偶尔呈砂砾状，不分叶，常见出血灶及坏死区，囊腔形成少见。

2. 镜下所见

镜检主要由黏液细胞、表皮样细胞及中间细胞组成。黏液细胞呈柱状或多边形。表皮样细胞分化较成熟者似口腔黏膜的鳞状上皮，分化不成熟者则似鳞状细胞癌的细胞。中间细胞类似口腔黏膜的基底细胞，可向黏液细胞及表皮样细胞演变。

黏液表皮样癌根据组织病理表现可成三种类型：高分化型、中分化型和低分化型。不同类型者预后不同。

（四）腺样囊性癌

腺样囊性癌可发生于颌下腺和腮腺，但更多见于小涎腺。患者以 30～50 岁居多，男女发病无大差别。肿瘤生长缓慢而局部侵袭性强，术后复发率高。

1. 腺样囊性癌大体表现

呈圆形、卵圆形，直径多为 2～4cm，周界清楚，包膜多不完整，易浸润周围组织。质较硬而脆，切面质地均匀，灰白色或灰黄色，黏液少见，有时可见出血及小囊腔。

2. 镜下所见

肿瘤由腺上皮细胞及肌上皮细胞所组成。其组织学特点是多个形状不同的囊性间隙，四周被恶性上皮细胞围绕，形成假囊性结构。

（五）癌在多形性腺瘤中

癌在多形性腺瘤中（恶性混合瘤）是指良性和恶性两种成分并存的一类混合瘤。其中的恶性成分可以是原发或来自混合瘤恶变，以后者较常见，有时也可以两种情况都存在。肿瘤的发病年龄以50岁左右多见，男性较多，发生在腮腺者占一半以上。

1. 大体形态

肿瘤常较大，外形呈不规则结节状，较硬，大部分包膜不完整或无包膜，不同程度地侵犯周围组织而与之粘连，切面呈灰白色，颗粒状，质较脆，常伴有变性、坏死、出血及囊性变。

2. 镜下所见

良性混合瘤恶变镜下在同一肿瘤结构中既能看到混合瘤成分，又可见到癌成分，有时还可见到两者的移行部分。这些恶性成分包括腺癌、未分化癌、腺样囊性癌、黏液表皮样癌等。原发性恶性混合瘤在镜下可见混合瘤结构，但细胞丰富、核大小不等，并有较多核分裂和局灶性出血坏死等。

（六）腺泡细胞癌

腺泡细胞癌是一种低度恶性肿瘤，约占涎腺肿瘤的3%，主要发生于腮腺，少数发生在颌下腺和小涎腺。患者多为30~50岁中年人，男性稍多于女性。肿瘤常生长缓慢，局部破坏性较小，但可局部复发或多次复发，偶可转移。

大体所见，肿瘤大都呈圆形、椭圆形，表面光滑或结节状，多数直径在2~4cm，常有薄包膜，部分包膜不完整，切面为实性、**囊性或囊实性**，呈灰白或粉红色，质脆，可见出血，偶有坏死。镜下瘤细胞主要有颗粒细胞、透明细胞、空泡细胞和闰管细胞4种。

（七）淋巴上皮癌

涎腺上皮癌罕见，占所有涎腺肿瘤的1%以下，有明显的种族分布倾向，如北极地区的因纽特人、中国南方人、日本人的发病率较高。年龄分布广，多数发生在40~50岁，男性稍多见。

肿瘤可有清楚边界或直接侵犯周围腺体和腺外软组织。肿瘤鱼肉样、实性，大小在1~10cm。

肿瘤呈浸润的片、岛和索条状，之间为淋巴样间质。肿瘤细胞具有清楚边界，淡染的嗜酸性胞质，椭圆形泡状核，染色质空，明显的核仁。细胞核大小有中等的变异。罕见情况下细胞核可相当一致。核分裂和坏死通常容易见到。有时肿瘤细胞较大，呈梭形、束状排列。局部鳞状分化（表现为嗜酸性胞质增加和含糊的细胞间桥）偶见。

（八）腺癌

目前对腺癌病理组织分类标准尚存在较大分歧。除上述癌肿以外，凡是腺体来源的癌肿均归于腺癌。腺癌有管状、乳头状和低分化等不同的组织类型。分化差异较大，预后也不同。

（九）鳞状细胞癌

涎腺原发性鳞癌很少见，多发生在腮腺和颌下腺，舌下腺和其他小涎腺极少见。患者多为中老年男性，恶性度较高，较易发生淋巴结和血道转移，预后甚差。

四、临床特点

涎腺肿瘤发生的部位不同和病理类型不同，其临床表现不尽相同。

（一）临床症状

1. 腮腺肿瘤

腮腺肿瘤以发生在面神经浅侧者居多，占80%以上。绝大多数患者常在无意中发现耳垂下方（或前、后方）有无痛性肿块，缓慢增长。病期不定，长者可达20~30年。良性混合瘤多呈结节状，硬度不一，活动，病史长者可形成巨大肿块。患者除有局部坠胀感外，一般无其他不适。

发生在腮腺深部的肿瘤，由于位置深，不易被发现；无论良恶性，活动度均受限。有时肿瘤向咽侧发展，使扁桃体和软腭向内膨出，咽腔变小。

腮腺恶性肿瘤较少见，不少病例临床表现颇似良性肿瘤，但常有不同程度的粘连和固定。恶性肿瘤生长速度一般较快，若侵犯面神经则出现面瘫；局部可出现持续性疼痛；累及咀嚼肌群可致开口障碍；部分还可出现区域淋巴结的转移肿大。

腮腺转移瘤虽少见，但当腮腺区出现肿块时，也应考虑到有转移瘤的可能。以鳞癌和恶性黑色素瘤转移最多。

2. 颌下腺肿瘤

良性肿瘤发生在颌下腺者比腮腺略少，仍以混合瘤最常见。颌下区缓慢生长的肿块是颌下腺肿瘤最常有的主诉症状。局部情况与腮腺相似，无痛者多为良性，恶性者常有疼痛，增大较快，质硬而活动度较差。恶性肿瘤以腺样囊性癌、恶性混合瘤和腺癌居多。腺样囊性癌病程较长，临床上可出现邻近神经受累症状。

3. 舌下腺肿瘤

良性肿瘤较少，几乎皆为恶性，并以腺样囊性癌居多。患者多因患侧舌痛、耳部放射性疼痛或舌麻木等症状而来诊。部分患者可出现舌下神经瘫痪的症状（患侧舌肌萎缩，伸舌歪向患侧）。细小的肿块易误诊为颌下腺导管结石。

4. 小涎腺肿瘤

良性以混合瘤最多，恶性以腺样囊性癌为最多，其次为恶性混合瘤。部位以腭部最多见，常发生于软硬腭交界处，肿块较硬。由于硬腭部组织致密，黏膜下结缔组织较少，即使是良性肿瘤，活动性也差。肿块生长缓慢，无痛性，表面黏膜光滑，多为良性症状，有时可产生较表浅的溃疡。恶性肿瘤发展较快，常有溃破、疼痛及肿瘤所处部位的相应症状。

（二）病理类型与临床特点

Warthin瘤几乎全部位于腮腺，肿块表面光滑，周界清楚，质地较软，有柔性。可有双侧腮腺受累和多原发灶的特点，若手术处理不当，可以局部再发。

黏液表皮样癌多发生于腮腺。分化好的黏液表皮样癌，其临床表现与多形性腺瘤相似，一般病史较长，表现为渐进性无痛性增大的肿块。分化差的黏液表皮性癌病史较短，生长迅速，肿瘤与周围组织粘连而固定，并可伴疼痛及溃疡。

恶性混合瘤，初发即为恶性者，一般生长较快，局部常伴有疼痛或麻木感，肿物较硬，常向深部组织浸润或与皮肤粘连固定。另一种从良性混合瘤恶变者，一般病程较长，近期肿瘤生长加快增大，临床表现为体积较大的肿块。

腺样囊性癌多见于小涎腺和大涎腺中较小的腺体，临床主要表现为肿块和受累的神经症状。本病发展缓慢，淋巴结转移较少见，有报道其发生率为10%；而血道转移较多见，文献报道的远处转移率为16%~29%，其中肺转移最常见，占67%~88%；且显示肺转移的患者可以长期带瘤生存，肺外转移的患者预后极差。由于腺样囊性癌具有局部侵袭性强及沿神经血管束扩散的特性，手术切缘阳性率高，其术后局部复发率甚高。综合治疗的疗效优于单纯手术，综合治疗中的放射治疗可能提高患者的生存时间。

五、诊断和鉴别诊断

（一）诊断

1. 临床检查

良性肿瘤一般病程较长，恶性肿瘤一般生长较快，病程较短，但低度恶性者病程亦可长达数年。肿块的部位和性质，可作为临床推断肿瘤原发部位和良恶性的依据。耳垂前、下、后方的肿块，应考虑来自腮腺的肿瘤。肿块与周围组织无粘连、活动，多考虑为良性肿瘤；肿块质硬，与周围组织粘连甚至固定，出现面神经和其他神经受累症状，应考虑恶性肿瘤。恶性者常有疼痛。

2. 影像学检查

1）超声波检查　其最大优点是可以确定腺内有无占位病变及病变大小。肿块病变在1cm直径以下都能显示。检查无创无痛，可重复，但其定性诊断性能不足。

2）计算机控制断层扫描（CT）　良性肿瘤一般边界清楚、密度较高。低度恶性肿瘤和良性肿瘤相似。恶性肿瘤一般界限不清且不规则，常和炎症不易区分。CT检查能明确显示肿瘤的部位、大小、扩展范围和与周围解剖结构的关系，特别是对腮腺深层组织肿瘤，有助于了解其对颞下窝和咽旁间隙的累及情况。

3）磁共振成像（MRI）　MRI主要用于诊断颞下咽旁间隙的病变，区分肿瘤是原发于腮腺深叶，抑或原发于该区的其他组织。

3. 肿瘤细胞学检查

针吸细胞学诊断涎腺肿瘤的准确率，国外报道为83.6%~92%，国内报道为81%~90%。诊断误差原因是多方面的，除了肿瘤组织学类型的多样性给分类诊断带来一定困难外，与诊断技术的熟练程度也有很大关系。

切取活检有可能造成瘤细胞种植、播散及面神经损伤，一般不主张术前活检，必要时可在术中做冰冻切片检查。

（二）鉴别诊断

1. 涎腺淋巴结结核

较常见于腮腺和颌下腺，肿块有时呈囊性感，常伴急性炎症。应参照病史，仔细分析。细胞学检查有助于诊断。

2. 下颌骨升支肿瘤

原发于下颌骨升支或其他原发部肿瘤转移至下颌骨者，有时以腮腺区肿块为主诉来就诊，应拍下颌骨片加以鉴别。

3. 良性淋巴上皮病变（Mikulicz病）

本病多数患者有涎腺、泪腺受累，较常侵犯腮腺，偶见于颌下腺。可单侧性，也可双侧性，中年及老年妇女多见。临床上为无痛性缓慢生长的肿块，少数患者仅有发热和局部酸痛及口干等症状。

4. 颌下腺导管结石

涎腺结石多见于颌下腺导管，可单发或多发，引起颌下腺炎，使颌下腺慢性增大。压迫腺体可见管口有脓液溢出，有时沿导管双合诊可触及结石。应 X 线摄片辅助诊断。

5. 嗜伊红细胞淋巴肉芽肿

本病常见于腮腺及其附近区域。多发生于男性，肿块可单发或多发，边界欠清，生长缓慢。肿块区皮肤常有瘙痒，因常搔抓致受累区皮肤增厚，色素沉着，皮肤干而粗糙。末梢血象可见嗜酸性粒细胞增多。本病对放射线很敏感，故放射效果甚佳。

6. 颞下窝原发性肿瘤

颞下窝原发性肿瘤的典型症状是下颌神经分布区的持续性疼痛或感觉异常、开口偏向患侧或开口困难，以及耳咽管受压而产生的耳部症状。腮腺深层组织发生的肿瘤体积增大时也可出现类似症状。CT 检查有助鉴别，必要时行 MRI 检查。

六、治疗

实施涎腺肿瘤的个体化治疗需要一个完整全面的理解，包括病理多样性、播散方式、涉及面神经的手术熟练度、原发灶的部位，如鼻窦或口咽。综合治疗计划包括：原发灶的处理、危险区域淋巴结处理以及必要的重建。外科治疗是涎腺恶性肿瘤的主要治疗方法，放疗作为辅助性治疗，能提高晚期涎腺恶性肿瘤的局部及区域控制率。与传统放疗相比，中子放疗的效果更好，中子束治疗对腺样囊性癌患者有特殊效果。

（一）腮腺肿瘤

1. 治疗原则

良性肿瘤行保存面神经的腮腺浅叶切除术、部分浅叶切除术或全腮腺切除术。恶性肿瘤临床上既无面神经受累表现，术中又可与肿瘤分离，则在不影响彻底切除肿瘤的情况下保留面神经，必要时术后辅以放射治疗。恶性肿瘤术前已有面神经麻痹者，应将受累的面神经连同肿瘤一并切除，未受累的面神经分支可予保留。若恶性肿瘤侵及腺体外或下颌骨时，需将受累的组织一并广泛切除。对腮腺癌的颈清除术，不能一概而论，鳞癌、低分化型的黏液表皮样癌和腺癌，可以考虑行选择性颈清除术。

大部分腮腺深叶恶性肿瘤术后需要放疗，因为在切除肿瘤时保留的安全边缘有限。有不良预后因素的肿瘤术后应行放射治疗；也可行同期放化疗。如果有切缘阳性、神经或神经周围侵犯（通常见于腺样囊性癌）、淋巴结转移等不良预后因素，在肿瘤切除后应进行放射治疗。同样对中或高级别肿瘤、淋巴/血管受侵、淋巴结包膜外受侵犯等情况，都应推荐行术后放疗。

2. 术后并发症

（1）面神经麻痹：若非切断面神经，多为暂时性，一般术后三个月左右多可恢复。

（2）腮腺瘘：早期表现为耳垂下方有残存腺体分泌的唾液积存，可穿刺吸尽后加压包扎，一般 2~3 周即愈；如已形成腺瘘，可给予小剂量放射治疗。

（3）耳颞神经综合征：又称味觉出汗综合征。临床表现是当有味觉刺激存在并伴咀嚼动作时，术侧耳前皮肤的某一部分出现潮红及出汗。此症常见，一般术后三个月左右即可发生。其原因一般认为是"迷走再生"，即支配涎腺分泌的副交感神经和支配汗腺及皮下血管的交感神经切断后，一些断端再生的神经纤维错位愈合。目前尚无有效的防治方法。

（4）耳垂麻木：是耳大神经被切断所致。

（二）颌下腺肿瘤

良性者应将肿物与颌下腺一并切除。恶性肿瘤累及下颌骨时，应连同患侧下颌骨一并广泛切除。腺样囊性癌累及下颌骨骨膜，尚未见骨质破坏时，亦应广泛切除患者下颌骨及周围软组织。腺样囊性癌术时一般应将舌神经一并切除，至于面神经下颌缘支及舌下神经则视肿瘤与其关系而定。

并发症：主要有面神经下颌缘支损伤和舌下神经损伤等。

（三）舌下腺肿瘤

舌下腺内的肿块可行舌下腺切除。如明确诊断为腺样囊性癌且与骨膜粘连或贴近舌侧骨膜，应考虑做下颌骨切除。腺样囊性癌易累及神经，术中应追踪舌神经并做处理。

并发症：主要有舌下神经损伤和术后伤口出血等。

（四）小涎腺肿瘤

术前尽可能明确病理诊断，切除范围应包括肿瘤周围部分正常的组织，必要时术后加放射治疗；若硬腭肿瘤侵犯骨膜者局部骨质应切除，上颌窦受累者应行上颌骨切除。

七、预后

涎腺肿瘤的预后取决于肿瘤部位、侵犯范围、首次治疗方式和病理类型及其分化程度等。除恶性度较高的未分化癌、鳞状细胞癌及腺癌外，一般病程都较长，发展较慢，如治疗得当，常可获得较好的效果。其中腺泡细胞癌和高分化黏液表皮样癌预后最好。

腮腺混合瘤采用剜除术，术后半数复发，其原因主要为手术时肿瘤组织残留或瘤体破裂造成瘤细胞种植；做保存面神经的腮腺切除术则复发率极低（0～2%）。区域性淋巴结转移的风险由肿瘤分期、组织学和恶性程度来决定，腮腺 T1 期肿瘤约有 7% 的转移风险，而 T4 期肿瘤转移风险上升为 24%，对于高度恶性肿瘤其风险接近于 50%。黏液表皮样癌的预后，病理类型的分级比临床分期更为重要，有文献报道高分化型复发率在 5% 左右，颈淋巴结转移率为 10%，10 年生存率在 85% 以上；低分化型则预后较差，复发率在 45% 左右，颈淋巴结转移率为 40%，10 年生存率仅 40%；腺样囊性癌病程发展较缓慢，其 5 年生存率相对较高，然而其复发率及转移率高，虽仍可带瘤生存若干年，但其 10 年生存率则相对较低。

附：大涎腺恶性肿瘤的 TNM 分期。

（1）原发肿瘤（T）。

Tx　原发肿瘤不能评估。

T0　原发肿瘤无证据。

T1　肿瘤最大直径≤2cm，不伴有（腺体）实质外扩展。

T2　肿瘤最大直径>2cm，但≤4cm，不伴有（腺体）实质外扩展。

T3　肿瘤最大直径>4cm，和（或）有（腺体）实质外扩展。

T4a　肿瘤侵犯皮肤、颌骨、外耳道和（或）面神经。

T4b　肿瘤侵犯颅底和（或）翼板和（或）包绕颈内动脉。

（2）区域性淋巴结（N）。

Nx　不能评估有无区域性淋巴结转移。

N0　无区域性淋巴结转移。

N1　同侧单个淋巴结转移，最大直径≤3cm。

N2　同侧单个淋巴结转移，最大直径>3cm，但≤6cm；或同侧多个淋巴结转移，但其中最大直径≤6cm；或双侧或对侧淋巴结转移，其中最大直径≤6cm。

N2a　同侧单个淋巴结转移，最大直径>3cm，但≤6cm。

N2b　同侧多个淋巴结转移，其中最大直径≤6cm。

N2c　双侧或对侧淋巴结转移，其中最大直径≤6cm。

N3　转移淋巴结最大直径>6cm。

（3）远处转移（M）。

Mx　不能评估有无远处转移。

M0　无远处转移。

M1　有远处转移。

（4）临床分期。

Ⅰ期　T1 N0 M0，T2 N0 M0。

Ⅱ期　T3 N0 M0。

Ⅲ期　T1 N1 M，T2 N1 M0。

ⅣA 期　T4a N0 M0，T4a N1 M0，T1 N2 M0，T2 N2 M0，T3 N2 M0，T4a N2 M0，任何 T N2 M0。

ⅣB 期　T4b 任何 N M0，任何 T N3 M0。

ⅣC 期　任何 T 任何 N M1。

（刘巍巍　李　浩）

第七节　颈部肿块

颈部肿块较为常见，通常将其分为炎症性/增生性病变、先天性疾患和肿瘤三大类。肿瘤可分为良性肿瘤和恶性肿瘤，其中恶性肿瘤以颈淋巴结转移癌居多，其原发肿瘤可以来自头颈部，也可以来自胸部、腹部、生殖系统和四肢的恶性肿瘤。

一、颈部炎症性病变

（一）非特异性炎症

1. 急、慢性淋巴结炎

多继发于口腔、咽喉等部位的化脓性感染。

1）临床表现　急性炎症发病急，颈淋巴结肿大、疼痛，部分患者可伴发热、白细胞升高，甚至形成颈部脓肿。慢性炎症病程长，发展相对缓慢。

2）治疗　首选有效的抗菌药物治疗，必要时可切开排脓。

2. 颈部间隙感染

多发生于咽后、咽旁、颌下间隙炎症。继发于上呼吸道感染，如扁桃体炎、口底蜂窝织炎等。

1）临床表现　局部疼痛、肿胀，颈部软组织可以显著肿胀、发热。由牙源性感染所致病者，常见为草绿色链球菌及大肠杆菌的感染。

2）治疗　积极应用有效的抗生素治疗，必要时可局部切开排脓引流。

3. 传染性单核细胞增多症

主要由 EB 病毒感染所致，学龄前和学龄儿童经接触途径传染。

1）临床表现　颈部淋巴结肿大、发热、咽痛，可伴有扁桃体肿大、肝脾肿大。

2）诊断　血象中白细胞升高，单个核细胞可达 60% 以上（淋巴细胞、单核细胞及异型淋巴细胞），异型淋巴细胞＞10%。EB 病毒抗体阳性。

3）治疗　本病有自限性，不宜用抗生素治疗。

4. 淋巴结反应性增生

良性病变，原因未明，或由损伤和刺激引起。但有些病变可发展为恶性淋巴瘤。

淋巴结反应性增生包括非特异性反应性淋巴滤泡增生、坏死性淋巴结炎、巨大淋巴结增生（Castleman 病，CD）、血管免疫母细胞性淋巴结病等。

1）临床表现　颈淋巴结肿大，部分病例可有发热。

2）治疗　抗生素治疗无效，糖皮质激素有一定疗效。仅几个部位的病变，也可手术切除。病变广泛的多中心型 CD 可选择化疗。

（二）特异性炎症

1. 结核性颈淋巴结炎

此病在欧美发达国家或地区少见，但在亚洲、非洲仍较常见。多为儿童及青少年患病，由人型结核杆菌直接或经血行进入颈淋巴结。但同时伴有肺结核的患者不足 5%。

多数患者有较长病史，典型的颈部结核病灶为一侧颈部的串珠状结节，大小不一，活动，也可因为互相融合或与周围组织炎症粘连而边界不甚清楚。肿块也可表现为冷脓疡，可有皮肤粘连。

1）临床表现　主要表现为颈淋巴结肿大，而发热、盗汗等全身症状不明显。

2）检查　胸部 X 片检查可无结核病表现。结核抗体有助于诊断。病理活检及细菌培养阳性可做出确诊。

3）治疗　一旦明确诊断，应进行正规、足量、全程的抗结核药物治疗。疗程应长于肺结核的治疗，以 1.5～2 年较合适。如病变的淋巴结很大，又或数量较多，可以考虑颈淋巴结切除术，或行择区性颈淋巴结清扫术。

活检及颈淋巴结手术后即予有效的抗结核药物治疗，并适当延长伤口拆线的时间 1～2 周，以免发生长期伤口流脓、瘘道形成，使皮肤瘢痕明显，有碍美观。

2. 弓形虫病

弓形虫病是传染病，由弓形虫引起。猫是重要的终宿主和传染源。病期较短，约为数天至数月。

1）临床表现　病期较短，数天至数月，颈部淋巴结肿大、皮疹、发热，血清学检查或淋巴结活检可以确诊。

2）治疗　可用乙胺嘧啶（息疟定）或磺胺类药物。

3. 布鲁氏菌病

布鲁氏菌病也是传染病，羊、牛和猪的布鲁杆菌传染人类而致病。自然疫源性，患者多为牧民、兽医及屠宰场工作者。

1）症状　不明原因发热，持续 2～3 周后下降，数周后又发热。可查到颈部淋巴结肿大，肝脾大。根据病史、病情变化及凝集试验，可以确诊。

2）治疗　可用四环素类药物，慢性者较顽固。

二、先天性颈部肿块

（一）甲状舌管囊肿

甲状舌管囊肿为最常见的颈中线囊肿，上自舌盲孔，下至胸骨切迹均可发现该病。胚胎第 6 周，发源于第 1、2 咽囊中部的甲状舌管上端退化成为舌盲孔，下端未能退化闭锁，形成甲状舌管。又因舌骨发育更晚，甲状舌管可位于舌骨前、后方，或穿行于其中。

1. 临床表现

多见于儿童或青少年。表现为颈前囊性肿物，90% 位于中线，无疼痛感，可随伸舌及吞咽上下活动。位于舌根表面的囊肿应与舌根甲状腺鉴别，位于颈前下部者应与甲状腺肿瘤鉴别。

2. 治疗

手术切除。要点为手术治疗时必须高位结扎甲状舌管，将囊肿连同舌骨中段一并切除，否则日后容易复发。

（二）鳃裂囊肿

胚胎时期第 1～3 鳃弓发育出现异常，鳃裂上皮残留而形成鳃裂囊肿，囊壁衬以复层鳞状上皮或柱状上皮，以及淋巴样组织，囊内含草黄色液体及胆固醇晶体。以第 2 鳃裂的鳃裂囊肿最为常见。

1. 临床特征

此病好发于青中年，男性约占 60%。第 2 鳃裂囊肿位于颈上区，表现为胸锁乳突肌前缘肿物，70% 为囊性，30% 为实性。约有 20% 表现为间歇性肿物，盖因囊壁的淋巴样组织与咽淋巴沟通，上呼吸道感染时，囊肿也发生感染而增大，炎症消退后，囊肿可恢复原来大小。

2. 治疗

控制感染后可行手术切除。手术时应完整切除囊肿的囊壁，以防止术后局部复发。

（三）淋巴管瘤

淋巴管瘤并非真性肿瘤，来源于胚胎时期的原始囊，脱出的部分淋巴组织与正常淋巴系失去联系，但仍保持原有的快速增生的潜力。

1. 病理分类

1）单纯性淋巴管瘤 由薄壁的淋巴毛细血管组成，管腔不规则，内含淋巴液，可与毛细血管瘤并存。系原始淋巴囊在淋巴管系统形成时被分隔而形成。

2）海绵状淋巴管瘤 由扩张的淋巴间隙组成，其腔隙大小不一，内含淋巴液。系原始淋巴囊与淋巴管系统主干不相通而产生。

3）囊状淋巴管瘤 由大小不等的囊腔构成。囊腔互不相通，内含淋巴液，囊腔与周围组织分界不清。系原始淋巴囊与静脉系统未能相连而成。

2. 临床特点

淋巴管瘤多见于婴幼儿，成人较少见，男女发病率无差异。好发部位为腮腺区、锁骨上区、颈后三角，以及口颊、舌根、口底等，一般生长较慢。

肿瘤呈不规则隆起，质地柔软，囊性感觉，边界不甚清楚，但与皮肤无粘连，无压痛，透光试验可阳性。

大的淋巴管瘤可压迫气管引起喘鸣，或累及口、咽部出现吞咽、语言障碍，或压迫神经引起上肢疼痛或皮肤感觉异常、肌肉萎缩等，也可因其感染而出现肿胀加剧、疼痛。

3. 治疗

（1）手术切除为主。可选择术后对外形影响较小的切口，如横切口。因为淋巴管瘤与正常组织边界不甚清楚，术中不宜强求"根治"切除，应注意保护重要的解剖组织器官。估计难以一次完成的手术可分期施行。

（2）平阳霉素瘤体内注射，对颈部淋巴管瘤有一定疗效。方法是平阳霉素8mg加注射用水2mL，皮试观察有无过敏。先穿刺吸除瘤内液体，再注入平阳霉素8mg。每周重复1次，5次为1疗程。

（3）放射治疗可能有一定效果，但不宜用于年幼患者，否则日后易出现局部骨骼发育畸形及诱发甲状腺癌。

治疗后1年内复发率为10%～15%。海绵状淋巴管瘤复发率高于囊状淋巴管瘤。

（四）血管瘤

血管瘤为先天性的血管畸形，由胚胎期的中胚层残留组织发展所形成。内皮样胚芽向邻近组织侵入，经管化后与遗留的血管相连而形成血管瘤。血管瘤和淋巴管瘤又被统称为脉管瘤。

发生于头颈部的血管瘤占全部血管瘤的50%以上。1岁以内出现病变者约为85%。有的文献报道，女性发病率高于男性，约为3:1。

病理组织学所见血管瘤为发育良好的血管样组织，临床上分成四类。

1）毛细血管型血管瘤 颈部较常见。肿瘤由毛细血管构成，并被纤维组织分隔成若干小叶。镜下可见发育良好的单层内皮及少量结缔组织，血管管腔狭窄。肿瘤局限于皮内或皮下，可稍突出皮肤表面，分叶状，边界清楚，颜色鲜红或紫色，可被压缩，但压迫时很少变白。毛细血管瘤在1岁以内常生长活跃，但2岁以后可静止或自行消退。

2）海绵状血管瘤 最常见，由静脉构成。镜下见血管管腔宽大，形成大小不等的血窦，无完整包膜。管腔内含血栓或静脉石。肿瘤位于皮下，紫蓝色，界限不清，瘤体柔软，压迫后颜色变白，低头时肿物胀大。瘤体有时范围甚广，造成患者头颈颜面部的外形改变。在颈部常侵犯深层组织。

3）蔓状血管瘤 由小动、静脉吻合构成，好发于成人的头皮、耳廓。镜下可见既有毛细血管瘤成分（浅面），又有海绵状血管瘤成分（深面），成扩张盘曲贯通的动静脉团。肿瘤表面皮肤呈紫红色，温度较高。可有明显搏动感或杂音，局部组织常出现增生肥大，也可有动脉性出血。

4）微静脉血管瘤 又称葡萄酒色斑。由静脉构成。镜下见扩张的微静脉，无明显包膜。肿瘤呈弥漫斑片状，好发于头颈部。瘤体呈鲜红色或紫红色，与皮肤表面等平，边界清楚，压迫可变白。局部组织也常有增生肥大，有时与内脏血管瘤并存，出现相应症状，如青光眼、癫痫等。

多数血管瘤侵犯表浅组织。若已侵入深层组织，将出现相应的压迫症状，如吞咽障碍、呼吸道阻塞、咯血，以及上肢运动感觉障碍等。

检查时，进行瘤体穿刺很有意义，抽出血液即可获得确诊。彩色超声检查有助于了解肿瘤的大小及其内部血流情况；增强CT扫描对了解瘤体大小和肿瘤累及的范围很有帮助。

血管瘤治疗方法有多种，均有一定效果，可视瘤体情况选择合适的治疗方法。

1）冷冻治疗　利用低温破坏血管内皮，可引起栓塞和纤维化，适用于表浅的血管瘤，不会遗留瘢痕。

2）硬化剂治疗　硬化剂注入血管内引起栓塞。国内近年来多改用平阳霉素或沙培林做瘤内注射治疗，取得较好疗效。可分多次，多点进行，每次3～5点，每处注药0.5～1mL，每周一次，反复施行，避免一次用药量过大引起的不良反应。

3）放射治疗　表浅的毛细血管瘤可用X线浅层放射治疗和 ^{32}P 敷贴治疗。放射治疗慎用于婴幼儿，以免引起发育障碍及继发第二癌。

4）手术治疗　较大的血管瘤可分期手术切除。术中特别注意控制大出血。

5）药物治疗　2008年法国 Leaute 等应用普萘洛尔（心得安）治疗心脏病时，发现患儿的血管瘤快速消退，可能是通过抑制血管新生及诱导血管内皮细胞的凋亡起作用。现用于血管瘤治疗，可从0.1～0.25mg/(kg·天)增加到2mg/(kg·天)，至少半年。1967年报道皮质激素大剂量冲击疗法治疗婴幼儿毛细血管瘤有一定疗效。并发结核、急性感染、易惊厥者禁用。大剂量激素是否对患儿生长发育产生不良影响存在较多争议。

三、颈部肿瘤

（一）颈部淋巴结转移癌

分布在颈部的淋巴结有300多个，占全身淋巴结的37%，收纳头颈、胸腹区淋巴汇流。头颈部癌转移以颈部淋巴结转移多见，并在颈淋巴结所构成的屏障中维持数月至数年再扩散。

1. 颈淋巴结转移癌的临床表现

颈淋巴结转移癌中75%来自头颈部癌瘤，其余源于头颈部以外的器官肿瘤。

颈淋巴结转移癌有如下表现。

（1）多发于中老年人，一侧或双侧淋巴结肿大、质地中/硬。早期可活动，后期增大、固定、融合，并侵犯邻近器官和皮肤，甚至形成皮肤溃疡肿物。

（2）颈部转移灶位置多数在原发灶器官的淋巴引流区域。例如，鼻咽癌转移灶多数在颈深上淋巴结，喉癌转移到颈深上、中淋巴结。

（3）淋巴结无红、热及压痛，多为患者偶然发现。若肿块压迫气管、食管和神经，则可引起相应的症状。

2. 隐匿癌

临床上常有这种情况，颈部发现肿大淋巴结，病理证实为转移癌，但检查没有发现原发癌灶和病史，此类癌瘤称为隐匿癌（occult tumor）。

在此类病例中，约1/3的患者经仔细检查，可以发现原发灶，较常见的部位有：鼻咽、扁桃体、舌根、甲状腺、声门上下区、口底、上腭、梨状窝、支气管、食管、乳腺、胃等。

随着时间的推移，经过认真的随访，又可发现大约1/3的原发病灶。这些原发病灶常发生于头颈部，好发部位亦同前述。有人统计一些器官原发灶的相对发生率如下：口咽及鼻咽25%，甲状腺18%，喉咽8%，其他头颈部位10%，肺部21%，胃肠道11%。有的部位原发灶隐藏时间可达7年之久如扁桃体。

另1/3的隐匿癌，其原发灶直至患者死亡尚无法发现，只在尸检时找到。

可以根据颈部转移淋巴结的位置及其病理组织学类型来寻找原发灶。因为头颈部肿瘤的颈淋巴结转移多有一定的规律性，故可据此推测原发灶部位。例如，颈深上淋巴结转移癌，病理为低分化鳞癌，应特别注意鼻咽癌的可能性，特别是黏膜下型的鼻咽癌，肉眼观鼻咽部位及黏膜表面大致正常。颈深中、下的转移灶，病理为乳头状腺癌，最大可能性来自同侧甲状腺原发的乳头状腺癌，其原发灶可以只有针头大或米粒大。颈部乳头状腺癌转移灶亦偶有来源于腮腺、肺叶。左锁上转移淋巴结，病理类型为腺癌，则可能来自消化系统和呼吸系统的原发癌。

检查包括临床体检，X线、CT、MRI、PET/CT、内窥镜检查，病理活检，穿刺细胞学检查和免疫学检查等。重点是鼻咽部的咽隐窝后壁、舌根、梨状窝、扁桃体、甲状腺等部位，必要时可试行盲目性多点活检。

3. 治疗

1）放疗　低分化鳞癌颈转移灶首先选择放射治疗，剂量为50～60Gy，宜与原发灶（如扁桃体、鼻咽）一起放射治疗。

有文献报道，对口咽、喉咽部癌瘤，同侧淋巴结直径小于3cm的，术前放疗不能改善转移灶控制率，但对于已固定的或双侧淋巴结的病变，术前放射治疗可望降低复发率。

2）手术治疗　颈淋巴结转移癌可行根治性颈淋巴结清扫术，或与原发灶一起进行联合根治术。自1906年Crile提出颈淋巴结清扫术（neck dissection）以来，经过临床应用探索，已经有了多种术式。归纳起来，颈清扫术可分3类：① 经典的根治性颈清扫术；② 改良或功能性颈清扫术；③ 择区性颈清扫术。

3）化疗 若患者难以接受手术或放射治疗，则可行姑息性化疗。

（二）恶性淋巴瘤

恶性淋巴瘤是一类复杂的淋巴造血系统恶性肿瘤，是一种全身性疾病。恶性淋巴瘤绝大多数原发于淋巴结或淋巴组织，尤其是颈部淋巴结；结外淋巴瘤1/5~1/4可发生于头颈部。恶性淋巴瘤在头颈部肿瘤的鉴别诊断中占有重要地位。目前，国际上统一将恶性淋巴瘤分为霍奇金淋巴瘤和非霍奇金淋巴瘤两大类，详见具体章节。

（三）神经源性肿瘤

神经源性肿瘤包括神经鞘瘤和神经纤维瘤，以及化学感受器瘤。

1. 神经鞘瘤

神经鞘瘤来源于神经膜细胞，神经鞘瘤有包膜，多数为孤立性肿块，生长缓慢，无痛性，常呈长圆形。以20~50岁多见，无明显性别差异。肿瘤多见于颈侧，可发生在交感神经、迷走神经、舌下神经、颈丛、臂丛等。由于受神经走向限制，肿块纵向活动受限，而侧方活动度大。颈交感神经受压时可能出现Horner综合征。颈丛、臂丛神经来源的肿瘤触压时可出现放射性疼痛，以及触电感、麻木感。源于迷走神经的肿瘤触压时出现咳嗽、心律改变等。较为深在的肿瘤应行CT或MRI检查，了解肿瘤与周围组织器官的关系。

治疗：手术切除肿瘤。如神经纤维包绕肿瘤，手术中应尽量保留神经纤维成分（保留神经干），沿包膜内将肿瘤完整取出。手术有可能会引起相应的神经功能障碍，应事先向患者交代清楚。恶性神经鞘瘤对放化疗均不敏感，手术治疗是最有效的方法。

2. 神经纤维瘤

1）单发性神经纤维瘤 神经纤维瘤系由周围神经纤维成分局限或弥漫性增生所形成的肿瘤，可发生于任何年龄，以20~30岁多见。肿瘤外观圆或椭圆，可以是皮肤或皮下肿块，生长缓慢，常为无痛性。

神经纤维瘤在肉眼下呈局限性无包膜肿块，常不能确认起源的神经纤维。部分皮下神经纤维瘤有完整包膜。显微镜下肿瘤主要由纤维细胞、神经膜细胞构成，还有部分的成纤维细胞成分。常见神经轴索在肿瘤内穿过，是肿瘤形成过程中包裹所致。

治疗：手术切除肿瘤，预后良好。有小部分肿瘤可发生恶变，有报道此瘤恶变机会较神经鞘瘤大。

2）神经纤维瘤病 神经纤维瘤病又称多发性神经纤维瘤（von Recklinghausen病），属全身显性遗传性疾病。本病主要特点为体表或内脏出现多个神经纤维瘤，常伴有皮肤病变，如色素沉着、牛奶咖啡斑、橡皮病等。神经纤维瘤病恶变者占10%~15%。

根据病变生长特点分为以下4型。

（1）周围型。表现为多发性皮肤肿瘤，常侵犯周围神经。

（2）中枢型。以中枢神经系统和神经根的肿瘤为特征。

（3）内脏型。表现为内脏及自主神经系统的肿瘤。

（4）顿挫型。肿瘤数目较少，全身只有数个，往往不会继续增多。

本病多于青少年起病，无明显性别差异。常见症状为皮下多发性神经纤维瘤，瘤结呈串珠状或孤立性生长，大小不等，病变区累及较广，常达数十个、数百个，甚至上千个。30%左右患者可出现骨骼改变，如骨质缺损、骨骼发育障碍等。

本病通过临床检查即可诊断，少数诊断困难者，可切除局部肿瘤行病理检查。

本病肿瘤无明显包膜，病变范围广，手术出血量大，难以彻底切除。若肿瘤局部出现疼痛、迅速增大、出血，影响功能或可疑恶变时方考虑手术。

3. 化学感受器瘤

化学感受器瘤（paraganglioma）来源于副神经节，也称为副神经节瘤，包括颈动脉体和颈静脉球等处的化学感受器肿瘤。肿瘤多位于颈总动脉分叉处，与动脉壁粘连很紧，呈球状，切面均质，棕灰色。

1）临床表现 下颌角前下方，胸锁乳突肌前缘无痛性颈部肿块，生长缓慢，肿物呈圆球状或椭圆状，质地中或软，可左右移动，不能上下移动。在肿物表面可触及颈动脉搏动，听诊可闻及血管杂音。

肿瘤较大时可出现压迫症状：压迫迷走神经出现恶心、呕吐、声嘶；压迫颈交感神经出现Horner综合征；压迫舌下神经出现半舌萎缩；压迫舌咽神经出现软腭下陷、吞咽障碍，舌后1/3部分的味觉消失等。

2）影像学检查 怀疑该肿瘤时，应做多普勒超声检查、颈动脉造影及数字减影动脉造影，有条件者还可做CT或MRI的三维成像检查，以便了解：① 肿瘤的范围；② 肿瘤与颈动脉的关系；

③肿瘤内的血流情况；④有无交叉循环等。

3）治疗 外科治疗、放射治疗及栓塞治疗。

因肿瘤紧紧包绕颈动脉，具有极丰富的血运，与邻近血管及神经紧密粘连，对手术切除造成极大困难。据以往报道，由于术中损伤、结扎或切除颈动脉，造成脑供血不足而死亡者并非少见。

近年来，通过经验积累、血管外科技术的进步以及颈总动脉结扎耐受性预测方法的发展，手术死亡率、术后致残率已显著下降。此手术较为复杂，术前一定要做好充分准备，慎重从事。手术方法主要有动脉外膜下肿瘤切除术和肿瘤合并动脉分叉部切除术。对于预测不能耐受颈总动脉结扎者，在切除肿瘤及颈动脉分叉部后，需行颈总动脉、颈内动脉重建术。

治疗性手术的适应证有：①肿瘤生长迅速，临床怀疑恶变，且估计可切除者；②组织学检查证实为恶性；③患者体质好，肿瘤瘤体较小；④肿瘤伸入咽喉部，影响患者吞咽、说话及呼吸者。

化学感受器瘤对放射治疗敏感性较低，效果不及外科治疗，但安全性大，可试用于不适合手术者，剂量为40~50Gy。

栓塞治疗效果亦不肯定。虽然肿瘤血供丰富，但其滋养血管并非单一。因此，栓塞治疗很难阻断肿瘤血供，仅能使其暂时缩小，但无法根治。

（四）纤维组织肿瘤

纤维组织肿瘤分为良性、中间性和恶性三类。

良性肿瘤包括项纤维瘤、结节性筋膜炎、瘢痕疙瘩等。手术治疗是本类肿瘤的主要治疗手段。

中间性纤维组织肿瘤包括隆突性皮肤纤维肉瘤和侵袭性纤维瘤病，具有良性纤维组织增生的病理特性，又与纤维肉瘤一样具有浸润性生长的生物学行为。但和纤维肉瘤不同的是，本病从不发生远处转移。手术是本类肿瘤的主要治疗手段，手术无法切除或切除不全者可给予放射治疗。

纤维肉瘤是纤维结缔组织的一种恶性肿瘤，通常分为成人型纤维肉瘤、先天性及婴儿型纤维肉瘤、纤维黏液样肉瘤、放疗后纤维肉瘤、硬化上皮样纤维肉瘤、炎症性纤维肉瘤、黏液纤维肉瘤等。纤维肉瘤的治疗方法是以手术为主的综合治疗。

（五）甲状腺肿瘤

甲状腺肿瘤是位于胸骨上窝上方、颈中线附近的肿物，可为单发或多发性结节，无疼痛，随吞咽上下活动。甲状腺肿瘤的诊断和治疗，参阅相关章节内容。

（六）脂肪瘤

颈部脂肪瘤为良性肿瘤，单发性或多发性。病理见空泡状脂肪细胞组成，部分为梭形细胞，有完整包膜者边界清楚，但弥漫性脂肪瘤呈浸润性生长，和正常组织分界不清。

1）临床表现 颈部皮下组织内无痛性肿块，质软，有假性波动感，活动度较小，生长缓慢。如肿瘤呈弥漫性生长，可使颈部活动不便，甚至影响呼吸。

2）治疗 手术切除，预后良好。

（七）腮腺肿瘤

腮腺下极的肿瘤可突出至颈部，最常见为淋巴乳头状囊腺瘤（Warthin瘤）。腮腺肿瘤的诊断和治疗，参阅相关章节内容。

（刘学奎 郭朱明）

参 考 文 献

陈忠平. 2009. 神经系统肿瘤. 北京：北京大学医学出版社

陈忠平，杨群英. 2012. 神经系统肿瘤化疗手册. 北京：北京大学医学出版社

洪明晃，郭翔. 2003. 鼻咽癌. 北京：中国医药科技出版社

苏昌亮，李丽，陈小伟，等. 2016. 2016年WHO中枢神经系统肿瘤分类总结. 放射学实践，31 (7): 570~579

郑荣寿，孙可欣，张思维，等. 2019. 2015年中国恶性肿瘤流行情况分析. 中华肿瘤杂志，41（1）：19~28

Amin MB, Edge S, Greene F, et al. 2016. AJCC Cancer Staging Manual. 8th ed. New York: Springer

Barczynski M, Konturek A, Stopa M, et al. 2013. Prophylactic central neck dissection for papillary thyroid cancer. Br J Surg, 100 (3): 410~418

Berger MS, Prados MD. 2005. Textbook of Neuro-oncology. Philadelphia: Elsevier Saunders

Bernier J. 2011. Head and Neck Cancer: Multimodality Management. New York: Springer: 521

Brierley JD. 2017. TNM Classification of Malignant Tumour. 8th ed. Union for International Cancer Control (UICC). Oxford:

John Wiley & Sons, Inc

Bruce JP, Yip K, Bratman SV, et al. 2015. Nasopharyngeal cancer: molecular landscape. J Clin Oncol, 33 (29): 3346~3355

Chan KCA, Woo JKS, King A, et al. 2017. Analysis of plasma Epstein-Barr virus DNA to screen for nasopharyngeal cancer. N Engl J Med, 377(6): 513~522

Chang ET, Adami HO. 2006. The enigmatic epidemiology of nasopharyngeal carcinoma. Cancer Epidemiol Biomarkers Prev, 15 (10): 1765~1777

Chen L, Hu CS, Chen XZ, et al. 2012. Concurrent chemoradiotherapy plus adjuvant chemotherapy versus concurrent chemoradiotherapy alone in patients with locoregionally advanced nasopharyngeal carcinoma: a phase 3 multicentre randomised controlled trial. Lancet Oncol, 13 (2): 163~171

Chen W, Zheng R, Baade PD, et al. 2015. Cancer statistics in China. CA Cancer J Clin, 66 (2): 115~132

Chen YP, Tang LL, Yang Q, et al. 2018. Induction chemotherapy plus concurrent chemoradiotherapy in endemic nasopharyngeal carcinoma: individual patient data pooled analysis of four randomized trials. Clin Cancer Res, 24 (8): 1824~1833

Chua ML, Wee JT, Hui EP, et al. 2016. Nasopharyngeal carcinoma. Lancet, 387 (10022): 1012~1024

Freddie B, Jacques F, Isabelle S, et al. 2018. Global cancer statistics 2018: GLOBOCAN estimates of incidence and mortality worldwide for 36 cancers in 185 countries. A Cancer Journal for Clinicians, 0: 1~31

Haugen BR, Alexander EK, Bible KC, et al. 2016. 2015 American thyroid association management guidelines for adult patients with thyroid nodules and differentiated thyroid cancer: the american thyroid association guidelines task force on thyroid nodules and differentiated thyroid cancer. Thyroid, 26 (1): 1~133

Johnson AB, Richter GT. 2018. Vascular anomalies. Clin Perinatol, 45 (4): 737~749

Jones1 TM, De M, Foran B, et al. 2016. Laryngeal cancer: united kingdom national multidisciplinary guidelines. The Journal of Laryngology & Otology , 130 (Suppl. S2): 75~82

Lee AW, Ma BB, Ng WT, et al. 2015. Management of nasopharyngeal carcinoma: current practice and future perspective. J Clin Oncol, 33 (29): 3356~3364

Li WF, Sun Y, Mao YP, et al. 2013. Proposed lymph node staging system using the International Consensus Guidelines for lymph node levels is predictive for nasopharyngeal carcinoma patients from endemic areas treated with intensity modulated radiation therapy. Int J Radiat Oncol Biol Phys, 86 (2): 249~256

Lorenzo JG, Quera AR, Aroca AC, et al. 2017. Modifications in the treatment of advanced laryngeal cancer throughout the last 30 years. Eur Arch Otorhinolaryngol, 274: 3449~3455

Mao YP, Tang LL, Chen L, et al. 2016. Prognostic factors and failure patterns in non-metastatic nasopharyngeal carcinoma after intensity-modulated radiotherapy. Chin J Cancer, 35 (1): 103

Miller KD, Siegel RL, Lin CC, et al. 2016. Cancer treatment and survivorship statistics, 2016. CA Cancer J Clin, 66 (4): 271~289

Mourad M, Saman M, Stroman D, et al. 2015. Carotid artery sacrifice and reconstruction in the setting of advanced head and neck cancer. Otolaryngol Head Neck Surg, 153 (2): 225~230

O'Neill CB, O'Neill JB, Atoria CL, et al. 2014. Treatment complications and survival in advanced laryngeal cancer: a population based analysis. Laryngoscope, 124 (12): 2707~2713

Saikawa M, Kishimoto S. 2010. Standardizing the extent of resection in nonradical neck dissections: the final report of the Japan Neck Dissection Study Group prospective study. Int J Clin Oncol, 15 (1): 13~22

Scianna JM. 2007. Contemporary management of tumors of the salivary glands. Curr Oncol Rep, 9: 134~138

Siegel RL, Miller KD, Jemal A, et al. 2018. Cancer statistics, 2018. CA Cancer J Clin, 68: 7~30

Steuer CE, EI-Deiry M, Parks JR, et al. 2017. An update on larynx cancer. CA Cancer J Clin, 67: 31~50

Sun Y, Li WF, Chen NY, et al. 2016. Induction chemotherapy plus concurrent chemoradiotherapy versus concurrent chemoradiotherapy alone in locoregionally advanced nasopharyngeal carcinoma: a phase 3, multicentre, randomised controlled trial. Lancet Oncol,17 (11): 1509~1520

von Loon Y, Hendriksma M, Langeveld TPM, et al. 2018. Treatment preferences in patients with early glottic cancer. Annals of Otology, Rhinology & Laryngology, 127 (3): 139~145

Yue D, Xu YF, Zhang F, et al. 2014. Is replacement of the supraclavicular fossa with the lower level classification based on magnetic resonance imaging beneficial in nasopharyngeal carcinoma? Radiother Oncol, 113 (1): 108~114

Zeng H, Chen W, Zheng R, et al. 2018. Changing cancer survival in China during 2003-15: a pooled analysis of 17 population-based cancer registries. Lancet Glob Health, 6 (5): e555~e567

第十五章 胸部肿瘤

第一节 肺　癌

支气管肺癌（bronchial carcinoma），简称肺癌（lung cancer），2018年世界卫生组织的统计资料表明，估计全球的肺癌新发病例为210万，占全部恶性肿瘤的11.6%；死亡180万，占肿瘤全死因的18.4%。更为严重的是，凡是烟草消费大国，其肺癌新病例仍在不断增长，肺癌成为越来越严重危害人类生命和健康的常见病。

一、解剖与生理学概要

气管自分叉处分为左、右主支气管，两者之间的夹角为锐角；在气管腔内所形成的隆起，称为隆突。主支气管分出叶支气管，左边的叶支气管有两支，右边为三支。叶支气管再依次分出肺段支气管、肺亚段支气管，继分支为小支气管、细支气管，直至细终末支气管。上述各级支气管的主要作用为传导空气，以后继分出的呼吸性支气管、肺泡管、肺泡囊和肺泡，则既有通气的功能也有换气的功能。

肺的淋巴引流在肺癌的临床上有十分重要的意义。1997年，国际抗癌联盟（UICC）综合了几十年来有关肺癌淋巴引流的临床研究，将肺与纵隔淋巴结群分为14组。① 最高纵隔淋巴结：位于头臂（左无名）静脉上缘水平线以上的淋巴结；② 上气管旁淋巴结：位于主动脉弓上缘切线的水平线和最高纵隔淋巴结之间的淋巴结；③ 血管前和气管后淋巴结；④ 下气管旁淋巴结：主动脉弓上缘切线的水平线和上叶支气管上缘之间的淋巴结；⑤ 主动脉下淋巴结（主动脉肺动脉窗）；⑥ 主动脉旁淋巴结（升主动脉或膈神经）；⑦ 隆突下淋巴结；⑧ 食管旁淋巴结（低于隆突）；⑨ 肺韧带淋巴结；⑩ 肺门淋巴结；⑪ 叶间淋巴结；⑫ 叶淋巴结；⑬ 段淋巴结；⑭ 亚段淋巴结。上述1~9组的淋巴结称为纵隔淋巴结（N2），10~14组称为肺淋巴结（N1）。两者以纵隔胸膜反折为界，纵隔胸膜反折远侧，位于脏层胸膜内的淋巴结为N1，在纵隔胸膜内的淋巴结为N2。此肺癌淋巴结分组模式在2017年的肺癌新分期中仍然没有改变。

尸体解剖发现，肺段与纵隔淋巴结之间存在直接的淋巴引流通路，这种情况上肺较下肺多见。另外，有些肺段的淋巴引流不经纵隔淋巴结而直接注入锁骨下静脉和胸导管，左下叶、左舌叶和右下叶基底段存在直接到达对侧纵隔淋巴结的通路。上述的解剖学基础可解释为什么有的肺癌患者极容易发生全身转移，以及在患侧没有淋巴结转移的情况下为什么有对侧淋巴结转移等临床情况。

二、流行病学

肺癌是我国恶性肿瘤谱中的主要肿瘤之一。据世界卫生组织下属的国际癌症研究机构（International Agency for Research on Cancer，IARC）公布的最新数据，2018年中国的肺癌全球年龄标化估计发病率（age-standardized rate，ASR）为35.1/10万，其中男性为47.8/10万，女性为22.8/10万；年龄标化死亡率为30.9/10万，其中男性为43.4/10万，女性为19.0/10万。世界卫生组织的《2018全球癌症报告》特别注意到中国女性肺癌的发病率在上升，已进入全球前五名。

自1980年以来，世界上各地区肺癌发病率发生了较大的变化。20世纪80年代，69%的肺癌发生在发达国家；而2012年，58%的肺癌发生在发展中国家。目前，男性肺癌发病率最高的是位于西太平洋岛群的密克罗尼西亚（54.1/10万），其次是中欧、东欧（49.3/10万），东亚地区也进入了高发地区行列（47.2/10万）。发病率最低的为西非（2.4/10万）。总体上，女性肺癌发病率较男性低，但呈上升趋势；发病率最高的为北美（30.7/10万）和北欧（26.9/10万），东亚地区的女性肺癌发病率相对较高（21.9/10万），最低的也是西非（1.7/10万）。

三、病因学

1. 吸烟

吸烟是肺癌最主要的致病因素。据卫生部 2012 年公布的《中国吸烟危害健康报告》披露，我国 15 岁以上人群吸烟率为 28.1%，成年男性吸烟率为 52.9%，由此估计，全国吸烟者超过 3 亿。我国约有 7.4 亿不吸烟者遭受二手烟（被动吸烟）暴露的危害。所谓的被动吸烟者，指的是不吸烟者每周至少有 1 天以上，吸入吸烟者呼出的烟雾超过 15min/ 天。英国 20 世纪 60 年代的一项对医师的前瞻性研究证实了烟草与肺癌的关系。目前的研究已表明，85% 的男性肺癌和 47% 的女性肺癌可归因于吸烟；而且，主动吸烟和被动吸烟均为肺癌的危险因素。有文献指出，吸烟指数（每天吸烟支数 × 吸烟年数）大于 400 者为肺癌的高危人群。戒烟和不吸烟是最好的肺癌预防措施。

2. 工业接触

石棉、砷、铀、镍、铬均是肺癌致病的危险因素。我国云南省个旧锡矿，是肺癌的高发区，死亡率高达 151/10 万。

3. 大气污染

大气污染包括室外空气污染和室内空气污染。室外空气污染源中的工业废气和汽车尾气含有致癌物质，尤以苯并芘的致癌作用最明显。近年来注意到室内装饰材料如甲醛和氡气也可能是肺癌发生的危险因素。2008 年《柳叶刀》上发表的研究报告指出，国人使用的固体燃料（包括燃煤、木材和农作物残骸）所造成的室内空气污染和吸烟一起，在 30 年内将导致 1800 万人死于肺癌。

2013 年 10 月，世界卫生组织下属国际癌症研究机构，正式将大气污染列为主要的环境致癌物，其危害程度与烟草同级。

4. 驱动基因

近年的分子生物学研究发现，一些基因的突变或融合可导致肺癌的发生，这些基因的变异同时也是药物作用的靶点，因此被称为驱动基因。目前研究发现，70% 以上的肺腺癌可找到驱动基因，包括 *EGFR* 突变基因、*ALK* 融合基因等。

四、病理学

1. 大体分型

根据肿瘤的发生部位，肺癌的病理大体分型可分为两种类型。

（1）中央型：肿瘤发生在段支气管开口以上的支气管者。

（2）周围型：肿瘤发生在段支气管开口以下的支气管，即从次段支气管至肺泡者。

肺癌病理大体分型的临床意义在于，中央型肺癌有临床症状的多于周围型肺癌，纤维支气管镜和痰细胞学的检查阳性率高于周围型，但手术治疗的难度往往大于周围型。

2. WHO 的肺癌组织学分类

（1）腺癌（adenocarcinoma）占肺癌的 35%～40%。2015 年世界卫生组织在国际三大学会（国际肺癌研究会 IASLC、美国胸科学会 ATS 和欧洲呼吸学会 ERS）的病理组织学分类基础上，将肺腺癌分为浸润前病变（preinvasive lesion）、微浸润型腺癌（minimally invasive adenocarcinoma）和浸润性腺癌三大类，取消了之前的细支气管-肺泡细胞癌命名，其中部分肺泡癌被归入浸润前病变，属于癌前病变。原位腺癌（AIS）和微浸润型腺癌的诊断需要整个肿瘤的完整组织学标本，不能用于小活检或细胞学标本的诊断。

（2）鳞状细胞癌（squamous cell carcinoma）简称鳞癌，占所有肺癌的 30%～35%，主要特点是癌组织中具有角化、间桥或两者同时存在。按其分化程度可分为高分化（G1）、中分化（G2）和低分化（G3）三级。鳞癌以发生在气管、支气管的中央型肺癌为主，发生在周围型的鳞癌较少。

（3）神经内分泌肿瘤（neuroendocrine tumor）包括小细胞肺癌、大细胞神经内分泌癌、类癌和侵袭前病变四种。此型肺癌的生物学特性明显不同于其他类型的肺癌。其中小细胞肺癌特点是恶性程度高，容易发生转移。

（4）大细胞癌（large cell carcinoma）。限定于手术切除缺乏明确形态学或免疫组化分化的肿瘤。

（5）腺鳞癌（adenosquamous cell carcinoma）为一种具有鳞癌、腺癌两种成分的癌。本型肺癌病例有越来越多的趋向。

（6）NUT 肿瘤为新增加的一种分型，指一类有 NUT 基因重排的肿瘤，较少见，但侵袭性强，患者中位生存时间只有 7 个月。

（7）其他类型的肺癌还有肉瘤样癌等，均较少见。原来归属于大细胞肺癌的淋巴上皮样癌被列为其他类型肺癌。

根据肺癌的生物学特性和细胞来源的不同，肿瘤临床学家把肺癌分为两大类。

（1）小细胞肺癌（small cell lung cancer，SCLC）占所有肺癌的 10%～15%，其临床特点是恶性程度高，容易转移，其治疗需采取以化学治疗为主的综合治疗。

（2）非小细胞肺癌（non-small cell lung cancer, NSCLC）指除了小细胞癌以外的所有类型的肺癌，占所有肺癌的85%～90%。此类肺癌的治疗多采用综合治疗方法。

因为预后和治疗策略的不同，根据基因突变情况，非小细胞肺癌可分为驱动基因突变型肺癌和驱动基因野生型肺癌。

3. 肺癌的扩散与转移

同其他大多数的癌瘤一样，肺癌的扩散与转移包括直接浸润、淋巴道转移、血道转移和种植转移四种。特别要指出的是，肺癌出现扩散与转移并不与原发灶的大小有直接的关系，有些肺内的原发病灶不大，但却已发生了远处如骨与脑的转移，这在组织学类型为小细胞癌或腺癌时常见。种植转移多见于恶性胸水时，表现为胸膜、膈肌出现粟粒样病灶，尤以下肺野和肋膈角为甚。

五、临床表现

肺癌的高发年龄为45～65岁，男女之比为2:1。肺癌的临床表现因原发肿瘤的部位、大小、类型、是否侵犯或压迫邻近器官以及有无转移的不同而异，常见的临床表现如下。

1. 肿瘤所引起的局部和全身症状

1）咳嗽 为肺癌最常见的症状，多为刺激性干咳，无痰或少许白色黏液痰。咳嗽往往是由肿瘤累及各级支气管所引起的症状。

2）血痰 为肺癌最典型的症状，多为血丝痰或痰中带血。血痰是癌瘤侵犯了支气管黏膜微细血管所致，常混有脱落的癌细胞，痰细胞学检查阳性率高。

3）胸闷胸痛 早期仅表现为轻度的胸闷，当癌瘤累及壁层胸膜或直接侵犯胸壁时，可引起该部位恒定的持续性疼痛。

4）气促 肿瘤堵塞支气管引起阻塞性肺炎或肺不张是肺癌气促的原因之一，气促的程度随阻塞的范围不同而异。肺癌胸膜播散所致的恶性胸水也是气促的原因。另外，弥漫性肺泡癌导致肺间质病变，可引起换气不足性气促，严重者可引起难以治疗的呼吸困难。

5）发热 阻塞性肺炎是肺癌发热的主要原因。这种发热的特点是迁延反复，时好时坏，难以治愈。另外，发热也可为癌性毒素或骨髓转移所致。

6）非特异性全身症状 食欲缺乏、体重减轻、晚期出现恶病质等。

从以上描述可看出，肺癌的症状学没有特异性，与许多呼吸系统疾病的临床表现近似。因此，依靠症状学来诊断肺癌，关键在于对肺癌的警惕性。凡是超过两周经治不愈的呼吸道症状，要高度警惕肺癌存在的可能性。

2. 肺癌外侵与转移的症状

1）上腔静脉阻塞综合征（superior vena cava obstruction syndrome） 为肺癌直接侵犯或右上纵隔淋巴结转移压迫上腔静脉所致，表现为头颈部甚至双上肢浮肿，颈部和上胸部静脉怒张、毛细血管扩张等。有5%～10%的肺癌患者以此为首发症状就诊。

2）霍纳综合征（Horner's syndrome） 为肺癌或转移淋巴结累及第7颈椎至第1胸椎外侧旁的交感神经所致，表现为患侧眼球凹陷、上眼睑下垂、眼裂变小、瞳孔缩小，患侧无汗等。

3）Pancoast综合征（Pancoast's syndrome） 又称肺尖肿瘤综合征。在霍纳综合征的基础上，肿瘤进一步破坏第1、2肋骨和臂丛神经，引起上肢疼痛。

其他常见外侵与转移的症状有：累及喉返神经引起声嘶，有些患者可以此为首发症状；脑转移出现头痛、呕吐、偏瘫；骨转移引起相应部位的持续性疼痛等。

3. 肺癌的伴随症状

由肺癌产生的异常生物学活性物质引起的患者的全身临床表现，称为肺癌的伴随症状，以小细胞肺癌引起的较多。常见的有以下几种。

1）肺性肥大性骨关节病（pulmonary hypertrophic osteoarthropathy） 多见于肺腺癌患者，发生率约12%；其次也可见于肺鳞癌。主要临床表现为骨的大关节疼痛和杵状指（趾），X线见长骨骨膜增生或骨膜炎可作为诊断依据。肺性骨关节病可发生在肺癌早期或先于肿瘤局部症状出现，甚至可作为肺癌的唯一主诉。因此，当一个患者以关节疼痛为主诉而就医时，应警惕肺癌的存在。当肺癌被成功治疗后，骨关节疼痛很快消失，杵状指（趾）及X线改变也慢慢消退；肺癌复发时症状会再现。其产生机制尚未明确。

2）类癌综合征（Cassidy's syndrome） 主要临床表现为腹痛腹泻、面部潮红、支气管痉挛。类癌综合征的产生是由癌组织中的嗜银细胞所产生的生物活性胺类所致。值得一提的是，类癌综合征多见于小细胞肺癌，而支气管类癌多不出现类癌综合征。

3）男性乳房发育 主要临床表现为双侧或单侧的乳腺发育。产生原因可能是肺癌产生异位促性腺激素，多见于小细胞肺癌。

其他的肺癌伴随症状有异位甲状旁腺样物质

引起的高血钙症，癌性神经病变和肌肉病变、皮肌炎，嗜酸性粒细胞增多症，库欣综合征和抗利尿激素过多症等。

六、诊断

肺癌的临床诊断必须依据临床表现和各种影像学结果进行综合分析，但最后的确诊必须取得细胞学或病理组织学的证据。任何没有细胞学或病理组织学证据的诊断，都不能视为最后的诊断。依据这样的原则，肺癌的诊断可分为肺癌的定位诊断和肺癌的定性诊断两种，所有的影像学诊断方法可归之于为肺癌的定位诊断，而所有以获取细胞学或病理组织学为目的的诊断方法可归之于为肺癌的定性诊断。定位诊断是基础，定性诊断是关键。

1. X 线检查

X 线检查目前仍然是发现、诊断肺癌和提供治疗参考的重要基本方法。有 5%～10% 的肺癌患者可无任何症状，单凭 X 线检查发现肺部病灶。常用的 X 线检查方法包括 X 线胸部透视、胸部正侧位片、体层照片（病灶体层、肺门体层和斜位体层）。病灶体层能清楚地显示病变的形态、轮廓和密度；肺门体层可显示气管、主支气管和叶支气管有无管腔狭窄、阻塞、压迫等情况，还能显示肺门、隆突下和纵隔淋巴结有无肿大，对肺癌的诊断和治疗方法选择有重要参考价值。需强调的是，肺癌的 X 线检查，必须同时行胸部正位片和胸部侧位片检查，有统计提示，加做胸部侧位片，肺癌的检出率增加了 7%。

2. CT 检查

胸部 CT 检查目前已成为估计肺癌胸内侵犯程度及范围的常规方法，尤其在肺癌的分期上，更有其无可替代的作用。与 X 线检查比较，胸部 CT 检查的优点在于能发现小于 1cm 和常规胸片难以发现的位于重叠解剖部位的肺部病变，容易判断肺癌与周围组织器官的关系，对肺门尤其是纵隔淋巴结的显示也比常规 X 线检查要好。

其他部位包括脑、肝、肾上腺的 CT 检查，主要的目的是排除肺癌相关部位的远处转移，一般是在临床有怀疑转移或术前准备时进行检查。

近年来发展起来的低剂量螺旋 CT 扫描技术，已被推荐为肺癌高危人群的筛查工具。用此技术进行肺癌筛查，比起 X 线筛查，减少了 20% 的肺癌死亡率。

3. MRI 检查

胸部 MRI 检查的最大特点是较 CT 更容易鉴别实质性肿块与血管的关系，而且能显示气管支气管和血管的受压、移位与阻塞。但对肺部小结节的检查效果不如 CT 好。颅脑 MRI 也可用于肺癌脑转移的诊断。

4. PET 和 PET/CT 检查

PET/CT 是近年来发展起来的一项代谢显像检查技术，其机制是利用正常细胞和肺癌细胞对荧光去氧葡萄糖（fluoro-2-deoxy-D-glucose）的代谢不同而有不同的显像。主要用于排除胸内淋巴结和远处转移。PET/CT 系采用图像融合技术，将 PET 的代谢显像和 CT 的形态显像图像融合在一起，使其兼具代谢的定性优点和形态的定位优点，因而诊断更为准确。但该检查昂贵，从而限制了它的广泛应用。

其他的影像学检查还有 B 超和 ECT 检查。前者用于排除肝脏转移，后者用于排除骨转移。

上述的肺癌影像学检查中，胸部普通 X 线检查仅为初筛方法，胸部 + 上腹部 CT 检查是肺癌的临床诊断和分期的基本手段。

5. 细胞学检查

肺癌的细胞学检查属于肺癌的定性诊断，常用的方法包括以下几种。

1）痰细胞学检查　痰细胞学检查是目前诊断肺癌的方法之一，是一种简单方便的非创伤性诊断方法。其最大优点是可在影像学发现病变以前便得到细胞学的阳性结果。痰细胞学检查阳性、影像学和纤维支气管镜检查未发现病变的肺癌称为隐性肺癌。

肺癌痰细胞学检查的阳性率随检查技术水平、肿瘤部位、病理类型、痰液采集和选材的不同而不同，阳性率在 40%～80%。一般而言，中央型肺癌、有血痰者的癌细胞检出率较高。鳞癌、小细胞肺癌也有较高的阳性率。痰液的采集以晨起从肺深处咳出的带有血丝的痰液为好。连续 3～5 天的痰细胞学检查可提高检出率。

2）胸水癌细胞学检查　有胸水的病例，可行胸腔穿刺，抽出新鲜胸水，经离心处理，取沉淀物涂片找癌细胞。血性胸水癌细胞的检出率较高。

3）经皮肺穿刺细胞学检查　对于肺部的病变，经常规的痰细胞学或纤维支气管镜等非创伤性检查仍不能确诊的病例，可考虑行经皮肺穿刺细胞学或组织学检查。中山大学附属肿瘤医院曾报道 100 例经皮超细针肺穿刺细胞学检查结果，阳性率达 94%。但这项检查为创伤性检查，有引起气胸、出血的可能，特别是可引起针道种植转移，因此不主张在早期肺癌患者常规应用。不少学者认为，对于肺部孤立的结节性病变，如果没有手术禁忌证，应选择剖胸探查，诊断与治疗同步进行，而不应该做经皮肺穿刺活检检查。

其他的细胞学检查还包括锁骨上肿大淋巴结或皮下结节的穿刺涂片细胞学检查。当然，锁骨上肿大淋巴结或皮下结节也可行切除或切取活检，这应根据不同的情况做不同的选择。

6. 肺癌的内镜检查

肺癌的内镜检查同样属于肺癌的定性诊断，常用的方法包括以下几种。

1）纤维支气管镜检查　这是肺癌诊断中最重要的手段。纤维支气管镜检查可直接观察到气管和支气管中的病变，并可在直视下钳取并擦拭以获取病理组织学和细胞学的诊断。对位于更周边的病变，还可利用支气管冲洗液进行细胞学检查。经纤维镜行气管支气管纵隔或肺穿刺的技术也得到发展。有些研究单位还通过血卟啉激光肺癌定位技术来诊断肉眼未能观察到的原位癌或隐形肺癌。纤维支气管镜检查对肺癌总的确诊率达80%～90%。

纤维支气管镜检查在肺癌诊治方面的另一个重要作用是，对肺癌的定位和对支气管壁侵犯范围的确定，这对手术治疗方案的设计有极为重要的指导作用。

2）支气管超声内镜检查　支气管超声内镜（endobronchial ultrasound，EBUS）检查是近年发展起来的一项新的诊断技术，它利用超声技术对紧贴气管支气管腔外壁的肿物或淋巴结定位，引导穿刺针行腔外肿物或淋巴结穿刺活检，从而达到定性诊断的目的，在确定肺癌有无纵隔淋巴结转移上有重要作用。

3）纵隔镜检查　纵隔镜检查是经气管前间隙人工隧道置入纵隔镜观察气管周围病变，同时加以活检的一种诊断方法。纵隔镜检查在确定肺癌有无纵隔淋巴结转移上有重要作用，是肺癌分期的重要手段，同时也可用于胸部疑难疾病的鉴别诊断。中山大学附属肿瘤医院报道了37例的胸部疑难疾病纵隔镜检查，总的确诊率为85.71%，左侧肺癌判断右侧纵隔淋巴结是否转移的敏感性为100%。

4）胸腔镜检查　电视辅助胸腔镜外科（video-assisted thoracic surgery，VATS）是近年发展相当迅速的微创外科技术之一，在肺癌的诊断、鉴别诊断、分期和治疗上发挥着越来越重要的作用。其在诊断上的适应证主要是胸膜病变、恶性胸水、肺的弥漫性病变等。需要指出的是，胸腔镜检查属于一种创伤性检查，因此，对于以诊断为目的的胸腔镜检查，一般都是在其他非创伤检查执行之后仍然未能确诊的病例才考虑应用。

七、鉴别诊断

肺癌应与下列疾病鉴别。

1. 肺结核

结核球需与周围型肺癌相鉴别。前者多见于年轻患者，影像学上可见到病灶边界清楚，密度较高，有时有钙化点，病变在较长时间内没有变化。粟粒性肺结核需与弥漫型细支气管肺泡癌相鉴别。前者多有发热等全身中毒症状，但呼吸道症状不明显。影像学上病变为细小、分布均匀、密度较淡的粟粒样结节。

2. 肺炎

应与癌性阻塞性肺炎相鉴别。肺炎起病急，先出现寒战、高热等毒血症状，然后出现呼吸道症状，抗生素治疗后病灶吸收迅速。但当出现反复迁延不愈的局限性肺炎时，应高度怀疑肺癌的存在，痰细胞学检查或纤维支气管镜检查有助于鉴别诊断。

3. 肺部良性肿瘤

常见的有错构瘤、软骨瘤和瘤样改变的炎性假瘤。这类病变有时很难鉴别诊断，必要时应采取积极的剖胸探查术。

4. 纵隔肿瘤

尤以纵隔淋巴瘤应与中央型肺癌相鉴别。淋巴瘤常呈双侧性改变，可有长期低热的症状。纵隔镜检查有较大的鉴别诊断意义。

5. 结核性胸膜炎

应与癌性胸水相鉴别。胸水细胞学检查是最好的鉴别手段。

八、肺癌的分期

肺癌的分期一直沿用国际抗癌联盟的TNM分期法。2017年国际抗癌联盟公布了修订后的第8版肺癌国际分期（表15.1、表15.2），这对确定病变范围、制订治疗方案、统一疗效标准和预后估计都有重要的临床意义。

表15.1　第8版肺癌国际分期中TNM的定义

原发肿瘤（T）	标识
T0: 没有原发肿瘤的证据	
Tis: 原位癌（鳞癌或腺癌）	Tis
T1: 肿瘤最大径≤3cm	
T1a(mi): 微浸润性腺癌	T1a(mi)

续表

原发肿瘤（T）		标识
T1a:	中央气道浅表播散性肿瘤 a	T1a ss
	肿瘤最大径≤1cm	T1a≤1
T1b:	肿瘤最大径>1cm 但≤2cm	1＜T1b≤2
T1c:	肿瘤最大径>2cm 但≤3cm	2＜T1c≤3
T2:	肿瘤大小或范围符合以下任何一项：	
	肿瘤最大径>3cm 但≤5cm	
	侵犯脏层胸膜	T2 visc PL
	累及主支气管，但不累及隆突；扩展到肺门的肺不张或阻塞性肺炎 b	T2 centr
T2a:	肿瘤最大径>3cm 但≤4cm	3＜T2a≤4
T2b:	肿瘤最大径>4cm 但≤5cm	4＜T2b≤5
T3:	肿瘤>5cm 但≤7cm	5＜T3≤7
	或肿瘤已直接侵犯了胸壁、心包、膈神经	T3 Inv
	或同一肺叶单个或多个的不连续结节	T3 Satell
T4:	肿瘤>7cm	T4>7
	或肿瘤已直接侵犯了纵隔、膈肌、心脏、大血管、喉返神经、隆突、气管、食管、椎体	T4 Inv
	或同侧不同肺叶内单个或多个的不连续结节	T4 Ipsi Nod
区域淋巴结（N）		标识
N0:	没有区域淋巴结转移	
N1:	转移至同侧支气管周围淋巴结和（或）同侧肺门淋巴结	
N2:	转移至同侧纵隔和（或）隆突下淋巴结	
N3:	转移至对侧纵隔、对侧肺门淋巴结，同侧或对侧斜角肌或锁骨上淋巴结	
远处转移（M）		标识
M0:	没有远处转移	
M1a:	恶性胸腔或心包积液 c 或胸膜心包多个结节	M1a PL Dissem
	或对侧肺多个结节	M1a Contr Nod
M1b:	胸腔外单个转移	M1b single
M1c:	胸腔外多个（1或>1器官）	M1c Multi

注：a. 任何大小的表浅肿瘤，局限于气管或支气管壁。

b. 这样的肿瘤>3cm 但≤4cm，定义为T2a；>4cm 但≤5cm 定义为T2b。

c. 如果胸水的多次细胞学检查未能找到癌细胞，胸水又是非血性和非渗出性的，临床判断该胸水与肿瘤无关，这种类型的胸水不影响分期。

表15.2　UICC 第8版肺癌国际分期标准（2017年）

分期		TNM
0 期		Tis N0 M0
Ⅰ期	ⅠA	T1a,b,c N0 M0
	ⅠB	T2a N0 M0
Ⅱ期	ⅡA	T2b N0 M0
	ⅡB	T1a,b,c N1 M0
		T2a N1 M0
		T2b N1 M0
		T3 N0 M0
Ⅲ期	ⅢA	T1a,b,c N2 M0
		T2a,b N2 M0
		T3 N1 M0
		T4 N0,1 M0
	ⅢB	T1a,b,c N3 M0
		T2a,b N3 M0
		T3 N2 M0
		T4 N2 M0
	ⅢC	T3,4 N3
Ⅳ期	ⅣA	M1a,b
	ⅣB	M1c

对于小细胞肺癌的分期，传统上将其分为局限期（limited disease）和广泛期（extensive disease）两大类。第8版肺癌分期标准推荐将小细胞肺癌按TNM 分期进行临床分期，以能更准确地对不同期别的患者施以个体化的最佳治疗。

九、治疗

肺癌的治疗需依据患者的身体状况、影像学分型、病理类型 /TNM 分期和驱动基因状态而做全面考虑，进行多学科的综合治疗。一般而言，非小细胞肺癌采取包括手术在内的多学科综合治疗，小细胞肺癌则采取以化疗放疗为主的综合治疗。

1. 外科治疗

1）手术适应证　临床Ⅰ、Ⅱ期和部分ⅢA 期的非小细胞肺癌；N2 的ⅢA 期肺癌经新辅助治疗后能手术切除者。

2）手术术式　以肺叶切除加肺门纵隔淋巴结清扫为首选术式。其他术式包括全肺切除术、肺局部切除术、扩大性肺切除术、气管支气管和（或）血管成型肺切除术。各类术式的选择必须按照最大限度切除肿瘤、最大限度保留肺组织的原则，根据具体情况具体决定。

全胸腔镜或胸腔镜辅助下肺叶切除术已成为胸外科的标准术式之一。

3）手术禁忌证　严重心、肺、肝、肾功能损害；严重糖尿病。

2. 放射治疗

放射治疗是肺癌的重要治疗方法之一，尤其在临床Ⅰ、Ⅱ期的肺癌患者，如果因各种原因不能或不愿手术者，应选择放射治疗。放射治疗在肺癌的治疗上，可分为根治性放射治疗、姑息性放射治疗和综合性放射治疗三类。

1）根治性放射治疗　以达到消灭原发性肺癌病灶及其区域转移淋巴结、使患者恢复健康为目的的放射治疗，称为根治性放射治疗。肺癌根治性放射治疗照射野的临床靶区（clinical target volume, CTV）包括影像学诊断可见的原发灶、转移淋巴结及其直接邻近的淋巴引流区，并包括临床肿瘤边界以外1~2cm正常肺和亚临床灶外1cm左右的正常组织。临床肿瘤灶的标准放射剂量为60Gy，亚临床灶为45~50Gy。但越来越多的医生采用仅照射影像学或临床诊断的肿瘤，不做淋巴引流区（亚临床灶）的预防性照射。

2）姑息性放射治疗　以抑制肿瘤生长、减轻痛苦、改善生活质量为目的的放射治疗，称为姑息性放射治疗。肺癌的姑息性放射治疗主要应用于上腔静脉压迫综合征和骨转移引起的疼痛。放射剂量在40Gy左右。

3）综合性放射治疗　分为术前放射治疗、术中放射治疗和术后放射治疗。

3. 化学治疗（简称化疗）

20世纪80年代以来以铂类化合物为基础的化疗方案在肺癌临床上的应用，大大改变了过去肺癌化疗无可奈何的局面。肺癌的化疗以联合化疗为好。

1）小细胞肺癌的化疗　小细胞肺癌对化疗高度敏感，被列入为有可能用化疗治愈的疾病。小细胞肺癌目前的标准化疗方案为EP（鬼臼乙叉苷VP-16和顺铂）。近年公认较好的方案还有IP（伊立替康和顺铂）。

2）非小细胞肺癌的化疗　非小细胞肺癌对化疗的敏感性不如小细胞肺癌。目前对非小细胞肺癌化疗的共识有：早期肺癌可采用辅助化疗，局部晚期肺癌采用新辅助化疗或辅助化疗或同步化放疗，晚期肺癌采用姑息化疗。化疗方案以两药的含铂方案为标准方案，化疗周期为4~6个周期，首个化疗方案治疗失败后可考虑二线化疗。目前常用的化疗方案有NP（长春瑞滨，顺铂）、GP（吉西他滨，顺铂或卡铂）、TP（紫杉醇，顺铂或卡铂）、DP（多西紫杉醇，顺铂或卡铂）和PP（培美曲塞，顺铂或卡铂，用于腺癌）。

二线化疗的标准方案为多西紫杉醇或培美曲塞（pemetrexed，限于非鳞癌）单药化疗。

4. 分子靶向治疗

分子靶向治疗（molecular target treatment）以其完全不同于细胞毒化学治疗的药理学机制而成为肺癌治疗的一个重要方向。目前可应用于肺癌的分子靶向药物有表皮生长因子受体酪氨酸激酶（EGFR-TK）抑制剂和ALK、ROS1抑制剂，前者包括了口服的小分子靶向药物如吉非替尼（gefitinib）、厄罗替尼（erlotinib），还有国产的埃克替尼（icotinib）和第二代的EGFR TKI阿法替尼（afatinib）、第三代的奥希替尼（osimertinib）；ALK抑制剂为克唑替尼（crizotinib）、色瑞替尼（ceritinib）和阿来替尼（alectinib）。ROS1抑制剂有克唑替尼。携带有EGFR外显子敏感突变的晚期肺癌人群首选EGFR抑制剂治疗，携带有*ALK*融合基因的晚期肺癌人群首选ALK抑制剂。另一类已进入临床使用的靶向药物为抗血管生成剂，如贝伐单抗（bevacizumab）。

5. 免疫治疗

免疫治疗是近年来发展最迅速的癌症全身治疗手段之一，也是2018年诺贝尔生理学或医学奖的获奖项目。目前的肺癌免疫治疗特指免疫检查点（check-point）抑制剂治疗，不但用于晚期和局部晚期肺癌的治疗，还延伸探索用于早期肺癌的辅助治疗。中国上市的药物有纳武单抗和帕博利珠单抗。

6. 肺癌的分期多学科综合治疗

1）非小细胞肺癌的分期多学科综合治疗

（1）Ⅰ期非小细胞肺癌的治疗以手术为首选，术后无须辅助治疗。如果因生理条件限制而不能手术，则推荐原发瘤的适形放射治疗。

（2）Ⅱ期~部分ⅢA期非小细胞肺癌的治疗以手术为首选，术后辅助含铂两药方案化疗4周期。

（3）ⅢA（单组N2）~ⅢB（N0N1）期非小细胞肺癌的治疗，术前新辅助化疗后手术，或手术后辅助化疗；如不能手术则放射治疗。

（4）ⅢA（融合N2）~ⅢB（N2）期非小细胞肺癌的治疗，联合化放疗，如患者能耐受，同步化放疗优于序贯化放疗。同步化放疗可考虑免疫检查点抑制剂（如durvalumab）维持治疗。

（5）Ⅳ期非小细胞肺癌的治疗，含铂两药方案化疗，或联合免疫检查点抑制剂治疗。如有EGFR外显子敏感突变，可采用吉非替尼等EGFR TKIs一线治疗；如携带*ALK*融合基因可采用ALK抑制剂一线治疗；如ROS1阳性可采用克唑替尼一线治疗。

2）小细胞肺癌的多学科综合治疗　局限期小细胞肺癌，可化疗后手术或放射治疗，随后再行化疗。广泛期小细胞肺癌，以化疗为主。各种组合的治疗效果，仍需继续观察。

十、预后

IASLC 用于第 8 版肺癌国际分期修订研究的 94 708 例肺癌，其各期 5 年生存率见表 15.3。

表 15.3　IASLC 国际分期的非小细胞肺癌中位生存时间和 5 年生存率

分期		术后病理分期		临床分期	
		中位生存/月	5 年生存率/%	中位生存/月	5 年生存率/%
Ⅰ	ⅠAa	NR	90	NR	92
	ⅠAb	NR	85	NR	83
	ⅠAc	NR	80	NR	77
	ⅠB	NR	73	NR	68
Ⅱ	ⅡA	NR	65	NR	60
	ⅡB	NR	56	66	53
Ⅲ	ⅢA	41.9	41	29.3	36
	ⅢB	22.0	24	19	26
	ⅢC	11.0	12	12.6	13
Ⅳ	ⅣA			11.5	10
	ⅣB			6	0

注：来源于 1999~2000 年诊断为肺癌的数据。NR 表示未达到中位生存时间。

（吴一龙　张　力）

第二节　食管癌和食管胃结合部癌

一、解剖

1. 食管的大体解剖

食管始于咽部，经胸腔通过膈肌至胃贲门部。男性食管全长为 25~30cm，女性为 23~28cm，颈段食管长 3~5cm，胸段食管长 18~22cm，腹段食管长 3~6cm。食管镜下自门齿至环咽肌食管入口处长 15cm，至贲门部食管全长为 39~48cm。食管入口起自环状软骨的下缘，相当于第六颈椎椎体的平面，构成正常食管的第一个狭窄，刚好在人体的中线。下行即偏向左侧，在第三、四胸椎处占据最左侧，在第五胸椎平面由于主动脉弓的推压，食管又居于正中线，于此跨越主动脉弓，构成食管的第二个狭窄。再向下行，它略偏右侧，在第八至第十胸椎之间，食管在主动脉的前方，重向右侧移行，在主动脉前方穿过膈肌的食管裂孔而进入腹腔，当它穿过膈肌脚时构成食管的第三个狭窄（图 15.1 和图 15.2）。

2. 食管的血液供应

食管的血运供应有节段性，颈段来自甲状腺下动脉；胸段来自支气管动脉及主动脉的食管支，75% 的个体由 1 支源自右侧的支气管动脉和 2 支源自左侧的支气管动脉，加上 2 支直接来源于主动脉的食管支供应胸段食管；腹段由左右侧的膈下动脉及胃左动脉升支供应，在食管壁内互相交通。静脉上部入甲状腺下静脉，中部入奇静脉及半奇静脉，下部入胃静脉并与门静脉系统相交通，在有肝硬化门脉高压症时，侧支形成食管静脉曲张（图 15.3）。

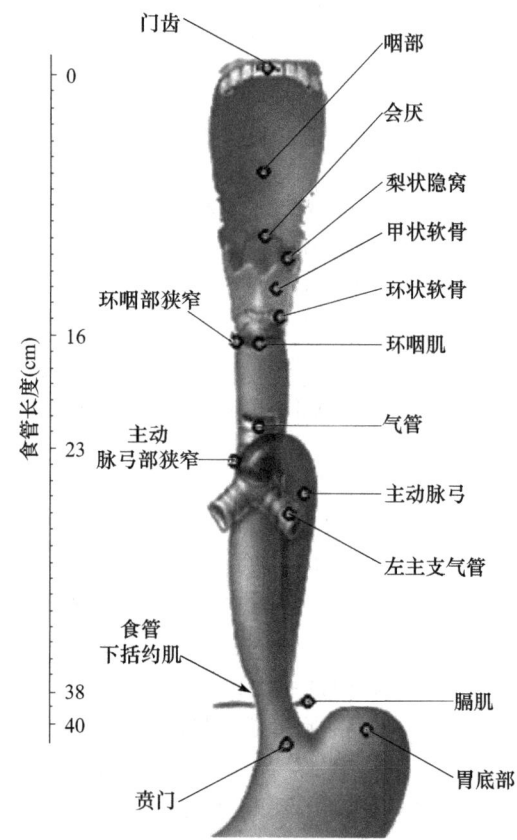

图 15.1　食管解剖及相邻重要结构的正面观

3. 食管的淋巴引流

食管的淋巴管道几乎都位于黏膜下的黏膜下肌层，其交通及密度非常密集，甚至超过了血液供应。食管的淋巴是由黏膜下的淋巴管网、黏膜下肌层的淋巴管网汇集成淋巴输出管，穿出食管壁，一

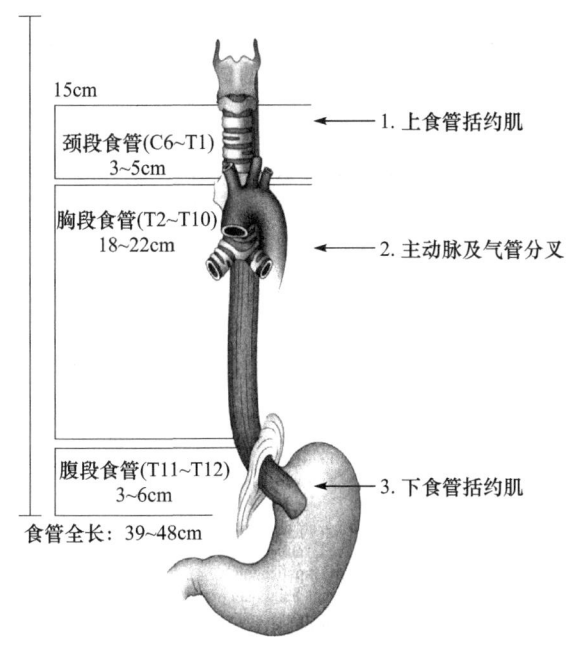

图 15.2　食管走行及其放射诊断学标志

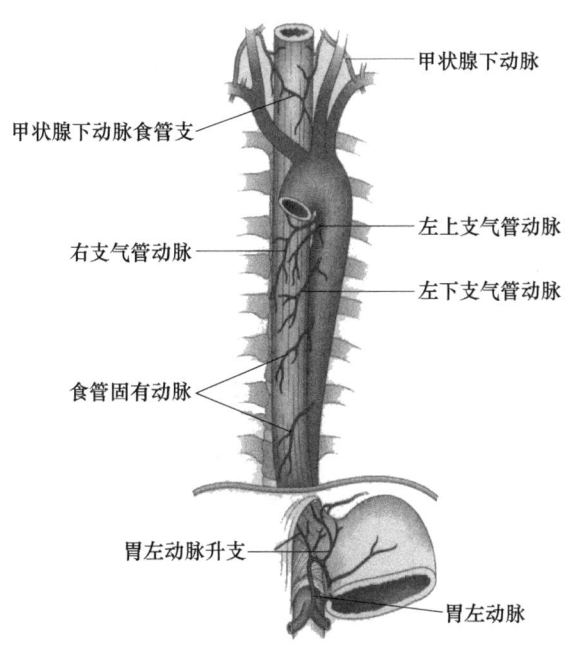

图 15.3　食管的血液供应

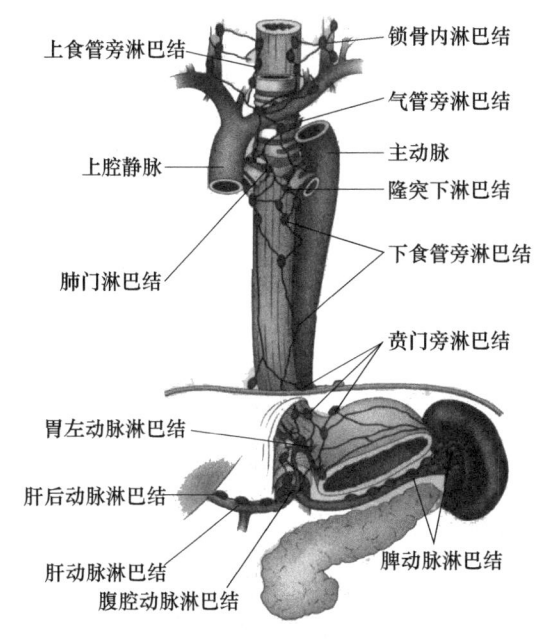

图 15.4　食管的淋巴引流

群。由此可见，食管每一段淋巴管都上下通连，形成食管淋巴管侧副通道。而每一段食管的淋巴输出管，都可能与静脉相通，特别是直接注入胸导管，成为食管癌向远处器官转移的途径（图 15.4）。

4. 食管的神经分布

支配食管的神经主要来自迷走神经和交感神经。颈段食管包括环咽肌及上食管括约肌受左、右两侧喉返神经的支配，喉返神经下支受损不仅会影响会厌的运动，同时会造成环咽肌运动障碍而导致吞咽时出现误吸。胸段食管接受左侧喉返神经及双侧迷走神经的支配，食管神经丛由左、右迷走神经支及胸交感链组成，分布于食管的前后壁。

5. 食管的组织结构

食管有黏膜层、黏膜下层和肌层，但无浆膜层，故食管手术后的愈合能力较差。黏膜层为鳞状上皮细胞所组成，至胃贲门部则为柱状上皮。

6. 食管癌的病变部位分段

1997年国际抗癌联盟（UICC）将食管癌的病变部位分为四段，跨段病灶以病变中点归段，如上下长度均等，则归上面一段。2017年，UICC/AJCC推出了第8版食管癌TNM分期，其中分段标准有所不同，但跨段病灶仍以肿瘤中点归段，如上下长度均等，则归上面一段（图 15.5）。对于食管胃结合部癌，肿瘤中点位于食管胃交界部（esophagogastric junction，EGJ）以下 2cm（含 2cm）近侧并侵犯EGJ，按食管癌进行分期。如肿瘤中点位于EGJ以下 2cm 以远并侵犯EGJ，则参照胃癌分期。

部分沿食管上行，一部分沿食管下行，分别注入食管旁淋巴结，其中一部分淋巴管绕过淋巴结直接进入胸导管，食管淋巴管网密集及相互交通，其引流范围较血供更丰富。颈段食管淋巴管进入气管旁淋巴结、颈深淋巴核及锁骨上淋巴结。胸上段食管淋巴管大部分进入颈段食管淋巴管所到达的淋巴结中，一小部分向下走向食管中 1/3 段所引流的淋巴结中。食管中段的淋巴引流到气管隆突下淋巴结、支气管旁及心包旁淋巴结，同时也向上下两个方向引流。下段食管淋巴管大部向下进入贲门旁及胃左动脉旁淋巴结，一小部分向上到中段食管淋巴管

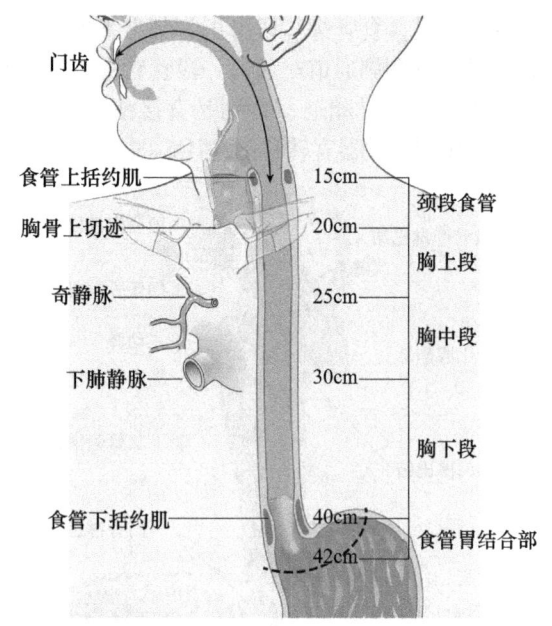

图 15.5　食管癌病变部位分段标准（UICC/AJCC，2017）

具体分段标准如下（表 15.4）。

表 15.4　食管癌分段标准

分段		UICC（1997年）		UICC/AJCC（2017年）	
		解剖标记	距门齿距离/cm	解剖标记	距门齿距离/cm
颈段	上缘	食管入口或环状软骨下缘	15	连接下咽	15
	下缘	胸骨柄上缘平面	18	胸骨切迹平面的胸廓入口水平	20

续表

分段		UICC（1997年）		UICC/AJCC（2017年）	
		解剖标记	距门齿距离/cm	解剖标记	距门齿距离/cm
胸上段	上缘	胸骨柄上缘平面	18	胸廓入口水平	20
	下缘	气管分叉平面	24	奇静脉弓下缘	25
胸中段	上缘	气管分叉平面	24	奇静脉弓下缘	25
	下缘	气管分叉平面至食管胃结合部中点	32	下肺静脉下缘	30
胸下段	上缘	气管分叉平面至食管胃结合部中点	32	下肺静脉下缘	30
	下缘	食管胃结合部	40	止于胃	40

二、流行病学与病因学

食管癌是一种常见的恶性肿瘤。据 2018 年国际癌症研究机构（IARC）的统计，全球每年新发病例约 57.2 万人，其中男性约 40.0 万，女性约 17.2 万。年龄调整发病率为：总体 6.3/10 万，居恶性肿瘤发病的第 11 位；男性 9.3/10 万，居恶性肿瘤发病的第 7 位；女性 3.5/10 万，居恶性肿瘤发病的第 13 位。食管癌的死亡率很高，全球每年约 50.8 万人死于食管癌，其中男性约 35.7 万，女性约 15.1 万。年龄调整死亡率为：总体 5.5/10 万，居恶性肿瘤死亡的第 8 位；男性 8.3/10 万，居恶性肿瘤死亡的第 5 位；女性 3.0/10 万，居恶性肿瘤死亡的第 9 位（图 15.6）。

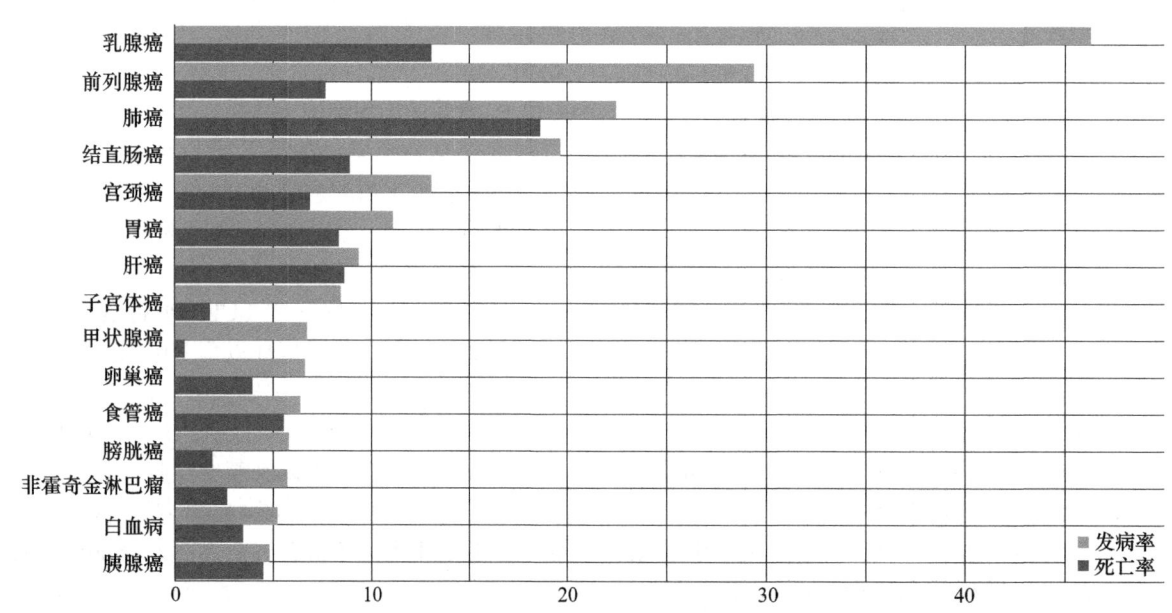

图 15.6　全球恶性肿瘤年龄调整发病率及死亡率（1/10 万）

数据引自全球癌症数据库（GLOBOCAN）（2018）

中国是世界上食管癌发病率最高的地区之一，2018年国际癌症研究机构（IARC）的统计显示：中国每年新发病例约30.7万人，超过全球新发病例的一半，其中男性约21.4万，女性约9.3万。年龄调整发病率为：总体13.9/10万，居恶性肿瘤发病的第6位；男性19.7/10万，居恶性肿瘤发病的第5位；女性8.2/10万，居恶性肿瘤发病的第8位。中国是食管癌死亡率最高的国家，每年约28.3万人死于食管癌，其中男性约19.8万，女性约8.6万。年龄调整死亡率为：总体12.7/10万，居恶性肿瘤死亡的第4位；男性18.2/10万，居恶性肿瘤死亡的第4位；女性7.4/10万，居恶性肿瘤死亡的第6位（图15.7）。

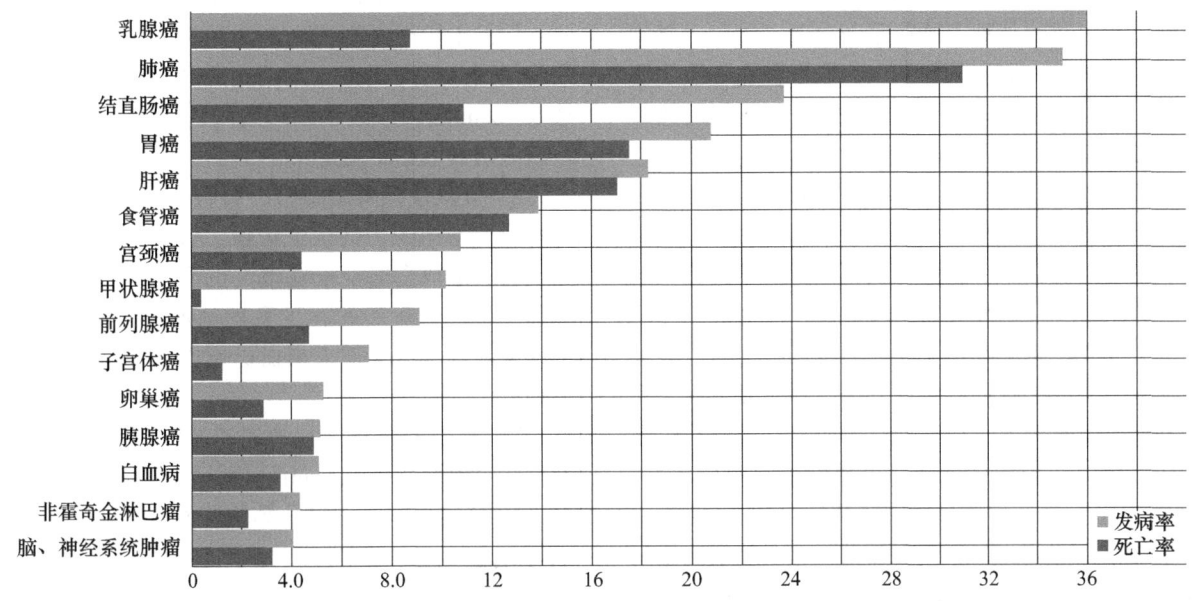

图15.7 中国恶性肿瘤年龄调整发病率及死亡率（1/10万）
数据引自全球癌症数据库（GLOBOCAN）（2018）

食管癌流行病学的重要特征之一是突出的地理分布差异。虽然食管癌的发病分布于世界各地，但在不同国家及同一国家的不同地区发病情况却悬殊。中国、伊朗、南非、乌拉圭、中亚地区、法国和意大利的部分地区属食管癌高发区。中国的食管癌高发区集中于华北三省一市的太行山区、闽粤地区、四川盆地及川西北地区，另外鄂、鲁、苏、陕、甘、蒙、新等部分地区也有高发，其中尤其以河南、河北、山西三省交界的晋东南地区、安阳地区和邯郸地区的死亡率最高。

近年来有许多关于食管癌发病因素的调查研究和实验室观察，一般认为下列因素是导致食管癌发病的主要因素。

1）亚硝胺化合物 近年来实验证明诱发食管癌的亚硝胺类有20多种，这些物质存在于某些食物、蔬菜和饮水中，也可在体内体外形成，如河南省林县等地居民常吃的酸菜中，亚硝酸盐的含量甚高。

2）霉菌的致癌作用 食用霉变食物可诱发大鼠或小鼠食管和前胃的癌前病变或鳞癌，从这些霉变食物中分离出的白地霉、黄霉、根霉及芽枝霉等均能诱发动物肿瘤，这类霉菌与亚硝胺有促癌的协同作用。从我国调查部分食管癌的资料证明，高发区居民比低发区食用发酵和霉变的食物多，如广东潮汕地区居民常吃鱼露。

3）微量元素缺乏 据调查我国食管癌高发区人体外环境中钼、锌、铜、镍的含量均偏低。

4）饮食习惯 食物的物理性刺激如热、粗、硬、吸烟、饮酒以及营养缺乏等似与食管癌的发生有一定的关系。

5）遗传易感性 无论在食管癌高发区或低发区均可以找到食管癌的高发家族，说明有明显的家族性聚集现象。但是这种家族聚集现象是出于遗传因素所致抑或出于家族成员在相当长的一段时间中接受相同的环境致癌因素所致，目前尚无定论。

6）食管的癌前病变 食管慢性炎症、反流性疾病、贲门失弛缓症、缺铁性吞咽困难综合征、瘢痕狭窄、白斑病等可能导致癌变。

三、病理

1. 食管癌的临床分型

1）食管表浅癌（superficial carcinoma of esophagus） 病变只累及上皮、固有膜或黏膜下层，未侵犯肌层。根据标本的肉眼、镜下所见，食管癌又可分为：隐伏型（旧称平坦型）、糜烂型、斑块型及乳头型。其中隐伏型病变最早，全部为上皮内癌。

2）中晚期食管癌的临床病理类型 ① 髓质型（medullary type）：肿瘤在食管壁内生长、浸润，使食管壁明显增厚，累及食管周径的全部或大部，管腔因而狭窄。肿瘤上、下的黏膜面呈坡状隆起，病变中部的黏膜常有深浅不均的溃疡，但其余部分的黏膜常较完整。切面上肿瘤呈灰白色、均匀、坚硬的实质性肿块，肌层轮廓消失，或因肿瘤的浸润而变厚。癌组织多已侵透肌层而达食管纤维膜。这一类型较为常见，它常有较明显外侵，手术切除率较低，外科治疗预后较差，放射治疗效果中等，复发率也高。② 蕈伞型（fungating type）：肿瘤常呈椭圆、扁平形，周边突起或外翻，界限清楚，犹如蘑菇，故名蕈伞。病变表面为浅溃疡，溃疡底凹凸不平，为灰褐色渗出物覆盖。切面可见肿瘤边缘向腔内隆起，但肿瘤较薄，食管壁增厚不明显。蕈伞型食管癌也较常见。它往往外侵不明显，因而有较高的切除率。放射敏感度较高，放射治疗效果较好。③ 溃疡型（ulcerative type）：肿瘤为一凹陷而界限清楚的孤立溃疡，其边缘有时稍隆起或悬空。溃疡较深，其底部凹凸不平，往往深达肌层或穿透大部肌层。病变多不累及食管全周。切面可见肿瘤较薄，溃疡底部组织更薄，溃疡周围瘤组织不多。溃疡型食管癌较少见。应避免一旦肿瘤有溃疡灶就定为溃疡型，因为其他类型食管癌也常有溃疡。溃疡型食管癌常有较明显但较局限外侵，切除率中等。本类型因有穿孔危险，放射治疗应密切注意。④ 缩窄型（constritive type）：肿瘤在食管壁内浸润，形成明显的环形狭窄，一般长度约3cm，很少超过5cm。肿瘤呈向心性收缩，使其上下端食管黏膜呈辐射状皱缩。切面可见癌组织较坚硬，纤维化很明显。这一类型食管癌较少见。病变虽较短，但外侵较严重，切除可能性一般。因管腔狭窄，放射治疗症状改善较差。⑤ 腔内型（intracavitary type）：此型以食管鳞癌为多，癌肉瘤较少见。肿瘤体积巨大，并向食管腔内突入，管腔明显扩大。肿瘤表面有不规则的浅糜烂区。肿瘤往往只占食管周径的一部分，其余部分管壁较正常。多数病例肿瘤只侵及部分食管肌层，只有少数侵透全部肌层。腔内型食管癌虽体积常较巨大，但常无明显外侵，因此手术切除率很高。放射治疗也甚敏感。但不论手术或放射治疗，除早期者外，远期效果均不满意。

2. 食管癌的组织学类型

食管癌发生于食管黏膜上皮细胞，绝大多数是鳞状细胞癌。食管下端及贲门部则可由黏膜组织发生腺癌。偶见鳞状细胞癌及腺癌合并发生在一个癌中，称为鳞腺癌；此外有癌肉瘤、腺样囊性癌及未分化癌，但更少见。与西方食管癌病理类型不同（60%为腺癌），中国人食管癌病例中的鳞癌占90%~93%，腺癌占5%，其余约占3%。

3. 食管癌的扩散与转移

1）食管壁内扩散 癌组织通过食管黏膜及黏膜下层的淋巴管，形成广泛的黏膜及黏膜下层的癌细胞浸润。有时出现互不相连的癌结节，可距原发灶5~6cm之外，故手术时食管的切端与癌边缘的距离应超过上述距离。

2）直接浸润邻近器官 食管颈段癌侵入喉部、气管及颈部组织，甚至甲状腺。胸段食管癌可浸润支气管，形成食管支气管瘘，也可侵入胸导管、奇静脉、肺门及肺组织，少数病例则浸润至主动脉，形成主动脉瘘，突然大出血而死亡。亦可累及贲门及心包。

3）淋巴道转移 食管癌的淋巴道转移较为常见，一般顺淋巴引流方向而转移。

4）血道转移 以肝、肺转移最为常见。

四、临床表现

1. 食管癌的临床表现

1）食管浅表癌症状 多数食管浅表癌有肯定的，但较轻微的症状，主要表现为进食时胸骨后的不适、摩擦感、微痛或异物停留感。这些症状常只在吞咽食物时出现，开始是间歇性，以后逐渐变为经常性。

2）中晚期症状 ① 进行性吞咽困难是中晚期食管癌的典型症状，即初期进食固体食物时觉吞咽障碍，以后则进半流质甚至流质饮食亦有此症状，最后可发展至滴水不入。此症状的发展速度随着病理类型的不同而相差很大，一般蕈伞型、腔内型及溃疡型较其他类型轻些。② 呕吐黏液为食管癌另一常见症状。吐出量随肿瘤梗阻程度而增减。因为涎液及食管分泌液不能流入胃内，加上癌瘤和炎症引起食管腺和唾液腺反射性分泌增加，这些液体存积于肿瘤上方的食管腔内，当积存量太多时，便会吐出，并溢入呼吸道内，引起阵发性呛咳，严重者可引起吸入性肺炎。③ 胸和（或）背部持续性隐痛也很常见。食管周围炎、纵隔炎、食管溃疡或肿瘤较严重的外侵常导致此隐痛，若疼痛剧烈，伴有发热，常预示着肿瘤穿孔。④ 由于进食量的减少，呕吐大量黏液，疼痛以及精神上的烦恼，必然引起营养不良、脱水及消瘦以至恶病质。⑤ 肿瘤侵犯气管，引起呼吸道阻塞时可致呼吸困难；向气管或支气管内穿破则引起食管气管瘘或食管支气管瘘、纵隔炎症、脓肿等。肿瘤压迫或侵犯喉返神经引起声带麻痹可致声嘶；侵犯大血管可引起大出血。此外，还可引起肺炎、肺脓肿、心包炎、胸积液及腹水等。⑥ 肝、肺、脑等器官及锁骨上淋巴结都可以发生转移，引起相应的黄疸、腹水、肝功能衰竭以致昏迷、呼吸困难、全身水肿等表现。

2. 食管胃结合部癌的临床表现

食管胃结合部癌与食管癌病理学虽不同，但症状上有很多相似。不过，食管胃结合部癌的症状较食管癌更不明显，到诊断明显时，大多已非早期。① 食管胃结合部癌初期可间歇性渐进性出现腹部不适、微痛、烧灼感或轻度吞咽梗阻感。如有明显吞咽困难，大多数已处较晚期。② 食管胃结合部癌出血较食管癌常见，轻微出血可出现大便潜血阳性，重则出现柏油样大便，亦可发生呕血现象。③ 当肿瘤本身或其转移灶严重侵犯胰或腹后壁组织时，常引起上腹部和背、腰部的持续性疼痛，此已预示病情较晚，手术切除的可能性甚小。④ 食管胃结合部癌亦可与一般胃癌一样引起盆腔的种植。其他症状及远处转移情况似食管癌。

五、诊断及鉴别诊断

1. 诊断

对年龄40岁以上，有吞咽不适和（或）异物感，尤其是进行性吞咽困难者，应想到本病之可能，必须做食管气钡双重造影检查及食管镜或胃镜检查。经上述检查后，绝大部分患者可获确诊，对一时尚难确诊者，经短期治疗观察仍高度怀疑者，可考虑剖胸或剖腹探查，以免错过治疗时机。

1）体格检查　早期病例，在体格检查上无特殊发现。在中晚期病例中，常有不同程度的衰弱、消瘦、贫血及脱水现象。重点应检查双侧锁骨上窝深部有无淋巴结肿大，对食管胃结合部癌病例还要注意左上腹深部是否有肿块，必须做直肠指检以明确盆腔有无癌种植。

2）实验室检查　患者因长期食物摄入不足，常有贫血、低蛋白及水电解质失调现象，反映在相应的化验检查上。

3）气钡双重造影　此乃一项较简便而实用的方法，诊断率也较高，特别是在肿瘤定位上必不可少。不同肿瘤的生长方式和病理类型特点有不同的X线表现，其基本改变可归纳如下：① 黏膜皱壁增粗、迂曲、中断或消失。这些黏膜改变，主要是由于肿瘤侵犯黏膜层或黏膜下层所造成，为早期肿瘤的重要诊断依据。② 管腔的充盈缺损和狭窄。常见管腔边缘不规则，有如虫食或鼠咬状，主要是由肿瘤管内突入或侵犯肌层所致。管腔狭窄程度，视肿瘤突入管腔或侵犯肌层的程度而异。③ 管腔舒张度减低、消失以致管壁僵硬。主要是由于癌瘤侵犯黏膜、黏膜下层或肌层所产生的功能改变。管腔舒张度减低常是癌瘤尚局限于黏膜或黏膜下层的表现。若蠕动消失、管腔僵硬，则表示癌瘤已侵犯肌层。④ 软组织肿块阴影。主要是肿瘤向食管壁外侵或食管胃结合部癌向胃腔突入所造成，是中晚期病例的常见表现。⑤ 钡剂通过及排空障碍。主要是由于癌瘤突入管腔所引起的不同程度的管壁僵硬和管腔狭窄的表现。

4）细胞学诊断　国内所使用的采集食管及食管胃结合部癌表层细胞的工具暂称为食管细胞采取器。一般用单腔或双腔塑料或橡皮管末端接上一胶囊，囊外套上一层线网而制成。20世纪70年代用于食管癌高发期筛查，起到了重要作用。目前临床上较少应用。

5）食管镜检查　食管镜检查往往可以进一步了解病变的部位、性质、范围，对治疗后的患者可排除复发等。

6）其他辅助检查手段　如CT、磁共振、食管腔内超声、纵隔镜检查等方法对于食管癌的进一步分期和制订治疗方案有较大帮助，如CT、MR等在T分期及N分期方面有价值，特别在M分期上可提供很大的帮助。而食管腔内超声对肿物的外侵程度判定、N分期方面有价值。纵隔镜在N分期方面可提供明确的病理学诊断，故有条件的单位可以开展此类检查。

2. 鉴别诊断

食管癌和食管胃结合部癌与下列疾病相鉴别。① 食管炎：该病的临床表现与早期食管癌相似，细胞学检查见食管上皮细胞不同程度的增生或炎症改变。② 功能性吞咽困难：这类患者主诉常有食管异物感、阻塞感、吞咽不畅，甚至吞咽困难。例如，重症肌无力患者可有此表现，食管镜及细胞学检查并无阳性发现，食管吞钡检查食管无异常。③ 食管良性狭窄：如常见的食管烫伤或化学烧伤，这类患者常有吞服强酸或强碱史，这种瘢痕狭窄有可能癌变，尤须警惕。④ 外压性食管梗阻：食管受外压而引起吞咽困难者可能为邻近器官的异常，如异位锁骨下动脉、双主动脉弓、主动脉瘤、胸内甲状腺等；纵隔原发性或转移性肿瘤、巨大淋巴结、肺结核瘤或肺癌等。外压性吞咽不适，食管只见移位，黏膜无破坏。除恶性肿瘤引起外压症状发展较快外，其他外压引起吞咽困难程度进展缓慢。⑤ 食管或贲门部的良性肿瘤：常见为食管平滑肌瘤,病程长,症状亦轻。X线可见圆形或卵圆形有时呈分叶状的充盈缺损,表面光滑,黏膜无破损。⑥贲门失弛缓症:年龄较轻,女性多见,虽吞咽困难,但非进行性,可因情绪变化而间歇发生,病程长,进展缓慢。X线检查可见狭窄上段食管高度扩张,钡剂呈漏斗状通过贲门部,狭窄部可因注射阿托品或吸入硝酸戊酯而松解。⑦食管憩室:食管憩室也常有吞咽不适、胸骨后疼痛等症状,但很少有吞咽困难,通过钡餐检查,不难鉴别。

六、分期

食管癌TNM定义。1987年美国癌症联合委员会(AJCC)及国际抗癌联盟(UICC)首次明确制订了食管癌的TNM分期系统,此后不定期修订和更新。2017年UICC/AJCC推出了第8版食管癌TNM分期(表15.5)。新TNM分期系统对临床、病理及新辅助治疗后分别进行分期(表15.6~表15.10),不再使用共同的分期系统。

表15.5 第8版TNM分期对T、N、M、G及L定义

TNM分期系统(2017年)
T——原发肿瘤
Tx:原发肿瘤不能确定
T0:无原发肿瘤证据
Tis:重度不典型增生
T1:肿瘤侵犯黏膜固有层、黏膜肌层或黏膜下层
T1a:肿瘤侵犯黏膜固有层或黏膜肌层
T1b:肿瘤侵犯黏膜下层
T2:肿瘤侵犯肌层
T3:肿瘤侵犯纤维膜
T4:肿瘤侵犯周围结构
T4a:肿瘤侵犯胸膜、心包、奇静脉、膈肌或腹膜
T4b:肿瘤侵犯其他邻近结构,如主动脉、椎体和气管
N——区域淋巴结
Nx:区域淋巴结无法评估
N0:无区域淋巴结转移
N1:1~2枚区域淋巴结转移
N2:3~6枚区域淋巴结转移
N3:≥7枚区域淋巴结转移
M——远处转移
M0:无远处转移
M1:有远处转移

续表

TNM分期系统(2017年)
G——分化程度(腺癌)
Gx:分化程度无法评估
G1:高分化,大于95%的肿瘤细胞为分化较好的腺体组织
G2:中分化,50%~95%的肿瘤细胞为分化较好的腺体组织
G3*:低分化,肿瘤细胞呈巢状或片状,小于50%有腺体形成
*如果对未分化癌组织进一步检测为腺体组织,则归为G3腺癌
G——分化程度(鳞癌)
Gx:分化程度无法评估
G1:高分化,角质化为主,伴颗粒层形成和少量非角质化基底样细胞成分,肿瘤细胞排列呈片状,有丝分裂少
G2:中分化,组织学特征多变,从角化不全到低度角化,通常无颗粒形成
G3*:低分化,通常伴有中心坏死,形成大小不一巢样分布的基底样细胞。巢主要由片状或铺路石样排列的肿瘤细胞组成,偶可见角化不全或角质化细胞
*如果对未分化癌组织进一步检测为鳞状细胞成分,或低分化鳞癌进一步检测后为未分化癌,则归为G3鳞癌
L——分段*(鳞癌)
Lx:分段不详
上段:颈段食管下缘到奇静脉弓下缘
中段:奇静脉弓下缘至下肺静脉下缘
下段:下肺静脉下缘至胃,包括食管胃结合部
*以肿瘤中点归段

表15.6 食管腺癌病理分期(pTNM)

(引自Rice et al., 2017)

		N0	N1	N2	N3	M1
Tis		0				
T1a	G1	ⅠA	ⅠB	ⅡB	ⅢA	ⅣA	ⅣB
T1a	G2	ⅠB				
T1a	G3	ⅠC				
T1b	G1	ⅠB	ⅡB	ⅢA	ⅣA	ⅣB
T1b	G2	ⅠC				
T1b	G3					
T2	G1	ⅠC	ⅢA	ⅢB	ⅣA	ⅣB
T2	G2	ⅡA				
T2	G3					
T3		ⅡB	ⅢB	ⅢB	ⅣA	ⅣB
T4a		ⅢB	ⅢB	ⅣA	ⅣA	ⅣB
T4b		ⅣA	ⅣA	ⅣA	ⅣA	ⅣB

表 15.7　食管鳞癌病理分期（pTNM）

（引自 Rice et al., 2017）

		N0		N1	N2	N3	M1
		L	U/M				
Tis		0					
T1a	G1	ⅠA	ⅠA	ⅡB	ⅢA	ⅣA	ⅣB
	G2~3	ⅠB	ⅠB				
T1b		ⅠB		ⅡB	ⅢA	ⅣA	ⅣB
T2	G1	ⅠB	ⅠB	ⅢA	ⅢB	ⅣA	ⅣB
	G2~3	ⅡA	ⅡA				
T3	G1	ⅡA	ⅡA	ⅢB	ⅢB	ⅣA	ⅣB
	G2~3	ⅡA	ⅡB				
T4a		ⅢB	ⅢB	ⅣA	ⅣB	ⅣA	ⅣB
T4b		ⅣA	ⅣA	ⅣA	ⅣA	ⅣA	ⅣB

续表

	N0	N1	N2	N3	M1
T4a	ⅣA	ⅣA	ⅣA	ⅣA	ⅣB
T4b	ⅣA	ⅣA	ⅣA	ⅣA	ⅣB

表 15.8　食管腺癌/鳞癌新辅助治疗后病理分期（yTNM）（引自 Rice et al., 2017）

	N0	N1	N2	N3	M1
T0	Ⅰ	ⅢA	ⅢB	ⅣA	ⅣB
Tis	Ⅰ	ⅢA	ⅢB	ⅣA	ⅣB
T1	Ⅰ	ⅢA	ⅢB	ⅣA	ⅣB
T2	Ⅰ	ⅢA	ⅢB	ⅣA	ⅣB
T3	Ⅱ	ⅢB	ⅢB	ⅣA	ⅣB
T4a	ⅢB	ⅣA	ⅣA	ⅣA	ⅣB
T4b	ⅣA	ⅣA	ⅣA	ⅣA	ⅣB

表 15.9　食管腺癌临床分期（cTNM）

（引自 Rice et al., 2017）

	N0	N1	N2	N3	M1
Tis	0				
T1	Ⅰ	ⅡA	ⅣA	ⅣA	ⅣB
T2	ⅡB	Ⅲ	ⅣA	ⅣA	ⅣB
T3	Ⅲ	Ⅲ	ⅣA	ⅣA	ⅣB
T4a	Ⅲ	Ⅲ	ⅣA	ⅣA	ⅣB
T4b	ⅣA	ⅣA	ⅣA	ⅣA	ⅣB

表 15.10　食管鳞癌临床分期（cTNM）（引自 Rice et al., 2017）

	N0	N1	N2	N3	M1
Tis	0				
T1	Ⅰ	Ⅰ	Ⅲ	ⅣA	ⅣB
T2	Ⅱ	Ⅱ	Ⅲ	ⅣA	ⅣB
T3	Ⅱ	Ⅱ	Ⅲ	ⅣA	ⅣB

七、治疗

1. 外科治疗

目前，手术切除仍然是治疗食管癌的主要手段。对于0期、Ⅰ期的食管癌，手术是标准的治疗方式，可获得满意的生存率。对于大部分Ⅱ期和Ⅲ期食管癌，一旦明确诊断，如患者全身情况允许，应争取外科治疗，5年生存率能达到20%～30%。随着手术技术、麻醉和围手术期处理的发展进步，手术切除率由早年的60%左右提高到了90%以上，并发症发生率明显下降，手术死亡率从30%降至5%以下。

1）外科治疗的原则　外科手术的入路、途径、吻合部位和重建方法应取决于病变情况、患者身体条件以及医生的擅长、经验及习惯等因素。但应遵循下列原则：①在病变比较局限的情况下，应力求彻底切除肿瘤以达到根治切除。这就要求在保证患者安全的前提下，有足够的食管切除长度和充分的淋巴结及食管旁结缔组织的清扫。一般胸中、下段食管癌应行主动脉弓上、胸顶或颈部吻合，胸上段食管癌应行颈部吻合。食管上、下切缘应距离病变边缘5cm以上。②术中发现病变已有广泛转移或有明显外侵（T4）并经探查判断无法达到根治切除时，应综合考虑决定姑息切除或中止手术。姑息切除时应力求减少肿瘤残留，残留病灶周围用金属标记，以便术后放疗定位。姑息切除时应避免切开或切碎肿瘤组织，以防止医源性肿瘤扩散转移。③在肿瘤已明显侵犯周围器官，形成冻结状态确定不能切除时，应综合考虑患者吞咽困难的程度、周身和术时情况等决定进行减状手术（如食管胃分流吻合术、胃空肠造瘘、腔内置管术等）或中止手术。

2）早期食管癌的外科切除　手术切除是早期食管癌标准治疗方式。特别是对于黏膜下浸润癌，可出现淋巴结转移，应行食管癌根治术。据国内报道，手术治疗早期食管癌远期效果良好，5年、10年、15年和20年生存率分别为86%～93%、71%～75%、58%～64%和38%～56%。

3）内镜技术在早期食管癌治疗中的应用　早期食管癌的内镜下治疗技术大致可分为两大类：其一为癌组织切割技术，主要指内镜下黏膜切除术（endoscopic mucosal resection, EMR）和内镜黏膜下剥离术（endoscopic submucosal dissection, ESD），具有诊断和治疗的双重作用，能从回收的切除标本检查癌灶浸润深度和判断切除是否完全，是内镜治疗的首选方法；其二为癌组织破坏技术，包括氩离子束凝固术、光动力学治疗、内镜激光治疗、局部药物注射等，不能回收病灶，判断切除的彻底性有赖于术前准确诊断和术后的长期随访。

ESD的整块切除率高，并发症少，是早期食管癌安全有效的治疗方式。与EMR相比，ESD治疗早期食管癌复发率低。内镜下切除早期食管癌的研究越来越多。据报道，在日本，内镜下切除早期食管癌的比例已占整个早期食管癌手术的60%以上，已作为首选方法在临床上得以广泛使用，并不断为西方国家所接受。

氩离子束凝固术（argon plasma coagulation, APC），俗称氩气刀，是一种非接触性电凝固技术。APC成功应用于外科开放手术后，德国Grund等于1991年首次通过特殊设计的内镜APC探头将该技术应用于可屈式内镜。国外主要应用于Barrett食管黏膜的重度不典型增生及食管腺癌的原位癌。国内王国清等报道应用该技术治疗40例病灶直径大于2cm或病变广泛而分散的早期食管癌，效果良好，认为APC安全快捷。

光动力学疗法（photodynamic therapy, PDT）是一种光激发的化学疗法。肿瘤组织选择性摄取光敏剂，并储于其内，随后在适当波长光线局部照射后，光敏剂被激活，产生光敏效应，从而杀灭肿瘤细胞。PDT亦是目前有效而简便的消除Barrett上皮的手段，不仅能有效地消除Barrett食管重度不典型增生，对早期腺癌也有良好效果。PDT对轻度不典型增生、重度不典型增生和早期癌的治愈率分别为92.9%、77.5%和44.4%。

内镜激光治疗是指经内镜活检钳道插入激光光导纤维，利用激光的凝固、气化、烧灼、切割等作用治疗早期食管癌。主要缺点是照射深度难以准确控制，限制了其临床使用。

4）进展期食管癌的手术治疗 手术切除是治疗进展期食管癌的主要手段。自1940年吴英恺教授成功进行首例食管癌切除、食管胃胸内吻合以来，我国食管癌外科发展迅速。食管癌手术方式多样，如经右胸、上腹、颈部食管癌根治术，经右胸、上腹食管癌根治术，经左胸或胸腹联合切口食管癌根治术，经食管裂孔食管癌根治术。这些都是可以接受的术式，但有各自的适应证。近年来，经右胸入路行食管癌根治术的比例逐渐增加。文献报道食管癌的切除率达58%~92%，并发症发生率为6.3%~20.5%，30日手术死亡率为2.3%~5%。虽然手术切除率稳步提高，手术后30日内死亡率逐步下降，但是收治者大多为中晚期食管癌，术后5年生存率始终徘徊在30%~40%。

近10余年来越来越多单位开展微创食管癌根治术。回顾性研究表明，在有经验的医疗中心，微创食管癌根治术可以获得与开放手术相似的淋巴结清扫数目和远期生存，可以降低术后并发症，缩短恢复时间，具有一定的优势；但该结论尚需前瞻性临床研究进一步证实。

在淋巴结清扫范围上，日本学者推崇三野（颈野、胸野及腹野）淋巴结清扫，研究水平领先。总体而言，三野淋巴结清扫并发症发生率较高，尤其是喉返神经麻痹和呼吸道并发症，但远期生存率稍高。一般认为，发生于气管隆突以上部位的食管癌为三野淋巴结清扫的适应证，对Ⅰ期至ⅡB期的食管癌治疗效果为佳。但如果淋巴结转移数目较多，远处或血道转移机会增加，三野淋巴结清扫对预后的影响与二野淋巴结清扫无显著差别。

5）常见术后并发症诊治 食管癌、食管胃结合部癌的手术复杂，牵涉呼吸和消化系统，手术耗时长，因此术后容易发生各种并发症。常见的并发症有以下几种。①呼吸道并发症：一般发生在术后3天内，主要表现为体温升高、脉快气短、烦躁、多汗甚至可有不同程度的发绀，胸部听诊可闻及干、湿性啰音。若发生于术后1~2天，应考虑是否胸腔内病变所致，若为自发性气胸、纵隔摆动、气管受压移位等，应做X线检查，及时处理。常见的有肺部炎症，多发生于术后3~4天，体温持续上升。由于麻醉剂刺激气道黏膜，分泌物多，黏膜水肿，加上患者伤口疼痛不敢用力咳嗽，引起呼吸道感染。应给予敏感抗生素、足量液体、供氧、化痰剂和超声雾化吸入。此外，术后也可出现呼吸窘迫综合征，病变主要为肺实质性水肿，治疗比较困难。②吻合口瘘：常发生于术后近期。原因很多，如局部血运不良、吻合口张力过大、缝合技术欠佳等。若发生在术后3~4天，常有高热、急性张力性脓气胸，处理不及时可引起休克甚至死亡。若发生在术后一周以后，肺已和胸膜粘连，则多会形成较为局限的脓胸或脓气胸。X线检查见有液气胸，如未拔除引流管，口服少量龙胆紫，可见从引流管排出，得以确诊。早期发现吻合口瘘，若患者情况允许，可考虑再开胸切除原吻合部位重新吻合，瘘口小的也可做肌瓣修补术。一般来说，吻合口瘘多行保守治疗，其处理有三项措施：立即作胸腔闭式引流且应保持引流通畅；应用大量抗菌药物；补足液体及蛋白质，保证营养。必要时可做高位空肠造瘘术。③ 吻合口狭窄：早期吻合口狭窄，大多数是吻合技术不佳所致，一般经内科治疗（如扩张等）可缓解。后期的狭窄分为良性狭窄及恶性狭窄，良性狭窄主要是吻合口瘢痕增生所致，可定期做食管扩张术，必要时可行食管支架置入术。而恶性狭窄要注意是否有肿瘤复发，应做食管镜检查找出原因再做相应的治疗，如为肿瘤复发可考虑做放射治疗及激光光动力治疗。覆膜支架的植入也是晚期恶性狭窄的治疗方法之一。④ 乳糜胸：乳糜胸是术中误伤胸导管所致，一般术后 2~5 天出现，患者常有呼吸急促、脉快、胸腔引流大量增加（日引流量可达 1000mL 以上）。胸液早期微红，后呈橙红，用苏丹Ⅲ染色可见脂肪滴。如患者情况允许，一般在补足液体及纠正电解质平衡失调后，重新开胸结扎胸导管，若病情不允许，则必须十分注意保证水及电解质平衡，并加强营养。

2. 放射治疗

目前采用单一外科方法治疗食管癌和食管胃结合部癌的效果均不满意，其主要障碍是肿瘤的复发和转移。采用术前和（或）术后放射治疗与外科治疗相结合，以期减少肿瘤转移、复发，从而提高疗效是近年来临床研究的热点之一。

术前放射治疗旨在消灭或抑制活跃的肿瘤细胞，使原发肿瘤缩小，外侵减轻，淋巴结转移率降低，从而提高手术切除率。但术前放疗能否提高预后一直存在争议。近年来，国内外大宗随机对照研究显示，术前放疗+手术与单纯手术相比，其 5 年生存率仅提高 3%~4%，无统计学差异，即术前放疗仅能提高切除率，不能延长生存期。

自 1992 年 Nygaard 等首次报道食管癌术前放化疗的临床研究以来，术前放化疗联合手术的治疗模式越来越多地被采用。术前放化疗具有以下优点：① 肿瘤血运完整，有利于保持病灶局部化疗药物强度和氧浓度；② 术前患者耐受性较好；③ 可降低肿瘤分期，提高根治性切除（R0）切除率；④ 早期消灭亚临床远处转移灶；⑤ 减少术中肿瘤种植转移；⑥ 术前放化疗还具有互相增敏的协调作用；⑦ 可作为肿瘤对化疗药物体内敏感性的评价。虽然术前放化疗加重了毒性反应，但尚安全可行。CROSS 研究对比新辅助放化疗后手术和单纯手术，结果显示新辅助放化疗组在根治性切除（R0）切除率、病理完全缓解（pCR）率和中位生存时间上均有获益，并且对腺癌、鳞癌均有效。此研究证实术前同步放化疗能带来生存获益，具有里程碑式意义。近年来 Meta 分析亦显示，术前同期放化疗可提高食管癌患者的预后，尤其是 pCR 患者预后更佳。同时亦证实食管鳞癌与腺癌患者均可从术前放化疗中获益。由中山大学肿瘤防治中心牵头的局部晚期食管鳞癌新辅助放化疗后手术对比单纯手术的前瞻性多中心随机对照临床研究结果表明，新辅助放化疗组有 43.2% 的患者获得 pCR，新辅助放化疗显著延长了局部晚期食管鳞癌的无瘤生存和总生存。此研究首次证实了，新辅助放化疗可为中国食管鳞癌患者带来生存获益，具有重要意义。

术后放射治疗常应用于有肿瘤残留的患者。由于目标明确，可用较小放射野和较大剂量，因而有较肯定的效果。但 30 年来的研究并没有肯定术后预防放疗能改善长期生存。国内外多项研究显示，术后放疗对淋巴结阳性和Ⅲ期患者有益，而对淋巴结阴性或Ⅰ、Ⅱ期患者无明显生存获益。近年来出现了新的放疗技术，如三维适形放疗、IMRT、IGRT，能更准确地设置靶区，故有可能提高放疗对食管癌的局部控制率，减少正常组织的损伤，从而提高生存率。

对于不能手术的局部晚期食管癌，同期放化疗在国际上早已成为标准的治疗模式，并有充分的循证医学证据。

3. 化学治疗

新辅助化疗也是食管癌研究热点之一。特别是在日本，近年来开展了大量的相关研究。早期应用的新辅助化疗方案以铂类和氟尿嘧啶为主，有效率为 40%~58%，pCR 率为 2.5%~5%。近年来的研究则多加入了紫杉类药物，有效率和 pCR 率均有一定的提高。目前，绝大多数临床研究和 Meta 分析结论都倾向于术前化疗不增加手术并发症，可以提高生存率。但需要注意的是，绝大多数研究中腺癌占多数，且多数为食管下段或食管胃结合部腺癌。因此，目前术前化疗应用于腺癌的证据较为明确，而鳞癌方面证据并不十分确凿。

术后辅助化疗的作用，长期以来也存在争议。有研究显示，与单纯手术相比，术后化疗仅能提高无瘤生存，对总生存未达到显著差异，但不同分期的食管癌结果不同，因此是否进行术后辅助化疗，还应考虑食管癌的分期。目前认为对于局部晚期食管癌存在高危因素者，术后给予辅助化疗可能有益于生存期的提高。

晚期食管癌中位生存时间仅 6~8 个月，5 年生存率为 5%~7%，化疗是其主要治疗手段。顺铂+氟尿嘧啶（PF）是食管癌标准化疗方案，并且后续探索其他药物疗效的临床研究均是在 PF 方案的基础之上。REAL-2 研究结果显示，希罗达（xeloda）

可代替氟尿嘧啶作为晚期食管癌联合治疗的选择。顺铂+紫杉醇/多西他赛+/-氟尿嘧啶对于食管鳞癌和腺癌均显示出较好的有效率。顺铂+长春瑞滨对食管鳞癌亦具有较好的疗效。顺铂+吉西他滨对晚期食管癌的有效率在40%~45%，中位生存时间在7~11个月。

此外，一些分子靶向药，如西妥昔单抗、尼妥珠单抗、吉非替尼和贝伐单抗等，以及免疫检查点抑制剂PD-1抗体已进入临床试验中，并显示出一定的治疗前景，为食管癌的个体化治疗带来了希望。

（戎铁华　张兰军　刘乾文）

第三节　乳　腺　癌

乳腺癌（breast carcinoma）是女性最常见的恶性肿瘤之一，严重威胁着女性的健康和生命。在西欧、北美等发达国家，乳腺癌发病率居女性癌瘤的首位。我国虽属低发国家，但其发病率有明显上升趋势，其发病率也已跃居女性各种癌瘤之首。根据2017年全国肿瘤登记中心收集的2014年各肿瘤登记地区的乳腺癌数据，2014年我国女性乳腺癌新发病例约27.89万例，占女性全部恶性肿瘤发病的16.51%，位居女性恶性肿瘤发病的首位。据估计，全国女性乳腺癌的发病率为41.82/10万，其中城市地区发病率为49.94/10万（年发病18.46万例），农村地区发病率为31.72/10万（年发病9.43万例）。

一、解剖及生理

1. 应用解剖

1）外形与范围　成年未育妇女的乳腺呈圆锥形隆起，已哺乳者趋于下垂而稍平扁，年老妇女的乳腺则逐渐萎缩。两侧乳腺大小相似，但不一定完全对称。女性乳腺大部分位于胸大肌之前，其外下方小部分在前锯肌的前面。上、下界位于第2~6或3~7肋之间，内界为胸骨旁线，外界为腋前线，偶达腋中线。有些乳腺的外上极可延伸至腋窝，形成乳腺的腋尾部，又称"腋突"。

2）乳腺结构（图15.8）　乳腺的中心为乳头，其周围有环形的乳晕。乳晕有多个凸起的乳晕腺，哺乳期可分泌皮脂，润滑乳头。乳腺有15~20个乳腺小叶，每一个小叶为一个乳管系统。每个乳管系统都从乳头开始呈放射状排列。乳管系统可分为乳窦、乳管壶腹、大导管、中导管、小导管、末端导管和腺泡等部分。有些大导管在到达乳头之前相互汇合。因此，乳管开口的数目比乳腺小叶的数目要少。自乳管开口至乳窦覆盖复层鳞状上皮细胞，自乳窦以下至大导管则为双层柱状细胞覆盖，再往下的各级导管皆为单层柱状上皮细胞，腺泡则衬以单层柱状或立方上皮细胞。

3）与乳腺有关的筋膜　乳腺位于皮下浅筋膜的浅层与深层之间。浅筋膜的浅层纤维与乳腺腺体之间有网状的纤维束带相连，称为乳腺悬韧带。如果此韧带受肿瘤浸润则收缩，相应皮肤则出现凹陷，临床称其为"酒窝征"。乳腺的后方为皮下浅筋膜的深层，在胸大肌筋膜前方呈疏松结构，称为乳腺后间隙，故乳腺可在胸大肌表面自由推动。如果肿瘤侵犯了胸大肌筋膜或胸大肌，其活动就会减弱或与之固定。

4）血液供应（图15.9）　乳腺的血液供应主要来自腋动脉的分支、内乳动脉的第1~4肋间穿支和第3~7肋间动脉穿支。腋动脉分支中从内到外有胸最上动脉、胸肩峰动脉和胸外侧动脉。在胸外侧动脉稍外有一稍大的肩胛下动脉。此血管虽然不供血于乳腺，但做乳癌根治术时需清除其周围的淋巴结，术中易损伤，需小心操作，必要时可结扎、切断。

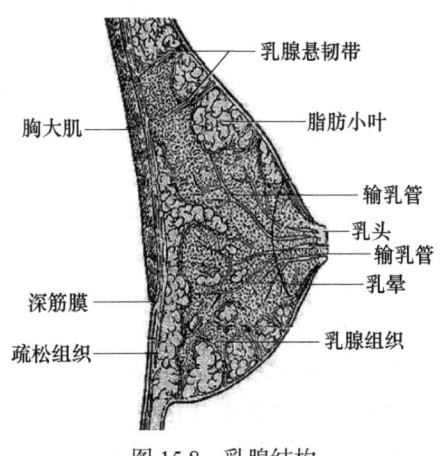

图15.8　乳腺结构

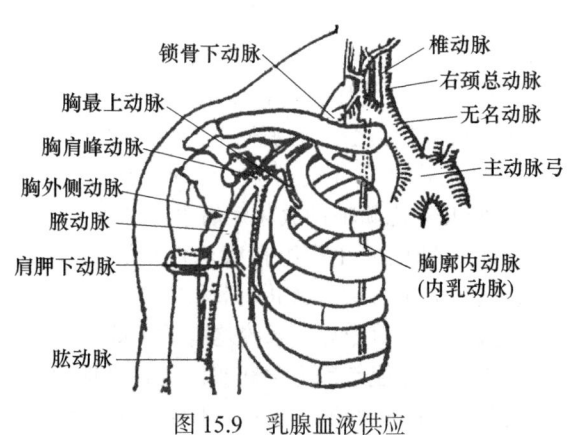

图15.9　乳腺血液供应

静脉回流可分为浅、深两组。浅静脉位于皮下，显而易见，其血液注入内乳静脉或颈浅静脉。深静脉与上述同名动脉伴行，分别注入腋静脉、内乳静脉和奇静脉或半奇静脉。值得注意的是，肋间静脉与椎静脉丛相交通（图15.10）。椎静脉丛无静脉瓣且压力低，是沟通上下腔静脉的重要途径。随着椎静脉压的变化，椎静脉内的血液可在未进入腔静脉前来回流动。因此，乳腺癌细胞可经肋间静脉注入椎静脉系，并可在注入腔静脉前流入股骨上段、盆骨、椎骨、肩胛骨、颅骨等处且可能形成转移灶。临床称其肋间-椎静脉系转移。

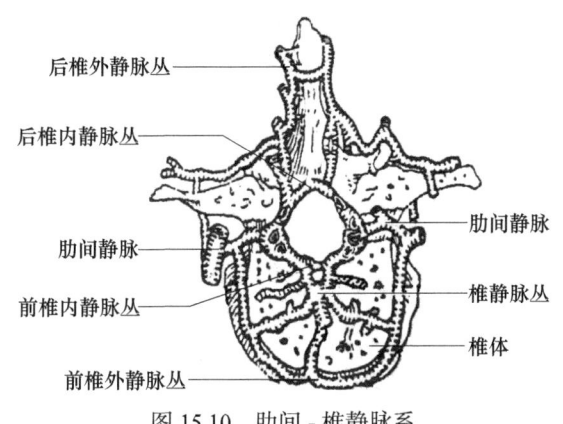

图 15.10　肋间 - 椎静脉系

5）淋巴回流与淋巴结　乳腺实质的淋巴管起自乳腺小叶周围结缔组织内的毛细淋巴管网，沿输乳管向乳头聚集，汇入乳晕下淋巴管丛，并在此与乳腺皮肤及乳头、乳晕下的淋巴管相交通。当癌肿浸润乳腺实质并阻塞其淋巴回流时，产生淋巴逆流，经皮肤毛细淋巴管网而转移到对侧乳腺，以及对侧腋窝淋巴结和胸、腹部皮肤及皮下。汇入了乳腺腺体、皮肤等淋巴管的乳晕下淋巴管丛，进一步形成集合淋巴管，汇合为较粗的输入淋巴管，进入区域淋巴结。乳腺深部的淋巴管尚可与胸大肌筋膜的淋巴管相交通，穿胸肌和肋间引流到胸骨旁淋巴结。与乳腺相关的淋巴结主要包括腋窝淋巴结、胸肌间淋巴结、胸骨旁淋巴结和锁骨上淋巴结。1955年，Berg按照淋巴结与胸小肌的关系将腋窝淋巴结分成不同的水平：第Ⅰ水平（腋下组）位于乳腺外侧到胸小肌外侧缘之间；第Ⅱ水平（腋中组）位于胸小肌后方和胸大肌与胸小肌之间的Rotter淋巴结；第Ⅲ水平（腋上组）位于胸小肌内侧端以内。乳腺癌患者发生不同水平的淋巴结转移其预后也不一样。Berg的淋巴结分组在临床上很简单、实用，因而在国际上均采用这一同样分类法。此外，与乳腺癌相关的淋巴结还包括胸骨旁淋巴结和锁骨上淋巴结。胸骨旁淋巴结又称内乳淋巴结，位于胸骨两旁，沿胸廓内动、静脉排列，主要位于上三个肋间。锁骨上淋巴结属颈深下淋巴结的最下群，位于锁骨内1/3的后方，沿锁骨下动脉和臂丛神经排列。

6）有关神经　乳腺由第2～6肋间神经及颈丛第3～4支支配。与手术关系密切的神经有以下几种：①胸外侧神经。约在胸小肌内侧缘处跨腋静脉前方下行进入胸大肌深面。②胸内侧神经。约在胸外侧神经外1cm处，不跨腋静脉进入胸小肌和胸大肌。在做改良根治术时勿损伤此二神经，否则术后胸肌萎缩。③来自颈丛的胸长神经。紧贴胸壁下行，支配前锯肌。根治术时应避免损伤。④来自臂丛的胸背神经。伴胸背动脉沿肩胛骨外侧缘下行，支配背阔肌。根治术时一般不必切除；但如果其周围有淋巴结难以清除干净时，则可将其切断。

2. 生理功能

乳腺的基本生理功能是分泌乳汁，哺乳婴儿。另一重要功能为女性重要的第二性征之一，属重要的性征器官。乳腺为多激素的靶器官，其发育、泌乳等功能只接受内分泌系统和大脑皮质的间接控制。乳腺小管的发育和增生主要依赖促性腺激素和雌激素，而腺小叶则赖于适当比例的孕激素和雌激素的共同作用下才能充分发育。

二、流行病学

1. 地区差异

北欧、北美洲为乳腺癌高发区，南欧、南美洲为中发区，亚洲、非洲为低发区。我国虽属低发区，但大、中城市（特别是沿海城市）的发病率比农村及内陆地区高且逐年递升。我国肿瘤登记地区乳腺癌发病率2001年为33.52例/10万，2008年上升至47.64例/10万。这可能与地区经济和生殖行为向西方方式转变有关。移民流行病学研究认为，乳腺癌发病的地区差异并不完全与遗传易感性有关，同时还受环境因素的影响，尤其与早期的生活环境有关。

2. 发病年龄

乳腺癌在小于20岁的女性中罕见，30岁以前的也较少；随着年龄的增长，发病率明显上升。2005～2009年，美国乳腺癌发病率在30～34岁女性中为26.5/10万，而在45～49岁上升到188.4/10万，而在70～74岁女性中为419.7/10万。患者的中位发病年龄为61岁。在我国，据中山大学附属肿瘤医院6263例资料分析，乳腺癌患者年龄为17～90岁，按5岁年龄段计算，45～49岁的患者最多（25.2%），其次为40～44岁者（15.8%）和55～59岁者（15.6%）。患者中位年龄47岁。

3. 性别差异

本病患者主要为女性，女性发病率较男性发病率高 100 倍左右，男性乳腺癌占所有乳腺癌的 0.6%~1%。

4. 近年来发病率和死亡率的趋势

我国乳腺癌的发病率近年来一直呈上升趋势。而发达国家早期乳腺癌发病率自 20 世纪 80 年代起明显上升，近年来趋于稳定。早期乳腺癌发病率的上升与钼靶筛查的普及有关。乳腺癌死亡率自 20 世纪 90 年代起呈下降趋势，年轻乳腺癌患者死亡率下降较老年者明显。乳腺癌死亡率下降的主要原因是包括多药联合化疗、内分泌治疗、靶向治疗等综合治疗的进步，也可能与乳腺癌知识的普及、危险因素的干预、乳腺癌普查等因素有关。

三、病因

大多数乳腺癌的病因尚不明确，但资料表明与以下因素较为密切。

1. 家族史与乳腺癌相关基因

研究认为，有一级亲属患乳腺癌的妇女，其发生乳腺癌的概率较无家族史的高 2~3 倍。有乳腺癌易感基因 *BRCA-1* 和 *BRCA-2* 突变者，发生乳腺癌的概率可超过 80%。

2. 月经、婚育因素

月经初潮年龄小、绝经晚和月经周期短是患乳腺癌的高危因素。终生不育者、首次生育年龄大于 30 岁和生育后未行哺乳者的发病率较高。

3. 乳腺本身疾患

乳腺重度不典型增生和乳头状瘤病发生乳腺癌的风险较大，被视为癌前病变。大导管内乳头状瘤有可能发展为大导管内乳头状癌。一侧患乳腺癌者，对侧发生乳腺癌的危险性增加 3~4 倍。

4. 既往用药

绝经后联合用雌激素及孕激素的激素替代治疗，会小幅增加浸润性乳腺癌发病风险及死亡风险，而单用雌激素则小幅降低此类风险。另有报道，长期服用利血平、甲基多巴、三环类止疼药等会导致催乳素水平升高，对乳腺有致癌的危险。

5. 电离辐射

乳腺为对电离辐射较敏感的组织，过多地暴露于射线者患癌风险较大。

6. 营养饮食

许多病例对照研究认为，脂肪和高能量饮食与乳腺癌的发生呈正相关，且有资料表明，50 岁以后肥胖者发生乳腺癌的机会增大。饮酒可增加体内雌激素水平和生物利用度，每日饮酒 3 次以上的女性患乳腺癌的危险性增加 50%~70%。另有研究显示血液中类胡萝卜素（carotenoid）水平较高者，乳腺癌，尤其是 ER 阴性的乳腺癌发病风险较低；此外，高纤维素、鱼类蛋白、维生素 D、维生素 A 和高黄豆蛋白饮食也可能降低乳腺癌的发生风险。

四、病理

1. 病理类型

乳腺癌多为混合型癌，往往几种形态同时存在。目前国内外多使用 2003 年世界卫生组织（WHO）颁布的乳腺癌分类标准（表 15.11）。

表 15.11　2003 年 WHO 乳腺癌病理学分类

1. 非浸润性癌	（8）浸润性乳头状癌
（1）导管内癌	（9）浸润性微乳头状癌
（2）导管内乳头状癌	（10）大汗腺癌
（3）囊内乳头状癌	（11）伴化生的癌
2. 微小浸润癌	①纯上皮化生癌
3. 浸润性癌	②鳞状细胞化生癌
（1）浸润性小叶癌	③腺癌伴梭形细胞化生
（2）浸润性导管癌	④腺鳞癌
（3）小管癌	⑤黏液表皮样癌
（4）浸润性筛状癌	⑥上皮/间叶混合性化生性癌
（5）髓样癌	
（6）黏液癌和其他富含黏液的癌	（12）富脂质癌
	（13）分泌性癌
①黏液癌	（14）嗜酸细胞癌
②囊腺癌和柱细胞黏液癌	（15）腺样囊性癌
③印戒细胞癌	（16）腺泡细胞癌
（7）神经内分泌癌	（17）富糖原透明细胞癌
①实体神经内分泌癌	（18）皮脂癌
②非典型类癌	（19）炎性乳癌
③小细胞癌	4. 乳头 Paget's 病
④大细胞神经内分泌癌	

2. 转移途径

1）**局部浸润**　乳腺癌大部分起源于腺管上皮细胞。肿瘤首先在管内蔓延，其后浸润管壁并向四周浸润生长，前方可侵犯皮肤，后方可侵及胸肌乃至胸壁。

2）**区域淋巴结转移**　腋窝淋巴结是乳腺癌最常转移的部位。我国资料显示，近 60% 的乳腺癌患者在初诊时有腋窝淋巴结转移。病期越晚，癌细胞分化越差，转移率越高。内乳区淋巴结也是癌转移的重要途径。据临床病例观察，肿瘤位于内侧且腋窝淋巴结阳性时，内乳区转移率为50%；若腋窝淋巴结阴性，其转移率为15%。腋窝淋巴结与内乳区淋巴结转移癌均可进一步转移至锁骨上淋巴结。

3）血道转移 癌细胞可经淋巴道最后进入血道，也可直接侵入血管（经腔静脉或肋间-椎静脉系）而出现血液播散。尸检资料表明，最常转移的部位为骨、肺、胸膜、肝、脑和肾上腺等器官。

五、临床表现

1. 肿块

乳腺无痛性肿块是乳腺癌最常见的首发症状。肿块位于外上象限者居多，一般为单个病灶，质较硬，边界不清，表面不光滑，无压痛，活动度差（晚期尚可完全固定在胸壁上）。肿块有逐渐增大倾向。

2. 皮肤改变

1）酒窝征 当肿瘤侵及乳腺悬韧带时，该韧带缩短导致皮肤内陷而呈"酒窝征"。

2）橘皮样改变 当皮下淋巴管被癌细胞阻塞时，因淋巴回流障碍导致皮肤水肿、毛囊内陷而呈"橘皮症"。

3）皮肤卫星结节 当进入皮下淋巴管内的癌细胞独自形成转移结节时，在原发灶周围可见分散的多个结节，临床称其为"卫星征"。

4）皮肤受侵、溃烂 肿瘤侵犯皮肤时，可呈红色或暗红色样变。当肿瘤继续增大时，局部可缺血、溃烂呈菜花样改变，这时被称为"菜花征"。

5）炎症样改变 当癌细胞播散到皮下淋巴管网，导致癌性淋巴管炎，表现为整个乳腺皮肤充血、红肿、局部皮温增高，酷似炎症，但疼痛、发热的全身症状不明显，临床称为"炎性乳腺癌"，我们可称其为"炎症征"。此类型乳腺癌常见于妊娠、哺乳期的妇女。

3. 乳头改变

1）乳头回缩、偏歪 多为肿瘤侵犯乳头下方组织所致。

2）乳头溢液（多为溢血） 常为大导管内乳头状癌或肿瘤侵及大导管所致。

3）湿疹样变 为表现特殊的湿疹样癌（Paget's病）的特有表现。临床可见乳晕或乳头糜烂、结痂、渗液、脱屑，酷似湿疹。

4. 区域淋巴结肿大

同侧腋窝淋巴结肿大可为单个或多个，初期活动，其后可相互融合或与周围组织粘连。随着病情发展，同侧锁骨上淋巴结也会相继肿大。值得注意的是，有极少数乳腺癌患者仅表现为腋窝淋巴结肿大而临床检测不到乳腺病灶，我们称之为隐匿性乳腺癌。

5. 远处转移

晚期乳腺癌可扩散至全身组织或器官。常见转移的部位为骨、肺、胸膜、肝、脑等器官。

六、诊断与鉴别诊断

1. 诊断

1）询问病史 应包括月经情况、婚育和哺乳情况、既往乳腺疾患、癌瘤家族史、甲状腺功能情况及妇科疾病等。现病史中尤其要注意肿块发生时间、生长速度、与月经的关系等。

2）体格检查 包括全身体格检查（按常规进行检查）和乳腺检查。①视诊：观察双侧乳腺大小、对称性，注意是否有肿物隆起或皮肤的病理征改变（如皮肤凹陷、潮红、水肿、溃烂、卫星结节等）。注意双侧乳头是否对称，是否有回缩、偏歪、糜烂等病理变化。②触诊：一般采用卧位，也可坐卧相结合。检查时将四指并拢，用指尖和指腹按逆时针或顺时针方向轻柔触诊，禁忌抓捏乳腺。然后轻轻挤压乳晕、乳头处，看是否有乳头溢液。如果发现有肿块，必须详细检查并记录其具体位置、肿块大小、硬度、边界情况、表面情况、活动度、压痛等。检查肿块与胸壁是否有粘连时，应令患者患侧上肢叉腰，使胸大肌收缩。如果肿块与皮肤或胸壁有粘连、活动受限制，癌的可能性甚大。如果有乳头溢液，则需涂片做细胞学检查。区域淋巴结检查最好取坐位。检查右腋窝时，用左手托起患者的右肘部，而用左指尖对腋窝循序全面触诊。检查左腋窝时则反之。最后检查锁骨上淋巴结。

3）辅助检查 ①乳腺照片检查。乳腺照片的优点是能将临床上难以摸及或虽能摸及但不甚典型的肿物成像，又能发现无肿块而仅有钙化灶的乳腺病变，既可供诊断分析又可作为随诊依据。诊断符合率约80%。②超声检查。高频实时换能器的应用使图像质量大大改善，超声不仅能很好地判断肿块为囊性或实性，同时又能了解其血液供应和周围组织的情况，为诊断提供很好的依据。目前临床工作中，乳腺X照片和超声扫描是乳腺影像检查的"黄金组合"。③乳腺MRI检查。由于乳腺肿瘤存在异常的微血管密度（micro vascular density，MVD），应用造影剂的乳腺MRI在早期乳腺癌的诊断方面具更高的敏感性和特异性。但该项检查价格昂贵，难以普及。但在诊断困难（如隐匿性乳腺癌）或欲行保乳治疗又须排除多中心乳腺癌者，很有临床应用价值。此外，CT、ECT及PET等检查有助于肿瘤的全身评价和分期，常依病情需要决定相应的检查。④乳管内视镜检查。乳头溢液是乳腺疾病常见临床症状之一。应用乳管镜检查有助于诊断乳管内微小病变和乳管内病变的定位。⑤细针抽吸细胞学检查。此法简便、安全，准确率达90%以上。大宗资料表明，针吸穿刺不影响其治疗效果。⑥空芯针穿刺组织学检查。本项检查既有细针抽吸细胞学诊断法的简便和安全的优点，又可做组织学诊断及相关免疫组化检查。本项检查在临床广泛应用。近年来开展真空辅助穿刺旋切活检可增加活检组织量，对做新辅助化疗者，能进一步满足组织学诊断及免疫组化检测的标本量需求。⑦活体组织检查。活检方式可为切除活检或切取活检，但一般都做切除活检。有条件的医院可做术中快速冰冻切片检查。无此条件者对可手术乳腺癌不宜做肿物切取活检术，以免肿瘤医源性扩散。对晚期有溃破的病例做钳取活检即可。⑧实验室检查。目前尚无乳腺癌特异性标志物。癌胚抗原（CEA）的阳性率为20%～70%，单克隆抗体CA15-3的阳性率为33%～60%，可供临床诊断和随诊参考。

2. 鉴别诊断

1）乳腺纤维腺瘤　好发于青年妇女，18～25岁最为常见。本病病史长，发展慢。肿块为圆形、椭圆形，质中，表面光滑，活动良好。

2）乳腺囊性增生病　多见于中年妇女，且常与月经有关。月经前数天开始有肿痛感，月经来潮后胀痛消失且"肿物"缩小。临床检查见腺体粗厚或呈条索状或砂粒状，有些可摸及有囊性感的肿块（腺管内分泌物致腺管扩张所致）。

3）大导管内乳头状肿瘤　中年妇女多见。主要表现为乳头溢液（以暗红色最常见），此乃为肿瘤合并炎性感染渗血所致。细心轻按乳晕区或稍为外围，有时可摸及肿物，但大多数肿物并不具体。按压病变时可见相应的乳管开口溢液。

4）积乳囊肿　常见哺乳后期或断奶后多年的妇女。目前认为乳管梗塞为起病的基础。梗塞原因可为炎症，也可为先天性乳腺结构不良。临床表现为乳腺圆形肿块，质中。针吸可见乳汁样液。

5）乳腺结核病　中年妇女多见。肿块增大缓慢，似慢性炎症表现。部分患者可同时有腋窝淋巴结和肺部结核。确诊有赖于病理检查。

七、分期

目前临床上普遍应用AJCC的TNM分期法（2017年第8版）。

1. 临床cTNM分类

1）原发肿瘤（T）

Tx　原发肿瘤无法评估（如已切除）。

T0　无原发肿瘤的证据。

Tis　原位癌。

Tis　乳头Paget's病与浸润性癌或乳腺实质的原位癌（DCIS）不同，与Paget's病有关的乳腺实质肿瘤应根据实质病变的大小和特征进行分类，此时应对Paget's病加以注明。

T1　肿瘤最大径≤2cm。

T1mic　微小浸润≤0.1cm。

T1a　最大径>0.1cm，但≤0.5cm（所有1.0～1.9mm大小的肿瘤均应归类为2.0mm）。

T1b　最大径>0.5cm，但≤1cm。

T1c　最大径>1cm，但≤2cm。

T2　肿瘤最大径>2cm，但≤5cm。

T3　肿瘤最大径>5cm。

T4　任何大小的肿瘤，直接扩散至胸壁和皮肤（胸壁包括肋骨、肋间肌、前锯肌，不包括胸肌）。

T4a　侵犯胸壁，单纯的胸肌浸润不在此列。

T4b　没有达到炎性乳腺癌诊断标准的皮肤溃疡和（或）卫星结节和（或）水肿（包括橘皮样变）。

T4c　T4a和T4b并存。

T4d　炎性乳腺癌。

注：（1）多个微小浸润癌灶，根据体积最大者分类，不应以多个病灶体积的总和计算。

（2）对于炎性乳腺癌（T4d），若皮肤活检阴性而且没有可测量的原发肿瘤，病理分类为pTx。

（3）小叶原位癌（LCIS）被视为良性病变从TNM分期系统中移除。

2）区域淋巴结（N）

（1）临床N（cN）。

Nx　区域淋巴结不能评估（如先前已切除）。

N0　无区域淋巴结转移。

N1　同侧腋窝可活动的第Ⅰ/Ⅱ水平淋巴结转移。

N2　同侧腋窝第Ⅰ/Ⅱ水平转移淋巴结相互融合与其他组织固定，或临床证据显示有内乳淋巴结转移但无腋窝淋巴结转移。

N2a　同侧腋窝第Ⅰ/Ⅱ水平转移淋巴结相互融合或与其他组织固定。

N2b　临床证据显示有内乳淋巴结转移，但无腋窝淋巴结转移。

N3　同侧锁骨下（第Ⅲ水平）淋巴结转移，或临床证据显示内乳淋巴结转移合并腋窝淋巴结转

移，或同侧锁骨上淋巴结转移

N3a 同侧锁骨下淋巴结转移。

N3b 临床证据显示同侧内乳淋巴结转移合并腋窝淋巴结转移。

N3c 同侧锁骨上淋巴结转移。

注：临床证据指由临床检查、影像学检查（不包括淋巴结闪烁成像）发现的证据或细针穿刺推测有宏转移的证据。

（2）病理N（pN）。

只做前哨淋巴结活检、未做腋清扫的淋巴结分期应注明（sn），如pN0（sn）。

pNx 区域淋巴结无法评价。

pN0 组织学检查区域淋巴结没有转移。

注：孤立肿瘤细胞（isolated tumor cell, ITC）指直径≤0.2mm的散在的肿瘤细胞簇或孤立的肿瘤细胞，或单张切片少于200个细胞的细胞簇，通常免疫组化检测发现，也可以被H-E染色发现。有ITC的淋巴结计数时不计入阳性淋巴结，但应计入可评价淋巴结数量。

pN（i+） 组织学无区域淋巴结转移，H-E染色或IHC阳性，肿瘤灶≤0.2mm。

pN（mol+） 组织学无区域淋巴结转移，IHC阴性，RT-PCR阳性。

pN1 微转移；同侧腋窝1~3个淋巴结转移，或临床未发现但前哨淋巴结活检镜下发现内乳淋巴结转移。

pN1mi 微小转移灶（均>0.2mm，且≤2.0mm）。

pN1a 同侧腋窝1~3个淋巴结转移。

pN1b 临床未发现但前哨淋巴结活检镜下发现内乳淋巴结微转移或宏转移。

pN1c pN1a合并pN1b。

pN2 同侧腋窝4~9个淋巴结转移，或临床发现内乳淋巴结转移但无腋窝淋巴结转移。

pN2a 同侧腋窝4~9个淋巴结转移，且至少一个转移淋巴结最大径>2mm。

pN2b 临床发现内乳淋巴结转移但无腋窝淋巴结转移。

pN3 同侧腋窝10个或10个以上的淋巴结转移；或同侧锁骨下淋巴结转移；或临床发现内乳淋巴结转移且有1个以上腋窝淋巴结转移；或有3个以上腋窝淋巴结转移，伴临床阴性但前哨淋巴结活检镜下发现内乳淋巴结微转移或宏转移；或同侧锁骨上淋巴结转移。

pN3a 腋窝10个或10个以上淋巴结转移，且至少一个转移淋巴结最大径>2mm；或锁骨下淋巴结转移。

pN3b 临床发现内乳淋巴结转移且有1个以上腋窝淋巴结转移；或有3个以上腋窝淋巴结转移，伴临床阴性但前哨淋巴结活检镜下发现内乳淋巴结微转移或宏转移。

pN3c 锁骨上淋巴结转移。

3）远处转移（M）

M0 无临床或影像学远转移证据。

cM0（i+） 无临床或影像学远转移证据，但在无转移症状或体征患者中，由血液循环、骨髓或其他非区域淋巴结组织经分子或显微镜检测出≤0.2mm的肿瘤细胞沉积物。

M1 由传统临床或影像学方法检查出，或组织学证实≥0.2mm的远转移病灶

2. 临床分期

分期	T分期	N分期	M分期
0期	Tis	N0	M0
ⅠA期	T1	N0	M0
ⅠB期	T0~1	N1mic	M0
ⅡA期	T0	N1	M0
	T1	N1	M0
	T2	N0	M0
ⅡB期	T2	N1	M0
	T3	N0	M0
ⅢA期	T0	N2	M0
	T1	N2	M0
	T2	N2	M0
	T3	N1, N2	M0
ⅢB期	T4	任何N	M0
ⅢC期	任何T	N3	M0
Ⅳ期	任何T	任何N	M1

注：①T1包括T1mic；②M0包括M0（i+）；③pM0的命名是不可靠的，任何M0都应是临床M0；④如果新辅助化疗前为M1的Ⅳ期患者，新辅助治疗后不管疗效如何均为Ⅳ期；⑤未经新辅助治疗的患者，在术后4个月内无其他疾病进展情况下，影像学检查发现远转移，原分期可做改动；⑥新辅助治疗后分期需加前缀yp或yc。但对于新辅助化疗后完全缓解者，不给予如ypT0ypN0cM0之类的分期

八、治疗

手术是治疗乳腺癌的最主要手段，但放疗、化疗、内分泌治疗及靶向治疗等在乳腺癌的综合治疗中均有相当重要的地位。乳腺癌的基础和临床研究显示，肿瘤的分期及其生物学特征对治疗决策有很大帮助。对乳腺癌患者进行治疗时，应综合多方面的因素，在个体化的基础上制订合理的综合治疗

方案。

1. 手术治疗

首次治疗时属0期、Ⅰ期、Ⅱ期和部分Ⅲ期（一般为ⅢA期）患者称可手术乳腺癌。常用的手术术式有以下几种。

1）乳腺癌根治术　1890年，Halsted首次设计和提倡乳腺癌根治术，其术式为包括离肿瘤至少3cm的皮肤、全乳腺、胸大肌、胸小肌及锁骨下全腋窝淋巴脂肪组织在内的连续整块切除。此根治术的观念为肿瘤外科的里程碑，为其他实体瘤根治术观念的产生与发展奠定了基础。不过，近20多年来，随着对乳腺癌生物学特性不断地深入了解，加上中、早期病例不断增多及综合治疗的进步，传统的乳腺癌根治术在临床上已很少应用。

2）改良根治术　手术切除范围与根治术相似，但保留胸大肌和胸小肌（Auchincloss术式）或保留胸大肌、切除胸小肌（Patey术式）。本术式有增进术后功能恢复等优点，但难以清扫腋上组的淋巴结。目前，改良根治术被称为标准根治术，在临床上应用最为广泛。改良根治术是沿用名称，实际上称全乳腺切除伴腋窝淋巴结清扫更为确切。

3）全乳腺切除术　仅作全乳腺切除而不清扫淋巴结。本术式主要用于导管内原位癌及部分老年患者。

4）乳腺区段切除术加腋窝淋巴结清扫术　乳腺区段切除加腋窝淋巴结清扫被称为保留乳房手术。区段切除意指切除肿瘤的边缘带有部分正常的乳腺组织，在显微镜下的切缘没有肿瘤浸润。腋窝淋巴结清扫的范围通常也包括腋下组和腋中组淋巴结。随着乳腺癌早期诊断的进展，检出符合保乳标准的早期患者越来越多。另外，随着乳腺癌综合治疗效果的提高及患者对美和生活质量的追求，近年来做保乳手术的病例越来越多。

5）前哨淋巴结活检术　前哨淋巴结活检是近年来乳腺癌手术的重要进展之一。前哨淋巴结是乳腺癌淋巴结转移的第一站。对临床评估腋窝淋巴结阴性者，可做前哨淋巴结活检。如果病理阴性可考虑免做传统的腋窝淋巴结清扫，从而可避免腋窝淋巴结清扫的并发症。若病理阳性，则行常规腋窝淋巴结清扫。美国外科医师协会肿瘤学组（ACOSOG）Z0011研究结果表明，如果满足以下五个条件的患者，可以免除腋窝淋巴结清扫：① 接受保乳手术；② 乳腺原发肿瘤T1或T2期；③ 1～2枚前哨淋巴结阳性；④ 接受术后放疗；⑤ 未接受新辅助化疗。

6）乳房切除后的重建　乳房重建的时机分为即时重建和后期重建。传统上认为应在乳腺癌手术切除1～2年后，对无复发者进行乳房重建。但随着研究的深入，证明乳腺癌根治术后的即时重建安全可行，在并发症、复发率和死亡率等方面与单纯乳腺癌根治术相比并无差异，故目前在欧美国家越来越倾向于即时重建。当然，乳房重建应根据患者的意愿、病情、年龄和个体差异来选择，特别强调的是重建的术区无肿瘤残留。乳房重建的方法很多，如假体填充乳房重建；胸腹部皮管乳房重建；背阔肌肌皮瓣转移乳房重建；腹直肌肌蒂皮瓣转移乳房重建和游离的皮瓣或肌皮瓣乳房重建等。

视频5：肿瘤整形保乳手术。

（视频5）

2. 放射治疗

放射治疗是乳腺癌综合治疗的重要组成部分，主要包括三个方面。

1）辅助性放疗　依放疗时间的安排可分为术前放疗和术后放疗。术前放疗主要用于局部晚期患者，可使部分不能手术的转变为"可手术的乳腺癌"。术后放疗指乳房切除术后的辅助放疗，其目的是根除局部或区域可能存在的病变，预防和降低复发。乳房切除术后放疗的指征是：原发肿瘤直径≥5cm或侵犯皮肤；胸肌筋膜受侵；腋窝淋巴结转移数≥4个（根据最新的NCCN指南，腋窝淋巴结1～3枚转移也强烈推荐放疗）。照射靶区应包括胸壁和锁骨上、下区以及内乳区。

2）保留乳房术后的放疗　它是保留乳房治疗的重要组成部分，其目的是降低保乳术后的局部复发。文献报道保乳术后放疗可使患者5年局部复发率自26%下降到7%。其放疗范围是全乳放疗并瘤床追加放疗，对区域淋巴结的放疗视腋窝淋巴结的状况而定，与全乳切除术后的辅助放疗相同。近年来，随着对保乳术后复发模式认识的深入及放疗技术的提高，放疗专家还正进行部分乳腺放疗的研究，其远期效果有待进一步观察。

3）姑息性放疗　主要用于晚期复发、转移灶的姑息治疗，对缓解疼痛（尤其骨转移者）有很好的效果。另外，以往用放射线照射双侧卵巢，以抑制卵巢功能而达到去势的效果，由于定位、剂量控制和副作用等问题，近年来已很少采用。

3. 化学治疗

1）术前化疗　术前化疗又称新辅助化疗（neoadjuvant chemotherapy），目前在临床应用广泛，可以缩小原发肿瘤的体积、降低原发肿瘤的分期，使部分不可切除的肿瘤转化为可切除，使更多乳腺癌患者可进行保留乳房的手术。新辅助化疗的适应证包括以下这些（满足以下之一）：① 肿块较大

（＞5cm）；② 腋窝淋巴结转移；③ HER2 阳性乳腺癌；④ "三阴"乳腺癌；⑤ 有保乳意愿，但肿瘤大小与乳房体积比例大、难以保乳者。对于 HER2 阳性的患者推荐使用含曲妥珠单抗的方案，包括 AC-TH、TCbH，针对部分具有高危因素的患者可考虑双靶向药物的新辅助化疗，如 THP（帕妥珠单抗）方案。对于 HER2 阴性的患者，术前化疗可选择同时包含紫杉类和蒽环类的方案，如 AC-T 方案等。

2）术后辅助化疗　大量的临床研究表明，术后辅助化疗可降低复发率和死亡率，从而提高总生存率。化疗方案的选择主要依据患者年龄、腋窝淋巴结状况、肿瘤大小、组织学分级、脉管受侵状况和激素受体及 HER2 等肿瘤生物学指标来制订；有条件的单位还会做多基因检测，为治疗方案提供依据。可供选择的化疗方案很多，美国 NCCN 乳腺癌治疗指南将治疗方案分为包括或不包括曲妥珠单抗（trastuzumb）的两大类。推荐不含曲妥珠单抗的方案有 AC-T 方案和 TC 方案，其他还有 AC 方案、FAC/CAF 方案、CMF 方案、FEC-T 方案和 TAC 方案等。含曲妥珠单抗的方案有：AC-TH 方案、TCbH 方案、wPH 方案等［注：A 代表柔比星；C 代表环磷酰胺（有旁注者例外）；E 代表表柔比星；F 代表氟尿嘧啶；H 代表曲妥珠单抗；M 代表氨甲蝶呤；P 代表紫杉醇（有旁注者例外）；T 代表多西紫杉醇；Cb 代表卡铂］。

近年来，随着临床和基础研究的不断深入，乳腺癌术后辅助化疗在规范化治疗的基础上，逐渐在分子水平上研究个体化治疗并取得进展。基因芯片技术、测序技术的发展，使得肿瘤学家能对肿瘤相关基因进行高通量检测，获得肿瘤细胞基因表达情况，将有助于化疗方案的选择和药物敏感性的判断，为乳腺癌患者实现个体化治疗提供了广阔的前景。例如，通过 21-基因检测、70-基因检测等预后评分工具，预测患者的复发风险，从而制订某些低危患者免予化疗的相关方案。

3）晚期或复发转移性乳腺癌的化疗　晚期、复发转移性乳腺癌的化疗是一种姑息性治疗手段，其主要目的是缓解症状、延长寿命。实施前应先了解患者的先前用药情况，再做个体化处理。凡未用过蒽环类和紫杉类者，首先要考虑蒽环类和紫杉类药。辅助化疗若已使用过蒽环类和紫杉类药物时，姑息化疗常用的药物包括吉西他滨、长春瑞滨、卡培他滨、铂类等。HER2 过表达者首选抗 HER2 的靶向治疗与化疗联合使用。

4. 内分泌治疗

激素依赖型乳腺癌的发生、发展与雌激素密切相关，乳腺癌的内分泌治疗主要是通过降低体内雌激素水平或抑制雌激素的作用而达到抑制肿瘤细胞生长的目的。目前内分泌治疗主要指药物治疗，在临床使用的主要有以下几种：① 抗雌激素类药物。三苯氧胺（tamoxifen）为选择性雌激素受体调节剂（selective estrogen receptor modulator, SERM），其主要的作用机制为竞争性地与 ER 结合，阻断信号向肿瘤细胞内转导而达到治疗目的，可应用于绝经前、绝经后女性乳腺癌，是应用最为广泛的内分泌治疗药物。三苯氧胺的不良反应包括深静脉血栓和子宫内膜癌等，须定期随诊。② 促黄体激素释放激素类似物。该类药目前主要为戈舍瑞林、亮丙瑞林与曲普瑞林，其作用是抑制促性腺激素分泌，从而全面抑制卵巢功能，使血清雌二醇水平下降。该药物适用于绝经前女性，且停药后卵巢功能得以恢复，可用于希望保留生育功能的年轻患者。③ 芳香化酶抑制剂（aromatase inhibitor, AI）。绝经后妇女的雌激素主要来自肾上腺网状层分泌的胆固醇和脂肪，以及肝脏、肌肉等组织所含的雄烯二酮，以上物质经芳香化酶作用而转化为雌二醇和雌激素。芳香化酶抑制剂的作用就是抑制芳香化酶的活性，从而抑制或减少雄性激素转化为雌激素。目前临床上应用的芳香化酶抑制剂为第三代的非甾体类的阿那曲唑（anastrozol）、来曲唑（letrozol）和甾体类的依西美坦（exemestane）。芳香化酶抑制剂只用于绝经后激素受体阳性的患者，多个临床试验证实其疗效比三苯氧胺更有优势。本类药物有骨质丢失等副作用，必须做相应监测和处理。④ 孕酮类药物。临床上较常应用的有甲孕酮（medroxyprogesterone acetate, MPA）和甲地孕酮（megesterol acetate, MA），主要用于卵巢切除后或绝经后患者。其主要机制是通过孕激素反馈性作用，产生下丘脑-垂体-肾上腺轴抑制、雄激素减少，从而减少了转变为雌激素的来源而达到降低雌激素水平的目的。此外，此类药物尚有增进食欲、改善患者一般状况的作用。⑤ 选择性雌激素受体下调剂（selective estrogen receptor downregulator, SERD）。代表药物为氟维司群（fulvestrant）。与选择性雌激素受体调节剂相比，该类药物无雌激素激动活性，竞争性与 ER 结合后，可促使 ER 快速降解，在低雌激素水平下有较好的抗肿瘤活性。目前推荐用于绝经后转移性乳腺癌、对第三代 AI 耐药的患者的后续治疗。

5. 靶向治疗

靶向治疗是乳腺癌等恶性肿瘤全身治疗近年来发展最为迅速的领域，主要包括抗 HER2 治疗及其他靶点的治疗。目前乳腺癌抗 HER2 靶向治疗的主要药物有以下几种。

1）曲妥珠单抗（trastuzumab） 曲妥珠单抗是一种人源化单克隆抗体，对 c-erbB2 基因（HER2）过度表达的乳腺癌有明显的治疗作用。目前发现它不仅能拮抗 HER2 网络中的生长信号，还能产生抗体依赖性细胞介导的细胞毒作用，在 HER2 表达阳性的乳腺癌的新辅助、辅助及姑息治疗均有较好的疗效。

2）拉帕替尼（lapatinib） 拉帕替尼是一种口服的小分子表皮生长因子酪氨酸激酶抑制剂，同时作用于 EGFR 与 HER2。拉帕替尼也是对 HER2 阳性乳腺癌治疗有效的治疗药物，与曲妥珠单抗无交叉耐药，且能通过血脑屏障，对曲妥珠单抗耐药及脑转移的患者是一种新的选择。

3）帕妥珠单抗（pertuzumab） 帕妥珠单抗是第二个靶向 HER2 的单克隆抗体，是 HER2 二聚化抑制剂，可抑制 HER2 与其他 HER 受体的异源二聚化，从而抑制 HER2 信号通路。对于 HER2 阳性的复发转移乳腺癌，曲妥珠单抗、帕妥珠单抗联合多西紫杉醇是标准一线治疗。也可联合曲妥珠单抗用于早期患者的新辅助与辅助治疗。

4）TDM-1 是曲妥珠单抗与一种细胞毒药物美登素（mertansine）结合的复方制剂。目前作为首选用药用于既往接受过曲妥珠单抗治疗的复发/转移性乳腺癌。

其他有较大潜力并已取得较确切临床效果的靶向治疗药物包括针对磷脂酰肌醇-3-激酶/蛋白激酶B/雷帕霉素靶蛋白（PI3K/Akt/mTOR）信号通路靶向治疗药物，如依维莫司等，细胞周期蛋白依赖性激酶（CDK）4/6 抑制剂中的帕博西林（palbociclib）（PD-0332991），PARP 抑制剂；血管新生抑制剂，如贝伐珠单抗等；靶向免疫检查点治疗，如 PD-1、PD-L1 抗体等。

九、预后

影响乳腺癌预后的因素很多，也是历来研究的热点。TNM 分期是判断预后的重要依据。据中山大学附属肿瘤医院 1964～2003 年 6263 例可手术乳腺癌的资料分析结果显示，淋巴结阴性和阳性的乳腺癌术后 5 年生存率分别为 80% 和 59%，0～Ⅰ、Ⅱ和Ⅲ期的 5 年生存率分别为 92%、73% 和 47%。很显然，肿瘤的分期明显影响预后。随着诊断、治疗等的进步，目前早期乳腺癌的 5 年生存率可达 98% 以上。

此外，组织学类型、激素受体状态、HER2 状态等病理学和分子生物学特征不同的肿瘤可呈现不同的预后特征。例如，黏液癌、小管癌等预后明显好于常见的浸润性导管癌或小叶癌；炎性乳腺癌预后极差；骨转移患者在激素受体阳性的乳腺癌中发生较多，无内脏器官转移的骨转移患者经治疗后可长期生存；"三阴"乳腺癌较易发生内脏转移及脑转移且转移发生高峰期多出现在诊断后 1～3 年内。

就目前研究水平而言，要提高乳腺癌生存率的关键是及时发现、及时进行规范化的诊断和治疗。为了做到早期发现肿瘤，进行乳腺癌有关知识的宣传、教育妇女自行检查乳腺是切实可行的有效措施。

（王　曦　史艳侠）

第四节　纵　隔　肿　瘤

纵隔不是器官，而是一个解剖的区域；源于此区域的肿瘤统称原发性纵隔肿瘤。由于各种器官、结构和细胞组织在纵隔各有特定优势解剖位置，虽然纵隔肿瘤的种类繁多，其所在位置和影像表现对缩窄鉴别诊断范围起决定性作用。原发纵隔肿瘤中以良性多见，国内统计资料显示，发病率以神经源性肿瘤占第一位，其次为畸胎类、胸腺肿瘤和甲状腺肿瘤，各种囊性肿瘤最少。

一、解剖

纵隔为胸腔的一部分，位于胸腔中部，两侧胸膜腔之间。前面是胸骨，后面是脊柱，两侧为纵隔胸膜，使其和胸膜腔分开。上界为胸廓入口，与颈部相连，下界为横膈，经膈肌裂孔与腹腔相连。

纵隔的分区及相应结构内容（图 15.11）：以第四胸椎下缘与胸骨角的连线，可将纵隔分为上纵隔、下纵隔，上纵隔以气管划分为前上纵隔（胸腺、主动脉及其分支、动脉韧带、前纵隔淋巴结）、后上纵隔（气管、胸导管、食管）；下纵隔以心包及大血管所占据的部位为中纵隔（心包、心脏及大血管、奇静脉末端、膈神经、淋巴结群），胸骨后缘至心包前者为前纵隔（前纵隔淋巴结、胸廓内动脉分支、胸腺的下端），心包后方为后纵隔（气管、支气管、食管、胸导管、奇静脉、半奇静脉、交感神经干、后纵隔淋巴结群）。纵隔分区对纵隔肿瘤的诊断及治疗有较重要意义。

肿瘤类型及分布部位：纵隔内组织器官较多，来源复杂，因此纵隔肿瘤种类较多，并且都有其好

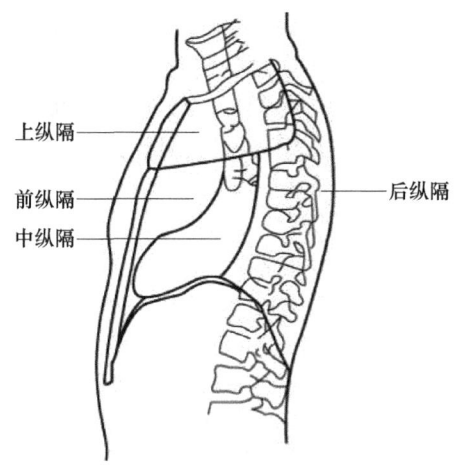

图 15.11 纵隔分区

发部位，相应部位以纵隔肿物为初步诊断者众多（表 15.12）。肿瘤所在部位为临床诊断提供了有价值的线索。但由于纵隔分区是人为划分的，之间并没有解剖界线，因此并不是绝对的。肿物所在位置、患者年龄、有无症状三大因素，对提示肿物可能为恶性起决定性影响。虽然 2/3 的纵隔肿瘤为良性，前纵隔肿瘤更多为恶性，淋巴瘤和精原细胞瘤多发于青少年，恶性肿瘤有症状者比例明显高于良性者。

表 15.12 解剖位置与纵隔肿物的鉴别诊断

前	中	后
胸腺瘤	淋巴瘤	神经源性肿瘤
畸胎瘤、精原细胞瘤	心包囊肿	支气管囊肿
淋巴瘤	支气管囊肿	肠囊肿
肺癌	转移性囊肿	黄色肉芽肿
甲状旁腺腺瘤	系统性肉芽肿	膈疝
胸内甲状腺肿		脊膜突出
脂肪瘤		脊旁囊肿
淋巴管瘤		
主动脉瘤		

二、临床表现

（1）纵隔肿瘤的患者约 1/3 无临床症状，是常规体检和其他疾病检查胸部 X 线时发现的。

（2）症状和体征与肿瘤的大小、部位、生长方式及速度、相关的并发症状等有关。

（3）最常见的症状有咳嗽（60%）、胸痛（30%）、发热/寒战（20%）和呼吸困难（16%），大部分症状可归类为局部和系统两种：局部症状是继发于肿瘤的侵袭，常见的包括呼吸道压迫、吞咽困难、肢体/膈肌/声带麻痹、霍纳综合征、上腔静脉综合征；系统性症状通常由过量释放的激素、抗体、细胞因子所致，典型例子如甲状旁腺腺瘤引起的高钙血症。

三、诊断

正侧位胸片是可疑纵隔肿物的初筛检查，可提供大小、解剖位置、密度、肿物构成的相关信息，CT 扫描可进一步明确纵隔肿物的特征，如囊实性、血管性、与毗邻结构的关系；在特殊病例中，透视、食管吞钡、血管造影、3D 重建等可提供补充信息，MRI 主要用于排除/评价神经源性肿瘤和心血管受累程度。虽然核素扫描和生化检查有助鉴别，但绝大部分需要组织学诊断，初步检查后如果认为肿物为良性，可不行活检而直接外科切除；否则，可根据病变解剖位置和影像特点，经胸/支气管/食管针刺活检、经纵隔镜/胸腔镜/前纵隔切开术/颈淋巴结/剖胸活检，取得诊断性活检标本。

鉴别诊断和治疗因不同肿瘤而异，需分别按各自病种而定。

四、常见纵隔肿瘤

（一）前纵隔肿瘤

1. 胸腺瘤

胸腺瘤是前纵隔最常见的肿瘤，发病率为 0.15/10 万，儿童罕见，占成人前纵隔肿瘤 20%。胸腺瘤组织学呈多元化，分型基于优势细胞类型如淋巴细胞、上皮细胞、梭形细胞变异，组织学亚型与侵袭性和预后密切相关，因此，WHO 推荐的基于细胞类型差异的新分类系统（表 15.13），将有助于确定治疗方案和预测预后。

表 15.13 WHO 胸腺瘤分类

分类	细胞学特征
A	梭形细胞、髓质细胞样
AB	混杂
B1	富淋巴细胞、淋巴细胞、皮质细胞优势、器官胚芽样
B2	皮质细胞
B3	上皮细胞、非典型细胞、鳞状细胞样、高分化胸腺癌
C	胸腺癌

大部分胸腺瘤为实性，但 1/3 病例可见坏死、出血或囊性成分，1/3 病例可出现肿瘤包膜外侵袭至毗邻结构，如经膈肌侵及腹腔、同侧胸膜和心包膜侵袭，而经淋巴或血行播散罕见。基于侵袭肿瘤包膜外结构程度分类的 Masaoka 临床分期系统

（表15.14），对预后判断很重要。

表15.14 Masaoka胸腺瘤分期系统

期别	侵袭程度	5年生存率/%
I	肉眼包膜完整且镜下无包膜侵袭	96~100
II	肉眼侵袭周围脂肪组织或纵隔胸膜/镜下包膜侵袭	86~95
III	肉眼侵及毗邻器官	56~69
IVa	胸膜或心包膜播散	11~50
IVb	淋巴或血道转移	1~40

典型的胸腺瘤病例多为胸片偶然发现，1/3病例有与肿瘤压迫或侵袭相关的症状，如胸痛、咳嗽、气促；少见转移症状，但可出现胸腺瘤相关的副瘤综合征，如重症肌无力、低丙球蛋白血症、红细胞再生障碍等。

重症肌无力常见于女性且与胸腺瘤相关，可出现复视、眼睑下垂、吞咽困难、乏力等，30%~50%的胸腺瘤患者可伴有重症肌无力，而10%~15%的重症肌无力者可发现有胸腺瘤，发病机制在于来自胸腺的粒细胞谱系识别神经肌肉接头的抗原而产生自身抗体，并结合于接头上的乙酰胆碱受体致肌肉疲劳。切除胸腺可缓解症状，但常延迟至术后数月始显效。鉴于胸腺瘤与重症肌无力的关联性，应在胸腺瘤术前检测血清抗乙酰胆碱受体抗体水平，以排除重症肌无力的存在。

胸腺瘤在胸片上表现为前上纵隔边界清楚的分叶状肿物，进一步行胸部增强CT可显示为具包膜、边界清楚的软组织肿物；常伴有出血、坏死或囊肿形成，也可表现为囊性为主、间以岛状实性成分。

胸腺瘤可通过手术切取活检来诊断，而超声和CT引导细针穿刺活检的准确率随操作者和病理学家水平而定。如果临床和影像检查结果都强烈提示为胸腺瘤，可于行肿物完整切除的同时取得组织学诊断。

无论非侵袭还是侵袭性胸腺瘤，通过外科切除术才能获得最佳预后，因此都是标准治疗。辅助化疗和放疗可用于局部侵袭、转移或不可手术者。具以下特征提示预后不良：转移、巨大肿瘤（>10cm）、气管或血管明显受压、小于30岁、上皮细胞或混合组织学类型、伴有副瘤综合征。

2. 胸腺癌

胸腺癌是一组混杂的富于侵袭性的上皮性恶性肿瘤，发病率低，多见于中年男性；大部分患者有咳嗽、气促、胸痛表现，常见乏力、消瘦、厌食，可出现上腔静脉综合征、心包填塞。大体组织学上表现为巨大浸润性硬块，内含囊性变和坏死；分为低分化和高分化类型，鳞状细胞样和淋巴上皮瘤样变异 是最常见的细胞类型；胸腺癌与胸腺瘤相比，细胞形态上恶性特征明显（细胞渐进性坏死、异形、分裂），影像上不均质（含坏死、钙化）、胸腔心包积液。治疗及预后取决于分期和分化程度，用于胸腺瘤的Masaoka分期系统不能用于胸腺癌的预后预测，分期可参照UICC的TNM分期标准第8版（表15.15），完整的外科手术切除术是首选治疗并可望治愈，不可切除者可行化疗和放疗。

表15.15 第8版胸腺瘤TNM分期

期别	TNM分级及病变范围定义
I	T1 N0 M0 T1a：肿瘤局限在胸腺内或浸润到前纵隔脂肪 T1b：直接浸润纵隔胸膜
II	T2 N0 M0，T2：肿瘤侵犯心包
III	IIIa期 T3 N0 M0 肿瘤浸润邻近组织器官，如胸壁、上腔静脉、头臂静脉、膈神经及肺 IIIb期 T4 N0 M0 肿瘤侵犯心包内动脉、心肌、主动脉、气管、食管
IV	IVa期 任何T N1 M0，任何T N0 M1a N1：胸腺前淋巴结 M1a：孤立的心包或胸膜结节 IVb期 任何T N2 M0，任何T N0 M1b N2：胸腔内或颈部淋巴结 M1b：肺实质内结节或远处脏器转移

注：本分期适用于胸腺上皮肿瘤，包括胸腺瘤、胸腺癌及胸腺神经内分泌肿瘤，不适用于肉瘤、淋巴瘤和其他罕见肿瘤

3. 纵隔生殖细胞肿瘤

纵隔生殖细胞肿瘤（germ cell tumor, GCT）源自胚胎发育早期未能迁移的原始生殖细胞，青年多见，占成人前纵隔肿物15%。恶性GCT多见于男性（>90%），要注意检查排除性腺原发恶性肿瘤。

GCT按细胞类型分为三类：良性畸胎瘤、精原细胞瘤、胚胎性肿瘤。胚胎性肿瘤也称恶性畸胎瘤或非精原细胞性GCT，包括绒癌、卵黄囊癌、胚胎性癌、畸胎癌等肿瘤，这些肿瘤常产生血清标志物，如甲胎蛋白（AFP）、人绒毛膜促性腺激素（HCG），从而有助诊断评估。

1）纵隔畸胎瘤（良性） 畸胎瘤含来自3个原始胚层中的至少两种组织，是最常见的纵隔生殖细

胞肿瘤。外胚层组织常占优势，包括皮肤、头发、汗腺和牙齿样结构；中胚层包括脂肪、软骨、骨、平滑肌；内胚层包括呼吸道和肠道上皮。多数纵隔畸胎瘤为组织学上明确定义良性的成熟畸胎瘤；而含有胎儿组织或神经内分泌组织，则定义为不成熟/恶性畸胎瘤。畸胎瘤在儿童预后良好，但常可复发或转移。

大部分畸胎瘤患者完全无症状，如有其他纵隔肿物，也可出现咳嗽、气促、胸痛。畸胎瘤瘤体中发现的肠黏膜或胰腺组织可分泌消化酶，可致支气管、胸膜、心包损毁破裂，而咳出头发、皮脂等瘤体内容物。成熟畸胎瘤也可在罕见病例中出现各种恶变，有报道横纹肌肉瘤、腺癌、白血病、未分化小细胞肿瘤均确定可继发于成熟或非成熟畸胎瘤。

良性畸胎瘤在胸片上表现为边界清楚、圆形或分叶状肿物，因常含有骨头或牙齿成分，1/4 可见钙化；行 CT 和 MRI 检查可确定富含脂肪样组织而支持诊断、评估可切除性。首选治疗为完整外科手术切除；次全切除可缓解症状，再视病理辅以化疗、放疗。

2）纵隔精原细胞瘤 原发性纵隔精原细胞瘤占恶性纵隔生殖细胞肿瘤的 25%～50%，常见于 20～40 岁男性，患者可出现气促、胸骨后疼痛、虚弱、发热、男性乳腺发育、消瘦；依肿瘤所在，10% 患者可出现上腔静脉综合征；不过也有肿瘤长径达 20～30cm 仍无症状。

精原细胞瘤影像上呈巨大、分叶状均质肿物，局部侵袭罕见，但可发生淋巴结转移和骨转移。

精原细胞瘤对放疗、化疗均很敏感，长期疗效好，手术仅用于救援（补救）治疗。

3）纵隔非精原细胞瘤 纵隔非精原细胞瘤包括不同种类的肿瘤：胚胎细胞肿瘤、内胚层胸膜肿瘤、绒癌、卵黄囊瘤、混合性生殖细胞肿瘤，多有症状且为恶性，罹患主要为年轻男性，可伴发恶性血液病，20% 有克氏综合征（XXY 综合征）。85% 有胸痛、咯血、咳嗽、发热、消瘦、男性乳腺发育等症状；影像上肿瘤呈巨大的不规则形状，中央区域性坏死、出血、囊肿形成，测定 AFP 和 P-HCG 水平对诊断很重要，AFP 增高提示内胚窦肿瘤或胚胎癌，结合纵隔肿物存在可诊断。一般在接受化疗后行残留肿物切除，总体预后较精原细胞瘤差。

4. 纵隔甲状腺肿

行甲状腺切除术患者中，有 1%～15% 发现有纵隔甲状腺肿，绝大多数为甲状腺功能正常、体检时偶然发现；影像上为有囊包裹、分叶、非均质肿物，典型的 CT 扫描发现甲状腺肿物自颈部延至纵隔。如甲状腺肿含功能组织，行放射性核素碘扫描可诊断。针刺活检结果并不可靠，且部分纵横甲状腺肿可发展为恶性，因此一般推荐直接手术切除，几乎均较容易经颈部切口切除。

5. 纵隔甲状旁腺腺瘤

纵隔是异位甲状旁腺肿瘤最好发部位，20% 的甲状旁腺腺瘤发生在纵隔，其中 80% 在前纵隔。肿瘤呈有囊包裹、圆形，直径常 <3cm，CT 上不确定时，MRI 或 ^{99m}Tc 和 M1T1 核素扫描可更有效诊断。外科切除可治愈。

6. 原发性纵隔淋巴瘤

原发性纵隔淋巴瘤只占纵隔淋巴瘤的 10%，淋巴瘤多发生于前纵隔，为全身广泛病变的一部分。霍奇金淋巴瘤占 50%～70%、非霍奇金淋巴瘤占 15%～25%。最常见的三种纵隔淋巴瘤类型是：结节硬化性霍奇金淋巴瘤、大 B 细胞和成淋巴细胞性淋巴瘤。大部分有全身症状：发热、盗汗、消瘦；纵隔受累可致咳嗽、气促、胸痛、胸腔积液、上腔静脉综合征。出现 RS 细胞（Reed-Sternberg cell）是霍奇金淋巴瘤的特征，典型的免疫组化描述是 CD15 和 CD30 表达阳性。CT 扫描常可诊断，治疗按分期由早到晚给予放疗、放化疗、化疗等。

非霍奇金淋巴瘤虽然分类和分级众多，成淋巴细胞型和大 B 细胞型是最常见累及纵隔的亚型，多见于 28～35 岁患者；中后纵隔淋巴结受累较前纵隔多见；前者起源于胸腺淋巴细胞，侵袭性强，除纵隔外，可累及骨髓、中枢神经系统、皮肤和性腺；后者起源于胸腺，胸外结构受累较少。治疗按不同亚型和分期而定，综合采用化疗（强化、维持、常规、高剂量 - 同种骨髓移植支持）、放疗（纵隔、颅脑）等。

（二）中纵隔肿瘤

1. 中纵隔囊肿

纵隔囊肿占纵隔肿物的 12%～20%，最常见的是源于胚胎异常的前肠囊肿，其中 50%～70% 为肠源性、7%～15% 为支气管源性。除支气管源性囊肿、肠源性囊肿外，尚有心包囊肿、神经管原肠囊肿。

2. 淋巴管瘤

罕见的淋巴管先天性畸形，典型者为单发孤立性肿物，也可为更广泛病变或伴发染色体异常。良性，75% 发现于颈部，10% 延至纵隔，伴发乳糜胸和血管瘤，虽然多数在 2 岁前发现，但若为单独病变，则可产生压迫症状。影像上，囊性改变易与心包囊肿混淆，淋巴管瘤更多见分叶。治疗首选完全切除，而并有乳糜胸的复杂病例加上放疗可能获益。多见于年轻女性的淋巴管瘤病则是一种更严重的疾病，可累及多个器官结构，如肺、心、骨等。

（三）后纵隔肿瘤

后纵隔肿瘤几乎皆是神经源性肿瘤。源于神经嵴，包括来自周围、自主、副神经节的神经系统细胞，95%的后纵隔肿物源于肋间神经分支或交感干区域，按细胞类型分类，占纵隔肿物的12%~20%，70%~80%为良性，半数无症状，余可产生压迫或神经系统症状。

在组织学上，根据组织起源通常将神经源性肿瘤分为以下三类：① 起源于神经鞘细胞的，有神经鞘瘤、神经纤维瘤、恶性神经鞘瘤，是成年人所有后纵隔肿瘤中发病率最高的一组肿瘤。② 起源于神经细胞的，如成神经细胞瘤、神经节瘤、神经节母细胞瘤及神经母细胞瘤。仅限于儿童发病，其中成神经细胞瘤是儿童纵隔神经源性肿瘤中最常见的，并且是恶性程度很高的肿瘤。③ 起源于神经内分泌细胞的，如嗜铬细胞瘤、副神经节细胞瘤，治疗以手术切除为主，少数需辅以化放疗。

（林　鹏）

参 考 文 献

李霓，郑荣寿，张思维，等. 2012. 中国城乡女性乳腺癌发病趋势分析和预测. 中华预防医学杂志，46 (8): 703~707

Cardoso F, Costa A, Senkus E, et al. 2014. 3rd ESO-ESMO international consensus guidelines for advanced breast cancer (ABC 3). Breast, 23 (5): 16~33

Cardoso F, van't veer LJ, Bogaerts J. 2016. 70-Gene signature as an aid to treatment decisions in early-stage breast cancer. N Engl J Med, 375 (8): 717~729

Detterbeck F, Boffa DJ, Kim AW, et al. 2017. The eighth edition lung cancer stage classification. Chest, 151: 193~203

Duwe BV, Sterman DH, Musani AI. 2005. Tumor of the mediastinum. Chest, 128 (4): 2893~2909

Eliassen AH, Hendrickson SJ, Brinton LA. 2012. Circulating carotenoids and risk of breast cancer: pooled analysis of eight prospective studies. J Natl Cancer Inst, 104 (24): 1905~1916

Gianni L, Dafni U, Gelber RD, et al. 2011. Treatment with trastuzumab for 1 year after adjuvant chemotherapy in patients with HER2-positive early breast cancer: a 4-year follow-up of a randomised controlled trial. Lancet Oncology, 12 (3): 236~244

GLOBOCAN 2012. 2014.1.1 Estimated cancer incidence and mortality and prevalence worldwide in 2012. http://globocan.iarc.fr/Default.aspx

Gradishar WJ, Anderson BO, Balassanian R, et al. 2018. Breast Cancer, Version 4.2017, NCCN Clinical Practice Guidelines in Oncology. J Natl Compr Canc Netw, 16 (3): 310~320

Moyer VA. 2013. Menopausal hormone therapy for the primary prevention of chronic conditions: U.S. Preventive Services Task Force recommendation statement. Ann Intern Med, 158 (1): 47~54

Rice TW, Ishwaran H, Ferguson MK, et al. 2017. Cancer of the esophagus and esophagogastric junction: an eighth edition staging primer. J Thorac Oncol, 12(1): 36~42

Slamon D, Eiermann W, Robert N, et al. 2011. Adjuvant trastuzumab in HER2-positive breast cancer. N Engl J Med, 366 (7): 664~666

Travis WD, Brambilla E, Nicholson AG, et al. 2015. The 2015 World Health Organization classification of lung tu-mors impact of genetic, clinical and radiologic advances since the 2004 classification. J Thorac Oncol, 10: 1243~1260

Yang H, Liu H, Chen Y, et al. 2018. Neoadjuvant chemoradiotherapy followed by surgery versus surgery alone for locally advanced squamous cell carcinoma of the esophagus (NEOCRTEC5010): a phase Ⅲ multicenter, randomized, open-label clinical trial. J Clin Oncol, 36: 2796-2803

第十六章　腹腔肿瘤

第一节　胃　癌

胃癌（gastric carcinoma）是我国最常见的恶性肿瘤之一，虽然近年来胃癌的发病率有所下降，但目前依旧严重威胁着我国人民的生命健康。

一、解剖概要

（一）胃的形态与分区

胃是一袋状器官，位于上腹部的左季肋区和腹上区。上下有入出两个口，前后两个壁，左右凸凹两个缘。入口称为贲门，其位置较固定。出口称为幽门，具有一定的活动度。较短的凹缘称为胃小弯，较长的凸缘称为胃大弯。

根据胃小弯和胃大弯的各自三等分的连线，将胃划分为三个区：上部（U），包括贲门及胃底；中部（M）；下部（L），包括幽门及胃窦部。

（二）胃的血管

胃的血供极为丰富，主要来自腹腔动脉的分支。沿胃大小弯行走的胃动脉形成两个动脉弓。胃大弯动脉弓由胃网膜左动脉（源于脾动脉）和胃网膜右动脉（源于胃十二指肠动脉，该支由肝动脉发出）组成，胃小弯动脉弓由胃左动脉和胃右动脉（源于肝动脉）组成；胃底尚有胃短动脉（源于脾动脉）。上述动脉的分支互相沟通，形成供血网。

胃的静脉均与同名动脉伴行，最终汇入门静脉。个别的静脉如胃左静脉（即胃冠状静脉）的食管支和胃黏膜下静脉丛，可经食管静脉丛入奇静脉，与上腔静脉沟通。这是构成门静脉和腔静脉侧支循环的基础之一。

（三）胃的淋巴系统与分组

胃有丰富的淋巴管网。胃黏膜层、黏膜下层、肌层、浆膜下的毛细淋巴管网形成淋巴集合管，汇合后分别向胃大小弯行走，并穿过浆膜离开胃壁，引流到邻近的淋巴结。胃的淋巴引流与胃动脉的分布相似：胃小弯上部淋巴液引流到胃左动脉旁淋巴结（腹腔淋巴结群）；胃小弯下部淋巴液引流到胃右动脉旁淋巴结（幽门上淋巴结群）；胃大弯下部淋巴液引流到胃网膜右动脉旁淋巴结（幽门下淋巴结群）；胃大弯上部淋巴液引流到脾门淋巴结（胰脾淋巴结群）。

胃区域淋巴结有23组：1.贲门右；2.贲门左；3.胃小弯；4.胃大弯（4sa.胃短血管旁；4sb.胃网膜左血管旁；4d.胃网膜右血管旁）；5.幽门上区；6.幽门下区；7.胃左动脉旁；8.肝总动脉旁（8a.肝总动脉前；8p.肝总动脉后）；9.腹腔动脉旁；10.脾门；11.脾动脉旁（11p.近端脾动脉旁；11d.远端脾动脉旁）；12.肝十二指肠韧带内（12a.肝动脉旁；12p.门静脉后；12b.胆总管旁）；13.胰头后；14.肠系膜上血管根部（14v.肠系膜上静脉旁；14a.肠系膜上动脉旁）；15.结肠中血管旁；16.腹主动脉旁（16a1.膈肌主动脉裂孔至腹腔干上缘；16a2.腹腔干上缘至左肾静脉下缘；16b1.左肾静脉下缘至肠系膜下动脉上缘；16b2.肠系膜下动脉上缘至腹主动脉分叉处）；17.胰头前；18.胰下缘；19.膈下；20.食管裂孔；110.胸下段食管旁；111.膈上；112.后纵隔。另外还有两组在临床上很有意义的淋巴结为锁骨上区淋巴结与脐周淋巴结（图16.1）。

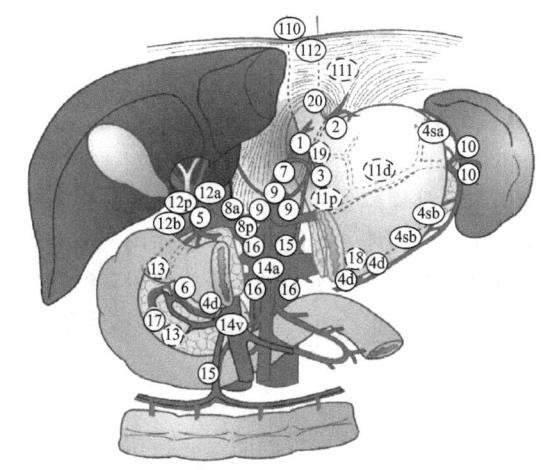

图 16.1　胃的各组淋巴结

二、流行病学

（一）地区分布

胃癌曾是全球范围内人类最常见的恶性肿瘤。近半个世纪以来，胃癌的发病率在世界范围内有下降趋势，但胃癌仍然是人类最常见的恶性肿瘤之一。2018年预计全球癌症新发病例数1810万，其中胃癌103.37万，占所有恶性肿瘤8.2%，排在肺癌、女性乳腺癌、男性前列腺癌和结直肠癌之后，居癌症发病率第5位（男性第4位，女性第7位）；因胃癌死亡人数为78.27万，占所有恶性肿瘤死亡的8.2%，排在肺癌、结直肠癌之后，居癌症死因第3位（男性第3位，女性第5位）。胃癌的人口分布呈现明显的地域差异，就世界范围而言，韩国、蒙古国、日本和中国等东亚国家属于胃癌高发地区，东欧、南美等地区的胃癌发病率居中，美国、加拿大、新西兰和大多数非洲国家则属胃癌低发国家；不同国家和地区的胃癌死亡率可相差10倍。

我国属于胃癌高发国家。据估计，2015年我国胃癌新发病例67.91万，占所有癌症新发病例15.8%，仅排在肺癌之后，居癌症发病率第2位；因胃癌死亡人数为49.8万，占所有恶性肿瘤死亡的17.7%。虽然胃癌发病率在部分地区有下降的趋势，但在全国仍居十大常见恶性肿瘤的第2位。胃癌的发病率，总体上农村高于城市，男性高于女性。胃癌的死亡率方面，存在着地区分布差异，我国西北部及东南沿海地区的胃癌死亡率远高于南方和西南各省，广东粤北地区的胃癌死亡率较南粤地区高。

（二）人群分布

1. 年龄

胃癌死亡率随年龄增长呈对数线性递增，显示胃癌发病是一个累积过程。

2. 性别

胃癌死亡率男性高于女性，比值为（1.5~2.5）:1。

3. 种族和民族

不同种族和民族的胃癌发病率亦不同。例如，美国黑色人种胃癌发病率比白色人种高，胃癌也常见于近亲中，说明遗传因素起一定作用。但定居美国的日本后裔，习惯于美国生活方式后胃癌发病率明显下降，表明生活方式对胃癌发生有较大影响。

（三）时间趋势

近半个世纪以来，胃癌的发病率和死亡率在大多数国家均有下降，欧美等地胃癌发病率下降较为明显。据统计，2014年我国胃癌发病率为28.80/10万，相比2008年的29.9/10万略有下降，居恶性肿瘤发病第2位。此外，在胃癌相关死亡方面，据1973~1975年的我国第一次居民死因调查资料显示当时胃癌的标准化死亡率为17.7/10万，排在所有恶性肿瘤死因的首位；到1990~1992年时则为21.76/10万，较1973~1975年升高22.94%，仍居恶性肿瘤死亡首位；而到2003~2005年时为17.86/10万，居恶性肿瘤死因第二位，开始出现了下降；在2014年时为15.77/10万，较2003~2005年降低11.71%。

（四）病理流行病学

芬兰人Lauren于1965年按照组织发生学把胃癌分为肠型和弥漫型两类，肠型胃癌多见于胃癌高发区，与食用大量盐渍食品及幽门螺杆菌感染有关，有明显的癌前病变过程。弥漫型胃癌发病则在高、低发区差别不显著，与饮食无明显相关性，缺乏显著的癌前病变过程。相比而言，肠型胃癌的发病率正在降低，而弥漫型胃癌发病却有所增加。提示这两类胃癌的病因和发病模式均不相同。

综上所述，胃癌的流行病学特点是：地区差异很大；农村高于城市；男性高于女性；总体发病率降低的同时，弥漫型胃癌发病却呈现上升的趋势。此外，依据移民流行病学研究提供的重要信息，胃癌的发病原因中，环境因素较遗传因素更为重要，且大多数与饮食因素有关。因此，可以通过积极的预防干预手段降低胃癌的发生率。

三、病因学

（一）病因

胃癌的发生是多种因素长时间协同作用的结果，其致病因素可能与以下几个因素有关。

1. 幽门螺杆菌感染

幽门螺杆菌（Hp）感染是引发胃癌的重要因素。我国胃癌高发地区成人Hp感染率在60%以上，而低发区成人Hp感染率在13%~30%。据欧洲胃癌研究组报告，Hp感染者患胃癌的危险性为无感染者的6倍。Hp感染后是否发生胃癌与年龄有关，儿童期感染Hp发生胃癌的危险性增加；而成年后Hp感染多不足以发展成胃癌。动物实验证实，Hp感染能直接诱发蒙古沙鼠罹患胃癌。1994年，WHO宣布Hp是人类胃癌的Ⅰ类致癌原。胃癌可能是Hp长期感染与其他因素共同作用的结果，其中Hp可能起先导作用。Hp致胃癌的可能机制如下：①Hp诱发同种生物毒性炎症反应，促进胃黏膜上皮细胞过度增殖和增加自由基形成而致癌；②Hp的代谢产物直接转化胃黏膜并诱导胃黏膜细胞凋亡；③Hp的DNA嵌入胃黏膜细胞中致癌。因此，防治Hp感染在近年来一直被作为降低胃癌发病率的关键措施，受到高度重视。

2. 饮食因素

（1）食物中含有直接致癌物质。烟熏以及煎炸可使食物产生多环芳烃类化合物，其中有代表性的致癌物3,4-苯并芘可促使胃癌发生。发霉的食物，如花生、玉米等含黄曲霉毒素、杂色曲霉素等，可诱发肝癌和胃癌。滑石粉含有致癌的石棉纤维，食用滑石粉处理的大米可诱发胃癌。

（2）食物中含有间接致癌物质。当宿主胃酸低下或缺乏以及胃内有许多菌群存在、繁殖时，水源、动植物和食品中的致癌物前体，如二级胺、亚硝酸盐等，可转化为亚硝胺而诱发胃癌。

（3）食物中含有促癌物质。对高盐饮食及盐渍食品，如腌鱼、咸菜应引起注意，高盐可损伤胃黏膜而增加黏膜与致癌物的接触，起促癌作用。

（4）营养失衡或缺乏。在某些人群中，碳水化合物摄入量较多，而脂肪、蛋白质、维生素和矿物质的摄入量较少，使宿主的营养失衡和缺乏，从而降低机体抵抗力，直接或间接有利于胃癌发生。奶和奶制品、动物蛋白、新鲜蔬菜（大蒜、洋葱）、水果及饮食中的维生素C和维生素A对胃黏膜有保护作用，能使上皮细胞正常发育，并还原某些致癌物。欧美一些国家近几十年来胃癌稳步下降与上述原因有关。

3. 吸烟

目前已经明确，吸烟是导致胃癌发生的重要因素之一。在日本进行的流行病学研究发现，28.4%的胃癌病例可将其患病原因归结为吸烟，而且吸烟导致胃癌的发生与Hp感染并无明显相关性，是一项独立的胃癌发病因素。此外，吸烟所致的胃癌病例中以分化较好的胃下部癌为常见。

4. 胃的癌前疾病和癌前病变

胃的癌前疾病（precancerous disease）是指引起胃癌发生的危险性明显增加的某些疾病，是一个临床概念，如慢性萎缩性胃炎、胃溃疡、胃息肉、胃黏膜巨大皱襞症（menetrier disease）、残胃等。胃的癌前病变（precancerous lesion）是指容易发生癌变的胃黏膜病理组织学变化，是一个病理概念，如慢性萎缩性胃炎伴重度不典型增生，是癌变过程中必经的一个阶段，而这个过程是连续的，即正常→增生→不典型增生→原位癌→浸润癌。

5. 遗传因素

胃癌仅在少数家族中显示有聚集性。曾有报告在一家族四代共27人中有12人患胃癌，并发现家族成员中壁细胞抗体水平较高，存在细胞介导的免疫缺陷。Aird（1953）发现胃癌患者中A型血的比例高于一般人群。

（二）预防

1. 一级预防（病因预防）

除了积极治疗胃的癌前疾病外，还有以下预防措施：①注意饮食卫生；②食物冷冻保鲜；③多食果蔬、鱼肉、奶豆制品；④避免高盐饮食，戒烟；⑤Hp感染的防治。

2. 二级预防（胃癌的普查）

普查对象为胃癌高危人群：①有原因不明的上消化道症状，特别是中年以上的患者；②既往无胃病史，短期出现胃部症状，或原有慢性胃病史，近期症状加剧者；③有胃癌家族史者；④胃癌高发区40岁以上的人群。最重要的普查方法是上消化道内镜及病理活检。

四、病理学

胃癌可发生于胃的任何部位，多见于胃窦，其次为胃小弯，再次为贲门，而胃大弯和胃前壁较少。

（一）大体分型

1. 早期胃癌

早期胃癌是指癌细胞局限于黏膜层或黏膜下层而不管肿瘤大小和有无淋巴结转移，其分型标准如下。

Ⅰ型（隆起型）：肿瘤突出于胃腔内，隆起高度超过周围黏膜2倍5mm以上。

Ⅱ型（浅表型）：肿瘤平坦，或轻微隆起，或轻微低洼，其高度或深度在5mm以内，分为Ⅱa型（浅表隆起型）、Ⅱb型（浅表平坦型）和Ⅱc型（浅表凹陷型）三个亚型。

Ⅲ型（凹陷型）：又称溃疡型，肿瘤明显凹陷或溃疡，深度超过5mm。

混合型为Ⅱ型与Ⅲ型的组合。

上述分型源于日本胃肠道内镜学会，现已为国际公认并广泛应用于X线钡餐和胃镜检查。日本学者于1978年还正式命名直径<5mm的胃癌为微小胃癌，直径5.1～10mm胃癌为小胃癌。如果胃黏膜活检病理诊断为癌，而手术切除标本经连续切片组织病理学检查未见癌，称为一点癌，是微小胃癌的特殊型。

需要强调的是，内镜下诊断的早期胃癌患者仍有10%左右的可能性会合并淋巴结转移。因此，对于早期胃癌的治疗选择，必须依靠综合的分期手段作为依据，选择合理的治疗方式。

2. 进展期胃癌

进展期胃癌是指癌细胞已侵出黏膜下层的胃癌病例，其按Borrmann分类法分为4型。

Ⅰ型（结节蕈伞型）：肿瘤呈结节、息肉状，表面有浅溃疡，向胃腔突出生长，边界清楚，细胞分化好，转移较晚。该型占3%~5%。

Ⅱ型（局部溃疡型）：溃疡较深，边缘隆起呈堤状，周围浸润不明显，边界尚清楚，细胞分化较差，可早期出现转移。该型占30%~40%。

Ⅲ型（浸润溃疡型）：溃疡底较大，边缘隆起不明显，呈坡状型，边界不清楚，细胞分化差，易早期出现转移，预后差。该型约占50%。

Ⅳ型（弥漫浸润型）：癌细胞在胃壁各层浸润生长，引起广泛性纤维组织增生，使胃壁增厚、皱襞消失、胃腔变窄、僵硬，若累及全胃则称为皮革胃。该型细胞分化差，多见印戒细胞癌，易早期发生转移，预后很差。该型约占10%。

另外，还有一些特殊类型：① 表浅扩散型；② 多原发癌；③ 残胃癌。

（二）组织学分型

胃癌绝大多数为腺癌。根据其组织结构、细胞性状和分化程度，WHO于2000年推荐将胃癌划分为以下类型：腺癌、乳头状腺癌、管状腺癌、黏液腺癌、印戒细胞癌、腺鳞癌、鳞状细胞癌、小细胞癌、未分化癌及其他类型。而其中腺癌组织学分级分为：高分化（G1）、中分化（G2）、低分化（G3）及未分化（G4）四个级别，无法评估分级者标记为（GX）。

此外，依据Lauren分型，可将胃癌组织划分为肠型及弥漫型；由于肠型及弥漫型胃癌的生物学行为特征，以及疾病转归、对靶向治疗的敏感性等方面存在明显差异，因此越来越多的学者倾向于将其视为两类不同的疾病来看待。

（三）浸润与转移

1. 胃癌的浸润

胃癌的浸润深度与预后关系密切。一般将浸润深度分为7个层次：① 黏膜层，包括黏膜肌层；② 黏膜下层；③ 肌层，并可进一步分为浅肌层（即不超过固有肌层的1/2）以及深肌层（已超过固有肌层的1/2，但未穿透）；④ 浆膜下层；⑤ 浆膜层，即浸润至浆膜而未穿出浆膜；⑥ 浆膜外，即已出浆膜；⑦ 浸入周围结缔组织或其他器官等。

2. 胃癌的转移

1）直接蔓延　这是胃癌主要扩散方式之一。当胃癌侵犯浆膜层后，可直接侵入腹膜、邻近器官或组织（肝、胰腺、大网膜、横结肠等）。癌细胞也可沿黏膜下层蔓延，向上侵犯食管下段，向下侵犯十二指肠。

2）淋巴道转移　这是胃癌最主要的转移方式。淋巴结转移率＝受累淋巴结数目/受检淋巴结数目。早期胃癌淋巴转移率可达10%，进展期胃癌淋巴结转移率可达70%左右。癌细胞侵入淋巴管后，按淋巴流向转移至所属淋巴结。各站的淋巴结转移，随着癌瘤侵犯的深度和广度的增加而增加。另外，胃癌可发生"跳跃式"淋巴转移，如沿胸导管转移到左锁骨上淋巴结；当淋巴管有癌栓时，还可发生逆向转移。

3）血道转移　癌细胞通过血行播散到肝、肺、骨、脑等处，亦可经脐静脉转移到脐周围皮肤。

4）腹腔种植　肿瘤侵及胃浆膜后，癌细胞可脱落种植于腹腔和盆腔，引起广泛性腹膜、肠系膜的转移，并可出现腹水；行直肠指检时，可于Douglas窝触及种植结节。

5）卵巢转移　Krukenberg's瘤是单侧或双侧卵巢转移癌的总称。胃癌有卵巢转移的倾向，胃的卵巢转移癌占全部卵巢转移癌的50%以上。转移途径除由腹腔种植转移外，也可由血道转移或淋巴道转移。胃源性Krukenberg's瘤，易误诊为卵巢癌。

6）胃癌微转移　这是近年提出来的新概念，定义为治疗时已经存在但目前常规病理学诊断技术还不能确定的转移。

五、分期

胃癌的准确分期对制订合理的治疗方案、判断预后及评价疗效甚为重要。目前临床上较为实用的是国际抗癌联盟（UICC）及美国癌症联合委员会（AJCC）2018年公布的第8版胃癌临床病理分期。此分期系统经多年的不断修改，已经日趋合理。此外，第8版胃癌分期在前七版分期以病理学分期为主的基础上，增加了临床分期及新辅助治疗后分期两个部分，使整个分期系统更具全面性和实用性，UICC/AJCC第8版胃癌TNM分期见表16.1～表16.4。

表16.1　第8版（2018年）UICC/AJCC胃癌TNM分期

原发肿瘤（T）

Tx　原发肿瘤无法评估

T0　无原发肿瘤的证据

续表

Tis	原位癌：上皮内肿瘤，未侵及固有层
T1	肿瘤侵犯固有层、黏膜肌层或黏膜下层
T1a	肿瘤侵犯固有层或黏膜肌层
T1b	肿瘤侵犯黏膜下层
T2	肿瘤侵犯固有肌层
T3	肿瘤穿透浆膜下结缔组织，而尚未侵犯脏层腹膜或邻近结构
T4	肿瘤侵犯浆膜（脏层腹膜）或邻近结构
T4a	肿瘤侵犯浆膜（脏层腹膜）
T4b	肿瘤侵犯邻近结构

区域淋巴结（N）

Nx	区域淋巴结无法评估
N0	区域淋巴结无转移
N1	1～2个区域淋巴结有转移
N2	3～6个区域淋巴结有转移
N3	7个或7个以上区域淋巴结有转移
N3a	7～15个区域淋巴结有转移
N3b	16个或16个以上区域淋巴结有转移

远处转移（M）

Mx	远处转移无法估计
M0	无远处转移
M1	有远处转移

表16.2 第8版UICC/AJCC胃癌病理学TNM分期（pTNM）

	N0	N1	N2	N3a	N3b	任何N, M1
Tis	0					Ⅳ
T1	ⅠA	ⅠB	ⅡA	ⅡB	ⅢB	Ⅳ
T2	ⅠB	ⅡA	ⅡB	ⅢA	ⅢB	Ⅳ
T3	ⅡA	ⅡB	ⅢA	ⅢB	ⅢC	Ⅳ
T4a	ⅡB	ⅢA	ⅢA	ⅢB	ⅢC	Ⅳ
T4b	ⅢB	ⅢB	ⅢB	ⅢC	ⅢC	Ⅳ
任何T, M1	Ⅳ	Ⅳ	Ⅳ	Ⅳ	Ⅳ	Ⅳ

表16.3 第8版UICC/AJCC胃癌临床TNM分期（cTNM）

	N0	N1	N2	N3	任何N, M1
Tis	0				ⅣB
T1	Ⅰ	ⅡA	ⅡA	ⅡA	ⅣB
T2	Ⅰ	ⅡA	ⅡA	ⅡA	ⅣB
T3	ⅡB	Ⅲ	Ⅲ	Ⅲ	ⅣB
T4a	ⅡB	Ⅲ	Ⅲ	Ⅲ	ⅣB
T4b	ⅣA	ⅣA	ⅣA	ⅣA	ⅣB
任何T, M1	ⅣB	ⅣB	ⅣB	ⅣB	ⅣB

表16.4 第8版UICC/AJCC胃癌新辅助治疗后TNM分期（ypTNM）

	N0	N1	N2	N3	任何N, M1
T1	Ⅰ	Ⅰ	Ⅱ	Ⅱ	Ⅳ
T2	Ⅰ	Ⅱ	Ⅱ	Ⅲ	Ⅳ
T3	Ⅱ	Ⅱ	Ⅲ	Ⅲ	Ⅳ
T4a	Ⅱ	Ⅲ	Ⅲ	Ⅲ	Ⅳ
T4b	Ⅲ	Ⅲ	Ⅲ	Ⅲ	Ⅳ
任何T, M1	Ⅳ	Ⅳ	Ⅳ	Ⅳ	Ⅳ

六、临床表现

胃癌早期多缺乏典型的临床表现，因而容易导致患者忽视，造成诊治的延误。而随着病情的进展，逐渐出现以下临床表现。

1. 症状

早期胃癌患者常无特异的症状，随着病情的进展可出现类似胃炎、溃疡病的症状，主要有以下表现：上腹饱胀不适或隐痛，以饭后为重；食欲减退、嗳气、返酸、恶心、呕吐、黑便等。进展期胃癌除上述症状外，还常出现下述症状：① 体重减轻、贫血、乏力。② 胃部疼痛，如疼痛持续加重且向腰背放射，则提示可能存在胰腺和腹腔神经丛受侵。胃癌一旦穿孔，可出现剧烈腹痛的胃穿孔症状。③ 恶心、呕吐，常为肿瘤引起梗阻或胃功能紊乱所致。贲门部癌可出现进行性加重的吞咽困难及反流症状，胃窦部癌引起幽门梗阻时可致呕吐宿食。④ 出血和黑便，肿瘤侵犯血管，可引起消化道出血。小量出血时仅有大便潜血阳性，当出血量较大时可表现为呕血及黑便。⑤ 其他症状，如腹泻（患者因胃酸缺乏、胃排空加快）、转移灶的症状等。晚期患者可出现严重消瘦、贫血、浮肿、发热、黄疸和恶病质。

2. 体征

一般胃癌尤其是早期胃癌，常无明显的体征。① 上腹部深压痛，有时伴有轻度肌抵抗感，常是体检可获得的唯一体征。② 上腹部肿块，位于幽门窦或胃体的进展期胃癌，有时可扪及上腹部肿块；女性患者于下腹部扪及可推动的肿块，应考虑Krukenberg's瘤的可能。③ 胃肠梗阻的表现：幽门梗阻时可有胃型及震水音，小肠或系膜转移使肠腔狭窄可导致部分或完全性肠梗阻。④ 腹水征，有腹膜转移时可出现血性腹水。⑤ 锁骨上淋巴结肿大。⑥ 直肠前窝肿物。⑦ 脐部肿块等。其中，锁骨上窝淋巴结肿大、腹水征、下腹部盆腔包块、脐部肿物、直肠前窝种植结节、肠梗阻表现均为提示胃癌晚期的重要体征。因此，仔细检查这些体征，不但具有重要的诊断价值，同时也为诊治策略的制订提供了重要的临床依据。

七、诊断与鉴别诊断

（一）诊断

胃癌完整的诊断应包含定性诊断及分期诊断两个方面，均应受到临床医生的重视。

1. 定性诊断

定性诊断是指采用胃镜检查行病变部位活检及病理检查等方法，明确病变是否为癌、肿瘤的分化程度，以及特殊分子表达情况等与胃癌自身性质和生物行为学特点密切相关的属性与特征。胃癌的定性诊断是临床诊治的根本依据，目前主要依赖胃镜下活检及病理检查的方法，而胃液脱落细胞学检查现已较少应用。

（1）胃镜检查。优点是观察范围大，图像直观，从食管到十二指肠都可以观察，发现可疑病灶可行活组织检查。为避免漏诊，不要集中一点取材或取材过少，应在病灶的四周钳取4~6块活组织送检。内镜下进展期胃癌可见形态不整、边缘不齐、底部凹凸不平的溃疡形病灶，或见突出于胃腔内、表面污秽的肿块，癌组织极脆、易出血，因此诊断比较容易。早期胃癌所见如下：① 隆起型，黏膜呈息肉样隆起，表面凹凸不平，色红或有糜烂，有时与周围黏膜分界欠清楚；② 平坦型，较难诊断，内镜下见病灶处略高于或略低于周围黏膜，病灶处黏膜可以发红、变色或色泽变淡，边缘欠整齐，表面粗糙呈颗粒状或结节状，常伴有糜烂和溃疡；③ 凹陷型，黏膜高低不平，失去了正常的光泽，凹陷区常有污秽的渗出物或出血，分界清楚，向该处集中的胃黏膜可能突然变细、增粗或中断。

（2）病理检查。常规病理检查可以基本满足确定病变性质的需要，但对于部分病变不典型或鉴别困难的病例，应用免疫组织化学染色等方法，可以通过检测细胞中表达的特殊分子以明确其组织来源及细胞分化特点，从而获得更准确及全面的病理诊断信息。

（3）抗人表皮生长因子受体2（human epidermal growth factor receptor 2，HER2）检测。HER2/neu蛋白是具有酪氨酸蛋白激酶活性的跨膜蛋白，是EGFR家族成员之一，其主要功能为参与对细胞生长的调节，目前的研究结果认为其在胃癌的发生、发展及侵袭中发挥重要作用。由于针对HER2/neu进行的分子靶向治疗已经被证实可以显著改善HER2扩增和过表达的晚期胃癌患者的总体治疗效果，因而HER2/neu也被推荐作为胃癌患者应进行的常规检测项目。目前检测HER2/neu扩增和过表达的方法有很多种，其中免疫组织化学染色（IHC）及荧光原位杂交（fluorescence in situ hybridization，FISH）在临床上应用较为广泛。晚期胃癌HER2/neu扩增和过表达的总体发生率在20%左右。

（4）胃脱落细胞法。现已较少应用。包括一般冲洗与用胃镜直接冲洗或摩擦法。冲洗液经离心后可在沉渣涂片中寻找癌细胞。

2. 分期诊断

胃癌的分期诊断主要目的是在制订治疗方案之前充分了解疾病的严重程度及特点，以便为选择合理的治疗模式提供充分的依据。胃癌的严重程度可集中体现在局部浸润深度、淋巴结转移程度以及远处转移存在与否等三个方面，在临床工作中应选择合适的辅助检查方法以期获得更为准确的分期诊断信息。

（1）超声内镜。超声内镜是内镜技术与超声技术的结合，其主要优点是既可以用内镜直接观察腔内情况，同时又可以进行实时超声扫描，显示出胃壁的各层解剖结构及胃周围淋巴结情况，并可进行超声引导下的细针抽吸活检，在胃癌的诊断和分期以及治疗方案的选择中有重要意义。许多研究指出，结合细针抽吸活检，超声内镜可发现早期胃癌并进行术前分期，准确地预测其内镜下治疗的可行性。

（2）CT及MRI检查。CT及MRI检查可显示胃癌累及胃壁向腔内或腔外生长的范围、与邻近器官的解剖关系以及周围脏器的浸润情况；还可判定胃癌转移状况，如肝、胆、胰、腹腔淋巴结等有无癌的转移。而与CT相比，对于部分性质难以判断的肝内病灶以及可疑转移的腹膜后淋巴结，MRI则可能提供更为精确的信息。

（3）X线钡餐检查。优点是通过对胃的形态、黏膜变化、蠕动情况及排空时间的动态观察确立诊断，痛苦较少。不足是不能取活检做组织学检查，且不如胃镜直观，对早期胃癌诊断较为困难。值得注意的是，X线钡餐检查在判断病灶与胃整体的关系以及肿瘤浸润食管的长度等方面仍有优势。进展期胃癌X线钡餐检查常见以下三种影像：① 肿块型，表现为突向胃腔的充盈缺损；② 溃疡型，表现为位于胃轮廓内的龛影，溃疡直径多大于2.5cm，边缘不整齐，突出胃腔内并可呈充盈缺损，周围黏膜常有中断现象，蠕动波不能通过；③弥漫浸润型，表现为胃壁僵便、蠕动消失、胃腔缩窄、胃壁不光滑、钡剂排空快。如全胃受累，则胃呈革袋状。

早期胃癌，常需借助于气钡双重对比造影：①隆起型，可见小的息肉样充盈缺损或息肉样肿块的蒂，充盈缺损的外形不整齐，黏膜面呈不规则的颗粒状或在突起的黏膜表面有类似溃疡的凹陷区；②平坦型，可见边缘不整、表面粗糙、凹凸不平的斑点，易于误诊；③凹陷型，可见形状不规则的龛影，凹陷的边缘有黏膜破坏区，需与良性溃疡鉴别。

（4）PET/CT检查。PET/CT检查通过快速的全身扫描，在获得CT图像的同时还可以得到PET代谢图像，有利于发现其他常规检查难以检测到的病灶。但由于胃癌细胞自身代谢的特点以及胃癌转移途径的特殊性，PET/CT在胃癌的应用具有一定的局限性，总的来说，PET/CT在检查胃癌患者时会出现较多的假阳性/假阴性结果，需要结合其他临床证据加以分析判断。综合目前的研究结果，PET/CT检查在胃癌检测中的敏感率可以达到90%以上，但准确率仅为60%左右。

（5）血清生物学指标。近年来，CA19-9、CA125、CA72-4、CEA等被认为对胃癌的诊断和复发检测有一定意义，但特异性差，对胃癌的早期诊断意义不大。

正常人的血清胃蛋白酶原（PG）分为PGⅠ和PGⅡ两种，PGⅡ主要由幽门腺、近段十二指肠的Brunner腺分泌。重度萎缩性胃炎时，胃体腺主细胞被幽门腺细胞取代，PGⅠ水平下降，PGⅡ合成增加，PGⅠ/PGⅡ值下降。以血清PGⅠ<70μg/mL，PGⅠ/PGⅡ值<3.0为阳性。该法诊断胃癌的阳性率为84.6%，敏感性为84.6%，特异性为73.5%。

（6）胃癌微转移的诊断。主要采用连续病理切片、免疫组化、反转录聚合酶链反应（RT-PCR）、流式细胞术、细胞遗传学、免疫细胞化学等先进技术进行检测，微转移的诊断可为医生判断预后、选择术式、确定淋巴结清扫范围、术后确定分期及建立个体化的化疗方案提供依据。

（二）鉴别诊断

（1）胃良性溃疡。与胃癌相比较，胃良性溃疡一般病程较长，曾有典型溃疡疼痛反复发作史，抗酸剂治疗有效，多不伴有食欲减退。除非合并出血、幽门梗阻等严重的合并症，多无明显体征，不会出现近期明显消瘦、贫血、腹部肿块甚至左锁骨上窝淋巴结肿大等。更为重要的是X线钡餐和胃镜检查，良性溃疡直径常小于2.5cm，圆形或椭圆形龛影，边缘整齐，蠕动波可通过病灶；胃镜下可见黏膜基底平坦，有白色或黄白苔覆盖，周围黏膜水肿、充血，黏膜皱襞向溃疡集中。而癌性溃疡与此有很大的不同，详细特征参见胃癌诊断部分。

（2）胃淋巴瘤。占胃恶性肿瘤的2%～7%。95%以上的胃原发恶性淋巴瘤为非霍奇金淋巴瘤，常广泛浸润胃壁，形成一大片浅溃疡。以上腹部不适、胃肠道出血及腹部肿块为主要临床表现。

（3）胃肠道间质瘤（gastrointestinal stromal tumor，GIST）。间叶源性肿瘤，约占胃肿瘤的3%，肿瘤膨胀性生长，可向黏膜下或浆膜下浸润形成球形或分叶状的肿块。瘤体小症状不明显，可有上腹不适或类似溃疡病的消化道症状，瘤体较大时可扪及腹部肿块，常有上消化道出血的表现。

（4）胃神经内分泌肿瘤（neuroendocrine neoplasm，NEN）。神经内分泌肿瘤是一组起源于肽能神经元和神经内分泌细胞的具有异质性的肿瘤，所有神经内分泌肿瘤均具有恶性潜能。这类肿瘤的特点是能储存和分泌不同的肽和神经胺。虽然胃肠胰NEN是一种少见的疾病，占胃肠恶性肿瘤不足2%的比例，但目前在美国NEN是发病率仅次于结直肠癌的胃肠道恶性肿瘤。其诊断仍以组织学活检病理为金标准，然而常规的H-E染色已不足以充分诊断NEN，目前免疫组织化学染色方法中突触素蛋白（synaptophysin，Syn）和嗜铬粒蛋白A（chromogranin A，CgA）染色为诊断NEN的必检项目，并需根据核分裂象和Ki-67（%）对NEN进行分级。

（5）胃良性肿瘤。占全部胃肿瘤的2%左右，按组织来源可分为上皮细胞瘤和间叶组织瘤，前者常见为胃腺瘤，后者以平滑肌瘤常见。一般体积较小，发展较慢。胃窦和胃体为多发部位。多无明显临床表现，X线钡餐为圆形或椭圆形的充盈缺损，而非龛影；胃镜下则表现为黏膜下肿块。

八、治疗

1. 胃癌的治疗模式

人类对胃癌治疗的探索已有近140年的历史，一直以来均是强调以手术为主要的治疗方式。随着近20年来各国学者在胃癌辅助治疗领域获得了突破性的进展，使更多的辅助治疗手段被逐步接受与认可，以致形成了目前以手术为中心的多学科综合治疗模式。这种综合治疗模式可以充分发挥各种治疗手段间的协同作用，从而达到改善胃癌整体治效果的目的。在制订综合治疗策略时，应注意做到规范、合理、多学科联合及个体化四个方面。

目前，胃癌综合治疗主要根据疾病不同的分期予以不同的治疗模式。而规范治疗是指被医学界广泛认可的标准的或成熟的治疗方式，这些治疗方式由长期的临床实践总结以及大型临床研究的结论确定其有效性及安全性，可以最大限度确保患者从治疗中获益。合理治疗则是需要根据胃癌患者的自身特点，如机体功能、伴发疾病、既往治疗情况等问题选择适合该患者的治疗方式。而多学科联合是指在制定治疗策略以及执行治疗的过程中，应充分重视多学科联合的作用，特别是对于疑难病例的治疗决策，应通过多学科联合会诊以决定最佳的治疗方案。个体化治疗则是针对胃癌个体的异质性，选择特异性的药物或方法进行治疗，目前在胃癌治疗领域最成功的个体化治疗的典范就是曲妥珠单抗治疗HER2 阳性的晚期胃癌取得的成功。

必须强调的是，准确的分期诊断既是目前选择治疗策略的基础依据，也是临床医生面对的重大挑战和严峻考验，因此必须高度重视对此的探索和研究，如此才能实现给予患者最佳治疗的目标。

2. 早期胃癌的治疗

早期胃癌是指肿瘤局限于胃黏膜及黏膜下层的病变。早期胃癌中仅有约 10% 的病例发生淋巴结转移，总体预后良好，因而选择治疗策略时，应在强调根治的前提下，积极减少对机体造成的损害。因此，近年来，内镜手术及腹腔镜手术在早期胃癌治疗领域得到了快速的发展，并已成为规范的治疗手段。

内镜下黏膜切除术（EMR）及内镜黏膜下剥离术（ESD）是胃癌微创手术的巨大进步，已用于治疗早期胃癌。内镜下黏膜切除术适应证为 2cm 以下的肉眼可见的黏膜内癌（cT1a），组织类型分化良好（乳头状腺癌、高分化型、中分化型），无论何种大体类型，限于非溃疡型。黏膜切除术的方法是用高频电刀进行烧灼切除。内镜黏膜下剥离术（ESD）是在 EMR 基础上发展而来的一种技术，在侵犯黏膜层和部分侵犯黏膜下层的早期胃癌中应用逐渐增多，其适应证为：① 2cm 以上非溃疡型、组织类型分化良好 cT1a；② 3cm 以下的溃疡型、分化型 cT1a；③ 2cm 以下非溃疡型、未分化型 cT1a，无脉管侵犯的情况。内镜切除术后病理检查如有癌残留时，可根据具体情况做适当处理，如追加外科手术等措施。目前早期胃癌的内镜治疗仍仅推荐在有经验的医疗中心开展探索。

胃癌的腹腔镜手术是近 20 年来发展起来的新技术，目前已有大型临床研究的结果显示，腹腔镜手术治疗早期胃癌可以达到与传统开腹手术同等的疗效，并具有创伤小、恢复快等优势。对于不适合选择内镜手术的早期胃癌病例，可以采用腹腔镜手术予以治疗。

此外，对于淋巴结阳性的早期胃癌病例，作为标准胃癌根治术的胃大部分或全胃切除加清除胃周第二站淋巴结（D2）仍然是合理的治疗选择。而对于部分高龄、体质较差的早期胃癌病例，可以选择切除范围或淋巴结清除范围缩小的手术方式。对于术后病理检查发现淋巴结转移的早期胃癌病例，应予以辅助化疗。

3. 进展期胃癌的综合治疗

进展期胃癌淋巴结转移率高，术后容易发生复发及远处转移，从而导致治疗失败，因此，必须强调以手术为中心的多学科综合治疗的应用。其中，根治性的手术切除是进展期胃癌综合治疗的核心问题，而合理的辅助治疗在此基础上可以显著地改善其整体治疗效果。

1）手术治疗　胃癌的根治性手术包括对原发灶的根治性切除以及区域淋巴结的清扫。原发灶的根治性切除是指原发病灶连同距离病灶 5cm 的正常胃组织以及大小网膜等结构整块完整切除；而淋巴结清扫则根据清除淋巴结站数的不同划分为 D1、D2 及 D2$^+$，分别表示完全清除第一站、第二站及清除部分或全部第二站以外的区域淋巴结。D2 手术是指根治性胃大部分或全胃切除并清除全部第一站及第二站淋巴结，若以胃下部癌为例，需要清扫的第一站淋巴结包括 1、3、4d、4sb、5、6、7 组淋巴结，第二站淋巴结则包括 8a、9、11p、12a 组淋巴结；目前 D2 手术已经被广泛接受作为进展期胃癌的规范手术，适用于原发病灶可以彻底切除、淋巴结转移不超过第二站淋巴结、无远处转移的进展期胃癌病例。其中，对于原发病灶的切除应达到肉眼及术后病理检查均无癌组织残留的标准；而对于切除的淋巴结，则规定不应少于 16 枚，并送病理检查以获得准确的病理分期。

对于胃癌浸润至周围脏器的局部晚期病例，若淋巴结转移局限在第二站以内，并且排除远处转移存在的情况下，可以选择联合脏器切除术。但由于这类患者病情相对晚期，预后较差，而联合脏器切除术损伤大、生理干扰重，故目前多倾向先行术前辅助治疗，达到局部缓解后再行手术切除。

2）化学治疗　在过去的 20 年中，进展期胃癌化学治疗的研究取得了长足的进步，使进展期胃癌的整体疗效显著提高。依据化疗与手术的关系，目前进展期胃癌化疗模式主要为围手术期化疗以及术后辅助化疗。

（1）围手术期化疗：围手术期化疗是采用术前化疗-手术-术后辅助化疗的治疗模式。其优点包括使胃癌降期从而提高根治性切除率、作为体内药敏试验指导术后辅助化疗方案的选择，而且术前行化疗避免了因术后消化道改建后造成营养障碍而影响化疗耐受性的问题。所以，尽管有少部分患者因化疗无效、肿瘤进展而失去手术根治的机会，但这种治疗方式仍然成为以欧洲国家为首的部分地区采用的进展期胃癌的标准治疗模式。

（2）术后辅助化疗：这种采用手术-术后辅助化疗的治疗模式，是亚洲各国广泛采用的进展期胃癌综合治疗模式。既往进展期胃癌术后辅助化疗的作用一直受到质疑，进入21世纪以来，已经有两项前瞻性大型随机临床研究证实了，D2手术联合术后辅助化疗的治疗模式可以有效地降低术后复发风险，提高5年总生存率，并使其成为以D2手术为基础的亚洲各国进展期胃癌患者的标准治疗模式。但凡术后病理检查提示浸润深度达到T2或以上，和（或）伴有淋巴结转移，和（或）伴有肿瘤低分化或组织学分级高、脉管浸润、神经浸润以及发病年龄低于50岁等高危因素时，均应予以术后辅助化疗。

目前进展期胃癌围手术期化疗的有效方案包括由表柔比星、顺铂、5-FU组成的ECF及在此基础上的改良方案，以多西他赛替代柔比星、奥沙利铂替代顺铂后的FLOT方案等三药方案，以及由铂类联合氟尿嘧啶类组成的两药方案。而在辅助化疗方面，由铂类联合氟尿嘧啶类以及新一代的口服氟尿嘧啶类的单药治疗是很好的选择，其中由奥沙利铂联合卡培他滨组成的联合化疗以及替吉奥单药均在大型临床研究中显示出其在进展期胃癌术后辅助化疗中的价值，目前已作为经典方案广泛应用于临床治疗。

3）放射治疗　胃癌手术后常因局部复发而治疗失败，因此局部的放射治疗有可能通过减少局部复发而达到提高疗效的目的。但既往的观点认为：由于胃的周围有对放射线敏感的易被损伤的肾、肝、脾、脊髓以及小肠等脏器，限制了安全性地进行放射治疗，又由于胃的位置较深，也难以得到满意的放射治疗剂量分布曲线；此外，严重的放疗不良反应也是患者难以难受的，这些因素均极大地限制了胃癌放射治疗的开展。而既往的研究结论也显示，单纯的放射治疗并不能有效地改善进展期胃癌的整体预后。但随着放射治疗技术的不断进步以及治疗理念的更新，目前已有相当多的临床研究证据显示，放射治疗联合化疗可以有效地减少进展期胃癌术后复发机会，并改善总体生存。因此，术后放化疗也逐步得到学界认可，并已成为以美国为首的部分地区采用的进展期胃癌的标准治疗模式。另外，术前放化疗是否可以有效地改善整体治疗效果尚在积极探索中。

4. 晚期胃癌的姑息治疗

晚期胃癌是指患者就诊时已合并远处转移或术后出现复发转移而无法通过手术根治切除的胃癌病例，由于这类患者中的绝大部分已基本失去治愈的可能，因此其主要治疗目的应为尽可能地延长生存、改善生活质量。

1）姑息化疗　化疗是晚期胃癌综合治疗的核心治疗方式，目前已有充分的循证医学证据证明姑息化疗可以延长晚期胃癌患者的总体生存期并改善生活质量。一线化疗最常用的细胞毒药物包括铂类、氟尿嘧啶类等药物，二线化疗常用的细胞毒药物包括紫杉醇类药物等。

2）分子靶向药物治疗　大型随机对照的国际多中心Ⅲ期临床试验（ToGA研究）已证实，HER2单克隆抗体曲妥珠单抗联合氟尿嘧啶类和顺铂为基础的化疗，治疗HER2阳性晚期胃癌的疗效显著优于单纯化疗，且安全性良好。基于该研究，曲妥珠单抗被批准用于HER2阳性晚期胃癌的一线治疗。因此，对于晚期胃癌患者，应常规检测肿瘤组织中HER2基因表达状态。阿帕替尼是第一个在晚期胃癌中被证实安全有效的小分子抗血管生成靶向药物，它能高度选择性竞争细胞内VEGFR-2的ATP结合位点，阻断下游信号转导，抑制肿瘤组织新生血管生成。阿帕替尼较安慰剂能延长晚期胃癌患者总生存期，因此在中国被批准用于晚期胃癌三线治疗。

3）免疫治疗　免疫检查点抑制剂是目前肿瘤免疫治疗（immuno-oncology，I/O）药物治疗的最主要方面，通过抑制肿瘤细胞的免疫逃逸，调动自身免疫系统功能消除肿瘤。肿瘤免疫检查点抑制剂的研究主要集中在CTLA-4、PD1和PD-L1三个分子上。PD-1单克隆抗体（nivolumab和pembrolizumab）已被批准用于晚期胃腺癌的三线治疗。但在二线治疗中，PD-1抗体与紫杉醇相比，未能延长PD-L1阳性胃癌患者的总生存期和无进展生存期。免疫联合治疗、寻找疗效预测指标以及探索免疫靶向治疗在胃癌一、二线治疗中的作用，是目前正在研究的热点。

4）姑息手术　与可接受根治性切除的进展期

胃癌不同，手术治疗在晚期胃癌中并非最重要的治疗方式。一般而言，姑息手术的目的主要包括减轻患者的肿瘤负荷（如切除卵巢转移瘤等）和缓解症状（如幽门梗阻、消化道出血、疼痛或营养不良等）。术式主要包括以下几种：① 姑息性切除；② 短路手术，如胃空肠吻合术；③ 营养造口，如空肠造口术。

5) 放射治疗　放射治疗作为一种局部治疗在晚期胃癌综合治疗中作用有限，可选择性用于需要控制肿瘤局部进展但不适合接受手术治疗的病例，以及需要放射治疗减轻症状的情况。

6) 支持治疗　晚期胃癌患者症状繁杂，但一般而言，进食困难、严重的营养障碍、疼痛、睡眠异常、器官功能衰竭等症状往往是晚期胃癌发展至后期的常见问题，而这些问题的存在不仅严重影响患者的生存质量，也往往是造成患者无法接受继续治疗的主要原因。因此，必须重视对晚期胃癌患者的支持治疗，从营养支持到各种镇痛、镇静药物以及其他的必要手段的综合运用，务必使这些患者尽可能少地承受疾病造成的痛苦，并尽可能地为抗癌治疗创造有利条件。

5. 其他治疗

其他如生物治疗、中医中药等治疗方式都可能为胃癌患者提供更多的治疗选择，然而这些治疗普遍存在的问题就是治疗缺乏稳定效果、个体差异明显，因此不能替代手术、化疗、放疗等常规治疗手段。

九、预后

胃癌的预后与病期的早晚以及治疗是否得当有密切关系。

日本国立癌症中心分析6112例胃癌切除病例资料，得出了各种因素的相对危险度。其中，以肿瘤的浸润深度（RR：4.76）对胃癌的预后影响最大，其次为淋巴结转移（RR：4.39），以后依次为远处转移（RR：2.33）、淋巴清除（RR：2.06）、年龄（RR：1.94）及癌的组织类型（RR：1.55）与肿瘤大小（RR：1.40）。国内学者分析了2000~2012年国内三家大型胃癌中心收治的8338例胃癌切除病例资料后发现，分期、手术方式和合理的综合治疗是影响胃癌预后的主要因素。不同分期的胃癌患者的5年生存率分别为：ⅠA期93.8%、ⅠB期80.8%、ⅡA期70.8%、ⅡB期59.6%、ⅢA期44.4%、ⅢB期32.9%、ⅢC期18.9%和Ⅳ期10.2%。根治性切除术后的5年生存率为51.7%，全组患者5年生存率为49.1%。

随着对肿瘤生物学行为的不断认识了解，以及肿瘤分子生物学、遗传学的飞跃发展，用分子诊断、分子分期、分子生物学方法判断预后，生物治疗和基因治疗已经提上日程，新的多学科综合治疗将为真正根治胃癌开创新纪元。

（周志伟　李宇红　李元方）

第二节　原发性肝癌

原发性肝癌是最常见的恶性肿瘤之一，严重威胁我国人民的健康和生命。原发性肝癌主要包括肝细胞癌（hepatocellular carcinoma, HCC）、肝内胆管细胞癌（intrahepatic cholangiocarcinoma, ICC）和HCC-ICC混合型（combined hepatocellular-cholangiocarcinoma）3种不同的病理类型，三者在发病机制、生物学行为、组织学形态、治疗方法以及预后等方面差异较大。其中肝细胞癌占原发性肝癌的85%~90%，甚至90%以上，本章中的"肝癌"如无特别说明均指肝细胞癌。

一、肝脏的解剖及生理概要

（一）肝脏外科实用解剖

1. 肝脏的分叶和分段

目前通用的肝脏分叶和分段方法是Couinaud以肝裂和门静脉在肝内的解剖分布为基础，将肝脏分为五叶（尾状叶、左外叶、左内叶、右前叶、右后叶）和八段，即Ⅰ段为尾状叶、Ⅱ段为左外叶上段、Ⅲ段为左外叶下段、Ⅳ段为左内叶、Ⅴ段为右前叶下段、Ⅵ段为右后叶下段、Ⅶ段为右后叶上段、Ⅷ段为右前叶上段；Ⅳ段中，Ⅳa为左内叶上段，Ⅳb为左内叶下段（图16.2）。

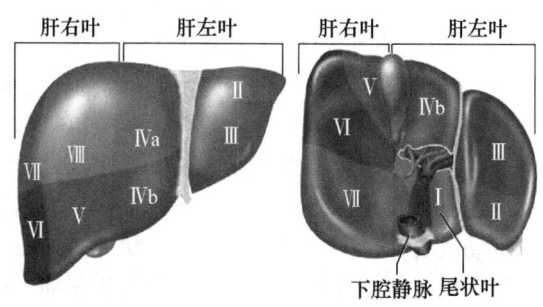

图16.2　肝脏的Couinaud分段

2. 肝脏的管道系统

肝脏有两套不同的管道系统，一个是 Glisson 系统，以一结缔组织鞘（Glisson 鞘）包裹门静脉、肝动脉和肝胆管，经第一肝门处进入肝实质内；另一个是肝静脉系统。肝静脉在肝内的行径与门静脉相交叉，收集肝内的静脉回血，汇合为肝左、中、右静脉三支主干，经第二肝门进入下腔静脉。而肝尾状叶及右叶脏面另有10条左右的肝短静脉直接注入下腔静脉，此合称为第三肝门。

3. 肝脏的血供

肝脏的血供丰富，并且有肝动脉和门静脉双重来源，入肝血液20%~25%来自肝动脉，75%~80%来自门静脉。肝癌的血供绝大部分来自肝动脉，仅边缘的少量血供来自门静脉，这是肝动脉造影、肝动脉栓塞化疗等的解剖学基础。

（二）肝脏的生理

肝脏在人体的代谢、胆汁生成、解毒、凝血、免疫及水电解质调节中都起到了非常重要的作用，肝脏功能受损时会引起相应的病理生理异常和临床表现。

二、流行病学

肝癌的发生有明显的地区性分布，以东亚、东南亚和非洲西北部的发病率较高，而欧洲、中南亚等地的发病率则较低。最新统计数据显示，2018年全世界肝癌新发病例约为8.41万例，居所有恶性肿瘤的第六位；死亡病例约为7.82万例，居所有恶性肿瘤的第三位。我国是肝癌大国，2015年新发病例约46.6万例，死亡42.2万例，均超过全世界总数的50%以上，死亡率位居中国恶性肿瘤的第三位，仅次于肺癌和胃癌。我国肝癌总的分布特点是沿海［如江苏、上海、福建、广东、广西等省（自治区、直辖市）］高于内陆；东南沿海江河海口或岛屿又高于沿海其他地区；农村肝癌死亡率略高于城市。高发地区气候具有温暖、潮湿、多雨等特点。

近年来大洋洲、欧洲、北美等一些传统的肝癌低发地区，肝癌的发病率在逐年上升，可能是由于诊断水平的提高或对危险因素（HCV感染、肥胖、糖尿病等）的暴露增加。但在一些传统的肝癌高发区，如我国和日本，肝癌的发病率（尤其青少年）却有一定程度的下降。这种下降可能是与乙肝疫苗接种的普及以及人群对危险因素的暴露减少有关。

本病可发生于各个年龄组，平均患病年龄为43.7岁，30岁以前发病率和死亡率较低，30岁以后大幅度上升，45~59岁年龄组肝癌死亡居全部恶性肿瘤死亡的第一位。高发区多发于青壮年，低发区多见于中老年人；高发区男性多于女性，达（3~8）：1，低发区男女比例则为（1~2）：1。

三、病因学

目前认为，肝癌的发生是一个多阶段、多因素协同作用，经过启动、促癌和演进等多步骤过程，以及多个癌基因和相关基因参与的结果。肝癌的病因尚未完全清楚，根据现有资料，肝炎病毒、黄曲霉毒素和饮水污染是肝癌发生的三大主要相关因素。

（一）肝炎病毒、肝硬化

肝炎病毒，尤其是乙型肝炎病毒（HBV）和丙型肝炎病毒（HCV），与肝癌的关系十分密切。

HBV感染者发生肝癌的概率远大于正常人群，我国台湾省一项早期研究表明，这个差距甚至超过200倍。另有研究显示，非活动性HBV携带者肝癌的发病率约为0.2%，HBV慢性感染者（没有肝硬化）约为0.6%，HBV慢性感染合并代偿期肝硬化患者约为3.7%。HCV与肝癌发生也有密切的关系，在发达国家肝癌患者血清中抗-HCV阳性率多数超过50%。有研究显示，在发达国家14 367例肝癌患者中，血清抗-HCV阳性者多达10 660（74.19%）例，提示发达国家肝癌的主要病因为HCV感染，这与静脉药物滥用、血液透析、性传播等因素有关。

肝炎病毒引起的急、慢性肝炎，通过肝细胞坏死、再生、纤维化，导致肝硬化，同时病毒基因整合到正常肝细胞基因组中或病毒产物都有可能激活某些原癌基因，在此基础上受其他促癌因素的协同作用，最后导致肝癌的发生。临床上常见到肝癌患者经历急性肝炎→慢性肝炎→肝硬化→肝癌的发病过程，也有部分患者不经历肝硬化直接发展为肝癌，其具体机制尚不明确。

（二）黄曲霉毒素

黄曲霉毒素（aflatoxin，AFT）自20世纪60年代被发现以来，已被证实可诱发动物的肝癌，其中黄曲霉毒素B1被认为是最强的动物致癌剂之一，诱发肝癌的最小剂量每天仅需10μg。我国流行病学调查提示肝癌高发于湿温地区，在这些地区谷物等（玉米、花生）易于霉变而产生黄曲霉毒素，这些都间接证明黄曲霉毒素是肝癌的病因之一，同时不少动物研究资料还提示黄曲霉毒素与HBV有协同致肝癌作用。

(三) 饮用水污染

我国流行病学调查发现,饮用水的污染与肝癌的发生密切相关,在肝癌高发区如江苏启东和海门、广西扶绥、广东顺德等进行的调查提示,饮用宅沟水、塘水者其肝癌的死亡率明显高于饮用井水者,且经过饮用水改造后居民肝癌发病率有下降趋势。水中的致癌物质可能为藻类毒素或化学污染物等。

(四) 饮酒因素

酗酒在非病毒感染的肝癌患者中起着重要的作用,目前饮酒导致肝癌的机制也不十分明确,可能与酒精的主要代谢产物乙醛引起肝细胞损伤、机体氧化应激水平增高、引起DNA损伤等有关。当饮酒者合并病毒性肝炎感染时,更易发生肝癌。

(五) 遗传因素

流行病学调查发现肝癌较多出现家族聚集现象,肝炎的交叉感染、遗传易感性、类似的生活环境和方式等有可能是重要原因。我国台湾省对1791个肝癌核心家庭配对调查发现,一级亲属累积患病率为5.37%,二级亲属为2.61%,而对照无肝癌家庭为0.7%,差异有显著性。随着亲缘关系的递减,肝癌的发病危险递减,但仍高于一般人群,说明遗传因素在肝癌的发病中起着一定的作用。

(六) 其他因素

其他如营养不良、非酒精脂肪性肝炎、化学污染物、性激素、肝吸虫、吸烟等都可能与肝癌的发病有关。

(七) 肝癌发生的分子生物学研究

涉及肝癌发生的分子机制非常复杂,美国癌症基因组图谱计划(TCGA)发现,肝癌可发生突变、缺失、扩增、单核苷酸多态性、拷贝数变异、甲基化异常等多种基因组异常改变,肝癌常见的突变基因包括p53、CTNNB1、ALB、AXIN1等。还有大量研究表明,肝癌发生涉及的信号转导通路包括Wnt/β-catenin通路、P53相关细胞周期通路、氧化应激通路、PI3K/AKT/mTOR通路、RAS/RAF/MAPK通路等。对这些基因及信号通路的深入研究,有助于加深对肝癌发生发展机制的理解,以及新的治疗靶点和靶向药物研发。

四、病理学

(一) 组织学分型

原发性肝癌按组织学类型分为肝细胞癌、胆管细胞癌和混合细胞癌三种,目前国际上已经把"肝细胞癌"作为一个单独的癌种进行分类。

1. 肝细胞癌

肝细胞癌在我国占原发性肝癌的95%以上,起源于肝细胞。组织学特点是癌细胞类似正常肝细胞,但细胞大小不一,为多角形,细胞质丰富,呈颗粒状,有时分泌胆汁,细胞多排列成索状,细胞索间可有丰富血窦。根据Edmondson提出的分级标准,肝细胞癌可分为Ⅰ级、Ⅱ级、Ⅲ级、Ⅳ级,分化程度依次降低。

2. 胆管细胞癌

在我国占原发性肝癌的3%左右,起源于肝内胆管上皮,一般不伴肝硬化。组织学上形态呈柱状或立方形,排列致密,细胞质较少,偶有黏液成分,排列成腺泡状、囊状或乳头状,间质结缔组织多,血管较少。

3. 混合细胞癌

混合细胞癌包含肝细胞癌和胆管细胞癌两种成分。

肝细胞癌与胆管细胞癌的临床病理特点有很大的不同(表16.5),目前将其视为两种不同的疾病,治疗策略也不一样。

表16.5 肝细胞癌和胆管细胞癌的临床病理特点

项目	肝细胞癌	胆管细胞癌
性别	男性多见	女性多见
肝病背景	肝炎感染,肝硬化	肝内胆管炎症,肝吸虫
肿瘤质地	软	硬
门静脉癌栓	常见	少见
转移方式	肝内转移多见	淋巴结转移多见
血液供应	大多富血供	常乏血供
CT增强所见	快速强化、快速消退	延迟或环形强化
肿瘤标志物	AFP	CEA、CA19-9
伴发肝硬化	多,重	少,轻
栓塞化疗	有效	多无效

(二) 小肝癌的病理诊断标准

目前我国小肝癌的病理诊断标准是:单个癌结节直径≤3cm,或两个癌结节最大直径之和≤3cm。

小肝癌多以单结节、膨胀性生长为主，与周围肝组织分界清楚或有包膜形成，具有生长较慢、恶性度较低、发生转移少以及预后较好等特点。

（三）癌前病变

肝细胞癌癌前病变的主要类型有以下几种。

（1）肝细胞异型增生：① 大细胞改变，肝细胞与细胞核体积均增大，核染色质浓染及多核；② 小细胞改变，肝细胞体积缩小，核体积增大伴轻度异型，细胞核呈拥挤表象。

（2）异型增生灶：多由小细胞改变构成的直径≤1.0mm的病灶。

（3）低度异型增生结节（low grade dysplastic nodule, LGDN）：以大细胞改变为主构成的结节，细胞无明显异型性，间质内无孤立性动脉，无膨胀性生长。

（4）高度异型增生结节（high grade dysplastic nodule, HGDN）：以小细胞改变为主构成的结节，肝细胞异型性增加，间质内出现孤立性动脉，有膨胀性生长，局部发生癌变时称为结节内结节。

（5）肝细胞腺瘤（hepatocellular adenoma, HCA）：WHO将HCA分为HNF1a失活型、β-catenin活化型、炎症型和未分类型4种亚型，其中β-catenin活化型HCA的癌变风险增加。

（四）肝病背景

肝细胞癌的肝病背景主要指患者有肝炎病毒感染的证据，以及急、慢性肝炎和肝硬化的临床表现，肝病背景是临床上诊断肝癌的重要线索，是制订治疗方案的关键因素之一，也是研究肝癌病因和发病机制的重要方向。

（五）肝癌的转移特点

肝细胞癌转移最常见的方式是肝内播散，表现为子灶形成和（或）肝内脉管的侵犯，肝外转移部位以肺、骨、肾上腺、脑等多见，亦有少数出现皮下转移，经淋巴道转移不多见。肝细胞癌亦可直接侵犯邻近器官组织，如膈、胃、结肠、网膜等，破裂出血后还可引起腹腔的种植转移。

胆管细胞癌的转移则以淋巴道转移居多，常转移至肝门淋巴结和腹膜后淋巴结、锁骨上淋巴结等。

五、临床表现

肝癌起病隐匿，早期肝癌常没有明显的症状，而中晚期肝癌临床表现常缺乏特异性，如仅表现为腹胀、消化不良等消化系统症状，容易被忽略或者误诊；对于肝癌高危人群要警惕肝癌的可能。国家卫生和计划生育委员会（简称卫计委）发布的《原发性肝癌诊疗规范（2017版）》中明确指出，在我国，肝癌的高危人群主要包括具有HBV和（或）HCV感染、长期酗酒、非酒精脂肪性肝炎、食用被黄曲霉毒素污染食物、各种原因引起的肝硬化以及有肝癌家族史等的人群，尤其是年龄40岁以上的男性风险更大。

肝癌的早期诊断对提高肝癌生存率至关重要，临床医生必须熟悉早期肝癌发现的途径和方法。早期肝癌可通过：① 人群普查；② 高危人群的筛查与随访；③ 健康体检等途径发现。其方法是采用AFP和影像学相结合的定期检查，推荐每6个月1次，用于筛查的影像学检查以超声为主，必要时可用CT或磁共振。

临床期肝癌常见的临床表现主要有右上腹疼痛，消化道症状如腹胀、食欲减退、恶心、呕吐、腹泻等，上腹部包块，发热、乏力和消瘦，晚期常出现黄疸、腹水和下肢浮肿等症状。特别需要指出的是，即使是中晚期肝癌，其临床表现仍缺乏特异性，需要注意患者的高危因素，并通过全面的体格检查、实验室和影像学检查加以进一步诊断。

六、诊断和鉴别诊断

（一）实验室检查

1. 甲胎蛋白

甲胎蛋白（AFP）是一种糖蛋白，在胚胎期由肝细胞和卵黄囊细胞合成，并出现于胎儿和母体血清中。出生后，AFP水平逐渐下降，正常成人血清中只含极微量（<25ng/mL）。约60%的肝细胞癌患者血清AFP为阳性，是目前应用最为广泛的肝癌血清标志物。其他如生殖腺胚胎源性肿瘤、其他消化道肿瘤（胃癌、胰腺癌等）和部分急性肝炎的患者及孕妇的血清AFP含量也可升高，需要注意与肝癌鉴别。

AFP对于肝癌诊断和治疗的价值有以下几点。

（1）确立诊断。AFP≥400ng/mL，无活动性肝病的证据，并排除妊娠和生殖腺胚胎源性肿瘤，即可做出肝癌的诊断。

（2）早期诊断。部分肝癌患者可通过AFP检查获得早期诊断，AFP阳性可早于肝癌症状出现6~12个月。

（3）判断疗效和复发。肝癌根治性切除后，患者血清AFP水平逐渐下降，其半衰期为3~9.5天，一般在两个月内降至正常水平。如果术后 AFP 水平不下降或下降较慢，则需要考虑是否有残留病灶或远处转移。如果 AFP 水平降至正常后再次升高，则高度怀疑肝癌复发。AFP 也可用于判断其他治疗（局部治疗、TACE 等）的疗效。

（4）肝癌的普查。采用 AFP 和超声相结合的定期普查，1~2 次/年，具有方便简单、费用低且特异性高等优点。

需要注意的是，虽然 AFP 对于诊断肝癌有很高的特异性，但是以 25ng/mL 作为阳性阈值的敏感性仅为 60% 左右，因此即使 AFP 为阴性也不能排除肝癌，需结合影像学进一步诊断。

2. 其他标志物

目前尚缺乏敏感性和特异性优于 AFP 的其他肿瘤标志物，联合应用对 AFP 阴性肝癌的诊断有一定的参考价值。应用比较普遍的有异常凝血酶原（如 DCP）、α-L-岩藻糖苷酶（AFU）、γ-谷氨酰转肽酶同工酶（γ-GGT）、铁蛋白（ferritin）、癌胚抗原（CEA）和 CA19-9 等。

3. 肝功能及肝炎抗原抗体系统

由于 90% 以上的肝癌有肝硬化、肝炎等肝病背景，如检测到肝功能异常、肝炎抗原和（或）抗体阳性，则提示有肝癌的肝病基础，对协助诊断有一定的帮助。

（二）影像学检查

影像学检查是肝癌诊断的重要手段，对于肝癌的定性、定位诊断具有无可替代的作用，同时还有助于判断肝癌病灶的血供类型、指导选择和制订治疗方案等。目前肝癌常用的影像学检查包括以下几种。

1. 超声显像

超声显像（ultrasonography，US）是肝癌诊断中最常用的方法之一，其价值可归纳如下：① 与 AFP 联合作为肝癌的筛查手段，有助于早期发现肝癌；② 提示占位性病变的性质，鉴别是液性或实质性占位，进一步通过多普勒超声或超声造影了解病变的血供情况，协助诊断和鉴别诊断；③ 有助于了解肝癌与肝内重要脉管的关系，指导手术的进行；④ 可在超声引导下进行经皮肝穿刺活检或做局部治疗。其优点为无创、经济、可重复进行和无放射性损伤；缺点为存在超声难以检测到的盲区，检查结果受设备和操作者的经验水平影响较大等。

术中超声使用高频专用探头，手术开腹后直接在肝脏表面检查，可探测到常规 CT 和超声难以发现的、特别是肝表面不可见的实质内小病灶，协助术者准确定位进行切除或局部治疗。

近年来，随着六氟化硫微泡等专用造影剂的开发应用，超声造影提高了肝内小肝癌的检出率和诊断准确率。肝癌超声造影的表现和增强 CT 的表现相近，典型的表现为动脉期快速、明显强化，门脉期快速消退的"快进快出"表现。

2. CT

CT 已成为肝癌定位和定性诊断中重要的影像学手段之一。肝癌在 CT 平扫上表现为圆形或类圆形的低密度影，注射造影剂后，肝动脉期病灶呈快速增强，密度显著高于正常肝实质；门脉期病灶内造影剂快速消退，密度低于正常肝实质，即所谓的"快进快出"特点。CT 增强扫描还有助于发现肝内子灶和（或）脉管侵犯。

近年来，CT 血管重建（CTA、CTV 等）、3D 体积测算等对于评估病情、指导精准手术切除等发挥了越来越大的作用。

3. MRI

MRI 是一种非放射性检查方法，是肝癌诊断的重要影像学手段之一；具有无辐射影响，组织分辨率高，可以多方位、多序列参数成像等优点，并具有形态结合功能（包括弥散加权成像、灌注加权成像和波谱分析）综合成像技术能力，成为临床肝癌筛查、诊断和疗效评价准确度最高的影像学检查；尤其是对肝癌病灶内部的组织结构变化（如出血坏死、脂肪变性以及病灶的边界和包膜）、与血管/胆管等的毗邻关系、微小播散灶的检出等，具有其他影像学检查无法比拟的优势。近年来，随着高磁场强度 MR 和肝细胞特异性造影剂（钆塞酸二钠）的广泛应用，MR 诊断肝癌的敏感性和特异性不断提高，目前被多个国际指南推荐为肝癌诊断的首选影像学检查。

4. 肝动脉造影

自 1953 年 Seldinger 创用经皮穿刺股动脉插管的方法行内脏血管造影以来，选择性或超选择性肝动脉造影（hepatic angiography）已成为肝癌诊断的重要手段之一。由于肝动脉造影属侵入性检查，其目前的应用指征为：临床怀疑肝癌或 AFP 阳性而其他影像学检查阴性者；各种非侵入性影像学检查难以确定肝内占位病变性质者；肝动脉栓塞化疗或灌注化疗前了解肿瘤血供情况。

原发性肝癌的肝动脉造影主要表现为：① 肿瘤血管，出现于早期动脉相，可见肿瘤区内出现管腔大小不均的紊乱血管；② 肿瘤染色，出现于实质相，肿瘤密度较周围肝实质明显高，肿瘤大小和形态于此期显示最为清楚；③ 肝动脉及其分支移位、扭曲、拉直或扩张；④肝动脉分支受肿瘤侵犯可呈锯齿状、串珠状或僵硬状态；⑤动静脉瘘；⑥"池状"或"湖状"造影剂充盈区等。

5. PET

PET属于功能影像学，近年来，虽然PET/CT被越来越多地应用于肝癌的诊断中，但是也有报道 ^{18}F-FDG PET/CT对胆管细胞癌和低分化肝细胞癌的阳性率较高，而对高分化的肝细胞癌阳性预测率较低。^{11}C标记的乙酸盐（^{11}C-acetate）或胆碱（^{11}C-choline）PET显像可提高对高分化肝癌诊断的灵敏度，与 ^{18}F-FDG PET/CT显像具有互补作用。目前PET/CT在肝癌诊断中的作用主要有：①了解肝癌的全身转移情况；②疑为肝转移癌时查找肿瘤的原发部位；③协助评价肿瘤的良恶性及恶性程度；④肿瘤治疗后的疗效评估，确定有无残留或复发。

（三）其他检查

肝穿刺取肿瘤组织做病理检查、锁骨上淋巴结活检、腹水找癌细胞、腹腔镜探查等对原发性肝癌的诊断亦有一定价值。

（四）诊断标准和临床分期

肝癌目前尚缺乏国际上一致认同的诊断和分期标准，不同的地区和国家，常采用不同的标准。这是由于影响肝癌的预后因素众多，特别是大多数患者同时合并有不同程度的肝病背景，也对患者的预后具有显著的影响，是造成目前肝癌诊断和分期标准难以统一的主要原因。

1）中国原发性肝癌的临床诊断标准　目前国内应用较多的是卫计委2017年颁布的《原发性肝癌诊疗规范（2017年版）》中的临床诊断标准。

（1）有HBV或HCV，或者有任何原因引起肝硬化者，至少每隔6个月进行一次超声及AFP检测，发现肝内直径≤2cm结节，动态增强MRI、动态增强CT、超声造影及钆塞酸二钠动态增强MRI 4项检查中至少有2项显示有动脉期病灶明显强化、门脉或延迟期强化下降的"快进快出"的肝癌典型特征，则可做出肝癌的临床诊断；对于发现肝内直径＞2cm的结节，则上述4种影像学检查中只要有1项有典型的肝癌特征，即可临床诊断为肝癌。

（2）有HBV或HCV，或者有任何原因引起肝硬化者，随访发现肝内直径≤2cm结节，若上述4种影像学检查中无或只有1项检查有典型的肝癌特征，可进行肝穿刺活检或每2~3个月密切的影像学随访以确立诊断；对于发现肝内直径＞2cm的结节，上述4种影像学检查无典型的肝癌特征，则需进行肝穿刺活检以确立诊断。

（3）有HBV或HCV，或者有任何原因引起肝硬化者，如AFP升高，特别是持续增高，应该进行上述4种影像学检查以确立肝癌的诊断，如未发现肝内结节，在排除妊娠、活动性肝病、生殖胚胎源性肿瘤以上消化道癌的前提下，应该密切随访AFP水平以及每隔2~3个月一次的影像学复查。《原发性肝癌诊疗规范（2017年版）》中推荐的肝癌诊断路线如图16.3所示。

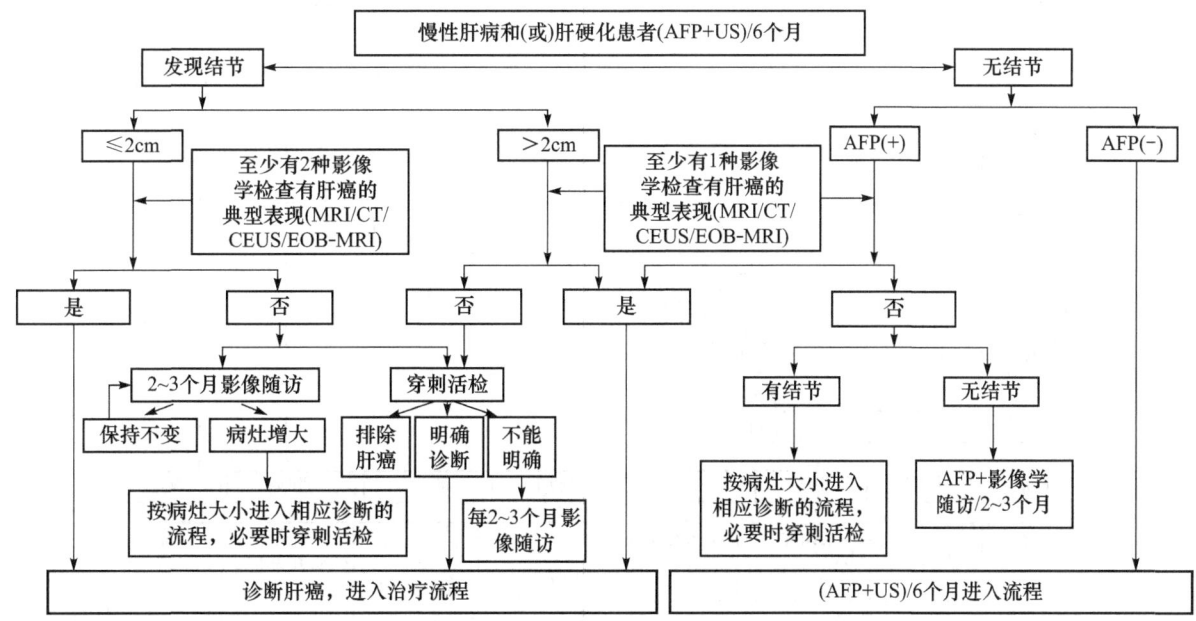

图16.3　原发性肝癌诊断路线图

CEUS. contrast-enhanced ultrasound，超声造影；EOB-MRI. Gd-EOB-DTPA（钆塞酸二钠）增强磁共振扫描

2）肝细胞癌的临床分期 目前所报道的肝细胞癌分期众多，主要有国际抗癌联盟的 AJCC 分期（TNM 分期）、欧洲肝病研究协会的 BCLC 分期、中国肝癌临床分期、意大利的 CLIP 分期、日本的 Okuda 分期和日本评分（JIS）等。

(1) 第 8 版的国际抗癌联盟的 AJCC 分期（TNM 分期）。

a. 原发肿瘤（T）。

Tx 原发肿瘤情况不明。

T0 无原发灶存在证据。

T1a 单发肿瘤≤2cm，伴或不伴脉管侵犯。

T1b 单发肿瘤＞2cm，不伴脉管侵犯。

T2 单发肿瘤＞2cm，伴脉管侵犯，多发肿瘤均≤5cm。

T3 多发肿瘤任一直径＞5cm。

T4 肿瘤侵犯门静脉/肝静脉主要分支，或直接侵犯除胆囊外的邻近器官（包括横膈），或穿透脏层腹膜。

b. 区域淋巴结（N）。

Nx 区域淋巴结不明。

N0 无区域淋巴结转移。

N1 有区域淋巴结转移。

c. 远处转移（M）。

M0 无远处转移。

M1 有远处转移。

d. 分期。

ⅠA 期：T1a N0 M0

ⅠB 期：T1b N0 M0

Ⅱ期：T2 N0 M0

ⅢA 期：T3 N0 M0

ⅢB 期：T4 N0 M0

ⅣA 期：任何 T N1 M0

ⅣB 期：任何 T N M1

TNM 分期的优点是对肝癌的肿瘤情况做了详细的描述，最为规范，但是在国际上的认可程度不高，原因之一在于该分期没有对肝功能进行描述，而肝功能的状态是肝癌预后的重要因素之一，直接影响治疗方法的选择和预后的判断。

(2) BCLC 分期（巴塞罗那临床肝癌分期，2018 版；表 16.6）。

表 16.6 肝细胞癌的 BCLC 分期

期别	PS 评分	肿瘤状态		肝功能状态
		肿瘤数目	肿瘤大小	
0 期：极早期	0	单个	≤2cm	Child-Pugh A
A 期：早期	0	单个	任何	Child-Pugh A/B
		3 个以内	≤3cm	Child-Pugh A/B
B 期：中期	0	多结节肿瘤	任何	Child-Pugh A/B
C 期：进展期	1~2	门脉侵犯或肝外转移	任何	Child-Pugh A/B
D 期：终末期	3~4	任何	任何	Child-Pugh C

(3) 中国肝癌临床分期（2017 版），如图 16.4 所示。

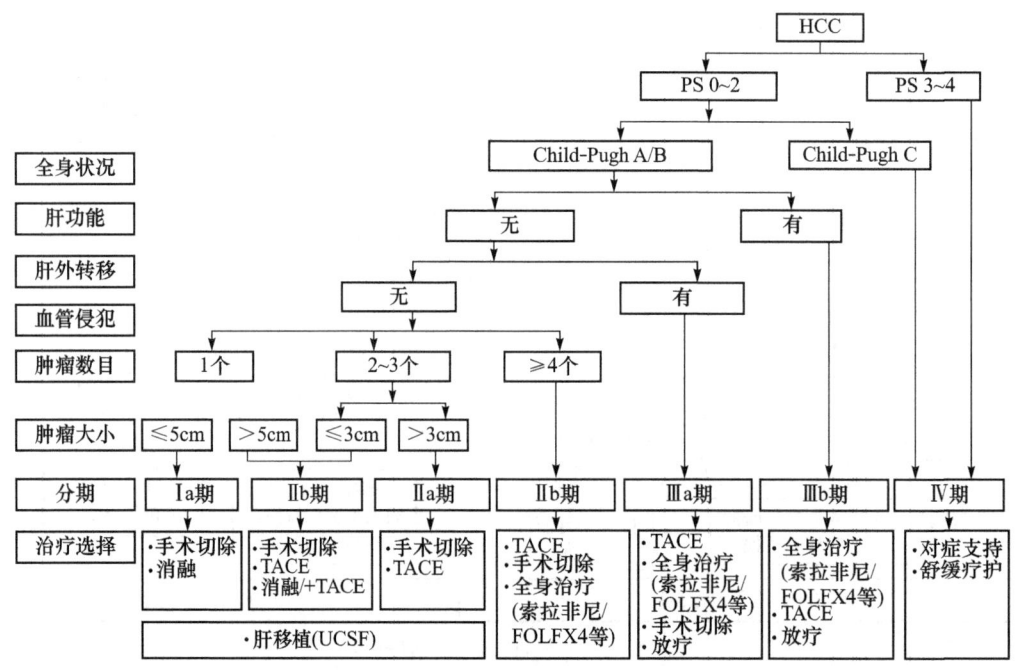

图 16.4 原发性肝癌临床分期（引自《原发性肝癌诊疗规范（2017 年版）》）

3）肝癌的大小分类　临床上常用中华医学会外科学分会肝脏外科学组2016年修订的《肝细胞癌外科治疗方法的选择专家共识》中的肝癌大小分类标准：① 微小肝癌，肿瘤最大直径≤2.0cm；② 小肝癌，2.0cm＜肿瘤最大直径≤5.0cm；③ 大肝癌，5.0cm＜肿瘤最大直径≤10.0cm；④ 巨大肝癌，肿瘤最大直径＞10.0cm。

（五）鉴别诊断

肝癌的鉴别诊断可分为AFP阳性与AFP阴性肝癌两个方面。

1. AFP阳性肝癌的鉴别诊断

AFP阳性的肝癌应与妊娠期、生殖腺胚胎源性肿瘤、消化道肿瘤、急慢性肝炎、肝硬化等疾病相鉴别。

（1）妊娠期。妊娠期AFP升高，如超声未发现肝占位病变，可予随访，AFP通常在分娩后转为阴性。如AFP继续升高，应考虑合并肝癌可能。

（2）生殖腺胚胎源性肿瘤。多有相应的原发肿瘤临床表现和体征，可通过睾丸检查或妇科检查进行鉴别。

（3）消化道肿瘤。胃癌、胰腺癌等消化道肿瘤可见AFP升高，但一般浓度较低，且常伴有CEA、CA19-9等标志物的升高。常无肝硬化表现，无乙肝背景，无门脉癌栓形成。超声、CT、胃肠镜可协助诊断。

（4）急性肝炎。较易鉴别，一般为AFP轻度升高，伴有明显肝功能异常而无相应的肝内占位病变，肝功能好转时AFP可下降。

慢性肝炎、肝硬化与肝癌的鉴别有时很困难，因慢性肝炎、肝硬化时肝内的肝硬化结节与AFP不高或轻度升高的小肝癌很难鉴别，必须通过细致的影像学检查（增强CT、超声造影、钆塞酸二钠MRI等），并定期复查肝功能和AFP。另外，可检测AFP异质体或DCP等以协助诊断。

2. AFP阴性肝癌的鉴别诊断

AFP阴性肝占位病变的性质多样，易误诊。需要与肝癌鉴别的疾病包括转移性肝癌、肝血管瘤、肝囊肿、肝包虫病、肝脓肿、肝肉瘤、肝腺瘤、肝局灶性结节性增生等。

（1）转移性肝癌。转移性肝癌多来自胃肠道肿瘤，尤以结直肠癌肝转移最为常见。常有结直肠癌原发灶表现，如大便习惯改变、便血、里急后重等，多无肝病背景，CEA可升高。影像学检查常见多个散在分布、大小不一的类圆形病灶，多为乏血供型肿瘤，增强扫描可见病灶周边环形强化呈"牛眼征"；超声表现可有同心环样的分层现象，边缘可出现弱回声晕带，部分有"靶征"或"亮环征"，超声造影诊断准确率优于常规超声，有助于诊断。

（2）肝血管瘤。肝血管瘤一般女性多见，病程常较长，发展慢，常无肝病背景，AFP阴性。超声显像多为高回声光团，边界清，无回声晕圈，内可见筛网状结构，彩色多普勒检测无动脉血流。CT或MRI增强扫描可见起自周边的结节状缓慢强化，强化范围缓慢向病灶中心发展。肝小血管瘤最难与AFP阴性的小肝癌鉴别，常需要结合多种影像学检查慎重鉴别。

（3）肝囊肿和肝包虫病。病史均较长，常无肝病背景，一般情况好。肝囊肿常多发，可伴多囊肾，超声检查可见边界清楚的液性暗区，后方回声增强。肝包虫病患者常有疫区居住史，超声和CT可见大的囊性病变内多个子囊、虫体头节、囊壁钙化等改变。

（4）肝脓肿。常有畏寒、发热、肝区疼痛、白细胞升高等感染表现，无肝炎病史，抗感染治疗常有效。超声检查在脓肿未液化时易与肝癌混淆，病灶边界多不清，有液化者可见液平面，但仍需要与肝癌中央坏死鉴别。必要时可行肝穿刺活检。

（5）肝肉瘤。极少见，多无肝病背景，与AFP阴性肝癌难鉴别，确诊常需经手术切除后病理证实。

（6）肝腺瘤。临床少见，多见于女性，可有口服避孕药史，常无肝病史，超声和CT检查常难以与肝癌鉴别，必要时可行肝穿刺活检。

（7）肝局灶性结节性增生（FNH）。常无肝病背景，影像学检查有时可见病灶中央星状瘢痕，此为FNH的特征表现。超声造影表现为明显的从中央向周边离心型轮辐状强化，与肝癌表现不同。FNH具有肝细胞正常功能，钆塞酸二钠增强MRI扫描肝细胞期显示病灶正常摄取造影剂，该特异性表现是鉴别FNH与其他肝脏肿瘤的重要依据。

另外，肝脏邻近器官肿瘤有时与肝脏关系密切，如胆囊癌肝侵犯、右肾上腺肿瘤、胃肠间质瘤等，有时很难鉴别，可考虑剖腹探查以明确诊断。

七、治疗

早期治疗、多学科综合治疗、个体化治疗是肝癌治疗的三个重要原则。

1）早期治疗　肿瘤越早期，治疗效果越好，小肝癌手术切除后的5年生存率为60%～70%，而大肝癌仅20%左右。因此，加强肝癌的筛查早诊，使更多早期患者得到及时的诊断是提高肝癌疗效的有效途径。手术切除、肝移植和局部消融治疗是肝癌三大根治性治疗手段，早期肝癌的治疗应尽量选择根治性手段以达到根治性目的。

2）多学科综合治疗　肝癌的治疗依赖单一手段常难以获得满意的疗效，手术切除、介入治疗、局部消融治疗和系统性药物是肝癌治疗主要的四种手段，各有所长。应根据不同患者的不同情况进行适当的联合，取长补短，以达到最大限度消灭或控制肿瘤，并最大限度保存肝功能、延长生存期的目的。多学科综合治疗（multidisciplinary therapy，MDT）模式已被证明对于提高肝癌的治疗效果起到非常重要的作用，需要大力提倡和推广。

3）个体化治疗　由于肝癌患者常合并不同程度的基础肝病，同时肿瘤位置、与重要脉管的关系等对治疗方法的选择可能造成较大影响，需要结合肝内肿瘤局部情况、患者全身情况及肝功能储备情况等因素综合考虑，选择个体化的最佳治疗方案。

（一）手术治疗

手术治疗主要包括肝切除术、肝移植术以及非切除性手术治疗，如术中肝动脉、门静脉插管置泵化疗，术中局部消融等。

肝癌手术切除的适应证：估计肝癌可完整切除，且患者的一般情况良好，无明显心、肺、肾等重要脏器的器质性病变；肝功能正常或仅有轻度损害（Child-Pugh A 级）；或肝功能分级属 B 级，经短期护肝治疗后恢复到 A 级；无不可切除的肝外转移性肿瘤。

手术切除禁忌证：伴有严重肝硬化或伴黄疸、腹水；门静脉主干有癌栓形成；肿瘤较大、切除后余肝不足以代偿；肿瘤远处转移；心、肺、肾等重要脏器严重损害，估计不能耐受手术。

1. 肝切除术

肝切除术（hepatectomy）是目前疗效最好的治疗手段。根据 2003 年中山大学附属肿瘤医院手术切除的 902 例资料，其 1 年、3 年和 5 年生存率分别达 60.5%、45.5% 和 37.2%，肿瘤直径小于 5cm 的肝癌 5 年生存率达 53.5%。

随着现代肝脏外科手术技术的进步，肿瘤大小并不是限制手术的唯一因素。能否切除和手术疗效不仅与肿瘤大小有关，还与肝脏功能、有无肝硬化、肿瘤部位、肿瘤界限、有无完整包膜等有非常密切的关系。肝切除术式包括两种：① 解剖性肝切除术（anatomical hepatectomy）是在术中先分别处理肝门区的肝动脉、门静脉、胆管和第二肝门处的肝静脉，再按照该肝叶的范围，切除肿瘤所在的整个肝叶。② 非解剖性或部分肝切除术（non-anatomical or partial hepatectomy）则不必严格按照肝内管道的解剖学分布，只需在距肿瘤边缘 1~2cm 以外，将肝肿瘤切除及将通向病变部位的血管和胆管分支切断，简化了手术操作，使大多数合并肝硬化的肝癌患者能保存更多的正常肝组织，并获得肿瘤的手术切除，减小了手术并发症，降低了手术死亡率。

肝癌的根治性切除标准包括以下两个方面。

（1）术中判断标准：① 肝静脉、门静脉、胆管以及下腔静脉癌栓未见肉眼癌栓；② 无邻近器官侵犯，无肝门淋巴结或远处转移；③ 肝脏切缘距肿瘤边界 ≥1cm；如切缘<1cm，但切除肝断面组织学检查无肿瘤细胞残留，即切缘阴性。

（2）术后判断标准：① 术后 2 个月行超声、CT、MRI（必须有其中两项）检查未发现肿瘤病灶；② 如术前 AFP 升高，则要求术后 2 个月 AFP 降至正常水平（极个别患者 AFP 降至正常的时间超过 2 个月）。

肝切除术的关键是控制出血，首先要求有良好的显露与足够的游离。切肝时减少出血方法有第一肝门血流阻断法、肝切缘射频微波消融法、钳夹法、缝扎法、单侧门脉阻断法、解剖肝门分别结扎患侧血管等。对合并肝硬化者，肝门阻断一次不宜超过 20~25min，必要时可反复阻断。

肝切除术后主要并发症有以下这些：① 肝功能衰竭；② 术后出血；③ 腹腔感染；④ 胆汁瘘；⑤ 上消化道出血，等等。

术前评估为不能手术切除，或者经手术探查认为不能切除的肝癌，经过介入治疗、局部消融治疗、放疗等治疗手段，待肿瘤缩小、降期以后再行手术切除，称为"二期切除"。患者经"二期切除"后仍能获得较为满意的疗效。

2. 肝移植术

相对于肝切除而言，肝移植（liver transplantation）的优势在于能同时切除肿瘤和病变的肝脏，但仍然面临着移植后肿瘤复发的问题。目前，采用肝移植治疗原发性肝癌的技术已越来越成熟，但术后患者由于使用抗排斥的免疫抑制剂可能导致残留癌细胞生长更快和转移，部分患者，尤其是超适应证患者的生存仍很不理想；另外，由于费用昂贵、供体来源有限，目前难以广泛应用。

肝癌肝移植的适应证目前在国内外存在多种标准，较为公认的是 Milan 标准，即单个肿瘤直径<5cm，或肿瘤个数<3 个，且每个肿瘤直径<3cm，无肝内大血管浸润，无肝外转移。符合 Milan 标准的肝癌患者肝移植后的 5 年生存率已接

近接受肝移植的良性肝病患者。

外科治疗手段主要是肝切除和肝移植，如何选择，目前尚无统一的标准。一般认为，对于局限性肝癌，如果患者不伴有肝硬化，则应首选肝切除；如果合并肝硬化，肝功能失代偿（Child-Pugh C级），且符合移植标准，应首选肝移植。

3. 非切除性手术治疗

当剖腹探查发现肝癌不能切除或不宜切除，以及某些特殊情况下（如急诊手术）可考虑术中行非切除性的手术治疗，包括：① 术中肝动脉插管置泵化疗；② 术中门静脉插管置泵化疗；③ 术中肝动脉结扎；④ 术中局部消融治疗（射频、微波）等。

（二）血管介入治疗

1. 经皮肝动脉栓塞化疗术

目前认为，经皮肝动脉栓塞化疗术是不宜手术切除肝癌的首选治疗方法，适用于肿瘤不能手术切除、肿瘤虽可切除但估计不能耐受手术/复发性肝癌无法手术切除以及肝癌切除术后估计仍有癌残留等情况。但当肿瘤体积占肝实质的70%以上、肝功能严重损害、全身情况差而估计不能耐受治疗、门静脉癌栓导致严重的门脉高压等情况存在时，应禁忌做经皮肝动脉栓塞化疗术。

治疗的原理：① 肝癌的血液供应90%来自肝动脉，少部分来自门静脉，而正常肝组织血供约25%来自肝动脉，其余来自门静脉；② 肝癌内部血管内径粗细不均、血流缓慢、血管发育不全、中层平滑肌欠发达，内膜缺损，缺乏神经支配，存在虹吸现象，栓塞剂可选择性地滞留在肝癌血管中造成栓塞；③ 肝癌内部Kupffer细胞常缺如，无法像正常肝组织一样吞噬清除栓塞剂。经皮肝动脉栓塞化疗术治疗后，肝癌病灶缺血、坏死，而正常肝组织由门静脉供血为主，故对整个肝脏的功能影响较小。经皮肝动脉栓塞化疗术可通过化疗和栓塞的双重作用，使肿瘤坏死、缩小，部分患者可获得二期手术切除的机会。

经皮肝动脉栓塞化疗术采用Seldinger技术，一般经皮从股动脉插管进入肝动脉或其分支，先行肝动脉造影，以了解肿瘤的供血情况、有无动静脉瘘等。若无禁忌证，即可注入栓塞剂和化疗药。常用栓塞剂有碘油、明胶海绵、药物微球等，常用化疗药物有阿霉素类、铂类、氟尿嘧啶、丝裂霉素等。通常将碘油与化疗药配成混悬液，利用碘油对肿瘤的亲和作用，作为载体将化疗药物导入癌组织内，发挥持久的栓塞化疗作用。

综合文献报道，经皮肝动脉栓塞化疗术可使肝癌患者中位生存时间达到20个月左右；而随着病例选择和治疗手段的优化（超选插管、载药微球等），患者的中位生存时间甚至可达30~40个月。但是，它仍属姑息性治疗手段，反复多次的经皮肝动脉栓塞化疗术治疗也难以完全杀灭所有的癌细胞，其远期疗效还不尽人意。因此，应积极联合其他的治疗手段，如二期手术切除、放射治疗、靶向治疗等，以进一步提高中晚期肝癌患者的生存。经皮肝动脉栓塞化疗术的不良反应以栓塞后综合征最为常见，主要表现为发热、疼痛、恶心和呕吐等。发热、疼痛的发生原因是肝动脉被栓塞后引起局部组织缺血、坏死，而恶心、呕吐主要与化疗药物有关。此外，还有穿刺部位出血、骨髓抑制、肝肾功能损害等不良反应，一般持续5~7天，经对症治疗大多数可完全恢复。

2. 肝动脉灌注化疗

肝动脉灌注化疗（hepatic artery infusion chemotherapy, HAIC）也是中晚期肝癌常用的治疗手段之一，可采用开腹经肝动脉插管、经皮穿刺插管（锁骨下动脉、股动脉等），然后通过皮下埋置化疗泵或按需分次插管给药等方式，将化疗药物（常用铂类、蒽环类、氟尿嘧啶类等）经导管持续灌注至肝癌病灶，而不使用栓塞剂。HAIC治疗的优点如下：① 肝脏局部药物浓度高；② 全身毒副反应较轻；③ 与经皮肝动脉栓塞化疗术相比，对肝功能影响较小；④ 可用于部分不适宜经皮肝动脉栓塞化疗术的患者（门静脉癌栓、动静脉瘘等）。目前我国的肝癌诊疗规范和日本肝病协会的肝癌诊治指南中，均推荐应用HAIC治疗进展期肝癌。

（三）局部消融治疗

局部消融治疗按其原理可以分为化学消融治疗和物理消融治疗，化学消融主要有瘤内无水乙醇注射（percutaneous ethanol injection, PEI）、瘤内无水乙酸注射（percutaneous acetic acid injection, PAI）等，物理消融主要有射频消融（radiofrequency ablation, RFA）、微波消融（microwave ablation therapy, MAT）、冷冻治疗（cryoablation）等。目前较为常用的有射频消融、微波消融。

消融的途径可经皮肤入路，也可在腹腔镜手术或开腹手术中应用。影像引导手段主要包括超声和CT。在超声引导下经皮消融的方法具有微创安全、操作简便、易于反复施行、成本费用相对低廉的显著优点，尤其适用于高龄、合并肝硬化或不愿手术的小肝癌患者。

射频消融（RFA）是目前局部消融治疗的代表

性方法之一。在超声、CT等手段引导下，将一针型电极置入肿瘤内，射频治疗仪发出（450±50）kHz的高频交流电磁波，经电极顶端流入周围组织，使组织内水分子产生快速的振动、摩擦产热，局部温度可达90～120℃，使肿瘤组织细胞发生热凝固性变性和坏死，从而达到杀灭肿瘤的目的。目前应用的射频仪器，一次性可以得到3.0～5.0cm的消融范围。大量文献以及几项前瞻性随机对照研究显示，RFA和PEI比较，对3.0～5.0cm的肿瘤，RFA的完全消融率高，并有所需治疗次数少和远期生存率高的显著优势，可以替代传统的乙醇消融。在≤5cm的肝癌治疗中，多项前瞻性随机对照试验（RCT）显示，RFA疗效与手术切除相近。对于<7cm的肝癌，联合经皮肝动脉栓塞化疗术和射频消融能显著提高疗效，延长患者生存，为肝癌的治疗提供了新的策略。目前，以射频消融为代表的局部治疗因具有微创、安全、高效、并发症少、易重复等优点，在肝癌治疗中的应用日益广泛。

局部治疗的适应证如下：① 对直径≤5cm的单发肿瘤或≤3cm的3个以内多发结节；无血管、胆管和邻近器官侵犯，无远处转移；患者肝功能Child-Pugh A或B级，局部治疗是外科手术以外的最好选择，可以达到治愈目的；② 术后复发的肝癌；③ 肝移植的"桥梁治疗"；④ 与其他治疗手段联合应用于肝癌的综合治疗中。局部治疗主要的禁忌证包括：肝功能Child-Pugh C级，严重的凝血功能障碍，不能控制的大量腹水，急性感染期，意识障碍或恶液质。

（四）分子靶向药物治疗

肝癌的发病机制复杂，涉及的分子信号通路众多，针对这些分子靶点的药物研发是近10年来肝癌治疗最令人鼓舞的进展之一。索拉非尼是第一种获得批准用于治疗晚期肝癌的分子靶向药物，既可通过阻断RAF/MEK/ERK通路而直接抑制肿瘤细胞的增殖，还可通过抑制VEGFR和血小板衍生生长因子（PDGF）受体而阻断肿瘤新生血管的形成，间接地抑制肿瘤细胞的生长。两项大型国际多中心Ⅲ期临床研究奠定了索拉非尼在不同国家地区、不同肝病背景的进展期肝癌患者中的一线治疗地位。

近来还有研究证实，对于索拉非尼治疗后进展的肝癌患者，瑞戈非尼可明显延长患者生存，可作为肝癌二线治疗的选择。新的多靶点药物仑伐替尼则在与索拉非尼比较的临床研究中显示出不劣于索拉非尼的疗效，也成为目前晚期肝癌患者的一线治疗选择之一。此外，PD-1单抗nivolumab和pembrolizumab均在肝癌的二线治疗Ⅱ期临床研究中显示出一定的治疗效果。通过临床研究探索不同的靶向药物之间的联合治疗策略，以及新的靶向药物的开发，晚期肝癌患者有望获得更长期的生存。

（五）化学治疗

传统的化疗药物，包括5-氟尿嘧啶、多柔比星、表柔比星、丝裂霉素、顺铂等，在肝癌中的单药或联合方案全身化疗有效率均不高，且毒副作用大，患者耐受性差。我国科学家牵头的EACH研究证实，含奥沙利铂的FOLFOX方案在整体反应率、疾病控制率、无进展生存期、总生存期方面，均优于传统化疗药物多柔比星，且耐受性和安全性较好。因此，奥沙利铂在我国被批准用于治疗不适合手术切除或局部治疗的局部晚期和转移性肝癌。

（六）放射治疗

放射治疗分为外放疗和内放疗。外放疗是利用放疗设备产生的射线（光子或粒子）从体外对肿瘤进行照射。内放疗是利用放射性同位素，经机体管道或通过针道植入肿瘤内。目前，肝癌常用的外放射技术有三维适形放疗（3-dimensional conformal radiation therapy, 3D-CRT）、调强适形放疗（intensity modulated radiation therapy, IMRT）、图像引导放疗（image guided radiation therapy, IGRT）或立体定向放疗（stereotactic body radiation therapy, SBRT）等。

国内外文献报道，对局限于肝内的肝癌患者，外放疗结合经皮肝动脉栓塞化疗术治疗后3年生存率可达到25%～30%。对下述患者可考虑放疗：① 一般情况好，如KPS≥70分，肝脏功能Child-Pugh A级；② 肿瘤局限，因肝功能不佳不能进行手术切除，或肿瘤位于重要解剖结构，在技术上无法切除，或患者拒绝手术；③ 门静脉或肝静脉癌栓；④ 远处转移灶的治疗，特别是骨转移，放疗可减轻患者的症状，改善生活质量。

内放射治疗是通过植入放射性粒子，如钇-90微球、碘-125粒子等，持续产生低能X线、γ射线、β射线等，在肝癌组织或受侵犯的管道（门静脉、肝静脉或胆道）内进行近距离照射，最大限度杀伤肿瘤细胞，在肝癌的治疗中应用日益广泛。

（七）生物免疫治疗

肝癌的生物免疫治疗包括免疫调节剂（干扰素α、胸腺肽α1等）、免疫检查点阻断剂（CTLA-4单抗、PD-1/PD-L1单抗等）、肿瘤疫苗（树突细胞疫苗等）、细胞免疫治疗（细胞因子诱导的杀伤细胞，即 CIK）。这些治疗手段均有一定的抗肿瘤作用，但尚待大规模的临床研究加以验证。

（八）中医中药治疗

中医药是肝癌治疗的重要组成部分，中药改善症状较好、副作用小，有助于保持全身良好状态，少数患者可使肿瘤缩小或带瘤长期生存。通过对患者辨证施治，可减轻手术、化疗和放疗的副作用，增强体质，调和脾胃，改善症状，提高生活质量。

（九）抗病毒、护肝、支持与对症治疗

肝癌常伴肝炎、肝硬化背景，防止肝功能恶化对患者能顺利接受手术、化疗或放疗非常重要。合并 HBV 感染的患者常因抗肿瘤治疗引起 HBV 活跃复制，目前推荐在治疗前即开始应用抗病毒药物，还有证据表明，抗病毒治疗可以降低手术后复发率。因此，抗病毒治疗应贯穿肝癌治疗的全过程。

治疗癌性疼痛时，镇痛药要及时、足量使用，按照 WHO 的"三级阶梯"用药原则给药；因肿瘤所致的癌性发热可用非甾体类药物；对肝硬化引起的腹水则应限制水、钠的摄入，并应用利尿剂，一般以联合、间歇、交替应用为原则；低蛋白血症者可适当输注新鲜血浆或白蛋白。

八、预后

晚期肝癌若不经治疗，一般症状出现至死亡时间平均为 4.3 个月。常见的死因是全身衰竭、上消化道出血、肝昏迷和肝破裂。影响肝癌预后的因素很多，常见的临床病理学指标有患者年龄、性别、肝炎状态、肝功能 Child-Pugh 分级、AFP 水平，以及肿瘤的大小、数目、血管侵犯、肝内播散、肝外转移等。近年来，肝癌的遗传学和表观遗传学研究进展迅速，已发现多种分子标志物与肝癌预后有关；基于这些标志物建立的预后预测模型，有助于更好地指导肝癌的个体化精准治疗。

九、预防

目前我国的肝癌预防在一级预防、二级预防、三级预防等方面较之前已经有了长足的进步，对于降低肝癌的发病率和死亡率发挥了积极的作用。

一级预防是指使人们避免和尽量少接触已知的致癌物或危险因素，从而预防肝癌发生所采取的一系列措施。具有中国特色的、在肝癌高发区实施的"管水、管粮、防肝炎"七字方针，以及稍加补充的"防治肝炎、管粮防霉、适量补硒、改良饮水"的一级预防措施已初见成效。一些肝癌高发区经改饮深井水代替塘水，改吃大米代替玉米，以及生活水平的提高，肝癌死亡率出现停止上升的趋势。而通过开展全面的新生儿乙肝疫苗接种，目前我国青少年的 HBV 感染率已经显著降低，这必将带来肝癌发病率的显著降低。

二级预防也就是"三早"预防，其任务是落实"三早"（早期发现、早期诊断、早期治疗）措施，对肝癌高危人群采用 AFP 检测和影像学相结合的定期普查，1~2 次/年，有助于对肝癌做出早期诊断，从而早期治疗，改善肝癌的治疗效果。

三级预防是指对已经确诊的肝癌患者采取最佳的多学科综合治疗措施，以最大限度地延长患者的生存、改善生活质量等。

（陈敏山　韦　玮）

第三节　结直肠癌

成人大肠全长约 1.5m，包括盲肠、阑尾、升结肠、横结肠、降结肠、乙状结肠、直肠和肛管。前 6 个部分归为结肠。结直肠癌（colorectal carcinoma, CRC）是常见的消化道癌瘤之一。

一、解剖及生理

（一）结肠

临床上常将结肠分为左右两半。右半结肠包括盲肠、升结肠和横结肠右 2/3；左半结肠包括横结肠左 1/3、降结肠和乙状结肠。右半结肠肠腔大，其中盲肠肠腔直径可达 7.5cm。左半结肠肠腔小，乙状结肠与直肠交界处为最窄点，直径仅为 2.5cm，该处发生的癌肿最易导致肠梗阻。当结肠因肿瘤发生完全梗阻时，由于回盲肠瓣的存在，梗阻的结肠呈两端闭合状态，且因结肠内细菌繁多，梗阻更具严重性。盲肠最接近前腹壁，横结肠和乙状结肠具有系膜且活动性大，临床上常用它们做结肠造口。

右半结肠由肠系膜上动脉供应，分出回结肠动脉、右结肠动脉和中结肠动脉；左半结肠是由肠系膜下动脉供应，分出左结肠动脉和二或三支乙状结肠动脉，静脉与动脉相伴行，分别经肠系膜上静脉和肠系膜下静脉而汇入门静脉。结直肠黏膜层中不存在淋巴管，淋巴网是从黏膜下层开始的，经结

壁淋巴结、结肠旁淋巴结、中间淋巴结纳入中央淋巴结（图16.5）。

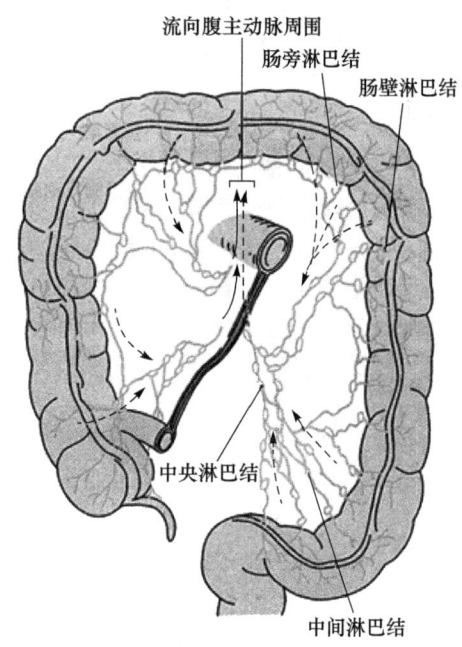

图 16.5　结肠的淋巴回流

右半结肠受迷走神经支配，左半结肠受盆腔神经支配。交感神经纤维则来自腰交感神经节。

右半结肠的主要功能是吸收水分、葡萄糖、无机盐和部分胆汁酸，左半结肠主要是储存和排泄粪便。此外，结肠能分泌碱性的黏液以润滑黏膜，也分泌数种胃肠系激素。

（二）直肠、肛管

直肠上端与乙状结肠相接，起自第三骶椎平面，下端在齿状线处与肛管相连，长为12~15cm。直肠不是直的，侧面观有骶曲和会阴曲；正面观从上到下有左、右弯曲。由于直肠有上述弯曲，因此直肠癌手术完全游离直肠后，直肠瘤缘至肛门缘的距离可延长2~3cm，使某些术前检查认为需做经腹会阴联合切除术的直肠癌病例，此时可改行保留肛门的手术。

临床上将直肠区分为上、中、下3段，距肛缘5cm以内为下段，5~10cm为中段，10cm以上为上段。

直肠癌手术时需注意以下相关筋膜。

1）直肠固有筋膜　属于盆筋膜脏层的一部分，包裹直肠及其外周脂肪、血管及淋巴组织，形成袖套状纤维膜，其后方于肛提肌水平附着于直肠纵肌上；在前方于腹膜反折处与腹膜融合，位于Denonvillier's筋膜的后面；在侧方与侧后面的腹下神经、盆神经丛密切相邻，直肠固有筋膜是直肠系膜的一部分，施行直肠癌根治术时需将其完整切除。

2）Denonvillier's筋膜　亦称为直肠生殖膈，它位于腹膜反折以下，直肠固有筋膜前方，与精囊、前列腺（或女性的阴道后壁）关系更紧密，向下延伸至前列腺尖端和会阴深三角韧带，与直肠尿道肌相连接，融合于会阴中心腱。此筋膜是直肠癌向前浸润的重要屏障，在直肠癌根治术中亦应一并切除。

3）Waldeyer's筋膜　即骶前筋膜，是盆筋膜壁层的一部分，覆盖骶骨、尾骨及骶前静脉丛，与直肠固有筋膜之间是无血管的疏松结缔组织间隙，手术时应沿此间隙锐性分离。Waldeyer's筋膜向前向尾侧延伸，附着于直肠固有筋膜，形成较强的膜状组织，谓之骶骨直肠筋膜，其下后方是疏松的肛提肌上间隙，即直肠后间隙，需切开此筋膜，方可将直肠后方完全游离至肛提肌平面。

直肠系膜是指盆筋膜脏层所包绕的直肠周围脂肪结缔组织、血管神经及淋巴组织。直肠癌系膜内播散病灶多局限在盆筋膜脏层内。因此，直肠癌手术要求完整切除直肠及其系膜，避免局部复发。

直肠侧韧带在解剖学上并不十分明显，是直肠系膜向侧方的延伸，跨越盆腔神经丛，于泌尿生殖隔之下附着于盆壁。直肠侧韧带内有脂肪、小血管、淋巴管、神经纤维等。直肠中动脉行走于侧韧带的前下方，手术时可用电刀直接切断，一般不必钳扎。侧韧带切除后，直肠侧方才可完全游离，并达到肛提肌水平。

肛管长约3cm，上接直肠，下端就是肛门。肛管周围有内、外括约肌围绕。外括约肌是随意肌，被直肠纵肌和肛提肌纤维穿过而分为皮下部、浅部和深部。其中深部最为重要，与耻骨直肠肌合并，附着于耻骨联合，收缩时向前上提举。切断后，能引起大便失禁。

直肠肛管血液由直肠上动脉、直肠下动脉、肛管动脉和骶中动脉供应。直肠肛管有两个静脉丛；齿状线以上的直肠上静脉丛集成直肠上静脉经肠系膜下静脉流入门静脉；齿状线下的直肠下静脉丛集成小分支后，经直肠中静脉直接流入髂内静脉或经直肠下静脉、阴部内静脉而流入髂内静脉。

直肠各段癌瘤均以向上经直肠旁淋巴结、直肠上动脉旁淋巴结、肠系膜下动脉旁淋巴结为主要的淋巴转移途径。腹膜反折以上的直肠癌只有当向上的淋巴引流途径被癌堵塞时，才会发生向下至坐骨直肠窝内的肛动脉旁淋巴结、向两侧至侧韧带内的直肠下动静脉旁淋巴结，再至闭孔淋巴结的转移。

但腹膜反折以下的直肠淋巴管除向上引流途径外，还存在向两侧、向下方引流途径。所以，腹膜反折以下的直肠癌应考虑经腹会阴切除术。

肛管及肛旁皮肤的淋巴管可引流至腹股沟淋巴结，再向上至髂外淋巴结；也可经坐骨直肠窝肛动脉旁淋巴结，然后至髂内淋巴结。

直肠齿状线以下受脊神经支配，感觉敏锐；齿状线以上受自主神经系统支配。与直肠手术有关的神经是下腹下神经和骨盆内脏神经，它们分别司射精和阴茎勃起功能，手术中应注意，不要损伤。

直肠肛管的主要生理功能是排便，直肠能分泌黏液以助粪便排出。直肠也能吸收少量水、盐、葡萄糖和一部分药物。直肠下段是排便反射的主要发生部位，是排便功能中的重要环节。因此，直肠全部切除后，即使保留括约肌，由于失去排便反射部位，仍可出现大便失禁。

二、流行病学

（一）发病率和死亡率

全球结直肠癌发病一直在飙升。2000年新病例94.5万，2002年102.3万，2012年达136万，2012年比2000年增加43.9%，平均年增加3.65%。死亡病例数也逐年上升，2000年49.2万，2002年52.9万，2012年69.4万，12年间死亡增加41%，年均增加3.4%。2012年全球结直肠癌男性发病率为20.6/10万，女性为14.3/10万；男、女死亡率分别为10/10万和6.9/10万。根据世界卫生组织下属的IARC最新公布的资料，2018年全球结直肠癌新病例达到180万例，占全部癌症的6.1%，发病率排位男性占第3位，女性占第2位；死亡病例则达到88.1万，占全部癌症的5.8%，死亡率排位男性占第4位，女性占第3位。

中国结直肠癌发病率和死亡率也不断攀升。2000年新病例14.5万，2002年15.1万，2012年33.1万，2015年达37.6万，2015年比2000年增加1.6倍，平均年增加10.7%；死亡病例也逐年上升，2000年8.3万，2002年8.6万，2012年15.9万，2015年达19.1万，15年间增加1.3倍，年均增加8.7%。我国国家癌症中心和国家癌症防控办公室根据2009~2011年癌症资料分析，估计我国2015年结直肠癌新发病例37.6万人（占全部癌症8.8%），死亡19.1万（占全部癌症死亡6.8%），无论发病率或死亡率均占全部癌症的第5位。已正式发表的资料显示，2010~2014年的结直肠癌发病率分别为20.9/10万、23.03/10万、24.47/10万、25.57/10万和27.08/10万；死亡率分别为10.1/10万、11.11/10万、11.8/10万、12.11/10万和13.10/10万，都是逐年增加。

（二）地区分布

结直肠癌有明显的地域分布差异性，高发区如北美、西欧、澳大利亚和新西兰；次高发地区如东欧、南欧、拉丁美洲；低发地区如非洲、亚洲和南美。高、低发地区的发病率和死亡率相差竟达10倍以上。在我国，结直肠癌发病率与死亡率的地理分布特征为：沿海东部地区比内陆西北地区高发，其中最高的是长江中下游地区，也就是经济发达地区发病率高；城市较农村高，大城市又较小城市高。

（三）人群分布

1. 年龄

随着年龄的增长，结直肠癌的危险性增加。发达国家90%以上病例在50岁以上；英国发病高峰年龄为70岁，5%~10%为80岁；美国发病高峰年龄为75岁。近年统计我国结直肠癌患者的中位发病年龄，上海为61岁、天津为64岁。可见，结直肠癌发病年龄有老年化趋向，随着年龄的增长而增加。但亦不要忽视在发展中国家仍有相当多病例是青少年；我国30岁以下的病例约占10%，文献报告最幼者9个月。中山大学附属肿瘤医院统计17 000余例结直肠癌根治术资料，患者发病年龄6~95岁，中位年龄为53岁。一般而言，我国结直肠癌患者的年龄较欧美报道的提前12~18年。

2. 性别

在国外，男女之间发病率差别不大，我国则男多于女，男女比约为1.3:1。

3. 种族和宗教

由结直肠癌低发区移民至高发区的第二代移民中，其发病率、死亡率及发病部位和分布与当地居民相仿，且明显高于本土居民。移民与宗教因素的研究显示结直肠癌发病与环境因素、生活习惯和饮食方式有关，而与种族关系不大。

（四）时间趋势

结直肠癌的发病率和死亡率随时间的推移发生变化。不同地区变化不同，原本高发区的上升速度有所缓和或下降，但低、中发区则持续上升。美国1973~1995年结直肠癌死亡率下降20.5%，发病率下降7.4%，特别是1996年后下降速率加快，1998~2004年结直肠癌发病率年均下降2.3%，

2002~2004年结直肠癌死亡率年均下降4.7%，2005~2014年美国结直肠癌发病率继续下降，年下降2%~3%。可见，结直肠癌是能防能治的肿瘤。但就全球而言，迄今为止，全世界的结直肠癌的发病率仍每年上升2%。原来属低发区的由低发趋向高发，发病率增加最快的有亚洲的日本、新加坡，以及中国香港地区，欧洲的匈牙利、波兰，此外还有以色列和波多黎各。特别是日本，2002年结直肠癌男性发病率高达49.3/10万，比北美（44.4/10万）还高；女性发病率也升至26.5/10万，上升的主要是结肠癌的发病率。日本2005年男女结肠癌发病例数分别为1975年的9.5倍和7.5倍，预计至2020年升至12.3倍和10.5倍。我国结直肠癌也是由低发趋向于高发。以上海为例，1973~1993年结直肠癌发病率每年递增4.2%，比全球平均递增速度还要高。1990~1992年我国1/10人口抽样调查结果显示，结直肠癌平均调整死亡率为4.54/10万，比1977年全国结直肠癌死亡率3.54/10万增加了28.2%，居癌症死亡率的第5位。2004~2005年死亡率增至7.25/10万。最近，据全国第三次死因回顾调查的资料，我国结直肠癌死亡率2005年比1992年增加59.7%，年均增加4.6%。

结直肠癌发生部位亦随时间推移发生变化。日本在1974~1994年，右半结肠癌比例增加，同时直肠癌比例持续下降；男性右半结肠癌比例相对稳定，而女性明显占优势。美国退伍军人管理局1970~2000年结直肠癌分析发现，白色人种男女性右半结肠癌比例均增加16%，黑色人种男性右半结肠癌增加22%。我国1980~1999年20年间有关结直肠癌文献资料分析发现，肿瘤部位在20年间发生了明显变化，虽然20世纪80年代与90年代最常发生部位均在直肠，但直肠癌所占比例随时间推移显著下降，由20世纪80年代的71.2%下降到20世纪90年代的66.7%，而同时右侧结肠癌比例由10.9%升至15.2%。

（五）我国结直肠癌流行病学特征

（1）男性比女性多。

（2）发病年龄明显提前，我国结直肠癌中位发病年龄为58岁，比欧美等国家和地区提前10余年。

（3）直肠癌比结肠癌多见，我国结直肠癌中直肠癌占50%以上；直肠癌中，80%以上的肿瘤位于直肠中下段，易经直肠指检发现。

（4）在经济发达地区，结直肠癌好发部位有由直肠上移到结肠的趋势，且右半结肠癌比例亦明显上升。

三、病因

结直肠癌的病因像其他癌瘤一样，至今尚未明了，但已注意到与下列因素可能有关。

（一）遗传与结直肠癌

据估计，大约20%的结直肠癌患者中，遗传因素可能起着重要作用。患结直肠癌的危险在正常人群为1/50；患者第一代亲患癌的危险增加3倍，为1/17；一代亲中如有两人患癌，则危险升至1/6。这种家族遗传性在结肠癌比直肠癌更为常见。

（二）饮食因素

一般认为，高动物蛋白、高脂肪和低纤维饮食是结直肠癌高发的因素。进食脂肪多，胆汁分泌也多，随之胆酸分解物亦多，肠内厌氧菌酶活性也增高，而致肠内致癌原、促癌原形成增加，导致结直肠癌发生。例如，厌氧的梭形芽孢杆菌可将脱氧胆酸转变为3-甲胆蒽，后者已证实为致癌物质。

（三）大肠非癌性疾患

大肠非癌性疾患有慢性溃疡性结肠炎、息肉病、腺瘤等。据估计有3%~5%的溃疡性结肠炎将发生结直肠癌。溃疡性结肠炎史20年，12.5%发生癌变；30年时，达40%。有人认为，有15%~40%结肠癌起源于结肠多发性息肉，其癌前期历程为5~20年。腺瘤可以癌变，直径<1cm者癌变率<2%，直径>3cm者癌变率超过40%。家族性腺瘤性息肉病（FAP）患者25岁时恶变率为9.4%，30岁时为50%，50岁以前几乎100%恶变；中位恶变年龄为36岁。

克罗恩病（Crohn disease）可在整个消化道发生，发生部位为回肠末段和回盲部。结肠的克罗恩病约占所有病例的40%，一般认为其癌变率比溃疡性结肠炎低，但比正常人群高4~20倍。克罗恩病癌变的部位，小肠占25%，结肠占70%，其他部位占5%。

（四）其他

环境因素与结直肠癌有关，缺钼地区结直肠癌多发，石棉工人患结直肠癌者亦多。有文献报道宫颈癌患者在接受局部放射治疗后，发生直肠或乙状结肠癌，癌变潜伏期一般在10年以上，癌变危险随放疗剂量增加而增加。又有研究显示，曾接受胆囊切除术者有易患结肠癌倾向，大约比正常人群高

1.5倍。

不良生活方式与患结直肠癌风险升高的关系已受到关注。缺乏体力活动、久坐的职业人员与从事高强度体力工作者的结肠癌发病率有显著差异。近年来认为超重和肥胖是结肠癌的危险因素。大便习惯、大便量、肠腔细菌与结直肠癌的关系亦有人研究。

四、预防

了解上述的致病因素，有利于预防结直肠癌的发生。

（1）合理安排膳食。多食新鲜蔬菜、水果等富含碳水化合物和粗纤维的食物。摄取适量的钙、钼、硒有助于预防结直肠癌。食物中的钙离子在肠道与胆酸结合，形成不溶性的钙复合物，保护肠黏膜免受胆酸的毒性损害，起防癌作用。

（2）积极治疗溃疡性结肠炎、息肉病、腺瘤和克罗恩病。

（3）普查和筛检。在人群中进行普查和筛检，及时对大肠的病变早期诊断和治疗，对于预防结直肠癌和防止结直肠癌发展到晚期、降低死亡率都有重要作用。在人群中普查可用序贯粪隐血试验法，即先用化学法筛检发现阳性患者，再用免疫法或粪便DNA检测剔除假阳性者，最后才用内镜确诊。

（4）养成良好生活方式，不抽烟、不酗酒、平衡饮食、积极参加体力活动、控制体重和防止肥胖。

五、病理

（一）病理类型

1. 大体类型

癌瘤局限于大肠黏膜层及黏膜下层者称早期结直肠癌。早期结直肠癌一般无淋巴结转移，当癌瘤浸润至黏膜下层时，有5%~10%的病例出现局部淋巴结转移。我国大肠癌病理研究组反复研究确定如下分型。

1）隆起型 凡肿瘤主体向肠腔内突出者均属本型。肿瘤呈结节状、息肉状、菜花状或蕈状。瘤体大，表面容易形成溃疡出血，继发感染和坏死。多发生于右半结肠和直肠壶腹部。侵袭性低，预后较好。镜下所见多为分化成熟的腺癌。

2）溃疡型 凡肿瘤表面形成明显的较深溃疡者（溃疡一般深达或超过肌层）均属此型。根据溃疡之外形及生长情况，溃疡型又可分为局限性溃疡型和浸润性溃疡型。溃疡型最多见，占结直肠癌半数以上，特征是肿块有较深且较大的溃疡，外形如火山口，边缘坚硬隆起，底部不平、坏死，恶性度高，淋巴转移较早，镜下为低分化的腺癌。

3）浸润型 肿瘤向肠壁各层弥漫浸润，使局部肠壁增厚，但表面常无明显溃疡或隆起。肿瘤常累及肠管全周，伴纤维组织异常增生，肠管周径明显缩小，形成环状狭窄，该处浆膜面常可见到因纤维组织牵引而形成的缩窄环。故此，容易引起梗阻，近端肠管可极度扩张，易发生粪性结肠炎，引起典型的腹泻及便秘交替，此型最常见于乙状结肠及直肠上部，恶性度高，转移较早。镜下为分化极低的硬性腺癌。

中山大学附属肿瘤医院1964~2018年根治性手术切除结直肠癌标本11 914例，其中隆起型占31.9%，溃疡型占58.5%，浸润型占9.6%。

2. 组织学类型

（1）大肠上皮性恶性肿瘤：① 乳头状腺癌；② 管状腺癌；③ 黏液腺癌；④ 印戒细胞癌；⑤ 未分化癌；⑥ 腺鳞癌；⑦ 鳞状细胞癌；⑧ 类癌。

（2）肛管恶性肿瘤：① 鳞状细胞癌；② 类基底细胞癌（一穴肛原癌）；③ 黏液表皮样癌；④ 腺癌；⑤ 未分化癌；⑥ 恶性黑色素瘤。

尽管分类繁多，结直肠癌还是以腺癌为主，占90%以上。

（二）扩散途径

1. 局部扩散

先是肠壁内扩散，癌环绕肠壁一周生长约需2年，癌浸润至肌层后易发生血道转移。癌瘤还可以侵袭整个肠壁以至肠周围的器官（如膀胱、前列腺、子宫、小肠、肝、胃、胰等）。

2. 淋巴道转移

淋巴道转移占60%。结肠癌细胞经黏膜下层淋巴网穿过肠壁→肠壁面淋巴结→结肠旁淋巴结→中间淋巴结→中央淋巴结（主淋巴结）→主动脉旁淋巴结→左锁骨上淋巴结。直肠癌细胞沿肠壁淋巴道→肠旁淋巴结→直肠上动脉或乙状结肠动脉旁淋巴结→肠系膜下动脉淋巴结→主动脉旁淋巴结→左锁骨上淋巴结。

3. 血道转移

血道转移占34%，多转移至肝脏，次为肺，再次为骨、脑、卵巢。极少转移至肾上腺和肾脏。

4. 种植转移

癌细胞脱落种植在腹腔及盆腹膜形成结节。

六、临床表现

（一）症状

结直肠癌早期无明显症状，病情发展到一定程度才出现临床症状，主要有下列五方面的表现。

1. 肠刺激症状和排便习惯改变

便频、腹泻或便秘，有时便秘和腹泻交替、里急后重、肛门坠胀，并常有腹隐痛。老年患者反应迟钝，对痛觉不敏感，有时癌瘤已发生穿孔、出现腹膜炎才觉腹痛而就医。

2. 便血

肿瘤破溃出血，有时鲜红或较暗，一般出血量不多，间歇性出现。如肿瘤位置较高，血与粪便相混则呈果酱样大便。有时为黏液血便。

3. 肠梗阻

肠梗阻是结肠癌晚期的表现。左半结肠梗阻多见。溃疡型或增生型结肠癌向肠壁四周蔓延浸润致肠腔狭窄引起的梗阻，常为慢性不完全性机械性肠梗阻，先出现腹胀、腹部不适，然后出现阵发性腹痛、肠鸣音亢进、便秘或粪便变细（铅笔状、羊粪状）以致排气排便停止。而急性肠梗阻多由浸润型结肠癌引起，由肿瘤引起肠套叠、肠梗阻的老年患者不少，故对老年人肠套叠须警惕结肠癌的可能。无论急性还是慢性肠梗阻，恶心、呕吐症状均不明显，如有呕吐，则小肠（特别是高位小肠）可能已受肿瘤侵犯。

4. 腹部肿块

肿瘤长到一定程度，腹部即可扪及肿块，常以右半结肠癌多见。老年患者多消瘦且腹壁较松弛，肿块易被扪及。肿块初期可推动，侵袭周围组织脏器后固定。

5. 贫血、消瘦、发热、无力等全身中毒症状

由于肿瘤生长消耗体内营养，长期慢性出血引起患者贫血；肿瘤继发感染，引起发热和中毒症状。

由于左右结肠在胚胎学、解剖学、生理功能和病理基础上都有所不同，因而两者发生肿瘤后的临床表现也不同。

左侧大肠的肠腔内容物经右半结肠吸收水分后，转为固体的粪便；左侧大肠的管腔较右侧的狭小，且左半结肠癌瘤的病理类型以浸润型多见，易致肠管狭窄，大便通过困难，因此梗阻症状比右侧结直肠癌多见。左半结肠癌出血后，血液很快随大便一起排出体外，血便患者易觉察。右侧大肠管腔相对宽大，肠腔内容物为流体状态，不易产生肠梗阻；肿瘤出血后，血液与肠内容物混在一起，如出血量不多，患者不易觉察，长期慢性失血可导致贫血；右半结肠癌瘤的病理类型以隆起型多见，肿瘤在肠腔内生长形成临床体检可扪及的腹块；而且右半结肠的吸收功能较强，肿瘤因缺血坏死合并感染时，细菌产生的毒素被吸收后，临床可出现中毒症状。

直肠癌的症状以便血和排便习惯改变（大便次数增多、里急后重、肛门坠胀等）多见。当肿瘤浸润肠壁引起直肠狭窄，可出现大便变形、变细；如病情继续发展，则可出现肠梗阻。

右半结肠癌的临床表现依次以腹部肿块、腹痛及贫血最为多见，左半结肠癌依次以便血、腹痛及便频最为多见，直肠癌依次以便血、便频及大便变形多见。

左右半结肠癌临床表现差异的成因，可归纳成表16.7。（视频6：左右半结肠癌的差异）

（视频6）

表 16.7　左右半结肠癌临床表现差异的成因

项目		右半结肠	左半结肠
胚胎发生		中原肠	后原肠
解剖学	血管供应	肠系膜上动脉	肠系膜下动脉
	静脉回流	肠系膜上静脉→门静脉→右肝	肠系膜下静脉→脾静脉→门静脉→左肝
肠腔		大	小
内容物		稀，糜粥样	成形，干，块状
生理功能		吸收水电解质为主	贮存大便、排便
病理学		多见隆起型（肿块型），常广泛溃烂、出血、感染	多见浸润型（缩窄型），易引起梗阻
临床表现		腹块、全身症状、腹胀、腹隐痛等非特异性症状	肠梗阻、便血、肠刺激症状

（二）晚期表现

除了上述由局部病灶引起的表现外，医生还应该注意到肿瘤是全身性疾病，结直肠癌发展到后期会引起相应的晚期症状。例如，肿瘤盆腔广泛浸润→腰、骶部疼痛，坐骨神经痛和闭孔神经痛；向前浸润阴道及膀胱黏膜→阴道流血或血尿，严重者可出现直肠阴道瘘、直肠膀胱瘘；双侧输尿管梗阻→尿闭、尿毒症；压迫尿道→尿潴留；腹水、淋巴道阻塞或髂静脉受压→下肢、阴囊、阴唇水肿；肠穿孔→急性腹膜炎、腹部脓肿；远处转移如肝转移→肝肿大、黄疸、腹水；肺转移→咳嗽、气促、血痰；脑转移→昏迷；骨转移→骨痛、跛行等；最后会引起恶液质、全身衰竭。

（三）体征

局部可以用直肠指检扪及、乙状结肠镜或结肠镜看到肠腔肿块，腹部亦常扪及包块；全身检查可以发现贫血以及转移征象，如左锁上淋巴结肿大、肝肿块等。

七、诊断与鉴别诊断

（一）诊断

1. 以临床病象为根据

结直肠癌的早期症状多不明显，易为患者或医生所忽视。一般报道直肠癌误诊率达50%～80%，多数误诊误治半年以上，有的竟达数年之久，以致失去治愈机会。因此，凡20岁以上有：① 近期出现持续腹部不适、隐痛、气胀；② 大便习惯改变、出现便秘或腹泻，或二者交替；③ 便血；④ 原因不明的贫血或体重减轻；⑤ 腹部肿块等症状者，应考虑结直肠癌的可能，并进行下列检查。

2. 体格检查

（1）腹部视诊和触诊，检查有无肿块。右半结肠癌90%以上可扪及肿块。

（2）直肠指检。简单易行，我国80%以上的直肠癌做直肠指检可以发现，如采取左卧位可以扪及更高部位的癌瘤。检查时要了解肿块的位置、形态、大小，以及占肠周的范围、基底部活动度、肠腔有无狭窄、病灶有无侵犯邻近组织脏器。还须注意指套有无血染、大便性状、盆底有无结节。

3. 内镜检查

有70%～75%结直肠癌位于距肛门缘25cm以内，应用乙状结肠镜可以观察到病变；距肛门缘25cm以上的结肠可以用结肠镜检查。在镜检时，可以照相、活检，以及刷检涂片做病理细胞学检查。

4. X线检查

钡灌肠X线检查，对乙状结肠中段以上的癌瘤是必要的检查方法，可发现肿瘤部位有恒定不变的充盈缺损、黏膜破坏、肠壁僵硬、肠腔狭窄等改变；亦可发现多发性结肠癌。此项检查阳性率可达90%。钡剂排出后，再注入空气，双重对比检查法对于发现小的结肠癌和小的息肉有很大帮助。已有肠梗阻的不宜用钡灌肠，更不宜做钡餐检查。怀疑肠梗阻时，在立位或侧卧位X线照片可见到不同的肠襻内有"阶梯状"液气平面的肠梗阻典型X线征，对诊断有重要价值。

5. B型超声显像

1cm以上的肝脏转移灶可经B超检查发现，应列为术前及术后随访的一项常规检查，术中超声对发现不能扪及的肝实质内转移灶，指导手术切除很有价值。

超声造影对肝内转移灶的鉴别诊断也有一定价值。

腔内超声能清楚显示肠壁5层结构及周围组织器官，对直肠癌浸润肠壁的深度、范围、扩散方向及毗邻脏器受累程度等方面具有特殊的价值。直肠癌超声图像为边界不规则的低回声或相对低回声区，对检查直肠癌浸润深度的正确诊断率为88.8%，对早期癌的正确诊断率为80%，而肛诊检查的正确诊断率仅为52.8%。直肠癌的超声分期以T2、T3、T4的分辨率较高，对T1期及区域淋巴结转移的诊断仍有一定困难。

6. CT扫描、MRI和CT仿真结肠镜技术

前二者均难鉴别良性与恶性，它们最大的优势在于显示邻近组织受累情况、淋巴结或远处脏器有无转移，因此有助于临床分期和手术估计；它们发现盆腔肿块的敏感性高，对诊断直肠癌术后复发有一定的价值。当诊断不明时，可在CT或B超引导下做细针吸取细胞学及穿刺活检诊断。

MRI对于中下段直肠癌分期有特殊的价值，能显示肠壁结构层次及肿瘤的侵犯深度，并且能显示盆腔内肿大淋巴结的分布，从而帮助分期和指导治疗。结直肠癌肝转移瘤也常用MRI进行评估，MRI对肝内病灶的性质、大小、数目、毗邻关系的判断准确性较高。

新近发展的CT仿真结肠镜技术（CT virtual colonoscopy，CTVC）是一种令人鼓舞的新技术，它将CT技术和先进的影像软件技术相结合，产生出结肠的3D（三维）和2D（二维）图像。3D图像以薄层螺旋CT扫描数据为资源，采用特殊的计算机软件对结直肠内表面具有相同像素值的部分进行立体重建，以模拟结肠镜检查效果的方式显示其腔内结构。2D图像即将结直肠沿纵轴切开后，从横轴面、矢状面、冠状面观察的外部图像。3D内部图像和2D外部图像相结合，互相补充，在检测结直肠病变方面发挥巨大的作用，用于筛查时可省却结肠镜检查的痛苦。

7. 正电子发射断层成像（PET）和正电子发射计算机断层成像（PET/CT）

PET 和 PET/CT 也能检出结直肠癌的原发灶，而且灵敏度很高，而全身显像的优势主要在于能同时检出转移灶，全面了解病变的累及范围，进行准确的临床分期，为临床选用合理的治疗方案提供科学依据。另外，结直肠癌术后局部常出现复发灶，对于较小的复发灶，B超、CT或MRI难以与术后纤维瘢痕形成相鉴别，而 PET 显示复发的肿瘤组织的葡萄糖代谢率明显高于纤维瘢痕组织。PET 检查同时还可以全面了解全身的转移情况。

8. 肿瘤标志物

糖抗原 19-9（CA19-9）和癌胚抗原（CEA）不是结直肠癌的特异性抗原，不能用作早期诊断。CA19-9 和 CEA 联合检测的敏感性明显高于单项检测，在估计预后、监察疗效和术后转移复发方面有一定价值；如治疗前 CA19-9 或 CEA 水平较高，治疗后下降，说明治疗有效，反之无效。手术后患者的 CA19-9 或 CEA 水平升高，预示有复发或转移的可能，应做进一步检查，明确诊断。

结直肠癌肝转移者，胆汁中 CEA 水平显著升高，是外周血清含量的 3.4~80.0 倍。对怀疑有肝转移者，抽取胆囊胆汁标本测定 CEA，有助诊断。

9. 粪便隐血试验

粪便隐血试验（FOBT）有免疫法和化学法。免疫法的敏感性和特异性均高于化学法，而快速、简便、经济则是化学法的优点。有报道，试剂中加入犬粪上清液可消除免疫粪便隐血试验中的带现象（假阴性），从而提高结直肠癌的真阳性检出率。

10. 细胞学检查

结直肠癌脱落细胞学检查多采用肠镜直视下刷取及直肠肛门处肿瘤指检涂片法做直接涂片，必要时可将刷取物及指套用盐水洗脱后，离心沉淀涂片。

（二）鉴别诊断

1. 阑尾炎

盲肠癌常有右下腹疼痛及右下腹肿块，且常发热，易误诊为阑尾炎或阑尾脓肿，误诊率达 25%。结合病史和钡灌肠 X 线检查常可诊断。若不能鉴别时，应以手术探查为宜。

2. 消化性溃疡、胆囊炎

右半结肠癌特别是肝曲结肠、横结肠癌引起上腹不适或疼痛、发热、粪隐血试验阳性、右上腹块等，有时误诊为溃疡病、胆囊炎，但结合病史及 X 线检查，不难诊断。

3. 结肠结核、痢疾

左半结肠或直肠癌常有黏液血便或脓血便，大便频或腹泻，常误诊为结肠炎，通过乙状结肠镜检查和细致的体检鉴别诊断并不难。

4. 痔

内痔的症状是无痛性出血，可能是粪便带血，亦可能是肛门滴血或线状流血。直肠癌患者亦有便血，但就诊时常有肛门直肠刺激症状。肛门直肠指检和结肠镜检查可帮助鉴别。

5. 肛瘘

肛瘘一般先有肛旁脓肿，以局部疼痛开始，脓肿破溃后成瘘，症状缓解，无直肠癌或肛管癌的排便习惯和粪便性质改变等症状。

八、临床病理分期

（一）结直肠癌 Dukes 分类法

（1）A 期：癌瘤浸润深度未穿出肌层，且无淋巴结转移。

（2）B 期：癌瘤已穿出深肌层，并可侵入浆膜层、浆膜外或直肠周围组织，但无淋巴结转移。

（3）C 期：癌瘤伴有淋巴结转移。根据转移淋巴结部位不同可分为 C1 和 C2 期。

C1 期：癌瘤伴有肠旁及系膜淋巴结转移。

C2 期：癌瘤伴有系膜动脉根部淋巴结转移。

（4）D 期：癌瘤伴有远处器官转移，或因局部广泛浸润或淋巴结广泛转移而切除后无法治愈或无法切除者。

（二）结直肠癌 TNM 分类法（2017 年 AJCC 第 8 版）

1. 原发肿瘤（T）

Tx　原发肿瘤无法评价。

T0　原发肿瘤无证据。

Tis　原位癌，肿瘤局限于上皮内或仅侵犯黏膜固有层。*

T1　肿瘤侵犯黏膜下层。

T2　肿瘤侵犯固有肌层。

T3　肿瘤穿透固有肌层到达浆膜下层，或侵犯腹膜外结肠或直肠周围组织。

T4　肿瘤直接浸润其他器官或结构，和（或）穿透脏层腹膜。

T4a　肿瘤穿透腹膜脏层。**

T4b　肿瘤直接侵犯或者粘连于其他器官或结构。***

注：* Tis 包括肿瘤细胞局限于腺体基底膜（上皮内）或黏膜固有层内（黏膜内），没有穿透黏膜

肌层累及黏膜下层。

** T4的直接侵犯包括穿透浆膜侵犯其他肠段，并得到镜下诊断的证实（如盲肠癌侵犯乙状结肠），或者，位于腹膜后或腹膜下肠管的肿瘤，穿破肠壁固有基层后直接侵犯其他的脏器或结构。例如，降结肠后壁的肿瘤侵犯左肾或侧腹壁，或者中下段直肠癌侵犯前列腺、精囊腺、宫颈或阴道。

*** 肿瘤肉眼上与其他器官或结构粘连则分期为cT4b。但是，若显微镜下该粘连处未见肿瘤存在则分期为pT3。V和L亚分期用于表明是否存在血管和淋巴管浸润，而PN则用以表示神经浸润（可以是部位特异性的）。

2. 区域淋巴结（N）

Nx　区域淋巴结状况无法评价。

N0　无区域淋巴结转移。

N1　有1～3枚区域淋巴结转移。

N1a　有1枚区域淋巴结转移。

N1b　有2～3枚区域淋巴结转移。

N1c　浆膜下、肠系膜、无腹膜覆盖结肠/直肠周围组织内有肿瘤沉积（tumor deposit, TD），无区域淋巴结转移。

N2　有4枚以上的区域淋巴结转移。

N2a　4～6枚区域淋巴结转移。

N2b　7枚及更多区域淋巴结转移。

注：结肠或直肠周围组织中存在的肿瘤结节，组织学已没有残留的淋巴结结构成分，分类时如果该结节具备淋巴结的形态和光滑的轮廓，则应按pN分类为淋巴结转移。如果结节的轮廓是不规则的，则应按T分类，同时应标记为V_1（显微镜下血管浸润），如果为肉眼下大体分类，则标记为V_2，因为这强烈提示该现象预示着存在静脉浸润。

3. 远处转移（M）

Mx　远处转移无法评价。

M0　无远处转移。

M1　有远处转移。

M1a　远处转移局限于单个器官或部位（如肝、肺、卵巢、非区域淋巴结）。

M1b　远处转移分布于1个以上的器官，但没有腹膜转移。

M1c　腹膜转移（无论是否合并其他器官部位的转移）。

（三）TNM分期

结肠癌TNM分期详见表16.8。

表16.8　结肠癌TNM分期

期别	T分期	N分期	M分期
0	Tis	N0	M0
Ⅰ	T1	N0	M0
	T2	N0	M0
ⅡA	T3	N0	M0
ⅡB	T4a	N0	M0
ⅡC	T4b	N0	M0
ⅢA	T1～T2	N1/N1c	M0
	T1	N2a	M0
ⅢB	T3～T4a	N1/N1c	M0
	T2～T3	N2a	M0
	T1～T2	N2b	M0
ⅢC	T4a	N2a	M0
	T3～T4a	N2b	M0
	T4b	N1～N2	M0
ⅣA	任何T	任何N	M1a
ⅣB	任何T	任何N	M1b
ⅣC	任何T	任何N	M1c

注：cTNM是临床分期，pTNM是病理分期；前缀y用于接受新辅助治疗后的肿瘤分期（如ypTNM），病理学完全缓解的患者分期为ypT0N0cM0，可能类似于0期或Ⅰ期。前缀r用于经治疗获得一段无瘤间期后复发的患者（rTNM）

九、治疗

（一）手术治疗

目前为止，结直肠癌的最有效治疗手段是手术切除。

结直肠癌的主要治疗方法是施行根治性切除术，其他方式疗效极微。不能做根治术者亦应争取做姑息性切除术或减状手术。

1. 手术禁忌证

手术禁忌证：①全身情况不良，经术前治疗未能矫正者；②有严重心、肺、肝、肾疾患，不能耐受手术；③已有多处远处转移。但如仅有孤立性肝、肺、骨等转移，而原发灶又能切除时，仍可做切除术，术后2～3周施行肝叶、肺叶切除或截骨手术，或同时将原发灶和转移灶切除。

2. 术前处理

术前处理：①处理伴发病；②纠正水电解质紊乱和贫血；③控制饮食；④肠道准备，有报道用全肠道灌洗效果较好，术前不限制饮食，不需口服抗生素，仅在手术开始时肌注或静脉推注抗生素一次;⑤阴道准备,已婚的女性直肠癌患者同时做阴道准备,术前两天每日用1‰的新洁尔灭冲洗阴道。

3. 术式选择

临床往往根据癌瘤部位、病变浸润及转移范围、是否伴有肠梗阻等,同时结合患者全身情况决定手术方式和切除范围。Ⅰ、Ⅱ、Ⅲ期和部分Ⅳ期患者应做彻底的根治性手术。部分Ⅳ期患者应争取姑息切除病灶(包括原发和转移灶),无法切除者可考虑做肠吻合或结肠造瘘手术。无梗阻或仅有轻度不完全梗阻者,可做一期切除手术;有明显梗阻或病情不允许做一期切除时,可考虑分期手术。

伴有梗阻的结肠癌,治疗时注意:急性完全性梗阻病例,应在短期内完成术前准备,尽快手术解除梗阻。至于手术一期或分期完成,则应按患者具体情况而定。决定分期手术者,先做结肠造瘘,造瘘部位应在梗阻部位的近侧并尽量靠近肿瘤处,以便二期根治性手术时一并将造瘘肠段切除。

1)根治性手术 基本原则:① 距离肿瘤至少5~10cm处连同原发灶、肠系膜及区域淋巴结一并切除。② 防止癌细胞扩散和局部种植:先在肿瘤的上、下端用布带结扎肠管,再在根部结扎静脉、动脉,然后切除。术中应操作轻柔,应用锐性分离,少用钝性分离,尽量做到不直接接触肿瘤。③ 在根治癌瘤基础上,尽可能保存功能(包括肛门功能、排尿功能和性功能)。

(1)结肠癌根治术:德国医生 Bokey Hohenberger 于2009年提出一种新的结肠癌规范治疗化手术,即完整结肠系膜切除(complete mesocolic excision, CME),要求直视下沿脏壁层筋膜间隙锐性分离,保持脏层筋膜的完整性,根据充分暴露营养血管后结扎切除,将切除范围内的结肠系膜完整切除。根据肿瘤的部位选择术式:① 右半结肠切除术,适于右半结肠癌肿(包括盲肠、升结肠及肝曲癌);② 横结肠切除术,适用横结肠中段肿瘤;③ 左半结肠切除术,适于结肠脾曲及降结肠肿瘤;④ 乙状结肠切除术,适于乙状结肠中下段的癌肿。

(2)直肠癌根治术:全直肠系膜切除术(total mesorectal excision, TME)是英国医生 Bill Heald 在1982年提出的。经过20多年的实践,证明 TME 可有效降低中、下段直肠癌局部复发率至3%~7%,且可提高生存率。与传统手术方式比较,TME 更强调直视下沿直肠周围间隙锐性分离,完整切除直肠系膜,保护骨盆神经丛。因此,TME 已作为中下段直肠癌的标准手术原则。TME 的手术原则是:① 直视下在骶前间隙中进行锐性分离;② 保持盆筋膜脏层的完整无损;③ 肿瘤远端直肠系膜的切除不得少于5cm,肠管切除至少距肿瘤远端2cm。凡不能达到上述要求者,均不能称作直肠系膜全切除。

根据直肠肿瘤的部位,选用不同术式:① 直肠肛管完全切除及永久性人工肛门手术。直肠肛管经腹、会阴联合切除术(Miles 术)适用于肛管腺癌及伴或不伴肛提肌受侵的直肠下段癌(癌灶下缘距肛门缘5cm以下者)。② 保留排便控制机能的直肠切除术。保肛手术应遵循根治术的原则,既不降低5年生存率,也不增加局部复发率,又可提高患者的生活质量。常用的保肛手术术式:A.低位前切除术(经腹直肠切除术,Dixon 术)。过去只限于上段直肠癌(癌灶下缘距肛门缘10~15cm者),近年研究发现,直肠癌向下浸润极少超过3cm,故要求下切缘距肿瘤下缘1~2cm即可。近期直肠吻合器的广泛应用,使部分下段直肠癌切除后也能成功地进行超低位吻合,扩大了前切术的适应证,提高了保肛率。B.结肠肛管吻合术(Park 术)。该术式适用于无法使用双吻合器的下段直肠癌,手术保留了肛门的内外括约肌,吻合口位于肛管上缘或齿状线。C.经肛门切除。适用于肿瘤小于3cm、T1伴1或2级分化、无血管或淋巴管浸润、切缘阴性的早期下段直肠癌。

关于直肠癌根治术中保留肛门与否尚有很多争论,也有很多改进方式,但尚不够满意。

为了提高根治术疗效,医学家们采取了很多措施,如扩大手术范围,"不触摸隔离技术"(no-touch isolation technic),"第 二 次 查 看"(second look),术前、术中、术后化疗和放疗等。较好的是 Rousselot 提出的5-FU 肠腔化疗,简单易行,且有一定的效果。具体步骤是:剖腹探查术中决定可做根治性切除术;在结肠癌远、近端距离瘤缘8~10cm用布带环扎肠管,如为直肠癌,则预先缝闭肛门,术中结扎乙状结肠中下段肠管;然后用5-氟尿嘧啶(5-FU)30mg/kg 体重,注入癌瘤所在大肠腔内(图16.6),30min 后才结扎、切断供应癌瘤肠段的动静脉;随后按常规手术步骤完成手术。术后第1天和第2天每天静注 5-FU 10mg/kg 体重。有报道此方法可以提高Ⅲ期结直肠癌根治术的疗效。

近年,腹腔镜、经肛门显微手术、机器人手术等微创外科技术广泛用于结直肠癌外科治疗,取得了与传统开腹手术相当的临床疗效,显示出广阔应用前景。

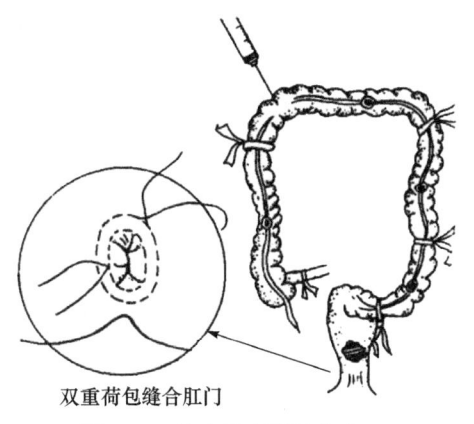

图 16.6　结直肠癌肠腔化疗

2）姑息性手术　虽不能根治亦应争取切除病灶，以利于化疗等其他治疗和改善症状。

3）减状手术　短路（捷径）手术、结肠造瘘术等可以解除肠梗阻，结扎髂内动脉可以减少直肠癌出血。

4. 手术疗效

结肠癌根治术 5 年生存率为 70% 左右，直肠癌为 50% 左右。但早期效果较好，晚期效果较差。Ⅰ期手术术后 5 年生存率 90% 以上，Ⅱ期和Ⅲ期仅 60% 和 40%。中山大学附属肿瘤医院近年资料显示，结肠癌根治术 5 年和 10 年生存率分别为 77.0% 和 71.0%；直肠癌分别为 79.0% 和 58.0%。

（二）化学治疗

多用于手术中、术后辅助治疗，也常用于不能手术的晚期患者。常用抗癌药物有 5-FU、卡培他滨（capecitabine）、奥沙利铂（oxaliplatin）、伊立替康（irinotecan）、西妥昔单抗、帕尼单抗、贝伐珠单抗和瑞戈非尼等。西妥昔单抗、帕尼单抗和贝伐珠单抗是分子靶向药，均属单克隆抗体。西妥昔单抗、帕尼单抗均通过竞争性结合表皮生长因子受体（EGFR），抑制酪氨酸激酶活化发挥抗肿瘤作用。而贝伐珠单抗则通过结合并中和血管内皮生长因子（VEGF）的活性，产生抗血管生成作用。EGFR 的表达程度与西妥昔单抗的疗效并不呈正比；肿瘤组织 ras 基因突变的晚期结直肠癌应用西妥昔单抗非但没有增加联合化疗的疗效，反而降低其疗效，仅野生型全 ras 基因表达的晚期结直肠癌应用西妥昔单抗获益。肿瘤的部位（左右半结肠）也能够预测靶向治疗的临床疗效。ras 野生型的左半结直肠癌从西妥昔单抗治疗的获益更大；而在右半结肠癌中，贝伐珠单抗的治疗较西妥昔单抗的疗效更佳。最近研究发现，分子共识亚型（consensus molecular subtype, CMS）也提示能够预测靶向治疗疗效；CMS-4 是西妥昔单抗的优势人群，而 CMS-1 则是贝伐珠单抗的优势人群。瑞戈非尼是一种新型的多激酶抑制剂，通过抑制多种促进肿瘤生长蛋白质激酶，靶向作用于肿瘤生成、肿瘤血管发生和肿瘤微环境信号转导的维持，已成为转移性结直肠癌三线治疗的一个选择。

临床上治疗结直肠癌多数是联合化疗或添加调节剂。联合化疗可使约 15% 初始不可切除肝转移癌转化为可切除，从而提高这部分患者的 5 年生存率。5-FU+leucovorin（甲酰四氢叶酸，CF）方案，是结直肠癌化疗的基础方案；而加入奥沙利铂或伊立替康到 5-FU/CF 后，组成了目前较新和较有效的治疗方案，疗效有所提高，生存亦有改善。因此目前推荐两者 [奥沙利铂 + 5-FU/CF（即 FOLFOX 方案）、伊立替康 + 5-FU/CF（即 FOLFIRI 方案）] 均可用于晚期结直肠癌一线治疗。卡培他滨具有口服方便、疗效类似于 5-FU/CF 方案而骨髓毒性较小的特点。近年来应用卡培他滨取代 5-FU/CF 与奥沙利铂合用（XELOX 或 CAPOX）或与伊立替康合用（XELIRI 或 CAPIRI）方案治疗晚期结直肠癌。上述方案治疗晚期结直肠癌的有效率为 46%～57.1%。

一般而言，高危Ⅱ期（T4、检出的淋巴结数目<12 枚、组织学分化差、淋巴管/血管侵犯、肠梗阻、神经侵犯、肠穿孔）及Ⅲ期结直肠癌患者需要术后辅助治疗，FOLFOX 或 XELOX 是常用辅助化疗方案。而在结直肠癌辅助治疗中，FOLFIRI 方案已经在多个临床试验证实，并不增加 5-FU/CF 疗效；此外联合靶向药物也不能增加辅助化疗疗效，因此不推荐贝伐珠单抗、西妥昔单抗、帕尼单抗或伊立替康用于Ⅱ期或Ⅲ期患者的辅助化疗。值得注意的是，微卫星高度不稳定性（microsatellite instability high, MSI-H）的Ⅱ期患者预后较好，且不能从 5-FU 辅助化疗中受益，因此所有的Ⅱ期结直肠癌患者应进行免疫组化检测错配修复（mismatch repair, MMR）蛋白表达情况，来判断 MSI 状态。

（三）放射治疗

局部复发是直肠癌术后死亡的主要原因之一。虽然近年来全直肠系膜切除（TME）开展以来，局部复发率有所降低，但仅靠此难以达到更好的疗效。放射治疗可用于直肠癌根治术前、术后或术中治疗，以加强局部控制，减少局部复发率和提高生存率。单纯放疗 5 年生存率仅提高 5%～10%。多个临床试验证明，Ⅱ期、Ⅲ期（T3、T4）或（N1～N2）的直肠癌术前联合放化疗能提高切除率及局部控制率，常用化疗方案为 FOLFOX 或 XELOX，放疗剂量为 40~60Gy/（4~6）周；疗程结束后 6~8 周手术。中山大学附属肿瘤医院资料显示，直肠癌术前放疗的病理完全缓解（pathological complete response，pCR）率为 35.6%。对 Ⅰ 期（T1N0M0）及部分 Ⅳ 期直肠癌，则不宜做术前放疗。对于术后局部复发和远处转移（如骨、肝、肺、脑转移），亦可选择性地采用放疗，以求缓解症状（如疼痛等）、延长寿命。近年来，立体定向放疗（stereotactic body radiation therapy，SBRT）技术也应用到结直肠癌的综合治疗，它通过影像引导技术能准确地找到肿瘤所在的位置，有效减少对周围正常组织的照射，照射时可给予肿瘤区域普通放射剂量的 5~10 倍。

（四）介入治疗

介入治疗全程在影像设备的引导和监视下进行，能够准确地直接到达病变局部，同时又没有大的创伤，因此具有准确、安全、高效、适应证广、并发症少等优点。目前最常应用于结直肠癌治疗的介入治疗手段为射频和微波消融技术，它能够局部损毁肝转移及肺转移灶，与肝切除术联合，可提高肝转移瘤 R0 切除率。

（五）腹腔热灌注联合化疗

腹腔热灌注联合化疗可治疗伴有腹膜种植的结直肠癌。据有关研究显示，42℃ 高温联合化疗有明显协同作用，治疗后残存的癌细胞生长缓慢、分裂指数减少及繁殖能力下降，病灶发展获得控制。

（六）免疫治疗

结直肠癌的免疫治疗已成为结直肠癌治疗领域的热点，临床上应用免疫治疗方法有以下几种：① 免疫检查点抑制剂，如 PD-1 和 PD-L1 单抗等，研究表明 MSI-H 的转移性结直肠癌应用 PD-1 单抗治疗表现出肿瘤高缓解率；② 细胞因子，如 IFN、TNF、IL-2 等；③ 免疫效应细胞，如肿瘤浸润淋巴细胞（TIL）、淋巴因子激活的杀伤细胞（LAK）、细胞因子诱导的杀伤细胞（CIK）、细胞毒淋巴细胞（CTL）、NK 细胞等；④ 免疫刺激剂，如卡介苗、OK-432、蛋白质疫苗、肿瘤细胞疫苗、树突状细胞疫苗等；⑤ 基因药物，如 *p53* 基因、E1-B 缺陷腺病毒等。已有人成功用野生型 *p53* 基因在体外转染结直肠癌细胞株，使其生长明显受抑制，显示了 *p53* 抗癌基因在结直肠癌治疗中的潜在价值。

（七）中医中药

根据患者具体情况，辨证施治。首选的中草药有苦参、白花蛇舌草、半枝莲、凤尾草、藤梨根、拓木、羊蹄草；次选的有诃子、红藤、败酱草、苡米、白术、野葡萄藤。常用的方剂为生熟三黄汤加减。

（八）综合治疗

综合治疗是指以手术为主，辅以放疗、化疗、中医中药或免疫治疗，可望提高疗效，有的病例可以考虑应用冷冻、热化疗、电凝等方法。

十、预后

结直肠癌与胃癌、肺癌、肝癌、食管癌、胰腺癌等恶性肿瘤相比，其预后较好。影响结直肠癌预后的因素很多，其中最主要的是病期的早晚，Ⅰ 期根治术后 5 年生存率超过 90%，但 Ⅳ 期的则不足 20%。另一个主要因素是有无淋巴结转移，一旦发生区域淋巴结或远处淋巴结转移，预后很差。其他如年龄、病程、肿瘤大小、浸润肠壁周径多少、环周切缘多少、肠切缘多少、系膜切除是否完整、病理类型和分化程度、免疫状态和治疗方式等，都对预后有所影响。防癌知识的普及、现代检测手段及治疗方法的不断改进，使结直肠癌的治愈率不断提高。

（潘志忠　万德森）

第四节　胰腺癌及壶腹周围癌

一、胰腺癌

（一）胰腺的解剖与生理概要

胰腺是位于腹膜后的一个狭长器官，分为头、颈、体、尾四个部分，各部无明显界限。长 10~20cm，宽 3~5cm，厚 1.5~2.5cm，平均重量 75~125g。胰腺横过第 1~2 腰椎前方，胰头较为膨大，被 C 形十二指肠包绕；胰尾较为狭细，行向左上方靠近脾门。主胰管（Wirsung 管）直径 2~3mm，横贯胰腺全长，由胰尾行至胰头，沿途接纳小叶间导管。约 85% 的主胰管与胆总管汇合形成共同通路开口于十二指肠乳头；一部分人虽有共同开口，但两者之间有分隔；少数人两者分别开口于十二指肠。这种共同开口或共同通路是胰腺疾病与胆道疾病互相关联的解剖学基础。乳头内有Odd's括约肌。此外尚可见副胰管（Santorini管），一般较细而短，位于胰头部主胰管的上方，开口于十二指肠副乳头。

胰头部与十二指肠第二段紧密相连，两者共同接受来源于胃十二指肠动脉和肠系膜上动脉的胰十二指肠前、后动脉弓的血液供应；胰体尾部血供来源于脾动脉的胰背动脉和胰大动脉及胃网膜左动脉的短支；通过胰横动脉构成胰腺内动脉网。胰腺的静脉与其动脉伴行，最后进入门静脉。

胰腺的淋巴引流由腺泡周围的毛细淋巴管在小叶间汇成稍大的淋巴管，沿伴行血管达胰腺表面，注入胰上、下淋巴结与脾淋巴结，然后注入腹腔淋巴结。来自胰头部的淋巴结、胰十二指肠沟的淋巴结与幽门上下、肝门、横结肠系膜及腹主动脉等处淋巴结相连；胰体尾的淋巴引流到脾门的腹膜后淋巴结或腹腔动脉、腹主动脉、横结肠或肠系膜的淋巴结。胰腺受交感神经和副交感神经双重支配，交感神经是胰腺疼痛的主要通路，副交感神经传出纤维对胰岛、腺泡和导管起调节作用。

胰腺具有外分泌和内分泌两种功能。胰腺的外分泌为胰液，由腺泡细胞分泌消化酶，中心腺泡细胞和导管细胞分泌水和电解质。胰液分泌量为每日750~1500mL，其主要成分为水、碳酸氢盐和消化酶。消化酶包括淀粉酶、胰蛋白酶、糜蛋白酶、弹性蛋白酶、胶原酶、羧基肽酶、核糖核酸酶、脱氧核糖核酸酶、胰脂肪酶、胰磷脂酶等。胰腺的内分泌来源于胰岛，胰岛有多种细胞，其中β（B）细胞占大多数，分泌胰岛素；α（A）细胞分泌胰高血糖素；δ（D）细胞分泌生长抑素；还有少数胰岛细胞分泌胰多肽（PP）、促胃液素（胃泌素）、血管活性肠肽（VIP）等。

（二）流行病学与危险因素

胰腺癌（pancreatic cancer）是恶性程度最高的肿瘤之一，其病死率与发病率接近，早期症状较隐匿，确诊时大多已是晚期。其中位生存时间小于6个月，5年整体生存率小于6%。从世界范围来看胰腺癌发病率各国之间有一定差异，但近年都有明显上升趋势，目前已成为较常见的消化系统恶性肿瘤之一。据2018年发布的数据显示，2018年全球胰腺癌发病率和死亡率分别列恶性肿瘤第14位和第7位，美国胰腺癌新发病例数男性列第11位，女性列第9位，居恶性肿瘤死亡率第4位；其中非洲裔美国人胰腺癌发病率在各人种中最高。2014年中国胰腺癌发病例数和死亡例数分别约9.22万（发病率6.74/10万）和8.11万（死亡率5.93/10万），位居恶性肿瘤发病和死亡的第10位和第6位。胰腺癌发病率随年龄逐渐升高，在45岁前较低，此后随年龄增长迅速上升，并于80~85岁达到高峰；男性明显高于女性，城市地区明显高于农村地区。根据全国肿瘤登记中心的数据统计，近10余年我国男性胰腺癌标化发病率和死亡率分别以平均每年1.1%和1.2%的增幅上升，防控形势不容乐观。

胰腺癌的确切发病原因未明，目前唯一公认的危险因素为吸烟，可能与烟草特异性 N-亚硝酸盐对器官的特异作用，或是 N-亚硝酸盐分泌到胆管，随后返流到胰管有关。其他危险因素包括高脂饮食、肥胖、酗酒、慢性胰腺炎、糖尿病等，接触萘胺及苯类化合物者罹患胰腺癌的风险显著增加。胰腺癌具有遗传易感性，约10%的胰腺癌患者具有遗传背景；患有遗传性胰腺炎、Peutz-Jeghers综合征、家族性恶性黑色素瘤及其他遗传性肿瘤疾患的患者，胰腺癌的风险显著增加。*CDKN2A*、*BRCA1/2*、*PALB2*等基因突变被证实与家族性胰腺癌发病密切相关。

（三）病理诊断

1. 大体所见

胰腺癌最多见于胰头部，占60%~70%；其次为胰体及胰尾，占30%左右；极少数病例弥散在整个胰体。胰腺导管腺癌常表现为质硬、边界不清的浸润性肿块，切面为黄白色，出血和坏死并不常见。胰头癌通常侵及胆总管和（或）主胰管，并造成狭窄，导致两个导管系统的近端扩张。主胰管完全阻塞会造成狭窄前的导管极度扩张，伴导管袋状结构形成以及胰腺实质的纤维性萎缩。更为晚期的胰头癌会侵及Vater壶腹和（或）十二指肠壁，造成肠壁溃疡。胰体尾癌会阻塞主胰管，但一般不会累及胆总管。

2. 组织学分类

胰腺癌最主要的组织学类型为导管腺癌，约占胰腺上皮性肿瘤的85%；根据其镜下表现及不同的临床和预后，还分出了腺鳞癌、印戒细胞癌、未分化癌等亚型。其余组织学类型包括起源于腺泡细胞的腺泡细胞癌，与导管内乳头状黏液性肿瘤（intraductal papillary mucinous neoplasm，IPMN）和黏液性囊性肿瘤相关的浸润性癌及实性-假乳头肿瘤等。值得注意的是，部分的胰腺癌包括不止一种分化方向成分,最常见的是腺癌与神经内分泌肿瘤的混合,当每种成分不少于1/3时,应诊断为混合性肿瘤。WHO根据肿瘤的病理类型分类见表16.9。

表16.9 胰腺癌WHO组织学分型(2010年第4版)

1. 导管腺癌	4. IPMN相关浸润性癌
腺鳞癌	5. 混合性腺泡-导管癌
胶样癌(黏液性非囊性癌)	6. 混合性腺泡-神经内分泌癌
肝样癌	7. 混合性腺泡-神经内分泌-导管癌
髓样癌	
印戒细胞癌	8. 混合性导管-神经内分泌癌
未分化癌	9. 黏液性囊性肿瘤相关浸润性癌
伴破骨细胞样巨细胞的未分化癌	10. 胰母细胞瘤
	11. 浆液性囊腺癌
2. 腺泡细胞癌	12. 实性-假乳头肿瘤
3. 腺泡细胞囊腺癌	

3. 转移与扩散途径

胰头癌局部扩散可侵犯胃窦、十二指肠、肠系膜根部、胆总管、腹膜后软组织,胰体尾部癌可浸润到屈氏韧带、结肠及其系膜、胃后壁、左侧肾上腺及脾脏。胰腺癌侵犯的血管多累及门静脉、肠系膜上静脉、肠系膜上动脉、下腔静脉、肾静脉等。另外,沿神经束扩散是胰腺癌较为特殊的转移方式,癌细胞可直接破坏神经束膜,再沿贯通神经束膜的血管向神经周围间隙浸润。当进展期胰腺癌浸润胰外神经丛时可引起顽固性剧烈的腰背部疼痛。淋巴结转移为胰腺癌重要的转移途径,也是影响预后的重要因素之一。胰头癌多转移至胰头前后、幽门上下、肝十二指肠韧带内、肝总动脉、肠系膜根部及腹主动脉旁的淋巴结,晚期肿瘤可转移至锁骨上淋巴结。胰腺癌的远处转移以肝脏、腹膜和肺最为常见。

(四)临床表现

胰腺癌发病隐匿,早期临床症状不典型,症状一经出现时往往病程已发展至中晚期,因而失去根治性切除机会。胰腺癌的临床症状取决于癌肿生长部位,以及周围器官是否受累等,一般主要表现在以下几个方面。

1)黄疸 黄疸是胰头癌的典型症状,超过75%的胰头癌患者可出现进行性黄疸。胰头肿瘤的进展,可压迫或直接浸润胆道下端出口,导致梗阻性淤胆。在初期,血清总胆红素/直接胆红素轻度升高,之后会呈持续上升,出现典型的皮肤、巩膜黄染。随着胆道内压的不断增高,大多数患者不同程度地出现上腹部胀痛,特别是进食后胆汁分泌,症状可加剧。患者皮肤黄染由浅而深,严重时呈无光泽的深灰黄色;由于胆盐的刺激,皮肤瘙痒,久之可有出血倾向。小便深黄,部分患者大便为陶土色。

2)腹痛 腹痛是胰腺癌最常见的症状,60%以上患者以腹痛为首发症状。胰腺癌腹痛的特点是部位较深,定位不明确,以上腹部最多见。当胰头部肿瘤浸润或压迫胰管和胆总管下端和十二指肠壁时,可发生上腹不适和疼痛。初期疼痛较轻,不规则,进食时明显,随着肿瘤发展症状逐渐加剧。胰体尾癌,疼痛主要集中于中、上腹,表现为隐痛或钝痛,夜间加剧,并向腰背部放射。当肿瘤向周围组织浸润、出现区域淋巴结转移并向腹膜后神经丛和脊椎旁神经浸润时,腹痛可进一步加剧,并由隐痛变为持续性钝痛,不能平卧,在坐、立、前倾位时症状稍减轻,患者常采取被动胸膝位、侧卧位。

3)肝及胆囊肿大 由于胆道梗阻、淤胆而引起肝脏明显肿大,约有半数患者可触及肿大的胆囊(Courvoisier征),多呈囊样感,表面平滑,少有压痛,伴随梗阻时间的延长,可出现肝功能持续受损。晚期患者常可并发胆道感染,出现发热、疼痛等症状。

4)腹部包块 由于胰腺部位较深,早期原发癌又较小,故胰腺癌肿块不易摸到。若能触及腹部包块,一般肿块多较坚硬,边界不清,无明显压痛。在部分患者中,直肠指检在直肠膀胱或直肠阴道陷凹可触及肿块,晚期患者可出现腹水以及锁骨上窝淋巴结转移等体征。无论如何,一旦触及肿块,不论原发灶或转移灶,多表明病程已属晚期。

5)消化道症状 包括食欲缺乏、消化不良、腹泻或便秘。部分患者肿瘤压迫或侵犯十二指肠,可有恶心、呕吐、腹胀等上消化道梗阻症状。部分晚期患者可因肿瘤侵犯黏膜和门脉高压导致呕血和黑便。

6)其他症状 胰腺癌患者在疾病进展过程中可出现消瘦和体重减轻,主要是由肿瘤致胰胆道阻塞,使胰、胆液排泌受阻,患者食欲减退,营养消化、吸收障碍所致。另外,胆道梗阻严重时常可出现发热、肢体浮肿、腹水、呼吸困难等症状。当胰体、胰尾癌侵及或压迫脾静脉时,可表现脾脏肿大。

(五)诊断

由于胰腺癌生长部位隐蔽,早期缺乏特征性临床表现，因而早期诊断胰腺癌比较困难；目前对于大多数胰腺癌的诊断仍需依靠临床症状及体征并结合相应的实验室及影像学检查。一般认为，对于40岁以上的中老年人，特别是嗜烟者，若有顽固性厌食、消化不良、不明原因的脂肪泻、明显消瘦、突发糖尿病等表现或症状，应考虑到胰腺癌的可能；若伴有持续性上腹或腰背部疼痛、进行性加剧的黄疸及腹部肿块，则更倾向于胰腺癌的诊断。

1. 实验室检查

1）血液生化指标 胰腺癌早期无特异性生化指标改变，肿瘤阻塞胆管时可引起血清总胆红素（TBIL）升高，伴有谷丙转氨酶（ALT）、谷草转氨酶（AST）、γ-谷氨酰转肽酶（γ-GT）及碱性磷酸酶（ALP）等酶学改变。至肿瘤晚期，伴随恶液质，可出现电解质紊乱以及低蛋白血症。另外，血糖变化也与胰腺癌发病或进展有关，需注意患者的血糖变化情况。

2）血液肿瘤标志物检查 临床上常用的与胰腺癌诊断相关的肿瘤标志物有糖类抗原19-9（CA19-9）、癌胚抗原（CEA）、糖类抗原125（CA125）等，其中血清CA19-9>37U/mL作为阳性指标，诊断胰腺癌的灵敏度和特异度分别达到78.2%和82.8%。约10%胰腺癌患者呈Lewis抗原阴性，CA19-9不升高。研究报道，对于Lewis抗原阴性的患者，肿瘤标志物CA125、CEA的诊断敏感性高于CA242和CA50等其他肿瘤标志物。此外，对于CA19-9升高者，应排除胆道梗阻和胆系感染才具有诊断意义。对于确诊的胰腺癌患者，CA19-9水平在一定程度上反映着肿瘤负荷，并与预后有关；另外，CA19-9在治疗过程中的变化对于评价疗效以及判断肿瘤复发等方面具有一定的参考价值。

2. 影像及内镜检查

影像学检查是诊断、评估胰腺占位病变的重要手段，包括超声、CT、MRI、经内镜逆行性胰胆管造影（endoscopic retrograde cholangio-pancreatography，ERCP）、正电子发射计算机断层显像-计算机体层成像（PET/CT）和超声内镜检查术（endoscopic ultrasonography，EUS）等，其特点各不相同。根据病情，选择恰当的影像学技术是诊断胰腺占位病变的前提。影像学检查应遵循"完整（显示整个胰腺）、精细（层厚1~2mm的薄层扫描）、动态（动态增强、定期随访）、立体（多轴面重建，全面了解毗邻关系）"的基本原则。

1）CT CT是诊断和评估胰腺肿瘤的常用影像技术。建议腹盆腔CT平扫+增强，可显示胰腺肿瘤及淋巴结、肝脏及腹膜腔有无转移。未发生远处转移患者，可加做CT多轴面重建（MPR）及血管重建（CTA/CTV），显示胰腺肿瘤与毗邻重要血管。必要时，可加做胸部CT检查以评价有无肺部转移。

2）MRI 当患者对CT增强造影剂过敏时，可采用MR代替CT扫描进行诊断和临床分期。如果CT怀疑肝脏转移，推荐使用Gd-EOB-DTPA（普美显）动态增强结合肝胆期扫描。若需要了解胰胆管情况，可行磁共振胰胆管造影检查（MRCP）；MRCP对胆道有无梗阻及梗阻部位、梗阻原因的显示具有明显优势，且与ERCP比较，安全性高。对于胰头癌，MR可作为CT扫描的有益补充。

3）EUS 将内窥镜技术与超声成像结合在一起，是CT或MRI的重要补充。EUS在胰腺癌的诊断（通过观察胰腺病灶特征）、T分期（通过观察胰腺病灶与周围组织器官、周围血管的关系）及N分期（通过观察淋巴结转移情况）方面具有重要意义。还可通过EUS下对胰腺肿物进行穿刺行病理组织学诊断。

4）ERCP 可以在操作过程中通过造影发现胆管和胰管狭窄、梗阻或充盈缺损等异常，也可在ERCP的同时在胆管内置入支架，达到减黄的目的。另外ERCP还可收集胰液，分离细胞，或通过特制的细胞刷进行取样，做细胞学检查。由于ERCP有引起急性胰腺炎的潜在危险，故一般不作为胰腺癌影像学检查的首选方法。

5）超声及超声造影 超声检查具有简单、方便、实时和无创的优点，当患者有阻塞性黄疸时，95%可显示肝内外胆管扩张和胆囊增大。但超声检查易受胃肠道气体及操作者个人因素的影响，可作为胰腺癌初步检查及术后复查的初选检查手段。超声造影借助造影剂获得组织的基本信息和血流灌注信息，从而准确判断病灶的物理性质，动态实时观察病灶的毗邻，有助于病灶的定性诊断，以及胰腺外分泌肿瘤和内分泌肿瘤的鉴别诊断。典型的胰腺癌为乏血供肿瘤，超声造影表现为动脉相低增强，静脉相消退，呈更低增强。此外，超声造影也是筛查和诊断胰腺癌肝转移的便捷方法。

6）PET/CT ^{18}F-FDG PET/CT可提供胰腺肿瘤的葡萄糖代谢信息，辅助诊断胰腺肿瘤。已经确诊的局部晚期胰腺癌，以及可疑淋巴结转移及远处转移的患者，PET/CT能提供更准确的分期，指导个性化的治疗。接受新辅助放化疗的胰腺癌患者，治疗前后PET/CT的葡萄糖代谢变化可以评估患者对放化疗的敏感性，从形态和葡萄糖代谢的角度评价疗效。胰腺癌治疗后随访期间，出现可疑复发的症状以及CA19-9升高的患者，PET/CT显像能有效诊断复发及评估复发病灶范围。

（六）鉴别诊断

1）慢性胃部疾病　慢性胃炎、消化性溃疡等慢性胃部疾病的症状常与胰腺癌相似，均有上腹饱胀、隐痛、胀痛不适等症状。但慢性胃部疾病的上腹不适或疼痛多有明确的定位，部位局限，常有较明显的节律性。而患胰腺癌时疼痛范围较广、多呈持续性腹痛。内窥镜检查有利于两者的鉴别。

2）胆囊炎、胆石症　胰腺癌如以腹痛、黄疸及发热为主要表现时，易与胆囊炎、胆石症相混淆。但胆囊炎或胆石症常为阵发性的绞痛，黄疸常在腹痛发作后短期内出现，经抗炎等治疗后可消退或有波动。在体征上，胆囊炎或胆石症急性发作时可出现腹膜刺激征；特别是胆总管结石往往反复发作，病史较长，黄疸水平波动较大，发作时多伴有腹痛、寒战发热、黄疸三联征，进一步做B超、CT、EUS等影像学检查常可确诊。

3）慢性胰腺炎　胰腺癌有时难以与慢性胰腺炎相鉴别，部分慢性胰腺炎可表现为胰腺局部肿物，两者同样可具有上腹饱胀、疼痛不适、消化不良、腹泻、消瘦等症状，且缺乏特异性的血清学鉴别诊断指标。但一般而言，慢性胰腺炎病史较长，且可反复发作，急性发作可出现血尿淀粉酶升高；当该病以胰腺肿块和黄疸为突出体征时，酷似胰腺癌，有时影像学检查难以鉴别，即使手术探查亦难以分辨。确诊须依靠术前在超声内镜或CT引导下对肿块的细针穿刺（FNA）细胞学检查或在术中的直视下穿刺取样病理诊断。血清IgG4的升高是诊断慢性胰腺炎的特殊类型——自身免疫性胰腺炎较敏感和特异的实验室指标。

4）胰腺其他占位性病变　主要包括胰腺囊腺瘤、胰腺假性囊肿、胰岛素瘤、实性假乳头状瘤等，临床上肿物生长一般较缓慢，病程较长，同时可有特定的临床表现。例如，胰岛素瘤可表现发作性低血糖症状，胰腺假性囊肿患者多有急性胰腺炎病史。结合CT等影像学检查一般不难鉴别，必要时可通过穿刺活检及病理检查协助诊断。

（七）肿瘤TNM分期

相对于第7版TNM分期方案，2018年初开始使用的美国癌症联合委员会（AJCC）/国际抗癌联盟（UICC）第8版，直接以肿瘤大小来区别T2、T3，更为简单实用，可操作性强。另外，在第8版N分期方面，强调了区域淋巴结转移数目作为N分期依据的重要性（N1为1～3枚区域淋巴结转移，N2为4枚及以上区域淋巴结转移），见表16.10。

表16.10　UICC/AJCC第8版胰腺癌TNM分期

原发肿瘤（T）	Tx	原发肿瘤无法评估
	T0	无原发肿瘤
	Tis	原位癌
	T1	肿瘤最大直径≤2cm
	T1a	肿瘤最大直径≤0.5cm
	T1b	肿瘤最大直径>0.5cm且<1.0cm
	T1c	肿瘤最大直径≥1cm且≤2cm
	T2	肿瘤最大直径>2cm且≤4cm
	T3	肿瘤最大直径>4cm
	T4	肿瘤不论大小，侵犯腹腔干、肠系膜上动脉和（或）肝总动脉
区域淋巴结（N）	Nx	淋巴结转移无法评估
	N0	无区域淋巴结转移
	N1	1～3枚区域淋巴结转移
	N2	4枚及以上区域淋巴结转移
远处转移（M）	M0	无远处转移
	M1	有远处转移
分期	ⅠA	T1 N0 M0
	ⅠB	T2 N0 M0
	ⅡA	T3 N0 M0
	ⅡB	T1～T3 N1 M0
	Ⅲ	任何T N2 M0
		T4 任何N M0
	Ⅳ	任何T 任何N M1

（八）治疗

1. 治疗原则

首先明确肿瘤分期，推荐以分期为主导的治疗模式。对于早期可切除胰腺癌推荐以根治手术切除为主，术后辅助化疗，部分高风险的患者可考虑新辅助治疗；对于交界可切除胰腺癌患者，倾向于先行新辅助治疗（化疗±放疗），重新评价后，再行手术及后续治疗；对于局部晚期不可根治患者，推荐放疗化疗为主的综合治疗；对于复发及远处转移患者，推荐以姑息化疗为主的治疗。鼓励胰腺癌患者参加临床研究。

强调多学科综合治疗（MDT）在胰腺癌治疗中的重要作用。对每一个病例需采取个体化处理的原则，根据其身体状况（ECOG 或 Karnofsky 评分）、肿瘤部位、侵及范围、黄疸程度，以及器官功能水平、合并症、经济状况、治疗意愿等，有计划地合理应用现有的诊疗手段，尽可能根治或控制肿瘤，延长生存时间和改善生活质量。

2. 外科治疗

对于早期可切除的胰腺癌，尽量进行根治性切除（R0）。随着外科技术水平的提高，采用联合血管切除和重建，使胰腺肿瘤的切除率得以显著提高。

1）根治性切除手术原则

（1）无瘤原则：包括肿瘤不接触原则、肿瘤整块切除原则及肿瘤供应血管的阻断等。

（2）足够切除范围：① 标准的胰十二指肠切除术范围包括胰头及钩突、十二指肠及第一段空肠、胆囊及胆总管、淋巴清扫，可包括胃窦、幽门及部分结肠系膜，但不包括结肠切除。② 标准的远侧胰腺切除术范围包括胰腺体尾部、脾及脾动静脉、淋巴清扫，可包括左侧 Gerota's 筋膜及部分结肠系膜，但不包括结肠切除。③ 标准的全胰腺切除术范围包括胰头部和颈部及体尾部、十二指肠及第一段空肠、胆囊及胆总管、脾及脾动静脉、淋巴清扫，可包括胃窦及幽门、Gerota's 筋膜及部分结肠系膜，但不包括结肠切除。

（3）安全切缘：由外科及病理科医师合作完成胰十二指肠切除标本的标准化检测，对标本的切缘分别进行标记及描述。为保证足够的切缘可于手术中对切缘行冰冻病理检查。

（4）区域淋巴结清扫：理想的组织学检查应包括至少 15 枚区域淋巴结。胰腺周围区域包括腹主动脉旁淋巴结转移是胰腺癌术后复发的原因之一。

2）姑息性手术 对部分 CT 或 EUS 引导下反复穿刺活检仍无法明确病理诊断的局部晚期胰腺癌患者，可行手术（腹腔镜或开腹）探查活检以明确病理诊断。手术探查时如发现胰腺肿瘤无法切除，应尽可能活检取得病理学诊断证据。对暂未出现十二指肠梗阻但预期生存期≥3 个月的患者，若有临床指征，可做预防性胃空肠吻合术；肿瘤无法切除但合并胆道梗阻患者，或预期可能出现胆道梗阻的患者，可考虑进行胆总管/肝总管空肠吻合术；十二指肠梗阻患者，如预期生存期≥3 个月，可行胃空肠吻合术。对于部分局部晚期胰腺癌，可考虑不可逆电穿孔治疗（纳米刀消融），术后联合化疗±放疗。对于合并胆道及消化道梗阻的远处转移的胰腺癌患者，优先考虑内支架置入解除梗阻。当支架置入失败且患者体能状态尚可时，可考虑开展姑息性旁路手术。

3. 化学治疗

1）辅助化疗 推荐胰腺癌患者术后实施辅助化疗。与单纯手术相比，术后辅助化疗疗效明确，可以防止或延缓肿瘤复发，提高术后长期生存率。辅助化疗建议术后 4～12 周内开始，时长 6 个月。有化疗禁忌证患者不推荐辅助化疗。辅助化疗推荐方案：① 吉西他滨单药；② 替吉奥胶囊（S-1）单药；③ 吉西他滨联合卡培他滨；④ mFOLFIRINOX 方案；⑤ 5-FU/LV；⑥ 参加临床研究。

2）新辅助化疗/放化疗 对于胰腺癌患者，如体能状况良好，可以先行新辅助化疗或放化疗，降期后再行手术切除。手术疗效与是否能获得 R0 切除有很大关系。由于目前尚缺乏前瞻性随机对照的Ⅲ期临床研究，胰腺癌新辅助化疗并无标准方案，新辅助化疗方案的选择及疗程目前无标准推荐，鼓励参加临床研究。建议体能状况较好（ECOG 评分 0～1 分）的患者，参照晚期胰腺癌一线化疗方案，推荐联合化疗。

3）不可切除局部晚期或转移性胰腺癌的化疗 对于不可切除的晚期或复发转移胰腺癌患者，应采取以姑息化疗为主的综合治疗，以延长生存期和提高生活质量。但转移性胰腺癌化疗敏感性不高，病情进展快，患者化疗耐受性存在挑战，缺乏有效的分子靶向药物，二线治疗目前国内无标准方案推荐，应积极鼓励患者参加临床研究。

（1）对体能状况良好者（PS 0～1 分），一线治疗推荐方案包括以下这些：① 吉西他滨+白蛋白紫杉醇；② FOLFIRINOX 方案；③ 吉西他滨单药；④ 替吉奥单药；⑤ 吉西他滨+替吉奥；⑥ 吉西他滨+厄洛替尼；⑦ 其他方案，吉西他滨+卡培他滨；吉西他滨+顺铂（对于 BRCA1 突变患者）；吉西他滨+奥沙利铂；吉西他滨联合尼妥珠单抗（针对 KRAS 野生型患者）；⑧ 对于不可切除的局部晚期或转移性胰腺癌，术后发生远处转移者，若距离辅助治疗结束时间>6 个月，除选择原方案全身化疗外，也可选择替代性化疗方案；⑨ 对于局部晚期胰腺癌患者，经 3～4 个月的化疗或放化疗后，经过 MDT 讨论胰腺病灶稳定而无远处转移者，可考虑联合局部消融治疗，如纳米刀消融；而根据国外文献报道，纳米刀消融联合化疗可明显延长部分局部晚期胰腺癌患者总生存时间；⑩ 鼓励患者参加临床研究。

（2）对体能状况较差者（PS 2 分），一线治疗推荐方案如下：① 吉西他滨单药；② 氟尿嘧啶类单药，如替吉奥、卡培他滨或持续灌注 5-FU。

4. 放射治疗

放射治疗可用于可切除或交界性可切除胰腺癌的术前或术后治疗、不可手术的局部晚期胰腺癌和术后肿瘤残存或复发病例的综合治疗，以及晚期胰腺癌的姑息减症治疗。除一般情况较差或终末期病例的姑息放疗以外，放射治疗通常需要联合同期化疗（放化疗）；一般采用氟尿嘧啶类或吉西他滨为基础的化疗方案。放疗多数情况下应在较充分（4~6周期）的化疗后进行，以避免容易发生远处转移的病例接受不必要的放射治疗。胰腺癌放射治疗常用原则：① 对可切除或交界可切除病例，放化疗可作为新辅助治疗方案的一部分，以提高R0切除率并改善预后；② 手术中，如发现肿瘤无法手术切除或无法切除干净时，可考虑术中局部照射再配合术后同步放化疗；③ 非根治切除术后残留或者局部区域复发的患者，建议同步放化疗；④ 根治性切除术后无远处转移的病例，如伴有切缘安全距离不足（<1mm）、肿瘤分化较差、淋巴结转移等复发高危因素者，可以考虑给予术后同步放化疗；⑤ 局部晚期不可手术切除的病例，在充分化疗后无远处转移灶出现，若患者一般情况允许，应当给予同步放化疗，期望取得可手术切除的机会或延长患者生存时间。不可手术的晚期胰腺癌如果出现腹痛、出血、骨或其他转移部位引起的疼痛，严重影响患者生活质量时，可以根据患者一般情况，选择同步放化疗或单纯放疗减轻局部症状。

除骨转移患者的姑息止痛可以考虑使用常规放疗技术，以上腹部放疗均应采用三维适形或调强适形放疗技术，以提高准确性以及保护胰腺周围的重要正常组织和器官；经CT、MRI或内镜检查提示有胃肠直接侵犯的患者，不应采用立体定向放射治疗（SBRT）技术；合并阻塞性黄疸患者，放疗前必须解除胆道梗阻，治疗期间及治疗后注意防治急慢性放射性损伤。

5. 介入治疗

对于一般状况良好但失去手术根治机会的局部晚期或复发转移的胰腺癌患者，在系统性化疗控制疾病后，可根据具体情况考虑行动脉灌注局部化疗、放射粒子植入、纳米刀消融、射频消融、冷冻消融和微波消融等局部介入治疗手段，可能有助于某些患者延长生存期和提高生活质量。

6. 生物治疗及免疫治疗

FDA已经批准PD-1单抗治疗包括胰腺癌在内的错配修复基因缺陷（dMMR）的实体瘤，这类患者在胰腺癌中占2%~3%。目前，无临床证据显示以PD-1单抗或PD-L1单抗为代表的免疫治疗对不存在错配修复基因缺陷（pMMR）的晚期胰腺癌有效。在未获得进一步的临床证据前，不推荐PD-1抗体单药或PD-L1抗体单药，以及以其为基础的联合方案治疗pMMR胰腺癌。

7. 对症治疗及中医中药治疗

多数胰腺癌患者都伴有不同程度的疼痛、营养不良、代谢紊乱及器官功能损害等并发症。适当的营养支持、纠正代谢紊乱、维护重要器官的生理功能、有效的止痛措施对于改进整体治疗效果都具有积极的作用。存在胆道梗阻和肝功能异常者，可先解除胆道梗阻，改善肝功能再考虑抗肿瘤治疗（但对于可行根治手术的患者，术前胆道引流的必要性存在争论）。中医治疗一般用于胰腺癌根治术后或晚期患者，以疏肝理气、健脾利湿、解毒抗癌、活血化瘀、软坚散结为主，在临床观察中有一定疗效。

二、壶腹周围癌

壶腹周围癌（periampullary carcinoma）泛指起源于胰管开口处、胆总管末端、Vater壶腹、十二指肠乳头及周围黏膜的恶性肿瘤。这些来源不同的恶性肿瘤，由于其特殊的解剖部位、类似的临床表现、相同的外科处理方式，甚至在手术时也难以将其截然分开，故统称为壶腹周围癌。广义的壶腹周围癌包括壶腹癌、胆总管下段癌、十二指肠癌以及胰头癌，虽然前三者的临床表现与胰头癌相似，但其手术切除率与预后均明显优于胰头癌，因此部分文献将前三者与胰头癌分开进行研究讨论。

壶腹周围癌更多见于男性，患者常在60~80岁确诊（范围是29~85岁）。壶腹周围癌多为腺癌，最主要的组织学类型为浸润性肠型和胰胆管型，此外还有腺鳞癌、透明细胞癌、乳头状腺癌、黏液癌和未分化癌等。肿瘤随着发展可侵犯邻近组织及肠系膜上动静脉、门静脉、下腔静脉。淋巴结转移比胰头癌出现晚，远处转移多累及肝脏。

壶腹周围癌有相似临床表现，包括黄疸、上腹痛、消化道症状、消瘦、肝脏及胆囊肿大、腹部肿块等。壶腹癌黄疸出现早，可呈波动性，与肿瘤组织坏死有关；常合并胆管感染，大便潜血可为阳性。胆总管下段癌恶性度相对较高，胆管壁增厚或呈肿瘤样，造成阻塞，黄疸出现早且为进行性加重，可伴有陶土样大便。十二指肠癌患者由于肿瘤出血，大便潜血可为阳性，患者常有轻度贫血，肿瘤进一步发展可引起十二指肠梗阻。壶腹周围癌的术前诊断，包括实验室检查及影像与内镜检查方法与胰头癌的基本相同，其中超声内镜及 MRI/MRCP 对壶腹周围癌的诊断及鉴别诊断起重要作用。有时壶腹周围癌的亚型之间也不易鉴别，ERCP 或可有助于部分患者的诊断。

壶腹周围癌诊断一旦确定，除晚期患者或存在明确外科禁忌证外，应尽早争取手术探查。壶腹周围癌患者在病变局限时应争取做根治手术，切除范围与胰头癌相似，即胰十二指肠切除术（Whipple 术或 PPPD）；根治手术效果好，5 年生存率可达 40%~60%。对于高龄、远处转移、肿瘤广泛侵犯不能切除或合并明显心肺功能障碍不能耐受较大手术的患者，可行姑息性旁路手术，如胆肠吻合术及胃空肠吻合术，缓解胆道、十二指肠梗阻及疼痛。辅助化疗在壶腹周围癌术后的价值仍有争议，鼓励患者参加临床研究。晚期壶腹周围癌的治疗以全身化疗为主。

（李升平　劳向明）

第五节　腹部肿块

腹内器官或组织由于各种原因增生或肿大，在腹部形成异常肿块而被扪及，称为腹部肿块，其可发生在腹腔内或腹膜后，少数来自腹壁，是临床上常见的体征。由于其发生原因甚多，在鉴别诊断上较为困难，必须借助准确详尽的病史、全面的体格检查、必要的化验和一些特殊的检查，加以分析，去伪存真，才能做出正确的诊断。但仍有不少病例有赖于剖腹探查及病理组织学检查才能确诊。

一、原因和分类

（一）腹部肿块按其解剖部位分类

1）腹壁肿块　肿块位于腹壁。让患者平卧位，嘱其抬头或抬腿令腹肌紧张时，手扪及肿块更为明显。常见的有脂肪瘤、腹壁脓肿、腹壁疝、腹壁韧带样瘤、皮肤隆突性纤维肉瘤等。

2）腹腔内肿块　肿块位于腹腔内。当腹肌紧张时，肿块扪不清。取胸膝位检查腹部，腹腔内肿块有一定的活动度，触诊时更清楚。常见的有腹腔脏器的肿瘤、炎症肿块、器官移位（如游走肾等）。

3）腹膜后肿块　由于大部分固定于腹后壁不易推动，难以触及。胸膝位检查肿块更触诊不清。常见的有神经纤维瘤、脂肪肉瘤、神经纤维肉瘤、淋巴肉瘤等。

（二）腹部肿块按其性质分类

1. 肿瘤所致的肿块

1）恶性肿瘤　常见的有肝癌、结直肠癌、胰腺癌、卵巢癌、宫体癌、肾癌、膀胱癌、精原细胞瘤、淋巴肉瘤、神经纤维肉瘤、脂肪肉瘤、恶性畸胎瘤、胃肠道间质瘤等。

2）良性肿瘤　常见的有韧带样瘤、纤维瘤、脂肪瘤、神经纤维瘤、血管瘤、胰腺囊肿、卵巢囊肿、肾囊肿、良性畸胎瘤等。

2. 非肿瘤所致的肿块

1）炎性肿块　常见的有腹壁脓肿、髂窝脓肿、肝脓肿、阑尾脓肿、膈下脓肿、胆囊积脓、腹腔淋巴结炎、腹膜及肠结核、肾周脓肿、脊椎结核合并的冷性脓肿等。

2）先天畸形、器官肥大或膨胀所致的肿块　常见的有脾肿大、胃扩张、先天性巨结肠、马蹄肾、肾盂积水等。

3）急腹症　如嵌顿疝、肠套叠、肠蛔虫团梗阻、卵巢囊肿蒂扭转、外伤性肠系膜或腹膜后血肿等。

4）器官异位或异常　如游走肾、游走脾、肝下垂等。

二、诊断方法

（一）病史

详尽的病史对于腹块的诊断至关重要。病史中尤其要注意下列几点。

1. 年龄

（1）小儿肿瘤较少见，主要有肾胚胎瘤（Wilms 瘤）、交感神经母细胞瘤、肝母细胞瘤、淋巴肉瘤、畸胎癌、血管瘤、淋巴囊肿、肠系膜或网膜囊肿。5 岁以下儿童侧腹部的肿块以肾胚胎瘤、交感神经母细胞瘤、肝母细胞瘤、畸胎瘤及肠套叠为多见；12 岁以下儿童脐周围可变位的条索状肿物多为肠蛔虫病；婴儿则以先天性疾患较常见，如胃幽门肥大、巨结肠、肛门闭锁、疝等。小儿急腹症中以腹部肿块为主要症状之一者亦多见，如腹壁脓肿、髂窝脓肿、阑尾脓肿、嵌顿疝、肠套叠、肠蛔虫团梗阻等。小儿肝脾肿大亦常见，如白血病脾肿大、寄生虫病（如血吸虫、疟疾等）所致的肝脾肿大等。

（2）成人各种肿瘤均可发生，先天性疾患较少见。外伤性肠系膜或腹膜后血肿，肿块往往不是发生在当时，而是以后才发现，但却忽视了外伤病史。肠结核或腹膜结核常发生在青年人，有时难以与结肠癌、腹腔内转移癌等鉴别。睾丸未降所致的精原细胞瘤往往不是发生在儿童期，而在青壮年时始发现肿块。40岁以上有结节性质硬实的肿块，位于右上腹应考虑肝癌、胃癌、肝曲结肠癌，左侧腹部肿块则以左半结肠癌较多见。

（3）老年人则应高度警惕恶性肿瘤，临床诊断为"阑尾脓肿"和"肠套叠"，实际上常为结肠癌所致。胃肠道间质瘤常发生在中老年人，多以腹块为首发症状。

2. 性别

女性下腹部肿块，首先考虑为妊娠子宫、子宫肌瘤、卵巢囊肿。男性下腹部肿块，应考虑膀胱癌、隐睾恶变或转移的精原细胞瘤、睾丸胚胎瘤、畸胎瘤等。

3. 肿块的发展情况

肿块发展较慢、逐渐增大而无明显自觉症状或仅有压迫腹腔脏器之症状，病期在一年以上者多为良性病变，如肝囊肿、胰腺囊肿、卵巢囊肿、肠系膜囊肿、腹膜后脂肪瘤、肝棘球蚴病、肾积水等。恶性肿瘤早期亦无明显临床症状，但其发展多数是进行性，短期内可迅速增大、全身症状加剧，病期多在半年内，如肝癌、胃癌、胰腺癌、结肠癌、恶性淋巴瘤、胃肠道间质瘤等。短期内迅速出现的肿块常为急腹症之一，多伴有腹痛、呕吐等明显的临床症状，如嵌顿疝、肠套叠、肠蛔虫团梗阻等。病期短兼有外伤史应考虑腹腔内血肿。炎症性肿块往往先有高热，局部红、肿、痛、热，继而出现肿块，如腹壁脓肿、阑尾脓肿、胃或肠穿孔后形成腹腔局限性脓肿等，在肿块形成前原发病症状一般较为明显。先天性疾患所致的腹部肿块有些在婴儿期症状即逐步加剧，如肛门闭锁、巨结肠、幽门肥大等；有些则需至青年或老年时才被发现，如多囊肾、马蹄肾有时至壮年时才被发现。处女膜闭锁需在月经后才发现下腹部肿块。

4. 伴随症状

1）消化道症状 腹部肿块常伴有消化道症状，但轻重不一。大多数消化道肿瘤早期有轻微、不典型的消化道症状，但多数不为患者及医生所重视，直至腹部出现肿块时才引起注意。有时腹部已有肿块，而消化道症状不明显以致忽视腹部的检查，是不能获得早期诊断而延误治疗的原因之一。故对虽轻微的但却持久的消化道症状，在未获得确切的诊断前，不要轻易放过。有些伴有腹部肿块的疾患，以消化道症状为主，如剧烈腹痛、呕吐等，患者甚至医生都忽略了肿块的存在，如嵌顿疝已发展为腹膜炎时，患者有时只诉述剧烈腹痛、呕吐等，而未告知医生腹股沟区的肿块，医生亦仅满足于腹膜炎或肠梗阻的诊断而忽略了肿块的存在。这种误诊病例屡有所闻。

常见的消化道症状有下列几种。

（1）食欲减退、食后上腹部饱胀感、嗳气、轻微腹痛等，是肝癌、胃癌、胰腺癌等的常见症状。肠或腹膜结核可有长期食欲缺乏、消化不良现象。

（2）持续呕吐，一般提示胃癌或先天性幽门梗阻，吐出物常呈咖啡样或有大量隔日食物。肠套叠、肠蛔虫团梗阻者恶心、呕吐较剧烈，但吐出的内容物不多，有时可吐出蛔虫。晚期低位肠梗阻呈持续呕吐，甚至可吐出粪水。

（3）剧烈性腹痛，多见于伴有腹部肿块的急腹症，如嵌顿疝、肠套叠等，常常先出现肿块继而出现剧烈腹痛；而如阑尾脓肿、胃肠穿孔后的局限性脓肿常首先是剧烈腹痛，数天后才出现肿块。

（4）黄疸，常提示肝、胰、胆道疾患。

（5）血便、黑便和大便习惯改变，胃癌常有间歇性黑便及持久性大便隐血试验阳性反应；直肠癌常有鲜红或暗红色血液和黏液混在粪便中；结肠癌者可有果酱样大便；肠套叠常以血便和腹块为主要诊断依据；肠或腹膜结核、结直肠癌者大便习惯常有改变，或为腹泻便秘交替出现。

2）泌尿系统症状 肾肿瘤、肾脓肿、多囊肾、肾盂积液、膀胱癌、直肠癌等均可或多或少出现泌尿系统症状，如尿频、尿急、血尿、脓尿等。

3）妇科症状 正常妊娠有停经史子宫及其附件的肿瘤可引起月经周期的改变，如月经过多、周期不准、不规则阴道流血或白带过多等。葡萄胎、绒毛膜上皮癌常发生在年轻妇女，多为先有停经史而后发生不规则阴道出血甚至大出血，年老妇女尤其是闭经后又发生"月经"者（实为不规则阴道出血），特别应警惕为子宫内膜癌，从来无月经而耻骨上有包块者常提示为宫颈或阴道闭锁。

4）发热 炎症肿块多可出现发热，如阑尾脓肿、化脓性胆囊炎、胰腺假性囊肿合并感染；长期低热提示为腹膜或肠结核，晚期肿瘤亦常引起发热，称为"肿瘤热"，非一般抗生素和退热药所能控制，而用吲哚美辛常可使体温趋于正常。

5. 既往史

腹膜后血肿或腹腔内血肿常有腹部创伤史；有黄疸史者提示肝、胆、胰的肿块；有溃疡史者，应考虑幽门梗阻及溃疡病恶变或胃癌；腰痛并向腹股沟放射者提示巨大肾盂积液；有肿瘤手术病史者应考虑肿瘤复发或转移癌;有隐睾者应警惕隐睾癌变。

(二)体格检查

1. 全身情况

良性肿瘤如卵巢囊肿、脂肪瘤等往往肿块甚大,而患者全身一般情况良好;恶性肿瘤有时肿块尚小,而患者全身情况却很差,消瘦、贫血明显或已有恶液质现象;肠及腹膜结核可呈慢性面容,而急腹症则为急性面容。

此外,尚需注意全身浅表淋巴结情况,如恶性淋巴瘤、淋巴结转移癌、结核等患者,可出现腹块兼有体表淋巴结肿大。

2. 腹部检查

1)肿块部位 腹块依其发生部位,特别是知道其所在的原发器官,对诊断帮助很大(图16.7)。如知肿块来自肝脏,则根据情况可进一步判断是肝癌、肝脓肿或肝寄生虫病所致的肝肿大。但有时仅根据肿块在某脏器的解剖位置而诊断为该脏器的肿块,亦常发生误诊,如右上腹膜后肿块可误诊为肝癌,结肠脾曲的肿块可误诊为脾肿大,有较长蒂的卵巢囊肿可上升至上腹部,游走脾可降至盆腔,尤其腹部深部肿块有时难以确定是位于腹腔或腹膜后,只有详细询问病史,仔细检查和分析,才可减少误诊。

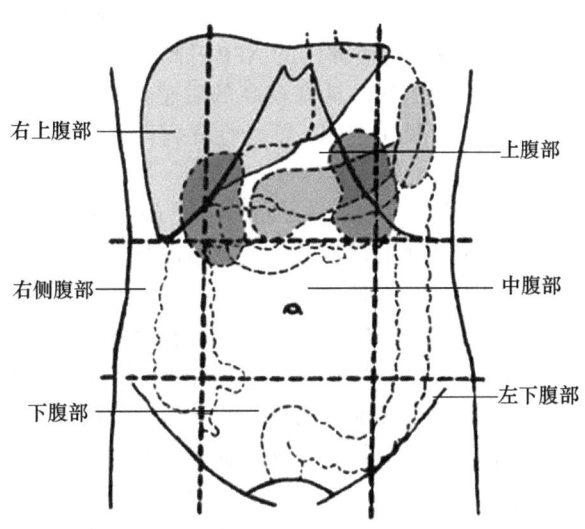

图 16.7 腹部的界线、分区和表面解剖

腹部肿块的位置如以深浅层次来分,可分为腹壁、腹腔内及腹膜后三类。

(1)肿物如位于皮下则易于确定,如位于肌肉深层有时需与腹腔内的肿块鉴别,当患者腹肌处于紧张状态时若肿块更明显多为腹壁肿块。腹壁常见的肿块,如脂肪瘤、纤维瘤、神经纤维瘤、血管瘤、软组织肉瘤、转移癌等均较易诊断。炎性肿块或深部脓肿局部可有红、肿、痛、热、波动感等,有时须借助穿刺确定。疝的肿块常时消时现,腹股沟疝诊断较易,而腹白线疝有时与腹壁脂肪瘤相似,应注意鉴别。

(2)腹腔内肿块从部位上又可以分为右上腹、左上腹、腹中部、右下腹、左下腹及耻骨上部。由于肿块常可占两个以上部位,故上述仅为大体的分位。上腹部常见的肿块多来自肝、胆、脾脏等,由于这些脏器与横膈有关系,故肿块能随呼吸活动,胃的肿块与肝相粘连时亦可随呼吸上下活动。此外,结肠肿块、膈下脓肿、先天性幽门梗阻、游离脾、肠套叠等亦可在上腹部扪及肿块。右下腹肿块临床常见的有阑尾脓肿、肠套叠、回盲部结核、卵巢囊肿、卵巢癌、附件结核、回盲部癌等。左下腹肿块以乙状结肠癌、先天性肛门闭锁、粪块、卵巢肿瘤等常见。耻骨上肿块常见的有膀胱肿瘤、精原细胞瘤,女性如正常妊娠、子宫肌瘤、宫体癌等。腹中部肿块常见的有肠蛔虫团、肠系膜淋巴结核、结肠肿瘤、小肠肿瘤、肠系膜血肿或囊肿、恶性淋巴瘤等。腹膜结核、腹腔转移癌、恶性淋巴瘤有时全腹均可触及肿块,游走肾、游走脾及有较长蒂的卵巢囊肿位置常不固定。两侧腹股沟的肿块常见的有疝、腹股沟淋巴结炎或转移癌、髂窝脓肿、冷性脓肿、下降不全的睾丸、精索鞘膜积液等。

(3)腹膜后肿块在上腹部常见的有胰腺癌、胰腺囊肿,在两侧腹部常见的有Wilms瘤、肾囊肿、肾盂积水或积脓、肾周脓肿、肾下垂、马蹄肾等肾的肿瘤,此类肿块有时坐位时或一手在肋脊角区一手在腹部双合诊肿块可更明显,而腹膜后常见的软组织肿瘤、淋巴肉瘤、畸胎瘤等肿块无固定位置,甚至全腹均可触及肿块。

2)肿块大小 肿块大小不等,其中巨大者几乎占全腹,一般胃肠道的肿瘤都不太大,而胰腺囊肿、畸胎瘤、肾积水、卵巢囊肿、来自阑尾或卵巢的假性黏液瘤等体积可以很大。

3)肿块数目 原发肿瘤一般单发,多发肿块应考虑腹腔结核、淋巴肉瘤、神经纤维肉瘤、腹腔转移癌、胃肠道间质瘤等。

4)肿块界限 肿块界限清楚见于囊肿、良性肿瘤、游走肾或脾等;腹部恶性肿瘤一般边界不清;炎性肿块界限有时不清。

5)肿块形状 肝、脾、肾、胆囊等肿大其形态与原脏器相似。肠套叠、蛔虫团等肿块均有一定形状。良性肿块表面多光滑,呈圆形或椭圆形,边界清楚,如肾积水、胰腺囊肿、卵巢囊肿及胀大的膀胱、胆囊等。恶性肿瘤常为呈结节状不规则的肿块，高低不平、生长迅速。带有蠕动波的肿块，常见是胃肠的梗阻，如幽门梗阻。

6）肿块硬度　脓肿常有囊性感或波动感。多囊性肿瘤因其各囊的内压不同，而具有不同的硬度，囊肿多有弹性或波动感。良性肿瘤扪之柔软或实而不硬；癌质地坚硬；肉瘤韧实如硬橡皮样；腹膜结核触之似揉面感；蛔虫团为柔软团块并有条索状感。

7）肿块活动度　肝脏肿块随呼吸上下移动，肠系膜肿块向左右移动度大，上下移动受限。发生在腹膜后脏器如肾、肾上腺等的肿块较固定。炎性肿块侵及邻近组织者活动度较小。内脏下垂时，肿块随体位改变而上下移动。腹腔内肿瘤如与周围尚未发生浸润与粘连，一般均可活动；若已侵及其他器官或已有转移，活动度较差甚至完全固定。但较大的肿瘤虽无明显浸润，因受腹腔空间的限制，特别是盆腔肿块，常较固定。游走肾、游走脾和带长蒂的卵巢囊肿活动度甚大。

8）肿块有无压痛　急性炎性肿块、急性脓肿、损伤性血肿等均有不同程度的压痛，无压痛的肿块多为良性肿瘤。

9）肿块搏动和血管杂音　腹块有膨胀性搏动和血管杂音，可能是腹主动脉瘤，如为传导性搏动，则只能说明肿块紧贴腹内大动脉。原发性肝癌、胰腺癌有时在剑突下可闻明显的血管杂音。

3. 肛门指检和阴道内诊

此项检查对腹部肿块诊断甚有价值，而且方法简单易行，但常被医生忽视。例如，直肠癌患者常被误诊为痔疮、慢性痢疾等（误诊率可高达80%），其主要原因就是未做肛门指诊。盆腔肿块在腹部检查常不能触及或不明显，而肛门或阴道指诊则可明显触及肿块，并可进一步了解肿块的性状，为临床提供重要的诊断依据。

（三）辅助检查

1. 实验室检查

1）血常规检查　白细胞增多常见于感染性疾病；白细胞极度增高提示白血病；晚期肿瘤往往贫血；全血象下降可能有脾功能亢进；嗜酸性粒细胞增多，可能为蛔虫病、丝虫病或其他寄生虫病。

2）尿液检查　泌尿系统肿瘤尿常规往往有红细胞、白细胞等；尿妊娠试验可协助了解正常妊娠、恶性葡萄胎、绒毛膜上皮癌等。

3）粪便检查　粪便外观、颜色、隐血试验和镜检有助于胃肠道肿瘤的诊断。

4）胃液分析　总游离酸缺乏时对诊断胃癌有帮助。

5）血液检查　血清碱性磷酸酶、转肽酶、乳酸脱氢酶、铁蛋白升高有助于肝癌的诊断；血清淀粉酶增高对早期胰腺癌诊断有参考价值。

6）肿瘤标志物测定

（1）糖类抗原19-9（carbohydrate antigen 19-9, CA19-9）。CA19-9是由单克隆抗体（116NS 19-9）所识别的胃肠道肿瘤标志物，又称胃肠肿瘤相关抗原，在胃肠道恶性肿瘤患者的外周血中明显升高，正常值通常定为＜35U/mL。CA19-9是一种与腺癌有关的抗原物质，在消化道上皮内含量最高，由腺癌细胞产生，经胸导管引流到血循环中，从而引起外周血中的CA19-9水平升高。又因消化系统恶性肿瘤绝大多数属于腺癌类型，故广泛应用于消化系统肿瘤的诊断和鉴别诊断中。胰腺癌的阳性率为75.0%。

（2）糖类抗原125（carbohydrate antigen 125, CA125）。CA125最初被认为是卵巢癌特异性抗原，但深入研究发现它也是一种广谱肿瘤标志物。正常人血清CA125＜35U/mL，卵巢上皮癌的阳性率可达82%，作为卵巢癌的辅助诊断是个重要的标志物。

（3）甲胎蛋白（AFP）。AFP是胎儿的重要血清成分，由卵巢和肝细胞合成。胎儿出生后其浓度急剧下降，新生儿出生后几个月至1年之内降到正常水平。肝细胞型肝癌的癌细胞具有合成AFP的能力，故患有此癌患者体内的AFP升高。在肝癌的阳性率为60%~70%，具有较高的敏感性和特异性。AFP升高亦可见于孕妇、活动性肝病、生殖腺胚胎源性肿瘤患者。

（4）癌胚抗原（carcinoembryonic antigen, CEA）。CEA是具有人类胚胎抗原的酸性糖蛋白，存在于多种癌组织和胚胎黏膜细胞上，正常成人血清含量极低（＜5μg/L）。肿瘤患者CEA不规则地分布于癌细胞表面，易被癌细胞分泌或脱落至血液或其他体液中，在肿瘤中晚期有较显著的升高，因此，对多数癌症的早期发现和鉴别诊断意义不大，但对监测胃肠肿瘤术后复发或转移有重要价值。

（5）人绒毛膜促性腺激素（human chorionic gonadotropin, HCG）。HCG是一存在于胎盘中的糖蛋白激素，相对分子质量为45 000，由滋养层细胞合成，当妊娠时血与尿中水平上升，以特殊的免疫试验可测定HCG的β亚单位。正常妇女检测β-HCG可做早孕诊断，β-HCG也是睾丸肿瘤和胎盘肿瘤，即绒毛膜上皮癌或葡萄胎最基本的标志物，在卵巢癌、宫颈癌、子宫内膜癌、肝癌患者尿中都会有β-HCG阳性反应。对于妇科恶性肿瘤，除了测定完整的HCG、游离的β亚单位外，还可测定尿与血中的促性腺激素的片段，称之为β核心（β-core）。临床联合测定尿β核心与血CA125对卵巢癌的诊断有重要参考价值。

2. X线检查

对腹部肿块的诊断帮助很大，通过腹部透视、钡餐、钡灌肠、泌尿系造影、腹膜后造影等可协助了解肿块的部位、性质、范围，胃肠肿瘤或畸形的X线检查结果可作为主要诊断依据，如胃癌、结肠癌、巨结肠等。对胃肠道外的肿块，经钡餐或钡灌肠观察胃肠与肿块的关系以推断肿块的部位，如腹膜后肿块可将胃肠推向前方；如肠管靠近脊椎，肿块靠近腹壁，多为腹腔内的肿瘤。泌尿系肿瘤、畸形（马蹄肾）、肾盂积液等通过泌尿系造影可得出诊断，畸胎瘤在腹平片可见骨、齿。腹膜结核有时可见钙化影，脊椎结核所致腰大肌旁脓肿，平片亦可做出诊断。腹膜后空气造影可显示腹膜后肿块的大小及形状。

3. 超声检查

超声检查是一普及而又常用的手段，不但能测量腹部肿块的大小、数目，而且能区别肿块是囊性还是实性。彩色超声检查还能测量肿块的血流量和流速。恶性肿瘤血流丰富，营养血管较粗。此外，还可根据需要在超声引导下吸取活组织送病理学检查或细胞学检查确诊。

4. CT检查

CT腹部平扫一般都能明确腹部肿块的大小、所在脏器，并根据CT值了解肿块的密度。增强扫描后可间接判断肿块的血液供应情况，借此推断肿块的良恶性及恶性程度。有时在CT定位下进行穿刺活组织检查，可以明确病理性质。

5. MRI检查

不同组织均有共振特征，MRI对体内各组织有很高的分辨能力，对腹部肿块的诊断具有应用价值。由于置入心脏起搏器、体内植入磁性金属等情况易受磁场和射频的影响，其应用受到限制，特别是肠蠕动易干扰图像质量，影响肿块诊断，并无特殊优点。

6. PET检查

现代医学观念认为，疾病本质上是一个从基因失调开始，经表达异常、代谢异常、功能失调、结构改变直至产生临床表现的生化改变过程。细胞的各种代谢物质和代谢阶段都可被PET检测，PET还可深入到细胞受体水平，体内浓度为10^{-12}Bq左右的放射性示踪剂即可标记核酸，甚至标记基因探针；PET能补充常规检查，如CT、MRI、超声及血管造影等以解剖结构显示见长的技术方法的不足；PET在判定病变的生物学特性方面具有独特的优势。例如，CT、MRI一般依靠淋巴结大小诊断转移，确定肿瘤分期。但临床证实，相当比例的转移，特别在早期，并无淋巴结肿大，反之肿大的淋巴结并不都是肿瘤转移。在这种情况下，淋巴结的代谢状态，特别是通过减薄的PET，可大大提高临床诊断的可信度。PET/CT检查常可提示肿块部位、所在器官、病变范围，并从代谢高低（SUV值）提示肿块的性质。

7. 内窥镜检查

胃镜、膀胱镜、乙状结肠镜和结肠镜，既可了解胃、结肠及膀胱内病变，又可取活体组织进行病理检查。

8. 腹腔镜检查

近年来应用的新技术，可直接观察腹部肿块的部位、大小、性质及其与周围组织器官的关系，如果腹腔镜能切除的肿块，可予切除；如果通过腹腔镜肯定不能切除的病例，钳取活组织行组织学或细胞学检查，获得病理诊断，无须再行剖腹手术。

9. 穿刺检查

腹壁脓肿、肾周围脓肿、胰腺囊肿、胆囊积液、髂窝囊肿，可进行穿刺以助诊断。腹水者可通过穿刺，将抽出液体送化验检查和细胞学检查。腹部实性肿块可穿刺行细胞学和组织学检查。

10. 病理学检查

凡肿瘤均应以病理学做最后诊断以指导治疗。腹部的体表肿块易于切除做出病理诊断，腹腔内或腹膜后肿瘤在手术前性质尚未确定者，应在剖腹探查时取活体组织做病理检查，不能仅凭肉眼观察。往往很有经验的外科医生也会把炎性肿块看作肿瘤，把肠结核、腹膜结核看作是结肠癌腹腔广泛转移而放弃手术，或者把肝结核视为肝癌做过大的肝切除术，也有把腹膜后或肠系膜的血肿误认为肿瘤，故即使手术不能切除的病例亦应获得病理诊断，以指导下一步治疗。

三、常见腹部肿块诊断要点

1）阑尾脓肿　阑尾脓肿继发于阑尾炎，多有典型阑尾炎病史。患者有发热、直肠指检有触痛，血白细胞增高，肿块位于右下腹，初起边界不清，局限后清楚，一般为鸡蛋大小，球形或椭圆形，表面较光滑、质软、明显压痛。经抗感染治疗后，肿块可逐渐缩小，临床应注意与盲肠癌鉴别。

2）胃癌　有上腹饱胀不适或疼痛、食欲减退，有时伴呕吐及吞咽困难。1/4胃癌患者可扪及肿块，多数位于上腹部，也有位于脐周甚至下腹部。肿块早期活动，晚期固定多无压痛。晚期可触及左锁骨上窝淋巴结肿大、脐部肿块或直肠前窝扪及肿物。X线钡餐检查可协助诊断。胃镜检查是最可靠的诊断方法，并可获得病理诊断。

3）原发性肝癌　上腹胀痛、上腹肿块和消瘦为原发性肝癌三个最常见的症状。病者常有肝炎史和肝硬化史，晚期出现黄疸、腹水等。血清甲胎蛋白检测、B超检查和CT扫描常能获得明确的诊断。

4）结肠癌　多见于40岁以上者，可发生在结肠任何部位。患者贫血、消瘦、有排便习惯改变、便血、黏液大便等，可出现不完全或完全性肠梗阻。肿块沿结肠解剖位置、边界清楚，鸡蛋至拳头大小，长圆形，表面不平，质硬，活动度差。X线钡餐灌肠检查和内窥镜检查加活检可获得正确的诊断。左、右半结肠癌的症状和体征有所不同。左半结肠癌以肠刺激症状、便血、肠梗阻多见；右半结肠癌以腹部肿块、全身症状（消瘦、贫血、乏力等）和非特异性腹胀、腹隐痛等为主。

5）肠套叠　急性肠套叠多见于小儿，慢性多见于老人。有呕吐、腹痛、果酱样大便及腹部肿块等临床表现。肿块边界尚清楚，长圆形或香肠形，表面平滑、质软，可有压痛，活动。X线钡餐、钡灌肠可见到杯状影。老年人肠套叠常由肿瘤所致，处理时千万不要满足于解除肠套叠引起的梗阻，同时要注意检查有无结肠癌。

6）胰腺囊肿　多发生于胰腺炎后或外伤后。一般无明显症状，偶有腹部不适或消化不良症状。肿块位于上腹部，大小不等，有时巨大，边界清楚，球形，表面平滑、囊性感，无压痛，不能活动，不随呼吸运动。B超、CT检查有助诊断。

7）脾肿大　引起脾肿大的原因很多，包括门静脉高压症、血液病、某些传染病及脾本身病变等。肿块位于左上腹，肋弓下，巨大的可达盆腔，边界清楚，大小不定，形状与脾外形符合，常可摸到脾切迹，表面平滑、中等硬度，可随呼吸运动，叩诊时讨贝氏区（Traube's area）消失。结合病史和有关症状，以及实验室检查、B超和CT检查有助鉴别诊断。

8）肾肿瘤　肾癌多见于成年人，肾母细胞瘤（Wilms瘤）多见于儿童。有血尿和腰痛（肾母细胞瘤则少见），晚期有贫血、消瘦、尿毒症等临床表现。肿块位于两侧肾区，边界清楚，可巨大，肾形或椭圆形，表面平滑、质硬，无明显压痛，可随呼吸运动。肾盂静脉造影及逆行造影可协助诊断，B超及CT检查对诊断肾肿瘤价值较大。

9）腹腔结核　包括结核性腹膜炎、肠系膜结核及肠结核。结核性腹膜炎患者有低热、盗汗、消瘦等表现，病程长，发展慢，常合并有肠结核、腹泻或有肺结核病史，肿块多发生在右下腹部，形状不规则，表面凹凸不平，大小不等，质地不均。有包裹性渗出物时则可出现波动感，轻度压痛，肿块活动差。肠系膜结核多见于年轻人，常与腹膜结核、肺结核并存，但也可单独存在，患者有低热、盗汗、消瘦等结核病症状，病程长，肿块多在脐周或下腹部，多发性、边界清、球形、卵圆形或不规则形，表面不平、质地不一、可活动，X线腹部照片可能见到钙化灶，本病常与恶性淋巴瘤相混淆。肠结核以回盲部多见，常见于年轻人，常伴他处结核病灶，有结核病症状、腹泻或便秘，肿块多位于右下腹，边界不规则，表面不平、质地韧实、活动度小，X线钡灌肠或钡餐检查有助诊断，注意与盲肠癌、阑尾脓肿鉴别。

10）肠系膜肿瘤　以纤维瘤、脂肪瘤、间质瘤、浆液性囊肿多见。一般无明显症状，当显著增大时可有胃肠道压迫症状。肿块多见于脐周围，边界清楚、圆形、表面平滑、质软或囊性感，活动度大是其特点。

11）腹膜后肿瘤　多由中胚层发生，故肉瘤较多。在发展过程中，肿瘤向前生长，可将腹内脏器推移，并可延至小肠、结肠之系膜，向下发展可至盆腔。盆腔腹膜后肿瘤也常见，可与腹腔任何脏器粘连，故原发部位常不易确定。良性肿瘤多见的有脂肪瘤、纤维瘤、神经纤维瘤及囊肿。恶性肿瘤常见的有脂肪肉瘤、神经纤维肉瘤、淋巴肉瘤、畸胎瘤等。肿块位置可局限于腹部某一区域，亦可占腹部数个区域，质地中等，界限一般不清，有时巨大以致伴随消化道压迫症状，腹膜后空气造影、B超检查或CT扫描对了解腹膜后肿块的位置与性质及与其他腹腔内肿块的鉴别有一定帮助。

12）女性生殖系肿块　在诊断腹部肿块时必须鉴别来自女性生殖系的肿块，如正常妊娠子宫、子宫肌瘤、宫颈癌、宫体癌、卵巢囊肿、卵巢癌、畸胎瘤等。下腹部有肿块时宜做肛门指诊、妇科检查，注意肿块与子宫、卵巢之间的关系以及直肠子宫窝的变化。实验室、B超和CT扫描等影像学检查有助于诊断。

13）胃肠道间质瘤（gastrointestinal stromal tumor, GIST）　GIST是近30年来逐渐认识的一种独立临床病理实体，是胃肠道最常见的间叶性肿瘤，好发于50岁以上的成年人，罕见于儿童（<1%）。最

常见发生于胃（60%～70%），其次是小肠（20%～30%），结直肠和直肠仅占 5%，食管则小于 5%，偶有发生在网膜和肠系膜。通常无特殊症状，尤其肿瘤早期。随着肿瘤发展，腹部可扪及肿块，肿块部位随发生器官而异，可能推动或固定，可能单个或多个。常伴随的症状是腹部不适、疼痛、消化道出血、肠梗阻等，本病易发生肝转移，临床诊断依靠胃肠内窥镜检查和影像学检查（超声波、CT、MRI）。治疗以手术为主，本病易复发，组织学检查证实为 GIST 且酪氨酸激酶生长因子受体（CD117）阳性或血小板源性生长因子受体（PDGFR）阳性。通常应用伊马替尼（imatinib）作本病的辅助治疗。

（万德森）

参 考 文 献

陈孝平，汪建平. 2013. 外科学. 8 版. 北京：人民卫生出版社

郝希山，王殿昌. 2003. 腹部肿瘤学. 北京：人民卫生出版社：27～46

赫捷，陈万青. 2018. 2017 年中国肿瘤登记年报. 北京：人民卫生出版社

万德森，陈功. 2000. 结直肠癌的流行病学及其危险因素研究近况. 实用癌症杂志, 15 (2): 220～222

万德森，潘志忠. 2004. 大肠癌. 北京：中国医药科技出版社

万德森. 2008. 结直肠癌. 北京：北京大学医学出版社

万学红，卢雪峰. 2013. 诊断学. 8 版. 北京：人民卫生出版社：171～199

王玮，孙哲，邓靖宇，等. 2016. 基于多中心大样本数据库的胃癌外科治疗相关数据的整合与分析. 中华胃肠外科杂志, 19 (2): 179～185

魏于全，赫捷. 2015. 肿瘤学. 2 版. 北京：人民卫生出版社：154～177

杨军，李贺，郑荣寿，等. 2018. 2014 年中国胰腺癌发病与死亡分析. 中国肿瘤, 27 (6): 420～425

杨玲，李连弟，陈育德，等. 2005. 中国 2000 年及 2005 年恶性肿瘤发病死亡的估计与预测. 中国卫生统计, 22 (4): 218～231

张天泽，徐光炜. 2005. 肿瘤学. 天津：天津科学技术出版社；沈阳：辽宁科学技术出版社

郑树. 2006. 结直肠肿瘤——基础研究与临床实践. 北京：人民卫生出版社：2～4

中国抗癌协会肝癌专业委员会. 2015. 原发性肝癌规范化病理诊断指南（2015 版）. 中华肝胆外科杂志, 21 (3): 145～151

中国临床肿瘤学会（CSCO）. 2018. 胰腺癌诊疗指南. 北京：人民卫生出版社

中国临床肿瘤学会（CSCO）胃癌专家委员会. 2018. 2018 版 CSCO 胃癌诊治指南. 北京：人民卫生出版社

中国临床肿瘤学会抗肿瘤药物安全管理专家委员会，中国抗癌协会胃癌专业委员会、肿瘤病理专业委员会. 2016. HER 阳性晚期胃癌分子靶向治疗的中国专家共识（2016 版）. 临床肿瘤学杂志, 21 (9): 831～839

中华人民共和国国家卫生和计划生育委员会. 2017. 原发性肝癌诊疗规范（2017 年版）. 临床肝胆病杂志, 33 (8): 114～126

Bray F, Ferlay J, Soer I, et al. 2018. Global cancer statistics 2018: GLOBOCAN estimates of incidence and mortality worldwide for 36 cancers in 185 countries. CA Cancer J Clin, 0: 1～31

Cancer Genome Atlas Research Network. 2017. Comprehensive and integrative genomic characterization of hepatocellular carcinoma. Cell, 169 (7): 1327～1341

Chen W, Zheng R, Baade PD, et al. 2016. Cancer statistics in China, 2015. CA Cancer J Clin, 66 (2): 115～132

Forner A, Reig M, Bruix J. 2018. Hepatocellular carcinoma. Lancet, 391 (10127): 1301～1314

Kim HH, Hyung WJ, Cho GS, et al. 2010. Morbidity and mortality of laparoscopic gastrectomy versus open gastrectomy for gastric cancer: an interim report-a phase Ⅲ multicenter, prospective, randomized trial (KLASS Trial). Ann Surg, 251: 417～420

Nakamura K, Katai H, Mizusawa J, et al. 2013. A phase Ⅲ study of laparoscopy-assisted versus open distal gastrectomy with nodal dissection for clinical stage IA/IB gastric cancer (JCOG0912). Jpn J Clin Oncol, 43: 324～327

Niederhuber JE, Armilape JO, Deroshow JH, et al. 2016. 临床肿瘤学. 2 版. 孙燕，主译. 北京：人民军医出版社

Parkin DM, Bray F, Ferlay J, et al. 2005. Global cancer statistics, 2002. CA Cancer J Clin, 55 (2): 74～108

Qiu HB, Zhang LY, Keshari RP, et al. 2010. Relationship between *H. pylori* infection and clinicopathological features and prognosis of gastric cancer. BMC Cancer, 10: 374

Torre LA, Bray F, Siegel RL, et al. 2015. Global cancer statistics, 2012. CA Cancer J Clin, 65 (2): 87~108

Yang L, Zheng RS, Wang N, et al. 2018. Incidence and mortality of stomach cancer in China, 2014. Chin J Cancer Res, 30 (3): 291~298

Zucman-Rossi J, Villanueva A, Nault JC, et al. 2015. Genetic landscape and biomarkers of hepatocellular carcinoma. Gastroenterology, 149 (5): 1226~1239

第十七章 泌尿及男性生殖系统肿瘤

第一节 肾上腺肿瘤

一、肾上腺的解剖和分泌功能

肾上腺位于肾上极的内上方，与肾脏同处于肾周筋膜内。肾上腺的血液供应非常丰富，供血动脉多且不恒定，可来自腹主动脉、肾动脉和膈下动脉，有时脾动脉也发出分支供应左侧肾上腺。肾上腺的主要静脉（中央静脉）则比较恒定，右侧汇入下腔静脉，左侧汇入左肾静脉。

肾上腺分为皮质和髓质。皮质起源于中胚层，主要分泌糖皮质激素和盐皮质激素，除调节机体水盐代谢外，影响糖、脂肪和蛋白质三大代谢。髓质则来源于外胚层，分泌肾上腺素和去甲肾上腺素（统称为儿茶酚胺），前者主要作用于心肌，使心跳加速加强；后者使动脉平滑肌收缩，使血压升高。

二、肾上腺肿瘤的分类

发生于肾上腺皮质的肿瘤大部分为皮质腺瘤或结节样增生（约占90%），少数为皮质腺癌（10%左右）。发生于髓质的肿瘤主要为嗜铬细胞瘤，其中90%为良性，10%为恶性。肾上腺转移瘤主要来自肺癌和肠癌转移。此外还有一些少见的肿瘤如脂肪瘤、纤维瘤、血管瘤和囊肿等。

三、临床表现

肾上腺肿瘤根据其起源的部位和性质不同，临床表现千差万别。无功能肾上腺肿瘤，患者可以没有任何症状或体征；有分泌功能的肾上腺肿瘤，哪怕肿瘤很小，也可出现明显或严重的临床症状。

1. 皮质腺瘤

根据是否分泌激素和引起代谢混乱，皮质腺瘤分为无功能腺瘤和有功能腺瘤。无功能腺瘤没有症状，常因体检B超或CT检查发现后得以诊断。有功能的皮质腺瘤如来源于球状带，分泌大量糖皮质激素，引起糖代谢、脂肪代谢和蛋白质代谢障碍，出现血糖升高甚至糖尿病，因全身脂肪重新分布而表现为向心性肥胖和满月脸，腹部和大腿出现紫纹，是为典型的皮质醇增多症临床表现。例如，皮质腺瘤起源于索状带，即醛固酮瘤，则分泌大量醛固酮，作用于肾脏使尿钠和水重吸收增加，尿钾排出增加，出现水钠潴留高血压和低钾血症，严重低钾血症可致肌无力甚至呼吸困难。

2. 皮质腺癌

皮质腺癌可分泌多种激素或不分泌激素。无分泌功能的皮质腺癌早期可以没有任何症状，但中晚期可出现局部压迫症状或转移引起的各种表现。有功能的皮质腺癌可分泌糖皮质激素和雄性激素等多种激素，主要表现为皮质醇增多症和女性男性化，出现向心性肥胖、高血压、血糖升高、多毛、痤疮、女性月经混乱或停经等，在儿童可出现男性性征提早发育。临床上如有雄激素分泌增多的表现，高度提示肾上腺肿瘤为皮质腺癌。

3. 嗜铬细胞瘤

有功能的嗜铬细胞瘤分泌儿茶酚胺。儿茶酚胺除对心血管有重要作用之外，还具有促进分解代谢和交感神经兴奋样作用，临床上表现为阵发性或持续性高血压，可伴有心率增快、容易出汗、出现消瘦和睡眠障碍。病史长的患者可出现儿茶酚胺性心脏病，甚至出现心脑血管疾病并发症，如心衰或脑中风时，才就诊而发现为肾上腺嗜铬细胞瘤。没有症状的嗜铬细胞瘤，平时没有症状，但在应激情况下或手术前麻醉诱导时或在术中操作挤压肿瘤时，可出现血压急剧升高或剧烈的血压波动。在原发性高血压发病的年龄段，如嗜铬细胞瘤患者的高血压表现为持续性高血压且其他症状不明显的话，很容易漏诊和被误诊为原发性高血压。

四、诊断

有典型临床表现的肾上腺肿瘤，结合现代影像学检查和血液或尿液中有关肾上腺激素及其代谢产物的测定，临床诊断一般比较容易；但无分泌功能或没有临床症状的肾上腺肿瘤容易被漏诊或误诊。

最常用的影像学检查为平扫加增强 CT 和 MRI，能明确肿瘤的位置、大小、形态、密度、血供情况和边缘状态以及与周围脏器的关系。正常肾上腺有其特定的形状和密度，边缘规整（图 17.1）。

肾上腺良性腺瘤一般体积比较小（通常直径小于 4cm），密度均匀，边缘规整，增强扫描时密度增加，但强度低于肾实质（图 17.2）。

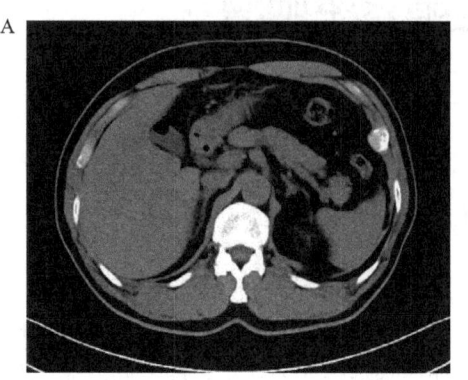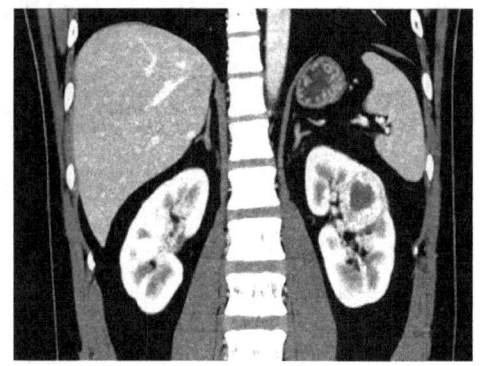

图 17.1　肾脏 CT 检查

A. 平扫横断面显示双侧正常肾上腺；B. 左肾癌患者，增强扫描冠状面显示双侧正常肾上腺

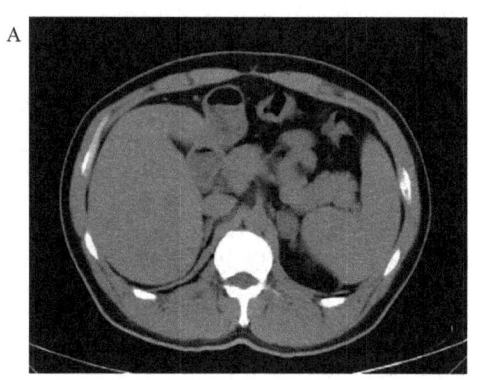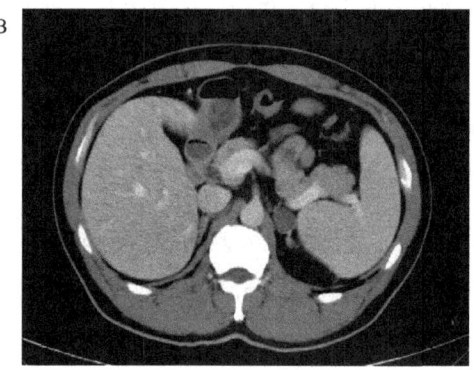

图 17.2　左侧肾上腺肿瘤 CT 检查

A. 平扫；B. 增强扫描

CT 扫描或 MRI 检查发现肾上腺肿瘤有以下表现时应高度怀疑为恶性肿瘤：肿瘤直径超过 4cm、边界或边缘欠规整、增强扫描时密度不均匀。如临床上有雄激素分泌增多的表现，无论肿瘤大小，都要考虑为恶性肾上腺肿瘤（皮质癌）的可能，临床上应按恶性肿瘤来处理。如有高血压和低钾血症的肾上腺小肿瘤，一般考虑为醛固酮腺瘤。因肾上腺肿瘤绝大部分为良性（90%），恶性只占少数（10%），临床上没有症状且体积不大的恶性肿瘤很容易被误判为良性，这种情况下如未能遵循恶性肿瘤的根治性原则而施行外科治疗的话，容易出现肿瘤局部复发或远处转移的严重后果（图 17.3）。

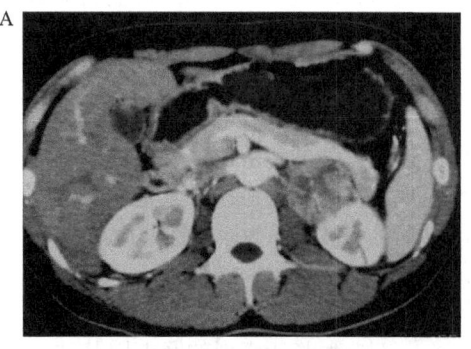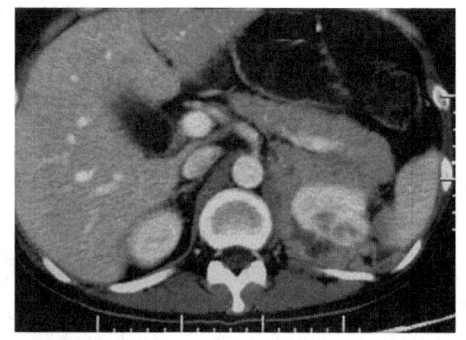

图 17.3　肾上腺肿瘤的 CT 检查结果

左侧肾上腺大小约 4cm 的肿瘤，增强扫描时密度高度不均匀（A），有高血压表现，诊断为嗜铬细胞瘤行腹腔镜下肿瘤切除术。术后 6 个月肿瘤局部复发（B），8 个月后因肿瘤进展死亡。该患者应诊断为左肾上腺恶性嗜铬细胞瘤

五、治疗

肾上腺肿瘤以外科治疗为主,但没有症状的肾上腺小肿瘤可以随访观察,根据患者的具体情况每6~12个月做一次彩超或CT或MRI检查复查。有症状的肿瘤,或虽无症状但肿瘤直径超过4cm、临床上不能排除恶性可能的肾上腺肿瘤应手术切除。

肾上腺肿瘤切除术一般采用腹腔镜微创手术,现已很少采用传统的经腰部斜切口开放手术方式。对于直径小于4cm的肾上腺肿瘤,采用经腰腹膜外途径的腹腔镜下技术切除肿瘤是安全的;只是,在术前没有充分证据能够排除恶性肿瘤的情况下,手术应按恶性肿瘤的根治性原则来进行,才能保证控瘤效果。对于肿瘤体积大的恶性肿瘤尤其是皮质癌(包膜薄、质地软而脆),采用经腹腔途径的开放手术行肿瘤根治术在当今仍然是合理的选择(图17.4),而不恰当的手术方式或未按根治性原则进行的外科手术可能会带来灾难性后果(图17.3)。

对于肾上腺嗜铬细胞瘤患者术前准备和术中麻醉管理要求很高,需要外科医生与麻醉师良好沟通和协作。如有充分的术前准备和良好的术中管理,术后患者平稳并能快速康复,否则容易出现休克死亡。

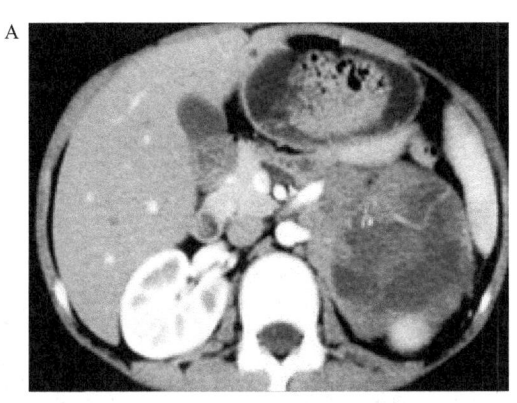 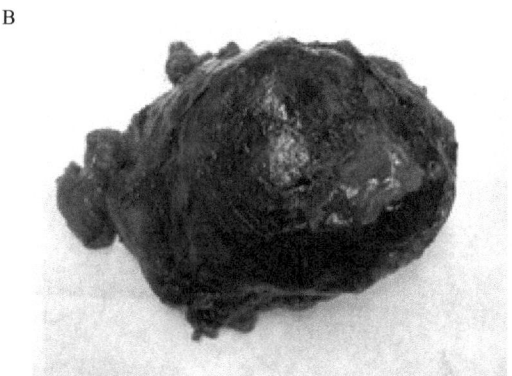

图17.4 左侧肾上腺皮质癌(A. CT检查结果),经腹腔大切口开放根治术切除肿瘤(B. 大体手术标本),患者已无瘤生存5年

对分泌糖皮质激素的肾上腺皮质腺瘤患者,术后需常规补充糖皮质激素,特别要注意预防和及时处理急性肾上腺皮质功能不全或危象。正常肾上腺组织因腺瘤分泌大量激素而受抑制,术后恢复正常分泌功能所需时间可长达3个月甚至6个月,因此对患者出院后的管理需要维持相当长时间。

(周芳坚)

第二节 肾细胞癌

肾细胞癌(renal cell carcinoma, RCC)简称肾癌,是肾脏最常见的恶性肿瘤。

一、肾脏的解剖

肾脏是腹膜后器官,位置深,正常情况下,体格检查时摸不到肾脏;游走肾或巨大肾积水或巨大肿瘤时体检可触摸到。

肾表面有一层包膜,薄而致密。肾切除手术有时因肾周围粘连无法分离,则可行包膜下肾切除,此外肾部分切除术中缝合肾脏时,一定要将肾包膜一起缝,否则打结时缝线容易割裂肾实质,引起出血。肾包膜外是肾周脂肪囊和肾周筋膜(Gerota's fascia)。肾周筋膜是很重要的解剖标志和屏障。

右肾动脉在腹主动脉的开口位置较左肾动脉稍高,穿过下腔静脉后面到达右肾门,所以右肾动脉较左肾动脉长。肾动脉主干一般分成五支:后段动脉、尖段动脉、上段动脉、中段动脉和下段动脉(图17.5)。肾静脉直接汇入下腔静脉。右肾静脉短(2~4cm),没有其他属支汇入。左肾静脉长(6~10cm),从腹主动脉前面越过汇入下腔静脉。左侧的肾上腺静脉和左侧的生殖静脉汇入左肾静脉,通常还有一支腰静脉汇入左肾静脉,手术分离时要特别小心。肾动脉和静脉的变异很常见,发生率高达25%~40%,最常见的是多根动脉直接从腹主动脉发出进入肾脏的变异,即异位肾动脉或肾迷走血管。现在可以通过无创的CT血管造影显示肾动脉和异位肾动脉(图17.6)。

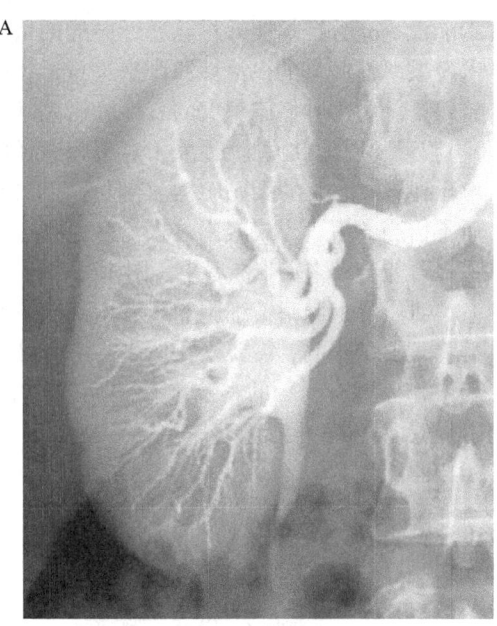
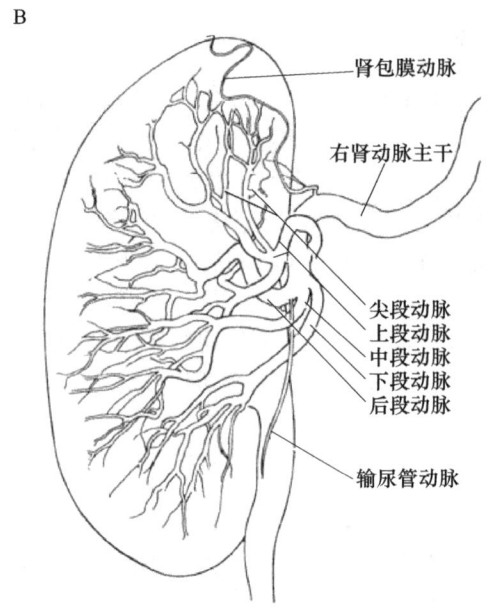

图 17.5　动脉造影（A）和右肾动脉分支示意图（B）（引自 Campbell and Walsh, 2008）

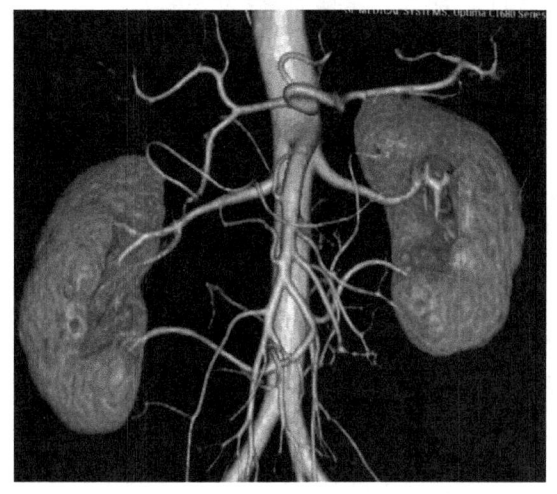

图 17.6　CT 血管造影（CTA）检查发现左右肾脏各有一支异位肾动脉

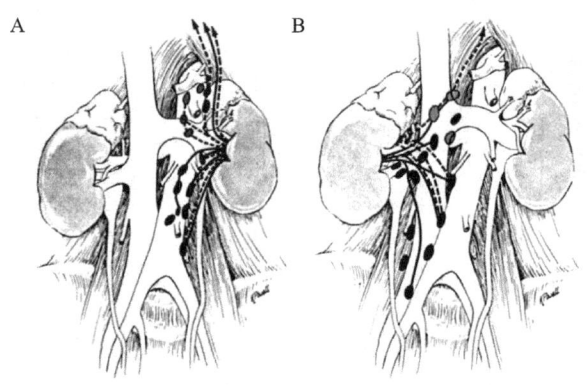

图 17.7　肾脏淋巴引流示意图（引自 Campbell and Walsh, 2008）
A. 左肾淋巴引流；B. 右肾淋巴引流

肾脏的淋巴引流在左右两侧肾脏有所不同，但最后都是汇入膈上胸导管。左肾的淋巴引流至腹主动脉左侧和腹主动脉旁淋巴结（包括腹主动脉前面和腹主动脉后面的淋巴结），下自肠系膜下动脉，上到膈肌。有时来自肾脏的淋巴管可汇入膈肌脚后淋巴结或直接汇入膈肌上的胸导管（图 17.7A）。左肾淋巴一般不汇入腔静脉与腹主动脉之间的淋巴结，除非是病变晚期。右肾淋巴汇入腔静脉与腹主动脉之间的淋巴结，以及腔静脉旁淋巴结（包括腔静脉前和腔静脉后淋巴结），下自髂总血管分叉，上至膈肌。来自右肾的淋巴管也可汇入膈肌脚后淋巴结或直接汇入膈肌上的胸导管（图 17.7B）。少数情况下，右肾的淋巴越过右侧汇入靠近左肾门的腹主动脉旁淋巴结。

二、流行病学

肾癌是男性泌尿生殖系统常见恶性肿瘤之一，仅次于膀胱癌和前列腺癌，约占成人全身恶性肿瘤的 3%。肾癌高发年龄是 50～70 岁，偶见于青少年。城市肾癌发病率明显高于农村，男性发病明显多于女性（发病率约为女性的 2 倍）。近年观察发现，肾癌发病率呈缓慢上升趋势。

三、病因学和遗传学

肾癌确切病因不清楚，但流行病学调查发现，吸烟、肥胖、高血压和抗高血压治疗是发病的相对危险因素，饮食中高摄入乳制品、低摄入水果和蔬菜，以及维生素 A 摄入不足、职业中接触镉和焦炭都可能与肾癌的发生有关。

肾癌发病与基因改变和遗传密切相关，在散

发性肾癌病例中95%有3号染色体短臂改变（缺失、易位、重组或突变）。已明确 VHL 基因为抑癌基因，位于第3号染色体短臂，不仅与散发性肾癌发病有关，也是 VHL 病（von Hippel-Lindau disease）的致病因素。在遗传性乳头状肾癌（乳头状肾癌 I 型）中有 Met 基因的激活。Met 基因为促癌基因，位于7号染色体短臂 31.1~34 位置。在嫌色性肾细胞癌和嗜酸细胞瘤（oncocytoma）中有 BHD 基因的突变，该基因位于17号染色体短臂。

四、病理

肾癌常单侧发病，左右侧发病率相当，少数患者双肾可同时或先后发生肾癌。肾癌无包膜，但其周围受压的肾组织可形成假性包膜。肾癌可经血液或淋巴转移，或直接浸润周围器官，扩展至肾静脉或腔静脉形成癌栓。肺、脑、骨和肝是最常见的转移部位，但直径≤3cm 的肾癌很少发生转移。

肾细胞癌发生于肾小管上皮细胞。根据肿瘤组织学形态、免疫表型、分子遗传学特征和肾脏疾病背景等进行病理分类，其中透明细胞性肾细胞癌、乳头状肾细胞癌和嫌色性肾细胞癌占90%左右。

2004年 WHO 修订了肾细胞癌病理分类，将肾癌共分为11个类型：透明细胞性肾细胞癌、乳头状肾细胞癌（1型和2型）、嫌色性肾细胞癌、Bellini 集合管癌、多房囊性肾细胞癌、Xp11.2 易位相关性肾细胞癌、神经母细胞瘤相关性肾细胞癌、肾髓质癌、黏液样小管状和梭形细胞癌、家族性肾细胞癌和未能分类的肾细胞癌。

随着对肾脏肿瘤组织发生学和分子遗传学研究的不断深入，人们对已知的肾脏肿瘤有了新的认识，许多新的肾肿瘤实体及其独特的临床病理特征也被广泛认识。基于这些变化，2016年 WHO 对泌尿与男性生殖系统肿瘤分类进行了更新，新增了以下6个肾细胞癌亚型：① 遗传性平滑肌瘤病和肾细胞癌综合征相关性肾细胞癌；② MiT 家族易位性肾细胞癌，包括 t（6；11）肾癌和 Xp11.2 易位/TFE3 基因融合相关性肾癌；③ 琥珀酸脱氢酶（succinatedehydrogenase, SDH）缺陷型肾癌；④ 管状囊性肾细胞癌；⑤ 获得性囊性肾病相关性肾细胞癌；⑥ 透明细胞乳头状肾细胞癌。此外，将多房囊性肾细胞癌更名为低度恶性潜能多房性囊性肾肿瘤，是基于多房囊性肾细胞癌多年随访结果，发现该肿瘤复发率极低；肾脏乳头状腺瘤新的定义为形态温和、核分级为低级别和直径≤15mm。

五、临床表现

1. 无症状

早期肾癌（局限性肾癌）一般没有任何症状或体征。现在健康体检发现的早期肾癌越来越多，而有症状或体征的晚期或局部晚期的肾癌越来越少，特别是有血尿、疼痛和肿块"三联征"经典表现的肾癌已很少见。目前，临床上发现或诊断的肾癌60%左右是健康体检发现或其他原因体检而发现的，患者无任何症状或体征。

2. 局部症状

血尿、疼痛和肿块是肾癌典型的"三联征"。现在有"三联征"表现的患者已很少见（不到10%）。出现"三联征"常预示病变已非早期。

1）血尿　肾癌出现血尿，一般是无痛的全程肉眼血尿，呈现出间歇性的特点，仅出现一次或数次，容易被忽视；也有持续一天或数天的。极少数情况为镜下血尿。大量血尿时可有血块形成，可出现肾绞痛和排尿困难，甚至尿潴留。

2）肿块　肾脏位于腹膜后，位置深，腹部触诊时摸不到，只有当肿瘤巨大或患者消瘦而肿瘤位于肾下极时，才可触及肿块。

3）疼痛　肿瘤出血致肾包膜下血肿，可出现钝痛或隐痛。大量血尿有血块形成致尿路梗阻时可出现绞痛和排尿困难。肿瘤侵犯邻近组织器官，如腰大肌或神经时可引起持续而严重的腰背部疼痛。

3. 全身表现

肾癌患者的全身症状有发热、贫血、全身乏力、体重减轻、消瘦、高血压、高钙血症和肝功能异常等。以往将肾癌的全身表现称肾外表现，中华泌尿外科分会制定的肾癌临床指南中将其归为副瘤综合征。

（1）发热。肿瘤广泛转移、出血、坏死可致发热，由肾癌细胞分泌的白介素-6等细胞因子也可致发热。

（2）贫血。如出现贫血则预后不良。

（3）全身乏力。

（4）食欲减退、体重减轻、消瘦。与针对肿瘤内神经组织的抗原抗体反应导致末梢神经功能障碍有关，不一定是晚期的表现。

（5）高血压。肾切除后血压可降至正常水平。

（6）高钙血症。与肾癌分泌类似于甲状旁腺激素的物质有关，原发肿瘤切除后血钙下降。血钙不降或降后再升高，预示转移或复发。

（7）肝功能异常。为肾源性肝功能异常，又称 Staufer's 综合征，表现为肝功能试验异常、白细胞减少、发热和肝内区域性坏死,但无肝内转移。肾切除后肝功能恢复正常。术后 Staufer's 综合征持续或复现,说明有转移或肿瘤复发。

(8)精索静脉曲张或腹壁静脉扩张。肿瘤侵犯肾静脉或下腔静脉,形成癌栓使静脉回流受阻,可出现不随体位改变而变化的精索静脉曲张、腹壁和下肢静脉扩张。因左侧精索静脉直接汇入左肾静脉,所以左肾静脉癌栓形成时,可以突发左侧精索静脉曲张。而下腔静脉癌栓形成致腹壁或下肢静脉扩张则是逐步发展的。

4. 转移症状

肾癌发生转移后出现的症状依转移部位和程度不同而表现各异。小的肺部转移可以没有任何症状或临床表现,但严重者可出现咯血、胸痛或呼吸困难;脑转移可出现颅内高压症状;骨转移特别是伴有骨折时可出现严重疼痛。

六、诊断和鉴别诊断

肾癌诊断主要依赖平扫加增强 CT 扫描检查或 MRI 检查。

B 超检查是发现肾内占位病变最常用的最简便和有效的手段,它能区分实性肿块、肾囊性病变和确诊典型的肾血管平滑肌脂肪瘤(错构瘤)。超声检查时脂肪呈强回声,因肾细胞癌不含脂肪,因此 B 超能很好地鉴别肾癌与典型的肾血管平滑肌脂肪瘤,但乏脂肪的血管平滑肌脂肪瘤很容易与肾癌混淆。B 超发现肾实性占位病变后须经平扫和增强 CT 扫面确诊。

每年一次肾脏 B 超检查,是发现早期肾癌最简单有效的方法。

薄层平扫和增强 CT 扫描是临床诊断肾癌最重要的检查,典型的肾癌(如透明细胞癌)在平扫时密度与正常肾实质相当(图 17.8A),注射造影剂后增强扫描可见肿瘤密度增加(图 17.8B,C),呈现"快进快出"现象。CT 诊断肾癌的准确性与肿瘤的大小有关:肿瘤长径为 4cm 以上时,CT 诊断的准确性超过 95%;肿瘤为 2~4cm 时,准确性为 85%,肿瘤小于 2cm 时,CT 的准确性降至 70%~80%。有时 CT 扫描区分出血性肾囊肿与肾癌比较困难,而 MRI 检查则有助于鉴别出血性肾囊肿与肾癌。对肾脏囊性病变中良恶性判断要特别慎重,应仔细阅读薄层扫描 CT 片中的每一个层面。单纯性囊肿为良性病变,在所有层面上囊壁均应光滑,囊壁无结节特别是没有增强的结节,否则为复杂性囊肿高度怀疑为囊性肾癌。单纯性肾囊肿与囊性肾癌的处理方式和预后是截然不同的。

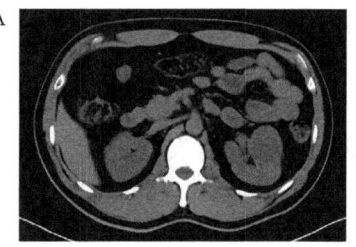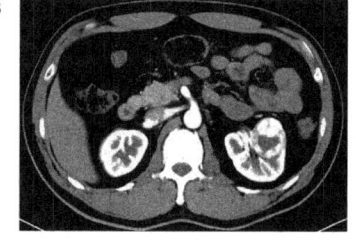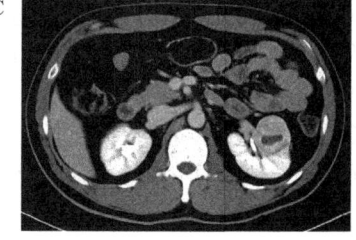

图 17.8　左肾透明细胞癌 CT 扫描
从左至右分别为平扫(A)、动脉期(B)和延迟期(C)的 CT 图像

CT 和 MRI 检查对发现肾静脉和腔静脉癌栓以及确定癌栓范围很有帮助。

KUB+IVP 和肾动脉造影以及穿刺活检一般不用于肾癌诊断。在那些不能手术治疗的晚期病例,在全身治疗前,为明确病理类型和选择治疗方案才做穿刺活检。在严重血尿又无手术条件时,行肾动脉造影并作栓塞可缓解症状。

七、分级和分期

1. 病理分级

根据细胞核的形态和大小进行分级。同一肿瘤中可能存在不同分级的肿瘤细胞;在这种情况下,以肿瘤细胞的最高分级作为最终病理分级。常用的病理分级用 Fuhrman 分级:Ⅰ级(G1),核直径 10μm,核圆形一致,核仁不清或缺如;Ⅱ级(G2),核直径 15μm,在高倍镜下核形态不规则,有核仁;Ⅲ级(G3),核直径 20μm,在低倍镜下核形态不规则,核仁明显;Ⅳ级(G4),核直径 20μm,核畸形,分叶,染色质呈块状,核仁明显。

2. 肾癌 TNM 分期(UICC 第 8 版)

1)原发性肿瘤(T)

Tx　原发性肿瘤无法评价。

T0　无原发性肿瘤的证据。

T1　肿瘤局限于肾内,最大直径≤7.0cm。

T1a　肿瘤最大直径≤4.0cm。

T1b　肿瘤最大直径 4.0~7.0cm。

T2 肿瘤局限于肾内，最大直径＞7.0cm。

T2a 肿瘤最大直径＞7.0cm，但≤10cm。

T2b 肿瘤最大径＞10cm。

T3 肿瘤侵犯大静脉或肾周组织，但未累及同侧肾上腺，也未超过肾周围筋膜。

T3a 肿瘤侵及肾静脉或肾段静脉（含肌层的静脉）或侵犯肾周围脂肪和（或）肾窦脂肪（肾盂旁脂肪），但未超出肾周筋膜。

T3b 肉眼可见肿瘤侵犯膈下腔静脉。

T3c 肉眼可见肿瘤侵犯至膈上腔静脉或侵犯腔静脉壁。

T4 肿瘤侵透肾周筋膜，包括肿瘤直接侵及邻近肿瘤的同侧肾上腺。

2）区域淋巴结（N）

Nx 区域淋巴结转移不能评价。

N0 无区域淋巴结转移。

N1 有区域淋巴结转移。

3）远处转移（M）

Mx 远处转移不能评价。

M0 无远处转移。

M1 有远处转移。

4）分期分组（stage grouping）

Ⅰ T1 N0 M0

Ⅱ T2 N0 M0

Ⅲ T3 N0 M0

　　T1~3 N1 M0

Ⅳ T4 N0~1 M0

　　T1~4 N0~1 M1

临床分期在相应分期前加小写c，如cT2aN0M0；病理分期，在相应分期前加小写p，如pT2aN0M0，在病理分期中要求检查的淋巴结数目超过8个才能判定是N0或N1，如果送检的淋巴结中已发现转移，无论送检的淋巴结数目如何，都可确定为N1。

3. Robson 分期

现已少用，但是在报道以往病例的文献中还常用该分期。

Stage Ⅰ：肿瘤局限于肾脏。

Stage Ⅱ：肿瘤侵犯肾周脂肪，但未超过Gerota's筋膜。

Stage Ⅲ：肿瘤侵犯已超出Gerota's筋膜。

　　　　Ⅲa：肉眼可见肿瘤累及肾静脉、腔静脉（膈上、膈下及右心房）。

　　　　Ⅲb：区域淋巴结转移。

　　　　Ⅲc：同时有静脉受累和淋巴结转移。

Stage Ⅳ：侵犯邻近器官或远处转移。

　　　　Ⅳa：侵犯邻近器官（指肾上腺以外的邻近器官）。

　　　　Ⅳb：远处转移。

八、治疗

（一）外科治疗 外科治疗是肾癌最有效和最重要的治疗，是早期肾癌、局部晚期肾癌和晚期转移性肾癌最基本的治疗。早期肾癌患者经单纯外科治疗后90%以上可获得治愈。对于晚期肾癌患者，外科治疗虽不能治愈，但切除原发病灶甚至转移灶后联合全身治疗，能明显改善症状和延长患者生存时间。

外科治疗的方法有保留肾单位手术、根治性肾切除术、肾肿瘤能量消融治疗、肾癌原发灶能量消融、转移灶切除。

1. 保留肾单位手术

保留肾单位手术（nephron-sparing surgery，NSS）适应证分为绝对适应证、相对适应证和选择性适应证。

绝对适应证是指解剖性或功能性孤立肾肾癌和双肾肾癌；在这类患者如做根治性肾切除，患者须终身透析治疗，因此尽可能行NSS，以维持较好的术后生活质量。相对适应证是指一侧肾癌，对侧肾功能正常或基本正常，但患有潜在威胁肾功能的疾病，如肾结石、慢性肾盂肾炎、输尿管反流、肾动脉狭窄、高血压、糖尿病等，尽可能保留正常肾组织，避免将来出现或推迟出现慢性肾功能不全。选择性适应证是指一侧肾癌，对侧肾脏完全正常，也不存在影响肾功能的全身性疾病，目前主要用于直径≤4.0cm的局限性肾癌患者。患VHL病的患者如出现肾癌，病变常为多发且累及双肾，因此也应尽量做NSS，避免肾切除。

NSS术式有肾部分切除术（包括肾上极切除、肾下极切除、半肾切除和楔形切除）、肿瘤剜出术和体外肿瘤切除并自体肾移植。肾部分切除术最常用，肿瘤剜出术仅用于外向性生长并有完整假包膜的肿瘤，体外肿瘤切除并自体肾移植临床上很少用。

NSS手术可采用开放手术（经腰部斜切口腹膜外途径或经腹部切口经腹腔途径），也可应用腹腔镜（经后腹腔或经腹腔）微创技术，或机械臂辅助腔镜（达·芬奇机器人）微创技术，后者不仅微创还具精细精准特点。无论采取何种术式或技术，NSS都应遵循肿瘤根治性原则，始终贯彻无瘤技术，即在肾肿瘤假包膜外分离，将部分正常肾组织与肾肿瘤连同其表面的脂肪组织一起做整块切除，术中肿瘤破裂或破碎将严重影响控瘤效果。

NSS术中应注意肾功能保护，最重要的是控制肾动脉阻断时间（肾热缺血时间），一般不要超过 30min，否则会对肾功能产生永久性损害。如手术复杂，估计肾动脉阻断时间会超过 30min，肾动脉阻断后立即在肾周用冰泥局部降温，并维持局部低温至开放肾动脉，肾动脉阻断时间可延长至 60min 而不会严重影响肾功能。在已有肾实质病变或肾功能异常的患者，肾脏对缺血的耐受性差，即使阻断时间不超过 30min，也应局部冰泥降温，以尽量减轻肾动脉阻断对肾功能的影响。

2. 根治性肾切除术

经典的肾癌根治性肾切除术范围包括 Gerota's 筋膜、肾周脂肪囊、肾和同侧肾上腺以及区域淋巴结。在 Gerota's 筋膜外进行分离、整块切除，是减少术后局部肿瘤复发最关键的因素。如果有肾静脉甚至腔静脉癌栓形成，在根治术时应取出癌栓。如果没有淋巴结转移和远处转移，根治性肾切除并取癌栓术后患者 5 年生存率尚有 60% 左右。对分期较早的局限性肾癌，术前 CT 或 MRI 检查未发现肾上腺异常，或为肾下极的肿瘤，可保留同侧肾上腺。区域淋巴结清扫能否改善预后目前也不清楚。

根治性肾切除术可经腰部腹膜外途径或经腹腔途径进行。腹腔镜微创技术和达·芬奇机器人均可用于根治肾切除术，手术原则与传统开放手术一样，控瘤效果也一样，但创伤小，康复快。

3. 肾肿瘤能量消融治疗

对那些全身条件差又要求积极治疗的肾脏小肿瘤患者，可采用能量消融技术处理。目前的消融技术有冷冻消融、射频消融和微波消融，经皮穿刺或腹腔镜直视下进行。目前该技术存在的最大问题是无法实时判断消融的有效边界。

（二）全身治疗

1. 分子靶向药物治疗

肾癌是富血管肿瘤，抗血管生成治疗可抑制肾癌进展。目前针对肿瘤血管生成的药物主要有酪氨酸激酶抑制剂（tyrosine kinase inhibitor，TKI）和 mTOR 抑制剂，前者有索拉菲尼（sorafinib）、舒尼替尼（sunitinib）、帕唑帕尼（pazopanib）和阿昔替尼（axitinib），后者有替西罗莫斯（temsirolimus）和依维莫斯（everolimus）。抗血管生成药物主要是抑制肿瘤生长，延缓疾病进展，因此客观反应率较低，从 10% 到 47% 不等，很少完全缓解（CR 为 0~3%）。单药治疗后患者中位总生存时间为 20 个月左右，如多药序贯应用（TKI-mTOR-TKI 或 mTOR-TKI-mTOR）晚期肾癌患者中位总生存时间可达 30 个月左右。与化疗相比，抗血管生成治疗的副作用较轻，患者耐受性相对较好；但因需长期持续服药，其中一些药物副作用特别严重，如严重手足皮肤反应、严重胃肠道反应和骨髓抑制等，对患者生存质量的影响也不容忽视。此外，这些药物都非常昂贵。

2. 生物免疫治疗

生物免疫治疗主要有细胞因子（如白介素-2 和干扰素）治疗和 PD1/PD-L1 信号通路抑制剂（如 PD 抗体 nivolumab 和 pembrolizumab 等）治疗。

白介素-2 和干扰素单独或联合应用，客观反应率为 15%~20%。nivolumab 单药治疗后客观反应率为 20%~25%，患者中位总生存时间 25 个月左右。pembrolizumab 或 nivolumab 与抗血管生存联合应用，客观反应率可提高至 50% 以上，但患者总生存时间延长的情况尚待观察。

（三）放射治疗

肾癌对常规放疗不敏感，仅用于止痛。但是采用提高单次照射剂量（6~10Gy）的现代立体定向放疗技术（stereotactic body radiation therapy，SBRT），根据不同部位的最大耐受剂量，给予总剂量 30~60Gy，对原发灶和不同部位的转移灶都有很好的局部控制率。

（四）肾癌的分期治疗

1. 早期局限性肾癌（T1 N0 M0）

标准治疗是 NSS 手术，尤其是肿瘤直径小于 4cm 的 T1a 患者，术后 5 年无瘤生存率超过 95%，仅在特殊情况下才采用根治性肾切除。T1b 患者 NSS 术后 5 年生存率也能达到 90%，因此不推荐任何辅助治疗。

2. 中期局限性肾癌（T2 N0 M0）

标准治疗是根治性肾切除，术后 80% 的患者能获得治愈。术后不推荐辅助治疗。

3. 局部晚期肾癌（T3~4 N0~1 M0）

标准治疗仍为根治性肾切除，但术后有相当一部分患者会出现复发或转移，术后需密切随访复查；术后是否给予辅助治疗尚存争议，主要是疗效不确定。一旦发现复发或转移，则按晚期转移性肾癌治疗。

4. 晚期转移性肾癌（T1~4 N0~1 M1）

治疗的目标是控制症状和延长生存，需要手术或放疗联合全身治疗（抗血管生成和免疫治疗），如原发灶和转移灶能完全切除或经放疗局部得到控制并联合全身治疗，患者多能获得比较长时间的生存。

九、预后

肾癌患者的预后主要取决于肿瘤本身的特性（恶性程度和病理分期）和规范治疗的情况。如有高核分级、肿瘤坏死、肉瘤样变等为预后不良因素；总体来说，肿瘤越大预后越差。规范的外科治疗后局部复发率低，但并不能防止远处转移。早期局限性肾癌经单纯手术治疗预后良好，一部分晚期病例经外科治疗联合分子靶向药物和免疫治疗后也能长期生存。局限性肾癌根治性肾切除后患者5年生存率为89%～98.4%，NSS术后患者5年生存率为89%～100%。对于直径≤4.0cm的局限性肾癌，术后长期生存率为90%～100%，局部复发率在3%以内。只有局部复发而无远处转移者，复发灶如能完全切除仍可获得80%的5年生存率。仅有孤立的远处转移灶，如能切除原发灶和转移灶，5年生存率为48%～60%。肾癌并腔静脉癌栓，只要没有淋巴结和远处转移，根治性肾切除同时取尽癌栓，5年生存率仍可达60%。总的来说，经现代外科治疗后，绝大部分局限性肾癌和大部分局部晚期肾癌患者可获得治愈。转移性肾癌或无法切除的晚期肾癌，如不治疗，大部分患者将于12个月内死亡。应用抗血管生存分子靶向药物和免疫治疗可延长生存，少数患者可长期生存。

（张志凌　周芳坚）

第三节　膀　胱　癌

在国内，膀胱癌是目前泌尿男性生殖系统最常见的肿瘤，起源于移行上皮，易于复发。肿瘤的生物学行为因染色体基因变异不同而各异，非浸润性膀胱癌可长期不侵犯深层组织，浸润性膀胱癌则易扩散及转移。早期诊断、早期治疗、密切随访及积极预防，可提高治疗效果。

一、流行病学及病因

2018年全球膀胱癌新发病例为5.5万，死亡2.0万；膀胱癌发病率在世界范围内居男性肿瘤的第8位，女性发病率排在第12位以后。我国2014年膀胱癌年龄标化发病率男性为5.7/10万，居全身肿瘤的第9位；女性年龄标化发病率为1.5/10万，居全身肿瘤第12位以后（赫捷和陈万青，2018）。近年来我国膀胱癌发病率虽有增高趋势，仍远低于西方国家，在美国膀胱癌居于男性肿瘤第3位。膀胱癌可发生于任何年龄，主要于中年以后发病，美国的中位发病年龄为65岁。

膀胱癌的发生有明显的遗传因素，与外界致癌物质作用也密切相关。吸烟和接触化学产品，如染料、防老剂、杀虫剂、油漆等为致癌危险因素。芳香胺类化合物，如2-萘胺、4-胺基联苯从尿排出，在膀胱内诱导上皮细胞的原癌基因突变成癌基因，导致细胞无限制地分裂，形成膀胱癌。目前已知的与膀胱癌相关的癌基因有 *HER2*、*H-Raz*、*Bcl2*、*FGFR3*、*C-myc*、*c-erbB2*、*MDM2*、*DGIL-1* 等，抑癌基因有 *p53*、*Rb*、*p21* 等。

二、诊断

1. 症状

镜下血尿、肉眼血尿反复发作，可表现为全程血尿、初始血尿或终末血尿。

尿频、尿急、尿痛发生于弥漫性原位癌或浸润性癌患者。晚期肿瘤阻塞输尿管致腰痛、肾功能不全症状。肿瘤增大堵塞膀胱出口致排尿困难、尿潴留、下腹包块。盆腔淋巴结转移可致淋巴、静脉回流受阻，下肢浮肿；输尿管受压可致少尿、尿毒症。晚期出现消瘦、贫血等恶病质表现。

2. 直肠指检

浸润性膀胱癌于腹部直肠（阴道）双合检查时可触到硬块，晚期肿瘤固定于盆壁。

3. 尿脱落细胞检查

收集尿液或膀胱冲洗液，离心后取沉渣涂片染色，显微镜下可见核大、深染、单个或集簇的癌细胞。尿脱落细胞检查尤其适用于诊断原位癌及术后随访，但阳性率较低。

4. 尿液肿瘤标志物检查

较早采用的膀胱肿瘤抗原BTA Stat和BTA Trak，以及核基质蛋白NMP22检测的敏感性和特异性尚感不足，未被普及采用。最近提供临床使用的免疫荧光杂交技术（FISH），采用荧光标记的核酸探针探测3、7、17、9、P21号染色体上的着丝点，以确定有无与膀胱癌相关的非整倍体，敏感性、特异性分别为70%～86%和66%～93%，比膀胱镜检查更早发现癌复发，但仍不能代替膀胱镜检查及活检。

5. 膀胱镜检查及活检

膀胱镜检查是确诊膀胱癌最可靠的方法，可确定肿瘤的数目、位置、大小、形态。需描述肿瘤的形态（乳头状、菜花状、结节状）、蒂部情况（提示表浅癌或浸润癌），以及膀胱黏膜有无斑状充血或天鹅绒样改变（提示原位癌）。在可疑部位取活体组织做病理检查。若使用 5-氨基乙酰丙酸（5-ALA）荧光膀胱镜，在激光下肿瘤发出红光，可检出普通膀胱镜不能发现的小肿瘤和原位癌。

6. 超声检查

经腹部 B 超可发现直径≥1cm 的肿瘤，但难以发现直径＜0.5cm 或位于前壁的肿瘤。

7. 排泄性尿路造影（IVU）

疑为膀胱癌患者需做 IVU；该方法除可显示膀胱肿瘤外，还可了解上尿路有无肿瘤，浸润性癌有无阻塞输尿管导致肾积水及肾功能受损。但随着 CTU、MRU 技术的成熟，IVU 检查已逐步被取代。

8. CT 及 MRI 扫描

CT 及 MRI 扫描可显示肿瘤有无浸润至膀胱外，盆腔淋巴结有无转移，以及上尿路情况。

三、分期、分级

膀胱癌的分级（grade）是以光镜下癌分化程度为依据，分为乳头状瘤，尿路上皮癌 G I（高分化）、G II（中分化）、G III（低分化），瘤级越高，恶性程度越大。

膀胱肿瘤的分期国际上已统一应用 AJCC 2017 年的 TNM 分期（表 17.1）。

表 17.1　膀胱癌 2017 TNM 分期

原发肿瘤（T）	
Tx	原发肿瘤无法评估
T0	无原发肿瘤证据
Ta	非浸润性乳头状癌
Tis	原位癌（"扁平癌"）
T1	肿瘤侵入上皮下结缔组织
T2	肿瘤侵犯肌层
T2a	肿瘤侵犯浅肌层（内侧半）
T2b	肿瘤侵犯深肌层（外侧半）
T3	肿瘤侵犯膀胱周围组织
T3a	显微镜下发现肿瘤侵犯膀胱周围组织
T3b	肉眼可见肿瘤侵犯膀胱周围组织（膀胱外肿块）
T4	肿瘤侵犯膀胱周围器官或组织，如前列腺、精囊、子宫、阴道、盆壁和腹壁
T4a	肿瘤侵犯前列腺、精囊、子宫或阴道
T4b	肿瘤侵犯盆壁或腹壁
区域淋巴结（N）	
Nx	区域淋巴结无法评估
N0	无区域淋巴结转移
N1	盆腔单个区域淋巴结转移（闭孔、髂外、髂内、骶前）
N2	盆腔多个区域淋巴结转移
N3	髂总淋巴结转移
远处转移（M）	
M0	无远处转移
M1	远处转移
M1a	髂总淋巴结之外的淋巴结转移
M1b	非淋巴结转移

四、治疗

（一）非肌层浸润性膀胱癌（Tis、Ta、T1）

非肌层浸润性膀胱癌占膀胱肿瘤的 75%～85%，其中 Ta 占 70%，T1 占 20%，Tis 占 10%。各期的生物学行为有差异，Ta 期无深部浸润倾向，T1 期尤其是到达深固有层的肿瘤，由于此处含丰富的淋巴管，较易发生扩散和浸润。肿瘤进展的危险性可分为下面三类。

（1）低危：单发、Ta、低级别、直径≤3cm 肿瘤（所有条件同时满足）。

（2）高危：T1；高级别；Tis 肿瘤；多发或复发、＞3cm、Ta、低级别（满足任一条件）。

（3）中危：除以上两类之外的其他膀胱癌。

1. 手术治疗

1）经尿道膀胱肿瘤电切除术（TURBT）　在电切镜下将肿瘤全部电切除，直达蒂部的浅肌层，并取基底组织检查，了解有无肿瘤残留。根据肿瘤及瘤床活检结果，再评估进一步治疗方案；肿瘤进展危险性的不同，予以不同辅助治疗。

2）经尿道激光手术　在膀胱镜下用激光将肿瘤凝固或汽化，疗效与 TURBT 相近。微米激光可达到和电切相近的治疗效果，并能准确分期，且无闭孔反射等手术风险。近年来使用光动力学治疗（PDT），从静脉注射光敏剂后，在膀胱镜下用激光认清并照射肿瘤，使其凝固、坏死，该方法适用于原位癌、直径＜2cm 的肿瘤和多次复发不能耐受较大手术的患者。

2. 辅助治疗

单独采用 TURBT 的患者有 30%～70% 在两年内复发，其中约 10% 发展成浸润性癌。临床上广泛应用膀胱内灌注疗法提高疗效。目前使用的药物有以下两类。

1) 化疗药物膀胱内灌注

（1）即时灌注。TURBT 后 24h 内完成灌注，一般使用表柔比星或丝裂霉素，可使复发率降低约 40%。该方法适用于单发低危肿瘤；经一次灌注治疗，复发率极低，可不再灌注，加强随访。

（2）维持灌注。对中、高危的表浅肿瘤患者术后给予早期灌注后，再每周灌注一次共 6～8 次，维持灌注每月 1 次共 10～12 个月。若出现严重膀胱刺激症状，应延迟或停止灌注，以免并发膀胱挛缩。

膀胱内灌注常用药物包括表柔比星、丝裂霉素、吡柔比星或喜树碱。

2) 免疫调节剂膀胱内灌注　卡介苗（BCG）是最早应用的免疫调节剂，尤其适用于高危的膀胱癌患者，可预防肿瘤进展。

BCG 膀胱灌注的副反应主要为膀胱刺激征和全身流感样症状，少见的有前列腺炎、附睾炎、肝炎，严重者发生结核菌败血症，抗结核治疗有效。

原位癌（CIS）的治疗：CIS 多与乳头状或结节状癌同时存在，宜做全膀胱切除。单独存在的 CIS 仅占 10%，主要靠尿脱落细胞及膀胱镜活检确诊。CIS 为多灶性，上尿路亦可存在。CIS 治疗方法是 TURBT 后做 BCG 灌注，每周一次共 6 次。若病情未能控制，休息 6 周后再重复灌注一疗程，至尿脱落细胞检查阴性，改为第 3、6、12、18、24、30 和 36 个月后进行一个周期（6 次）BCG 灌注，70% 患者可免做膀胱切除。使用化疗药灌注也可收到疗效，但远期疗效较差。

（二）肌层浸润性膀胱癌（T2、T3、T4）

肌层浸润性膀胱癌累及膀胱肌层，此处有丰富的淋巴管，会迅速向邻近膀胱壁及膀胱外迁延，侵入淋巴管及血管，向盆腔淋巴结及远处转移。以往由于许多患者不愿意做尿流改道，拒绝施行膀胱根治性切除术，错失治愈时机。近 20 年来，随着对膀胱癌的认识加深、手术方法改进以及综合疗法的应用，医生和患者能接受早期施行根治手术。保存神经的技术及新膀胱的应用大大改善了术后生活质量，提高了生存率。

1. 根治性膀胱切除术

手术适应证：① 适用于 T2～T4a N0、Nx M0 患者；② 高危 T1 高级别肿瘤的患者；③ 膀胱内灌注治疗失败的 CIS 患者；④ 表浅性膀胱癌或广泛乳头状瘤经保守治疗频繁复发的患者。

禁忌证为患有全身重要器官疾病，不能耐受手术者。

根治性膀胱切除术可经腹部开放或腹腔镜下施行，切除范围包括膀胱及周围组织、输尿管远段及盆腔淋巴结。男性包括前列腺、精囊，女性包括子宫、附件及阴道前壁。肿瘤侵及男性前列腺部尿道、女性膀胱颈部者则需行全尿道切除。性功能正常的较年轻男性宜保存神经血管束，术后半数患者可保存性功能。尿流改道多使用回肠、结肠形成贮尿囊，重建新膀胱。不宜作新膀胱者多使用回肠导管造口于腹壁。

根治性膀胱切除术围手术期死亡率为 1.8%～2.5%，5 年总体生存率为 54.5%～68%，10 年生存率约 66%。

2. 保留膀胱的手术

浸润性膀胱癌患者施行保留膀胱的手术必须慎重选择，一般只用于健康情况不能耐受或不愿施行根治性手术者。术前需了解肿瘤的级别、浸润深度及膀胱黏膜有无癌前期病变，选好手术方式及辅助治疗方法，并评估预后。

1) TURBT　一般只用于局限性浅肌层浸润的小肿瘤，术后 4～6 周再行 TUR 切除可能残留的肿瘤，并行随机黏膜活检。术后往往需联合放疗、化疗控制肿瘤复发和进展。

2) 开放性膀胱部分切除术　适用于膀胱憩室内、靠近输尿管口或位于 TUR 盲区的肿瘤。术后 5 年生存率为 58.5%～69%，T3 期患者 3 年生存率为 49.1%。

3. 化学治疗

浸润性膀胱癌即使施行根治手术，术后半数患者会发生转移。局部分期高或有淋巴转移者 5 年生存率仅 25%～35%，综合化疗可提高疗效。

1) 新辅助治疗　根治手术前使用化疗的目的是降低肿瘤分期和手术难度，消除微转移灶，可将 5 年生存率提高 5%～7%；但可能延迟化疗不敏感者的手术时机。新辅助化疗的疗程为 2～3 个周期，使用以顺铂为基础的联合化疗。

2) 辅助化疗　根治手术或膀胱部分切除术后病理证实淋巴结转移或为 pT3 以上患者，术后采用辅助化疗。

3) 转移性膀胱癌常规行全身系统化疗　化疗方案过去多采用以顺铂为基础的联合化疗，如 M-VAC、M-VEC 方案。近年有采用吉西他滨+顺铂（GC），2～6 个疗程，疗效完全缓解（CR）15%、部分缓解（PR）33%，总生存时间为 54 周。

其他方案如紫杉醇+顺铂（TC）、紫杉醇+卡铂（TCa）、多西紫杉醇+顺铂（DC）或吉西他滨+紫杉醇（GT）方案等，可减轻副反应，有一定疗效。

4）介入化疗　通过患侧股动脉插管至髂内动脉，到达供应肿瘤的动脉分支，将化疗药物注入动脉内，使肿瘤的化疗药物达高浓度，至体循环的浓度减低，可增强疗效，减低副反应。与TURBT及放疗联合应用可获得良好疗效。

4. 放射治疗

放疗适用于不愿接受、不能耐受或不能施行手术治疗的患者，常与化疗联合使用。

1）根治性放疗　外照射方法包括常规外照射、三维适形放疗及调强适形放疗。放疗的局部控制率为30%～50%。5年总生存率为40%～60%。与化疗联合治疗患者有50%能保留膀胱，复发患者还可施行补救的膀胱切除术。但放射性膀胱炎、肠炎等副作用可能影响患者生活质量。

2）辅助性放疗　术前放疗无优越性，并发症多。行保留膀胱手术的患者，放疗联合化疗是重要的治疗手段。

（三）膀胱非尿路上皮癌的治疗

大约10%膀胱肿瘤为非尿路上皮癌，因为发病率低，治疗方案并未统一。

1. 鳞状细胞癌

可发生于长期患膀胱结石的患者，慢性刺激致尿路上皮鳞状化生，继发肿瘤。多为高期、高级肿瘤，应选择根治性膀胱切除术，放疗可改善预后。对其他部位鳞癌有效的化疗方案也可能对膀胱鳞癌有效，但报道数据有限。

2. 膀胱腺癌

来源于脐尿管的腺癌发生在膀胱顶部前壁，可浸润至膀胱壁深层、耻骨后间隙或腹前壁，预后恶劣。早期可施行扩大性膀胱部分切除术，整块切除膀胱顶、脐尿管和脐，包括部分腹直肌、腹直肌后鞘。辅助化疗和放疗也有一定的效果。非脐尿管来源的膀胱腺癌首选根治性膀胱切除术，若为转移性膀胱腺癌，应按原发病治疗原则处理。

3. 膀胱小细胞癌

少见，恶性度高，发展迅速，易于向深部浸润及转移。T3、T4期患者可综合使用新辅助化疗或辅助化疗，根治性膀胱切除或放射治疗，以提高生存率。化疗方案可参考小细胞肺癌的化学治疗。

（秦自科）

第四节　前列腺癌

前列腺癌（prostate cancer）为男性泌尿生殖系统最常见的恶性肿瘤，近年来我国前列腺癌发病率快速上升，成为威胁中老年男性健康的重要疾病。

一、流行病学及病因

世界范围内，前列腺癌发病率在男性所有恶性肿瘤中位居第二。前列腺癌发病率有明显的地域和种族差异，澳大利亚、新西兰、北美、西欧和北欧高，东亚、中亚及南亚较低。在美国，前列腺癌发病率已超过肺癌，成为危害男性健康最常见的肿瘤。据美国癌症协会估计，美国2018年前列腺癌新发病例将达到164 690人，占男性中所有恶性肿瘤的19%；因前列腺癌死亡29 430人，占男性中所有恶性肿瘤的9%。中国前列腺癌发病率逐年升高。据国家癌症中心的数据，前列腺癌2008年起成为男性泌尿生殖系统中发病率最高的肿瘤，"中国2016年肿瘤登记数据"显示前列腺癌发病率为8.58/10万，占男性中所有恶性肿瘤的2.92%；其中城市发病率为11.79/10万，高于农村的4.89/10万，前列腺癌死亡率为3.62/10万，占男性中所有恶性肿瘤的1.79%。

引起前列腺癌的危险因素尚未完全明确，已被确认的包括年龄、种族和遗传。前列腺癌患者主要是老年男性，50岁前很少发病；新诊断患者中位年龄为72岁，高峰年龄为75～79岁。久居美国的人群中发病率以黑色人种最高，白色人种次之，黄色人种最低。如果一个人的一级亲属（兄弟或父亲）患有前列腺癌，其本人患前列腺癌的危险性会增加1倍以上；2个或者2个以上一级亲属患前列腺癌，相对危险性会增至5～11倍。有前列腺癌家族史的患者比那些无家庭史患者的确诊年龄早6～7年。

此外，外源性因素被认为会影响从潜伏型前列腺癌发展为临床型前列腺癌的进程。吸烟、酒精摄入过量、高蛋白饮食、进食油炸食品、维生素D摄入过低或者过高、肥胖、秃顶、痤疮史、熬夜工作、职业性镉接触、淋病史和输精管手术史等可能增加风险；而摄入植物雌激素、番茄红素、维生素E、硒，以及紫外线照射和更高的射精频率等可能降低风险。

二、诊断

1. 症状

早期前列腺癌通常没有症状,但肿瘤侵犯或阻塞尿道、膀胱颈时,则会出现排尿困难、尿频、尿急、血尿等下尿路梗阻或刺激症状。肿瘤压迫输尿管下段时,可出现少尿、腰痛及尿毒症;压迫静脉、淋巴回流障碍,可致下肢水肿;骨转移可致骨痛、病理性骨折、躯干下肢麻木及瘫痪。

2. 诊断

1)直肠指检(digital rectal examination, DRE)前列腺癌多起源于前列腺外周带,DRE可触到质硬结节。DRE对前列腺癌的早期诊断和分期都有重要价值。

2)血清前列腺特异性抗原(prostate specific antigen, PSA) PSA是前列腺上皮分泌产生的一种丝氨酸蛋白酶,参与精液的液化,与男性生殖功能相关。正常前列腺导管系统存在血-上皮屏障,绝大部分PSA以游离(free PSA, fPSA)形式分泌至前列腺液中。进入血液中的PSA主要以结合物形式存在,小部分为fPSA。前列腺发生癌变时就破坏了前列腺导管系统的血-上皮之间的屏障,而癌细胞分泌的PSA亦增多,导致进入血液中的PSA增多。因此,血清PSA可作为前列腺癌的标志物。值得注意的是,良性前列腺增生和前列腺炎也可引起一定程度的PSA升高。

(1)PSA检查时机:常规推荐对50岁以上男性进行PSA和DRE检查,对于有前列腺癌家族史的男性人群,应从45岁开始定期检查。

影响血清PSA水平的因素有直肠指检、射精、膀胱镜检查、导尿操作、前列腺按摩、前列腺炎、尿潴留和服用非那雄胺等。直肠指检可引起PSA升高,但一般不影响前列腺癌的诊断。PSA检查应在射精24h后,膀胱镜检查、导尿等操作48h后,前列腺按摩后1周,前列腺穿刺1个月后进行。PSA检测时应无急性前列腺炎、尿潴留等疾病。服用非那雄胺3~6个月以上可使PSA下降一半。

(2)PSA结果的判定:血清总PSA(tPSA)>4.0ng/mL被认为异常。但血清PSA受年龄和前列腺大小等因素的影响,这构成了进行前列腺癌判定的灰区(PSA 4~10ng/mL),在这一灰区内推荐参考以下PSA相关变数。

(3)游离PSA(free PSA, fPSA):fPSA和tPSA作为常规同时检测。当血清tPSA介于4~10ng/mL时,fPSA水平与前列腺癌发生率呈负相关。研究表明,如患者tPSA在上述范围,fPSA/tPSA<0.1,则发生前列腺癌的可能性高达56%;相反,如fPSA/tPSA>0.25,发生前列腺癌的可能性只有8%。国内推荐fPSA/tPSA>0.16为正常参考值。

(4)PSA密度(PSA density, PSAD):即血清总PSA值与前列腺体积的比值。前列腺体积经直肠超声测定计算得出。PSAD正常值<0.15,当患者PSA在正常值高限或轻度增高时,用PSAD可指导医师决定是否进行活检或随访。

(5)PSA速率(PSA velocity, PSAV):即连续观察血清PSA水平的变化,前列腺癌的PSAV显著高于前列腺增生和正常人。其正常值为每年<0.75ng/mL,如果PSAV每年>0.75ng/mL,应怀疑前列腺癌的可能。PSAV比较适用于PSA值较低的年轻患者。在2年内至少检测3次PSA。PSAV计算公式:$[(PSA2-PSA1)+(PSA3-PSA2)]/2$。

3)多参数磁共振(MRI)扫描 包括T2W、DWI、DCE等的多参数MRI是诊断前列腺癌最重要的影像学检查。MRI检查可显示前列腺病变、前列腺包膜的完整性、是否侵犯前列腺周围组织及器官,MRI还可以显示盆腔淋巴结受侵犯的情况及骨转移病灶,在临床诊断和分期上有重要的作用。

4)经直肠超声检查(transrectal ultrasonography, TRUS) TRUS诊断前列腺病灶的敏感性及特异性均不及多参数MRI。目前TRUS主要用于引导前列腺穿刺活检。

5)CT检查 CT诊断前列腺癌的敏感性较低,但可显示肿瘤对邻近结构的侵犯和转移病灶的情况,为临床分期提供依据。

6)核素检查(ECT) 骨是前列腺癌最常见转移部位。ECT可比常规X线片提前3~6个月发现骨转移灶。一旦前列腺癌诊断成立,建议行全身核素骨显像检查(特别是在PSA>20,GS评分>7的病例),有助于前列腺癌临床分期。

7)前列腺穿刺活检 经直肠超声引导下前列腺穿刺活检是确诊前列腺癌最常用的检查,有经直肠和经会阴穿刺两种方法。推荐10针以上的系统穿刺,对MRI检查发现的可疑病灶进行靶向穿刺可提高有临床意义的前列腺癌的检出率。

(1)前列腺穿刺活检时机:前列腺穿刺出血可能影响影像学临床分期,因此,前列腺穿刺活检应在MRI检查之后进行。另外,MRI检查结果有助于指导前列腺穿刺活检。

(2)前列腺穿刺活检指征:直肠指检发现前列腺有结节,或超声检查发现前列腺低回声结节或MRI发现异常信号,无论PSA水平如何都应进行穿刺活检。PSA>10ng/mL,无论fPSA/tPSA

和 PSAD 值如何，或 PSA 4~10ng/mL，有 fPSA/tPSA 异常或 PSAD 异常，也应进行穿刺活检。PSA 4~10ng/mL，如 fPSA/tPSA、PSAD 值和影像学检查正常，建议严密随访。

直肠指检联合 PSA 检查是目前公认的前列腺癌筛查方法。直肠指检、PSA 检查或者影像学检查可疑前列腺癌，应穿刺活检确诊。临床上大多数前列腺癌是通过穿刺活检确诊的，少数是前列腺增生手术后偶然发现的。

三、病理及分期

1. 病理分级

前列腺癌病理分级推荐使用 Gleason 评分系统。前列腺癌组织分为主要分级区和次要分级区，每个区的 Gleason 分值为 1~5，Gleason 评分是把主要分级区和次要分级区的 Gleason 分值相加。Gleason 分级标准如下。

Gleason 1：癌肿极为罕见。其边界很清楚，膨胀型生长，几乎不侵犯基质，癌腺泡很简单，多为圆形，中度大小，紧密排列在一起，其胞质和良性上皮细胞胞质极为相近。

Gleason 2：癌肿很少见，多发生在前列腺移行区，癌肿边界不很清楚，癌腺泡被基质分开，呈简单圆形，大小可不同，可不规则，疏松排列在一起。

Gleason 3：癌肿最常见，多发生在前列腺外周区，最重要的特征是浸润性生长，癌腺泡大小不一，形状各异，核仁大而红，胞质多呈碱性染色。

Gleason 4：癌肿分化差，浸润性生长，癌腺泡不规则融合在一起，形成微小乳头状或筛状，核仁大而红，胞质可为碱性或灰色反应。

Gleason 5：癌肿分化极差，边界可为规则圆形或不规则状，伴有浸润性生长，生长形式为片状单一细胞型或者粉刺状癌型，伴有坏死，癌细胞核大，核仁大而红，胞质染色可有变化。

2. TNM 分期系统

根据 DRE、MRI、CT、骨扫描等检查结果进行前列腺癌临床分期。前列腺癌根治术后根据标本的病理检查进行病理分期。由 AJCC 制订的 TNM 分期系统是应用最广泛的肿瘤分期系统。2017 年 TNM 分期系统已经更新到第 8 版（表 17.2）。

表 17.2 前列腺癌 TNM 分期（AJCC，2017）

原发肿瘤（T）	
临床：	病理（pT）：*
Tx 原发肿瘤无法评估	pT2 局限于器官内
T0 没有原发肿瘤证据	pT3 前列腺外扩展
T1 不能被扪及和影像无法发现的临床隐匿性肿瘤	pT3a 肿瘤侵犯包膜外或显微镜下可见侵及膀胱颈**
T1a 在 5% 或更少的切除组织中偶然的肿瘤病理发现	pT3b 侵犯精囊
T1b 在 5% 以上的切除组织中偶然的肿瘤病理发现	pT4 肿瘤固定或侵犯除精囊腺外其他邻近组织结构，如膀胱颈、尿道外括约肌、直肠、盆壁
T1c 穿刺活检在一叶或双叶前列腺中发现肿瘤，但不能被扪及	
T2 局限于前列腺内的肿瘤***	
T2a 肿瘤限于单叶的 1/2 或更少	
T2b 肿瘤侵犯超过一叶的 1/2，但仅限于一叶	
T2c 肿瘤侵犯两叶	
T3 肿瘤突破前列腺，但不固定、未侵犯周围组织	
T3a 肿瘤侵犯包膜外	
T3b 肿瘤侵犯精囊	
T4 肿瘤固定或侵犯除精囊腺外其他邻近组织结构，如膀胱颈、尿道外括约肌、直肠、盆壁	

区域淋巴结（N）	
临床：	病理：
Nx 区域淋巴结不能评价	pNx 无区域淋巴结取材标本
N0 无区域淋巴结转移	pN0 无区域淋巴结转移
N1 区域淋巴结转移	pN1 区域淋巴结转移

远处转移（M）

  Mx 远处转移无法评估

  M0 无远处转移

  M1

    M1a 有区域淋巴结以外的淋巴结转移

    M1b 骨转移

    M1c 其他器官组织转移

* 没有病理学 T1 分类。
** 切缘阳性，应由 R1 描述符注明（残留微小疾病）。
*** 如果存在一处以上的转移，则按最晚期分类 M1c 为最晚期

1）T 分期　表示原发肿瘤的局部情况，临床 T 分期主要通过 DRE 和 MRI 等影像学检查来确定，肿瘤病理分级和 PSA 可协助临床分期。

2）N 分期　表示盆腔淋巴结情况，准确的 N 分期依赖于盆腔淋巴结清扫后淋巴结病理检查的结果，CT 和 MRI 检查可协助 N 分期。

3）M 分期　评估盆腔外淋巴结、骨骼及内脏转移情况，全身核素骨显像、MRI、CT 是主要的检查方法。

cT1~2cN0M0 为局限期前列腺癌，cT3~4 或者 N1、M0 为局部进展期前列腺癌，任何 T、任何 N、M1 为转移期前列腺癌。

3. 局限期前列腺癌危险度分级

局限期前列腺癌生物学行为存在较大差异，根据血清 PSA、Gleason 评分和临床分期可将其分为低、中、高危三个等级，以便指导治疗和判断预后（表 17.3）。

表 17.3　局限期前列腺癌危险度分级

项目	低危	中危	高危
PSA/(ng/mL)	<10	10~20	>20
Gleason 评分	≤6	7	≥8
临床分期	≤T2a	T2b	≥T2c

四、治疗

治疗方法选择需根据肿瘤的分级和分期、患者的年龄、预期寿命、健康情况及治疗意愿等，综合评估后确定。

1. 主动监测和观察等待治疗

部分前列腺癌发展缓慢，不影响患者生存期和生活质量；此外，前列腺癌患者往往年龄较大，伴有其他疾病。为了减少前列腺癌的过度治疗，提出了"主动监测"和"观察等待"两种处理方法。

1）主动监测（active surveillance, AS）　对有治愈性治疗适应证的患者，因担心影响生活质量、治疗风险等因素，不立即进行治疗，选择严密随访，积极监测疾病发展进程，在出现肿瘤进展时再给予根治性治疗。主要针对有根治性治疗适应证的低危和部分中危前列腺癌。大约 2/3 符合主动监测的患者可以避免治疗。选择主动监测的患者必须接受定期检查和随访，并充分知情，了解并接受肿瘤局部进展和转移的危险。

2）观察等待（watchful waiting, WW）　对于不愿意或体弱不适合接受积极治疗的患者，采取观察随访，等出现局部或系统症状（下尿路梗阻、疼痛、骨相关事件等）时，才采取姑息性治疗（如内分泌治疗或者姑息性放疗）。观察等待适合无症状的晚期前列腺癌，治疗伴随的危险和并发症的顾虑大于延长生存和改善生活质量的预期；或者预期寿命小于 10 年、无症状的局限期前列腺癌。

2. 前列腺癌根治术

前列腺癌根治术（radical prostatectomy, RP）是治愈局限期前列腺癌最有效的方法之一。手术切除范围包括完整的前列腺、双侧精囊腺和输精管壶腹段。对淋巴结转移风险大于 2% 的患者，建议同时行扩大盆腔淋巴结清扫术（输尿管跨髂总血管远端髂总淋巴结、髂外淋巴结、闭孔及髂内淋巴结）。

1）适应证　需考虑前列腺癌的临床分期和患者预期寿命。分期为局限期前列腺癌，或未与盆腔粘连固定的部分局部进展期前列腺癌；预期寿命 ≥10 年。

2）禁忌证　患有显著增加手术危险性的疾病，如严重的心肺疾病、严重出血倾向或血液凝固性疾病等。

3）手术时机　推荐经直肠穿刺活检后等待

6～8周、经尿道前列腺电切术后12周再行手术，亦有报道称穿刺活检确诊后尽早手术的，并不增加手术并发症。

4）手术方式　前列腺癌根治术可采用开放、腹腔镜和机器人辅助腹腔镜三种手术方式。机器人辅助腹腔镜可减少出血、缩短住院时间，但在肿瘤控制和功能恢复方面没有显著性差异。

5）手术并发症及疗效评价　前列腺癌根治术并发症主要有出血、直肠损伤、术后勃起功能障碍、尿失禁、吻合口狭窄等。围手术期死亡率为0～2.1%。

肿瘤控制、控尿功能及性功能保存是疗效评价的三个方面。根治术后6～8周PSA应降低至不可测水平；如PSA未能达到0.1ng/mL，考虑有肿瘤或前列腺组织残留或有远处肿瘤转移。若术后PSA达到根治术标准，但随访中PSA>0.2ng/mL并进行性升高，无临床症状也找不到病灶，考虑为生化复发。

3. 前列腺外放射治疗

外放射治疗（external beam radiotherapy, EBRT）也是治疗前列腺癌的重要方法之一，有疗效确切和适应证广等优点，适用于各期前列腺癌患者。

1）适应证及疗效　根据治疗目的不同分为四类：① 根治性放疗。用于局限期和局部进展期前列腺癌患者。对于局限期前列腺癌，放疗疗效与前列腺癌根治术相当；对于无法根治性切除的局部进展期前列腺癌，放疗可以取得较其他治疗方式更好的治疗效果。② 辅助放疗。根治术后病理为T3～T4和切缘阳性的前列腺癌患者，辅助放疗可降低复发风险。③ 挽救性放疗。根治术后PSA未降至0.1ng/mL以下，或术后PSA≥0.2ng/mL，或临床检查肿瘤复发并排除远处转移，或其他方式（如冷冻消融、高能聚焦超声、射频消融）局部治疗后局部未得到控制，接受挽救性放疗仍有治愈的机会。④ 姑息性放疗。缓解临床症状如前列腺癌引起的排尿困难和血尿、骨转移疼痛或脊髓压迫或有病理性骨折风险时，对转移期灶或原发灶进行放疗，可以改善生活质量。

2）外放射治疗照射技术　① 三维适形放疗（3D-CRT）是前列腺癌放疗的基本技术。其优点是可以做到剂量适形，提高肿瘤局部及靶区的照射剂量，减少对周围正常组织的照射。② 调强适形放疗（IMRT）是前列腺癌放疗的常用技术。其特点是在高度适形的基础上进一步实现剂量调节，IMRT可较3D-CRT提高肿瘤局部控制率，减少并发症。③ 影像引导的适形调强放疗，为近年来前列腺癌放疗的主流技术，可减少每次放疗时直肠和膀胱充盈变化对放疗精准性的影响，进一步提高治疗效果和降低并发症。④ 立体定向体部放疗（SBRT），是一种新兴的治疗技术，在5次或更少次数分割治疗中提供高适形、高剂量辐射，只有精确、影像引导下提供时，这种治疗才是安全的；适用于早期前列腺癌的原发灶治疗以及骨转移灶的姑息性治疗。

3）外放射治疗并发症　放疗引起的并发症与单次剂量、总剂量、放疗方案和照射体积有关。并发症多发生在常规放疗，适形放疗或调强适形放疗发生率低。可能出现的并发症主要包括：① 泌尿系统并发症，如尿道狭窄、膀胱瘘、出血性膀胱炎、血尿、尿失禁和膀胱挛缩等。② 胃肠道副作用，如暂时性肠炎、直肠炎引起的腹泻、腹部绞痛、直肠不适和直肠出血、小肠梗阻等。③ 放疗后性功能障碍。④ 放射性急性皮肤副作用，如红斑、皮肤干燥和脱屑，主要发生于会阴和臀部的皮肤皱褶处。⑤ 其他副作用，如耻骨和软组织坏死，下肢、阴囊或阴茎水肿，增加患者患直肠癌和膀胱癌的风险等。

4. 近距离放疗

近距离放疗包括短暂插植和永久粒子植入。永久粒子植入相对较常用，通过三维治疗计划系统的准确定位，将放射性粒子植入前列腺内。常用粒子有碘-125（^{125}I）和钯-103（^{103}Pd），半衰期分别为60天和17天。短暂插植常用铱-192（^{192}Ir）。适用于低危前列腺癌，如用于中高危前列腺癌需联合外照射放疗。短期并发症有尿频、尿急及尿痛等尿路刺激症状，以及大便次数增多和里急后重等直肠刺激症状；长期并发症以慢性尿潴留、尿道狭窄、尿失禁为常见。

5. 试验性局部治疗

前列腺癌局部治疗，除根治术和放疗等成熟方法外，还有冷冻治疗（cryo-surgical ablation of the prostate, CSAP）、高能聚焦超声（high-intensity focused ultrasound, HIFU）和组织内肿瘤射频消融（radiofrequency interstitial tumor ablation, RITA）等试验性局部治疗。与根治术和放疗相比，这些试验性局部治疗的疗效还需要长期临床研究加以评估。

6. 内分泌治疗

内分泌治疗包括去势（外科或药物）和雄激素受体阻断。药物去势主要采用黄体生成素释放激素类似物（LHRH-A）制剂（如戈舍瑞林）来抑制睾丸分泌雄激素；雄激素受体阻断则是应用抗雄激素药物竞争性阻断雄激素与前列腺癌细胞上雄激素受体结合。临床尚可采用单纯去势或去势联合雄激素受体阻断治疗。

内分泌治疗是转移期前列腺癌的基本治疗方法，也是根治术或放疗前后重要的辅助治疗；与化疗相比，内分泌治疗副作用轻，包括潮红、性欲减退和勃起功能障碍、阴茎和睾丸萎缩、肌肉萎缩和肌无力、疲劳、抑郁、脱发、骨质疏松、骨折、肥胖、胰岛素抵抗、血脂和糖尿病代谢障碍以及心血管疾病风险。

7. 去势抵抗性前列腺癌相关药物治疗

初诊的前列腺癌对内分泌治疗一般都有良好效果，但治疗18～24个月后内分泌治疗逐渐失效，疾病进展，称为去势抵抗性前列腺癌（castration resistance prostate cancer, CRPC）。诊断CRPC标准如下：①血清睾酮达去势水平（<50ng/dL）；②生化进展或者影像学进展，其中生化进展指间隔1周或以上，连续3次PSA升高，较最低值升高50%以上，且PSA>2μg/L；影像学进展指全身核素骨显像发现2个或2个以上的新病灶或符合实体瘤反应评价标准的软组织病灶增大。

前列腺癌一旦进展至CRPC阶段，治疗困难且效果差。一般需要维持在去势的基础上加用新型内分泌药物，如阿比特龙和恩杂鲁胺或化疗药物多西他赛和卡巴他赛。

阿比特龙是CYP17酶抑制剂，能阻断睾丸、肾上腺和前列腺癌细胞中雄激素合成；1000mg联合泼尼松5mg，可延长中位生存时间4.6个月。常见不良反应有外周性水肿、低血钾和高血压。

恩杂鲁胺是第二代雄激素受体抑制剂，能抑制雄激素受体核易位、转录结合及辅助活化因子的募集，160mg（1次/天），可延长总生存时间4.8个月。常见不良反应有疲劳和高血压；癫痫发作的发生率为0.6%，主要见于既往有癫痫病史的患者。

多西他赛（docetaxel）通过抑制微管解聚，减弱 *bcl-2* 和 *bcl-xL* 基因表达，促使肿瘤细胞凋亡。一般用75mg/m^2，每3周1次，联合泼尼松5mg，2次/天。常见不良反应有骨髓抑制、疲劳、脱发、腹泻、神经病变和血管神经性水肿。卡巴他赛是新一代紫杉烷类药物，用于多西他赛治疗失败后的患者。

此外，雌莫司汀（estramustine）即雌二醇氮芥磷酸盐，用于CRPC的治疗也有一定效果；有良好的PSA客观反应率，但生存获益不明显。常见不良反应包括胃肠道毒性、乳房胀痛或男子女性型乳房、下肢水肿、血栓形成和心血管意外。

8. 骨转移治疗相关药物

1）唑来膦酸（zoledronic acid） 通过抑制破骨细胞的活化和功能从而阻断病理性骨溶解。可减少CRPC患者骨相关事件或延长进展至骨相关事件的时间。常见不良反应包括贫血、发热及肌肉痛，少见下颌骨坏死。

2）镭-223 能发射高能α射线，促使骨转移部位肿瘤细胞双链DNA断裂。对仅有骨转移的CRPC患者，推荐每4周1次镭-223治疗，共6个周期，可延长总生存3.6个月。不良反应有3～4级血液学毒性，包括中性粒细胞减少（3%）、血小板减少症（6%）和贫血（13%）。

3）地诺单抗（denosumab） 可以抑制破骨细胞RANKL的活性，从而抑制骨转移的发生。可明显延长CRPC患者骨相关事件的发生时间，但对总生存和无进展生存意义不大。常见不良反应包括低钙血症及下颌骨坏死。

五、预后

局限期或者局部进展期前列腺癌经局部根治性治疗后预后良好，5年前列腺癌特异性生存率接近100%；但转移期患者5年前列腺癌特异性生存率仅29.8%。

（李永红　周芳坚）

第五节　睾丸生殖细胞肿瘤

睾丸生殖细胞肿瘤（testicular germ cell tumor）可发生于任何年龄，但0～10岁和15～40岁这两个年龄段更多见。其中大部分肿瘤发生于20～40岁青壮年。

一、睾丸的胚胎发育、血管和淋巴引流

胚胎第五周时在中肾嵴分化出生殖腺嵴，在胚胎第六周时位于卵黄囊后壁处来源于内胚层的原始生殖细胞迁移到生殖腺嵴，并逐渐发育成睾丸。睾丸尾端有中胚层来源的引带，随胚胎发育，引带相对缩短，使睾丸下降。到胚胎3个月时睾丸已降到盆腔，胚胎7～8个月时已降到阴囊。因此，睾丸的血管来源、神经支配和淋巴汇流与肾脏处于几乎相同的水平。睾丸的动脉来自于腹主动脉，经腹膜后到达内环口，与生殖股神经的生殖分支、髂腹股沟神经、旋髂动脉、输精管及其动脉汇合形成精索

穿过腹股沟管进入阴囊。睾丸的静脉围绕动脉形成蔓状静脉丛，这样有助于散热。在腹股沟管内，睾丸静脉形成2~3支，最后变成单支，右侧者汇入右肾静脉下方的腔静脉，左侧者则汇入左肾静脉。睾丸静脉与阴部外静脉、旋髂静脉和输精管静脉相交通（图17.9）。睾丸的淋巴引流到腹膜后腹主动脉旁、腔静脉旁和腹主动脉与腔静脉之间的淋巴结。但是隐睾手术后，睾丸的淋巴引流途径可发生改变，引流到腹股沟淋巴结。

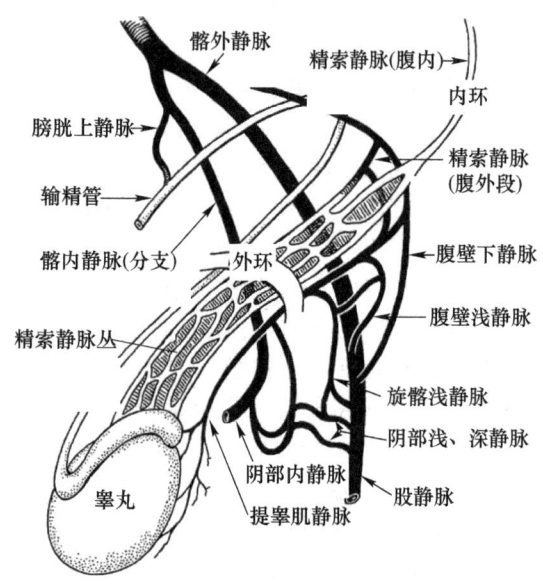

图17.9 睾丸和精索的静脉示意图
（引自 Campbell and Walsh, 2008）

二、流行病学

睾丸肿瘤的发病率存在明显的地区和人种差异。丹麦发病率最高，其次是北美和西欧的白色人种，亚洲和非洲以及北美的黑色人种发病率最低。全球范围发病率为1.7/10万（Bray et al., 2018），我国的发病率约为0.4/10万（赫捷和陈万青，2018）。

三、病因

虽然有一些因素与睾丸肿瘤的发生有关，但其确切病因不明。隐睾（睾丸下降不全）发生肿瘤的概率是正常睾丸的40倍，睾丸肿瘤患者对侧睾丸发生肿瘤的机会是5%。睾丸损伤和萎缩也与肿瘤发生有一定关系。此外，早产、低体重、妊娠反应严重和妊娠中异常流血都与睾丸肿瘤发病有一定关系。许多睾丸肿瘤患者存在21号染色体短臂的缺失，估计1/3的睾丸肿瘤与遗传因素有关。

四、病理

睾丸生殖细胞肿瘤按肿瘤细胞类型分为精原细胞瘤（seminoma）和非精原细胞瘤（nonseminomatous germ cell tumor, NSGCT），后者包括胚胎癌（embryonal cell carcinoma）、卵黄囊瘤（yolk sac tumor）、畸胎瘤（teratoma）和绒毛膜上皮癌（choriocarcinoma）。精原细胞瘤最常见（40%左右），其次是胚胎癌和畸胎瘤。约25%的睾丸肿瘤为混合性肿瘤，含有多种细胞类型，其中以胚胎癌和畸胎瘤最常见。

五、临床表现

睾丸肿瘤最常见的临床表现是一侧睾丸无痛性肿大，有些患者诉睾丸坠胀感、钝痛、胀痛或不育。

半数患者就诊时已有转移病灶，约10%的患者则以转移病灶的症状就诊。转移症状有锁骨上淋巴结肿大、肺转移引起的咯血、腹部肿块、背部疼痛（腹膜后淋巴结转移引起）、转移性骨痛、乳房女性化（由过度分泌的HCG所致）。

六、肿瘤标志物

约90%的睾丸生殖细胞肿瘤患者会有血清AFP（α-fetoprotein）或β-HCG（β-human chorionic gonadotropin）升高。β-HCG和AFP是睾丸生殖细胞肿瘤最重要的标志物，不仅对诊断和临床分期具有重要价值，在评价治疗效果、病情随访和预后估计方面也非常重要。

绒毛膜上皮癌细胞分泌β-HCG，精原细胞瘤可分泌β-HCG，胚胎癌细胞则分泌AFP。β-HCG为糖蛋白，相对分子质量38 000，由α和β两个亚单位构成，在血清中半衰期为24~48h。AFP是胚胎性糖蛋白，相对分子质量70 000，半衰期5~7天；70%的卵黄囊瘤和胚胎癌患者血清AFP升高。精原细胞瘤不分泌AFP。如果血清AFP高，病理切片发现为精原细胞瘤，应重复多重切片；仔细检查若能发现非精原细胞瘤成分，应诊断为混合性睾丸肿瘤。睾丸切除后，AFP或β-HCG不能降至正常水平，或半衰期延长，或降至正常后再升高，说明有病灶残留或复发。从AFP或β-HCG的变化，可评价全身化疗效果。

还有一些肿瘤标志物，不如AFP和β-HCG重要，但在AFP和β-HCG阴性的情况下，这些标志物对随访和预后估计具有重要价值。40%~100%精原细胞瘤患者有胎盘碱性磷酸酶（PLAP）升高，对病情的随访有用；但是，PLAP检查对非精原细胞生殖细胞瘤意义不大，而且35%非睾丸肿瘤患者中PLAP升高。血清乳酸脱氢酶（lactate dehydrogenase,

LDH），在60%非精原细胞瘤生殖细胞瘤患者中升高，而且升高的程度与病变范围呈正相关，对预后估计和随访有重要意义。

七、诊断和鉴别诊断

对诉有睾丸肿大或肿块的患者，仔细的睾丸触诊多能做出初步诊断。但是对于睾丸肿瘤组织类型的判断和临床分期，需要详细体格检查、血清肿瘤标志物检测、胸部照片、腹部CT以及根治性睾丸切除术之后，综合分析才能明确。根治性睾丸切除后的进一步处理，是单纯观察还是腹膜后淋巴结清扫、全身化疗、局部放疗等，要根据睾丸肿瘤的组织类型和临床分期来区别对待。

阴囊内的任何硬块都应考虑到睾丸肿瘤的可能性，但需要与附睾炎、睾丸炎、睾丸扭转、鞘膜积液、精索囊肿、精索静脉曲张或腹股沟疝相鉴别。鞘膜积液的阴囊透光试验为阳性，精索囊肿时睾丸触诊正常。仔细的体格检查可以区分精索静脉曲张和降至阴囊的腹股沟疝，彩色B超检查有助于鉴别睾丸肿瘤与睾丸扭转。睾丸炎一般有局部红肿痛热和全身发热症状，睾丸均匀肿大；如果睾丸炎症状不典型，经强有力抗炎治疗2周后，睾丸肿大无消退甚或进展，应高度怀疑睾丸肿瘤并手术探查。

八、临床分期

睾丸生殖细胞肿瘤常用TNM分期系统，以下介绍UICC的TNM分期（2017年第8版）。

1. 原发肿瘤（T）

通常是在根治性睾丸切除后评价原发病灶，故常用病理分期。

pTx 原发肿瘤未评价（未行根治性睾丸切除）。
pT0 无原发肿瘤（睾丸内残留的组织瘢痕）。
pTis 原位癌。
pT1 肿瘤限于睾丸和附睾，无淋巴和血管侵犯，可侵入睾丸白膜，但未侵犯睾丸鞘膜。*
pT2 肿瘤限于睾丸和附睾，有淋巴和血管侵犯，或已突破睾丸白膜和累及睾丸鞘膜。
pT3 肿瘤侵犯精索，有或无淋巴和血管侵犯。
pT4 肿瘤侵犯阴囊，有或无淋巴和血管侵犯。
（*AJCC将T1精原细胞瘤分为T1a和T1b。T1a：肿瘤直径小于3cm；T1b：肿瘤直径≥3cm。）

2. 区域淋巴结（N）*

1）临床（N）
Nx 无法估计区域淋巴转移。
N0 无区域淋巴结转移。
N1 单个或多个淋巴结转移，直径≤2cm。
N2 单个直径为2~5cm的淋巴结转移；或多个直径≤5cm 淋巴结转移。
N3 >5cm 的淋巴结转移。

2）病理（pN）
pNx 区域淋巴结转移未能评价。
pN0 无区域淋巴结转移。
pN1 孤立淋巴结转移，最大径≤2cm；或阳性淋巴结数≤5，任一个的最大径均≤2cm。
pN2 孤立淋巴结转移，最大径>2cm，但≤5cm；或阳性淋巴结数>5，任一个的最大径均≤5cm；或有证据表明肿瘤已侵出淋巴结外。
pN3 淋巴结转移，最大径>5cm。

（*区域淋巴结是指位于以下部位的淋巴结：腹主动脉和腔静脉之间、腹主动脉旁、腔静脉旁、腹主动脉前、腔静脉前、腹主动脉后、腔静脉后。整段精索静脉旁的淋巴结归于区域淋巴结；以往有过阴囊或腹股沟手术史者，盆腔内和腹股沟部位的淋巴结也归于区域淋巴结。其他部位的淋巴结转移均归于远处转移。）

3. 远处转移（M）

Mx 远处有无转移未评价。
M0 无远处转移。
M1 有远处转移。
M1a 区域淋巴结以外的淋巴结转移或肺转移。
M1b 淋巴结转移或肺转移以外的远处转移。

4. 血清肿瘤标志物（S）

血清肿瘤标志物在根治性睾丸切除术后定期检测，AFP的半衰期为5~7天，HCG的半衰期为24~48h。S分期的标准为根治性睾丸切除术后AFP和HCG的最低值。LDH主要用于预测转移性病例的预后。

Sx 血清肿瘤标志物未检测。
S0 血清肿瘤标志物水平在正常范围。
S1 LDH<1.5×N*，β-HCG<5000mIU/mL，AFP<1000ng/mL。
S2 LDH (1.5~10)×N*，或β-HCG 5000~50 000mIU/mL，或AFP 1000~10 000ng/mL。
S3 LDH>10×N*，或β-HCG>50 000mIU/mL，或AFP>10 000ng/mL。

（N*为LDH正常值上限。）

5. 分期分组（stage grouping）

分期	0	pTis	N0	M0	S0
分期	I	pT1~pT4	N0	M0	Sx
	I A	pT1	N0	M0	S0
	I B	pT2~pT4	N0	M0	S0

续表

分期		任何 pT/Tx			
分期	ⅠS	任何 pT/Tx	N0	M0	S1~S3
分期	Ⅱ	任何 pT/Tx	N1~N3	M0	Sx
	ⅡA	任何 pT/Tx	N1	M0	S0~S1
	ⅡB	任何 pT/Tx	N2	M0	S0~S1
	ⅡC	任何 pT/Tx	N3	M0	S0~S1
分期	Ⅲ	任何 pT/Tx	任何 N	M1	Sx
	ⅢA	任何 pT/Tx	任何 N	M1a	S0~S1
	ⅢB	任何 pT/Tx	N1~N3	M0	S2
		任何 pT/Tx	任何 N	M1a	S2
	ⅢC	任何 pT/Tx	N1~N3	M0	S3
		任何 pT/Tx	任何 N	M1a	S3
		任何 pT/Tx	任何	M1b	任何 S

九、治疗

1. 根治性睾丸切除

确立睾丸肿瘤临床诊断之后，应及时行患侧根治性睾丸切除，切除范围应包括睾丸、附睾和精索，精索要切至腹股沟内环口部位。如果患者该侧有隐睾手术史，应同时做该侧腹股沟淋巴清扫。

2. 腹膜后淋巴清扫

睾丸肿瘤除绒毛膜上皮癌主要以血行方式转移外，其他组织类型主要通过淋巴道转移至腹膜后淋巴结。右侧睾丸淋巴引流注入的区域淋巴结依次为下腔静脉与腹主动脉间、下腔静脉前方和下腔静脉旁；左侧睾丸淋巴依次引流至腹主动脉前、腹主动脉左侧和腹主动脉与下腔静脉间的淋巴。早期转移一般在肾静脉以下的腹膜后淋巴结。但是有过睾丸手术史的患者，淋巴引流途径发生改变，肿瘤可以转移至同侧腹股沟淋巴结和髂血管旁淋巴结。

腹膜后淋巴清扫主要用于Ⅰ和Ⅱ期的 NSGCT 患者，ⅡB 期以上精原细胞瘤化疗后以及Ⅱ期以上 NSGCT 化疗后腹膜后残余病灶的清除。

淋巴清扫范围依不同侧睾丸肿瘤和肿瘤分期不同而异。右侧睾丸肿瘤的腹膜后淋巴结清扫范围包括腔静脉前面、外侧和右侧的淋巴结，腔静脉和腹主动脉之间的淋巴结，上界为右肾血管上缘，下界为右髂总动脉至内环口（图 17.10）。左侧睾丸肿瘤的腹膜后淋巴结清扫范围包括腹主动脉前面、左侧和腔静脉与腹主动脉之间的淋巴结，上界为左肾血管上缘，下界为左髂总动脉至内环口（图 17.11）。肾血管周围的淋巴结也一起清除。双侧腹膜后淋巴结都有转移，或是腹膜后广泛转移经过全身化疗后有残余病灶，需要做广泛的腹膜后淋巴清扫，需要将从肾门上至髂总动脉分叉，两侧输尿管之间的腔静脉和腹主动脉周围的淋巴结全部清除（图 17.12）。

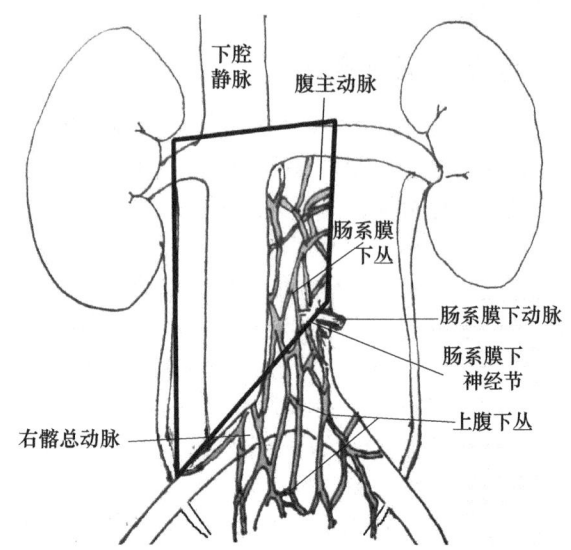

图 17.10　右侧Ⅰ期睾丸肿瘤腹膜后淋巴结清扫范围

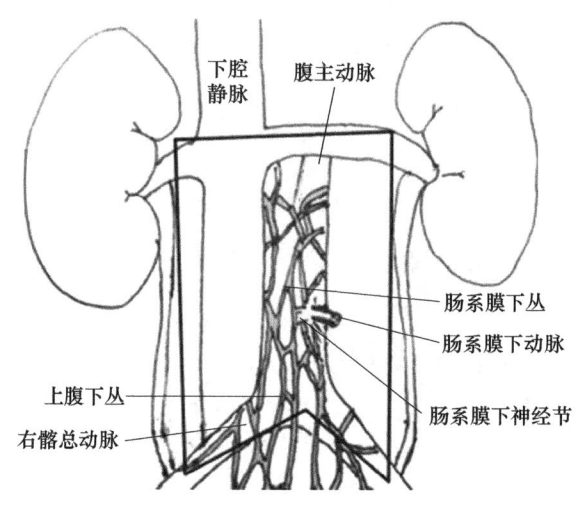

图 17.11　左侧Ⅰ期睾丸肿瘤腹膜后淋巴结肿瘤清扫范围

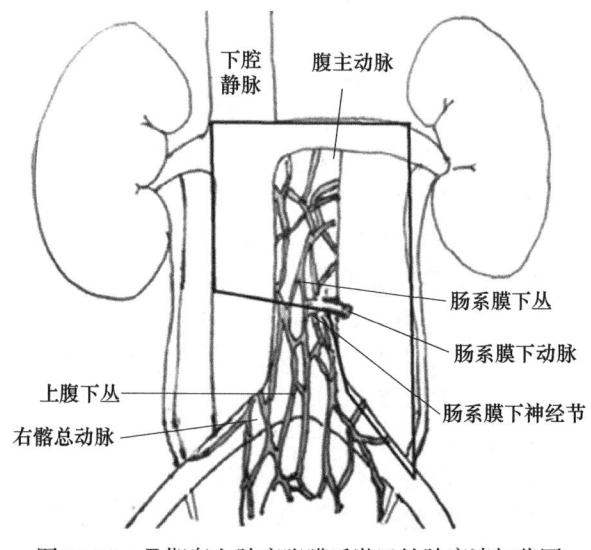

图 17.12　Ⅱ期睾丸肿瘤腹膜后淋巴结肿瘤清扫范围

腹膜后淋巴结清扫术主要并发症有逆行射精和肠粘连。根据腹膜交感神经的解剖施行保留神经的改良腹膜后淋巴清扫，术后90%以上的患者可以保留正常的射精功能。但是腹膜后广泛转移，经过化疗后再做淋巴清扫，做保留神经的淋巴清扫则较困难。

3. 局部放射治疗

精原细胞瘤对放射治疗非常敏感。放疗主要用于根治性睾丸切除后Ⅰ和Ⅱ期精原细胞瘤患者，照射范围为腹膜后区域淋巴结，剂量为25~35Gy。对以前有过患侧阴囊或腹股沟手术史的患者，照射野应包括患侧腹股沟和盆腔。

4. 全身化学治疗

以顺铂（cisplatin, DDP）为主的联合化疗对睾丸肿瘤非常有效，即使是晚期病变，大部分患者也可以获得长期缓解或治愈。全身化疗主要适用于Ⅱ期和Ⅱ期以上的精原细胞瘤和非精原细胞瘤，以及经放疗或腹膜后淋巴清扫术后复发的患者。常用化疗方案有BEP（cisplatin, etoposide, bleomycin），PVB（cisplatin, vinblastine, bleomycin），VIP（etoposide, ifosfamide, cisplatin, mesna）。VIP主要用于BEP和PVB化疗后失败或复发的病例。

5. 精原细胞瘤治疗决策

（1）原发灶治疗：行经腹股沟切口的根治性睾丸切除术。

（2）Ⅰ期：严密监测或辅助化疗或辅助放疗。ⅡA期：放疗或化疗。ⅡB期：化疗或放疗。ⅡC期和Ⅲ期：化疗。

（3）肿瘤残留：手术切除或放射治疗（前期未行放射治疗）或换方案化疗。肿瘤进展：换方案化疗或手术切除或放射治疗（前期未行放射治疗）。

6. 非精原细胞瘤治疗决策

（1）原发灶治疗：行经腹股沟切口的根治性睾丸切除术。

（2）Ⅰ期：严密监测或辅助化疗或腹膜后淋巴结清扫术。

ⅡA期/ⅡB期：腹膜后淋巴结清扫术或化疗（肿瘤标志物正常的患者）；化疗（肿瘤标志物持续升高的患者）。

ⅡC期和Ⅲ期：化疗。

（3）Ⅰ期、ⅡA期、ⅡB期患者接受腹膜后淋巴结清扫术后，后续治疗：N0为随访，N1随访或化疗，N2化疗，N3化疗。

睾丸肿瘤患者在抗肿瘤治疗前应该和医生讨论关于精液的保存问题。

十、随访和预后

Ⅰ期精原细胞瘤的总体治愈率为97%~100%，Ⅰ期非精原细胞瘤的总体治愈率为95%~100%。ⅡA/ⅡB期生殖细胞肿瘤手术联合化疗或放疗，总体生存率为90%~100%。ⅡC和Ⅲ期生殖细胞肿瘤总体治疗生存率为60%~80%。及时发现婴儿或儿童隐睾，并行隐睾下降固定术；开展健康教育，青少年和成年人定期自检；早期诊断，合理治疗，能有效改善预后。

睾丸肿瘤治疗后应终身定期复查，资料表明，50%复发的患者仍可治愈，主要取决于分期。复查的内容包括体检（尤其是浅表淋巴结的检查和对侧睾丸的检查）、血清肿瘤标志物（AFP、β-HCG、LDH和PLAP）测定、胸片和腹部B超或CT检查。由于大部分复发发生于治疗后2年内，第一年应每2~3个月复查1次血清肿瘤标志物，第二年每3~6个月复查1次血清肿瘤标志物。睾丸肿瘤化疗后的晚期毒性应该引起医生和患者的重视。远期毒性定义为治疗停止一年或更晚、持续存在或发生的疾病，包括顺铂为基础的联合化疗导致的长期肾功能损害、听力丧失、精子发生减低、雷诺现象、神经毒性等。

（刘卓炜）

第六节 阴 茎 癌

阴茎癌是一种少见的男性生殖系统肿瘤。近年来随着流行病学和病因学研究的逐步开展，人们对其发病机制、危险因素、癌前病变和自然史的了解不断深入。鳞状细胞癌占所有阴茎癌的95%以上，其他少见的阴茎恶性肿瘤有恶性黑色素瘤、基底细胞癌及转移癌等。本节只讨论阴茎鳞状细胞癌。

一、流行病学及危险因素

阴茎癌是一种罕见恶性肿瘤，主要发生于老年男性，患者发病高峰年龄为50~70岁，偶发于年轻男性。不同人群中阴茎癌发病率差别很大，其中以部分发展中国家的发病率最高。阴茎鳞癌在西方发达国家发病率低于1/10万，占所有恶性肿瘤的

0.4%~0.6%；2017年，美国阴茎及其他男性生殖器肿瘤新发病例仅为2120例。

目前，较为公认的阴茎癌危险因素有卫生习惯不良、包皮垢、包茎和包皮过长。此外，阴茎的一些病变可能与阴茎癌发病相关，如阴茎白斑、龟头包皮炎、硬化性苔藓和干燥性闭塞性龟头炎等。包茎患者阴茎癌风险增加25%~60%。婴幼儿时期行包皮环切术可预防以上大多数病例状态，但在成年后行包皮环切术并不降低罹患阴茎癌的风险。阴茎癌致病的其他危险因素包括多个性伴侣、生殖器疣或其他性传播疾病（尤其是HPV和HIV感染）；45%~80%的阴茎癌与人乳头状瘤病毒16和18亚型相关。此外，主动和被动吸烟均为阴茎癌高危因素。

二、病理

阴茎鳞状细胞癌常见亚型为角化型癌，占48%~65%，但存在不同的组织学亚型（如疣状癌、湿疹样癌、乳头状癌等）。病理类型不同，生长方式各异。阴茎鳞癌肉眼观可分为原位癌、乳头状癌和浸润性癌三类。

WHO根据癌细胞的分化程度，对阴茎鳞状细胞癌进行分级：Gx无法评估病理分级；G1高分化；G2中分化；G3~4低分化和未分化；肉瘤样变。

三、临床表现

48%阴茎鳞癌发生于龟头，21%发生于包皮，6%发生于冠状沟，<2%发生于阴茎体。由于多数患者有包茎，早期病变很容易被忽略，延误就诊。如果发现包皮内肿物或硬块，包皮口分泌物臭，伴有恶臭气味，要高度警惕阴茎癌。早期可呈现菜花样肿物或溃疡，晚期肿瘤可突出包皮口，或破坏整个龟头，溃烂污浊恶臭。一般没有排尿困难。患者腹股沟常可扪及肿大的淋巴结。晚期患者腹股沟转移淋巴结可融合成块，甚至穿破局部皮肤，溃烂感染，奇臭无比。

四、分期

目前常用的是TNM分期系统，以下为2018年UICC阴茎癌TNM分期系统。

（一）临床分期 cTNM

1. 原发肿瘤（T）

Tx　原发肿瘤不能评估。
T0　未发现原发肿瘤。
Tis　原位癌。
Ta　非浸润性疣状癌。
T1　肿瘤侵犯皮下结缔组织。
　T1a　肿瘤侵犯皮下结缔组织，且无淋巴管浸润、无低分化或未分化肿瘤（T1G1~2）。
　T1b　肿瘤侵犯皮下结缔组织，且伴有淋巴管浸润，或者为低分化或未分化肿瘤（T1G3~4）。
T2　肿瘤侵犯尿道海绵体伴或不伴尿道侵犯。
T3　肿瘤侵犯阴茎海绵体伴或不伴尿道侵犯。
T4　肿瘤侵犯其他邻近组织。

2. 区域淋巴结（N）

Nx　不能评估区域淋巴结。
N0　无可见或者可扪及的肿大腹股沟淋巴结。
N1　可扪及的单个能推动的肿大腹股沟淋巴结。
N2　可扪及的多个或双侧能推动的肿大腹股沟淋巴结。
N3　固定的腹股沟淋巴结或盆腔肿大淋巴结。

3. 远处转移（M）

Mx　不能评估远处转移。
M0　未发现远处转移。
M1　远处转移。

（二）病理分期 pTNM

pT分期与上述临床T分期一致，根据穿刺活检或者手术切除病理检查结果进行pN分期。

区域淋巴结（pN）

pNx　无法评估区域淋巴结转移。
pN1　单侧腹股沟区1~2枚淋巴结转移。
pN2　单侧2枚以上淋巴结转移或双侧腹股沟淋巴结转移。
pN3　盆腔淋巴结转移，或腹股沟淋巴结结外侵犯。

（三）国际抗癌联盟-美国癌症联合委员会（UICC/AJCC）的分组标准

0期　Tis N0 M0；Ta N0 M0
Ⅰ期　T1a N0 M0
ⅡA期　T1b,T2 N0 M0
ⅡB期　T3 N0 M0
ⅢA期　T1~T3 N1 M0
ⅢB期　T1~T3 N2 M0
Ⅳ期　T4 任何 N M0；任何 T N3 M0；任何 T 任何 N M1

五、诊断和鉴别诊断

阴茎癌的诊断应从原发病灶、区域淋巴结和远处转移三方面考虑。

1. 原发病灶的诊断和鉴别诊断

根据局部表现一般可以做出阴茎癌的初步诊断，但确诊需要活检。阴茎癌需要与尖锐湿疣、生殖器梅毒、生殖器湿疹鉴别，尤其是早期疣状癌很容易与尖锐湿疣混淆。

2. 区域淋巴结转移的诊断

腹股沟淋巴结是阴茎癌最常见转移部位，未发现仅有盆腔淋巴结而无腹股沟淋巴结转移的病例。必须做双侧腹股沟区淋巴结检查，详细描述腹股沟区淋巴结或肿物的外观、大小、数量、位置、活动度、与皮肤和韧带的关系以及阴囊和下肢有无水肿。超声、CT和MR等影像学检查可用于评价淋巴结的大小，但不能区别淋巴结肿大的性质，也不能鉴别有无淋巴结微转移的情况。对临床分期T2以及T2以上的患者应做盆腔CT检查，了解有无盆腔淋巴结转移。

体检未扪及肿大腹股沟淋巴结，约20%的患者有腹股沟淋巴结微转移瘤；原发肿瘤为T2期或以上、癌细胞分级为G3～G4、血管及淋巴管肿瘤浸润的患者腹股沟淋巴结转移的风险大。腹股沟超声检查可能发现异常淋巴结，超声还可用于引导细针穿刺活检。近年有报道，应用异硫蓝和（或）锝-99m 胶体硫行动态前哨淋巴结活检诊断腹股沟淋巴结转移的特异性为100%，敏感性达到95%，有条件的单位可采用。

在阴茎癌就诊时发现的腹股沟区肿大淋巴结，约50%为炎症反应性增生而非肿瘤转移。体检扪及的肿大腹股沟淋巴结，可采用经皮细针穿刺活检明确有无肿瘤转移。原发肿瘤抗生素治疗后数周，待炎症消退后，再对区域淋巴结进行细针穿刺活检；较少推荐开放性活检评估腹股沟淋巴结。对于穿刺阴性但仍怀疑腹股沟淋巴结转移的患者，可进行抗感染治疗、重复穿刺或者腹股沟淋巴结清扫术。发生溃烂破坏皮肤和体检扪及大于2cm质地较硬的淋巴结多数为cN2分期的病变；在原发病灶治疗后的随访期，几乎100%的肿大淋巴结为肿瘤转移。

我国大多数阴茎癌患者经济条件和随访依从性较差，目前仍缺乏简便高效的办法确定腹股沟淋巴结转移情况。部分医生建议，对有腹股沟淋巴结肿大、T2期以及T2期以上或者癌细胞分级为G3～G4的患者，一期行原发病灶切除和腹股沟淋巴结清扫术，根据术后淋巴结病理检查结果诊断有无肿瘤转移。

3. 远处转移的诊断

对于有腹股沟淋巴结转移的患者，要评估有无远处转移，可行腹部CT和胸部平片检查；有骨痛等相关症状的患者需行全身骨扫描检查。PET/CT在评估盆腔和远处转移情况时有优越性，经济条件好的患者可以选用。

六、治疗

外科手术切除是治疗阴茎癌最有效的手段，可分为原发病灶、区域淋巴结及远处转移的治疗。放疗和化疗对阴茎癌有一定效果，但单独应用很少能获得满意的长期效果。

1. 原发病灶治疗

阴茎癌原发灶的治疗方法很多，应根据肿瘤的大小、部位、分化和浸润程度综合考虑，个体化选择。

1）包皮环切术 仅限于位于包皮的小肿瘤，术后复发率高达32%～50%，因此术后应严密随访。

2）阴茎皮肤切除 仅累及阴茎干皮肤的浅表肿瘤，可切除阴茎皮肤和皮下组织，保留阴茎干。

3）阴茎部分切除术 位于阴茎头或阴茎远端的浸润性肿瘤，应做阴茎部分切除，切缘距肿瘤1cm以上（G1、G2级肿瘤切缘距肿瘤5mm，G3级肿瘤切缘距肿瘤1cm），但术中必须对切缘做快速冰冻切片，了解肿瘤侵犯程度和肿瘤是否切干净。阴茎部分切除术后复发率为5%，切缘阳性不可避免导致肿瘤复发，因此将肿瘤切干净、保证切缘阴性是减少术后复发的关键。残留的阴茎太短，影响排尿和性生活，可在术后1～2年随诊未见肿瘤复发再做阴茎再造术或整形术。

4）阴茎全切 肿瘤较大，位于阴茎体如做阴茎部分切除不能保证切缘阴性或留下的阴茎即使经整形或延长术均不能维持正常排尿和性生活，或T3以上浸润性肿瘤，需行阴茎全切除术和会阴尿道造口术，尿道造口时残端需劈开外翻缝合防止术后狭窄。

5）阴茎阴囊切除 阴茎根部的浸润性肿瘤，已经累及阴囊皮肤，应做阴茎阴囊切除和尿道会阴造口。这样的患者一般都有腹股沟淋巴结转移，需要同时做腹股沟淋巴结清扫。术后会阴部皮肤缺损很大，局部缝合或修复困难或无法缝合，常需要用转移肌皮瓣（如带腹壁下血管的腹直肌肌皮瓣或带蒂股薄肌肌皮瓣）来修复局部皮肤和软组织缺损。

6）保留器官的显微外科切除手术（Mohs micrographic surgery，Mohs手术） 阴茎部分切除和阴茎全切手术破坏大，对患者排尿和性生活影响巨大，性活跃的年轻患者尤其如此。Mohs手术是指在显微镜调控下对连续切除的新鲜组织做冰冻切片显微镜检查，从而确保完全切除病变，尽量保留正常组织，主要用于疣状癌。需要专门的技术进行连续切除和对切除的标本进行病理学检查，手术费时。如能保证切缘阴性，术后很少复发。治疗病变直径<1cm者治愈率为100%，直径>3cm治愈率仅为50%，总体5年治愈率为74%。

7）激光治疗　适用于一些小的浅表肿瘤（Tis、Ta、T1）和癌前病变，既可获得良好的肿瘤控制又可保留正常的阴茎结构和功能。目前可应用的激光光源有 CO_2 激光、Nd:YAG 激光、氩激光、KTP和光敏疗法（PDT），不同激光的波长和组织渗透性不同。

8）放射治疗　阴茎鳞癌对放疗敏感性差，伴发的感染进一步降低对放射的敏感性；放疗后尿瘘、尿道狭窄和皮肤坏死处理棘手，因此很少采用。仅在个别情况下使用：表浅的小肿瘤患者不愿意接受其他治疗，或手术难以切除、有远处转移但是患者要求保留阴茎的局部姑息性治疗。

2. 区域淋巴结的处理

1）腹股沟淋巴结清扫术　阴茎癌最早和最常见的转移部位是腹股沟淋巴结，其次是盆腔淋巴结。区域淋巴结有无转移、能否根治切除是影响生存率的决定因素。阴茎癌表面溃烂，容易伴发混合感染而引起腹股沟淋巴结炎症反应性肿大，可与阴茎癌腹股沟淋巴结转移并存，临床上鉴别很困难或无法鉴别。腹股沟淋巴结清扫术后发现，临床检查腹股沟淋巴结肿大者50%有癌转移，而临床检查未发现腹股沟淋巴结肿大者癌转移率为17%～30%。对具体患者而言，腹股沟淋巴结肿大与否不能作为判断腹股沟淋巴结有无转移的依据，但多数文献报道延迟清扫影响控瘤效果。鉴于腹股沟淋巴结转移和腹股沟淋巴结清扫术对阴茎癌患者预后的重大影响，推荐阴茎癌患者在处理阴茎癌原发病灶同时行双侧腹股沟淋巴结清扫术。经典的根治性腹股沟淋巴结清扫术并发症很多，国内学者报道的改良根治腹股沟淋巴结清扫术可明显降低并发症，大部分切口可一期愈合。近年来也有腹腔镜和机器人辅助的腹股沟淋巴结清扫手术的相关报道，但还需更长的随访时间来明确控瘤效果。

2）盆腔淋巴结清扫术　阴茎癌淋巴结转移首站是腹股沟淋巴结（即区域淋巴结），然后再转移至髂外血管周围淋巴结等盆腔淋巴结，因此没有腹股沟淋巴结转移就没有盆腔淋巴结转移，有盆腔淋巴结转移一定先有腹股沟淋巴结转移；有盆腔淋巴结转移而没有腹股沟淋巴结转移的情况在临床上几乎不存在，但有腹股沟淋巴结转移不一定有盆腔淋巴结转移。

有腹股沟淋巴结转移但临床和影像学检查没有发现盆腔淋巴结转移（即cN0）的患者中，进行预防性盆腔淋巴结清扫时，发现盆腔淋巴结阳性率为24%。以往认为阴茎癌患者如出现盆腔淋巴结转移，即使行盆腔淋巴结清扫，也不能改善预后，因此很少做盆腔淋巴结清扫。但实际上盆腔淋巴结清扫后，淋巴结阳性患者的5年疾病特异生存率仍有17%，而那些只做了腹股沟淋巴结清扫的cN2患者的5年疾病特异生存率也只有32%，就是pN2患者的5年疾病特异生存率也为30%左右。临床回顾性分析发现，腹股沟淋巴结转移如有淋巴结外侵犯（extranodal extension, ENE）或腹股沟淋巴结转移数目≥2枚，是盆腔淋巴结转移的高危因素。当腹股沟淋巴结转移的数目超过3枚，盆腔淋巴结转移的风险增加到56%。同时施行腹股沟淋巴结清扫和盆腔淋巴结清扫后发现，仅有腹股沟淋巴结转移的患者5年疾病特异性生存率为62%，有盆腔淋巴结转移的患者的5年疾病特异性生存率只有17%。腹股沟单个淋巴结转移且无结外浸润的话，则盆腔淋巴结转移的风险低于5%。因此对有腹股沟淋巴结转移的阴茎癌患者，如果转移的淋巴结数目≥2枚或转移的淋巴结有结外浸润，即使临床上没有盆腔淋巴结转移的迹象，特别是年轻的阴茎癌患者，也应同期或尽早做盆腔淋巴结清扫，可以挽救一部分患者的生命。

3）有关阴茎癌区域淋巴结清扫术的一些问题

（1）腹股沟淋巴结转移和腹股沟淋巴结清扫影响阴茎癌患者的预后。一般而言，阴茎癌出现腹股沟淋巴结转移后，预后和治疗效果明显变差。阴茎癌转移至腹股沟淋巴结，如未能得到及时根治性治疗（腹股沟淋巴结清扫），生存很少超过2年，5年内几乎都会死于阴茎癌。及时而正确的腹股沟淋巴结清扫在理论上可治愈转移仅局限于腹股沟淋巴结的患者。高级别和浸润性阴茎癌容易发生淋巴结转移，但只要没有远处转移，腹股沟淋巴结清扫仍可使大部分患者获得治愈，这一点与其他恶性肿瘤发生淋巴结转移后即使做了淋巴结清扫也疗效差的情况截然不同。腹股沟淋巴结清扫即使不能改善患者预后，也能避免腹股沟淋巴结转移后期出现局部溃烂、感染、恶臭、下肢和阴囊水肿、侵蚀血管出血等严重影响生活质量的情况。

（2）腹股沟淋巴结清扫术范围。经典的根治性腹股沟淋巴结清扫术，清扫范围保证了控瘤效果，但相关并发症发生率高。改良腹股沟淋巴结清扫术减少了外侧和下方清扫范围，术后并发症减少了，但控瘤效果受影响。控瘤效果的关键在于足够的清扫范围，国内学者提出的改良根治腹股沟淋巴结清扫术使术后并发症大为减少，同时保证了控瘤效果。

（3）腹股沟淋巴结清扫术时机。评估腹股沟淋巴结有无转移方法有细针穿刺活检、动态前哨淋巴结活检（DSNB）和风险预测列线图。细针穿刺活检主要应用于淋巴结肿大的患者，其假阴性达20%～30%。DSNB用于临床无肿大淋巴结的患者，早期文献报道假阴性可高达25%，技术改进后其假阴性率为4.8%；但该技术只有极少数医疗中心在开展。风险预测列线图准确率不到80%，且对于单个患者不能知道确切的淋巴状态。国内阴茎癌患者多来自底层，延误就诊时间较长，诊断时T2患者比例较高；且患者经济条件差，不能保证随访以及担负复发或多次住院的手术费用。因此，国内多数学者建议，对阴茎癌患者处理原发灶时同期行腹股沟淋巴结清扫术，从而避免延误治疗导致患者丧失治愈机会，同时可以减少住院费用和随诊费用。

（4）腹股沟淋巴结清扫单侧还是双侧。原则上都应同时做双侧清扫，原因是阴茎的淋巴引流在双侧淋巴结是相互交通的。当一侧淋巴结有转移，对侧触诊淋巴结阴性，清扫后发现约50%患者淋巴结阳性。

（5）腹股沟淋巴结阳性是否进行盆腔淋巴结清扫。临床观察和淋巴引流研究未发现阴茎癌不经过腹股沟淋巴结直接转移至盆腔淋巴结的情况，因此腹股沟淋巴结病理明确无转移的情况下无须行盆腔淋巴结清扫。有关腹股沟转移后盆腔淋巴结受累的报道少，Ornellas报道腹股沟区2枚以上淋巴结阳性患者，盆腔淋巴结受累机会23%；腹股沟区3枚以上淋巴结阳性或淋巴结外侵犯患者，盆腔淋巴结受累机会56%。因此，欧洲泌尿外科指南推荐腹股沟区2枚以上淋巴结阳性或有淋巴结外侵犯的患者，无论盆腔淋巴结临床或影像学阴性，都推荐行盆腔淋巴结清扫术。有盆腔淋巴结转移的患者预后很差，盆腔淋巴结清扫可改善患者生存。

（6）随访中出现的淋巴结肿大。在原发灶切除术后选择密切随访的患者，腹股沟盆腔淋巴结出现肿大，几乎都是转移性病灶，应尽早行淋巴结清扫术。

（7）腹股沟淋巴结清扫术并发症的处理。术后常见的并发症有皮瓣缺血坏死、切口延期愈合，缺损较大时需清除坏死组织植皮处理，如有腹股沟血管外露游离植皮难以覆盖则需要转移皮瓣或肌皮瓣来修复。淋巴漏或淋巴囊肿、阴囊下肢水肿和切口感染也比较常见，可以保守处理。手术技术的改善和预防性应用抗生素治疗后，切口感染和全身感染已很少见。肿瘤患者血液高凝状态，且术后患者卧床时间长，容易发生下肢深静脉血栓形成，可应用低分子肝素预防和治疗。

3. 远处转移的治疗

阴茎癌远处转移发生率在1%～10%，常见部位包括肺、肝、骨、脑。主要采用化疗，姑息性转移灶手术切除和（或）放疗可用于减轻症状。

4. 化学治疗

常用化疗药物有顺铂、5-FU、长春新碱、氨甲蝶呤和博来霉素等。一般采用联合用药，常用联合用药方案有VBM（长春新碱+博来霉素+氨甲蝶呤）、PF（顺铂+5-FU）、GP（顺铂+吉西他滨）、CBP（环磷酰胺+博来霉素+顺铂）、MPB（氨甲蝶呤+亚叶酸+顺铂+博来霉素）和PMB（顺铂+氨甲蝶呤+博来霉素）等。全身化疗对阴茎鳞癌有一定疗效，有效率可达50%以上，但单独应用疗效维持时间短，平均缓解时间只有6个月，平均生存时间不到1年，难以达到治愈目的。因此，全身化疗仅作为综合治疗的一部分（新辅助化疗或辅助化疗）或姑息性治疗在临床上应用，绝非根治性治疗。全身化疗毒副作用如骨髓抑制、消化道反应和肝肾功能损害等需要积极处理，轻者可通过减低化疗药物剂量或暂停化疗而恢复，重者还需积极的支持治疗，严重者可死亡。也有在局部晚期阴茎癌患者中进行动脉化疗的临床试验，采用小剂量顺铂和吉西他滨，有一定的临床反应，但能否改善生存尚不清楚。近年来，靶向药物治疗在阴茎癌治疗亦有报道，部分患者取得一定效果。

5. 放射治疗

对于没有淋巴结转移的阴茎癌患者不推荐预防性放疗，因为这并不能阻止淋巴结的转移。而且，患者会出现各种放疗并发症，随之而来的放疗相关性纤维质炎会使体检变得不可靠和增加以后的手术难度。对于腹股沟或盆腔已有转移病灶的患者，放射治疗的效果亦远较淋巴结清扫手术的效果差，因此放疗仅用于不能手术切除患者的姑息治疗或清扫术后的辅助治疗。

七、预后和随访

阴茎癌预后与肿瘤的病理级别和淋巴转移密切相关。按病理分级，5年存活率为：鳞癌Ⅰ级99.1%，Ⅱ级84.9%，Ⅲ级44.4%。按临床分期，5年存活率为：Ⅰ期95.8%，Ⅱ期77.8%，Ⅲ期47.8%，

Ⅳ期为10%；腹股沟淋巴结无转移者5年存活率为86%，有转移者为50%。阴茎鳞癌的治愈率已由20世纪90年代的50%提升至2018年的80%。保留阴茎治疗或者区域淋巴结阳性患者需要更密切随访。随访检查包括阴茎和腹股沟区区域体格检查，胸、腹盆部影像学检查。术前鳞状细胞抗原（SCC）升高的患者，术后监测SCC值对提示肿瘤是否复发转移有较重要的价值。

阴茎癌患者的随访策略，直接与对原发病变和区域淋巴结的初始治疗相关。具体策略见表17.4。

表17.4 阴茎癌随访方案

肿瘤级别	治疗	随访期限			体格检查	
		第1~2年	第3年	第4~5年	必须	建议
原发肿瘤	保守治疗	2个月	3个月	6个月	体检/自我体检/QOL	
	阴茎全切或部分切除术	4个月	6个月	12个月	体检/自我体检/QOL	
腹股沟淋巴结	随访	2个月	3个月	6个月	体检/自我体检/QOL	临床不能明确者则行细胞学检查或者活检
	淋巴结清扫（pN0）	4个月	6个月	不必	体检/自我体检/QOL	
	淋巴结清扫（pN+）	2~3个月	4~6个月	6~12个月	体检/自我体检/QOL/CT/胸片	骨扫描（有症状者）

注：QOL表示生活质量

培养良好卫生习惯，对预防阴茎癌至为重要。包皮过长者应经常将包皮上翻洗涤。包茎者宜尽早施行包皮环切术。

（韩 辉 尧 凯）

参 考 文 献

刘卓炜，丘少鹏，周芳坚，等. 2015. 保留神经腹膜后淋巴结清除术治疗睾丸肿瘤. 中华泌尿外科杂志, 26 (7): 491~493

那彦群. 2013. 中国泌尿外科疾病诊断治疗指南（2014版）. 北京：人民卫生出版社

中国抗癌协会泌尿男生殖系肿瘤专业委员会. 2018. 2018版转移性前列腺癌诊治中国专家共识. 中华外科杂志, 56 (9): 646~652

Crook J, Ma C, Grimard L. 2009. Radiation therapy in the management of the primary penile tumor: an update. World J Urol, 27: 189

Flaig TW, Spiess PE, Agarwal N, et al. 2018. NCCN Clinical Practice Guidelines in Oncology (NCCN Guidelines): Penile Cancer. Fort Washington, PA: National Comprehensive Cancer Network

Jones JS. 2016. Non-muscleinvasive bladder cancer. In: Campbell-Walsh Urology. 11th ed. Amsterdam: Elsevier

Li XD, Guo SJ, Wu ZM, et al. 2015. Surveillance for patients with clinical stage Ⅰ nonseminomatous testicular germ cell tumors. World J Urol, 33 (9): 1351~1357

Yao K, Zhou FJ, Han H, et al. 2010. Modified technique of radical inguinal lymphadenectomy for penile carcinoma: morbidity and outcome. J Urol, 184: 546

Zhang XQ, Liu ZW, Zhou FJ, et al. 2010. Experience of the treatment for clinical stage-1 seminoma over a period of 10 years. Chin J Cancer, 29 (1): 98~101

第十八章 妇科肿瘤

第一节 宫颈癌

宫颈癌是女性生殖系统中最常见的恶性肿瘤。大多数宫颈癌患者病理类型为鳞状细胞癌。肿瘤早期以局部生长为主,多向子宫旁组织、盆腔脏器浸润及盆腔淋巴结转移。常见的症状为阴道出血和阴道流液。手术、放射治疗是目前根治宫颈癌的主要手段。早期病例预后良好。

一、局部解剖

宫颈为一圆柱形组织,长3~4cm,直径1~3cm,分为宫颈阴道部及宫颈管部。宫颈由纤维组织、血管、平滑肌组成,质韧,向上与子宫体相接,向下与阴道穹隆部相连。宫颈阴道部表面为复层鳞状上皮覆盖,称为原始鳞状上皮。宫颈管内表面披覆可分泌黏液的单层高柱状上皮,可形成黏液栓堵塞颈管,防止细菌入侵。原始鳞状上皮与柱状上皮的交界称为原始鳞柱交界。在生理情况下,如阴道内酸性环境、雌激素的刺激等,柱状上皮可发生鳞状上皮化生,形成宫颈转化区(transformation zone,TZ)。宫颈转化区的外缘为原始鳞柱交界,而化生上皮与其内侧的柱状上皮形成新的鳞柱状上皮交界即为转化区的内侧缘。几乎所有的宫颈癌前病变及宫颈癌均发生于宫颈转化区。宫颈依靠两侧主韧带、向后的子宫骶骨韧带及向前的膀胱宫颈韧带固定于真骨盆腔内。

二、流行病学

(一)发病率、死亡率及地理分布

宫颈癌的发病率在女性恶性肿瘤中仅次于乳腺癌,是最常见的生殖道恶性肿瘤。根据国际癌症研究机构(International Agency for Research on Cancer,IARC)统计,2018年全世界范围内宫颈癌的新发病例数约为57.0万,死亡病例数约为31.1万,其中超过85%的新发病例和接近90%的死亡病例发生在发展中国家。非洲、南美洲、加勒比海地区和东南亚地区是宫颈癌的高发区,而在西亚、北美和澳大利亚等地区,宫颈癌的发病率非常低。中国是宫颈癌高发区。2015年,我国约有9.9万新发宫颈癌病例,约有3.0万名患者因此病死亡。在我国,宫颈癌的发病主要集中在中西部地区,其发病率及死亡率在农村高于城市、山区高于平原。

近半个世纪以来,由于宫颈癌筛查在临床上的广泛应用,宫颈癌的发病率在世界范围内呈普遍下降的趋势。美国国立癌症研究所(National Cancer Institute,NCI)的数据提示,在1955~1992年,美国宫颈癌的发病率和死亡率下降了超过60%。英国癌症研究所的统计也显示,1985~1987年英国宫颈癌的发病率为16.3/10万;而到了2002~2004年,其发病率下降了将近50%(8.4/10万)。然而,我国的情况却与此相反。根据我国学者Di等的报道,2003~2010年,我国宫颈癌的发病率,无论城市还是农村,均呈持续上升的趋势(图18.1)。

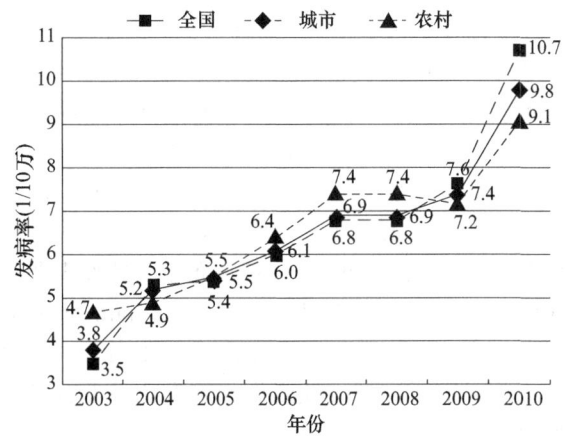

图18.1 2003~2010年中国人群宫颈癌发病率(1/10万)(引自Di et al.,2015)

(二)人群分布

大多数的流行病学调查表明,宫颈癌的发病年龄一般在25~64岁,20岁以前发生的宫颈癌极少

见。我国学者乔友林等报道，我国宫颈癌发病通常在35岁以后，高峰年龄在45～49岁。然而，近年来越来越多的资料显示，宫颈癌的发病呈现年轻化的现象。有报道，在过去的50年中，北京301医院收治的宫颈癌患者平均年龄由57岁（1955～1964年）下降至44岁（1995～2004年），其中≤35岁的患者所占比例由3.42%上升至24.91%。中山大学附属肿瘤医院在1964～1998年共收治宫颈癌患者6221例，年轻患者的比例逐年上升，在1964～1985年、1986～1990年和1991～1998年，≤35岁患者的构成比分别为2.0%、5.3%和14.0%。在国外亦有类似的报道。

不同种族之间宫颈癌的发病率存在差别。居住于同一国家的不同民族、移居的居民与原籍地区居民的发病率也不同。根据美国疾病控制与预防中心（Centers for Disease Control and Prevention，CDC）在2007年公布的一项资料显示，在美国西班牙裔妇女中宫颈癌发病率最高，为11.5/10万；黑人妇女次之，为10.2/10万；白人妇女（7.5/10万）较低；亚裔妇女最低（6.5/10万）。而在以色列聚居的犹太人发病率亦较低。我国曾对少数民族调查发现，各民族宫颈癌的死亡率亦存在着差异：维吾尔族死亡率最高，调整死亡率为17.27/10万；蒙古族为15.7/10万；而藏族、苗族、彝族死亡率较低，徘徊在5/10万左右。

三、病因

（一）高危型人乳头状瘤病毒感染

人们对于宫颈癌病因的研究由来已久。1974年德国杰出的病毒学家ZurHausen首次提出人乳头瘤病毒（human papilloma virus，HPV）与宫颈癌发病的关系，此后众多国内外学者就HPV感染与宫颈癌的关系进行了大量的研究并获取了许多证据，人们对HPV感染与宫颈病变之间关系的认识日渐统一。2004年，IARC发布了一致性声明：HPV感染是宫颈上皮内瘤变（cervical intraepithelial neoplasia，CIN）及宫颈癌发生的必要因素；可以认为，没有HPV持续性感染的妇女几乎没有患宫颈癌的危险。

HPV是一种环状双链结构的DNA病毒。至今为止，已发现和鉴定出超过200种不同类型的HPV，有40多种是生殖道感染常见的亚型。根据HPV感染与宫颈病变及宫颈癌发生风险的关系，可将其分为低危型和高危型。低危型HPV常常在宫颈良性病变或低级别上皮内瘤变（low-grade squamous intraepithelial lesion，LSIL）的病灶中检测到。高危型HPV则与宫颈高级别上皮内瘤变（high-grade squamous intraepithelial lesion，HSIL）及宫颈癌的发生密切相关，其中HPV16和HPV18为最主要的类型，存在于约70%的宫颈癌病例中。

生殖道HPV感染十分常见，主要通过性接触传播，通常没有临床症状。世界范围内，半数以上性活跃的成年人在他们的一生中至少被一种生殖道HPV感染过。年轻的性活跃的妇女HPV感染率最高，感染的高峰年龄为18～28岁。HPV感染往往呈一过性，大部分妇女在感染后8～10个月可自行清除病毒，仅有少数妇女的HPV感染持续存在，往往为高危型的HPV感染，导致宫颈癌前病变及宫颈癌发生的危险度增高。

（二）其他危险因素

目前，高危型HPV感染是人们公认的CIN及宫颈癌发生的主要病因。尽管如此，在宫颈癌的发生发展过程中，还有一些行为危险因素起了协同的作用，如首次性生活过早、多个性伴侣、多孕多产等，这些起协同作用的危险因素使宫颈癌发病的危险性升高。

四、病理类型

1. 鳞状细胞癌

鳞状细胞癌是宫颈癌最常见的病理类型，约占所有病理类型的80%，对放疗相对敏感，预后良好。根据细胞的分化程度可分为以下几种类型。

1）高分化鳞癌（Ⅰ级）　大细胞，细胞异型性较轻，有明显角化珠形成，可见细胞间桥，核分裂较少。

2）中分化鳞癌（Ⅱ级）　大细胞，细胞异型性明显，细胞间桥不明显，角化不明显，分裂较多见，核深染，不规则。

3）低分化鳞癌（Ⅲ级）　大细胞或小细胞，细胞异型性明显，无角化珠形成，无细胞间桥，核分裂多见。

2. 腺癌

宫颈腺癌起源于宫颈管柱状上皮和分泌黏液的腺体，占所有病理类型的15%～20%；大体形态与鳞癌相同。组织学类型包括宫颈内膜腺癌、透明细胞癌、黏液腺癌、浆液性腺癌和中肾管腺癌。

3. 宫颈腺鳞癌

癌组织中同时有鳞癌和腺癌成分者称为腺鳞癌，不同病例其腺癌和鳞癌的比例有所不同。腺鳞癌少见，占宫颈癌的2%～5%，一般认为其预后较差。

4. 其他少见的病理类型

宫颈癌还包括了其他少见的病理类型，包括小细胞癌、腺样囊腺癌、腺样基底细胞癌、未分化癌。这些病理类型预后往往较差。

五、临床特点

（一）症状

早期宫颈癌可无明显症状，疾病发展到一定程度后逐渐出现与肿瘤浸润相关的临床表现，主要的症状有以下几种。

1）阴道出血　早期为少量的接触性阴道出血，常见于性生活后和妇检后。随着病情的发展，阴道流血的频度和每次出血量增加，严重者可发生大出血。造成阴道出血的原因是癌组织脱落、血管外露。

2）阴道流液　早期表现为白带增多，是由宫颈腺体受癌灶刺激或伴有炎症、分泌亢进所致。随着病情发展，流液增多，稀薄似水样，呈腥臭，合并感染时伴有恶臭或呈脓性。

3）疼痛　多发生于中晚期患者或合并感染者。常位于下腹、臀部、下肢或骶尾部。下腹正中疼痛可能是宫颈癌灶或宫旁合并感染或宫腔积液、积脓，导致子宫腔压力增大、收缩所致。下腹一侧或双侧的痉挛性、发作性疼痛，可能为肿瘤压迫或浸润导致输尿管梗阻扩张所致；肾盂积液时可引起肾区疼痛；下肢、臀、骶部疼痛，多为盆腔神经受肿瘤压迫或浸润引起。

4）泌尿道症状　常为感染引起，可出现尿频、尿急、尿痛。随着癌灶的发展，可侵犯膀胱，出现血尿、脓尿，以至形成膀胱阴道瘘。病灶向主韧带浸润，压迫或侵犯输尿管，引起肾盂积水，最后导致尿毒症。少数晚期患者死于尿毒症。

5）消化道症状　当宫颈癌灶向主韧带、骶韧带扩展时，可压迫直肠，造成排便困难。肿瘤侵犯直肠，可产生血便、黏液便，最后可形成直肠阴道瘘。

6）全身性症状　精神减退，乏力，发热，消瘦，贫血，浮肿。

（二）体征

早期的镜下浸润癌，宫颈可无肉眼可见病灶。当宫颈肿瘤渐增大，根据其大体形态可分为下列4种类型。

1）糜烂型　宫颈外形可见，表面呈糜烂状或颗粒状，触之易出血，多见于早期浸润癌，预后较好。

2）内生型　宫颈外形可存在，但呈结节状。肿瘤以向颈管内浸润生长为主，致宫颈管增粗、增大呈桶状。此型常发生宫旁组织浸润，预后较差。

3）外生型　肿瘤通常由宫颈外口向阴道内呈菜花样生长，血管丰富，质脆，易出血、坏死，常合并感染。可向下侵犯阴道，但侵犯宫旁组织较轻，预后较好。

4）溃疡型　内、外生型合并感染，癌组织坏死脱落后可形成溃疡，以内生型多见，可为小溃疡或较深在的"火山口状"溃疡改变。

当疾病进展时，肿瘤可向两侧主韧带浸润，使宫颈与盆壁间隙缩窄，三合诊可触及宫旁组织结节状病灶。严重时该间隙消失，子宫固定，形成"冰冻骨盆"。肿瘤向阴道侵犯时，多表现为阴道黏膜浸润、阴道直肠膈、阴道尿道膈增厚，部分病例可见阴道黏膜菜花样肿物生长。

（三）转移途径

当宫颈局部病灶进展为浸润癌时，肿瘤可直接蔓延，或发生淋巴道、血道的转移。其主要转移途径包括以下几种。

1）直接蔓延　这是宫颈癌最常见的扩散方式。癌灶向下蔓延，首先浸润阴道穹隆，再向阴道中、下段扩展，常见于宫颈外生型病灶。癌灶向上蔓延可累及宫腔，常见于内生型病灶，严重时穿透宫壁，发生盆腹腔扩散。癌灶向宫旁组织蔓延，侵犯主韧带及骶韧带，形成坚硬的癌灶，宫旁组织受累可压迫或直接侵犯输尿管，引起肾盂积液。肿瘤还可向前侵犯膀胱、尿道，向后侵犯直肠。

2）淋巴道转移　当肿瘤向间质浸润时，可侵入淋巴管形成瘤栓，随淋巴引流达邻近淋巴结，在淋巴管内扩散。其转移途径有两种：① 宫颈癌灶基底淋巴管→宫旁淋巴结→闭孔区→髂内、外区→髂总区→腹主动脉旁→锁骨上窝淋巴结。② 宫颈癌灶淋巴管→骶前区→腹主动脉下淋巴结。

3）血道转移　出现于晚期或复发的患者，可扩散到肺、肝、肾、骨、脑、皮肤等部位。

六、诊断及鉴别诊断

（一）诊断

对于早期的宫颈微小浸润癌，患者往往缺乏明显的症状和体征，诊断主要通过"三阶梯"诊断步骤（细胞学、阴道镜检查和组织病理学检查）进行。随着疾病进一步发展为浸润癌，宫颈局部出现肉眼可见病灶，患者逐渐出现各种临床症状，其诊断主要根据体格检查、影像学检查及一些特殊的辅助检查、组织病理学检查等。其中，组织病理学是确诊的金标准。

1. 临床表现

详见"五、临床特点（一）症状"。

2. 体格检查

体格检查包括全身体检和妇科检查。早期宫颈癌，全身体格检查常无特殊发现。中晚期宫颈癌患者，常常有不同程度的消瘦、贫血现象。通过妇科检查（包括双合诊和三合诊），可以充分了解宫颈病灶的大小及其对周围组织的浸润情况。

3. 影像学检查

1）胸部 X 片　通过胸部 X 片检查，明确是否有肺转移病灶。

2）超声检查　腹部超声检查主要用于排除肝、脾、肾等重要器官的转移，盆腔超声检查可以了解盆腔器官，如卵巢、子宫的情况。

3）其他　CT、MRI 和 PET/CT 检查，可评价腹膜后淋巴结的状态，了解是否存在远处转移病灶，有助于更好地制订治疗方案，对于预后的评估起着重要作用。

4. 特殊辅助检查

中晚期宫颈癌病灶常常侵犯泌尿道、消化道，需要通过静脉肾盂造影、膀胱镜、直肠镜等检查来了解病灶转移部位，确定分期。

1）静脉肾盂造影（intravenous pyelography，IVP）IVP 用于了解输尿管下段有无因癌组织压迫、浸润而致梗阻，以利于准确分期。

2）膀胱镜检查　对于中晚期宫颈癌患者，必要时应进行膀胱镜检查，了解膀胱黏膜和肌层有无受累，确诊需膀胱壁活检病理证实。

3）电子肠镜检查　对于可疑有直肠、结肠受累者，应行电子肠镜检查。

5. 组织病理学检查

组织病理学检查是宫颈癌诊断的"金标准"，任何期别均应通过宫颈肿物活检进行组织病理学检查，以明确肿物的性质、病理类型及肿瘤的分化程度。其中，获得组织标本的方式主要包括点活检、颈管搔刮、宫颈锥切术。

1）点活检　对于宫颈有明确的肉眼可见病灶者，可直接用宫颈钳对病灶进行咬取活检；对于早期宫颈癌，肉眼病灶不明显者，应在阴道镜指导下进行活检，有助于提高活检的阳性率和诊断的准确性。

2）颈管搔刮（endocervical curettage，ECC）绝经期前后的妇女其宫颈转化区常常上移至颈管内，肉眼难以观察。通过 ECC 取得颈管内组织，并进行病理学检查，可评价颈管内病变的情况。

3）宫颈锥切术　可完整切除宫颈转化区，在切除病变的同时获得标本进行组织病理学检查，从中可能发现隐匿的更高级别的病变，既是一种治疗的手段，也是一种明确诊断的方法。宫颈锥切的方式包括高频电波刀电圈环切术（loop electrosurgical excision，LEEP）、激光锥切、冷刀锥切等。

（二）鉴别诊断

（1）宫颈炎性病变：宫颈炎性息肉、宫颈结核等。

（2）宫颈间叶性肿瘤：宫颈平滑肌瘤或宫颈平滑肌肉瘤。

（3）宫颈其他类肿瘤：宫颈乳头状瘤、宫颈恶性黑色素瘤、宫颈淋巴瘤等。

（4）宫颈继发性肿瘤：子宫内膜癌侵犯宫颈。

以上疾病常常有与宫颈癌类似的临床症状，如阴道流液、阴道不规则出血等，可通过组织病理学检查与宫颈癌相鉴别。

（三）分期

在既往的临床实践中，宫颈癌的分期一直沿用临床分期，采用国际妇产科联盟（International Federation of Gynecology and Obstetrics，FIGO）的分期标准。该分期在治疗前进行，治疗开始后不再更改分期。宫颈癌分期的修订上一次是在 2009 年，而在 2018 年 9 月的国际妇科癌症学会（International Gynecologic Cancer Society，IGCS）年会上，专家们初步公布了新修订的宫颈癌 FIGO 分期（表 18.1）。较之既往的临床分期，此次新修订的宫颈癌分期体现了临床与病理分期的结合。

表 18.1　FIGO 分期（2018 年）

分期	标准
Ⅰ期	癌灶局限于宫颈（不考虑扩散至宫体）
ⅠA	显微镜下诊断，所测量最大浸润深度<5.0mm 的浸润癌
ⅠA1	所测量间质浸润深度<3.0mm
ⅠA2	所测量间质浸润深度≥3.0mm 而<5.0mm

续表

分期	标准
ⅠB	所测量最大浸润深度≥5.0mm 的浸润癌
ⅠB1	间质浸润深度≥5.0mm 而最大径线＜2.0cm 的浸润癌
ⅠB2	最大径线≥2.0cm 而＜4.0cm 的浸润癌
ⅠB3	最大径线≥4.0cm 的浸润癌
Ⅱ期	肿瘤侵犯超越宫颈，但未达阴道下 1/3 或骨盆壁
ⅡA	无宫旁浸润
ⅡA1	浸润癌最大径线＜4.0cm
ⅡA2	浸润癌最大径线≥4.0cm
ⅡB	宫旁浸润
Ⅲ期	癌灶累及阴道下 1/3，和（或）扩展至盆壁，和（或）引起肾盂积水或肾无功能，和（或）累及盆腔和（或）腹主动脉旁淋巴结
ⅢA	累及阴道达下 1/3，但未扩展至盆壁
ⅢB	扩展至盆壁，和（或）引起肾盂积水或肾无功能
ⅢC	盆腔和（或）腹主动脉旁淋巴结受累，无论肿瘤的大小和范围（采用r与p标记）*
ⅢC1	仅盆腔淋巴结转移
ⅢC2	腹主动脉旁淋巴结转移
Ⅳ期	肿瘤超出了真骨盆或者已经侵犯膀胱黏膜或直肠黏膜
ⅣA	肿瘤侵犯邻近的盆腔器官
ⅣB	肿瘤发生远处转移

* r 代表影像学提示淋巴结转移；p 代表病理学证实淋巴结转移

七、治疗

宫颈癌的治疗方法包括手术治疗、放射治疗、化学药物、免疫治疗等方法。其中，手术治疗和放射治疗被公认为根治宫颈癌的治疗手段。对于宫颈癌患者，应根据其FIGO分期、病理分级、年龄、生育要求、全身状况等综合考虑，选择合适的治疗方式。一般而言，早期病例通过单纯手术或放疗便可获得较好疗效；对于中晚期患者，应给予放疗为主的综合治疗。

（一）手术治疗

手术是早期宫颈癌的有效治疗手段，适用于ⅠA～ⅡA患者。手术方式包括宫颈锥切术、单纯性全子宫切除术（Type A）、改良根治性子宫切除术（Type B）、根治性子宫切除术（Type C）等。临床上应根据不同的分期采用相应的手术方式，部分病例可选择经腹腔镜术式。

ⅠA1期：①单纯性全子宫切除术（Type A），切除全子宫。②宫颈锥切术，适用于年轻或要求保留子宫的患者，切除宽度在病灶外 0.5cm，锥高 2～2.5cm。

ⅠA2期：改良根治性子宫切除术（Type B）加盆腔淋巴结清扫术。年轻患者可保留卵巢。

ⅠB1、ⅠB2和ⅡA1期：根治性子宫切除术（Type C）加盆腔淋巴结清扫术。年轻患者可保留卵巢。

ⅠB3期和ⅡA2期：可直接进行根治性子宫切除术（Type C），或者采用新辅助化疗＋根治性子宫切除术（Type C）。

（二）放射治疗

宫颈癌的放射治疗至今已有超过100年的历史，是宫颈癌根治性治疗手段之一，可用于宫颈癌Ⅰ～Ⅳ期的治疗，主要用于ⅡB～Ⅳ期的患者。对于早期宫颈癌，放疗与手术治疗效果相当，Ⅰ、Ⅱ期病例放疗后5年生存率达70%～90%，是经放射线治疗获得高治愈率的代表癌之一。标准放射治疗方案包括体外照射加腔内近距离放疗。腔内近距离放疗主要针对肿瘤原发区，有效照射范围包括宫颈、阴道、子宫体及宫旁三角区；体外照射主要针对盆腔转移区，其有效照射范围包括宫旁组织、盆腔淋巴结区域及盆壁组织。放射剂量A点85～90Gy，B

点55~60Gy（A点位于侧穹窿上方2cm，子宫中轴旁开2cm的交点处，解剖部位为子宫动脉与输尿管交叉点，B点位于A点同一水平，在A点外侧3cm，临床上相当于闭孔淋巴结区域，代表盆腔淋巴结受量）。腔内放疗和体外照射的合理配合是宫颈癌放疗成功的关键。

1. 同期放化疗

早期宫颈癌通过单纯放疗即可获得较高的生存率，但中晚期患者接受单纯的放射治疗后复发率较高。随着研究的深入，越来越多的资料表明，以顺铂为基础的同期放化疗可以提高中晚期宫颈癌患者的远期生存率，并使宫颈癌的死亡风险降低30%~50%。基于多个大样本前瞻性多中心随机临床对照研究结果，美国NCI于1999年确定了以顺铂为基础（顺铂单药或顺铂+5-FU）的同期放化疗为中晚期宫颈癌的标准治疗。

2. 术后辅助放疗

宫颈深肌层浸润、巨块型肿瘤、宫旁组织受累、淋巴结转移、脉管浸润、手术切缘阳性等是公认的宫颈癌术后高危病理因素。研究表明，对于已接受根治性手术并具有以上高危病理因素者，给予术后辅助放疗，有助于减少复发的风险、改善生存。

（三）化学药物治疗

1. 化疗方式

1）新辅助化疗（neoadjuvant chemotherapy，NAC）　NAC是指对宫颈癌患者在手术或放疗前进行2~3疗程的化疗，然后再施行根治性手术或根治性放疗。NAC主要应用于局部晚期的宫颈癌患者，广义上包括IB2~IVA期宫颈癌，狭义则指局部肿瘤≥4cm的巨块型早期宫颈癌。NAC能缩小肿瘤体积，提高手术切除率，为局部晚期患者创造手术机会；消灭微转移，减少复发，提高远期生存率。

2）同期放化疗　对于接受根治性放疗的患者，在放疗时采用同期化疗，可起到放射增敏作用，并使宫颈癌的死亡风险降低，是中晚期宫颈癌的标准治疗。

3）术后辅助放疗+同期化疗　研究表明，对于具有宫旁组织受累、淋巴结转移、手术切缘阳性等高危病理因素者，在术后辅助放疗的同时给予化疗，比单纯辅助放疗更能改善生存。

4）姑息化疗　主要针对不适合手术或放疗的晚期和复发转移的患者，化疗可起到姑息作用。

2. 化疗药物

顺铂（DDP）被认为是对宫颈癌最有活性的药物，其单药应用于治疗复发或转移性宫颈癌的有效率为20%~30%。而以顺铂为基础的联合化疗较单药化疗的疗效有明显提高。在GOG169研究中，接受紫杉醇+顺铂联合化疗的IVB期及复发性宫颈鳞癌患者的中位无进展生存期（progression-free survival，PFS）为4.6个月，显著高于顺铂单药治疗（中位PFS为2.9个月，$P=0.014$）。基于GOG169的研究，NCCN指南推荐紫杉醇+顺铂作为晚期、复发/持续性宫颈癌的一线治疗（category 1）。

另外，随着靶向药物的发展，有研究显示，靶向阻断血管内皮生长因子（vascular endothelial growth factor，VEGF）及其受体的信号通路的治疗策略能有效改善晚期、复发/持续性宫颈癌患者的预后。贝伐单抗（bevacizumab）是一种重组人源性抗VEGF单克隆抗体，已被美国FDA批准用于转移、复发/持续性宫颈癌的治疗。美国妇科肿瘤学组（GOG）240研究显示，贝伐单抗联合化疗（紫杉醇/顺铂或紫杉醇/拓扑替康）患者的中位OS为17.0个月，显著高于单纯化疗组（中位OS为13.3个月，$P=0.004$）。贝伐单抗联合紫杉醇/顺铂或紫杉醇/拓扑替康也因此被NCCN指南推荐用于晚期、复发/持续性宫颈癌的一线治疗（category 1）。

八、并发症

对于宫颈癌患者，根据其治疗方法的不同，其伴随的并发症亦有所差别，临床最常见的并发症包括以下几种。

（一）尿潴留

行根治性全子宫切除术时，易损伤盆腔内脏神经丛，部分患者术后可出现排尿困难，形成尿潴留。通常术后保持尿管通畅7~10天，膀胱功能多能恢复。研究显示，约80%尿潴留患者于术后3周内恢复膀胱功能。

（二）盆腔淋巴囊肿

部分接受盆腔淋巴结切除术的患者，淋巴回流不畅，可在盆腔多个部位形成腹膜后淋巴囊肿。多数患者无症状并自行吸收；部分淋巴囊肿较大者可有下腹不适、疼痛，引出囊内积液后，症状多可缓解。

（三）放射性膀胱炎及放射性直结肠炎

接受放射治疗的患者，可发生不同程度的放射性损伤，往往是不可逆的。

1. 放射性膀胱炎

放射性膀胱炎表现为下腹不适、尿频、尿痛或血尿，严重者膀胱内血块堵塞尿道，导致排尿困难。多发生在放疗结束后1年，发生率为5%~10%。给予止血、抗炎、碱化尿液及膀胱冲洗等治疗后，大部分患者病情可获得缓解，必要时考虑手术止血治疗。

2. 放射性直结肠炎

资料显示，有10%~20%的患者可出现放射性直结肠炎，表现为里急后重、黏液便、血便等，并反复发作，部分严重患者体检及肛查可见直结肠糜烂、溃疡。对轻度患者不必处理，但应注意保持大便通畅；中度以上的患者一般采用消炎、止血、解痉等药物治疗，严重影响生活质量时可考虑行乙状结肠造瘘术。

3. 放射性皮炎及阴道炎

接受盆腔外照射者可发生放射性皮炎，表现为放疗野皮肤粗糙、水肿增厚。接受腔内放疗者，阴道黏膜潮红、部分呈糜烂状，后期阴道黏膜皱褶消失、狭窄。

九、预后

在女性生殖道肿瘤中，宫颈癌的预后相对较好。第26届FIGO年会的一项报告显示11 639例Ⅰ~Ⅳ期的宫颈癌患者中ⅠA1~ⅠA2期及ⅠB1期的5年生存率分别是94.8%~97.5%及89.1%；而ⅡA~ⅡB期患者的5年生存率下降至65.8%~75.7%；Ⅲ、Ⅳ期的患者预后差，5年生存率仅为39.7%~41.5%及9.3%~22%。中山大学附属肿瘤医院的统计结果与之相似。

影响预后的因素包括临床分期、组织学类型、病理分级、淋巴结转移、宫旁组织受累、脉管浸润以及手术切缘阳性等。

治疗结束的患者，需长期随访，极少数患者可能出现晚期复发。

十、预防

虽然近年来，宫颈癌的早诊早治取得了令人可喜的成果，其发病率及死亡率都有了大幅度的下降，但要想从根本上防预宫颈癌的发生，还应从病因着手。目前已经明确，HPV感染是宫颈癌的主要病因。因此，最为理想且能从根本上预防宫颈癌的方法是进行疫苗接种。

目前，已有三种HPV疫苗被成功研发并上市，分别为Gardasil、Cervarix和Gardasil 9（表18.2）。Gardasil是针对HPV16、HPV18型（高危型）和HPV6、HPV11型（低危型）的四价疫苗，Cervarix是针对HPV16、HPV18型的二价疫苗，而Gardasil 9则为针对HPV16、HPV18、HPV31、HPV33、HPV45、HPV52和HPV58型7种高危型HPV和HPV6、HPV11型两种低危型的九价HPV疫苗。由于HPV16、HPV18型这两个基因型导致了全球大约70%的宫颈癌病例，因此，接种Gardasil、Cervarix对宫颈癌的预防作用理论上将高达70%，而接种Gardasil 9则可能预防超过90%的宫颈癌风险。多项全球范围内的多中心随机对照研究评估了这两种疫苗对9~45岁妇女的安全性和有效性，结果显示HPV疫苗几乎可以100%地预防由相关基因型导致的宫颈癌前病变、阴道和外阴癌前病变及生殖器疣，同时具有良好的耐受性。常见的不良事件为注射部位的疼痛、红肿、瘙痒及发热、头晕等全身反应。自2006年起，这三种疫苗陆续在全球100多个国家和地区上市。至2018年4月，这三种HPV疫苗业已全部在中国大陆上市，标志着我国的宫颈癌预防工作进入一个新时代。

表18.2 已上市的三种HPV预防性疫苗

项目	商品名		
	Gardasil	Cervarix	Gardasil 9
生产厂家	美国默沙东	英国葛兰素史克	美国默沙东
上市时间	2006年	2007年	2014年
预防HPV类型	HPV16/18/6/11	HPV16/18	HPV16/18/31/33/45/52/58/6/11
免疫程序	0，2，6个月	0，1，6个月	0，2，6个月
批准适用人群	9~45岁女性 9~26岁男性	9~25岁女性	9~26岁女性 9~15岁男性
中国上市时间	2017年5月	2016年7月	2018年4月
中国适用人群	20~45岁女性	9~25岁女性	16~25岁女性

十一、宫颈上皮内瘤变

宫颈癌的发生、发展是由量变到质变、渐变到突变的过程。在病变发展至宫颈浸润癌之前，需经历一段很长的癌前病变的过程，这一过程称为宫颈上皮内瘤变（cervical intraepithelial neoplasia, CIN）。如上所述，HPV感染是CIN的主要病因。

（一）CIN的分级

CIN是与宫颈浸润癌密切相关的一组癌前病变，根据宫颈鳞状上皮细胞异型性的程度和病变范围，可将其分为两种。

1. 低级别上皮内瘤变

低级别上皮内瘤变（LSIL）即CIN1，病变局限于宫颈上皮层下1/3，细胞排列不整齐，但极性仍保持正常。细胞核增大，轻度异型，染色加深。染色质增多、粗大，核分裂象少见。

2. 高级别上皮内瘤变

高级别上皮内瘤变（HSIL）即CIN2～CIN3，指异常增生的细胞扩展至宫颈上皮层的2/3或以上，细胞核明显增大，异型性明显，核分裂象可见于整层上皮，可出现病理性核分裂。原位癌是指异常增生的细胞累及宫颈上皮全层，但病变仍局限在上皮层内，基底膜完整，无间质浸润。

（二）CIN的诊断

临床上，CIN的患者常常无明显的症状和体征，主要通过"三阶梯"步骤来进行诊断。"三阶梯"诊断步骤包括了宫颈细胞学检查、阴道镜检查与组织病理学检查，它是目前宫颈筛查、早期诊断CIN及宫颈微小浸润癌的基本原则和标准的诊疗程序。

1. 宫颈细胞学检查

宫颈细胞学检查是以宫颈脱落细胞的形态学为基础的一项检查，主要包括传统巴氏涂片和薄层液基细胞学检查，目前临床上主要应用的是薄层液基制片的方法。宫颈细胞学检查简单、近乎无创，重点针对无症状的、有患宫颈癌风险的妇女。细胞学结果异常的妇女应进一步检查及治疗，把病变阻断在癌前期或癌症早期。

2. 高危型HPV DNA检测

流行病学和分子生物学资料已证明HPV感染是宫颈癌及CIN的主要病因，许多学者提出将检测HPV感染作为宫颈癌筛查的一种手段。HPV检测方法有杂交捕获法（HC2）、聚合酶链反应（PCR）、斑点印记法、原位杂交法等，其中HC2法是美国FDA最早批准可用于临床HPV检测的方法，也是目前常用检测方法之一。HC2可同时检测13种常见的高危型HPV，检测高度病变的敏感性达88%～100%，阴性预测值高达99%，并且有高度的可重复性。近年来研究表明，HPV基因分型检测能对细胞学正常但HPV阳性的患者进行有效的分流，减少宫颈高级别上皮内瘤变的漏诊率。

3. 阴道镜检查

阴道镜是一种内窥镜，可在强光源下用放大镜或电子监视器直接观察宫颈、阴道和外阴上皮的病变，是早期诊断宫颈癌及CIN的重要辅助方式之一。当细胞学检查异常或临床可疑宫颈癌或CIN的患者，需行阴道镜检查，可进一步确定病变的部位、范围，并指导活检，有助于发现亚临床病灶，提高活检的阳性率和诊断的准确性。

4. 组织病理学检查

组织病理学检查也是CIN诊断的"金标准"。

（三）CIN的治疗

CIN是一组局限于宫颈上皮内但具有向宫颈浸润发展可能的病变，部分病变可自然消退回归为正常宫颈上皮；另一部分病变可进展为宫颈浸润癌，其转归与病变的程度和范围相关。

1. 低级别上皮内瘤变

大多数低级别上皮内瘤变（即CIN1）的患者不经治疗可以发生疾病的自然消退，仅有10%～15%的患者发生疾病的进展，故对于CIN1患者一般选择观察随访。

2. 高级别上皮内瘤变

有40%～70%的高级别上皮内瘤变（即CIN2～CIN3）的患者会发生疾病的进展，但发展的过程较缓慢。研究表明，从CIN2～CIN3进展为宫颈浸润癌，要经历数年甚至10余年的时间。因此，对CIN2～CIN3进行规范化的处理，能有效将疾病阻断在癌前阶段，大大降低宫颈浸润癌的发生率。

对CIN2～CIN3的治疗包括物理治疗（破坏性治疗）及手术治疗（切除治疗）。物理治疗包括电凝、冷冻、激光等。手术治疗包括LEEP术或宫颈冷刀锥切术等。相对于物理治疗而言，手术治疗能保留组织标本行病理检查，可发现治疗前未发现的宫颈微小浸润癌。对于年龄较大、无生育要求同时合并良性子宫肿瘤的患者，经宫颈锥切术后病理证实无浸润癌后，可行全子宫切除术。

（蓝春燕　黄　欣）

第二节 子宫内膜癌

子宫内膜癌是发生于子宫内膜的一种恶性肿瘤，也称为子宫体癌。在妇科恶性肿瘤中，子宫内膜癌占20%～30%，与宫颈癌、卵巢癌一起并列为最常见的三大妇科癌瘤。

一、流行病学

子宫内膜癌是常见的妇科恶性肿瘤之一。在美国子宫内膜癌在女性人群中的发病率在所有肿瘤中排第四位，占所有恶性肿瘤的7%，是发病率最高的生殖系统恶性肿瘤。据美国癌症协会统计，2018年新发病数约为63 000例，死亡约11 300例。2015年，我国子宫内膜癌发病率在女性人群所有肿瘤中排第八位，占所有肿瘤的3.79%，是仅次于宫颈癌的女性生殖系统恶性肿瘤。在中国，子宫内膜癌每年的新发病例数约为63 400例，死亡病例约21 800例。子宫内膜癌可发生于任何年龄，其发病的中位年龄为61岁；多数发生在50～59岁，40岁前约5%的妇女将发生子宫内膜癌，有20%～25%发生于绝经前。近年，随着生活水平的提高，肥胖人群增多，糖尿病、高血压患者增多，以及使用外源性雌激素的女性增多，子宫内膜癌的发病率呈上升趋势。

二、发病因素

子宫内膜癌的病因并不十分清楚。目前认为子宫内膜癌主要有如下两种发病机制。

1. 雌激素依赖型

子宫内膜长期受到无孕激素拮抗的雌激素刺激，经历单纯增生、复杂增生、不典型增生等癌前病变，逐渐发展成癌。这种类型大多为子宫内膜样腺癌，占子宫内膜癌的大多数（80%～90%）。常见的引起雌激素不规则增高的原因有不孕或少孕、月经初潮早或绝经延迟、无排卵性疾病（多囊卵巢综合征、无排卵性功血）、绝经后长期服用外源性雌激素、乳腺癌患者长期服用三苯氧胺等。肥胖、高血压、糖尿病也是此类子宫内膜癌的高危因素。

2. 非雌激素依赖型

此类子宫内膜癌的发生与雌激素刺激无明显相关性，来源于萎缩的子宫内膜。此类子宫内膜癌相对少见，其主要的病例类型包括浆液性乳头状癌、透明细胞癌等。多见于老年女性，肿瘤的恶性程度高，预后差，虽然其发病率仅占子宫内膜癌的10%～20%，但是其所致的死亡约为总体的40%。

三、病理

（一）大体病理

按肿瘤的生长方式，大体可分为两种类型。

（1）弥漫型：肿瘤沿子宫内膜广泛生长，可累及大部分甚至整个宫腔内膜，并突向宫腔。出现症状常较早，常伴有出血、坏死的症状，肌层浸润发生较晚。当肿瘤向下蔓延至宫颈管甚至宫颈外口时，与宫颈癌侵犯宫体常常难以鉴别。

（2）局限型：肿瘤在子宫内膜呈局限性生长，早期病灶小而表浅，呈菜花状或息肉状。肿瘤易向子宫肌层浸润，此类肿瘤出现症状较晚。

（二）镜下病理

子宫内膜癌主要分为以下几种病例类型。

1) *子宫内膜样腺癌* 该类型是最常见的一类子宫内膜癌，占总数的80%～90%，是一种雌激素依赖型内膜癌。根据肿瘤的结构及细胞核的异型性，可将此类肿瘤分为高、中、低分化（即G1、G2、G3），也是重要的预后因素。

在子宫内膜样腺癌中，约有25%合并有鳞癌成分。若在腺癌中见良性化生的鳞状上皮，称为腺角化癌或腺棘皮癌；若见到恶性的鳞状上皮，则为腺鳞癌；前者预后相对较好，后者预后相对较差。介于两者之间称为腺癌伴鳞状上皮不典型增生。

2) *浆液性腺癌* 其又称为浆液性乳头状腺癌，占内膜癌的1%～10%。其发病与雌激素无关，是一种恶性度很高的内膜癌亚型，易发生子宫深肌层浸润，腹腔及淋巴结转移也较常见，预后很差。即使无明显肌层浸润，也可能发生腹膜播散。

3) *透明细胞腺癌* 这是另一种少见的内膜癌亚型。组织学上与卵巢的透明细胞腺癌相似，占子宫内膜癌的1%～5%。此类肿瘤预后很差，5年生存率为33%～42%。

4) *黏液性腺癌* 这是一种分化好并有蜕膜样改变的内膜癌，占子宫内膜癌的1%～9%。此类肿瘤以分化好的腺体结构为主，预后较好，与同分期的内膜样腺癌预后相似。

5) *鳞状细胞癌* 原发于子宫内膜的鳞癌非常少见，约占子宫内膜癌的0.1%，其来源可能与内膜腺体鳞化有关，也可能直接来源于储备细胞。此病多发生于老年妇女，其预后差。

四、转移途径

多数子宫内膜样腺癌生长缓慢，由子宫内膜层逐渐浸润至子宫肌层直至外膜层，其转移途径以直接蔓延和淋巴转移为主，血道转移较少见，多见于晚期病例。部分特殊病理类型的子宫内膜癌，如浆液性乳头状癌、透明细胞癌，短期内即可发生子宫外转移。

1）直接蔓延　原发癌灶可直接蔓延扩散到邻近器官和组织，如直接侵犯宫颈、阔韧带、阴道、膀胱和直肠等，也可经输卵管或穿透子宫浆膜层而转移到盆腹腔内。

2）淋巴转移　这是子宫内膜癌主要的转移途径。子宫底部的肿瘤可经由阔韧带上部沿着骨盆漏斗韧带到达腹主动脉旁淋巴结，子宫角处的肿瘤可沿圆韧带转移到腹股沟淋巴结，子宫下段肿瘤可类似宫颈癌经宫旁淋巴结向盆腔淋巴结扩散，子宫后下方肿瘤可经宫骶韧带达到直肠旁及骶前淋巴结，子宫前壁肿瘤可经子宫前方淋巴管转移到阴道前壁。

3）血道转移　晚期患者可经血道转移至全身多个器官，常见的部位有肺、肝、骨等。

五、临床表现

（一）临床症状

子宫内膜癌患者早期可无明显症状，随着病情进展，可出现异常阴道流血、阴道排液、下腹疼痛等症状。

1. 异常阴道流血

阴道流血是子宫内膜癌最主要的临床症状，80%以上患者以此主诉就诊。绝经患者表现为绝经以后出血，生育年龄妇女则可表现为经期紊乱、经期延长、经量增多等，严重者可能出现大出血。

2. 阴道异常排液

约1/4患者以此主诉就诊。主要表现为阴道排水样或血性分泌物，合并感染时可出现脓性分泌物并伴有异味。此症状多见于绝经后患者，而在绝经前患者中此症状较少见。

3. 下腹疼痛

早期患者无此症状。随着病情进展，肿瘤堵塞宫颈内口，引起宫腔感染、积脓，可出现下腹胀痛或阵发性疼痛；也可由于肿瘤增长，子宫明显增大，浸润周围组织或压迫盆腔神经丛引起下肢或腰骶部疼痛。

4. 全身性及转移癌表现

晚期患者可出现消瘦、贫血、恶病质等症状。转移瘤可引起转移部位受损的相应症状，如转移至肺、肝、脑、骨时，出现相应的如咳嗽、咯血、肝区疼痛、头痛、骨痛、骨折等症状。

（二）体征

早期子宫内膜癌可无明显体征。随着肿瘤不断增大，妇科检查可发现子宫异常增大，多为轻至中度的增大；若合并宫腔积脓，可有明显的触痛。晚期肿瘤可突破子宫浆膜层，可导致子宫不规则，或在子宫表面形成肿块；浸润周围组织时，子宫活动受限，且可在宫旁扪及与子宫相连的包块。

六、诊断与鉴别诊断

子宫内膜癌的确诊需有组织病理学诊断。对于有可疑症状的患者，尤其是绝经后出现阴道流血的患者，应及时进行以下相应检查。

1. 超声检查

超声检查方便、无创、费用低，对于可疑内膜癌患者，可作为最常使用的检查手段之一。尤其是经阴道彩超，可了解子宫大小、宫腔形状、宫腔内有无赘生物、内膜厚度、肌层有无浸润等，为进一步诊断和治疗提供重要依据。早期的子宫内膜癌声像图可无明显异常。若病变进一步发展，子宫内膜可见明显增厚，宫腔内出现不规则团块，宫腔线消失；肌层内可见不规则回声，血流信号混杂等。

2. 分段诊刮

分段诊刮是诊断子宫内膜癌最常用、最有价值的检查。操作时，应先刮取宫颈管内的组织，再用探针探测宫腔，以免将宫腔内癌组织带到宫颈管部。若技术允许，应将宫底部、两侧宫角、子宫前后壁各处组织分瓶送检。在通常情况下，分段刮宫准确率为85%~95%。

3. 宫腔镜检查

宫腔镜可直接窥视宫腔和宫颈管。对早期微小病灶，在直视下准确活检，可弥补分段诊刮时的漏诊，其诊断准确为99.5%。凡临床高度怀疑子宫内膜癌而分段刮宫阴性者，可采用宫腔镜检查，以便及时明确诊断。

进行宫腔镜检查时，有可能导致宫腔内的癌细胞经输卵管流入腹腔或经血管扩散。因此，故对已明确诊断为子宫内膜癌者，不应再做宫腔镜检查；对高度可疑者，应用黏度大的中分子右旋糖苷作为膨宫液并控制膨宫压力，尽量缩短检查时间，以减少癌细胞随膨宫液扩散的可能性。诊断明确后，应尽早手术并在术中充分冲洗腹腔。

4. MRI、CT 及 PET/CT 检查

子宫内膜癌确诊后应进一步评估肿瘤的局部浸润情况及远处转移情况。首选的影像学检查方法为 MRI，其能较准确地分辨宫颈与宫体、宫内膜与肌层，对于评估肿瘤是否累及宫颈、宫肌层浸润深度及淋巴结转移情况优于 CT 及 PET/CT。应注意，影像学检查仅用于术前评估肿瘤情况和术后监测治疗效果，肿瘤的最终分期是手术后的病理分期。

5. 肿瘤标志物

CA125 是子宫内膜癌常见的肿瘤标志物，中晚期患者可出现血清 CA125 升高。但其特异性较差。HE4 的特异性较 CA125 高，与 CA125 联合检查有助于子宫内膜癌的诊断、肿瘤的评估、治疗效果的评估及随访监测。

6. 分期

子宫内膜癌诊断后，均应行手术病理分期。2009 年 FIGO 的临床分期标准如下。

Ⅰ期：肿瘤局限于子宫体。

Ⅰa 期：肿瘤侵犯子宫肌层<1/2。

Ⅰb 期：肿瘤侵犯子宫肌层≥1/2。

Ⅱ期：肿瘤侵犯宫颈间质，但无子宫外蔓延。

Ⅲ期：肿瘤局部和（或）区域扩散。

Ⅲa 期：肿瘤侵犯子宫浆膜和（或）附件。

Ⅲb 期：阴道和（或）宫旁受累。

Ⅲc 期：盆腔和（或）腹主动脉旁淋巴结转移。

Ⅲc1 期：盆腔淋巴结转移。

Ⅲc2 期：腹主动脉旁淋巴结转移。

Ⅳ期：肿瘤侵及膀胱和（或）直肠黏膜，和（或）远处转移。

Ⅳa 期：癌侵犯膀胱和（或）直肠黏膜。

Ⅳb 期：远处转移，包括腹腔内脏器和（或）腹股沟淋巴结转移。

7. 鉴别诊断

子宫内膜的组织病理学检查为诊断子宫内膜癌的依据。如能及时、准确地做诊断性刮宫或宫腔镜检查，诊断多无困难。临床上此病易与以下疾病相混淆，应予鉴别。

1）子宫内膜不典型增生　多数子宫内膜癌由子宫内膜不典型增生发展而来，早期子宫内膜癌的临床症状与子宫内膜不典型增生非常相似，但后者发病年龄较年轻，确诊有赖于取子宫内膜做病理检查。

2）宫颈癌　子宫内膜癌累及宫颈，使宫颈变硬、变粗，此时与原发性宫颈癌极难鉴别。可根据患者的年龄、病理类型、HPV 病毒感染情况、子宫大小等因素综合考虑鉴别，通常子宫内膜癌发病年龄较大、病理类型为子宫内膜样腺癌、HPV 感染相对较少、子宫可呈均匀性增大。

3）围绝经期功血　以月经紊乱、经量增多、经期延长及不规则阴道流血为主要表现，与子宫内膜癌症状相似，妇科检查常无异常发现，经阴道彩超可帮助鉴别，必要时行分段诊刮取组织送病理检查以确诊。

4）子宫黏膜下肌瘤　常常出现经量增多、经期延长等症状，经阴道彩超常可鉴别诊断，若彩超诊断困难，可行分段诊刮或宫腔镜检查。

七、治疗

子宫内膜癌的治疗手段有手术、放疗、化疗、激素治疗等。早期患者以手术治疗为主，行手术-病理分期，根据分期及复发危险因素的情况，选择合适的辅助治疗；晚期患者则需采用手术、放疗、化疗、激素治疗等综合治疗。

（一）手术治疗

手术是早期子宫内膜癌首选的治疗方式。子宫内膜癌的分期是手术-病理分期，只有经过手术，才能真正地确定其分期。同时，手术切除了病变的子宫和其他可能存在的转移灶，达到治疗目的。

术中应首先全面探查盆腹腔，对可疑病变取样，送冰冻病理检查，并留腹水或腹腔冲洗液术后送细胞学检查。依据肿瘤的临床分期、病理类型、细胞分化程度及患者的具体情况制订个体化的手术方式。

对于临床诊断为Ⅰ期的子宫内膜样癌（预计肿瘤局限于宫体），应行全子宫双附件切除术。切除子宫后，当即剖视标本，具有以下情况之一者，应行盆腔及腹主动脉旁淋巴结清扫或取样：① 低分化（G3）；② 肌层浸润深度≥1/2；③ 肿瘤累及宫腔面积超过 50% 或有宫体下段受累。对于子宫内膜的浆液性乳头状癌、透明细胞癌，其很早就有淋巴结转移和盆腹腔播散转移的风险，即使是临床Ⅰ期，除切除子宫及双附件外，也应清扫腹膜后淋巴结并切除大网膜。

对于可疑有宫颈受累的患者，可考虑行盆腔 MRI 或者宫颈活检以进一步明确。对于临床Ⅱ期的患者，应行广泛子宫切除及双附件切除，同时行盆腔及腹主动脉旁淋巴结切除。Ⅲ期以上的患者，还应切除大网膜，行全面分期术或肿瘤细胞减灭术。对于有远处转移的晚期患者，在全身治疗的基础上，可考虑行姑息性全子宫双附件切除。

（二）放射治疗

放射治疗是子宫内膜癌最重要的治疗方式之一，其对于消灭肿瘤病灶、预防局部复发有明确效果。

1. 单纯放疗

对于不能耐受手术的患者或病情晚期估计无法手术切除者，可以行单纯放射治疗。对于Ⅰ期G1（高分化）的患者，可选用单纯腔内照射，其他各期患者均应行腔内治疗联合体外照射。

2. 手术联合放疗

1）术前放疗　对于Ⅲ期及以上的肿瘤较大的患者，术前放疗可缩小肿瘤病灶，提高切除干净的可能，减小手术风险。目前术前放疗已很少使用。

2）术后放疗　对于早期患者，在手术后是否行辅助放疗应综合多个因素考虑。有以下危险因素者，可考虑行术后辅助放疗：① 高龄，年龄＞60岁；② 低分化；③ 淋巴血管间隙可见癌栓；④ 肿瘤直径＞2cm；⑤ 子宫深肌层受累；⑥ 宫体下段受累。对于Ⅱ期及以上的患者，均应考虑予放疗。对于Ⅰ、Ⅱ期的早期患者，阴道腔内放疗的局部控制效果好，且副作用小，术后放疗可以以阴道腔内放疗为主；Ⅲ期及Ⅳ期患者应以适型调强放疗为主。

（三）药物治疗

1. 孕激素治疗

孕激素主要用于渴望保留生育功能的Ⅰa期患者、晚期或复发性患者。使用时应遵循高效、大量、长期的原则。常用的药物为每日口服甲羟孕酮200～400mg或乙酸孕酮500mg，每周肌注2次，应至少口服12周。长期使用孕激素可有水钠潴留、水肿及药物性肝损伤等副作用。

2. 抗雌激素药物治疗

抗雌激素药物的适应证与孕激素药物相同。三苯氧胺为三苯乙烯属物质，是一种非甾体类激素，与雌激素竞争受体，发挥抗雌激素作用，同时有弱雌激素作用，并可提高孕激素受体水平，刺激肿瘤细胞内孕激素受体的合成，从而协同孕激素的抗癌效果，提高孕激素治疗的敏感性和长期有效性。其副作用有潮热、大汗、易怒等类绝经期综合征表现。

3. 化疗药物治疗

子宫内膜癌的化疗近年来已被重视。化疗是晚期或复发性子宫内膜癌重要的治疗措施之一；但对于Ⅰ、Ⅱ期的早期子宫内膜癌患者，治疗应以手术及放疗为主。对于特殊病理类型的子宫内膜癌，如浆液性癌、透明细胞癌等，即使是早期，术后也应行化疗。

常用抗癌药物有铂类、紫杉醇、阿霉素、5-氟尿嘧啶、环磷酰胺、放线菌素口等，可单独应用，也可联合应用，或是与孕激素合并使用。给药途径除常规全身化疗外，也可根据肿瘤的部位采用介入化疗、腹腔化疗等。

八、预后

子宫内膜癌的预后相对较好，总体的5年生存率为60%～70%。子宫内膜癌的预后主要受以下几方面因素决定：① 临床分期，分期越晚，预后越差；② 分化程度，肿瘤的分化越差，预后越差；③ 病理类型，子宫内膜样癌、黏液性癌预后较好，浆液性癌、透明细胞癌等预后差；④ 年龄，年龄越大，预后越差。

九、预防

子宫内膜癌目前尚未有有效的筛查方案，目前能采取的措施包括以下几方面：做好防癌宣传，普及防癌知识，定期妇科检查；对有遗传危险因素的人群密切监测；正确使用雌激素替代治疗；服用他莫昔芬的乳腺癌患者密切监测子宫内膜情况；重视围绝经期不规则阴道流血及绝经后阴道流血患者的诊治。

（李俊东　梁立治）

第三节　卵巢恶性肿瘤

卵巢恶性肿瘤（ovarian carcinoma）占女性常见恶性肿瘤的2.4%～5.5%。其发病率在女性生殖道恶性肿瘤中居第二或第三，次于宫颈癌和子宫内膜癌，但死亡率居妇科恶性肿瘤之首。其组织学类型繁杂，早期诊断困难，总的5年生存率为30%～40%，是妇科肿瘤领域的研究热点和难点。

一、解剖

卵巢是女性性腺器官，能产生卵细胞和分泌女性性激素。在成年妇女，卵巢大小约4cm×3cm×1cm，扁椭圆形，实质性。两个卵巢分别位于子宫两侧的后下方，以卵巢系膜连接于阔韧带后叶，以卵巢固有韧带与子宫相连，并以骨盆漏斗韧带连于骨盆腔，卵巢的血管和神经走行于骨盆漏斗韧带内。卵巢表面无腹膜，覆盖单层立方上皮，其下为卵巢白膜组织，内为卵巢皮质，含大量始基卵泡，中心为髓质，无卵泡，含血管、神经、淋巴管等。

二、流行病学

卵巢恶性肿瘤的发病率呈一定的上升趋势，而死亡率近30年来变化不大。卵巢癌发病率以北美和北欧国家最高，而非洲国家和一些亚洲国家（如中国）较低。不同国家之间年龄标化发病率可相差数倍，而死亡率差别不大。根据Global Cancer Statistics 2018资料，世界范围内卵巢癌每年新发病例数为295 414，在女性恶性肿瘤中排第8位；其年龄标化发病率为6.6/10万妇女，年龄标化死亡率为3.9/10万妇女。美国国立癌症研究所（National Cancer Institution，NCI）统计（Rebecca et al.，2018）结果显示，2018年美国估计卵巢癌新发病例22 240，死亡病例数约14 070，死亡率在女性恶性肿瘤中排第5位。最新的美国统计数据显示，上皮性卵巢癌、卵巢性索间质肿瘤和生殖细胞肿瘤的5年生存率分别为47%、88%和94%（Torre et al.，2018）。

中国肿瘤登记中心的资料显示，2014年全国肿瘤登记地区卵巢癌的发病率为7.69/10万，中国人口标化的发病率为5.55/10万，世界人口标化的发病率为5.29/10万，同期卵巢癌的死亡率为2.17/10万。城市地区卵巢癌的发病率和死亡率均高于农村地区。在0~75岁女性中，随着年龄的增长，卵巢癌的发病率和死亡率均呈上升趋势。最新资料显示，2015年我国的估计新发卵巢癌病例数约5.21万例，死亡病例数约2.25万例，死亡率居妇科恶性肿瘤的首位。

三、病因及危险因素

卵巢恶性肿瘤的病因不明，以下因素可能与发病有关。

1）生殖的影响　不育或妊娠次数少，以及使用促排卵药物等可使卵巢癌发生的危险增加。而足月妊娠对卵巢癌的发病有明确保护作用。一些研究还发现，不完全妊娠的次数增加也可降低卵巢癌发生的危险性，这可能与排卵次数减少有关。

2）月经的影响　绝经年龄晚轻度增加患卵巢癌的危险，但影响似乎不大。大多数研究没有发现月经初潮早是危险因素，虽然有研究认为这是一个比较弱的危险因子。

3）外源性激素的作用　长期口服避孕药可降低卵巢癌发病危险，风险降低的程度与药物使用时间呈正相关。相反，绝经后的激素替代治疗可能增加发病危险。

4）饮食因素　高动物脂肪饮食可增加卵巢癌患病危险，而维生素、纤维素、水果和蔬菜可能降低危险性。

5）遗传因素　大部分卵巢癌是散发性的，有5%~10%的患者属于遗传性乳腺癌卵巢癌综合征（hereditary breast and ovarian cancer syndrome，HBOC）。这些患者多携带BRCA基因（breast cancer susceptibility gene）的突变。流行病学资料显示，无BRCA基因突变的女性一生中患卵巢癌的概率为1%~2%，而有BRCA1突变的女性一生的患病风险为21%~51%，有BRCA2突变的女性一生的患病风险为11%~17%。因此，有必要对高危人群进行BRCA基因的检测。高危人群包括：近亲有人患乳腺癌、卵巢癌或其他相关癌症；绝经前患乳腺癌；同时患多个相关的肿瘤，如乳腺癌、卵巢癌；家族中有男性乳腺癌；有德裔犹太人血统等。HBOC家系的妇女患卵巢癌的概率高达20%，并随着年龄的增长患病危险增加。

四、病理类型

1. 卵巢上皮性癌

卵巢上皮性癌最为常见，占卵巢恶性肿瘤的85%~90%，多见于中老年妇女，发病高峰年龄在50~60岁。传统观念认为，上皮性卵巢癌来自卵巢表面及从表面上皮内陷到卵巢内的腺管和囊肿的上皮（包涵体）。近年出现上皮性卵巢癌的二元模型和卵巢外盆腔器官起源模型的学说，将上皮性卵巢癌分为Ⅰ型和Ⅱ型，Ⅰ型为低级别（高分化）癌，存在从良性到交界性逐步发展的过程，临床多见早期病例。Ⅱ型为高级别（低分化）癌，没有癌前病变期，突然发生，生长迅速，晚期病例多。二元模型的分子生物学特征也不相同，如Ⅰ型癌的KRAS、BRAF、PIK3CA基因突变多见，p53突变少见，而Ⅱ型癌的这些基因突变很少见，p53基因突变常见（大于80%）。此外，有大量研究证据发现，盆腔高级别浆液性癌起源于输卵管伞端上皮。然而，目前尚无解释全部卵巢癌起源的模型。

1）浆液性癌　是最常见的上皮性卵巢癌，50%为双侧卵巢同时发生，易出现腹盆腔播散，可伴大量腹水。肿瘤切面为囊实性，囊内液为浆液性，囊内壁常有多个质脆的乳头或实性结节，半数以上可见外生乳头。根据组织学特征可分为高级别浆液性癌及低级别浆液性癌。高级别浆液性癌约占浆液性癌的90%，核异型性显著，核分裂易见（＞12/10HPF），乳头宽大，分支稠密，有明显间质浸润，坏死多见，罕见伴发交界性病变；免疫组化P53过表达，Ki-67中或高表达，P16弥漫阳性。低级别浆液性癌约占浆液性癌的10%，多为微乳头状，坏死少见，伴发交界性病变常见；免疫组化P53散在或局灶表达，Ki-67低表达，P16阴性或局灶阳性。

2）黏液性癌　较浆液性癌少见，属于Ⅰ型，双侧卵巢同时发生率为10%~20%。大部分肿瘤为多房，实性或部分囊性，囊内含胶状黏液，很少外生性乳头，实质区结构致密。镜下多可见明显腺样结构，上皮乳头分支细密，有腺体共壁，细胞核异型性较明显，间质有浸润。分化差者腺样结构不明显，不典型核分裂增多，细胞产生的黏液很少。

3）子宫内膜样癌　我国较少见，双侧卵巢受累的发生率为30%左右。肿瘤多为实性，切面灰白色，质脆，囊性者内有大片乳头状物，约1/5的病例合并子宫内膜癌。镜下组织学与子宫内膜腺癌相似，但其乳头短宽，间质成分较多，少或缺乏腺体背靠背特征。

4）透明细胞癌　来源于米勒管，少见。肿瘤多为单侧性，可呈实性或囊实性，分叶状，可有大小不等的囊腔。镜下可有三种肿瘤细胞：透明细胞、鞋钉样细胞和嗜酸性粒细胞。瘤细胞呈巢状、乳头状和腺管状排列，可见钙盐沉着。可合并子宫内膜异位症。

5）恶性Brenner瘤和移行细胞癌　均属纤维上皮癌。两种病例均较少见，多发于中老年妇女。肿瘤为囊实性或实性。恶性Brenner瘤镜下表现为良性或交界性，Brenner瘤结构浸润间质，常合并钙化。移行细胞癌组织学类似膀胱移行细胞癌，不具有良性、交界性的区域，可存腺癌、鳞癌成分。

2. 卵巢性索间质肿瘤

卵巢性索间质肿瘤包括由性索间质来源的颗粒细胞、泡膜细胞、成纤维细胞和支持间质细胞发生的肿瘤。许多性索间质肿瘤能分泌类固醇，因而产生内分泌症状。以颗粒细胞瘤和泡膜细胞瘤多见，此两种肿瘤常混合存在，可分泌雌激素。肿瘤为实性，多为单侧，切面灰白或间黄色。镜下颗粒细胞瘤细胞为圆形或角形，排列成巢、卵泡样或弥漫成片。泡膜细胞瘤的细胞常呈卵圆形或梭形，排列成交织束，细胞质富含脂质。颗粒细胞瘤应视为潜在恶性，其复发较晚，主要在腹腔内播散，很少远处转移。泡膜细胞瘤恶性者少，多发生在50岁以上妇女。二者预后均较好。

3. 卵巢恶性生殖细胞肿瘤

好发于年轻人，约占卵巢恶性肿瘤的6%。肿瘤来源于原始性腺中的生殖细胞，恶性程度多较高，易发生转移。目前已有对此类肿瘤敏感的化疗方案，使其预后明显改善。

1）胚胎性癌　高度恶性，常合并其他生殖细胞肿瘤，血清甲胎蛋白（AFP）和人绒毛膜促性腺激素（HCG）均可明显增高。肿瘤体积较大，有包膜，出血坏死常见。镜下见较原始的多角细胞构成的实性片块、条索和细胞巢，异型性明显，核分裂多见，核呈空泡状，细胞内外可见糖原染色（PAS）阳性的玻璃样点滴。

2）内胚窦瘤（卵黄囊瘤）　恶性度很高，生长极快，转移率高，血清AFP阳性，HCG阴性。肿瘤细胞多可排列成网状和铁丝圈样、内胚窦样（Schiller-Duval小体）及腺体结构等，胚胎性癌无此结构，细胞内外亦可见PAS阳性点滴。

3）未成熟畸胎瘤　发生率次于或近似于内胚窦瘤。肿瘤多为单侧性巨大肿物，切面囊实性，多彩状。组织成分复杂，未分化的胚胎组织大多为神经上皮，尚有三个胚层来源的其他组织，如胶质、软骨等。这类肿瘤复发和转移率高，但复发肿瘤可向成熟转化，其规律性酷似正常胚胎的生长和发育。复发越晚，瘤组织向成熟转化程度越高，这种向成熟发展的过程需要一定的时间。

4）无性细胞瘤　这是国外资料中最常见的卵巢恶性生殖细胞肿瘤，国内报告较未成熟畸胎瘤少见。单侧性多，双侧占10%~20%；实性，表面光滑，分叶状，切面粉红至棕褐色。镜下见瘤细胞为圆形或多角形，核空泡状，居中，核仁大而嗜酸，细胞质富含糖原。

4. 卵巢转移性肿瘤

卵巢有丰富的淋巴和血运，是一个容易生长转移瘤的器官。一些原发于消化道或乳腺的肿瘤常首先转移到卵巢。来源于生殖器官以外的卵巢转移瘤一般多保持卵巢原形，呈肾形或椭圆形，表面光滑，包膜完整，切面实性胶样，多为双侧性。镜下的组织形态多种多样，可为一般的腺癌、黏液腺癌等。最具特征的是印戒细胞癌，或称Krukenberg's瘤，表现为结缔组织中多少不等的黏液细胞，细胞小圆形或不规则形，细胞质黏液含量多时将胞核挤向一侧，为典型的印戒细胞。卵巢转移癌患者一般较年轻，多见于绝经前，预后差，5年生存率仅10%左右。

五、转移途径

1）盆腹腔种植播散　为卵巢恶性肿瘤转移的特征及主要方式。卵巢肿瘤细胞脱落随腹腔液在腹膜腔内播散，常见的种植部位有直肠前及直肠旁、膀胱腹膜反折、盆腹膜、子宫表面、阑尾、结肠旁、小肠表面、大小网膜、膈肌下及肝表面等。这种种植可较浅表，仅侵犯腹膜表面或器官表面，也可深在侵犯至腹膜后组织、肠管肌层甚至黏膜层，以及浸润实质器官。肠表面的广泛种植可引起癌性肠粘连，患者常死于转移灶引起的肠梗阻。

2）淋巴道转移　卵巢恶性肿瘤主要向腹主动脉旁淋巴结和盆腔淋巴结转移，晚期患者也可出现腹股沟淋巴结、纵隔和（或）锁骨上淋巴结的转移。中山大学肿瘤防治中心的研究发现，无论是初治还是复发的上皮性卵巢癌，与腹膜播散转移相比，仅有淋巴结转移的患者预后较好（涂画等，2012）。

3）血道转移　少见。常见转移部位为肝、脾、肺和骨等。卵巢癌多在反复复发时才出现血道转移。

六、临床表现

1. 症状

早期通常无症状，或仅有轻度非特异性的症状，如食欲缺乏、腹胀、腹痛和消瘦等。患者最多见的主诉是腹胀不适，易误认为消化不良。腹胀可因盆块使盆腔内压增加，或腹水、腹块使腹内压增加所致。一般无腹痛或仅有隐痛；当肿瘤发生扭转、破裂、出血和感染时，可出现较明显的腹痛。腹腔内有转移播散的患者可能出现肠梗阻的症状。肿瘤压迫或侵犯局部神经时，可引起腰痛、下肢疼痛。压迫或侵犯髂血管时，可引起下肢水肿。此外，一些患者可有不规则阴道流血，多为具有分泌雌激素功能的颗粒细胞瘤和泡膜细胞瘤的症状。晚期患者可出现消瘦、贫血、发热等全身症状。

2. 体征

1）腹盆腔肿块　卵巢肿瘤位于盆腔时，妇检扪及肿物在子宫一侧或双侧，肿物增大时可进入腹腔。恶性肿瘤表面可呈结节状，实性或囊实性，若侵犯周围组织，则肿物固定。晚期病例常可在子宫直肠窝扪及融合的质硬结节。

2）腹水征　少量腹水时腹部叩诊呈移动性浊音阳性。大量腹水时整个腹部膨隆呈蛙腹状，叩诊浊音。卵巢恶性肿瘤的腹水多为血性。淡红色，细胞学检查可找到癌细胞。

3）第二性征异常　这是卵巢肿瘤分泌性激素的表现，如青春期前性早熟或男性化、绝经期阴道流血、生育期闭经、月经不规则等。

4）远处转移征　如锁骨上淋巴结肿大、胸水、肝脾肿大等。出现胸水时，如果在胸水中找到恶性肿瘤细胞，则可诊断为ⅣA期，应注意与卵巢良性肿瘤的麦格氏征鉴别。

七、诊断与鉴别诊断

（一）诊断

卵巢恶性肿瘤，特别是早期阶段，无特异性症状，目前尚缺乏特异性和敏感性均较高的筛查和诊断方法。因此，多数患者诊断时已是中晚期。通过年龄、病史、体格检查，并结合应用以下一些辅助检查手段，有助于提高诊断率。

1. 影像学检查

1）X线检查　胸片检查可帮助发现胸水。腹平片可见囊性畸胎瘤内钙化灶。胃肠钡餐和钡灌肠检查有助于排除胃肠道的原发肿瘤，并了解胃肠道有无受侵。泌尿系造影检查可发现膀胱和输尿管受压或被侵犯的情况。

2）超声波检查　可发现妇检时不能扪及的卵巢小肿块。能分辨出肿瘤的囊实性及囊内有无乳头，这有助于判断肿瘤的良恶性。能探及腹水及较大的腹盆腔内病灶，特别对肝、脾和肾等实质性器官转移灶的诊断很有帮助。经阴道超声检查分辨率高，阴道探头距盆腔器官近，能更清楚观察卵巢的大小和形态。彩色多普勒超声检查可以了解肿瘤的血供情况，有助于鉴别诊断。

3）CT和MRI检查　能检出B超难以发现的小病灶，且分辨率高，故准确性高。此外，CT和MRI检查能清楚显示肿瘤与周围组织器官的关系、腹膜后淋巴结情况，以及肝脾等实质器官有无转移，对肿瘤的诊断、分期有较大的帮助。

4）PET/CT　是目前最先进的影像学检查手段。显像剂常用 ^{18}F 标记的脱氧葡萄糖（^{18}F-FDG），其半衰期相对较长，可反映组织的糖代谢情况。肿瘤组织对 ^{18}F-FDG 有较强的代谢作用，恶性肿瘤摄取 FDG 远高于正常组织和良性肿瘤，对肿瘤良恶性的鉴别诊断很有帮助。一般临床影像学检出肿瘤病灶大小的阈值是 $1cm^3$（相当于 10^9 个细胞），PET有可能发现更小的病灶，对于复发癌的诊断也很有价值。

2. 肿瘤标志物检测

卵巢肿瘤种类繁多，并非每一种肿瘤均有相应的标志物，目前已知的肿瘤标志物的特异性均不高，必须结合其他检查结果才能做出诊断。动态监测异常肿瘤标志物的变化情况，可以作为治疗后病情监测的指标之一。

1）甲胎蛋白（AFP） 在卵巢恶性生殖细胞肿瘤，如内胚窦瘤和胚胎癌可出现 AFP 水平升高，但应排除原发性肝癌、肝炎和妊娠等情况。

2）绒毛膜促性腺激素 β 亚单位（β-HCG） β-HCG 是带有绒癌成分的卵巢生殖细胞肿瘤（如胚胎癌和原发性绒癌）的敏感的肿瘤标志物。

3）CA125 CA125 是上皮性卵巢癌的相关抗原，82%~94% 的上皮性卵巢癌可出现 CA125 异常增高。其他米勒管衍生物的良性肿瘤、子宫内膜异位症、腹膜炎症等也可出现阳性结果。故 CA125 的特异性不高，但敏感性高，是目前临床上应用最广的卵巢癌标志物。

4）HE4（human epididymis secretory protein 4） HE4 基因最早由 Kirchhoff 等在人附睾上皮细胞中发现。检测血清 HE4 用于诊断卵巢恶性肿瘤，其敏感度与血清 CA125 检测相当，而特异度更高，卵巢良性病变患者血清 HE4 很少升高。并且，一些研究发现，HE4 用于卵巢癌的早期诊断比 CA125 更敏感。

此外，性索间质肿瘤和一些上皮性卵巢肿瘤的血清雌二醇和孕酮水平可增高。一些生殖细胞肿瘤和上皮性肿瘤的癌胚抗原（CEA）升高。CA199 检测对黏液性癌和透明细胞癌有较高的敏感性，这些标志物可作为诊断的参考。

3. 细胞学检查

细胞学检查主要是进行腹水或胸水细胞学检查。卵巢癌腹水为渗出液，多可找到腺癌细胞，该检查可帮助提高卵巢癌的术前诊断率；但应注意组织病理学检查才是确诊卵巢癌的依据。腹水和胸水的细胞学检查有助于准确临床分期。

4. 手术探查

手术探查包括腹腔镜检查和剖腹探查。当体检或 B 超检查发现盆腔可疑小肿块，或血清 CA125 水平升高，或大量腹水难以与结核、肝硬化等鉴别时，可通过腹腔镜检查和镜下活检病理确诊。必要时剖腹探查，有助于卵巢癌早期诊断，也有助于鉴别卵巢的原发癌与转移癌，以及准确地全面分期。

5. 其他方法

随着分子生物学的发展和人类基因组学的重大突破，越来越多的分子生物技术被应用于卵巢癌的诊断中，如基因芯片技术、蛋白组学技术及组织芯片技术等。然而，这些诊断技术尚未能应用于临床，有待于进一步研究。

（二）鉴别诊断

卵巢恶性肿瘤缺乏特异性表现，易与一些疾病混淆。

1. 卵巢良性肿瘤

良性肿瘤病程较长，多为单侧，呈膨胀性生长，肿物表面光滑，大多数为囊性，囊壁薄，无腹水。肿瘤标志物多正常。确诊需手术切除肿瘤进行病理检查。

2. 盆腔炎性包块

盆腔炎性包块包括卵巢脓肿、盆腔脓肿和输卵管积脓等。患者多有发热和下腹痛病史，肿块固定，结节感，与周围组织粘连，边界欠清。血清 CA125 值正常或稍高。抗炎治疗后症状好转，肿物可能缩小或消失，确诊也需要手术探查及病理检查。

3. 腹腔结核

腹腔结核可出现腹块或盆块，多伴有腹水、消瘦、低热等。检查腹部有特征性的柔韧感，腹水细胞学检查和抗酸菌检查有助于诊断，必要时行腹腔镜检查或剖腹探查，术中即使见到典型的结核病变，仍需行冰冻病理检查。

4. 子宫内膜异位症

子宫内膜异位症常累及卵巢，易在子宫直肠窝种植，并随月经周期反复出血机化，病灶不断增大、变硬，与周围组织粘连，可形成与卵巢癌非常相似的病灶。这些患者多较年轻，有或无痛经史。血清 CA125 值也可增高，一般不超过 100U/mL。可通过腹腔镜检查或剖腹探查手术确诊。

5. 转移性卵巢肿瘤

卵巢转移瘤多为双侧性，可伴有原发肿瘤的临床表现，如消化道症状、乳腺肿物等。通过体格检查、胃肠镜检查、乳腺 B 超检查等可以进行初步的鉴别诊断，确诊仍需手术切除和组织病理学检查。

八、临床手术病理分期

对卵巢恶性肿瘤，临床上一直采用国际妇产科联盟（Federation of international gynecology and obstetrics，FIGO）1988 年的手术和病理分期（表 18.3）。2013 年，经过国际上多个妇科肿瘤学术团体组织的讨论评估，FIGO 发布了修订后的新分期（表 18.4），适用于原发于卵巢、输卵管和腹膜的恶性肿瘤。新分期中主要的改变包括：将 IC 期细分为 IC1（手术导致肿瘤破裂）、IC2（手术前肿瘤自发破裂或卵巢、输卵管表面有肿瘤）和 IC3（腹水细胞学阳性）；删除了 IIC 期；最大的改变是对 IIIA

和ⅢC期的修改。由于大量证据表明，如果卵巢癌患者只有腹膜后淋巴结转移，其预后明显比有腹腔内播散的患者的预后好，故新分期中将仅有腹膜后淋巴结转移但无腹腔内播散的情况定义为ⅢA1期，并根据淋巴结转移灶的大小将ⅢA1期又分为ⅢA1（i）和ⅢA1（ii）；对Ⅳ期也分出亚分期，将胸腔积液中找到癌细胞的情况单列为ⅣA期，以有别于预后更差的脏器实质转移（ⅣB期）。虽然仍然存在一些问题和争议，但显然修订后的新分期更好地反映了卵巢癌发展的不同阶段，以及与预后的相关性。

表 18.3　FIGO（1988）原发性卵巢恶性肿瘤的手术病理分期

Ⅰ期　肿瘤局限于卵巢
Ⅰa 肿瘤局限于一侧卵巢，包膜完整，表面无肿瘤；腹水或腹腔冲洗液未找到恶性细胞
Ⅰb 肿瘤局限于双侧卵巢，包膜完整，表面无肿瘤；腹水或腹腔冲洗液未找到恶性细胞
Ⅰc 肿瘤局限于一侧或双侧卵巢，并伴有下述任何一项：包膜破裂；卵巢表面有肿瘤；腹水或腹腔冲洗液中找到恶性细胞
Ⅱ期　肿瘤累及一侧或双侧卵巢，伴盆腔转移
Ⅱa 病变扩展或转移至子宫和（或）输卵管；腹水或腹腔冲洗液未找到恶性细胞
Ⅱb 病变扩展至其他盆腔器官；腹水或腹腔冲洗液未找到恶性细胞
Ⅱc Ⅱa或Ⅱb期病变，腹水或腹腔冲洗液中找到恶性细胞
Ⅲ期　肿瘤累及一侧或双侧卵巢，并有显微镜下证实的盆腔外腹腔转移，和（或）区域淋巴结转移
Ⅲa 显微镜下证实的盆腔外腹腔转移
Ⅲb 盆腔外腹腔转移灶最大径线≤2cm
Ⅲc 盆腔外腹腔转移灶最大径线＞2cm，和（或）区域淋巴结转移
Ⅳ期　腹腔外的远处转移
注：如细胞学阳性，应注明是腹水还是腹腔冲洗液；如包膜破裂，应注明是自然破裂还是手术操作时破裂；肝包膜转移为Ⅲ期，肝实质转移为Ⅳ期；胸腔渗出液必须有恶性细胞才能分为Ⅳ期

对卵巢恶性肿瘤也可以采用UICC的TNM分期，这个分期系统同样适用于输卵管癌和原发性腹膜癌。两个分期系统的对比见表18.4。

表 18.4　FIGO（2013）和UICC（第8版）卵巢癌、输卵管癌、腹膜癌手术-病理分期

Ⅰ期（T1 N0 M0）：肿瘤局限于卵巢或输卵管
ⅠA（T1a N0 M0）　肿瘤局限于一侧卵巢或输卵管，包膜完整，卵巢和输卵管表面无肿瘤；腹水或腹腔冲洗液未找到癌细胞
ⅠB（T1b N0 M0）　肿瘤局限于双侧卵巢或输卵管，包膜完整，卵巢和输卵管表面无肿瘤；腹水或腹腔冲洗液未找到癌细胞
ⅠC（T1c N0 M0）　肿瘤局限于一侧或双侧卵巢或输卵管，并伴有下述任何一项：
ⅠC1（T1c1 N0 M0）：手术中肿瘤破裂
ⅠC2（T1c2 N0 M0）：手术前肿瘤包膜已破裂或卵巢、输卵管表面有肿瘤
ⅠC3（T1c3 N0 M0）：腹水或腹腔冲洗液发现癌细胞
Ⅱ期（T2 N0 M0）：肿瘤累及一侧或双侧卵巢或输卵管，并有盆腔扩散（在骨盆入口平面以下），或原发性腹膜癌
ⅡA（T2a N0 M0）：肿瘤蔓延至或种植到子宫和（或）输卵管和（或）卵巢
ⅡB（T2b N0 M0）：肿瘤蔓延至其他盆腔内组织，包括盆腔内的肠管
Ⅲ期（T1/T2 N1 M0或T3 N0/N1 M0）：肿瘤累及单侧或双侧卵巢、输卵管或原发性腹膜癌，伴有细胞学或组织学证实的盆腔外腹膜转移，和（或）证实存在腹膜后淋巴结转移
ⅢA　ⅢA1（T1/T2 N1 M0）：仅有腹膜后淋巴结阳性（细胞学或组织学证实）
ⅢA1（i）（T1/T2 N1a M0）：淋巴结转移灶最大直径≤10mm
ⅢA1（ii）（T1/T2 N1b M0）：淋巴结转移灶最大直径＞10mm
ⅢA2（T3a N0/N1 M0）：显微镜下盆腔外腹膜受累，伴或不伴腹膜后阳性淋巴结，包括肠管受累
ⅢB（T3b N0/N1 M0）：肉眼可见盆腔外腹膜转移，病灶最大直径≤2cm，伴或不伴腹膜后淋巴结转移

续表

ⅢC（T3c N0/N1 M0）：肉眼盆腔外腹膜转移，病灶最大直径＞2cm，伴或不伴腹膜后淋巴结转移，包括肿瘤蔓延至肝包膜和脾包膜，但无转移到这些脏器实质

Ⅳ期（任何 T，任何 N，M1）：远处转移，不包括腹膜转移

ⅣA（任何 T，任何 N，M1a）：胸腔积液中发现癌细胞

ⅣB（任何 T，任何 N，M1b）：器官实质转移和腹腔外器官转移，包括腹股沟淋巴结转移和腹腔外淋巴结转移

九、治疗

卵巢恶性肿瘤的治疗原则是以手术为主的综合治疗。根据其组织学类型和临床分期，选择不同的治疗方案。

（一）手术治疗

手术切除是治疗卵巢恶性肿瘤最重要的手段，同时也是重要的确诊方法。除非临床检查估计肿瘤不能切除或有手术禁忌证，否则均应首先考虑进行手术。手术方式包括以下几种。

1. 全面分期手术

全面分期手术适用于拟诊为临床Ⅰ期和Ⅱ期的卵巢癌患者。分期手术的步骤如下：行腹部足够长的纵切口，腹水或腹腔冲洗液细胞学检查，全面探查腹盆腔常见的转移部位如横膈、肝表面、结肠旁沟、子宫直肠陷凹等，任何可疑病变和粘连部位的切除或活检，切除子宫及双侧附件，切除大网膜，切除盆腔淋巴结和腹主动脉旁淋巴结等；对黏液性癌需行阑尾切除。腹腔镜下的分期手术可用于肿瘤直径较小的临床Ⅰ期患者，肿瘤切除后可以被完整放入标本袋中取出。应重视无瘤原则。并且，腹腔镜手术应该由有经验的妇科肿瘤医生施行。

卵巢恶性肿瘤的分期系统是基于手术和病理检查的分期，全面分期手术是初治卵巢癌的标准手术方式。如果初次治疗时手术方式不规范，则无法获得准确的分期。对临床早期卵巢癌，全面分期手术尤为重要。一些病例术中探查时可见肿瘤局限在卵巢，但实际上可能已发生卵巢外的隐性转移。据统计，在临床早期的卵巢癌中，约11%外观正常的大网膜已发生隐性转移，横膈、阑尾、肠系膜和其他腹膜部位的转移率也可达到3%～9%。美国妇科肿瘤学组曾对100例初次手术诊断为Ⅰ期和Ⅱ期的卵巢癌患者，施行第2次全面分期手术，发现有31%的病例提高了分期，其中约77%实际上是Ⅲ期病例。

盆腔和腹主动脉旁淋巴结是卵巢恶性肿瘤的常见转移部位。研究表明，卵巢癌转移到盆腔和腹主动脉旁淋巴结的概率相似。Ⅰ期卵巢癌淋巴结转移率为4%～25%，Ⅱ期为20%～50%。大多数病理证实的转移淋巴结外观并没有明显增大。因此，系统的腹膜后淋巴结（包括腹主动脉旁和盆腔淋巴结）切除术是卵巢癌全面分期手术中不可缺少的步骤。理想的淋巴结切除范围下界应达到腹股沟韧带深面，上界应达到肾静脉水平。在FIGO和美国国家综合癌症网络（National Comprehensive Cancer Network，NCCN）的卵巢癌临床实践指南中，系统的腹膜后淋巴结切除术是卵巢癌全面分期手术的一部分。

2. 保留生育功能的全面分期手术

保留生育功能的全面分期手术除保留子宫和一侧附件之外，其余手术范围同全面分期手术。对于上皮性卵巢癌患者，施行保留生育功能的手术有严格的前提条件：患者年轻；有强烈的保留生育功能的愿望；无不孕不育的因素；ⅠA期；肿瘤细胞分化好；有良好的随诊条件。对于卵巢生殖细胞肿瘤患者，标准的手术方式是保守性手术，不论临床期别，只要子宫和对侧附件外观正常，患者有生育要求，就可行保留生育功能的全面分期手术。

3. 肿瘤细胞减灭术

肿瘤细胞减灭术适用于中晚期卵巢癌患者（部分Ⅱ期、Ⅲ期和Ⅳ期）。此术式的概念是要将肿瘤（包括转移灶）大部分切净或完全切净，包括切除增大的腹膜后淋巴结和有远处转移的淋巴结（如腹股沟淋巴结和锁骨上淋巴结）。满意或理想的肿瘤细胞减灭术的标准为残留病灶的最大径＜1cm。达到满意的肿瘤细胞减灭，有利于机体抗肿瘤免疫力的恢复，为术后辅助化疗创造有利条件。几乎所有的临床研究均得到一致的结果，即手术残留肿瘤越小，预后越好；无肉眼残留肿瘤者预后最好。因此，必须尽最大努力切净肿瘤，达到满意减灭肿瘤。

4. 中间性肿瘤细胞减灭术

中间性肿瘤细胞减灭术适用于首诊时估计不能满意切除，或首次手术后残留肿瘤较多、较大的晚期卵巢癌患者，经过3～4个疗程新辅助化疗后进行的肿瘤细胞减灭术。前瞻性随机对照研究结果表明，与直接手术相比，对晚期卵巢癌患者进行新辅助化疗后再行肿瘤细胞减灭术，术中及术后并发

症（如术中出血、术后血栓形成、术后感染、胃肠道瘘等）的发生明显减少，住院时间明显缩短，达到满意减瘤术的比率更高。并且，接受新辅助化疗患者的生存不差于直接接受减灭术的患者（Kehoe et al., 2015）。

因此，对有围手术期高危因素的患者，以及那些经妇科肿瘤专科医师评估认为直接手术无法达到满意减灭的患者，可以选择新辅助化疗和中间性肿瘤细胞减灭术，但化疗前必须获得病理诊断。

5. 扩大的肿瘤细胞减灭术

扩大的肿瘤细胞减灭术适用于晚期和复发性卵巢癌，是指为了达到满意的肿瘤减灭，需要切除受累的盆腹腔器官的手术，如肝脏部分切除、脾脏切除、胰体尾切除、肠切除、胃部分切除、膈肌切除、膀胱输尿管切除，以及盆腔脏器廓清手术等。此类手术的术后并发症发生率高，要求患者有良好的体能状态，也通常需要多学科的手术团队合作，才能最大限度地切净肿瘤和减少并发症。

6. 再次肿瘤细胞减灭术

再次肿瘤细胞减灭术适用于可切除的、病灶局限的复发性卵巢癌。有些患者需接受多次的肿瘤细胞减灭术。目前，再次肿瘤细胞减灭术在复发性卵巢癌的治疗价值仍无明确结论。AGO DESKTOP Ⅲ/ENGOTov20是德国发起的评价铂敏感型复发性卵巢癌二次减瘤术意义的前瞻性随机对照临床研究，研究者在2017年美国肿瘤学会年会（ASCO）上报告了无进展生存（PFS）结果，对首次复发且无铂治疗间隔6个月以上、ECOG 0分、腹水≤500mL、第一次手术完全切净的复发性卵巢癌患者，手术组和化疗组的中位PFS分别为19.6个月和14个月（HR 0.66，95%CI 0.52~0.83，$P<0.001$），总生存的数据尚未成熟（Du Bois et al., 2017）。2018年，另一项国际多中心随机对照、Ⅲ期临床研究（GOG-0213）的结果在ASCO会议上进行了报道（Coleman et al., 2018），研究结果提示，再次肿瘤细胞减灭术并未改善铂敏感型复发性卵巢癌的OS（HR 1.28，95%CI 0.92~1.78）或PFS（HR 0.88，95%CI 0.70~1.11）。关于再次肿瘤细胞减灭术的价值仍存争议。

（二）化学治疗

由于大多数卵巢癌在诊断时已是晚期病例，单纯手术不能达到治愈的效果。细胞毒药物化疗是卵巢癌综合治疗中不可缺少的重要手段。如果肿瘤细胞减灭手术能达到无肿瘤残留，术后辅助化疗的效果更好。

1. 化疗方案

1）一线化疗方案 对上皮性卵巢癌首选紫杉醇联合卡铂/顺铂（TC/TP）的方案，也可选择多西紫杉醇联合卡铂（DTP）方案。紫杉类药物应用于卵巢癌的治疗后，疗效提高了30%~40%。环磷酰胺联合铂类（CP）和阿霉素（CAP）的方案已少用。近年的研究发现（Katsumata et al., 2009），紫杉醇剂量密集型给药（每周给药）能显著提高晚期卵巢癌患者的无进展生存和总生存，已被NCCN指南推荐应用于晚期卵巢癌的一线化疗。对早期上皮性卵巢癌，术后给予3~6个疗程化疗，晚期患者应给予6~8个疗程的化疗，且在肿瘤标志物正常后至少应巩固2个疗程。

对恶性生殖细胞肿瘤，以EP、BEP和PVB方案作为一线方案，详见表18.5。术后辅助3~4个疗程化疗，或肿瘤标志物正常后巩固2个疗程。

对恶性性索间质肿瘤，可选择TC/TP或BEP/PVB方案。

表18.5 卵巢恶性肿瘤的一线化疗方案

化疗方案	药物	剂量	用药途径	疗程间隔
TC	紫杉醇	175mg/m^2	静脉滴注（>3h），第1天	3周
	卡铂	AUC**=5~6	静脉滴注或腹化，第1天	
TP	紫杉醇	135mg/m^2	静脉滴注（>3h），第1天	3周
	顺铂	65~75mg/m^2	静脉滴注或腹化，第1天	
TP腹化	紫杉醇	135mg/m^2	静脉滴注（24h），第1天	3周
	顺铂	100mg/m^2	腹腔灌注，第2天	
DTP	紫杉醇	60mg/m^2	腹腔灌注，第8天	3周
	多西紫杉醇	60~75mg/m^2	静脉滴注（>1h），第1天	
	卡铂	AUC=5~6	静脉滴注或腹化，第1天	

续表

化疗方案	药物	剂量	用药途径	疗程间隔
TC 周疗	紫杉醇	80mg/m²	静脉滴注（>1h），第 1，8，15 天	3 周
	卡铂	AUC=6	静脉滴注（>1h），第 1 天	
EP*/BEP	博来霉素	10～15mg/(m²·天)	静脉注射，第 1～3 天（或第 1，8，15 天）	3 周
	鬼臼乙叉苷	80～100mg/(m²·天)	静脉滴注，第 1～5 天	
	顺铂	20mg/(m²·天)	静脉滴注或腹化，第 1～5 天	
PVB	顺铂	20mg/(m²·天)	静脉滴注或腹化，第 1～5 天	3 周
	长春新碱	1.0～1.5mg/m²	静脉注射，第 1～2 天	
	博来霉素	10～15mg/(m²·天)	静脉注射，第 1～3 天（或第 1，8，15 天）	

* EP 方案不加博来霉素。** AUC 为血药浓度－时间曲线下面积，AUC 单位为 mg/(ml·min)

2）二线方案 对复发或未控的病例，首先应区分是铂敏感型，还是铂耐药型复发。复发时间距初次化疗结束大于 6 个月可认为是铂敏感型复发；治疗结束后 6 个月以内出现的复发为铂耐药型复发；对治疗后 6～12 个月之间出现的复发又称为部分敏感型复发，大于 12 个月出现的复发为完全敏感型复发。对铂敏感型复发患者，给予铂为基础的联合化疗要优于单药化疗的疗效，且仍可选择原来的一线方案（紫杉醇联合卡铂）。其他可选择的方案包括脂质体阿霉素（liposomal doxorubicin）联合铂类、拓扑替康（topotecan）联合铂类、吉西他滨（gemcitabine）联合铂类、多西紫杉醇（docetaxel）联合铂类等。

铂耐药型复发是指经过连续两种化疗方案没有获得临床缓解，或肿瘤在停药后 6 个月内复发的患者，临床预后差。由于这些患者对于铂为基础的初始化疗是耐药的，故再次治疗不推荐使用含铂类的化疗方案，而采用不含铂类的化疗方案和（或）支持治疗。可选用以下药物：拓扑替康、多西紫杉醇、异环磷酰胺（ifosfamide）、吉西他滨、脂质体阿霉素、依托泊苷（VP-16）口服胶囊等单药化疗。这一部分患者最适合参加相关的临床试验。

2. 给药途径和方法

对卵巢癌患者，化疗的给药途径主要有静脉给药、腹腔给药和口服给药三种方式。多数情况下采用静脉给药途径。由于卵巢恶性肿瘤具有腹盆腔内播散的特点，腹腔灌注给药可以提高肿瘤局部的药物浓度，取得良好的疗效。腹腔化疗适用于满意细胞减灭后、无大块残留病灶的上皮性卵巢癌。但是，腹腔化疗的毒副作用更为明显，对早期病例，特别是保留生育功能的患者应慎用。最近，一项关于腹腔热灌注化疗的多中心随机对照研究结果发表在《新英格兰医学杂志》，研究设计是对在中间性肿瘤细胞减灭术后达到满意减瘤的卵巢癌患者，术中随机分组，给予或不给予一次顺铂的腹腔热灌注化疗，结果显示，接受了腹腔热灌注化疗患者的无复发生存和总生存均显著优于未接受腹腔热灌注化疗者（14.2 个月 vs 10.7 个月，45.7 个月 vs 33.9 个月）（van Driel et al., 2018）。然而，腹腔化疗的作用仍备受质疑。

对于多次复发特别是铂耐药型复发的卵巢癌患者，可采用口服化疗药物如依托泊苷胶囊，以期达到减低毒性、提高生活质量和维持疗效的目标。

（三）靶向药物治疗

卵巢癌的分子靶向治疗包括抗体介导的靶向治疗、酪氨酸激酶抑制剂、信号转导通路抑制剂、针对细胞周期的靶向治疗、针对凋亡途径的靶向治疗、抑制血管生成的靶向治疗等。临床上分子靶向药物多与细胞毒性化疗药联合使用。

1. 抗血管生成药物

已有多个临床研究发现，抗血管生成药物贝伐珠单抗（bevacizumab）在卵巢癌的一线和二线治疗中有一定的作用。GOG 218 和 ICON 7 研究结果提示，在卵巢癌一线化疗的同时加入贝伐珠单抗，并且在完成化疗后继续用贝伐珠单抗维持治疗，可以使晚期卵巢癌患者的无进展生存（PFS）提高 2～4 个月，特别是对不满意减瘤或合并腹水的晚期卵巢癌患者 PFS 获益更好，但并没能改善总生存。其主要毒副作用是高血压、出血和肠穿孔。在复发卵巢癌的 OCEANS 研究和 AURELIA 研究中，也同样发现贝伐珠单抗联合化疗可改善铂敏感和铂耐药复发卵巢癌患者的无进展生存。据此，2012 年 NCCN 指南中开始推荐贝伐珠单抗用于晚期卵巢癌的一线治疗和复发后的治疗。

帕唑帕尼（pazopanib）是一种 VEGF 及血小板

衍生生长因子受体抑制剂。前瞻性随机对照临床研究发现，帕唑帕尼用于一线治疗后未进展的晚期卵巢癌的维持治疗，与安慰剂组相比，PFS提高了5.6个月，但OS无差异（Du Bois et al., 2014）。帕唑帕尼也被NCCN指南推荐用于晚期卵巢癌一线治疗和维持治疗。然而，相同设计的亚洲人群的临床研究却是阴性结果，帕唑帕尼未能改善晚期卵巢癌患者的PFS（Kim et al., 2016）。

2. PARP抑制剂

近年来，影响DNA同源重组修复的PARP抑制剂对卵巢癌的作用受到重视，多项国际多中心的前瞻性随机对照研究评价了PARP抑制剂维持治疗对初治和复发卵巢癌的作用。最近，PARP抑制剂用于卵巢癌一线治疗的前瞻性随机对照研究（SOLO1）结果在2018年欧洲肿瘤年会上公布，并同时发表在《新英格兰医学杂志》（Moore et al., 2018）。研究发现，用奥拉帕利作为晚期卵巢癌一线治疗后的维持治疗，能显著改善有BRCA基因突变患者的PFS，疾病进展风险降低70%。这将使许多患者延缓复发，甚至不复发。这是多年来卵巢癌治疗上的一个重要突破。PARP抑制剂用于复发卵巢癌的多项研究结果也已经陆续发表，PARP抑制剂的维持治疗明显改善了复发卵巢癌患者的疗效。奥拉帕利（olaparib）维持治疗对有BRCA基因突变的复发患者的PFS提高效果尤其显著。鲁卡帕利（rucaparib）除了在BRCA基因突变的铂敏感复发患者中明显改善了PFS，在野生型BRCA基因杂合性缺失（loss of heterozygosity, LOH）比率高的患者中也显示出很好的疗效（Swisher et al., 2017）。尼拉帕利（niraparib）则对BRCA基因突变和有同源重组缺陷（HRD）的复发患者均有较好的疗效（Mirza et al., 2016）。基于这些临床研究结果，美国和多个国家已经批准这三种药物用于复发卵巢癌的治疗，奥拉帕利也已获批在中国上市。

可以预见，分子靶向药物治疗将在卵巢癌的治疗中发挥越来越重要的作用，并可能成为突破卵巢癌治疗困境的有效方法。

（四）免疫治疗

在卵巢癌免疫治疗的基础研究中，已经发现卵巢癌细胞表达癌症特异性抗原，在肿瘤间质中存在肿瘤浸润淋巴细胞（tumor infiltrating lymphocyte TIL），并且，TIL的存在和特征是卵巢癌患者显著的预后因子（Santoiemma et al., 2016）。免疫治疗目前在卵巢癌的治疗中仍主要处于临床研究阶段，包括免疫检查点抑制剂、肿瘤疫苗和过继性细胞免疫治疗。

目前，针对免疫检查点PD-1和PD-L1的几种单抗药物已经获得美国FDA的批准用于治疗包括黑色素瘤、非小细胞肺癌、肾癌等多种癌症。这些药物（nivolumab、avelumab、durvalumab、pembrolizumab）用于治疗卵巢癌的I/II期临床试验也陆续报道了结果。目前的结果显示，PD-1和PD-L1抗体单药应用治疗卵巢癌的效果并不十分理想，有效率不足20%，疾病控制率最高可达54.7%（Lee et al., 2016; Varga et al., 2017）。其中，pembrolizumab已被最新版NCCN指南（2018年）推荐用于治疗复发卵巢癌。进一步研究需要寻找药物治疗有效的标志物，探讨与其他药物最佳的联合治疗组合，如两种免疫检查点抑制剂联用、免疫检查点抑制剂与化疗药物联用、免疫检查点抑制剂与PARP抑制剂联用，以及与抗血管生成药物联用等。

（五）放射治疗

除卵巢无性细胞瘤对放射线高度敏感外，多数卵巢肿瘤对放射线敏感性较低。由于卵巢癌通常在盆腹腔广泛播散，放射治疗不能作为卵巢恶性肿瘤的主要治疗手段，仅用于个别局灶复发的耐药病例，特别是腹膜后淋巴结转移的局灶复发。放疗可导致严重的组织纤维化和粘连，患者一旦接受了腹部和盆腔放疗，就很难再有切除腹盆腔肿瘤的手术机会。因此，对卵巢恶性肿瘤患者选择放射治疗应非常慎重。

近年来，^{125}I放射性粒子组织间近距离照射治疗被应用于各种复发恶性肿瘤的局部治疗，对控制局部病灶有较好的疗效，且创伤小，并发症少。中山大学附属肿瘤医院在2009年10月到2010年11月间，对12例复发卵巢癌患者的25处复发病灶进行CT引导下^{125}I放射性粒子植入治疗，其中铂耐药型复发4例。结果显示局控有效率达76.2%，有10处病灶达到完全缓解。粒子植入后继续接受全身化疗，在中位随访时间15个月时，生存率为91.7%，仅1例患者死于肿瘤进展。所有病例均没有出现放射性肠损伤；1例出现一侧下肢麻木和疼痛，半年后症状消失（李常仑等，2012）。放射性粒子植入所导致的放射性纤维化和组织粘连程度及范围小，对再次手术治疗的影响也不明显，值得进一步探讨。由于目前临床实践应用放射性粒子的经验有限，应注意严格掌握适应证；该治疗方法主要用于复发后化疗效果不好和小病灶残留的患者。

（刘继红）

第四节 妊娠滋养细胞疾病

妊娠滋养细胞疾病（gestational trophoblastic disease，GTD）包括葡萄胎、侵蚀性葡萄胎、绒毛膜癌和胎盘部位滋养细胞肿瘤。近几十年来，对滋养细胞肿瘤的治疗已有较大进步，侵蚀性葡萄胎死亡率明显减少，绒毛膜癌的死亡率已下降到20%左右；随着对难治病例诊断治疗水平的提高，死亡率在不断下降。

无论从解剖结构还是生理特征来看，滋养细胞属于人体中极为奇特的细胞，当精子和卵子结合后，经过分裂发育形成胚囊。胚囊的外层为滋养层，细胞称滋养细胞，将来发育形成胎盘。滋养细胞分为细胞滋养细胞和合体滋养细胞。滋养细胞最突出的生物学特性是具有侵蚀母体的能力，并能分泌人绒毛促性腺激素（HCG）。

一、葡萄胎

葡萄胎（hydatidiform mole）又称水泡状胎块，可分为完全性葡萄胎和部分性葡萄胎。完全性葡萄胎是指整个子宫腔内充满大小不等的水泡状组织，没有胎儿及其附属物（胎盘、脐带、蜕膜）。部分性葡萄胎则仅局限于部分绒毛呈水泡状变性，可以有或无胎儿。

（一）流行病学

来自医院分娩或妊娠数目与收治葡萄胎病历资料显示，二者比例为（73~124）：1，葡萄胎平均发生率为290/10万妇女，以孕次计为0.78%，妊娠次数与葡萄胎之比为290：1。发病率随年龄增加而有所增加，40~44岁组比40岁以下组高约1倍，而45岁以上组比40岁以下组高25倍。一般认为，高龄妊娠发生葡萄胎的机会较多，且恶变率亦高，可能与卵子的退行性变或子宫的内环境不良有关。此外，发病率与孕次亦有关，妊娠6胎以上者，比对照组高1倍；有首次妊娠为葡萄胎者，也有一生中发生过18次葡萄胎者。

在国内葡萄胎多见于沿海地区，南方省份发病率高于北方省份。在国外，以东南亚地区此病发病率较高（高达2/1000），欧美发病率较为少见（小于1/1000）。

（二）病因

葡萄胎的真正原因尚不明确，可能与以下因素有关。

1）营养因素 认为饮食中缺乏某些营养素，如叶酸、组胺酸等，影响胸腺嘧啶的合成，从而导致胚胎死亡及胎盘绒毛血管的缺乏。

2）孕卵缺陷 异常的卵子和异常的精子结合后，出现孕卵的异常，着床后胚胎不能正常发育，而滋养细胞却有极强的生长能力，发展为葡萄胎。

3）遗传物质异常 染色体异常导致胚胎发育异常，完全性葡萄胎多为二倍体（46XX，10%左右XY），部分性葡萄胎为三倍体（69XXX，69XXY）。近年研究表明某些基因，如 *p53*、*p21* 和 *C-erbB2* 基因的过度表达与葡萄胎及绒毛膜癌的发生有明显关系，复发葡萄胎妇女存在 *NLRP7* 和 *KHDC3L* 基因突变。

（三）病理

子宫腔内有大小不等水泡状组织，小如绿豆，大者直径可达1~3cm，壁很薄，水泡中为无色或淡黄色透明液体，水泡状组织之间有细丝相连，状如成串葡萄。部分性葡萄胎者含有正常绒毛等胚胎组织。

组织学特点为：① 滋养细胞出现不同程度增生；② 绒毛间质水肿；③ 间质中血管消失或稀少。滋养细胞围绕绒毛，合体滋养细胞在外层，细胞滋养细胞在内层。绒毛不侵犯子宫肌层，但可侵入血管。

（四）临床表现

1）闭经与阴道不规则出血 闭经1~3个月后，出现阴道不规则出血，可同时排出水泡状胎块。出血导致贫血，严重者可出现休克。

2）子宫增大 多数子宫比正常妊娠月份大，也有与妊娠月份相符，极个别小于妊娠月份。

3）妊娠呕吐和妊娠高血压综合征 多发生于子宫大于妊娠月份者，有重度妊娠呕吐、高血压、蛋白尿、浮肿，甚至出现子痫、心衰。

4）卵巢黄素囊肿 发生率为3.8%~91%，大小为1~15cm，内为澄清液体，壁薄，偶有急性扭转而疼痛。黄素囊肿发生的原因，是在大量HCG刺激下，萎缩卵泡内的颗粒细胞和卵泡膜细胞发生黄素化反应而形成囊肿。在葡萄胎排出后合并巨大黄素囊肿的患者，血或尿的HCG水平下降比较慢。

5）腹痛 膨大的子宫收缩、排出子宫内的葡萄胎组织、积血等而引起疼痛。黄素囊肿蒂扭转有时引起急性腹痛。

(五) 诊断

除依据临床表现外，以下检查有助于确立诊断。

1. HCG 的测定

HCG 是糖蛋白，主要由 α、β 两条多肽链构成，α 链与 LH、FSH 或 TSH 的 α 链结构相似，故可发生交叉反应，而 β 链为 HCG 所特有，具有很高的特异性。葡萄胎组织分泌大量 HCG，测量血或尿中 HCG 的量，对诊断有重大意义。采用放射免疫检测法测定血中 β-HCG 的量，具有一定的专一性和较高敏感性。通常葡萄胎患者 HCG 水平高于相应月份的正常妊娠水平，但也有个别例外。

2. B 型超声波检查

可见大小不等光片充满宫腔，如雪花纷飞，称为"雪花状图像"，没有正常的胎体图像，也无胎心搏动征。近年来，应用阴道探头，结合 HCG 检查，一般可于妊娠 8 周即可确诊葡萄胎。

(六) 治疗

1. 葡萄胎治疗

一经诊断明确，应立即行清宫术。清除葡萄胎时应注意预防子宫大出血、子宫穿孔及感染。吸宫术或刮宫术 1 周后再行第二次吸宫术或刮宫术，个别需做第三次处理才能将葡萄胎组织及蜕膜样组织清除干净。刮出组织必须做详细的病理学检查。

葡萄胎所致的大出血，包括经阴道流出或不流出而瘀塞在子宫内（此时子宫迅速增大），宜在采取预防或抗休克的措施下，尽早清除子宫内容物，以利子宫收缩而止血，无法控制者做子宫切除术。

卵巢黄素囊肿，通常会自动吸收消退，无须特别处理，如出现囊肿蒂扭转急腹症时，往往需要手术切除。

2. 葡萄胎恶变及预防性治疗

葡萄胎转变为侵蚀性葡萄胎（恶性葡萄胎）或绒毛膜癌，称为恶变，恶变率在 10%～20%。恶变与以下因素相关：① 年龄。一般认为随着年龄增长恶变率升高，40 岁以上者恶变率高。<35 岁患者恶变率为 15.0%，35 岁以上组恶变率为 30%，40 岁以上组恶变率为 33.3%，45 岁以上组为 66.7%。② 子宫大小。子宫大于停经月份者恶变机会比小于停经月份者大，其恶变率各为 20.6% 和 3.6%。子宫大于停经月份表示滋养细胞增殖活跃，易于恶变。③ 水泡大小。小水泡（直径小于 0.5cm）恶变率高于大水泡（直径大于 1cm）者，前者恶变率为 22.9%，后者无恶变。④ 滋养细胞增生程度。一般认为增生程度越高，细胞分化越差，恶变率越高。⑤ HCG 含量。血、尿 HCG 含量越高，恶变机会越大。葡萄胎清宫后 4 周血、尿 HCG 仍阳性或下降后又升高，恶变机会较大，达 47%。

1) 预防性化疗　对有恶变倾向的患者，作预防性抗癌化疗，可使恶变率降低。虽然预防性化疗的作用尚有争议，临床上有以下情况之一者，可考虑进行化疗。① 子宫明显大于停经月份；② 血 β-HCG > 10^6 IU/L；③ 卵巢黄素囊肿直径 > 6cm。一般选用一种抗癌药（5-FU 或 Act-D、MTX），也可用两种抗癌药，剂量与治疗恶性滋养细胞肿瘤相同。化疗可于清宫前 3 天开始，一般化疗 1～2 个疗程；如 HCG 未恢复正常，再重复化疗至正常为止。

2) 预防性子宫切除术　对于有以上恶变倾向的患者，如不需保留生育功能，治疗后又不易随访，可考虑做预防性子宫切除术，手术前后给予 1～2 个疗程化疗。

(七) 预后

葡萄胎治愈率极高，绝少引起死亡。但葡萄胎治疗后仍有恶变者，故应定期随诊。及时发现早期恶变，是提高治愈率的重要环节。葡萄胎清宫后，每月查 HCG 至正常，此后随访 1 年。目前已有较大宗的资料表明，可以缩短葡萄胎后血 HCG 随访时间，对于清宫后 56 天内血 HCG 自发降为正常的患者，从清宫之日起随访 6 个月；对于清宫后超过 56 天血 HCG 自发降为正常的患者，由初次正常之日起随访 6 个月。最近的数据显示，妊娠滋养细胞肿瘤很少发生在 HCG 自然恢复到正常的患者，因此现在推荐避孕只需 6 个月而不是 1 年，以避孕套或阴道隔膜避孕为好，宫内节育器和药物避孕均易致子宫异常出血，难与恶变区别，不宜应用。定期检查盆腔及 X 线胸片检查。

二、侵蚀性葡萄胎

侵蚀性葡萄胎（invasive hydatidiform mole）又称恶性葡萄胎。病变的组织侵入子宫肌层或转移至近处或远处器官，造成该处组织器官的破坏，产生相应的表现。

(一) 流行病学

侵蚀性葡萄胎的发生率占葡萄胎的 5%～20%。

(二) 病因

侵蚀性葡萄胎的病因未明，其发病有关因素同葡萄胎。母体免疫能力（排斥异体细胞的能力）降低、葡萄胎滋养细胞侵蚀增强，可能会促进葡萄胎发生恶变。

（三）病理

侵蚀性葡萄胎的病理特点为葡萄胎组织侵蚀子宫肌层或出现其他部位转移。组织学上的诊断依据，一是必须见到葡萄胎组织、绒毛或已退化的绒毛影子，滋养细胞可出现不同程度的增生；二是出现子宫肌层的浸润或侵入血管，或子宫外转移。出现子宫外转移者占60%~65%，转移部位以肺最常见（52.2%），其次为阴道（15.9%）、子宫旁转移（11.8%），也可出现脑、脊髓、肝、肌肉等转移。转移灶的病理检查所见，与子宫原发病灶基本相似。但有时原发病灶与转移病灶组织学表现不一致；一般认为任何部位只要见到绒毛，都应诊断为侵蚀性葡萄胎。

（四）临床表现

侵蚀性葡萄胎常见临床表现。

（1）阴道流血。葡萄胎排出后约2个月出现不规则阴道流血，此症状常见。但也有无阴道流血者，原因可能是：① 子宫本身已无病灶；② 病灶位于子宫肌层中，宫腔表面黏膜完整；③ 病灶极小。

（2）痰中带血丝，常为肺转移所致。胸X线透视、照片或CT检查，见肺转移阴影常呈棉絮状的淡薄灶。

（3）腹痛、腹块。子宫病灶增大明显时，出现腹块；病灶穿出浆膜可导致局部疼痛、压痛，甚至引起出血、休克。卵巢黄素囊肿，若发生蒂扭转，亦可发生急性腹痛。

（4）其他症状。转移灶引起相应器官、组织损害所致的症候，如脑转移患者有头痛、恶心呕吐、偏瘫等症状。

（五）诊断与鉴别诊断

有葡萄胎的病史，随访过程发现HCG升高，再结合临床表现可以诊断。以下检查有助诊断。

1. HCG检查

良性葡萄胎已排出，如HCG滴度下降后又复上升，或持续2~3周不继续下降，或持续至8~12周仍不能恢复正常，应考虑可能发展为侵蚀性葡萄胎。根据国际妇产科联盟（FIGO）2000年标准，符合以下条件之一的患者可诊断为侵蚀性葡萄胎：① 葡萄胎排出后，4次测定血HCG呈平台，至少维持3周；② 葡萄胎排空后，连续3周血HCG上升10%以上，并维持2周或2周以上；③ 葡萄胎排空后，血HCG低水平异常持续≥6个月。

2. 其他检查

葡萄胎排出后HCG持续阳性，疑为侵蚀性葡萄胎时，可做以下检查。

（1）刮宫。若刮出葡萄状组织后，HCG降至正常，可确诊为残存葡萄胎。若刮不出水泡状组织，或刮出少许葡萄状组织，但术后HCG不降，则有助诊断为侵蚀性葡萄胎。刮宫可有大出血或子宫穿破的危险，应注意观察。

（2）B超检查。可帮助确定病灶部位，早期病变可见宫壁有光点或棉团样光团，晚期则宫壁有大小不等的不规则回声区呈蜂窝样改变。进行动态追踪观察，还可确定治疗中的变化。

（3）子宫腔碘油造影。见子宫壁边缘不整，碘油进入肌层，有助诊断侵蚀性葡萄胎。

（4）盆腔动脉造影。可见子宫动脉弯曲延长，病变部位血窦丰富，静脉期提前显示，造影剂潴留时间较长，血窦中有圆形或半圆形充盈缺损，有助于诊断侵蚀性葡萄胎。

（5）CT、MRI和PET/CT检查。为无创伤的检查方法，对诊断盆腔肿瘤及其他脏器转移瘤有极高的价值。

（6）子宫外病灶切除后病理检查。

（六）分期

侵蚀性葡萄胎的临床分期见绒毛膜癌。

（七）治疗

侵蚀性葡萄胎的治疗同绒毛膜癌。

（八）预后

侵蚀性葡萄胎在无有效抗癌化疗之前，其死亡率高达25%。自20世纪50年代使用抗癌化疗以后，其死亡率不断下降，迄今为止已很少出现死亡。侵蚀性葡萄胎治疗后的随访同绒毛膜癌。

三、绒毛膜癌

绒毛膜癌（choriocarcinoma）简称绒癌，是一种高度恶性的滋养细胞肿瘤，其特点是滋养细胞不形成绒毛或葡萄胎的结构，而分散地侵入子宫肌层，造成局部严重破坏，并转移至其他器官或组织，病情发展极快，可致患者迅速死亡。

绒癌可分为妊娠性和非妊娠性两类。妊娠性绒癌继发于正常妊娠或异常妊娠之后，多发生于生育年龄妇女，可看作一种同种异质性肿瘤。非妊娠性绒癌属于畸胎瘤性质，起源于患者本身组织，预后较差。

（一）流行病学

据国内调查资料，平均2882次妊娠中有1次绒癌机会。地区分布同葡萄胎。绒毛膜癌继发于葡萄胎、流产或足月产后，其发生比率约为2：1：1。

（二）病因

绒毛膜癌既可以继发于葡萄胎或侵蚀性葡萄胎之后，也可继发于正常产后或流产之后。病因未明，发病有关因素同葡萄胎。

（三）病理

子宫呈不规则增大，柔软，肿瘤为单发或多发，呈出血性肿块，对子宫壁不同程度侵犯，可在浆膜下形成出血性肿块，呈紫蓝色结节，瘤组织常有坏死和感染。肿瘤无间质，故质柔而脆。出血明显时，整个肿瘤似血块。

显微镜下，可见病灶为成片状排列的增生与分化不良的滋养细胞，侵入肌层，伴有大量出血和坏死。分化好者，细胞滋养细胞和合体滋养细胞的形态均较清楚；但分化不良者，两类细胞不易区分。分化差的滋养细胞比正常绒毛的滋养细胞增大2~3倍，有核仁，可见多核瘤巨细胞，并有明显的核分裂。肉眼和镜下均无绒毛结构。

（四）临床表现

1. 前次妊娠情况

绒癌患者的前次妊娠可为葡萄胎，也可为流产、足月产（包括早产）。继发于前次妊娠的概率，来自葡萄胎者约为50%，流产25%，足月分娩25%。前次妊娠至绒癌发生时间，3个月以内者约占44%，1年以内占67.2%，1年以上占32%。

2. 症状和体征

（1）异常阴道出血。为常见症状，在葡萄胎清除后，或流产、足月产后，阴道持续或间歇性不规则出血。但有些病例可无阴道流血。出血可导致贫血，大出血可致休克。

（2）妇科检查所见。阴道内可见陈旧血性具臭味的分泌物；子宫增大，柔软，形状不规则，子宫动脉可有明显搏动；间或可查到卵巢黄素囊肿。当子宫病灶穿破子宫浆膜时，可引起腹腔内急性出血，从而具急腹症的症状和体征。

（3）转移灶引起的症状和体征。绒毛膜癌容易转移到其他部位，随转移部位的不同而出现相应的不同症状和体征。例如，外阴、阴道的转移灶为紫蓝色结节，溃破时导致出血；转移灶位于宫旁，则该处可触及肿块，如向腹盆腔内穿破，可出现急性腹腔出血的症状和体征；肺转移可出现咯血、胸痛、呼吸困难，严重者出现血胸或呼吸窘迫综合征；脑转移可出现头痛、视力改变、恶心呕吐、抽搐，甚至偏瘫、失语等。有些患者是由于转移灶为首发症状就诊的。

（五）诊断与鉴别诊断

根据病史、症状和体征常可做出诊断。凡葡萄胎、流产或足月产后，出现不规则阴道流血，子宫增大且软，都应考虑有绒癌的可能，必须进一步检查，以便做出诊断。

（1）HCG的测定。足月产或流产后，尿妊娠试验，HCG的放射免疫测定，多数很快转为阴性，个别阴转较迟，但也不超过一个月。故凡足月产、流产后4周以上血HCG水平仍持续高水平或一度下降后又上升，已排除妊娠物残留或再次妊娠应考虑诊为绒癌。

由于诸多因素的影响，HCG结果会有假阴性及假阳性。假阴性常见于：① 有活滋养细胞存在，可分泌HCG，但因化疗后病灶周围纤维化围绕而难以释放入血；② 肿瘤细胞为细胞滋养细胞或中间型滋养细胞；③ 药盒质量差及实验室误差过大。假阳性，即人体内异嗜性抗体的存在，血中可持续存在低水平的HCG，但尿中检测不到。

（2）X线胸片或CT检查。绒癌和侵蚀性葡萄胎均易发生肺转移，应常规进行肺胸片检查，其对诊断、追踪病情变化有重要意义。通常作正、侧位照片检查，但有些部位的小转移灶，需做CT、MRI等检查才能看得清楚。绒癌肺转移灶的X线表现，常见两类：① 边缘不规则的云片状阴影；② 大小不同的球形阴影，直径在3cm以下称结节状阴影，3~5cm称棉球状阴影，大于5cm称团块状阴影。由于病变的发展，可出现气胸、血胸及肺不张等表现。

（3）B超、CT、MRI或PET/CT等影像学检查。可以帮助确定子宫旁、盆腔、肝脏、脑等有无转移灶。彩色多普勒检查能较好地反映血流状况，对于绒癌所致的局部血管扩张、动静脉瘘和瘀血，有较好的诊断作用。CT、MRI或PET/CT可以较准确地确定脑转移，甚至在没有出现脑症状前，已能确定较小的转移灶。盆腔动脉造影技术可反映盆腔内血管显影情况，了解病灶部位及侵蚀程度，尤其是B超及CT不能发现的早期宫旁转移病灶，有利于诊断；但它只能作为一种协助诊断手段，而不能用来确诊。

（4）病理检查。对表浅病灶进行活体组织病理检查。然而，临床上很难取得合适的标本进行病理检查，只能依据临床资料做出判断。极少数难以诊断的病例，必要时可通过腹腔镜、宫腔镜，甚至开腹手术来明确诊断。

（5）临床上鉴别绒癌和侵蚀性葡萄胎。据资料统计，流产、足月产后发生恶变的，几乎全部为绒癌。葡萄胎后发生恶变的，可能是侵蚀性葡萄胎，也可能是绒癌。葡萄胎排出后6个月内恶变者，基本上（96.5%）为侵蚀性葡萄胎；一年以上才恶变者基本上（92.9%）为绒癌；6个月至一年者，侵蚀性葡萄胎与绒癌各占一半。

（六）分期

恶性滋养细胞肿瘤，常经血道转移。肿瘤细胞通过子宫壁血窦，侵入子宫静脉回流至心脏，再循环至肺，在肺动脉形成瘤细胞栓，经一定时间后肿瘤细胞破坏血管壁侵入肺组织，形成肺转移灶。肺转移灶的瘤细胞再通过大循环，可转移到全身其他器官。在宫旁静脉内，肿瘤细胞可逆行转移至阴道、外阴等处，形成转移灶。目前采用FIGO的分期及评分标准相结合，更有利于患者治疗方案的选择及对预后的评估。FIGO采用的滋养细胞肿瘤（gestational trophoblastic tumor，GTT；gestational trophoblastic neoplasia，GTN）分期及评分标准，见表18.6和表18.7。

表18.6　滋养细胞肿瘤分期

分期	我国宋氏分期	分期	FIGO分期（2015年）
Ⅰ期	病变局限于子宫	Ⅰ期	病变局限于子宫
Ⅱ期	病变转移至盆腔、阴道	Ⅱ期	病变超出子宫但局限于生殖器官（子宫旁、附件及阴道）
Ⅱa期	病变转移至宫旁组织或附件		
Ⅱb期	转移至阴道		
Ⅲ期	病变转移至肺	Ⅲ期	病变转移至肺、伴或不伴有生殖道转移
Ⅲa期	单个病灶<3cm或片状阴影不超过一侧肺的一半		
Ⅲb期	肺转移超过Ⅲa范围		
Ⅳ期	病变转移至脑、肝、肠、肾等处（全身转移）	Ⅳ期	病变转移至脑、肝、肠、肾等其他器官

表18.7　FIGO（WHO）预后评分系统（2015年）

预后因素	评分			
	0分	1分	2分	4分
年龄（岁）	<40	≥40		
前次妊娠	葡萄胎	流产	足月产	
潜伏期（月，从妊娠开始）	<4	4~6	7~12	>12
治疗前HCG水平/（IU/L）	$<10^3$	10^3~10^4	10^4~10^5	$>10^5$
肿瘤最大直径/cm		3~4	≥5	
转移部位	肺	脾脏、肾脏	胃肠道	脑、肝脏
转移瘤数目/个		1~4	5~8	>8
以前化疗失败			单药	多药

注：为了分期和计算危险因素评分，患者的诊断用罗马数字Ⅰ、Ⅱ、Ⅲ或Ⅳ来表示分期。用冒号分开，随后用阿拉伯数字表示实际风险因子分数总和，如StageⅡ：4，StageⅣ：9。每一患者都需要分期和评分

（七）治疗

化学药物治疗为恶性滋养细胞肿瘤的主要治疗手段，辅以手术、免疫、放射、中医药等的治疗，使恶性滋养细胞肿瘤的疗效有了显著提高。

1. 化学药物治疗

常用药物为 5-FU、Act-D 和 MTX 等。WHO 评分系统中≤6 分属低危，单药化疗即可；≥7 分属高危，需联合化疗。

低危妊娠滋养细胞肿瘤用氨甲蝶呤（MTX）、放线菌素-D（Act-D）或氟尿嘧啶（5-FU）单药方案治疗（表 18.8）。如果对第一个单药治疗反应良好，HCG 平台在治疗期间仍高于正常水平，或者由于毒性妨碍了足够剂量或治疗频率，可改为另一种单药化疗。如果对单药化疗反应不佳，HCG 水平显著升高，转移灶进展，或对替换的单药化疗抵抗，应联合多药化疗。HCG 水平恢复正常之后，巩固化疗 2~3 个周期将会减少复发的机会。完全缓解率接近 100%。

高危妊娠滋养细胞肿瘤使用多药联合化疗方案。最常用的是 EMA/CO（依托泊苷、氨甲蝶呤、放线菌素 D、环磷酰胺、长春新碱）及 5-FU/KSM（氟尿嘧啶、放线菌素 D）（表 18.9），EMA/CO 方案完全缓解率约为 85%，5 年生存率为 75%~90%。极高危妊娠滋养细胞肿瘤（评分≥12 分的高危亚组），如合并肝、脑或广泛转移，或对一线多药联合化疗反应不良，以及复发或晚期的患者，EMA/EP 或其他更密集的化疗方案（表 18.10）可能会产生更好的反应和结果。高危患者 HCG 降至正常后应巩固 3~4 个周期化疗。

表 18.8 低危 GTN 单药化疗方案

方案	用法
MTX	• 0.4mg/kg（最大量 25mg/天），静滴或肌注，第 1~5 天，每 2 周重复 • 或 1mg/kg，肌注，隔天给药（第 1，3，5，7 天），每次 MTX 给药 30h 后口服四氢叶酸 15mg（第 2，4，6，8 天），每 2 周重复
Act-D	• 10~12μg/kg（或 0.5mg 固定量），静滴，第 1~5 天，每 2 周重复 • 或 1.25mg/m²（最大量 2mg），静推，每 2 周重复
5-FU	• 28~30mg/kg，静滴，第 1~8 天，每 2 周重复

表 18.9 高危 GTN 的首选化疗方案

方案	用法
EMA/CO （每 2 周重复）	• 依托泊苷 100mg/m²，静滴，第 1，2 天 • 放线菌素 D 0.5mg，静推，第 1，2 天 • 氨甲蝶呤 300mg/m²，静滴持续 12h（或 100mg/m² 静推 +200mg/m² 静滴持续 12h），第 1 天 • 甲酰四氢叶酸 15mg，口服或肌注，每 12h 一次，共 4 次，在氨甲蝶呤给药开始 24h 后开始 • 环磷酰胺 600mg/m²，静推，第 8 天 • 长春新碱 1mg/m²（最大量为 2mg）静推持续 5~10min，第 8 天 • 对于存在明显的肺、腹腔内，或颅内大出血风险，广泛转移（预后评分>12）的患者，在开始 EMA/CO 方案治疗前，可考虑低剂量诱导化疗（依托泊苷 100mg/m²，静滴，顺铂 20mg/m²，静滴，第 1，2 天，每 7 天重复，持续 1~3 个疗程） • 用于中性粒细胞减少性发热的二级预防：非格司亭（filgrastim），300μg，皮下注射，第 9~14 天 • 对于脑转移患者，将 EMA/CO 方案中的氨甲蝶呤输注剂量增加至 1000mg/m² 并给予甲酰四氢叶酸（30mg，每 12h 一次，共 3 天，首剂在氨甲蝶呤输注开始 32h 后使用）
5-FU/KSM	• 氟尿嘧啶 26~28mg/kg，静滴，第 1~8 天 • 放线菌素 D 6μg/kg，静滴，第 1~8 天

表 18.10 EMA/EP 化疗方案及二线化疗方案（引自 NCCN）

方案	用法
EMA/EP （每 2 周重复）	• 依托泊苷 100mg/(m²·天)，静滴，第 1，2 天

续表

方案	用法
EMA/EP （每2周重复）	• 氨甲蝶呤 100mg/m²，静推，200mg/m²，静滴持续12h，第1天 • 甲酰四氢叶酸 15mg 口服或肌注，每12h 一次，共4次，在氨甲蝶呤给药开始24h 后使用 • 放线菌素 D 0.5mg，静推，第1，2天 • 依托泊苷 100mg/m²，静滴，第8天 • 顺铂 75mg/m²，静滴，第8天 • 非格司亭，300µg，皮下注射，第9～14天 • 在极少数情况下，为了避免因骨髓抑制而导致疗程间隔的延长，可能需要通过省略第2天的依托泊苷和放线菌素 D 剂量来对 EMA 方案减量，而骨髓抑制通常可通过非格司亭来逆转
TP/TE：紫杉醇、顺铂/紫杉醇、依托泊苷（每2周重复）	
BEP：博来霉素、依托泊苷、顺铂（每3周重复）	
VIP：依托泊苷、异环磷酰胺、顺铂（每3周重复）	
TIP：紫杉醇、异环磷酰胺、顺铂（每3周重复）	
ICE：异环磷酰胺、卡铂、依托泊苷（每3周重复）	
在耐药妊娠滋养细胞肿瘤治疗中呈现出一定效果的其他药物/方案：PD-1/PD-L1 抑制剂、卡培他滨、吉西他滨±卡铂、大剂量化疗联合外周干细胞移植	

化疗的副反应主要有：骨髓造血功能障碍，较早地表现为外周血中白细胞下降，红细胞和血小板的变化较迟；消化道反应，常见食欲下降，恶心呕吐，口腔溃疡，较为严重者出现腹痛、腹泻，甚或假膜性肠炎；药物性肝损害等，均应注意观察和处理。

2. 手术治疗

恶性滋养细胞肿瘤，由于化疗已取得较好疗效，现在已较少采用手术治疗。但以下情况，手术治疗仍有必要：① 子宫原发灶或转移灶发生大出血，需紧急手术，才能挽救患者生命。② 耐药病例，手术切除病灶，如子宫或肺的残余病灶，才能提高治愈机会，缩短住院时间、减少治疗费用。③ 有时为明确诊断和临床分期，也需手术探查。

3. 放射治疗

恶性滋养细胞肿瘤对放射线较为敏感，放射治疗作为综合治疗的手段之一，对脑转移有一定意义。

4. 保留生育功能

恶性滋养细胞肿瘤患者多数为青年人，部分有生育要求。恶性滋养细胞肿瘤，尤其是绒癌恶性度高，因此要优先考虑治好疾病，才同时考虑保留生育功能。目前，已有耐药性病例行局部切除及子宫整形术获得成功的报道，但术后的妊娠过程有风险，宫内及（或）宫外的粘连可以引起不孕或复发性流产，晚孕期还有子宫破裂的风险，都应充分估量。

保留生育功能患者多数能正常怀孕和分娩，所生子代和孙代生长发育正常，无智力低下，遗传学上在外周血淋巴细胞染色体也无异常。

（八）预后

恶性滋养细胞肿瘤的复发多在治疗后1年内。故此，应每月检查一次。随诊内容包括体征、HCG滴度或胸片等。1年后，可每3个月随访1次，3年后每年随访1次。对复发病例，应及时再治疗。

对预后有重要影响的因素有：绒癌预后差于恶性葡萄胎；临床期别晚者预后差；先行妊娠为葡萄胎者较好，发生于流产、足月产后者预后差；病情4个月以内者预后较好；治疗开始时 HCG 滴度水平高者预后差；转移灶大者及数目多者预后不好；以往治疗失败者，常有耐药，预后不良；耐药病例预后不良。

四、胎盘部位滋养细胞肿瘤

胎盘部位滋养细胞肿瘤（placental site trophoblastic tumor，PSTT）很少见，是葡萄胎、侵蚀性葡萄胎和绒毛膜癌以外的滋养细胞疾病。

（一）流行病学

胎盘部位滋养细胞肿瘤罕见，近年个案报告有所增加。

（二）病因

该病发生于胎盘着床部位的中间型滋养细胞，可见于葡萄胎、流产、足月产之后。多在末次妊娠后 1 年内发病，也有长达 10 多年者。真正病因未明。

（三）病理

子宫增大，肿瘤呈息肉状生长，黄白色、质软，突向子宫腔生长，并可侵犯子宫肌层，或突破浆膜层，病变区有小出血灶。肿瘤主要由中间型滋养细胞组成，细胞形态呈圆形、多角形或梭形，细胞质丰富，呈异染性。细胞核多为单核，核大小、形态不一，核分裂象少见，平均为 2 个/10 个高倍视野，Ki-67 增殖指数通常超过 10%。肿瘤细胞对肌层浸润具有特征性，即肿瘤细胞呈单个分散状、条索状或小片状沿子宫肌束间进行浸润，平滑肌纤维大多完整，在瘤细胞间出现均一的纤维素样物质或有不同程度的血管侵犯，可见小灶性出血。子宫内膜呈蜕膜样反应，无绒毛结构。免疫组化检查瘤细胞 HPL、HCG 和 SP1 阳性，尤其胎盘催乳素（human placental lactogen，HPL）阳性对诊断和随访有重要意义。

（四）临床表现

此病见于生育年龄妇女，常见表现如下：① 在葡萄胎、流产、足月产后出现闭经及不规则阴道流血，闭经时间可由 1 个月至 1 年不等；② 子宫呈不同程度增大；③ 个别患者伴肾病综合征。

（五）诊断与鉴别诊断

有以上表现者考虑到有胎盘部位滋养细胞肿瘤的可能性。

（1）HCG 检查阳性，但含量不高，如为高度恶性或出现转移者则明显升高。血 β-HCG 水平通常与肿瘤负荷不成比例。

（2）鉴别诊断主要依靠病理检查。胎盘部位滋养细胞肿瘤表现为：① 单一类型的中间型滋养细胞；② 病灶出血坏死少见；③ 肿瘤细胞沿组织间隙浸润，对肌层不产生破坏及溶解作用；④ 免疫组化检查，多数瘤细胞 HPL 呈阳性反应。

（六）分期

同绒毛膜癌。

（七）治疗

（1）药物治疗。胎盘部位滋养细胞肿瘤由中间型滋养细胞组成，对抗癌药物的敏感性较低，但也有一些患者对药物有相当疗效。可考虑选用 EMA-CO 或 EMA-EP 方案等。

（2）手术治疗。由于肿瘤细胞对抗癌药物的敏感性较低，故手术切除具有重要意义。病变局限于子宫且无生育要求者，或化疗效果不好者，宜行手术切除子宫。I 期病例仅行手术治疗即可，而 II～IV 期病例则应采用手术联合化疗。对保留子宫的治疗应慎重。

（八）预后

末次妊娠至诊为胎盘部位滋养细胞肿瘤的时间长短是影响预后的重要因素，在 2 年内者多数可治愈，超过 2 年者死亡率很高。病理检查肿瘤细胞核分裂数≥10HPF，以及有子宫外转移灶者预后不良。

化疗与手术治疗相结合疗效较好。

（郑 敏 刘富元）

第五节 外 阴 癌

外阴包括阴阜、阴蒂、大阴唇、小阴唇、尿道口、处女膜、外阴阴道腺（巴氏腺）和尿道旁腺。外阴是由皮肤移行为尿道口移行上皮及阴道非角化鳞状上皮。组成外阴的每一部分皆可发生肿瘤，最常见者为鳞癌。

一、局部解剖

女性外生殖器又称女阴或外阴。耻骨联合前面的皮肤隆起称为阴阜，其上生有阴毛，皮下富有脂肪。阴阜向两侧后外延伸为大阴唇；位于大阴唇内侧的皮肤皱襞，光滑无毛，为小阴唇。两侧小阴唇后端借阴唇系带连接，前端在阴蒂旁分叉，上层行于阴蒂上方，与对侧相连形成阴蒂包皮，下层在阴蒂下方与对侧连接形成阴蒂系带。阴蒂的游离端为阴蒂头，其为圆形小结节。左右小阴唇之间为阴道前庭，前庭中央有阴道口，阴道口周围有处女膜或处女膜痕。阴道口后外侧左右各有一前庭大腺的开口。尿道外口位于阴道口的前方，阴蒂后方 2cm 左右。尿道后面为阴道，两者的壁紧贴在一起。行外阴及阴道手术时，应注意保护尿道功能，避免损伤尿道产生尿瘘或尿失禁。位于肛门与阴道前庭后端之间的结构称为会阴中心腱或会阴体，其具有加固盆底承托盆内脏器的作用，行外阴手术时，应避免损伤会阴体。

二、流行病学

1. 发病率

外阴原发性恶性肿瘤占女性全身性恶性肿瘤的1%，占女性生殖道恶性肿瘤的3%～5%。中山大学肿瘤防治中心1964～2007年门诊登记妇科恶性肿瘤23 931例，其中外阴恶性肿瘤占3.1%。外阴恶性肿瘤中，鳞状细胞癌占81.3%。

2. 发病年龄

多发于绝经后妇女，发病年龄高峰50～60岁。近年来，广大妇女经济地位及知识水平的提高、普查普治的广泛开展、对于外阴上皮内瘤变及其与HPV感染关系的研究深入、阴道放大镜技术的进展，使得早期病例发现较多，发病年龄较以往年轻。澳大利亚有研究者报道，自20世纪80年代初以来，60岁以下女性外阴癌发病率增加了80%以上，但老年女性的发病率没有增加。

三、病因

确切的病因尚不清楚，目前认为主要与下列因素有关。

1. 病毒感染

通过电子显微镜、免疫组织化学及分子核酸杂交技术等多种检测方法，大多数人认为病毒感染与外阴癌及其癌前病变——外阴上皮内瘤变（VIN）有密切关系，特别是人乳头瘤病毒（HPV）。有研究表明，年轻妇女的VIN及外阴癌与HPV感染有关。其中以HPV16/18型为主。其他病毒感染，如单纯疱疹病毒Ⅱ型（HSV_2）、HIV等在外阴恶性肿瘤的病因中，也可能起一定的作用。

2. 外阴营养障碍

外阴营养障碍包括外阴硬化性苔藓、外阴增生性营养障碍及外阴混合性病变，属外阴慢性皮肤疾病，也是外阴鳞状细胞癌的癌前病变，长期发展可能转变为外阴鳞状上皮肿瘤。

3. 性传播性疾病

近年来女性生殖道性传播疾病的发病率有上升的趋势，包括尖锐湿疣、HSV_2的感染、淋病、梅毒和滴虫感染等。研究表明这些性传播性疾病，可以与外阴表皮内肿瘤合并存在。

4. 其他

其他发病因素还包括机体免疫功能的低下或损害、吸烟等。

四、病理

病理以鳞状上皮癌为主，其次为恶性黑色素瘤及腺癌，其他较少见的类型还有基底细胞癌、Paget's病等。中山大学肿瘤防治中心1964～2007年门诊登记外阴肿瘤744例，其中鳞状细胞癌占81.3%，恶性黑色素瘤占6.2%，腺癌占2.4%，基底细胞癌占1.5%等（表18.11）。

表18.11 中山大学肿瘤防治中心1964～2007年门诊登记外阴恶性肿瘤例数

病理类型	例数	百分比/%
鳞状细胞癌	605	81.32
基底细胞癌	11	1.48
Paget's病	16	2.15
腺癌	18	2.42
腺棘皮癌	1	0.13
腺鳞癌	5	0.67
前庭大腺癌	1	0.13
汗腺癌	2	0.27
恶性黑色素瘤	46	6.18
平滑肌肉瘤	11	1.48
横纹肌肉瘤	8	1.08
淋巴肉瘤	2	0.27
其他	18	2.42
合计	744	100.00

1. 大体分型

菜花型占70%，溃疡型占14%，结节型占13%。

2. 外阴淋巴引流特点及外阴癌淋巴转移情况

1）淋巴引流特点

（1）大小阴唇、阴蒂、前庭等处的淋巴管形成网状结构，互相吻合，并与对侧交叉相连，形成表浅淋巴网，再汇集成数条较大的淋巴管，流入各组淋巴结。

（2）阴蒂、前庭等中线部位可同时向左右两侧淋巴结引流（图18.2）。

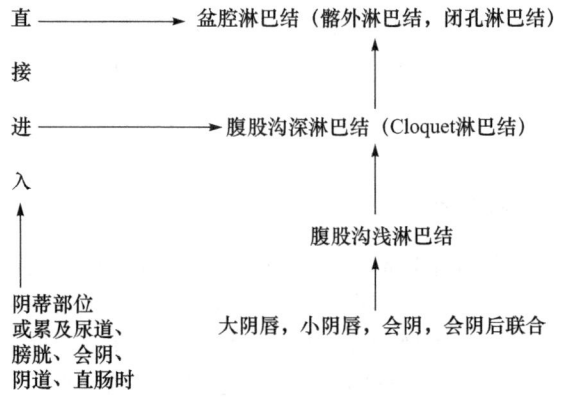

图18.2 外阴淋巴引流

2）淋巴转移发生率 各家报道早浸癌的转移率为8.9%，浸润癌的转移率为23.7%～48.4%。

3）影响淋巴转移的因素 ①病灶部位：侧位型肿瘤在病程早期，或浸润表浅的癌，转移率低；位于阴蒂等中线部位的癌，转移率高。②癌灶大小：多数资料表明，病灶越大，浸润就可能越深，淋巴结转移率也越高。③分化程度：分化越差，转移率越高。④浸润深度：浸润深度≤1mm者，极少淋巴转移；>1mm者，随深度增加而增加。⑤淋巴脉管间隙浸润：有淋巴脉管间隙浸润者，其淋巴转移率较淋巴脉管间隙无浸润者高。⑥临床分期：随分期升高，淋巴转移率逐渐升高。

五、临床表现

1. 症状

1）瘙痒 绝大多数外阴癌患者在病变发生的同时或之前有瘙痒症状，它通常不是外阴癌本身的症状，而是其他前驱或伴发疾患所产生的，如外阴硬化性萎缩性苔藓或外阴增生性营养障碍均可引起瘙痒。

2）排尿困难 如病灶发生在外阴前庭，可出现排尿困难。

3）其他 随病情的发展，可出现病灶局部的疼痛、出血和转移灶的相应症状。肿物本身的疼痛通常并不严重，合并溃疡、感染时疼痛较明显，侵犯骨质时疼痛剧烈。

2. 体征

早期浸润癌体征不明显。发展为肉眼可见的癌灶时，形态多变，颜色可呈白色、灰色或暗红色，表面既可干燥，亦可有分泌物和坏死。癌灶既可单发，亦可多发。单灶性癌可分为菜花型和溃疡型。多灶性癌占外阴癌的1/4左右，外阴多有色素增加，并常有外阴营养不良疾患，病灶弥漫。随着病情发展，可出现单侧或双侧腹股沟淋巴结转移，触诊时可触及相应区域硬结或肿块，单发或融合成团块状，合并感染时，疼痛明显。

六、诊断

外阴癌病灶位于体表，根据病史、症状和体征，对临床型肿瘤的诊断并不困难。可是，对于亚临床型的早期浸润癌，尤其是与一些慢性的良性疾患如外阴硬化性萎缩性苔藓或外阴增生性营养障碍同时存在时，癌灶可能肉眼观察不明显。因此，对外阴可疑病灶均需做细胞学和病理组织学检查。

1. 细胞学检查

对可疑病灶可行印片做细胞学检查。由于外阴病灶常合并感染，其阳性率不高。

2. 活体组织病理检查

对于外阴的一切可疑病灶，包括结节、溃疡、菜花、白色病变等，均需做活体组织病理检查。为了提高取材的准确性，可采用阴道放大镜和甲苯胺蓝进行外阴染色，确定出可疑病灶后，再行活体组织检查。

3. 影像学检查

为了准确定出临床分期，确定有无周围淋巴结转移，可行腹股沟、盆腔、腹主动脉旁淋巴的B超、CT、MRI和淋巴造影等检查，必要时亦可行PET扫描。

七、分期

（一）FIGO分期

临床分期一般采用FIGO分期（1989），1994年对Ⅰ期再分亚期，2009年国际妇产科联盟（Federation International of Gynecology and Obstetrics，FIGO）妇科肿瘤委员会对外阴癌的FIGO分期做了修订（表18.12），以使期别与预后的关系更为密切。

表18.12 外阴癌FIGO分期（2009）

FIGO分期	描述
Ⅰ期	肿瘤局限于外阴
ⅠA	肿瘤局限于外阴或外阴和会阴，无淋巴结转移，病灶直径≤2cm，间质浸润≤1.0mm*
ⅠB	肿瘤局限于外阴或外阴和会阴，无淋巴结转移，病灶直径>2cm或间质浸润>1.0mm*
Ⅱ期	无论肿瘤大小但是肿瘤局部扩散至会阴邻近器官（尿道下1/3、阴道下1/3、肛门），无淋巴结转移
Ⅲ期	无论肿瘤大小、无论肿瘤局部是否扩散至会阴邻近器官（尿道下1/3、阴道下1/3、肛门），出现腹股沟淋巴结转移
ⅢA	1个淋巴结转移（≥5mm）或1～2个淋巴结转移（<5mm）
ⅢB	≥2个淋巴结转移（≥5mm）或≥3个淋巴结转移（<5mm）

续表

FIGO 分期	描述
ⅢC	阳性淋巴结出现包膜外扩散
Ⅳ期	肿瘤侵犯邻近区域其他器官（尿道上 2/3、阴道上 2/3）或远处器官
ⅣA	肿瘤侵犯下列任何器官：① 上尿道和（或）阴道黏膜，膀胱黏膜，直肠黏膜或固定于骨盆；② 腹股沟淋巴结固定或溃疡形成
ⅣB	任何远处部位转移，包括盆腔淋巴结转移

*肿瘤浸润深度是指肿瘤从最表浅的真皮乳头的上皮-间质连接处至最深浸润点的距离

（二）TNM 分期

一般采用国际抗癌联盟（Union for International Cancer Control，UICC）分期，其与 FIGO 分期对比如下（表 18.13）。

1）原发癌（T）

T1 局限在外阴和（或）会阴，最大直径≤2cm。

T2 局限在外阴和（或）会阴，最大直径＞2cm。

T3 累及尿道和（或）阴道和（或）肛门的任何大小的肿瘤。

T4 浸润膀胱黏膜和（或）直肠黏膜和（或）尿道上段和（或）固定在骨头上。

2）区域淋巴结（N）

N0 淋巴结未触知。

N1 单侧淋巴结转移。

N2 双侧淋巴结转移。

3）远处转移（M）

M0 无远处转移。

M1 有远处转移（盆腔淋巴结转移包括在内）。

表 18.13 外阴癌 FIGO 分期与 TNM 分期

FIGO 分期	TNM 分期		
	T（肿瘤）	N（淋巴结）	M（转移）
Ⅰ期	T1	N0	M0
ⅠA	T1a	N0	M0
ⅠB	T1b	N0	M0
Ⅱ期	T2/T3	N0	M0
ⅢA	T1，T2，T3	N1a，N1b	M0
ⅢB	T1，T2，T3	N2a，N2b	M0
ⅢC	T1，T2，T3	N2c	M0
ⅣA	T4	N0~N2	M0
ⅣB	任何 T	N3	M1

八、治疗

以手术治疗为主。传统的手术方法是广泛的外阴根治术及腹股沟淋巴结清扫术。中晚期者须加上盆腔淋巴清扫术。但存在的问题是，这种手术方式对患者创伤较大，大多数手术伤口不能一期愈合，且术后瘢痕使外阴严重变形，对患者性生活或心理影响较大。此外，老年患者对此种手术耐受性差，易发生多种并发症。近年来大量临床实践证明，对于外阴癌的治疗应提倡个体化。

（一）外阴上皮内瘤变和原位癌的治疗

外阴上皮内瘤变（VIN）的治疗方法有多种，但治疗前必须行多点或多处活检确诊病变完全为上皮内瘤变。外阴两侧的病变一旦确诊，应行外阴上皮局部表浅切除术，切除范围应包括病灶边缘外 0.5~1cm。对于累及小阴唇或阴蒂的病变，也可行激光气化治疗或部分切除术。激光治疗常损害毛囊，使外阴被覆阴毛脱落，阴毛不再生长，治疗前应同患者交代清楚。对于较大的病灶，可以行表浅外阴切除术（外阴皮肤剥除）和薄层皮片植皮术。

（二）外阴浸润癌

在选择治疗方案时，应充分考虑患者的年龄、身体状况、原发病灶、腹股沟淋巴结状况等。

1. 外阴微小浸润癌（ⅠA期）

ⅠA期外阴癌应行外阴肿瘤局部广泛切除术。如术后病理提示肿瘤性质不良（有神经或脉管间隙浸润），应补充手术。通常不需切除腹股沟淋巴结。

2. 早期外阴癌（T1）或肿瘤≤4cm的T2

1）浸润深度≤1mm 行外阴肿瘤局部扩大切除术，术后如无高危因素，观察；术后病理提示浸润深度>1mm，则如下述2）处理。

2）浸润深度>1mm或T2 ①病灶位于单侧外阴（病灶距中线≥2cm）。肿瘤根治性局部切除或改良根治性外阴切除加同侧腹股沟淋巴结探查（前哨淋巴结或同侧腹股沟淋巴结切除），如无前哨淋巴结染色，需行无染色侧腹股沟淋巴结切除。②病灶位于外阴中线。肿瘤根治性局部切除或改良根治性外阴切除加双侧腹股沟淋巴结探查（前哨淋巴结或双侧腹股沟淋巴结切除），如无前哨淋巴结染色，需行无染色侧腹股沟淋巴结切除。

术后切缘阴性，观察或视其他高危因素补充放疗。术后切缘阳性，需行再次切除。再次切除切缘阴性，观察或视其他高危因素补充放疗；再次切除切缘阳性，术后补充放疗。如果局部病灶不可再次切除，则补充放疗。

术后淋巴结阴性，观察；术后腹股沟淋巴结阳性，外照射±同期化疗。如果术后前哨淋巴结阳性，可以外照射±同期化疗；或再次手术完成腹股沟淋巴结切除，术后行外照射±同期化疗。

3. 局部晚期外阴癌（肿瘤>4cm的T2、无脉管间隙浸润的T3）

术前影像学扫描显示淋巴结阴性，可以行放疗加同期化疗；放疗应包括原发灶、腹股沟淋巴结及盆腔淋巴结区域。也可以行腹股沟淋巴结切除术，术后如淋巴结阳性，则行放疗加同期化疗，放疗应包括原发灶、腹股沟淋巴结及盆腔淋巴结区域；术后如淋巴结阴性，则行放疗加同期化疗，放疗应包括原发灶±腹股沟淋巴结区域。

术前影像学扫描显示淋巴结阳性，包括腹股沟及盆腔淋巴结，可以行腹股沟淋巴结切除术，术后处理同前述；未行腹股沟淋巴结切除者，考虑细针穿刺肿大淋巴结，病理确诊后行放疗加同期化疗，放疗应包括原发灶、腹股沟淋巴结及盆腔淋巴结区域。

治疗后评估，原发灶和（或）淋巴结无残留，可以观察，也可以行肿瘤基底部活检确认是否病理完全缓解（pCR）。如活检阴性，建议观察；活检阳性，建议病灶切除。切缘阴性，观察；切缘阳性，再次手术切除，术后再次放疗，和（或）综合治疗，或支持治疗。如经评估原发灶和（或）淋巴结有残留，建议残留病灶切除。切缘阴性，观察；切缘阳性，再次手术切除，术后再次放疗，和（或）综合治疗，或支持治疗。如病灶不可切除，可考虑再次放疗，和（或）综合治疗，或支持治疗。

4. 晚期外阴癌——盆腔外转移（任何T，任何N，超出盆腔的M1）

提倡个体化综合治疗。如局部症状严重，需行局部放疗缓解症状，和（或）综合治疗，或支持治疗。

5. 治疗后监测

治疗后需定期随访，建议前2年每3～6个月一次，第3～5年每6～12月一次。检查项目包括妇科检查、细胞学检查、影像学检查等。如怀疑远处转移，需行穿刺病理检查。

6. 治疗后复发

1）外阴局部复发

（1）淋巴结阴性，以前未行放疗者，可行外阴病灶局部根治性切除，和单侧或双侧腹股沟淋巴结切除（如初治未行淋巴结切除者）。术后切缘及淋巴结阴性，观察或放疗；切缘阳性、淋巴结阴性，再次切除或放疗，±近距离放疗，±同期化疗；切缘阴性、淋巴结阳性，放疗±同期化疗；切缘阳性、淋巴结阳性，放疗±近距离放疗，±同期化疗，±再次切除。

淋巴结阴性，以前未行放疗者，也可行放疗，±近距离放疗，±同期化疗。治疗后CR，密切观察随访；治疗后仍有大块残留，建议手术切除，并密切观察随访。

（2）淋巴结阴性，以前已行放疗者，建议手术切除，术后密切观察随访。

2）淋巴结或远处转移

（1）孤立腹股沟淋巴结或盆腔淋巴结转移，如以前无放疗，切除转移淋巴结后，放疗±同期化疗；如以前放疗过，视病情切除病灶后，综合治疗。

（2）多个盆腔淋巴结转移，或远处转移，或盆腔放疗过，则行综合治疗，或姑息治疗、支持治疗。

九、预后

1）疗效 外阴癌总体5年生存率为67%～85%。

2）与预后有关的因素 据相关研究的多因素分析显示，肿瘤大小、病理证实淋巴结转移、淋巴脉管间隙受累与预后显著相关。

（张彦娜）

参 考 文 献

李常仑，刘继红，黄金华，等. 2012. CT 引导下 ^{125}I 放射性粒子组织间植入治疗复发性卵巢癌. 中华医学杂志, (39): 2760~2763

涂画，黄鹤，黄绮丹，等. 2012. 卵巢上皮性癌患者术后单纯淋巴结区域复发的治疗及预后分析. 中华妇产科杂志, 47 (12): 928~933

谢幸. 2018. 妇产科学. 9 版. 北京：人民卫生出版社

张爽爽，夏庆民，郑荣寿，等. 2016. 中国 2010 年卵巢癌发病与死亡分析. 中国肿瘤, (3): 169~173

Barlow EL, Kang YJ, Hacker NF, et al. 2015. Changing trends in vulvar cancer incidence and mortality rates in Australia since 1982. International Journal of Gynecological Cancer, 25 (9): 1683~1689

Coleman RL, Enserro D, Spirtos N, et al. 2018. A phase Ⅲ randomized controlled trial of secondary surgical cytoreduction (SSC) followed by platinum-based combination chemotherapy (PBC), with or without bevacizumab (B) in platinum-sensitive, recurrent ovarian cancer (PSOC):A NRG Oncology/Gynecologic Oncology Group (GOG) study. Journal of Clinical Oncology, 36:5501

Denny L, Quinn M. 2015. FIGO Cancer Report 2015. International Journal of Gynaecology and Obstetrics, 131 Suppl 2: S75

Di J, Rutherford S, Chu C. 2015. Review of the cervical cancer burden and population-based cervical cancer screening in China. Asian Pac J Cancer Prev, 16 (17): 7401~7407

Du Bois A, Floquet A, Kim JW, et al. 2014. Incorporation of pazopanib in maintenance therapy of ovarian cancer. J Clin Oncol Oct, 32(30):3374~3382

Du Bois A, Vergote I, Ferron G, et al. 2017. Randomized controlled phase Ⅲ study evaluating the impact of secondary cytoreductive surgery in recurrent ovarian cancer: AGO DESKTOP Ⅲ/ENGOT ov20. Journal of Clinical Oncology, 35:5501

Elghobashy PM, Aluwihare N, Elghobashy A. 2015. Hypertrophic herpes simplex simulating vulval cancer in an HIV positive patient: case report and literature review. The Journal of Pathology, 237:S46

Huang X, Lan C, Huang H, et al. 2011. Neoadjuvantdocetaxel combined with cisplatin and followed by radical surgery for the treatment of locally advanced (stage ⅠB2-ⅡB) cervical cancer: preliminary results of a single-institution experience. Expert Opin Pharmacother, 12 (2): 165~173

Joura EA, Giuliano AR, Iversen OE, et al. 2015. A 9-valent HPV vaccine against infection and intraepithelial neoplasia in women. N Engl J Med, 372 (8): 711~723

Katsumata N, Yasuda M, Takahashi F, et al. 2009. Dose-dense paclitaxel once a week in combination with carboplatin every 3 weeks for advanced ovarian cancer: a phase 3, open-label, randomized controlled trial. Lancet, 374(9698):1331~1338

Kehoe S, Hook J, Nankivell M, et al. 2015. Primary chemotherapy versus primary surgery for newly diagnosed advanced ovarian cancer (CHORUS): an open-label, randomised, controlled, non-inferiority trial. Lancet, 386(9990): 249~257

Kim JW, Mahner S, Wu LY, et al. 2016. Pazopanib maintenance therapy in east Asian women with advanced epithelial ovarian cancer: results from AGO-OVAR16 and an East Asian Study. International Journal of Gynecological Cancer, 76(2):209~219

Lee J, Zimmer ADS, Lipkowitz S, et al. 2016. Phase Ⅰ study of the PD-L1 inhibitor, durvalumab (MEDI4736; D) in combination with a PARP inhibitor, olaparib(O) or a VEGFR inhibitor, cediranib(C) in women's cancers(NCT02484404). Journal of Clinical Oncology, 34:3015

Lehtinen M, Paavonen J, Wheeler CM, et al. 2012. Overall efficacy of HPV-16/18 AS04-adjuvanted vaccine against grade 3 or greater cervical intraepithelial neoplasia: 4-year end-of-study analysis of the randomised, double-blind PATRICIA trial. Lancet Oncol, 13 (1): 89~99

Mirza MR, Monk BJ, Herrstedt J, et al. 2016. Niraparib maintenance therapy in platinum-sensitive, recurrent ovarian cancer. N Engl J Med, 375(22):2154~2164

Moore K, Colombo N, Scambia G, et al. 2018. Maintenance olaparib in patients with newly diagnosed advanced ovarian cancer. N Engl J Med, 379(26): 2495~2505

Morrow CP, Townsend DE. 1987. Synopsis of Gynecologic Oncology. 3rd ed. New York: John Wiley and Sons: 60, 81, 83

National Comprehensive Cancer Network. 2018. NCCN Clinical Practice Guidelines in Oncology. Gestational Trophoblastic Neoplasia, Version 1. 2019

Pils S, Gensthaler L, Alemany L, et al. 2017. HPV prevalence in vulvar cancer in Austria. Wien Klin Wochenschr, 129: 805~809

Rebecca LS, Kimberly DM, Ahmedin J. 2018. Cancer statistics, 2018. CA Cancer J Clin, 68:7~30

Santoiemma PP, Reyes C, Wang LP, et al. 2016. Systematic evaluation of multiple immune markers reveals prognostic factors in ovarian cancer. Gynecologic Oncology, 143(1):120~127

Strehl JD, Mehlhorn G, Koch MC, et al. 2012. HIV-associated hypertrophic herpes simplex genitalis with concomitant early invasive squamous cell carcinoma mimicking advanced genital cancer: case report and literature review. International Journal of Gynecological Pathology, 31 (3):286~293

Swisher EM, Lin KK, Oza AM, et al. 2017. Rucaparib in relapsed, platinum-sensitive high-grade ovarian carcinoma (ARIEL2 Part 1): an international, multicentre, open-label, phase 2 trial. The Lancet Oncology, 18(1):75~87

Tewari KS, Sill MW, Long HJ, et al. 2014. Improved survival with bevacizumab in advanced cervical cancer. N Engl J Med, 370 (8): 734~743

Torre LA, Trabert B, de Santis CE, et al. 2018. Ovarian cancer statistics, 2018. CA Cancer J Clin, 68(4): 284~296

van Driel WJ, Koole SN, Sikorska K, et al. 2018. Hyperthermicintraperitoneal chemotherapy in ovarian cancer. N Engl J Med, 378(3): 230~240

Varga A, Piha-Paul SA, Ott PA, et al. 2017. Pembrolizumab in patients (pts) with PD-L1– positive (PD-L1+) advanced ovarian cancer: Updated analysis of KEYNOTE-028. Journal of Clinical Oncology, 35:5513

Wakeham K, Kavanagh K, Cuschieri K, et al. 2017. HPV status and favourable outcome in vulvar squamous cancer. Int J Cancer, 140:1134~1146

第十九章　淋巴造血系统肿瘤

第一节　恶性淋巴瘤

恶性淋巴瘤（malignant lymphoma）是原发于淋巴结和其他器官淋巴组织的恶性肿瘤，主要分为霍奇金淋巴瘤（Hodgkin lymphoma，HL）和非霍奇金淋巴瘤（non-Hodgkin lymphoma，NHL）两大类，并由此再细分为数十种亚型，是一组异质性很强的疾病，病理分型复杂、生物学行为和临床转归千差万别。其好发年龄在不同亚型中各有不同，除个别亚型外，多数患者发病原因尚不明确。非霍奇金淋巴瘤的发病率呈稳定增长趋势，目前在美国全身恶性肿瘤中排第7位，在我国恶性肿瘤发病率排第8位；而霍奇金淋巴瘤发病率稳定。淋巴瘤的治疗效果受病理类型、分期、预后因子、分子遗传特征等多种因素影响。现代淋巴瘤治疗遵循循证医学、个体化治疗原则，主要治疗手段包括系统化疗、放疗、手术、免疫靶向治疗、生物治疗等多学科多方式协作，近期在生物医学技术飞速发展的推动下，更提出了精准医疗模式，这些对不断提高淋巴瘤的治愈率有着重大意义。

一、流行病学

霍奇金淋巴瘤的发病率占所有恶性肿瘤发病率的1%，占恶性淋巴瘤8%~18%，远低于非霍奇金淋巴瘤；近年来其发病率呈稳定下降趋势。美国2013年约有9290例新患者，其中1180例死于该病；2018年估计有8500例新患者，其中1050例死于该病。在欧美发达国家，HL的年龄-发病率曲线呈现两个发病高峰，第一个高峰在15~30岁年龄段，病理类型以结节硬化型最为多见；第二个高峰出现在55岁以后。而在许多非发达国家，HL的年龄-发病率曲线呈单一高发峰。在儿童患者中，约85%发生于男孩；在成人患者中，女性患者略多，女性患者中以结节硬化型多见。

在全球范围内，霍奇金淋巴瘤的发病率并不一致，以美国、加拿大、瑞士和北欧发病率最高，其次为南欧和东欧，发病率最低为东亚；发达国家HL亚型以结节硬化型多见，欠发达国家HL亚型以混合细胞型多见。中国属于HL低发区，年轻患者逐渐增多，平均发病年龄在30岁左右，男性多于女性，其准确的发病情况尚缺乏全国数据统计。中山大学肿瘤防治中心通过集中多中心病理再会诊，研究分析了中国南方12家三甲医院2002~2006年4804例淋巴瘤患者，其中霍奇金淋巴瘤408例，占8.49%。

过去30年里，NHL在全球范围内的发病率几乎增长了1倍，最高已达20/10万以上，至今发病率仍呈明显上升趋势，每年以3%~5%的速度递增。2018年全球NHL新发病例达51万，死亡病例24.9万。美国2005年共有54 390例新诊断的NHL患者，死亡19 200例；2008年有新NHL病例66 120例，死亡19 160例；2013年约有69 740例新患者，19 020例死于该病；2018年约有74 680例新患者，占常见肿瘤的第7位，19 910例死于该病。发病率上升而死亡率下降，说明近年该病的治疗水平明显提高。NH不同亚型好发年龄、男女比例、高发地区均有所不同。

我国NHL的发病率亦呈不断上升趋势。根据国家癌症中心公布的数据，2014年我国淋巴瘤的确诊发病率为5.94/10万，2015年预计发病率约为6.89/10万，目前在总体肿瘤发病率排第8位。每年新发淋巴瘤约8.4万，死亡约4.7万。总体而言，中国男性患者略多于女性，中国沿海地区的发病率和死亡率高于内地，经济较发达地区高于经济欠发达地区，年龄-发病率曲线高峰在40岁左右。南方淋巴瘤协作组分析了2002~2006年4739例新诊断的NHL，其中B细胞型占73%，T细胞型约20%，NK细胞型为6%~7%。中山大学附属肿瘤医院的数据显示，1997年NHL新患者约为200例，2007年约700例，而2017年约1800例。NHL的发病率上升较快，其原因尚不明，可能与感染、污染增加和免疫抑制相关。

慢性淋巴细胞性白血病/小淋巴细胞淋巴瘤主要发生在老年人；淋巴母细胞淋巴瘤主要发生在青少年男性和年轻成年人；滤泡性淋巴瘤主要发生在中老年人；伯基特淋巴瘤主要发生在儿童和年轻成年人。

二、病因

HL 的确切发病原因至今尚不明确，可能与多方面的因素相关，如遗传因素、病毒感染和环境因素等。

人类认识到遗传学改变是 HL 的病因之一。与双卵双生相比，单卵双生者其中一人患 HL，另一人患 HL 的概率高 100 倍以上；HL 患者的一级亲属也患 HL 的风险增高了 5 倍，家族性 HL 占所有病例 4.5%。

病毒感染是最重要的环境致病因素。HL 和 EB 病毒（一种嗜 B 淋巴细胞疱疹病毒）感染有明显的相关性，30%～50% 的 HL 患者可以在其 Reed-Sternberg 细胞中检测到 EBV-DNA 或其基因产物；HIV 感染的人群，HL 发病率要比正常人群升高，HIV 相关性 HL 的临床表现相当复杂，往往处于疾病的晚期，累及一些少见的部位，如骨髓、皮肤和脑膜等，而且这类患者 EB 病毒基因总是阳性。尽管病毒可能对 HL 的发生发展起重要作用，但其作用并非直接产生肿瘤，也不具普遍性。

此外，社会经济因素、生育因素和职业因素也有一些相应的流行病学证据。社会经济地位低与霍奇金淋巴瘤发病率高相关；木尘、苯或亚硝酸氧化物的暴露史与霍奇金淋巴瘤发病率高相关。

NHL 部分亚型的病因较为明确，但大多数 NHL 的病因仍然未知。在已知的病因中，微生物因素是重要一环。例如，人类 T 淋巴细胞白血病病毒-1（HTLV-1）与成人 T 细胞性白血病有相关性；人类免疫缺陷病毒（HIV）感染导致 AIDS 的发生，由此所致免疫功能的缺陷与高度恶性 B 细胞淋巴瘤的发病有关；丙型肝炎病毒（HCV）感染与脾边缘区淋巴瘤的发病相关；人类疱疹病毒 8 型也被报道与某亚型的弥漫大 B 细胞淋巴瘤的发生有关；EB 病毒（EBV）基因已经被发现存在于非洲伯基特淋巴瘤细胞的基因组中，也与结外鼻型 NK/T 细胞淋巴瘤相关；幽门螺杆菌（Hp）的慢性感染与胃淋巴瘤的发生有明显关系，根除 Hp 的治疗可以使 1/3 以上的胃黏膜相关淋巴瘤病例得到缓解；鹦鹉衣原体与眼附属器边缘区淋巴瘤相关；丙型肝炎病毒（HCV）与脾边缘区淋巴瘤相关，抗病毒治疗可抑制肿瘤的生长；我国 B 细胞淋巴瘤中感染乙肝病毒的发生率远高于一般人群和其他恶性肿瘤人群，其因果关系尚不明。

免疫缺陷和免疫下调状态与 NHL 的发生也相关，包括 AIDS、器官移植受者、慢性免疫缺陷综合征（无丙种球蛋白血症、白-塞氏综合征、威-奥氏综合征）、自身免疫性疾病（干燥综合征、风湿性疾病、红斑狼疮、桥本甲状腺炎）。

化学暴露与 NHL 风险增高也有一定关系，如有机氯化合物曾是 NHL 风险研究的焦点，但对有机溶剂、杀虫剂、除草剂、燃料、油、灰尘等化学物职业性暴露进行的研究结果不一致。紫外线和放射线暴露可以引起从淋巴增生性疾病到淋巴瘤任一阶段的疾病。遗传改变也与淋巴瘤有一定的关系。

三、病理

病理组织学检查是确诊淋巴瘤的最重要根据，一般判断为恶性淋巴瘤的组织学依据主要为淋巴结正常结构破坏、淋巴结包膜浸润和细胞呈异型性，因此完整的淋巴结活检对确诊淋巴瘤非常重要。有约 40% 的淋巴瘤原发于结外，如胃肠道、上呼吸道、皮肤、眼眶、乳腺、甲状腺、肺等处，对结外病灶做活检然后进行淋巴瘤的诊断和鉴别诊断，难度较淋巴结活检更大。自 20 世纪 70 年代以来，淋巴瘤的病理分类不断衍变进步，从单纯靠临床表现加组织形态病理学确定诊断分类，发展到以临床表现、组织学特征、免疫表型、分子生物学、基因组学、蛋白组学等相结合的淋巴瘤新分类，对于更好地揭示淋巴瘤的本质和指导临床治疗至关重要。

（一）霍奇金淋巴瘤

1832 年，英国外科医生 Thomas Hodgkin 首次描述了 7 例淋巴结肿大和脾肿大患者，首次认识到这种肿瘤。1865 年，Wilks 从临床病理描述了这类疾病，并命名为霍奇金淋巴瘤。霍奇金淋巴瘤的主要组织学特征为散在分布的单核、多核或对称双核的巨大肿瘤细胞，分别被称为霍奇金细胞、Reed-Sternberg 细胞（R 细胞），现在已被认为是来源于 B 淋巴细胞的恶性肿瘤细胞，其背景则为非肿瘤性多种反应性炎症细胞包括淋巴细胞、浆细胞、嗜酸性粒细胞等细胞成分和基质纤维化。HL 与其他肿瘤的最大不同在于，肿瘤细胞（H/RS 细胞）仅占所有细胞中的极少数（0.03%～10%），H/RS 细胞散在分布于反应性炎症细胞和不同程度的纤维化背景之中。1969 年报道的 Rye 分型将霍奇金淋巴瘤分为淋巴细胞为主型、结节硬化型、混合细胞型和淋巴细胞削减型 4 种类型。1994 年底，国际淋巴瘤研究组提出了新的淋巴样肿瘤的分类，称为"修正的欧洲-美国分类"（REAL 分类）。在对霍奇金淋巴瘤的免疫表型、与 EB 病毒的关系、分子遗传学特点、组织发生和发病机制研究的基础上，提出新的霍奇金淋巴瘤分类，将其分为经典型和结节性淋巴细胞为主型两个大类；其中经典型中除熟知的结节硬化型（NS）、混合细胞型（MC）和淋巴细胞减少型（LD）外，还增加了富于淋巴细胞的经典型霍奇金淋巴瘤（LRCHL）。WHO 2001 年淋巴造血组织肿瘤分类中，继承了 REAL 分类对霍奇金淋巴瘤的做法。2008 年 WHO 分类（第 4 版）以及 2016 年第 5 版 WHO 分类，对此未加改动，只是将经典型的各个亚型均加上了"经典型"字样。按 WHO 新分型，霍奇金淋巴瘤可分为结节性淋巴细胞为主型 HL 和经典型 HL，后者又进一步分为结节硬化型、富于淋巴细胞的经典型、混合细胞型及淋巴细胞削减型。

1. 结节性淋巴细胞为主型霍奇金淋巴瘤

结节性淋巴细胞为主型霍奇金淋巴瘤（nodular lymphocyte predominant Hodgkin lymphoma，NLPHL）是结节性或结节和弥漫性多形性增生为特征的单克隆性 B 细胞肿瘤，肿瘤组织中散布的恶性细胞往往与典型的 Reed-Sternberg 细胞（RS 细胞）形态有别，常为较巨大的单个核细胞，细胞质稀少，核常呈折叠或分叶状，被称为爆米花细胞（popcorn cell）或淋巴细胞性和（或）组织细胞性 RS 细胞变形细胞（lymphocytic and /or histiocytic cell，L/H 细胞）。这些 L/H 细胞位于充满非肿瘤性淋巴细胞的滤泡树突细胞突起形成的大球形网之中。免疫表型包括 $CD20^+$、$CD79\alpha^+$、$BCL6^+$、$CD45^+$、$EMA^{+/-}$、$CD15^-$、$CD30^-$。遗传学特征为可检出 Ig 基因重排。

2. 经典型霍奇金淋巴瘤

经典型 HL 的特点是肿瘤组织中可见典型的 Reed-Sternberg 细胞或单核霍奇金细胞，肿瘤细胞的免疫表型 CD30 为阳性，CD15 也多数阳性。根据背景中含有不同数量小淋巴细胞、嗜酸性粒细胞、中性粒细胞、组织细胞、浆细胞、成纤维细胞和胶原纤维混合性等反应性浸润的特征及 HRS 细胞的形态学，经典型霍奇金淋巴瘤可分成 4 个组织学亚型：富于淋巴细胞经典型霍奇金淋巴瘤、结节硬化型霍奇金淋巴瘤、混合细胞型霍奇金淋巴瘤和淋巴细胞削减型霍奇金淋巴瘤。这些组织学亚型的免疫表型和遗传学特征均相同，但它们的临床特点与 EBV 的关系均不同。免疫表型：$CD30^+$、$CD15^+$（75%～85%）、$CD20^{+/-}$、$CD79\alpha^-$、$BCL6^-$、$CD45^-$、EMA^-、$ALK-1^-$、$LMP-1^{+/-}$。遗传学特征为可检出 Ig 基因重排。

（1）富于淋巴细胞的经典型霍奇金淋巴瘤（lymp-hocyte-rich classical Hodgkin lymphoma，LRCHL）：以富于小淋巴细胞、缺乏中性粒细胞和嗜酸性粒细胞的弥漫性背景及散在的 HRS 细胞为特征的经典型 HL。主要累及浅表淋巴结，纵隔淋巴结受累及巨大淋巴肿块较少见。

（2）结节硬化型霍奇金淋巴瘤（nodular sclerosis classical Hodgkin lymphoma，NSCHL）：以至少有一个结节被胶原束围绕和裂隙型 HRS 细胞为特征的经典型 HL。NSHL 以年轻女性多见，最常累及纵隔。EBV 编码的 LMP-1 表达率低（10%～40%）。

（3）混合细胞型霍奇金淋巴瘤（mixed cellularity classical Hodgkin lymphoma，MCCHL）：在弥漫性或模糊的结节状的混合性炎症性背景中散布典型 HRS 细胞为特征的经典型 HL。MCHL 以成人多见，病变中缺乏结节硬化性纤维化。最常累及浅表淋巴结，也常累及脾脏，但纵隔受累不多见，B 症状多见。EBV 编码的 LMP-1 表达率高（约 75%）。

（4）淋巴细胞削减型霍奇金淋巴瘤（lymphocyte-depleted classical Hodgkin lymphoma，LDCHL）：最为少见，以富于多形性 HRS 细胞和（或）非肿瘤性淋巴细胞削减为特征的经典型 HL，常伴有弥漫纤维化。最常累及腹部器官、腹膜后淋巴结和骨髓，浅表淋巴结则较少，临床常为晚期，80% 具有 B 症状，常伴 HIV 和 EBV 感染。

（二）非霍奇金淋巴瘤

非霍奇金淋巴瘤的病理形态复杂多样。自 20 世纪 60 年代以来，先后出现过多种病理分类方案。随着生物学、免疫学和分子遗传学的发展，新的分类方案的出现更适合临床的应用。Rappaport 1966 年非霍奇金淋巴瘤分类在我国和其他许多国家广泛使用到 20 世纪 80 年代初，该分类完全基于形态学改变。由于免疫学研究发现了淋巴细胞分为 B 细胞和 T 细胞，并且发现淋巴细胞在体外转化，1975 年左右，运用免疫学标记对各种非霍奇金淋巴瘤和其来源的正常前体研究后提出了至少五种"功能"分类，其中最有影响的是美国的 Lukes 和 Collins 及欧洲的 Kiel 分类。多个新分类的出现在病理学家和临床医生中引起混乱。美国国立癌症研究所在 1982 年组织了对 1175 例非霍奇金淋巴瘤的回顾性研究的基础上，提出一个新的建立在 H-E 切片基础上并与预后相关的分类，即"工作分类"（working formulation）。该分类将非霍奇金淋巴瘤按照预后分成低度恶性、中度恶性和高度恶性三组，由 10 个主要亚型和其他组成，但并不考虑瘤细胞的免疫学表型。这种分型主要基于形态学（淋巴结的生长方式和肿瘤细胞的细胞学特征）和生物学的进展性（低度、中度和高度恶性）标准，对预测患者的生存和可治愈性有一定的价值。此分型的缺点是未区别肿瘤的 B 细胞和 T 细胞来源，而且由于未使用免疫学和分子遗传学技术，未能识别某些重要的类型。

免疫学和遗传学的进展，使肿瘤学家认识到结合形态学、免疫学和遗传学三者将 NHL 进行分类，对临床工作的指导可能有更大的价值。1994 年，国际淋巴瘤研究组根据非霍奇金淋巴瘤的形态学、免疫学和遗传学特征，提出了修订的欧美淋巴瘤 REAL 分型（revised European-American lymphoid neoplasm classification）。2001 年，在 REAL 分型的基础上，由世界各国 100 多位病理学家、血液病学家和肿瘤学家共同参与制订了 WHO 淋巴瘤分类，逐渐得到广泛的应用。其最显著特点是，将淋巴瘤的每一个类型确定为真正的独立病种（disease entity），用形态学、免疫表型、遗传学和临床特点来定义每一种淋巴瘤，将形态学、免疫表型、遗传学特征、临床表现相结合做出诊断。得益于免疫学、分子生物学和细胞遗传学的发展，在 WHO 2001 分型基础上，更新出版了淋巴瘤 WHO 2008 分型及当前推广使用的 WHO 2016 分型（表 19.1）。新分型的出现是对淋巴瘤更深入更准确研究的结果，对于现代淋巴瘤个体化精准诊疗起着指导意义。

表 19.1　淋巴组织肿瘤 WHO 分类（2016 年）

成熟 B 细胞肿瘤

　　慢性淋巴细胞白血病 / 小淋巴细胞淋巴瘤（CLL/SLL）

　　单克隆 B 淋巴细胞增多

　　B 细胞前淋巴细胞白血病

　　脾脏 B 细胞边缘区淋巴瘤

　　毛细胞白血病

　　脾脏 B 细胞淋巴瘤 / 白血病，未分类

　　淋巴浆细胞淋巴瘤

　　意义未明的免疫球蛋白病（重链病），IgM 型

　　意义未明的免疫球蛋白病，IgG/A 型

　　浆细胞骨髓瘤

　　孤立骨浆细胞瘤

　　骨外浆细胞瘤

　　单克隆免疫球蛋白沉积病

　　黏膜相关淋巴组织结外边缘区淋巴瘤（MALT 淋巴瘤）

续表

　　结内边缘区淋巴瘤（NMZL）

　　滤泡淋巴瘤

　　儿童型滤泡淋巴瘤

　　伴 IRF4 重排的大 B 细胞淋巴瘤

　　原发皮肤滤泡中心淋巴瘤

　　套细胞淋巴瘤

　　弥漫大 B 细胞淋巴瘤，非特殊型

　　T 细胞 / 组织细胞丰富的大 B 细胞淋巴瘤

　　原发中枢神经系统的弥漫大 B 细胞淋巴瘤

　　原发皮肤的弥漫大 B 细胞淋巴瘤，腿型

　　EB 病毒阳性弥漫大 B 细胞淋巴瘤，非特指型

　　EB 病毒阳性皮肤黏膜溃疡

　　慢性炎症相关性弥漫大 B 细胞淋巴瘤

　　淋巴瘤样肉芽肿

　　原发纵隔（胸腺）大 B 细胞淋巴瘤

　　血管内大 B 细胞淋巴瘤

　　ALK 阳性的大 B 细胞淋巴瘤

　　浆母细胞性淋巴瘤

　　原发渗出性淋巴瘤

　　HHV8 阳性弥漫大 B 细胞淋巴瘤，非特指型

　　伯基特淋巴瘤

　　伴 11q 异常的伯基特样淋巴瘤

　　高级别 B 细胞淋巴瘤，伴 MYC、BCL2 和（或）BCL6 基因重排

　　高级别 B 细胞淋巴瘤，非特指型

　　B 细胞淋巴瘤，非典型，形态介于弥漫大 B 细胞淋巴瘤与经典型霍奇金淋巴瘤之间

成熟 T 或 NK 细胞肿瘤

　　T 细胞前淋巴细胞性白血病

　　T 细胞大颗粒淋巴细胞白血病

　　慢性 NK 细胞淋巴增殖性疾病

　　侵袭性 NK 细胞白血病

　　儿童系统性 EBV 阳性 T 细胞淋巴瘤

　　牛痘样淋巴 T 细胞增生性疾病

　　成人 T 细胞白血病 / 淋巴瘤

　　结外 NK/T 细胞淋巴瘤，鼻型

　　肠道 T 细胞淋巴瘤

　　单型性亲上皮性肠道 T 细胞淋巴瘤

　　胃肠道惰性 T 细胞淋巴组织增殖性疾病

　　肝脾 T 细胞淋巴瘤

　　皮下脂膜炎样 T 细胞淋巴瘤

续表

蕈样霉菌病

Sézary 综合征

原发性皮肤 CD30 阳性的 T 细胞增殖性疾病

原发皮肤 γ-σT 细胞淋巴瘤

侵袭性原发皮肤上皮 CD8 阳性的细胞毒 T 细胞淋巴瘤

原发肢端皮肤 CD8 阳性的 T 细胞淋巴瘤

原发皮肤 CD4 阳性中小 T 细胞增殖性疾病

外周 T 细胞淋巴瘤，非特指型

血管免疫母细胞性 T 细胞淋巴瘤

滤泡性 T 细胞淋巴瘤

TFH 显性结内外周 T 细胞淋巴瘤

ALK 阳性的间变性大细胞淋巴瘤

ALK 阴性的间变性大细胞淋巴瘤

隆胸相关性间变大细胞淋巴瘤

非霍奇金淋巴瘤 WHO 分型分成：B 细胞、T/NK 细胞肿瘤，进一步可依据瘤细胞分化程度分成分化最早阶段的前驱细胞肿瘤和分化较成熟阶段的周围性或成熟细胞肿瘤，此两大类非霍奇金淋巴瘤再细化成多个独立亚型，每个亚型有其特殊的流行病学、病因学和临床特点，以及对治疗有不同的反应。

WHO 2016 年分类体现了淋巴瘤研究的进展，是多种新技术在淋巴瘤领域应用的结果，体现了我们对淋巴瘤认识的深入。新分类的特点：① 强调细胞起源（cell of origin，COO）在最常见亚型弥漫大 B 细胞淋巴瘤（diffuse large B-cell lymphoma，DLBCL）中的重要性，强调要将 DLBCL 分成两类，即生发中心 B 细胞样（germinal center B-cell-like，GCB）和活化 B 细胞样（activated B-cell-like，ABC），GCB 和 ABC 在染色体改变、信号转导通路激活和临床转归不同，对临床治疗和预后有指导意义；② 命名新亚型：高级别 B 细胞淋巴瘤，伴有 MYC 和 BCL2 和（或）BCL6 重排，包括了既往的"双打击"（double-hit）和"三打击"（triple-hit）淋巴瘤，不同于一般 B 细胞淋巴瘤，此类预后极差，目前尚无标准治疗方案，治疗水平亟待提高；③ 将 MYD88 L265P 突变作为淋巴浆细胞性淋巴瘤（lymphoplasmacytic lymphoma，LPL）的诊断性标记，约 90% 的 LPL 有此突变；而其他小 B 细胞淋巴瘤不常见，如结内边缘区淋巴瘤 NMZL 中仅 6%，慢性淋巴细胞性白血病/小淋巴细胞淋巴瘤 CLL/SLL 中仅 3%，这对 LPL 的诊断具有重要的

价值；④ 提出单克隆 B 淋巴细胞增多（monoclonal B lymphocytosis，MBL）是 CLL/SLL 的早期事件，其中如 B 细胞计数 500~5000/μl 以上，具有高风险细胞遗传学异常，具有一定概率进展为 CLL/SLL，需要定期临床检测观察；⑤ 确定了 ALK 阴性的间变大细胞淋巴瘤是独立类型，其特征是淋巴瘤细胞黏附呈片排列，细胞表面表达 CD30；⑥ 新增亚型：隆胸相关性的间变大细胞淋巴瘤，发生于隆胸后 3~19 年（中位时间 8 年），发生在隆胸使用的硅树脂或盐溶液周围纤维性包膜。临床呈惰性，治疗上移除移植物及包膜可能已足够。

临床上根据 NHL 的临床表现、病程变化、病理特征等将 NHL 划分为三大类：惰性淋巴瘤、进展性淋巴瘤、高度进展性淋巴瘤。惰性淋巴瘤病程漫长，病情发展常以年为单位变化，时有反复，侵袭性较低，病理常见为滤泡性淋巴瘤、慢性淋巴细胞白血病/小淋巴细胞淋巴瘤、边缘区淋巴瘤、浆细胞瘤等；高度进展性淋巴瘤恶性程度高，细胞增殖比率高，侵袭性强，病程进展迅速，往往以周为时间单位变化，如不治疗迅速导致患者死亡，病理常见为伯基特淋巴瘤和淋巴母细胞淋巴瘤；介于前两者之间的即为进展性淋巴瘤，肿瘤发展速度以月为单位变化，包含了 NHL 中的大部分亚型，病理常见弥漫大 B 细胞淋巴瘤、套细胞淋巴瘤、大多数 T/NK 细胞淋巴瘤。

四、临床表现

（一）症状与体征

临床表现多样化，但缺乏特征性症状体征。因淋巴组织在全身分布广泛，任何部位的淋巴组织都可作为原发部位或在病程中受到侵犯，不同部位的病变可表现为不同的症状。此外，晚期恶性淋巴瘤还可以侵犯到淋巴组织以外的部位，症状就更复杂。

1. 淋巴结肿大

以浅表淋巴结肿大为首发症状者占 60% 以上，而其中发生于颈部者占 60%~80%，其次为腋下（占 6%~20%）、腹股沟（占 6%~12%），累及颌下、耳前后等处淋巴结者较少。淋巴结肿大常不对称，质韧而有弹性，无疼痛，早期互不粘连，深部淋巴结肿大可引起局部浸润及压迫症状（图 19.1）。

纵隔淋巴结受累可发生纵隔压迫综合征、肺浸润、肺不张或胸腔积液。腹腔淋巴结受累（腹膜后腹主动脉旁、肠系膜）可出现腹痛、腰痛、腹块、

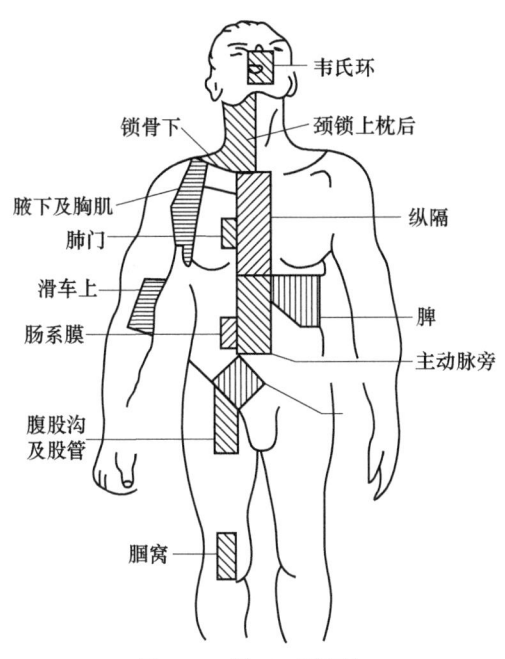

图 19.1　淋巴区域图解

大小便困难或血尿。消化道（黏膜下）淋巴组织受累可出现腹痛、腹泻、腹块、肠梗阻、便血、肠穿孔或吸收不良综合征。淋巴瘤波及肠道的顺序为回肠、盲肠、直肠、空肠、十二指肠及结肠。扁桃体及咽环淋巴组织受累可出现扁桃体肿大、鼻咽肿块或呼吸困难，并易侵犯胃及腹膜后淋巴结。

2. 韦氏环病变

韦氏环（Waldeyer's 环）是指包括鼻咽、软腭、扁桃体、口咽及舌根在内的环状淋巴组织。扁桃体淋巴瘤浸润往往表现为淡红色或外生性肿块，可光滑无溃疡，亦可有溃疡坏死。患者多感局部肿胀、咽喉部异物感及疼痛，肿块大者可有呼吸困难和吞咽困难。多为单侧发病，少数为双侧。鼻咽部淋巴瘤浸润临床上主要以咽痛、鼻塞、听力下降等症状就诊，与鼻咽部鳞癌不易区分。病变可侵及鼻腔鼻窦，临床上出现鼻塞，以单侧进行性鼻塞为主，鼻出血、嗅觉减退也可发生，如出现特殊的臭味要高度怀疑结外鼻型 NK/T 细胞淋巴瘤。口咽部淋巴瘤可表现为难治性溃疡，应尽早行病理学检查明确诊断。

3. 胃肠道症状

原发性胃淋巴瘤临床表现通常为上腹部疼痛、恶心、呕吐、饱胀、消化不良等。内镜检查多表现为非特异性胃炎或消化性溃疡。原发性肠道或淋巴瘤浸润的临床表现因其受累的部位不同而表现多样，常见症状可有发热、腹痛、腹泻、恶心呕吐、出血、体重降低、厌食等，肠梗阻和肠穿孔症状亦可发生。儿童肠道淋巴瘤的临床表现与成人不同，多以急腹症出现，如淋巴瘤息肉样肿块可导致肠套叠或类似阑尾炎的征象。体征有腹块和腹部压痛等。

4. 肝脾病变

单独脾病变多见于晚期霍奇金淋巴瘤、脾边缘区淋巴瘤，慢性淋巴细胞白血病也常常有脾肿大、脾功能亢进；肝脾 T 细胞淋巴瘤常常为急性起病的肝脾肿大；NHL 疾病晚期，出现肝肿大及肝功能异常，部分患者可因肝门淋巴结肿大或肝内胆汁郁积引起阻塞性黄疸。

5. 骨骼软组织病变

淋巴瘤患者全身骨骼均可受累，文献报道以四肢长骨骨干最为多见，特别是股骨，且骨干的受侵范围较长，其次易受侵部位为中轴骨，如骨盆、颅骨、脊柱、颌骨等；而继发性骨淋巴瘤（即继发于结内淋巴瘤的血道转移）多发生于中轴骨，如骨盆、颅骨等。软组织淋巴瘤浸润在全身各个部位的软组织，从皮肤、皮下组织到深部肌肉间隔内均可发病。国内外报道的病例主要发生在四肢，下肢多于上肢，如发生在大腿、脚踝、腓肠肌、臀部、髂腰肌、上臂等；另外，胸壁的骨骼肌及皮下组织内亦见报道。多数患者仅有局部骨钝痛或酸痛，可持续数月，休息后骨痛不能缓解；约 50% 的患者因局部骨病灶侵犯周围软组织而出现可触及的肿块，另外，少数患者还可能会出现局部肿胀、病理性骨折，约占 25%。极少数患者伴随有神经系统症状，如脊髓压迫导致的截瘫。NHL 骨髓侵犯较常见。

6. 皮肤损害

皮肤病变可分为特异性和非特异性。特异性病变，即淋巴瘤的皮肤浸润，表现多样化，肿块、结节、浸润性斑块、溃疡、丘疹、斑疹；不规则浸润性斑块为暗红色，表面光滑或高低不平，浸润处毛发常脱落，亦可累及口腔黏膜，皮损常伴明显的瘙痒，浸润处皮肤增厚，可出现典型的"狮子样脸"；偶见恶性红皮病。非特异性病变仅为普通炎症改变，表现为瘙痒、痒疹、带状疱疹及获得性鱼鳞癣等。

7. 神经系统病变

淋巴瘤可以侵犯中枢，也可以为原发性中枢神经系统性淋巴瘤（primary central nervous system lymphoma，PCNSL），发病部位决定了其临床表现。可有颅神经瘫痪、头痛、癫痫发作、颅内压增高、脊髓压迫及截瘫，还可以发生多灶性脑白质病及亚急性小脑变性等。

晚期当肿瘤侵犯到淋巴组织以外的部位时，可出现多种临床表现，如肝大、黄疸、骨痛、病理性骨折、乳房肿大、眼球突出、皮肤肿块、胸水、心包积液、肺内肿块、肢体及颅神经瘫痪、截瘫（硬膜外压迫）等。

8. 全身症状

（1）发热：一个月内体温三次超过38℃，其热型可以是不规则热型，也可是特征性周期热型——回归热（Pel-Ebstein型），甚至持续高热。发热首先应排除感染等其他因素引起，可能与肿瘤细胞进入血循环、炎症因子、肿瘤因子释放有关。

（2）盗汗。

（3）体重减轻：半年内无特殊原因体重减轻10%以上。

（4）部分病例起病时或病程中有皮肤瘙痒（伴或不伴皮疹），如HL患者，常在饮酒后瘙痒加重。

淋巴瘤本身比较特殊的症状有发热、盗汗和体重减轻，有三种之一者被认为有"B"症状（详见"临床分期"一节）。全身症状HL比NHL多见。

一般HL与NHL的临床特点不同，见表19.2。

表19.2 HL与NHL临床表现的差异

临床表现	霍奇金淋巴瘤（HL）	非霍奇金淋巴瘤（NHL）
首发表现	多以浅表淋巴结肿大为首发	40%首发于结外淋巴组织
播散方式	常先为一组淋巴结肿大，以后经一定途径向邻近淋巴结组扩散（逐站扩散）	病变发展缺乏规律，可跳跃式扩散
局部体征	淋巴结肿块质韧、活动	融合、固定、硬实和浸润皮肤
全身症状	"B"症状、皮疹和瘙痒多见	"B"症状较HL少见
病程	发展较慢，病程稍长，治疗反应较好	发展快，病程较短，治疗反应不一，部分易复发
贫血	常有	常有（可发生Coombs试验阳性的自身免疫性溶血）
骨髓	骨髓涂片常呈粒细胞增生旺盛，类似感染性骨髓象，很少发现RS细胞	骨髓侵犯常见（推荐骨髓活检）

（二）血液学改变

霍奇金淋巴瘤常有中度正细胞正色素性贫血，贫血原因往往既有生成减少，又有破坏增加的因素，但Coombs试验阳性的溶血性贫血很少见，不足1%。粒细胞常增高导致白细胞总数增高；部分患者可有嗜酸性粒细胞增高，淋巴细胞常减少，特别是晚期病例，淋巴细胞绝对数可小于1×10^9/L，在伴有发热的HL中，有时可有类白血病反应，白细胞总数可达50×10^9/L以上。HL骨髓涂片常呈粒细胞增生活跃，常伴有组织细胞及浆细胞增多，因此类似"感染性骨髓象"。骨髓涂片很少能发现RS细胞，但骨髓活检（包括穿刺活检）则可能发现RS细胞（双核或单核）呈灶性或弥漫性骨髓浸润，并往往伴有骨髓内纤维增殖，如发现明显纤维化（骨髓活检证实，或多次骨穿"干抽"伴全血细胞减少），强烈提示骨髓内肿瘤侵犯。HL常有红细胞沉降率加快，可作为疾病活动的检测指标。β_2-微球蛋白对HL的预后有一定的指示价值。

NHL常有贫血，可因多种因素引起，如骨髓浸润、胃肠道浸润所致的溃疡失血及铁和叶酸吸收障碍，以及慢性消耗及放疗、化疗引起造血抑制或无效性红细胞生成等。NHL亦可发生自身免疫性溶血而致贫血（Coombs试验阳性）。NHL骨髓侵犯常见，如做多次髂后上棘穿刺活检，发现小淋巴细胞型等类型至少50%~60%有骨髓侵犯；而弥漫性大B细胞淋巴瘤仅10%有骨髓侵犯。部分有骨髓侵犯的病例，以后异常细胞亦可出现于末梢血从而出现白血病血象。小淋巴细胞型出现白血病血象时，与慢性淋巴细胞白血病很难区别。大细胞型出现白血病血象时，可酷似急性淋巴细胞性白血病，也有的病例白血病细胞异型性明显，或核仁较明显。但一般来说，很难单纯从细胞形态辨认出所谓"淋巴肉瘤"细胞。目前骨髓检查推荐予骨髓活检检查，同时予骨髓涂片和流式细胞仪检查。

（三）血液生化

疾病初期较少有血液生化检测异常。随着疾病进展，可出现血钙升高、血磷减低、血清碱性磷酸酶升高，血清铜及血尿酸亦可升高，白蛋白低而α_2-球蛋白明显升高，C反应蛋白、C3、纤维蛋白原也可升高。早期有40%患者IgG、IgA稍增高，IgM减少；晚期有50%患者发生α-球蛋白过低症，正常抗体产生减少。乳酸脱氢酶可随肿瘤负荷的增加而升高，有肿瘤负荷监测、预后判断等作用。免疫学检查用结核菌素、双链素、DNCB等免疫指标测定,疾病进展可导致细胞免疫功能低下。

五、诊断及鉴别诊断

(一)诊断

为确定诊断所做的完整检查包括下列步骤。

1)淋巴组织活检 尽可能取典型病灶的完整淋巴结做病理诊断。

2)病史 仔细采集完整病史,特别注意有无"B"症状。

3)全面体检 特别注意全淋巴区域以及韦氏环、皮肤、胸腹部是否有包块,肝脾的大小及有无骨压痛等。

4)实验室检查 全血常规、尿常规、大便常规、血沉、血电解质、肝肾功能,生化常规包括血糖、血清乳酸脱氢酶、碱性磷酸酶、尿酸、β_2-微球蛋白等为治疗前的常规检查。部分患者可伴有自身免疫性溶血性贫血,故如有贫血者需予 Coombs 试验等。有条件的应做免疫功能检查,包括 IgG、IgA、IgM 定量,T 细胞亚群、NK 细胞等。HL 骨髓侵犯发生率较低,一般见于晚期病例;NHL 需经双侧骨髓穿刺、活检和(或)流式细胞仪分型确诊,排除骨髓侵犯。

5)X 线检查 X 线检查包括胸部后前位和侧位片,必要时辅以断层片。胸片主要目的是观察肺野、肺门、纵隔等是否受侵,其对肺和纵隔显示效果劣于 CT、MRI 等。骨痛的患者应予疼痛部位或骨 ECT 阳性部位拍片,有胃肠道症状者建议进行胃肠钡剂造影检查。

6)CT、B 超、MRI 检查和淋巴管造影 胸部 CT 在诊断淋巴瘤的胸部病灶方面比常规的 X 线检查更敏感,已被推荐为淋巴瘤治疗前的常规检查。腹部 B 超、CT 或 MRI 检查能发现腹腔的病灶,也为治疗前的必要检查之一;有条件者应选择 CT 检查。MRI 检查也可用于检查中枢神经系统和头颈部的病变,以及骨、软组织或骨髓的病变;一般不推荐为常规检查,仅用于出现受累组织器官的相关症状时。淋巴管造影对确诊腹部和盆腔的病变也有一定的作用,但其准确率受相关经验所限制,目前多不推荐为常规检查。

7)PET 扫描 全身的氟脱氧葡萄糖正电子发射断层成像(fluorodeoxyglucose-positron emission tomography)对淋巴瘤治疗前分期和治疗后发现残余病灶明显优于常规的 CT 扫描,但昂贵的费用限制了其在临床的常规应用。以 PET/CT 在淋巴瘤诊断上的作用为基础,国际淋巴瘤协作组织对 1999 年 IWG 制定的淋巴瘤疗效评价和预后评估指南进行更改,形成了 IHP 2007 淋巴瘤疗效评价新标准,目前已经被美国 NCCN 等组织广泛使用。目前 PET/CT 不但可以用于治疗前分期、治疗后疗效评价,而且可以用于病变恶性程度的估计、治疗后的预后预测指标,甚至成为治疗中是否改变治疗策略的重要依据之一。

8)内窥镜诊断 有胃肠道症状者除予胃肠钡餐或钡灌肠检查外,可进一步予胃镜、肠镜检查。孤立的纵隔或腹腔肿块可应用纵隔镜和腹腔镜进行组织活检,以明确病理,对治疗前的病理分型和治疗后的残余病灶评价有一定的意义。

9)其他检查 对于年龄超过 40~50 岁,或合并有心脏病或高危因素患者,常规进行心电图、心脏彩超等心脏功能检测。对于接受胸部放射治疗或具有肺毒性的方案化疗的患者,需做肺功能检测。育龄女性患者需进行妊娠试验。

(二)鉴别诊断

浅表淋巴结肿大需与淋巴结的非特异性感染或病毒感染、转移癌、传染性单核细胞增多症等鉴别。凡直径>1cm 的淋巴结肿大且观察 6 周以上仍不消退者,均应做活检。

无浅表淋巴结肿大的纵隔及肺门肿块,常需与肺癌、结节病等鉴别。一般来说,淋巴瘤的肿块可以较大、发展较快,有时为多发性或双侧性,上腔静脉压迫症状往往不及中央型肺癌明显;支气管镜检及肺门纵隔区切层照相有利于两者的鉴别。

对浅表淋巴结不大,以发热为表现的病例确诊比较困难。疑为恶性淋巴瘤时,可考虑做腹部 CT 检查以发现腹膜后病变;有时可以考虑剖腹探查。

六、分期

(一)Ann Arbor 分期系统

国际上常用于实体瘤分期的 AJCC TNM 分期系统并不适合用于恶性淋巴瘤。目前广泛沿用的分期标准是 1965 年 Rye 会议上制订的 Ann Arbor 分期;1971 年 Ann Arbor 会议进行修订,将淋巴瘤分为 4 期,每一期根据有无全身症状再分为 A、B 两组;1989 年英国 Cotswolds 会议对 Ann Arbor 分期进一步修订,明确了巨大肿块的定义,成为国际公认的恶性淋巴瘤分期标准,沿用至今。

HL 播散方式为邻近的淋巴结逐站连续播散,病理类型相对明确。Ann Arbor 分期系统制订之初是为 HL 设计,该分期有助于临床制订治疗方案和判断预后。而 NHL 播散方式常为跳跃性播散，且结外受侵较多，病理类型繁多而复杂，预后影响因素众多；Ann Arbor 分期对于 NHL 的预后意义不如 HL 明显，但多数 NHL 仍能适用。Ann Arbor 分期系统标准见表 19.3。

表 19.3 **Ann Arbor 分期**（Cotswolds 修订版）

分期	侵犯范围
Ⅰ期	病变仅累及单一的区域淋巴结或病变仅侵及淋巴结以外的单一器官（ⅠE）
Ⅱ期	侵犯 2 个或 2 个以上淋巴结区域，但均在膈肌的同侧（Ⅱ），可伴有同侧的局限性结外器官侵犯（ⅡE）
Ⅲ期	膈肌上下淋巴结区域均有侵犯（Ⅲ），可伴有局限性结外器官侵犯（ⅢE）或脾侵犯（ⅢS）或两者均侵犯（ⅢES）
Ⅳ期	弥漫性或播散性的一个或多个淋巴结器官受侵，伴有或不伴有相应的淋巴结区域受侵；或孤立的淋巴结外器官受侵而没有相邻区域的淋巴结受侵，但伴有远处部位的受侵。任何肝或骨髓受侵，或一叶或多叶肺内的结节性受侵，或伴有中枢侵犯的外周淋巴瘤（非原发中枢淋巴瘤）

A：无"B"症状。

B：有"B"症状：不明原因的发热>38℃（一个月内超过三次），夜间盗汗，在诊断前半年以内不明原因的体重下降 10%。

E：单一结外器官或部位受侵，病变由受累淋巴结直接侵犯到与其相连接的结外器官/组织时，不记录为Ⅳ期，应在各期后加注字母"E"。

X：伴有巨大肿块（bulky disease），判定标准是单个淋巴结或数个融合淋巴结直径等于或大于 10cm（部分分期标准中以 6cm 作为滤泡性淋巴瘤的界值，10cm 作为弥漫大细胞淋巴瘤界值；部分指南采用的是 7cm 作为巨大肿块的界值）；纵隔巨大肿块定义是指在胸椎 5~6 水平上纵隔肿块超过 1/3 胸径或肿瘤直径超过 10cm。

说明：脾、胸腺和 Waldeyer's 环为淋巴组织；分期中的淋巴区域受侵数目的判定中，中轴线的淋巴区域（如 Waldeyer's 环、纵隔、腹主动脉旁等）分别记为一个部位，其余外周淋巴结分两侧；分期后可随后标明解剖位置的数量。

（二）皮肤 T 细胞淋巴瘤的分期

原发皮肤淋巴瘤（cutaneous lymphoma，CL）指以皮肤损害为主要表现的 NHL，诊断时无皮肤外表现。对于 CL，皮肤淋巴瘤的 TNM 分期系统对指导治疗和预测预后更有价值（表 19.4）。原发皮肤 T 细胞淋巴瘤中以蕈样霉菌病（MF）/Sézary 综合征（SS）最为常见，Ann Arbor 分期亦不适用于 MF/SS，因其不能准确反映疾病的进展程度。MF/SS 广泛采用的是美国癌症联合委员会（AJCC）TNM（B）分期系统。国际皮肤淋巴瘤学会（ISCL）和欧洲癌症研究与治疗组织（EORTC）又对其进行修订和细化。其中"a"表示用聚合酶链反应（PCR）或者 Southern 印迹法有克隆性 T 细胞增殖，反之用"b"表示（表 19.5 和表 19.6）。

表 19.4 **皮肤淋巴瘤 TNM 分期**（除外 MF/SS）

肿瘤		分期
T		
	T1	孤立性病变
		T1a：孤立病灶直径<5cm
		T1b：孤立病灶直径>5cm
	T2	区域性皮肤病变：多发病灶限于 1 个体区或 2 个毗邻体区
		T2a：所有病灶位于直径<15cm 的圆圈内
		T2b：所有病灶位于 15cm≤直径<30cm 的圆圈内
		T2c：所有病灶位于直径≥30cm 的圆圈内
	T3	皮肤广泛性病变
		T3a：多发病灶，累及 2 个非毗邻的体区
		T3b：多发病灶，累及≥3 个体区

肿瘤	分期
N	
N0	无淋巴结受累的临床或病理学依据
N1	临床有异常淋巴结肿大，病理为 Dutch 1 级或 NCI LN0~2
N2	临床有异常淋巴结肿大，病理为 Dutch 2 级或 NCI LN3
N3	临床有异常淋巴结肿大，病理为 Dutch 3 级或 NCI LN4
M	
M0	无内脏器官受累
M1	有内脏器官受累（须指明受累器官，并经病理证实）

表 19.5　皮肤 T 细胞淋巴瘤（MF/SS）ISCL/EORTC 修订的 TNM（B）分期

分期	侵犯范围
T	（皮肤受累程度）
T1	局限性丘疹或斑块占皮肤面积 10% 以下
T1a	只有斑片
T1b	斑块 ± 斑片
T2	广泛性丘疹或斑块占皮肤面积 10% 以上
T2a	只有斑片
T2b	斑块 ± 斑片
T3	出现一个或一个以上的皮肤肿瘤（直径≥1cm）
T4	红皮病（≥80% 体表面积）
N	（淋巴结受累程度）
N0	临床无淋巴结受累，无须活检
N1	临床有异常淋巴结肿大，病理为 Dutch 1 级或 NCI LN0~2
N1a	克隆阴性
N1b	克隆阳性
N2	临床有异常淋巴结肿大，病理为 Dutch 2 级或 NCI LN3
N2a	克隆阴性
N2b	克隆阳性
N3	临床有异常淋巴结肿大，病理为 Dutch 3 级或 NCI LN4；克隆阴性或阳性
Nx	临床有异常淋巴结肿大，未经病理证实
M	（内脏受累程度）
M0	无内脏器官受累
M1	有内脏器官受累（需指明受累器官，并经病理证实）
B	（外周血受累程度）
B0	外周血中≤5% 的淋巴细胞为不典型淋巴细胞
B0a	克隆阴性
B0b	克隆阳性
B1	外周血中>5% 的淋巴细胞为不典型淋巴细胞
B1a	克隆阴性
B1b	克隆阳性

分期	侵犯范围
B2	外周血高肿瘤负荷，至少具备下列条件之一 Sezary 细胞计数 $\geq 1 \times 10^9$/L $CD4^+$ 或 $CD3^+$ 细胞比例增高，并且 CD4/CD8$\geq$10 $CD4^+$ T 细胞增加，免疫表型异常，$CD4^+/CD7^- \geq 40\%$ 或者 $CD4^+/CD26^- \geq 30\%$

表 19.6 皮肤 T 细胞淋巴瘤 ISCL/EORTC 修订的 TNM（B）分期

分期	T	N	M	B
ⅠA	1	0	0	0, 1
ⅠB	2	0	0	0, 1
ⅠA	1, 2	1, 2	0	0, 1
ⅡB	3	1, 2	0	0, 1
ⅢA	4	0～2	0	0
ⅢB	4	0～2	0	1
ⅣA1	1～4	0～2	0	2
ⅣA2	1～4	3	0	0～2
ⅣB	1～4	0～3	1	0～2

（三）胃肠道淋巴瘤的 Lugano 分期系统

Ann Arbor 分期应用于胃肠的 NHL 也有明显的缺陷，目前建议使用胃肠道淋巴瘤的 Lugano 分期系统（又称 Blackledge 分期系统）。而 TNM 分期强调测定淋巴瘤浸润的深度、淋巴结受累的范围及淋巴结外受累的程度（表 19.7）。

表 19.7 胃肠淋巴瘤的不同分期系统

分期	Lugano 分期	TNM 分期	Ann Arbor 分期	肿瘤范围
Ⅰ	局限于胃肠道：单个原发灶或不连续的病灶	T1 N0 M0	ⅠE	黏膜、黏膜下层
		T2 N0 M0	ⅠE	肌层
		T3 N0 M0	ⅠE	浆膜层
Ⅱ	扩散到腹腔 Ⅱ1= 局部淋巴结受累	T1～3 N1 M0	ⅡE	胃旁淋巴结
	Ⅱ2= 远处淋巴结受累	T1～3 N2 M0	ⅡE	更远部位的淋巴结
	ⅡE= 突破浆膜层累及邻近器官或组织	T4 N0 M0	ⅠE	侵及邻近结构
Ⅳ	弥漫性结外受累或伴有膈上淋巴结受累	T1～4 N3 M0	ⅢE	横膈两侧淋巴结或远处转移（骨髓或其他结外部位）
		T1～4 N0～3 M1	ⅣE	

（四）小淋巴细胞淋巴瘤（SLL）/ 慢性淋巴细胞白血病（CLL）分期

SLL/CLL 临床症状多样，病程长短差别较大，症状出现有先有后。常用的分期方法有 RAI 分期（表 19.8）和 Binet 分期（表 19.9）。

表 19.8 SLL/CLL RAI 分期

分期	临床特点
0	血液中淋巴细胞>15×10⁹/L 骨髓中淋巴细胞分类>40%
Ⅰ	0期加淋巴结肿大
Ⅱ	0期或Ⅰ期加脾脏和（或）肝脏肿大
Ⅲ	0期或Ⅰ期或Ⅱ期，加贫血（Hb<110g/L）或红细胞比容<33%
Ⅳ	0期或Ⅰ期或Ⅱ期或Ⅲ期加血小板<100×10⁹/L

表 19.9 Binet 分期

期别	临床特点
临床A期	无贫血，无血小板减少，淋巴结肿大少于3处，分为A（0）、A（Ⅰ）和A（Ⅱ）
临床B期	无贫血，无血小板减少，淋巴结肿大3处或3处以上，分为B（Ⅰ）和B（Ⅱ）
临床C期	不论有无淋巴结肿大，而有贫血和（或）血小板减少者

七、预后因素

（一）霍奇金淋巴瘤的预后因素

霍奇金淋巴瘤患者的临床过程呈现异质性。Ann Arbor 分期系统虽然是为 HL 设计的，但在临床实践使用过程中，发现部分早期的患者预后不好，而部分晚期患者按早期方案治疗能长期生存。因此，有必要寻找一些可靠的预后因素或指标，从而在分期系统的基础上进一步帮助临床医生区分不同预后的患者，并最终根据患者不同预后选择最佳的治疗策略。

目前尚没有较为成熟的预后指数或评分可以用于早期（Ⅰ～Ⅱ期）患者。各个研究机构使用的患者的不良预后因素有所不同。欧洲癌症研究与治疗协作组（EORTC）定义下列因素为Ⅰ～Ⅱ期膈上病变不良预后因素：年龄>50岁、红细胞沉降率（ESR）>50mm/h（无"B"症状者）或 ESR>30mm/h（有"B"症状者）及纵隔大包块。德国霍奇金淋巴瘤研究组（German Hodgkin Study Group，GHSG）制订的Ⅰ～Ⅱ期患者不良预后因素：纵隔大肿块、3个以上淋巴结区域受累、ESR≥50mm/h（无"B"症状者）或 ESR≥30mm/h（有"B"症状者）局限性结外浸润（E分期）、巨脾。

晚期（Ⅲ～Ⅳ期）霍奇金淋巴瘤的国际预后分数（international prognostic score，IPS）对指导晚期患者的治疗，特别是对常规治疗疗效差的患者，有一定的帮助。对预后差的患者，可考虑选用高剂量强度的治疗。IPS 包括 7 个独立预后因素：年龄≥45岁，男性，临床分期Ⅳ期，血清清蛋白<4.0g/dL，血红蛋白<10.5g/dL，白细胞≥15×10⁹/L，淋巴细胞减少 [淋巴细胞绝对值<0.6×10⁹/L 和（或）淋巴细胞比例<8%]。晚期霍奇金淋巴瘤用目前的常规方法治疗，7 个因素中每个因素降低 8%～9% 的 5 年无进展生存率（freedom from progression，FFP）。

（二）非霍奇金淋巴瘤的预后因素

1. 侵袭性 NHL 的国际非霍奇金淋巴瘤预后指数
1993 年，国际几个大的研究机构联合研究 2000 多例应用含阿霉素方案治疗的侵袭性大细胞性 NHL（主要为弥漫大 B 细胞淋巴瘤，DLBCL）病例，应用已报道的各种可能与 NHL 预后相关的临床因素进行多因素分析，制订出侵袭性 NHL 的国际非霍奇金淋巴瘤预后指数（international prognosis index，IPI），包括年龄（≥60岁）、临床分期（Ⅲ～Ⅳ期）、血清 LDH 水平（>正常上限）、体能状态评分（ECOG PS 评分≥2）、多处结外器官侵犯（>1）共 5 个因素；根据这些因素将侵袭性大细胞 NHL 分为低危组（0～1 个因素）、低中危组（2 个因素）、高中危组（3 个因素）和高危组（4～5 个因素）4 个预后组，其 5 年生存率分别是 73%、51%、46% 和 26%。对于老年患者（≥60岁），IPI 调整为 4 个（年龄调整 IPI，aaIPI），即分期、LDH、PS、体力状态评分，危险分级也调整为低危（0 个因素）、低中危（1 个因素）、中高危（2 个因素），高危（3 个因素）。中山大学附属肿瘤医院林桐榆等研究经病理和免疫组化证实的 DLBCL 患者，证实 IPI 适用于中国 DLBCL 高危患者的预后预测，而且免疫靶向治疗尤其是针对 B 细胞表面的 CD20 单抗被推广使用以后，

IPI 依然有其实用价值。目前，IPI 也应用于其他进展型 NHL 的预后预测。

2. 滤泡淋巴瘤国际预后指数

滤泡淋巴瘤的治疗选择比较多，包括观察等待、放疗、单药治疗、免疫化疗、放射免疫治疗、生物治疗和干细胞移植等；根据预后因素将患者进行区分进而做出合理的治疗选择是必要的。GELF 肿瘤负荷标准包括淋巴结受累多（至少 3 个淋巴结区受累，且每个直径≥3cm）、巨大肿块（任意结内或结外病变肿块直径≥7cm）、有"B"症状、脾脏肿大、胸腔积液或腹水、白细胞<$1.0×10^9$/L 和（或）血小板<$100×10^9$/L、外周血肿瘤细胞>$5.0×10^9$/L；有任何一个因素均可提示需要治疗。

目前广泛使用的是滤泡淋巴瘤国际预后指数（FLIPI 和 FLIPI2，表 19.10），根据这 5 个预后因素将其分为低危组（0~1 个因素）、中危组（2 个因素）和高危组（3~5 个因素），其长期的无进展生存期和总生存期有明显的差别。

表 19.10　FLIPI 和 FLIPI2 不良因素

FLIPI	FLIPI2
年龄≥60 岁	年龄>60 岁
Ⅲ/Ⅳ期	骨髓侵犯
贫血（Hb<120g/L）	贫血（Hb<120g/L）
淋巴结侵犯区域≥5 个	淋巴结最大径>6cm
LDH>上限值	β_2-MG>上限值

八、治疗

（一）霍奇金淋巴瘤的治疗

HL 是目前疗效最好的恶性肿瘤之一，对化学治疗和放射治疗均敏感，综合治愈率在 80% 以上。其治疗在保证高治愈率的前提下，如何减少治疗相关毒性，尤其是减少化放疗后继发第二种肿瘤和不育等远期毒副反应甚为重要；而对治疗方式的考虑，如何决定放疗、化疗或者两者结合，需要根据患者的临床分期和预后因素选择。目前国内外多采用以联合化疗为主结合放疗的综合治疗方法；同时，新的靶向、免疫治疗的出现，进一步提高了 HL 的疗效。治疗原则上，结节性淋巴细胞为主型 HL 和经典型 HL 有一定的区别。

1. 结节性淋巴细胞为主型霍奇金淋巴瘤（NLPHL）

NLPHL 的ⅠA 病变患者行侵犯野放疗（IFRT 30~36Gy）；孤立淋巴结ⅠA 期的患者完全切除肿瘤后定期观察也是一个选择；对ⅠB 或Ⅱ期患者，可化疗+IFRT；Ⅲ~Ⅳ期患者以联合化疗为主，化疗方案可选择 ABVD、CHOP、CVP、EPOCH 等方案。因 NLPHL 肿瘤细胞表面表达 CD20，在化疗基础上联合利妥昔单抗（CD20 单抗）有可能增加疗效。

2. Ⅰ~Ⅱ期的经典型霍奇金淋巴瘤

早期 HL 多数已经能治愈，如何进一步降低治疗的长期相关毒性是制订治疗策略中必须考虑的因素。按是否有预后不良因素可以分为两个类型。

（1）ⅠA 或ⅡA 期无预后不良因素单纯放疗是早期预后良好型 HL 患者的一个标准治疗选择。高剂量大范围放疗存在长期的潜在毒性，导致心脏疾病、肺功能不全及第二肿瘤的风险增加。化放疗综合治疗已经替代单纯放疗治疗早期预后良好型 HL。ABVD 方案（阿霉素、博来霉素、长春花碱、氮烯咪胺）相较于 MOPP 方案（氮芥、长春新碱、泼尼松和甲基苄肼）发生不育症和白血病的概率较低，而疗效相当，因此是目前的标准联合化疗方案。在联合治疗模式中，通常建议予 3~4 个疗程的 ABVD 联合侵犯淋巴结部位 30Gy 的放疗。符合 GHSG 标准的预后良好型早期患者（ESR<50mm/h、无结外病变、只有 1~2 个淋巴结区域侵犯、无纵隔巨大肿块或"B"症状）2 个疗程 ABVD 联合侵犯部位 20Gy 放疗可能已经足够；有条件患者于化疗后予 PET/CT 检查重新分期，PET 扫描阴性予侵犯部位放疗，PET 扫描阳性者推荐行活检，如活检结果未发现肿瘤细胞则予放疗，如仍有肿瘤细胞存活按难治性 HL 治疗。

（2）Ⅰ~Ⅱ期有不良预后因素首选方案为 ABVD 方案 6 个疗程加侵犯野 IFRT 30Gy，也可以用 Stanford Ⅴ方案或 2 个疗程 BEACOPP 序贯 2 个疗程 ABVD 化疗后加侵犯野放疗。不推荐行单纯化疗。

以中期 PET 评估作为方案调整依据，在 ABVD 化疗 2~4 个疗程后进行中期 PET 检查重新分期，PET 扫描阴性者再接受 2~4 个疗程的 ABVD 化疗（总共 6 个疗程），后予侵犯部位放疗；中期 PET 扫描弱阳性代谢者，建议继续接受共 6 个疗程的 ABVD 化疗，或转换为更强方案如提升剂量的 BEACOPP 方案，化疗后再重新分期，如最后 PET 扫描阴性者放疗；PET 扫描存在强代谢性病灶者推荐行活检，如活检结果未发现肿瘤细胞则予放疗，如仍有肿瘤细胞存活按难治性 HL 治疗。

3. Ⅲ~Ⅳ期的经典型霍奇金淋巴瘤

晚期 HL 以联合化疗 6~8 个疗程为主，对巨大肿块部位或结外侵犯病灶可化疗完全缓解后加局部放疗。目前没有证据显示来源于 MOPP 和 ABVD

的 MOPP/ABV 杂交方案和 Stanford V 方案优于 ABVD 方案，而 BEACOPP 方案（特别是提高剂量者）被部分研究证实能提高有不良预后因素的晚期 HL 疗效；但也有研究认为此方案带来的生存获益不明显。近年来，靶向治疗的引入为晚期 HL 带来新的希望。

针对晚期 HL 初始联合方案的选择，曾经进行过较多临床研究。目前推荐的方案如下：初始治疗采用 ABVD，Stanford Ⅳ 或提高剂量 BEACOPP 方案，以中期 PET 评估作为方案调整依据。以 ABVD 方案为初始治疗，在接受 2 个疗程化疗后进行 PET 检查再分期，PET 扫描阴性者再接受 4～6 个疗程的 ABVD 化疗（总共 6～8 个疗程），化疗结束时 PET 扫描阴性者可进入随访观察阶段或纵隔放疗（如初始时有纵隔大肿块）；中期 PET 扫描阳性者建议活检，如阴性继续原方案治疗，如阳性可考虑换提高剂量 BEACOPP 方案，结束治疗时 PET 扫描阳性者推荐行活检，如活检阳性按难治性 HL 治疗。

Stanford V 方案推荐用于 IPS≤3 的晚期 HL 患者，治疗 12 周（3 个疗程）。此后进行 PET 扫描再分期，如阴性则对初治时≥5cm 病灶以及受侵的脾脏进行 IFRT；如为阳性推荐行活检，如阳性按难治性 HL 治疗。

提高剂量 BEACOPP 4 个疗程化疗后，进行 PET 检查重新分期，阴性者建议继续接受 2 个疗程提高剂量 BEACOPP 化疗；阳性者按难治性 HL 治疗。6 个疗程 BEACOPP 后重复 PET 扫描，阴性者可对巨大病灶放疗或观察；阳性者应视为难治性病变，尽可能活检证实。

HL 肿瘤细胞表面 CD30 表达多见，以此为靶向，本妥昔单抗（brentuximab vedotin，Bv）是一种 CD30-导向抗体药物结合物（ADC），由三个部分组成：嵌合 CD30 抗体、微管的破坏剂 MMAE 和将 MMAE 共价附着在抗体上的连接桥，是首个获批用于复发/难治性 CD30 阳性霍奇金淋巴瘤的靶向性治疗药物。最新研究 Bv+AVD 方案治疗晚期 HL，疗效优于 ABVD 方案，对于有条件患者可以推荐。

4. 复发/难治的霍奇金淋巴瘤

首次治疗后不能取得完全缓解（难治）或治疗缓解后复发的患者，通过挽救性治疗，部分仍可以获得治愈。挽救化疗方案并无统一标准，一般选择非交叉耐药方案（不同作用机制不同类型的药物），如 ABVD 与 MOPP 可互为二线挽救治疗方案；亦有借鉴 NHL 的方案，如 DHAP、ICE 等；自体造血干细胞支持下的强烈化疗（HDT/ASCR）可提高再次达到缓解的 HL 患者的疗效，推荐符合条件的患者使用；CD30 靶向治疗以及免疫检查点抑制剂单抗：细胞程序性死亡受体 1（programmed death-1，PD-1）/程序性死亡配体 1（programmed death ligand-1，PD-L1）的应用，提高了复发/难治 HL 的疗效。

（1）经标准化疗方案进行一线治疗而不能获完全缓解者，即为难治性霍奇金淋巴瘤。这类患者预后最差，可继续采用非交叉耐药方案和（或）残留病灶部位给予局部侵犯野放疗。有条件者加用自体造血干细胞支持下的强烈化疗（HDT/ASCR），可能提高一定疗效，但挽救化疗无效者不应进行 HDT/ASCR（这种情况下 ASCR 不能提高疗效）。有条件的患者可使用 Bv+ 挽救化疗（根据病情决定是否加放疗）。Bv 已获批用于复发/难治性 CD30 阳性 HL，其单药有效率不高，建议联合化疗以提高疗效。

（2）化疗完全缓解后 1 年内复发，认为此为耐药复发，应改换非交叉耐药的化疗方案。例如，原来用 ABVD 治疗，复发后可改用 MOPP 化疗；反之亦然。挽救化疗仍敏感者（二线方案疗效达到完全缓解，即 CR2），如符合条件，推荐加用 HDT/ASCR。有条件者应该使用 Bv+ 挽救化疗（根据病情决定是否加放疗）。

（3）化疗结束 1 年以后复发，认为此为敏感复发，可再使用原化疗方案化疗（但应注意部分化疗药物有累积毒性，应控制总累积量在安全范围，如阿霉素、博来霉素等）或改换其他非交叉耐药的化疗方案，仍有很大希望获得第二次缓解及长期生存。

（4）单用放疗后复发的霍奇金淋巴瘤，可采用标准的 MOPP 或 ABVD 方案化疗，50%～80% 可望获得缓解及长期生存。ⅠA～ⅡA 期接受单纯化疗后在原始部位复发者可予放疗或二线化疗+放疗后重新分期。

（5）免疫治疗在复发/难治 HL 获得极大成功，PD-1 抑制剂已经获批用于此类患者，其单药有效率已经较高，与其他治疗相联合的方式值得期待。

5. 治疗后的远期毒性

1）第二种恶性肿瘤　用 MOPP 方案治愈的霍奇金淋巴瘤患者，特别是联合大面积放射治疗者，发生第二种恶性肿瘤的可能性约为 10%，包括白血病、非霍奇金淋巴瘤和其他实体瘤。故目前多推荐 ABVD 方案为霍奇金淋巴瘤治疗的一线方案，特别是年轻患者或儿童患者。

2）性腺功能障碍　MOPP 或 COPP 方案治疗后性腺功能障碍也很常见，男性患者治疗后出现精子缺乏，女性患者表现为闭经。ABVD 方案治疗后性腺功能障碍较轻，多可恢复。

3）其他　包括甲状腺功能低下、心肌病、缺血性心脏病等。博莱霉素可致肺纤维化，并用胸部放疗者尤为明显。ABVD 方案引起的心肺功能障碍较 MOPP 方案多见。儿童患者放疗后可能影响局部肌群或骨骼发育障碍。

6. 霍奇金淋巴瘤的标准化疗方案

1）ABVD 方案

多柔比星（doxorubicin）（ADM）：25mg/m² 静脉注射，第 1、15 天。

博莱霉素（bleomycin）（BLM）：10mg/m² 静脉注射，第 1、15 天。

长春花碱（vinblastine）（VLB）：6mg/m² 静脉注射，第 1、15 天。

氮烯咪胺（dacarbazine）（DTIC）：375mg/m² 静脉注射，第 1、15 天。

每 28 天重复。

2）MOPP 方案

氮芥（HN2）：6mg/m² 静脉注射，第 1、8 天。

长春新碱（vincristine）（VCR）：1.4mg/m²（最大剂量 2mg/m²）静脉注射，第 1、8 天。

甲基苄肼（procarbazine）（PCZ）：100mg/m² 口服，第 1~14 天。

泼尼松（prednisone）（Pred）：40mg/m² 口服，第 1~14 天。

（COPP 是用 CTX 取代 HN2，其用量为 650mg/m²，第 1、8 天）

每 28 天重复。

3）MOPP/ABV 杂交方案

HN2：6mg/m² 静脉注射，第 1 天。

VCR：1.4mg/m² 静脉注射（最大剂量 2mg/m²），第 1、8 天。

PCZ：100mg/m² 口服，第 1~7 天。

Pred：40mg/m² 口服，第 1~14 天。

ADM：35mg/m² 静脉注射，第 8 天。

BLM：10U/m² 静脉注射，第 8 天。

VLB：6mg/m²，第 8 天。

每 28 天重复。

4）Stanford V 方案

VLB：6mg/m²，第 1、3、5、7、9、11 周。

ADM：25mg/m²，第 1、3、5、7、9、11 周。

VCR：1.4mg/m²（最大剂量 2mg/m²），第 2、4、6、8、10、12 周。

BLM：5mg/m²，第 2、4、6、8、10、12 周。

HN2：6mg/m²，第 1、5、9 周。

依托泊苷（etoposide）（VP-16）：60mg/m²，每周 2 次，第 3、7、11 周。

Pred：40mg/m²，隔天 1 次，第 1~10 周，第 11、12 周逐渐减量。

局部放疗（限于治疗前肿块≥5cm 或肉眼可见脾病灶）36Gy，化疗结束后 2~4 周开始。

5）BEACOPP 方案（包括提高剂量 BEACOPP，BEACOPPesc）

环磷酰胺（cyclophosphamide）（CTX）：650mg/m²（BEA-COPPesc 剂量增至 1250mg/m²）静脉注射，第 1 天。

VP-16：100mg/m²（BEACOPPesc 剂量可提高至 200mg/m²），第 1~3 天。

PCZ：100mg/m² 口服，第 1~7 天。

Pred：40mg/m² 口服，第 1~14 天。

ADM：25mg/m²（BEACOPPesc 剂量可提高至 35mg/m²）静脉注射，第 1 天。

BLM：10U/m² 静脉注射，第 8 天，先要给氢化可的松 100mg，静脉注射。

VCR：1.4mg/m² 静脉注射（最大剂量 2mg/m²），第 8 天。

每 3 周重复（提高剂量需用粒细胞集落刺激因子 G-CSF 支持）。

6）Bv+AVD 方案

本妥昔单抗（brentuximab vedotin）（Bv）：1.2mg/kg 静脉注射，第 1、15 天。

ADM：25mg/m² 静脉注射，第 1、15 天。

VLB：6mg/m² 静脉注射，第 1、15 天。

DTIC：375mg/m² 静脉注射，第 1、15 天。

每 28 天重复。

（二）非霍奇金淋巴瘤的治疗

非霍奇金淋巴瘤的治疗讲究个体化；随着精准诊疗的发展，治愈水平不断提高。治疗方案需要根据病理亚型、分子遗传学特征、临床分期、预后因素、循证医学证据等多种因素制订，同时还要考虑到患者年龄、性别、身体状态、合并疾病（如 HBV、HCV、HIV 等感染）、脏器功能、经济状况等影响因素。

化疗依然是最重要的治疗手段，尤其是对于中高度恶性亚型患者；放疗在 NHL 的治疗中也有一定的地位；而手术治疗在部分结外病变的综合治疗中也是有益的选择,如胃肠道淋巴瘤的治疗,特别是肿瘤局部有穿孔危险时。目前,新的靶向、免疫、生物治疗药物和新的治疗方法不断涌现,正深刻改变着我们对淋巴瘤的认识和治疗方法。

每个患者在接受系统治疗2~3个疗程后和治疗结束前应接受全面检查再分期,评价治疗效果,以决定下一步治疗策略。

1. B细胞淋巴瘤

1）小淋巴细胞淋巴瘤（SLL）/慢性淋巴细胞白血病（CLL） 局部放疗是Ⅰ~Ⅱ期SLL患者的合适治疗,可达到长期控制。晚期SLL和CLL目前还无法治愈,但通过有效合理的治疗,可以达到长期控制疾病的目的。对于没有症状的晚期患者可以采取观察等待（watch and wait）,每2~6个月随访,随访内容包括患者状况、血常规、淋巴结及肝脾情况。开始治疗的时机取决于以下指征:疾病相关的显著症状（包括严重疲劳、体重减轻、盗汗和非感染性发热）、危及重要器官的功能、进行性巨块型病变（脾或淋巴结增大）、进行性骨髓功能衰竭（贫血或血小板减少恶化）或自身免疫性贫血/血小板减少并对糖皮质激素治疗无效,以及具有高危细胞遗传学异常,如del（17p）/TP53基因突变、del（11q）、IGVH未突变等的患者。

具有治疗指征的CLL患者处理策略,以del（17p）/TP53突变状态作为参考。

无del（17p）/TP53突变的CLL患者,推荐治疗方案包括以烷化剂为基础的化学免疫治疗,如苯丁酸氮芥±CD20单抗（或苯丁酸氮芥+泼尼松±CD20单抗）,苯达莫司汀±CD20单抗,氟达拉滨±CD20单抗（或氟达拉滨+环磷酰胺±CD20单抗）,CD20单抗单药治疗。常用的CD20单抗为利妥昔单抗（rituximab, R）,新型CD20单抗包括obinutuzumab、ofatumumab均已获批用于CLL。具体是否加用CD20单抗应视患者的身体状况和经济条件而定。新药B细胞受体（BCR）抑制剂依鲁替尼（ibrutinib）已应用于CLL,特别是高危患者。

伴有del（17p）/TP53突变的CLL患者,预后较差,对于烷化剂类药物相对不敏感,建议优先推荐患者参加临床试验,可推荐方案包括氟达拉滨+CD20单抗（或氟达拉滨+环磷酰胺±CD20单抗）、大剂量甲基强的松龙+CD20单抗、阿仑单抗（CD52单抗）±CD20单抗;依鲁替尼（Ibrutinib）对于此类患者疗效甚著,有条件者可用。对于获得缓解的预后差的年轻患者,异基因骨髓移植是治疗选择之一。

2）滤泡性淋巴瘤（follicular lymphoma, FL） 病理分级中1、2、3a级按惰性淋巴瘤治疗,见下列论述;3b级按弥漫性大B细胞淋巴瘤（diffuse large B-cell lymphoma, DLBCL）推荐方案治疗,详见后续DLBCL内容）。

滤泡性淋巴瘤（FL）是NHL最常见的惰性亚型。对于Ⅰ~Ⅱ期的患者,受累野放疗是首选治疗（24~30Gy,对于巨块型病变为36Gy）,也可以予免疫治疗+化疗后加侵犯野放疗（IFRT）的综合治疗（特别是有巨块病变者推荐综合治疗）。

晚期患者目前仍认为尚不可治愈,但是通过治疗方案的合理实施,可以达到长期控制,带瘤生存甚至无瘤生存。部分晚期患者特别是高龄患者可选择观察等待,直到出现治疗指征（如GELF标准）时,才开始治疗,这对总生存时间无明显影响。开始治疗指征（GELF标准）包括:有症状（不限于B症状）的FL,重要器官功能受损,淋巴瘤继发造血功能障碍,巨块型病变（1个肿块大于7cm,或有3个或更多肿块大于3cm）,脾肿大或伴有脾功能亢进,疾病持续进展超过6个月。进行治疗决策时,没有临床指征仍希望被治疗的患者应当被纳入合适的临床试验中。一线治疗方案可选择:CD20单抗（利妥昔单抗、obinutuzumab,下同）联合CHOP（环磷酰胺、阿霉素、长春新碱、泼尼松）,苯达莫司汀（bendamustine）或CVP（环磷酰胺、长春新碱、泼尼松）±CD20单抗;利妥昔单抗单药治疗可作为高龄或体弱患者首选治疗,也可以用烷化剂为基础的化疗（环磷酰胺或苯丁酸氮芥）±利妥昔单抗;其他推荐方案包括利妥昔单抗联合以氟达拉滨为基础的化疗,以及不含化疗药物的组合方案:利妥昔单抗+免疫调节剂来那度胺（lenalidomide）。

一线治疗达到缓解（完全缓解/部分缓解,CR/PR）的患者可以选择观察、巩固或维持治疗。基于PRIMA研究的结果,对于一线化学和免疫治疗有效的患者,推荐使用利妥昔单抗（每8周1次）维持治疗2年。基于FIT临床试验的结果,放射免疫治疗（如ibritumomab tiuxetan, zevalin）可被推荐用于接受一线化疗后患者的巩固治疗。对于接受维持巩固治疗的患者,最初5年内需每3~6个月临床随访一次。

3）边缘区淋巴瘤 边缘区淋巴瘤（marginal zone lymphoma, MZL）是一组起源于B淋巴细胞的恶性肿瘤,包括:黏膜相关淋巴组织结外MZL（MALT淋巴瘤）、淋巴结MZL、脾MZL这三种不同亚型。

Ⅰ～Ⅱ期胃MALT淋巴瘤，伴幽门螺杆菌（Hp）阳性患者，如无高危遗传分子遗传异常如t（11；18）（q21；q21）推荐接受标准方案Hp清除治疗，进行抗生素和阻断胃酸分泌质子泵抑制剂的联合治疗。治疗结束后3个月应通过内镜检查和活检重新分期。治疗有效的患者（幽门螺杆菌阴性和淋巴瘤阴性）可以选择进行观察；如Hp清除后淋巴瘤无缓解，应考虑尽早进行放疗；Hp持续存在而淋巴瘤消退或稳定的患者，应进行二线抗Hp治疗；Hp阳性且淋巴瘤进展或出现临床症状的患者，应进行二线抗Hp治疗+放疗。

对于Hp阴性疾病（组织学和血液抗体检测均证实），尤其出现t（11；18）、t（1；10）或t（14；18）之一易位的患者，侵犯野放疗IFRT是首选治疗。而晚期（Ⅲ～Ⅳ期）胃MALT淋巴瘤（临床上少见）的治疗与晚期FL患者相似。

胃外MALT淋巴瘤（胃未受累），Ⅰ～Ⅱ期患者，宜行IFRT（24～30Gy）；眼部受累时通常减量（即24Gy）治疗；某些病变部位（如肺、甲状腺、结肠、小肠和乳腺），手术切除可能为合适的治疗方法。如果术后没有残留病灶，则进行观察；对于手术后切缘阳性患者，则应行局部区域性放疗；对于首次治疗后局部复发的患者，可进行放疗或参考晚期FL的推荐方案进行治疗。诊断时为Ⅲ～Ⅳ期的患者，参考晚期FL患者的推荐方案进行治疗。MALT淋巴瘤与大细胞淋巴瘤共存时，应参考弥漫大B细胞淋巴瘤的推荐方案进行治疗（详见后续章节）。

淋巴结内MZL按照FL的处理原则进行治疗。对脾边缘区淋巴瘤无脾肿大或无进行性血细胞减少症等无症状患者，可以进行观察等待。对于合并丙型肝炎（HCV）而无肝炎治疗禁忌证的患者，应进行丙肝根除治疗（目前认为丙型肝炎病毒是引起脾边缘区淋巴瘤的病因之一，去除病毒可能控制此类疾病，而且丙肝治愈率现已达95%以上）。出现脾肿大等症状、需要治疗的患者，可以进一步选择进行脾切除或利妥昔单抗治疗。HCV阴性患者如果出现症状（血细胞减少、脾肿大、体重下降、腹部饱胀或腹痛等），应当行脾切除或利妥昔单抗治疗。对于疾病出现进展患者，应参考晚期FL的处理方案进行治疗。

4）套细胞淋巴瘤（Mantle cell lymphoma，MCL）Ⅰ～Ⅱ期MCL极为少见，推荐进行单独放疗（30～36Gy）或化学免疫治疗±放疗。Ⅱ期（伴巨块型病变）和Ⅲ～Ⅳ期MCL，因缺乏标准治疗，应推荐患者参加临床试验。MCL患者的治疗过程常是高度个体化的，以下方案可作为初始诱导治疗。年轻体质好的患者可采用高强度治疗方案，如利妥昔单抗+Hyper-CVAD、序贯R-CHOP和R-ICE、交替R-CHOP和R-DHAP或利妥昔单抗+氨甲蝶呤+强化CHOP诱导化疗后加HDT/ASCR一线巩固治疗。高龄或体质差的患者可以采用利妥昔单抗+苯达莫司汀/CHOP/CVP/EPOCH、蛋白酶体抑制剂硼替佐米（bortezomib，velcade）+利妥昔单抗+CAP、利妥昔单抗+来那度胺。来那度胺、依鲁替尼、替西罗莫司（temsirolimus）、硼替佐米（bortezomib）已获批用于复发/难治MCL。

5）弥漫性大B细胞淋巴瘤（DLBCL）Ⅰ/Ⅱ期无巨块型病变（<10cm）的患者，推荐予R-CHOP（4周期）+IFRT，也可以R-CHOP（6周期）±IFRT；伴有巨块型病变（≥10cm）患者，推荐6周期R-CHOP+IFRT；晚期患者，推荐进行至少6周期的R-CHOP的治疗，对巨块型病变部位放疗可能有益。在免疫化疗中期进行影像学评估（推荐采用PET/CT检查），对于4周期治疗后仍未达到完全缓解或者接近完全缓解的患者，应视为难治性DLBCL。对于高危患者在完成初始化疗后是否需要加维持治疗（如来那度胺、沙利度胺维持治疗）仍有争议。

部分累及结外器官，如鼻窦、睾丸、骨髓或多个结外器官受累伴LDH升高，发生中枢神经系统（CNS）侵犯风险较大，推荐使用腰椎穿刺+鞘内注射4～8次的氨甲蝶呤+阿糖胞苷，和（或）3～3.5g/m^{2}的静脉氨甲蝶呤+醛氢叶酸解救治疗进行中枢神经系统预防；对于已合并CNS实质受累的患者，治疗方案应包括静脉氨甲蝶呤（3～3.5g/m^2）+醛氢叶酸解救治疗，但是否加鞘内注射氨甲蝶呤+阿糖胞苷有争议。对于合并左室功能不全、冠心病等有心脏基础疾病或老年的患者，R-CHOP方案中的阿霉素可用脂质体阿霉素或足叶乙苷替换，或者采用剂量调整的R-EPOCH方案替换。

复发/难治性DLBCL目前尚无标准治疗。干细胞移植支持下的大剂量化疗（HDT/ASCR）是对化疗敏感的复发/难治性DLBCL患者的治疗选择之一，这类患者在接受HDT/ASCR前应当进行二线化疗±CD20单抗（二线治疗是否需要加用CD20单抗还无定论）治疗，推荐的化疗方案包括DHAP、ESHAP、GDP、GemOX、ICE、MINE等。二线方案化疗后达到CR/PR的患者才考虑HDT/ASCR巩固治疗。不适合HDT/ASCR治疗的患者推荐参加临床试验，推荐方案有CD20单抗单药、苯达莫司汀±利妥昔单抗、多药联合化疗±利妥昔单抗。对于非生发中心型DLBCL患者，可推荐来那度胺±利妥昔单抗或依鲁替尼±利妥昔单抗。

新的靶向、免疫治疗已经用于复发/难治 DLBCL，如 CD19/CD22/CD79b 等偶联药物进行了临床试验；而 PD-1（细胞程序性死亡受体 1 单抗）和嵌合抗原受体 T 细胞免疫疗法（Car-T）已获批用于此类患者。

6）伯基特淋巴瘤　伯基特淋巴瘤（Burkitt lymphoma）是一类高度进展性淋巴瘤，发病年龄较轻，病情发展迅速，治疗以短疗程（6~8 疗程）足剂量为原则，合理的治疗可使多数患者治愈。CHOP 或 CHOP 类方案疗效较差，采用高强度方案，如 CODOX-M/IVAC 交替方案 + 利妥昔单抗、Hyper-CVAD/MTX-Ara-C 交替方案 + 利妥昔单抗或剂量调整的 EPOCH+ 利妥昔单抗（DA-EPOCH-R）方案均有较好疗效，方案中应包括中枢神经系统预防。复发/难治的伯基特淋巴瘤尚无标准治疗方案。

7）其他的 B 细胞淋巴瘤　其他惰性（低度恶性）淋巴瘤可参照 FL 的治疗原则进行治疗；进展性 NHL 参考 DLBCL 进行治疗；高级别淋巴瘤预后较差，目前尚无标准治疗，推荐参考伯基特淋巴瘤方案治疗。

2. 外周 T 细胞淋巴瘤

外周 T 细胞淋巴瘤（peripheral T-cell lymphoma，PTCL）是一组异质性的源于胸腺成熟 T 细胞引起的淋巴恶性增殖性疾病。常见亚型包括外周 T 细胞淋巴瘤-非特指型（PTCL-NOS）、血管免疫母细胞性 T 细胞淋巴瘤（AITL）、结外鼻型 NK/T 细胞淋巴瘤（ENKTL）、成人 T 细胞白血病/淋巴瘤（ATLL）、ALK 阳性/阴性间变性大细胞淋巴瘤（ALCL）、肠道 T 细胞淋巴瘤（EATL）和原发性皮肤 T 细胞淋巴瘤（PCTL）等。除个别亚型，如 ALK 阳性 ALCL 外，PTCL 疗效普遍差于 B 细胞淋巴瘤。

ALK 阳性 ALCL 患者预后较好，治愈率高。初始标准治疗推荐 3~4 周期化疗（CHOP 或 CHOP-E）+IFRT（Ⅰ~Ⅱ 期患者），或 6 周期联合化疗 ±IFRT（Ⅲ~Ⅳ 期患者）。CHOP 和 CHOP-E 方案治疗 PTCL 其他亚型疗效甚差，这些亚型治疗选择首选临床研究。

对于 Ⅰ~Ⅱ 期（低危/低-中危）的患者，如果没有合适的临床试验，推荐采用多药联合化疗（4~6 周期）联合 IFRT；而对于 Ⅰ~Ⅱ 期（高危/中-高危）或 Ⅲ~Ⅳ 期患者，推荐采用多药联合化疗（6~8 周期）± 放疗，推荐方案包括 CHOP、CHOP-E、Hyper-CVAD、DA-EPOCH。

AITL 是一类治疗非常困难的疾病，目前尚不能治愈，没有标准治疗方案。上述推荐方案维持有效的时间甚短，有些可单用皮质类固醇或其他免疫抑制剂如环孢霉素治疗。ENKTL 在国内的发病率高于国外。IFRT 治疗非常重要，诱导化疗后放疗或同期放化疗能明显提高生存期，天冬酰胺酶（asparaginase）对 ENKTL 治疗有效，成为联合方案必要组成部分；推荐化疗方案包括 P-Gemox、SMILE、AspaMetDex 及三方案交替治疗（alternative triplet therapy，ATT）。

3. 淋巴母细胞性淋巴瘤（lymphoblastic lymphoma）

此型属高度进展性 NHL，成人患者病死率高，其治疗可参考急性淋巴细胞白血病的治疗方案。儿童患者经强烈化疗和维持治疗多数可以治愈，而成年患者疗效较差；其中骨髓和中枢神经系统无侵犯、乳酸脱氢酶（LDH）正常者预后较好，而有以上高危因素患者预后极差；HDT/ASCR 或异基因骨髓移植可能改善预后。治疗要点：采用强烈化疗方案，足量、按时、长疗程，包括诱导缓解、巩固强化和维持治疗等三阶段。BFM-90 方案源自儿童青少年淋巴母细胞性淋巴瘤的标准化疗方案，是目前疗效较好的方案之一，总疗程需 2~3 年。Hyper-CVAD/MTX-Ara-C 交替方案用于成人诱导化疗的缓解率较高。

4. 复发/难治非霍奇金淋巴瘤的治疗

NHL 初始标准方案治疗后不能取得完全缓解，即为难治性 NHL。这类患者预后最差，尚无标准治疗方案，应推荐参加临床试验；对残留病灶进行再活检及基因检测，有助于判断肿瘤的异质性及寻找合适的靶点；治疗可采用非交叉耐药方案和（或）残留病灶 IFRT（同期化放疗）；有条件的患者在获得缓解后，可考虑加用 HDT/ASCR 甚至异基因移植作为巩固治疗，可能提高一定的疗效。

初始治疗达到完全缓解后再次出现病灶，即为复发性 NHL，强烈推荐对此类患者进行再活检及相关病理诊断，包括分子诊断、基因检测等，对于后续治疗决策至关重要。亦应推荐患者进行临床试验，以寻找新药新方案提高疗效的契机。治疗上可选择非交叉耐药的化疗方案，如 IMVP-16、DHAP、DICE、EPOCH、Gemox、TT 等作为二线挽救方案，争取取得第二次完全缓解（CR2）后加用 HDT/ASCR，仍有部分患者可以治愈。

传统化疗方案的挽救治疗对于复发/难治 T/NK 细胞淋巴瘤疗效甚微。近十年来靶向、免疫等生物治疗的巨大进步，带来多种崭新治疗方式。例如，ALK 抑制剂［克唑替尼（crizotinib）］用于治疗 ALK 阳性的间变大 T 细胞淋巴瘤；组蛋白去乙酰化酶抑制剂（HDACi）［伏立诺他（vorinostat），罗米地辛（romidepsin）］用于难治性皮肤 T 细胞淋巴瘤

（CTCL）；抗 CD94 单克隆抗体被批准用于治疗成人 T 细胞淋巴瘤/白血病；CD30 单抗 brentuximab 和微管蛋白抑制剂 vedotin 偶联而成的 SGN-35［本妥昔单抗（Bv）］用于治疗 CD30 阳性的间变 T 细胞淋巴瘤和霍奇金淋巴瘤。

随着基础和转化研究的不断深入，人们对淋巴瘤的理解更为清晰，人们手中的"武器"也越来越丰富，终将克服淋巴瘤这一恶疾。

5. 非霍奇金淋巴瘤部分化疗方案

1）CHOP 方案

CTX：750mg/m² 静脉注射，第 1 天。

ADM：50mg/m² 静脉注射，第 1 天。

VCR：1.4mg/m² 静脉注射（最大剂量 2mg/m²），第 1 天。

Pred：60mg/m² 口服，第 1～5 天。

每 21 天重复。

2）R-CHOP 方案

利妥昔单抗（rituximab）：375mg/m² 静脉注射，第 1 天。

CTX：750mg/m² 静脉注射，第 1 天。

ADM：50mg/m² 静脉注射，第 1 天。

VCR：1.4mg/m² 静脉注射（最大剂量 2mg/m²），第 1 天。

Pred：60mg/m² 口服，第 1～5 天。

每 21 天重复。

3）FC 方案

氟达拉滨（fludarabine）：25mg/m² 静脉注射，第 1～3 天。

CTX：250mg/m² 静脉注射，第 1～3 天。

每 21 天重复。

4）CODOX-M/IVAC 方案

CODOX-M

CTX：800mg/m² 静脉注射，第 1 天。

CTX：200mg/m² 静脉注射，第 2～5 天。

ADM：40mg/m² 静脉注射，第 1 天。

VCR：1.5mg/m² 静脉注射（最大剂量 2mg/m²），第 1、8 天。

氨甲蝶呤（methotrexate）（MTX）：6.7g/m² 静脉注射，持续滴注 24h，第 10 天。

甲酰四氢叶酸（leucovorin）（CF）：192mg/m²，在 MTX 结束后 12h 静脉注射，然后 12mg/m² 肌内注射，每 6h 一次，直至 MTX 的血浓度低于 $10^{-7}\mu mol/L$。

MTX：12mg 鞘内注射，第 15 天。

Cytarabine（Ara-C）：70mg 鞘内注射，第 1、3 天。

IVAC

异环磷酰胺（ifosfamide）（IFO）：1500mg/m² 静脉注射，输注（美司纳尿道保护），第 1～5 天。

VP-16：60mg/m² 静脉注射，第 1～5 天。

Ara-C：2g/m² 静脉注射，滴注 2h，每 12h 一次，第 1～2 天。

MTX：12mg/m² 静脉注射，第 5 天。

CODOX-M 与 IVAC 每 3 周交替（预防使用粒细胞集落刺激因子 G-CSF）。

5）R-HyperCVAD/MTX+Ara-C 方案

R-HyperCVAD

利妥昔单抗（rituximab）：375mg/m² 静脉注射，第 1 天。

CTX：300mg/m² 滴注 3h，每 12h 一次，第 2～4 天（美司纳尿路保护）。

VCR：1.5mg/m² 静脉注射（最大剂量 2mg/m²），第 5、12 天。

ADM：25mg/m² 静脉注射，持续滴注 24h，第 5、6 天。

dexamethasone（DXM）：40mg/天，第 2～5 天，第 12～15 天。

R-HDMTX+Ara-C

利妥昔单抗（rituximab）：375mg/m² 静脉注射，第 1 天。

MTX：1g/m² 静脉注射，持续滴注 24h，第 2 天。

Ara-C：2g/m² 静脉注射，滴注 2h，每 12h 一次，第 1～2 天。

R-HyperCVAD 与 R-HDMTX+Ara-C 每 3 周交替（预防使用 G-CSF）。

6）GDP 方案

吉西他滨（gemcitabine）：1000mg/m²，第 1、8 天。

顺铂（cisplatin）（DDP）：75mg/m²，第 1 天，用药前后水化、利尿。

DXM：40mg/天，第 1～4 天。

每 21 天重复。

7）DICE 方案

DXM：10mg，每 6h，第 1～4 天。

IFO：1.0g/m²，第 1～4 天。

MesnaIFO：总量的 60%，分 3 次分别于 IFO 的同时及之后的 4h、8h 静脉注射，第 1～4 天。

DDP：25mg/m²，第 1～4 天。

VP-16：100mg/m²，第 1～4 天。

每 21 天重复。

（林桐榆　黄　河）

第二节 白 血 病

白血病（leukemia）是一类造血干细胞的恶性克隆性疾病。据国家癌症中心统计结果显示，2014年我国全国肿瘤登记地区白血病发病率为5.97/10万（男性6.69/10万，女性5.23/10万），死亡率为3.86/10万（男性4.42/10万，女性3.28/10万）；在恶性肿瘤所致的死亡率中，白血病居第9位，但在儿童及24岁以下成人中则居第1位。

根据白血病细胞的分化、成熟程度和自然病程，将白血病分成急性和慢性两大类。急性白血病（acute leukemia，AL）细胞分化停滞在原始细胞及早期幼稚细胞阶段，病情发展迅速，自然病程仅几个月。慢性白血病（chronic leukemia，CL）细胞分化停滞在较成熟的细胞阶段，病情发展缓慢，自然病程可达数年。根据主要受累的细胞系列可进一步将 AL 分为急性髓细胞白血病（acute myeloid leukemia，AML，简称急髓白血病）和急性淋巴细胞白血病（acute lymphoblastic leukemia，ALL，简称急淋白血病）。慢性白血病则分为慢性粒细胞白血病（chronic myeloid leukemia，CML，简称慢粒）和慢性淋巴细胞白血病（chronic lymphoblastic leukemia，CLL，简称慢淋）。我国 AL 比 CL 多见（约5.5:1），其中 AML 发病率最高，其次为 ALL。而 CML 和 CLL 则相对少见。白血病发病率男性高于女性。成人中以 AML 为主，儿童以 ALL 多见。CML 的发病高峰在40～50岁。

人类白血病的病因尚未完全清楚，可能的相关因素有以下几种。① 病毒：如成人 T 细胞白血病/淋巴瘤（ATL）可由人类 T 淋巴细胞病毒 I 型（HTLV-1）所致。② 电离辐射：据国外资料，由于防护不够，1929～1942年放射科医师白血病的发病率为非放射科医师的10倍。日本长崎及广岛受原子弹袭击后，幸存者中白血病发病率比未受照射的人群分别高17倍和30倍。患者多为 AL 和 CML。③ 化学因素：长期接触苯和含苯的胶水、汽油、橡胶等的人群白血病发病率比正常人群高3～20倍。某些药物，尤其如抗肿瘤药中的烷化剂有致白血病作用。④ 遗传因素：单卵孪生子，如一个人发生白血病，则另一个人的发病率为20%，比双卵孪生者高12倍。Downs 综合征有21号染色体三体改变，其白血病发病率为50/10万，比正常人群高约20倍。上述表明白血病与遗传易感性有关。

一、急性白血病

（一）分类

根据 FAB 分类法和 MICM 及 WHO 分型，目前国际上常把 AL 分为 AML 和 ALL 两大类。这两大类再分成若干亚型。

1. AML 的分型

1）FAB 分类法共分为8型

M_0（急性髓细胞白血病未分化型）：骨髓原始细胞＞30%，无嗜天青颗粒及 Auer 小体，核仁明显；髓过氧化酶（MPO）及苏丹黑 B 阳性细胞＜3%；电镜下 MPO 阳性；CD33 或 CD13 等髓系标志可阳性，淋巴细胞系抗原常为阴性，血小板抗原阴性。

M_1（急性粒细胞白血病微分化型）：原始粒细胞（Ⅰ型+Ⅱ型，原始粒细胞质中无颗粒为Ⅰ型，出现颗粒为Ⅱ型）占骨髓非红系有核细胞（NEC，指不包括浆细胞、淋巴细胞、组织嗜碱细胞、巨噬细胞及所有红系有核细胞的骨髓有核细胞）的90%以上，其中 MPO 阳性细胞＞3%。

M_2（急性粒细胞白血病部分分化型）：原始粒细胞占骨髓 NEC 的30%～89%，其他粒细胞＞10%，单核细胞＜20%。

M_3（急性早幼粒细胞白血病，APL）：骨髓中以颗粒增多的早幼粒细胞为主，此类细胞在 NEC 中＞30%。

M_4（急性粒-单核细胞白血病，AMML）：骨髓中原始细胞占 NEC 的30%以上，各阶段粒细胞占30%～80%，各阶段单核细胞＞20%。

M_4E_o 除上述 M4 型的特点外，嗜酸性粒细胞在 NEC 中≥5%。

M_5（急性单核细胞白血病，AMOL）：骨髓 NEC 中原始单核、幼稚单核和单核细胞≥80%，原始单核细胞≥80%为 M_{5a}，＜80%为 M_{5b}。

M_6（红白血病，EL）：骨髓中幼红细胞≥50%，NEC 中原始细胞（Ⅰ型+Ⅱ型）≥30%。

M_7（急性巨核细胞白血病，AMeL）：骨髓中原始巨核细胞≥30%。血小板抗原阳性，血小板过氧化物酶阳性。

我国将 M_2 型再分为 M_{2a} 和 M_{2b} 两型。M_{2a} 型即 M_2 型，M_{2b} 的特点是骨髓中原始及早幼粒细胞增多，但以异常的中幼粒细胞为主，有明显的核浆发育不平衡，核仁常见，此类细胞＞30%。

2）WHO 2016 年 AML 分型

AML 伴重现型遗传异常

　　AML 伴 t（8；21）(q22；q22.1)；RUNX1-RUNX1T1。

　　AML 伴 inv（16）(p13.1q22) 或 t（16；16）(p13.1；q22)；CBFB-MYH11。

　　AML 伴 PML-RARA。

　　AML 伴 t（9；11）(p21.3；q23.3)；MLLT3-KMT2A。

　　AML 伴 t（6；9）(p23；q34.1)；DEK-NUP214。

　　AML 伴 inv（3）(q21.3q26.2) 或 t（3；3）(q21.3；q26.2)；GATA2，MECOM。

　　AML（巨核细胞）伴 t（1；22）(p13.3；q13.3)；RBM15-MKL1。

　　暂时分型：AML 伴 BCR-ABL1。

　　AML 伴 NPM1 突变。

　　AML 伴 CEBPA 等位基因突变。

　　暂时分型：AML 伴 RUNX1 突变。

急性髓系白血病伴脊髓发育异常相关改变。

治疗相关骨髓肿瘤。

急性髓系白血病，NOS。

AML 伴微分化型。

AML 伴未成熟型。

急性粒-单核细胞白血病。

急性单核细胞白血病。

纯红系白血病。

急性巨核细胞白血病。

急性嗜碱性粒细胞性白血病。

急性全髓白血病伴骨髓纤维化。

2. ALL 的分型

1）FAB 分类法分为 3 型

L_1：原始和幼淋巴细胞以小细胞（直径≤12μm）为主。

L_2：原始和幼淋巴细胞以大细胞（直径＞12μm）为主。

L_3（伯基特型）：原始和幼淋巴细胞以大细胞为主，大小较一致，细胞内有明显空泡，细胞质嗜碱性，染色深。

2）WHO 2016 年 ALL 分型

（1）B 淋巴细胞白血病。

ALL 非特异性

　　ALL 伴重现型细胞遗传学异常。

　　ALL 伴 t（9；22）(q34.1；q11.2)/BCR-ABL1。

　　ALL 伴 t（v；11q23.3）/KMT2A。

　　ALL 伴 t（12；21）(p13.2；q22.1)/ETV6-RUNX1。

　　ALL 伴超二倍体核型。

　　ALL 伴亚二倍体核型。

　　ALL 伴 t（5；14）(q31.1；q32.3)/IL3-IGH。

　　ALL 伴 t（1；19）(q23；p13.3)/TCF3-PBX1。

　　暂时分型：BCR-ABL1 样 ALL。

　　暂时分型：ALL 伴 iAMP21。

（2）T 淋巴细胞白血病。

　　暂时分型：早期前 T 细胞淋巴细胞白血病。

　　暂时分型：自然杀伤细胞淋巴细胞白血病。

（二）临床表现

1. 正常骨髓造血功能受抑制的临床表现

1）**贫血** 呈进行性加重，约半数患者就诊时已有重度贫血。

2）**发热** 约半数患者以发热为早期表现。可低热，亦可高达40℃以上，高热时常伴有畏寒、出汗等。虽然白血病本身可有发热，但高热通常提示有感染。感染部位以口咽部、鼻窦、肺、肛周、皮肤软组织常见。伴中性粒细胞缺乏的发热患者可除发热外无局部病灶。致病菌可为细菌、真菌、病毒，严重时可有多种致病菌同时感染。感染是白血病主要的死因。

3）**出血** 以出血为早期表现者约40%。出血可发生在全身各部位，轻者仅皮肤瘀点瘀斑，重者可全身广泛出血甚至颅内出血，表现为头痛、呕吐、烦躁不安、视蒙乃至失明、瞳孔大小不等甚至昏迷、双侧瞳孔散大而死亡。以往出血为 AL 最主要的死因，约60%以上的 AL 患者死于出血。随着单采血小板悬液输注的广泛应用，死于出血者大大减少。AL 出血的原因除血小板减少外，尚有白血病细胞在血管淤滞、凝血因子异常、感染、弥漫性血管内凝血（DIC）、原发性纤维蛋白溶解亢进等因素。后二者多见于 M_3 患者。

2. 白血病细胞增殖浸润的表现

1）**淋巴结和肝、脾肿大** 淋巴结肿大以 ALL 较多见。纵隔淋巴结肿大常见于 T 细胞 ALL。肝、脾肿大多为轻至中度，除 CML 急性病变外，巨脾罕见。

2）**骨骼和关节** 常有胸骨下段局部压痛。可出现关节、骨骼疼痛，尤多见于儿童。发生骨髓坏死等少数情况下，可引起骨骼剧痛。

3）**眼部** 粒细胞白血病形成的粒细胞肉瘤（granulocytic sarcoma）或称绿色瘤（chloroma），常累及骨膜，以眼眶部位最常见，可引起眼球突出、复视或失明。

4）**口腔和皮肤** M_4 和 M_5 患者由于白血病细

胞浸润可使牙龈增生、肿胀；皮肤可出现蓝灰色斑丘疹，局部皮肤隆起、变硬，呈紫蓝色结节。

5) 中枢神经系统白血病（CNSL） CNSL可发生于疾病初诊时（约2%），如未进行CNSL预防，则有70%的ALL、20%~40%儿童及5%成人AML可发生CNSL。临床上轻者表现为头痛、头晕，重者有呕吐、颈项强直，甚至抽搐、昏迷。

6) 睾丸 多为单侧睾丸无痛性肿大，对侧睾丸虽无肿大，但在活检时通常也发现有白血病细胞浸润。睾丸白血病多见于ALL化疗缓解后的青年和儿童，是仅次于CNSL的白血病髓外复发的根源。

此外，白血病可浸润其他器官。心、肺、消化道、泌尿生殖、内分泌系统均可受累。

（三）实验室检查

1. 血象

大多数患者白细胞增多。也有不少患者白细胞正常或减少，甚至<1.0×10^9/L，称为白细胞不增多性白血病。血涂片分类可见数量不等的原始和（或）幼稚细胞，但白细胞不增多型病例的血涂片很难找到原始细胞。患者常有不同程度的正常细胞性贫血，少数患者血涂片可见红细胞大小不等，可见幼稚红细胞。约半数患者血小板<60×10^9/L，晚期血小板通常重度减少。

2. 骨髓象

骨髓象是诊断AL的主要依据和必做检查。多数患者骨髓有核细胞增生极度或明显活跃，以某一系列的细胞占绝大多数，其中原始细胞占骨髓非红系有核细胞≥30%。M_{2b}以异常中性中幼粒细胞为主，M_3以颗粒异常的早幼粒细胞为主，M_{5b}以幼稚单核细胞为主，某些ALL患者以幼稚淋巴细胞为主，这些类型患者的原始细胞可能<30%。正常的巨核细胞和幼红细胞减少。少数患者骨髓增生低下但原始细胞仍≥30%者，称为低增生性AL。Auer小体仅见于AML，有鉴别诊断意义。

3. 细胞化学

细胞化学用于协助形态学鉴别各类型白血病（表19.11）。

表19.11 常见急性白血病的细胞化学鉴别

细胞化学染色法	急淋白血病	急粒白血病	急单白血病
过氧化物酶（POX）	(-)	原始细胞：分化好的(+)~(+++)；分化差的(-)	(-)~(+)
糖原染色（PAS）	(+)呈块或颗粒状	(-)或(+)，弥漫性淡红色	(-)或(+)弥漫性淡红色，或颗粒状
非特异性脂酶	(-)	(-)或(+)，氟化钠抑制<50%	(+)，氟化钠抑制≥50%
中性粒细胞碱性磷酸酶（NAP）	增加	减少或(-)	正常或增加

4. 免疫学检查

根据白血病细胞表达的系列分化相关抗原，确定其属于淋巴系T/B（可再细分）还是髓系（包括粒-单系、红系和巨核系），是该系列的哪一阶段或亚型。

1998年白血病免疫分型欧洲组（EGIL）提出了白血病免疫学积分系统（表19.12），把AL分成4型。① 急性未分化型白血病（AUL）：髓系、T或B淋巴系抗原积分均≤2分。② 急性混合细胞白血病或急性双表型（白血病细胞同时表达髓系和淋巴系抗原）或双克隆（两群来自各自干细胞的白血病细胞分别表达髓系和淋巴系抗原）和双系列（除白血病细胞来自同一干细胞外余同双克隆型）白血病：髓系、B或T淋巴系抗原积分均>2分。③ 伴有髓系抗原表达的ALL（My⁺ALL），T或B淋巴系积分>2分，同时表达粒-单系抗原，但积分≤2分；伴有淋巴系抗原表达的AML（Ly⁺AML），髓系积分>2分，同时表达淋巴系抗原，但积分≤2分。④ 单表型AL：表达淋巴系（T或B）者髓系积分为0，表达髓系者淋巴系积分为0。

表19.12 白血病免疫学积分系统

分值	B系	T系	髓系
2	CD79a, CyCD22, CyIgM	CD3, TCR-αβ, TCR-γδ	MPO
1	CD19, CD20, CD10	CD2, CD5, CD8, CD10	CD117, CD13, CD33, CD65
0.5	CD24, TdT	CD7, CD1a, TDT	CD14, CD15, CD64

注：Cy表示细胞质内；TCR表示T细胞受体

根据白血病细胞表达的系列分化相关抗原可将 ALL 进一步分型（表 19.13）。

表 19.13 急性淋巴细胞白血病的亚型和分布

类型	免疫表型	儿童 /%	成人 /%	FAB 分型
B 系	CD19$^+$、HLA-DR$^+$	88	76	
早前 B-ALL	CD10$^-$	5	11	L1、L2
普通 B-ALL	CD10$^+$	65	51	L1、L2
前 B-ALL	CD10$^+$、CyIg$^+$	15	10	L1
成熟 B-ALL	CD10$^+$、SIg$^+$	3	4	L3
T 系	CyCD3$^+$、CD7$^+$	12	24	
前 T-ALL	CD2$^-$、CD1a$^-$、sCD3$^+$	1	7	L1、L2
T-ALL	CD2$^\pm$、CD5$^\pm$、CD8$^\pm$、CD4$^\pm$	11	17	L1、L2

5. 染色体和基因改变

白血病常伴有特异的染色体和基因异常改变，如 90% 的 M_3 有 t（15；17）（q22；q21），该易位使 15 号染色体上的 PML（早幼粒白血病基因）与 17 号染色体上的视黄酸受体基因（RARα）形成 PML-RARα 融合基因。这是 M_3 发病及应用全反式视黄酸治疗有效的分子基础。AL 常见的异常见表 19.14。

分子生物学检测：c-Kit、FLT$_3$-ITD、NPM$_1$、CEBPA 基因突变。

表 19.14 白血病常见的染色体异常和受累基因

染色体异常	受累基因	常见白血病类型
t（8；21）（q22；q22）	AML1-ETO	M_2
t（15；17）（q22；q21）	PML-RARα	M_3
t（11；17）（q23；q21）	PLZF-RARα	M_3
inv（16）（q13；q22）	CBF$_\beta$-MYH11	M_4Eo
t（16；16）（p13；q22）	CBF$_\beta$-MYH11	M_4Eo
t（variable；11q23）	MLL	M_4/M_5 或其他类型
t（8；14）（q24；q32）	MYC-IgH	L_3
t（9；22）（q34；q11）	BCR/ABL1	CML、ALL、AML
t（11；14）（q11）	TCR-α、TCR-δ	ALL
Ikaros	IKZF1	ALL

6. 血液生化改变

血清和尿尿酸浓度增高，特别在化疗期间。M_5 和 M_4 型白血病患者的血清和尿溶菌酶活性增高，其他类型 AL 不增高。患者发生 DIC 时可出现凝血异常。出现 CNSL 时脑脊液压力升高，白细胞数增多，蛋白质增多而糖定量减少。涂片中可找到白血病细胞。

（四）诊断和鉴别诊断

根据临床表现、血象和骨髓象特点，白血病的诊断一般不难。由于不同亚型的白血病其染色体改变、免疫表型和融合基因也不同，预后也有不同，因此需采用的治疗策略也不一样。所以，初诊时应对患者做 MICM 分型，以指导制订治疗方案。确立诊断前尚需排除下列疾病。

1）骨髓增生异常综合征 该病的 RAEB 及 RAEB-t 型除病态造血外，外周血中有原始和幼稚细胞，全血细胞减少和染色体异常，易与白血病混淆，但该病骨髓中原始细胞<30%，RAEB-t 已被 WHO 划归为 AL。

2）某些感染引起的白细胞异常 如传染性单核细胞增多症，血象中出现异形淋巴细胞，但形态与原始淋巴细胞不同，且血清中嗜异性抗体效价逐步上升，血红蛋白与血小板常正常，病程短，可自愈，骨髓象原始及幼稚细胞均不增多。

3）巨幼细胞贫血 巨幼细胞贫血有时可与红

白血病混淆。但前者骨髓中原始细胞不增多，幼红细胞 PAS 反应为阴性，可资鉴别。

4）急性粒细胞缺乏症恢复期　在某些药物或感染引起的粒细胞缺乏恢复期，骨髓早幼粒细胞明显增多。但该症常有明确的病因，血小板正常，原始及早幼粒细胞中无 Auer 小体及染色体异常。短期复查骨髓各阶段粒系比例恢复正常。

（五）急性白血病的预后和分层

1. AML 的预后和分层因素

1）AML 不良预后因素　① 年龄 ≥ 60 岁；② 此前有骨髓增生异常综合征（MDS）或骨髓增殖性肿瘤（MPN）病史；③ 治疗相关性 / 继发性 AML；④ 高白细胞（≥ 100×10^9/L）；⑤ 合并 CNSL；⑥ 伴预后差的染色体核型或分子学标志；⑦ 诱导化疗 2 个疗程未达完全缓解。

2）细胞遗传学 / 分子遗传学指标危险度分级

目前国内主要是根据初诊时白血病细胞遗传学和分子遗传学的改变进行 AML 预后危险度判定。具体见表 19.15。

表 19.15　急性髓系白血病患者的预后危险度分级

预后等级	细胞遗传学	分子遗传学
预后良好	inv（16）(p13q22) 或（t16；16）(p13；q22) (t8；21)(q22；q22)	NPM1 突变但不伴有 FLT3-ITD 突变 CEBPA 双突变
预后中等	正常核型 (t9；11)(p22；q23) 其他异常	inv（16）(p13q22) 或（t16；16）(p13；q22) 伴有 c-Kit 突变 (t8；21)(q22；q22) 伴有 c-Kit 突变
预后不良	单倍体核型 复杂核型（≥ 3 种），不伴有 (t8；21)(q22；q22)、inv（16）(p13q22) 或 (t16；16)(p13；q22) 或 (t15；17)(q22；q12) -5 -7 5q- -17 或 abn（17p） 11q23 染色体易位，除外 (t9；11) inv（3）(q21q26.2) 或 (t3；3)(q21；q26.2) (t6；9)(p23；q34) (t9；22)(q34.1；q11.2)	TP53 突变 RUNX1（AML1）突变* ASXL1 突变* FLT3-ITD 突变

*这些异常如果发生于预后良好组时，不应作为不良预后标志。DNMT3a、RNA 剪接染色质修饰基因突变（SF3B1、U2AF1、SRSF2、ZRSR2、EZH2、BCOR、STAG2），这几种基因突变在同时不伴有 (t8；21)(q22；q22)、inv（16）(p13q22) 或 (t16；16)(p13；q22) 或 (t15；17)(q22；q12) 时，预后不良

2. ALL 的预后和分层因素

ALL 患者的预后危险度分级见表 19.16。

表 19.16　ALL 患者的预后危险度分级

指标	预后良好	预后不良	
		B-ALL	T-ALL
诊断时 WBC（$\times 10^9$/L）	<30	>30	>100（？）
免疫表型	胸腺 T	早期前 B（CD10-） 前体 B（CD10-）	早期前 T（CD1a-，sCD3-） 成熟 T（CD1a-，sCD3+）

续表

指标	预后良好	预后不良	
		B-ALL	T-ALL
遗传学或基因表达谱	TEL-AML1（?） HOX11 过表达（?） NOTCH1（?） $9p^-$（?） 超二倍体（?）	t（9;22）/BCR-ABL t（4;11）/ALL1-AF4 t（1;19）/E2A-PBX（?） 复杂异常（?） 低亚二倍体/近四倍体（?）	HOX11L2 过表达（?） CALM-AF4 过表达（?） 复杂异常（?） 低亚二倍体/近四倍体（?）
治疗反应			
泼尼松反应	好（?）	差（?）	
达 CR 时间	早期	较晚（>3~4 周）	
CR 后 MRD	阴性/$<10^{-4}$	阳性/$>10^{-4}$	
年龄	<25 岁，<35 岁	>35 岁，>55 岁，>70 岁	
其他因素	依从性、耐受性及多药耐药、药物代谢基因的多态性等		

注：CR 表示完全缓解；MRD 表示微小残留病；"?"表示可能有意义，但尚未达成共识

（六）治疗

患者确诊患急性白血病后，医生应尊重患者的知情权，并兼顾保护性医疗制度，根据疾病的特点、患者的意愿及经济能力，选择并设计最适的完整治疗方案。适宜造血干细胞移植（HSCT）者做 HLA 配型。

1. 一般治疗

1）紧急处理高白细胞血症　当循环血液中白细胞数$>200×10^9/L$时，患者可产生白细胞淤滞症（leukostasis），表现为呼吸困难，甚至呼吸窘迫、低氧血症、反应迟钝、言语不清、颅内出血等。高白细胞血症不但会增加患者的早期病死率，而且可增加髓外白血病的发生率和复发率。因此，当外周血白细胞$>100×10^9/L$时，就必须紧急给予水化，预防高尿酸血症、酸中毒、电解质紊乱、凝血异常等并发症。可采用化疗前短期预处理：ALL 用地塞米松 $10mg/m^2$，静脉注射；AML 用羟基脲 1.5~2.5g/6h（总量 6~10g/天），约 36h。然后实施正确的联合化疗方案。如无禁忌，患者宜预置深静脉导管以保证治疗能顺利进行。

2）防治感染　白血病患者常伴有粒细胞减少，特别在化疗后粒细胞缺乏将持续相当长时间。在此期间，患者宜住消毒隔离病房或层流病房。G-CSF 或 GM-CSF 可缩短粒细胞缺乏时间，可用于治疗 ALL；对于老年、强化疗或伴感染的 AML 患者伴粒细胞缺乏时也可使用。如有发热，应做相应的培养并立即进行经验性抗生素治疗。

3）成分输血支持　重度贫血可予吸氧、输同血型浓缩红细胞维持 Hb>80g/L。血小板过低而致出血者，需输注血小板悬液；当合并发热感染时，即使患者无出血症状，也应维持血小板$>20×10^9/L$。输血时采用白细胞滤器，可防止异常免疫反应所致无效输注和发热反应；为预防输血后移植物抗宿主（GVHD），须在输注前将含细胞成分的血液照射 25~30Gy，以灭活其中的淋巴细胞。

4）防治尿酸性肾病　化疗期间白血病细胞大量被破坏，血尿酸和尿尿酸浓度增高，可堵塞肾小管导致急性肾衰竭。因此，应鼓励患者多饮水，最好 24h 维持静脉补液，使患者每小时尿量$>150mL/m^2$（稀释尿酸，促进排泄），并保持尿液碱性（增加尿酸溶解）。同时给予别嘌醇，每次 100mg，每日 3 次；或立加利仙，每次 50mg，每日 1 次（抑制尿酸合成）。当患者出现少尿或无尿时，应按急性肾衰竭处理。

5）维持营养　急性白血病是严重消耗性疾病，特别是化疗、放疗的不良反应可引起患者消化道黏膜炎及功能紊乱。因此，应注意补充营养，维持水、电解质、酸碱平衡，给患者高蛋白、高热量、易消化食物，必要时经静脉补充营养及多种维生素。

2. 抗白血病治疗

1）治疗策略　强调个体化治疗。

（1）诱导缓解治疗。目标是使患者迅速获得完全缓解（complete remission，CR）。化疗是此阶段抗白血病治疗的基础和主要方法。所谓 CR，即白血病的症状、体征完全消失，外周血中性粒细胞$≥1.5×10^9/L$，血小板$≥100×10^9/L$，白细胞分类中无白血病细胞，骨髓中原始粒细胞+早幼粒细胞（原单+幼单核细胞或原淋+幼淋巴细胞）$≤5\%$，M_3 型还应无 Auer 小体，红系及巨核细胞系正常，无

髓外白血病，是为血液学 CR（HCR）。理想的 CR 应包括细胞遗传学 CR（CCR），最理想的是分子生物学完全缓解（MCR）。

（2）缓解后治疗。目的是争取患者长期无病生存和痊愈。初治时，AL 体内白血病细胞有 10^{10}～10^{12} 个；经诱导缓解阶段治疗达到 CR 时，体内尚有 10^8～10^9 个白血病细胞；并且，髓外某些化学药物难以达到的部位（如中枢神经系统和睾丸）仍可有白血病细胞浸润，成为白血病复发的根源。所以必须进行缓解后治疗，其主要方法为化疗和造血干细胞移植（HSCT）。

2）急性髓系白血病（AML）的治疗　近20年来，由于强烈化疗、HSCT 和积极的支持治疗，60岁以下 AML 患者的预后大大改善，30%～50% 的患者可望治愈。具有良好预后染色体改变的 M_3，由于全反式视黄酸（ATRA）、砷剂和化疗的联合应用，治愈率可达 70%。但白血病细胞耐药、疾病复发、治疗相关毒性死亡等，仍是亟待解决的问题。以非清髓性干细胞移植（NST）、供体淋巴细胞输注（DLI）、抗 CD33 及抗 CD45 单抗为主要治疗手段的免疫治疗，也显示了一定的疗效和优越性。

（1）诱导缓解治疗。对于年龄＜60岁 AML 的（非 M_3）患者，其诱导缓解常用化疗药物和方案有以下4种：①标准剂量阿糖胞苷（Ara-C）联合去甲氧柔红霉素（IDA）或柔红霉素（DNR）（即 3+7 方案）。②高三尖杉酯碱（HHT）联合标准剂量 Ara-C 的方案（HA 方案）。③HA+ 蒽环类药物方案，如 HAD（HA+DNR）、HAA [HA+ 阿克拉霉素（Acla）等]。化疗药物推荐使用剂量：标准剂量 Ara-C，100～200mg/（m^2·天）×7天；IDA，10～12mg/（m^2·天）×3天；DNR，45～90mg/（m^2·天）×3天；Acla，20mg/天×7天；HHT，2.0～2.5mg/（m^2·天）×7天 [或4mg/（m^2·天）×3天]。临床工作中可以参照上述方案、药物剂量，根据患者实际情况调整。④含大剂量 Ara-C 的诱导治疗方案：蒽环类药物联合大剂量 Ara-C。IDA 或 DNR 等加大剂量 Ara-C，蒽环类用药3天，用量同上述；Ara-C 用量为 1.0～2.0g/m^2，每 12h 一次，第1、3、5天或1～5天。HAD 方案、HHA 加 DNR 用量同上述，Ara-C 前4天为 100mg/（m^2·天），第5、6、7天为 1～1.5g/（m^2·天），每 12h 一次。化疗后应安排定期复查，根据病情做巩固强化治疗以求达到完全缓解。临床资料表明，1个疗程获 CR 者无病生存期（DFS）长，经过2个疗程才达 CR 者的5年 DFS 仅 10%。达 CR 所用的诱导时间越长，则 DFS 越短。2个标准疗程仍未 CR 者，提示患者存在原发耐药，需换方案或进行异基因造血干细胞移植。还可酌情选用：DAE [DNR，50mg/（m^2·天）×3天；Ara-C，100mg/（m^2·天）×7天；VP-16，75mg/（m^2·天）×5天]，MA [Mitox，6～10mg/（m^2·天）×3天；Ara-C，100mg/（m^2·天）×7天)] 和 CAG（G-CSF+Ara-C+Acla）方案。大于60岁的患者，根据患者实际情况及危险度分级，选择标准剂量化疗或者低强度化疗 [地西他滨（20mg/（m^2·天）×（5～10）天]；地西他滨联合小剂量化疗；小剂量化疗 ±G-CSF（如小剂量 Ara-C 为基础的 CAG、CHG、CMG 等方案）；小剂量 Ara-C（20mg，每日2次，连用10天，4～6周为1个疗程）。

（2）AML 完全缓解后治疗的选择。根据遗传学预后危险度分组，预后良好组可使用大剂量阿糖胞苷（HD-Ara-C）方案巩固强化，每剂 Ara-C 2～3g/m^2，静脉注射 3h，连用6个剂量，可单用或与 Mitox、DNA、IDA 等联合使用，至少4个疗程。预后良好组对化疗反应较好，完全缓解率较高。而预后不良组，对化疗反应差，首选异基因 HSCT。其 HSCT 前巩固疗法参照上述方案。预后中等组也选用 HD-Ara-C 或标准剂量 Ara-C 联合蒽环/蒽醌类等药物联合化疗，并做好异基因 HSCT 治疗的准备工作。HD-Ara-C 最严重的并发症是小脑共济失调，一旦发生应立即停药。皮疹、发热、眼结膜炎也常见，可用糖皮质激素常规预防。

3）急性早幼粒细胞白血病（M_3）的治疗　急性早幼粒细胞白血病（acute promyelocytic leukemia, APL），FAB 分型属 M_3，是一种特殊类型的急性白血病。在国内，M_3 占同期 AL 的 3.3%～17.4%，占 AML 中的 18.5%。APL 出血倾向严重，DIC 发生率高，由此导致患者早期死亡。自视黄酸用于治疗 APL 以来，治疗效果显著提高，患者出血倾向减少，DIC 减少。

APL 易发生 DIC 主要原因是化疗后早幼粒细胞大量破坏，其细胞质中颗粒释放出大量的促凝血物质，使血液处于高凝状态。加上溶酶体释放的弹性颗粒中纤溶酶、原来激活的纤溶酶酶原转变成纤溶酶，导致原发性纤溶亢进。

典型的 APL 具有典型的细胞形态学表现、细胞遗传学检查 t（15；17）阳性或分子生物学检查 PML-RARα 阳性者为典型 APL。非典型 APL 为具有少见的 PLZF-RARα、NuMA-RARα、NPM-RARα、Stat5b-RARα 等分子学改变。

（1）诱导治疗。APL 的诱导治疗方案主要分为以下两类：根据诱导前外周血 WBC 进行危险分层治疗。低/中危组（诱导前外周血 WBC≤$10×10^9$/L）：

全反式视黄酸（ATRA）+三氧化二砷（ATO）（首选）[若治疗前 WBC<4×10⁹/L，待治疗中 WBC>4×10⁹/L 时加羟基脲口服，应用天数按白细胞计数而定；治疗中 WBC>10×10⁹/L 时，酌情加用蒽环类药物或阿糖胞苷（Ara-C）]；高危组（诱导前外周血 WBC>10×10⁹/L）：ATRA+ATO+IDA 或 DNR。药物使用剂量（根据患者具体情况适当调整）：ATRA 25mg/(m²·天) 口服至血液学完全缓解（CR）；ATO 0.16mg/(kg·天) 静脉滴注至血液学 CR；IDA 8mg/(m²·天) 静脉注射，第 1~3 天；DNR 45mg/(m²·天) 静脉注射，第 1~3 天。化疗起始时间：低危组患者可于 ATRA 诱导治疗 72h 后开始，高危组患者可考虑与 ATRA 诱导治疗同时进行。

（2）巩固治疗和维持治疗。M₃ 诱导缓解 CR 后，巩固治疗和维持治疗取得很多经验，总的原则是使用 ATRA+ATO，可选用 HA、MA、DA 或 IA 方案（高危组建议使用）序贯、间歇、个体化治疗。

（3）支持治疗。① 临床凝血功能障碍和明显出血者：输注血小板维持 PLT≥(30~50)×10⁹/L；输注冷沉淀、凝血酶原复合物（PPSB）和冰冻血浆维持 FG>1500mg/L，PT 和 APTT 值接近正常。② 对高白细胞的 APL 患者，一般不推荐白细胞分离术。③ APL 分化综合征又叫视黄酸综合征。通常在初诊或复发时出现，与 WBC>10×10⁹/L 并持续增长相关，表现为发热、关节痛、气促、低氧血症、胸膜或心包周围渗出。应停用 ATRA 并密切关注容量负荷和肺功能状态，尽早使用地塞米松（10mg，每日 1~2 次），直至低氧血症解除。ATRA 的其他不良反应为头痛、颅内压增高、骨痛、肝功能损害、皮肤与口唇干燥、阴囊皮炎溃疡等，应给予对症处理。④ 亚砷酸不良反应监测：治疗前心电图检查（评估有无 QTc 间期延长），血电解质（钙离子、钾离子、镁离子）和肌酐检测；治疗期间维持血钾离子浓度>4mmol/L，维持血镁离子浓度>18mg/L；重新评估患者绝对 QTc 间期。⑤ 诱导治疗期间，除非患者因非粒细胞缺乏而发生感染，一般不推荐使用粒细胞集落刺激因子。⑥ 中枢神经系统白细胞（CNSL）的预防：诊断时为低/中危组，应进行 3 次预防性鞘内治疗；诊断时为高危组或复发患者，因发生 CNSL 的风险增加，对这些患者应进行 6 次预防性鞘内治疗。⑦ 适时复查骨髓细胞形态学和 PML/RARa 融合基因，注意复发。

4）成人急性淋巴细胞白血病的治疗

（1）预治疗。若患者 WBC≥50×10⁹/L，或者肝、脾、淋巴结明显肿大，都应进行预治疗，以防止肿瘤溶解综合征的发生。预治疗方案：糖皮质激素（如泼尼松、地塞米松等）口服或静脉给药，连续 3~5 天。可以和 CTX 联合应用 [200mg/(m²·天) 静脉滴注，连续 3~5 天]。

（2）ALL 的化学治疗。对于初治 ALL，应首先根据 MICM 检查的结果判断预后，对于预后较差的年轻患者，选择较为强烈的联合化疗进行诱导缓解；对于 Ph⁺、*BCR/ABL* 融合基因阳性的 ALL，可在传统方案中加入酪氨酸激酶抑制剂（TKI），取得 CR 后早期进行异基因 HSCT。对于预后较佳的患者或高龄患者，则宜相应减少联合化疗的药物剂量，以降低化疗所致的相关毒性和病死率。

A. 诱导缓解治疗。联合化疗诱导缓解，是治疗成人 ALL 不可缺少的一步，最常用的 VP 方案对成人 CR 率仅为 30%~67%。VP 方案中加入氨甲蝶呤、环磷酰胺或 6-硫嘌呤，疗效未见提高。在 VP 方案，加入柔红霉素或阿霉素，CR 率可明显提高。常用成人急性淋巴细胞白血病诱导缓解方案，见表 19.17。

表 19.17 成人 ALL 常用诱导缓解方案

方案名	药物组成	剂量	用法	时间
VP	VCR	1.4mg/(m²·天)	静脉注射	第 1, 8, 15, 22 天
	Pred	40~60mg/天	分次口服	第 1~28 天
VDLP	VCR	1.4mg/(m²·天)	静脉注射	第 1, 8, 15, 22 天
	DNR	30~40mg/(m²·天)	静脉注射	第 1, 2, 3 天
	L-Asp	5000~10 000U/天	静脉滴注	第 19~28 天
	Pred	40~60mg/天	分次口服	第 1~14 天，第 15 天减量至 28 天
VDCP	VCR	40~60mg/天	分次口服	第 1~14 天，第 15 天减量至 28 天
	DNR	30~40mg/(m²·天)	分次口服	第 1~3 天，第 15~17 天
	CTX	600mg/(m²·天)	静脉滴注	第 1, 15 天
	Pred	600mg/(m²·天)	静脉滴注	第 1, 15 天

推荐采用VDP方案联合CTX和左旋天冬酰胺酶（L-Asp）或培门冬酶组成的VDCLP方案，鼓励开展临床研究。此外，BFM-2000、ECOG2993等诱导方案均是以上述方案为基础设计。当融合基因或染色体核型/荧光原位杂交（FISH）证实为Ph/BCR-ABL阳性时，则按Ph+-ALL治疗加用伊马替尼（imatinib）等酪氨酸激酶抑制剂（TKI），剂量为400~600mg/天，持续应用。

B. CR后的巩固强化治疗。为减少复发、提高生存率，诱导治疗结束后应尽快开始缓解后的巩固强化治疗。达到CR后应根据患者的危险度分组情况判断是否需要行allo-HSCT；allo-HSCT也是巩固治疗的手段之一，有条件、有合适供体的患者应积极安排allo-HSCT。如患者无条件行allo-HSCT，达到CR后应尽快进入缓解后（巩固强化）治疗。缓解后强烈的巩固治疗可提高疗效（尤其是高危组患者），ECOG2993的方案包括5个疗程的治疗：含大剂量MTX、L-Asp的方案1个疗程，再巩固方案4个疗程。在整个治疗过程中应强调非骨髓抑制性药物（糖皮质激素、VCR、L-Asp等）的应用。ECOG2993含有HD-MTX方案：MTX $3g/m^2$。应用HD-MTX时，应争取进行血清MTX浓度监测，注意甲酰四氢叶酸钙的解救，解救至血清MTX浓度为$0.1\mu mol/L$（至少应低于$0.25\mu mol/L$）时可停止解救。也可选择Ara-C（标准剂量或大剂量）为基础的方案。

C. 维持治疗。各个临床诊疗方案的维持治疗有所不同，维持治疗的基本方案：6-MP，60~75mg/（m^2·天）；MTX，15~20mg/m^2，每周一次。维持治疗期间根据血常规和肝功能调整用药剂量。治疗周期各个临床方案有所差异，一般自获得CR后总的治疗周期至少2年。维持治疗期间应保证每3~6个月复查1次。

5）中枢神经系统白血病的预防和治疗 中枢神经系统常为髓外白血病复发的根源，以急淋白血病为多，任何类型的成人ALL均应强调CNSL的早期预防。预防措施可以包括以下几方面：① 鞘内化疗，鞘内注射主要用药包括地塞米松、MTX、Ara-C；② 放疗；③ 大剂量全身化疗；④ 多种措施联合。确诊为CNSL的患者，尤其是症状和体征较明显者，建议先行腰椎穿刺、鞘内注射，每周2次，直至脑脊液正常；以后每周1次，共4~6周。也可以在鞘内注射化疗药物至脑脊液白细胞计数正常、症状体征好转后再行放疗（头颅+脊髓）。

6）睾丸白血病治疗 对化疗不敏感者必须行放射治疗，即使一侧睾丸肿大，也需要两侧放射治疗（总剂量约2000 cGy）。

7）造血干细胞移植 现干细胞来源有骨髓、外周血、脐血，统称为造血干细胞移植（HSCT）。根据供者不同，有自身骨髓移植（auto-HSCT）和异基因骨髓移植（allo-HSCT）。一般allo-HSCT疗效比auto-HSCT好。HSCT对AML疗效好于ALL。对第一次完全缓解（CR1）后采用HSCT治疗的患者，其疗效比处于复发状态或第二次治疗完全缓解（CR_2）的急性白血病患者疗效好些。

8）老年AL的治疗 大于60岁的AL患者中，有MDS转化而来、继发于某些理化因素、耐药、重要器官功能不全、不良核型者较多见，更应强调个体化治疗。多数患者化疗需减量用药，以降低治疗相关病死率。少数体质好又有较好支持条件的老年患者，可采用相合同胞供体行非清髓性造血干细胞移植（NST）。

9）靶向治疗

（1）针对发病机制的分子靶向治疗。最成功的是全反式视黄酸（ATRA）和亚砷酸（ATO）治疗急性早幼粒细胞白血病（APL）。目前研究最多还有酪氨酸激酶抑制剂。甲磺酸伊马替尼等作为酪氨酸激酶抑制剂，对费城染色体阳性的急性淋巴细胞白血病患者也有效果。

（2）针对表面分子的靶向治疗。AML、正常粒系和单核系均高表达CD33，25% AML细胞表面也有表达，正常造血干细胞和非造血组织不表达。单抗HUM195是重组人源化未结合抗CD33 IgG，经静脉注射进入体内后可以迅速与靶细胞结合，通过抗体依赖的细胞毒作用杀死靶细胞；药物结合型单抗Mylotarg为CD33单抗与抗癌抗生素-卡奇霉素免疫连接物，2000年5月获FDA批准用于治疗60岁以上的复发/难治性AML。阿仑单抗（alemtuzumab）是人源化抗CD52单抗（产品有Campath），用于治疗CD52阳性的复发/难治性急性白血病也取得一定效果。CD19、CD22作为B细胞表面标志物，在B-ALL靶向治疗中也占有重要地位。CD52在T细胞ALL中表达高于B细胞ALL中表达。故也可用于T细胞ALL诱导治疗。

（3）嵌合抗原受体T细胞治疗（CAR-T）。CAR-T是一种肿瘤特异性T细胞治疗。CAR-T技术是把识别肿瘤细胞特异靶点的功能基因通过基因工程方法改造患者的T淋巴细胞，让T细胞能够识别肿瘤细胞，成为肿瘤特异性T细胞用于肿瘤治疗。其中识别CD19靶点的CAR-T理论上可以有效地治疗B淋巴细胞白血病和淋巴瘤。

（七）预后

急性白血病若不经特殊治疗，平均生存期仅3个月左右，短者甚至在诊断数天后即死亡。经过现代治疗，已有不少患者获得病情缓解，生活质量提高以至长期存活。年龄较大与白细胞计数较高的患者预后不良。M_3患者若能避免早期死亡，则预后最佳，多数可获治愈。此外，继发于放化疗或MDS的白血病，复发及原发、继发多药耐药以及需较长时间化疗才能缓解者，预后均较差。合并髓外白血病者预后也较差。然而，过去认为预后不良的 T-ALL 和 L_3 型 B-ALL，经有效地强化疗治疗其预后已大为改善。

二、慢性白血病

（一）慢性粒细胞白血病

慢性粒细胞白血病（CML）是一种早期多能造血干细胞的恶性克隆性疾病。发病高峰年龄在30~50岁，病程发展较缓慢，白血病细胞可找到Ph染色体和（或）BCR/ABL融合基因。中位生存期为3~5年。患者一般经历1~4年慢性期（chronic phase，CP）后进入加速期（accelerated phase，AP），不久即进入急性变期（blastic phase，BP）。

1. 临床表现和病程演变

1）慢性期　起病缓慢，早期常无自觉症状，患者可因健康检查或因其他疾病就医才发现血象异常、脾肿大。此期患者最常见的症状是乏力、低热、多汗或盗汗、体重减轻等代谢亢进的症状，因脾肿大而觉左上腹坠胀感。最突出的体征是脾肿大，多为巨脾，质地坚实、平滑、无压痛。如发生脾梗死，则脾区压痛明显，并有脾摩擦音。脾肿大程度通常与白细胞计数呈正相关。肝脏明显肿大者不多见。约半数以上患者有胸骨中下段压痛。当白细胞显著增高时，可有眼底充血及出血。白细胞极度增高时可出现白细胞淤滞症。慢性一般持续1~4年。

2）加速期　患者常有发热、虚弱、进行性体重下降、骨骼疼痛、迅速出现贫血和出血。脾持续进行性肿大，对原来治疗有效的治疗药物无效。加速器一般维持数月。

3）急性变期　为CML终末期，临床表现与加速期相似。多数为急粒变，少数为急淋变和急单变，红白血病变与巨核细胞白血病变罕见。

2. 实验室检查

1）慢性期

（1）血象。白细胞数明显增高，血涂片中性粒细胞数增高，可见各阶段粒细胞，以中性中幼粒细胞、晚幼粒细胞和杆状核粒细胞居多，原始粒细胞<10%，嗜酸性和嗜碱性粒细胞增多。疾病早期血小板多数正常或增多，红细胞数和血红蛋白无明显减少。晚期血小板减少，并出现贫血。

（2）中性粒细胞碱性磷酸酶（NAP）活性减低或呈阴性反应。治疗有效时NAP活性可以恢复正常，疾病复发时又下降，急变期或合并感染时可略升高。

（3）骨髓象。骨髓有核细胞增生极度活跃或明显活跃，以粒系为主，粒/红比例明显增高，分类以中幼粒细胞、晚幼粒细胞、杆状核粒细胞居多，原粒细胞<10%。

（4）细胞遗传学及分子生物学改变。90%以上的 CML 细胞中出现 Ph 染色体（小的 22 号染色体），显带分析为 t（9；22）（q34；q11）。9号染色体长臂上的 C-ABL 原癌基因易位至 22 号染色体长臂的断裂点簇集区（BCR），形成 BCR/ABL 融合基因。其编码的蛋白主要为P210。P210具有酪氨酸激酶活性，导致CML的发生。约5%患者 BCR/ABL 融合基因阳性而 Ph 染色体阴性。

（5）血液生化。血清及尿中尿酸浓度增高。血清乳酸脱氢酶增高。

2）加速期　①血或（及）骨髓原粒细胞≥10%；②外周血嗜碱性粒细胞>20%；③不明原因的血小板进行性减少或增加；④除Ph染色体外又出现其他的染色体异常，如+8、双Ph染色体、17号染色体长臂的等臂（i17q）等；⑤粒-单系祖细胞（CFU-GM）培养，集簇增加而集落减少；⑥骨髓活检显示胶原纤维显著增生。

3）急性变期　①外周血中原粒细胞>20%。②骨髓原淋+幼淋巴细胞或原单+幼单核细胞>20%。③骨髓中原粒+早幼粒细胞>50%。④出现髓外原始细胞浸润。

3. 诊断和鉴别诊断

凡有不明原因的持续性白细胞增高，根据典型的血象、骨髓象改变，以及脾肿大、Ph染色体阳性或（和）BCR/ABL融合基因阳性，即可做出诊断。对于临床上符合CML而Ph染色体阴性者，应进一步做BCR/ABL融合基因检测。Ph染色体和BCR/ABL基因尚可见于2%的AML、5%的儿童ALL及25%的成人ALL，需注意鉴别。其他需鉴别的疾病主要有以下几种。

1）其他原因引起的脾肿大　血吸虫病、慢性疟疾、黑热病、肝硬化等均有脾肿大，但它们均有各自原发病的临床特点；而且，血象和骨髓象无

CML 的改变，Ph 染色体阴性等。

2）类白血病反应　常并发于严重感染、恶性肿瘤等基础疾病，并有相应原发病的临床表现。白细胞数可达 $50\times10^9/L$，中性粒细胞细胞质中常有中毒颗粒与空泡，嗜酸性和嗜碱性粒细胞不增多，NAP 反应强阳性（活性增高）。Ph 染色体阴性。血小板和血红蛋白多为正常。原发病控制后，类白血病反应也随之消失。

3）骨髓纤维化　原发性骨髓纤维化脾肿大显著，血象中白细胞增多，但罕见 $>50\times10^9/L$，可见幼粒细胞及幼红细胞、泪滴状红细胞。NAP 阳性。Ph 染色体阴性。多次多部位骨髓穿刺干抽。骨髓活检网状纤维染色阳性。

4. 治疗

1）治疗策略　CML 一旦急性变，治疗包括伊马替尼、HSCT 等治疗，疗效均欠佳，因此应着重于慢性期的治疗，并力争分子水平的缓解和治愈。

2）白细胞淤滞症的紧急处理

（1）白细胞单采清除：用血细胞分离机分离去除白细胞，一次单采可降低外周血循环白细胞数的 1/3～1/2，症状严重不能缓解者可每日分离 1 次或 2 次至症状改善，孕妇也适用此法。

（2）并用羟基脲：为防止大量白血病细胞崩解引起的心、肾并发症，要注意水化和碱化尿液，并保证每日尿量大于 2000mL。

3）酪氨酸激酶抑制剂（TKI）　伊马替尼作为第一代酪氨酸激酶抑制剂，是一种 2-苯胺嘧啶衍生物，能特异性阻断 ATP 在 ABL 激酶上的结合位置，使酪氨酸残基不能磷酸化，从而抑制 BCR/ABL 阳性细胞的增殖。伊马替尼还能抑制另外两种酪氨酸激酶 c-Kit 和血小板衍化生长因子受体（PDGF-R）的活性。治疗剂量：CP、AP、BP 分别为 400mg/天、600mg/天、800mg/天，顿服。较常见的非血液学不良反应为恶心、呕吐、腹泻、肌肉痉挛疼痛、水肿、皮疹，但通常症状较轻。皮疹和肝功损害严重者少见，需停药。血细胞减少常见，可出现全血细胞减少，严重时需停药。该药每天最小剂量为 300mg，低于 300mg 无效。年龄在 40 岁以上、无同胞 HLA6/6 相合供者，可首选伊马替尼治疗。对于伊马替尼疗效欠佳的患者，如果有合适的供者可考虑移植，或接受第二代 TKI 治疗，如尼洛替尼（nilotinib）或达沙替尼（dasatinib）。对于出现 T315I 激酶区突变的患者，可考虑使用第三代 TKI 帕纳替尼（ponatinib）。

4）造血干细胞移植（HSCT）　异基因造血干细胞移植（allo-HSCT）在酪氨酸激酶抑制剂出现之前被普遍认为是可根治性的治疗。但目前 allo-HSCT 不作为 CML 慢性期的首选推荐。HLA 相合同胞间移植后患者 3～5 年无病生存率为 60%～80%。常规移植患者的年龄宜<45 岁。对巨脾者，移植前先切除脾脏可能会避免造血恢复延迟。为了提高移植效果，宜根据移植前风险评估（表 19.18）给不同患者以不同治疗。对≤2 分者，移植相关病死率（TRM）≤31%，allo-HSCT 可作为一线治疗。对≥3 分者，可先行伊马替尼治疗，进行 BCR/ABL 和 Ph 染色体动态观察，治疗无效时再行 allo-HSCT；也可考虑非清髓性干细胞移植（NST）。NST 为降低预处理强度的 allo-HSCT，由于其 TRM 降低，对部分患者尤其对年龄较大而不适合常规移植者已初步显示出较好的疗效。

表 19.18　慢性粒细胞白血病异基因造血干细胞移植前风险评估

项目	积分		
	0 分	1 分	2 分
病期	CP_1	AP	BP，$\geq CP_2$
患者年龄（岁）	<20	20～40	>40
从诊断到移植月数	≤12	>12	
患者/供者性别	男/男、女/女、女/男	男/女	
HLA 相合供者来源	同胞	无血缘	

注：CP_1 表示第 1 次慢性期；$\geq CP_2$ 表示第 2 次以上的慢性期

5）α-干扰素（interferon-α，IFN-α）　该药通过直接抑制 DNA 多聚酶活性和干扰素调节因子（IRF）的基因表达，从而影响自杀因子（Fas）介导的凋亡；通过增加 Ph 阳性细胞 HLA 分子的表达量，有利于抗原提呈细胞和 T 细胞更有效地识别而杀灭之。IFN-a 剂量为 300～900 万 U/天，皮下或肌内注射，每周3～7次，持续用数月至数年不等。常先用 HU 降低过高的白细胞。IFN-α 能使 50%～70% 的患者获血液学完全缓解（HCR）；10%～26% 的患者可获主要细胞遗传学缓解（MCR，指骨髓 Ph 阳性细胞<35%），但 BCR/ABL 融合基因 mRNA 仍然阳性；获 MCR 者生存期延长。常见不良反应为畏寒、发热、疲劳、恶心、头痛、肌肉及骨骼疼痛。注射前并用对乙酰氨基酚、苯海拉明等可减轻不良反应，但仍有部分患者（约25%）因无法耐受而停药。与 Ara-C 联合使用[每月 Ara-C 10～15mg/(m^2·天）连用 10 天]可提高疗效，其 HCR、MCR 和 CCR 分别为 67%、27% 和 7%；但不良反应也增加。近期使用聚乙烯乙二醇（PEG）干扰素，每周 1 次，能减轻不良反应。

6）加速期及急变期 CML 的治疗　加速期及急变期 CML 患者对药物耐受性差，缓解率低，缓解期短。进入缓解期后可以考虑异基因造血干细胞移植。

（1）加速期治疗。① allo-HSCT：HLA 相合同胞间移植和非亲缘间移植的 DFS 分别为 30%～40% 和 15%～35%。② 伊马替尼：HCR、MCR 和 CCR 分别为 34%、24% 和 17%。③ 其他：联合化疗或干扰素联合化疗药物。

（2）急性变的治疗。① 化疗：髓系急变者可采用 AML 方案化疗，急淋变可按 ALL 方案治疗。② 伊马替尼：HCR、MCR 和 CCR 分别为 8%、16% 和 7%；疗效短暂。③ allo-HSCT：复发率高达 60%，长期 DFS 仅 15%～20%；对于重回慢性期后做移植者，其效果同 AP。

7）CML 的疗效判断　血液学反应是最浅层次的疗效，其次是细胞遗传学反应，最深的疗效是分子学反应。完全血液学反应就是血常规、外周血涂片正常，没有慢粒相关的脾肿大等临床症状。细胞遗传学反应是根据费城染色体的比例来定；分为完全细胞遗传学反应（CCyR；费城染色体的比例为 0，也就是染色体转阴）、部分细胞遗传学反应（pCyR；费城染色体的比例为 1%～35%）、次要细胞遗传学反应（mCyR；费城染色体的比例为 36%～65%）、微小细胞遗传学反应（miniCyR；费城染色体的比例为 66%～95%）、细胞遗传学无反应（费城染色体的比例为 96% 以上）。分子学反应是层次最深的疗效检测（英文缩写为 MR），是一个数量级概念，用数字表示。MR3.0（也称为主要分子学反应：MMR），表示白血病细胞下降了 3 个对数级，残留数量是千分之一；MR4.5，就是白血病细胞下降了 4.5 个对数级，残留数量是 0.0032%；MR5，就是白血病细胞下降了 5 个对数级，残留数量是 0.001%。目前使用酪氨酸激酶抑制剂的治疗要求为一年内达到 MR4.5；如果达不到，则需要重新评估和（或）换更高级别的酪氨酸激酶抑制剂治疗。出现 BCR/ABL 融合蛋白 T315I 位点突变的患者，对于第一代（伊马替尼）和第二代格列卫（尼洛替尼，达沙替尼）均耐药，可以考虑使用帕纳替尼治疗。

5. 预后

根据《新英格兰医学杂志》关于应用伊马替尼治疗 CML 的长期随访报道，10 年生存率为 80.1%～86.6%；影响 CML 预后的主要因素有初诊时脾大小、血中原粒细胞数、嗜碱性或嗜酸性粒细胞数以及 Ph 染色体阴性者预后较差。

（二）慢性淋巴细胞白血病

慢性淋巴细胞白血病（CLL）是由于单克隆性小淋巴细胞凋亡受阻、存活时间延长而大量积聚在骨髓、血液、淋巴结和其他器官，最终导致正常造血功能衰竭、受累组织器官功能障碍的低度恶性疾病。CLL 绝大多数起源于 B 细胞，起源于 T 细胞者较少见。本病在欧美各国较常见，但在我国、日本及东南亚国家较少见。T-CLL 现归为幼稚淋巴细胞白血病（T-PLL）。

1. 临床表现

多于老年起病，90% 患者起病时大于 50 岁。起病十分缓慢，往往无自觉症状，许多患者常因其他疾病就诊时才被确诊。早期症状为乏力、疲倦，后期出现低热、消瘦、食欲减退、盗汗及贫血等症状。60%～80% 的患者因浅表淋巴结肿大而就诊，以颈部、锁骨上、腋窝、腹股沟等处淋巴结肿大常见。肿大的淋巴结质地中等、无压痛、可移动。CT 扫描可发现肺门、肠系膜、腹膜后淋巴结肿大。偶因肿大淋巴结压迫胆道或输尿管而出现相应阻塞症状。50%～70% 患者有轻至中度脾肿大、轻度肝肿大，胸骨压痛少见。晚期患者可出现贫血、血小板减少、皮肤黏膜紫癜。由于免疫功能减退，ALL 患者易并发感染。约 8% 的患者可出现自身免疫性溶血性贫血的症状和体征。

2. 实验室检查

1）血象　持续淋巴细胞增多。白细胞>10×10^9/L，其中淋巴细胞占 50% 以上，绝对值≥5×10^9/L（持续 4 周以上）。分类以小淋巴细胞居多，可见少数幼淋巴细胞或不典型淋巴细胞，破碎细胞易见。中性粒细胞百分率减低。随着病情发展，血小板减少，贫血逐渐明显。

2）骨髓象 有核细胞增生活跃，淋巴细胞≥40%，以成熟小淋巴细胞为主。红系、粒系及巨核系细胞均减少，伴有溶血时幼红细胞可代偿性增生。

3）免疫分型 淋巴细胞具有单克隆性。源于B细胞者，其轻链只有κ链或λ链中的一种，小鼠玫瑰花结试验阳性，膜表面免疫球蛋白（SIg）弱阳性（IgM或IgD），CD5、CD19、CD20、CD21阳性；CD10、CD22阴性。20%的患者抗人球蛋白试验阳性。

4）染色体 常规显带和荧光原位杂交（FISH）分析分别发现，50%～80%的患者有染色体异常。提示预后较好的染色体核型为13q$^-$和正常核型及12号染色体三体，预后较差的染色体核型为17p$^-$、11q$^-$。

5）基因突变 免疫球蛋白重链可变区（IgHV）基因突变可见于约50%的CLL患者。研究显示，IgHV突变发生在经历了抗原选择的记忆性B细胞（后生发中心），此类病例生存期长；而无IgHV突变者预后较差，此类细胞起源于未经抗原选择的原始B细胞（前生发中心）。IgHV基因突变与CD38的表达呈负相关。约17%的B系CLL存在P53缺失，此类患者对烷化剂和抗嘌呤类药物耐药，生存期短。

3. 诊断和鉴别诊断

根据临床表现，结合外周血中持续性单克隆性淋巴细胞＞5×10^9/L，骨髓中淋巴细胞≥40%，以及根据免疫学表面标志，可以做出诊断和分类。但须与下列疾病相鉴别：① 病毒感染引起的淋巴细胞增多，是多克隆性和暂时性的；随着感染消退，淋巴细胞恢复正常。② 淋巴瘤细胞白血病，易与CLL混淆者多为小淋巴细胞型和滤泡型淋巴瘤转化而来，该病一般具有原发病淋巴瘤的病史，细胞常有核裂并呈多形性；淋巴结和骨髓病理活检显示明显滤泡结构；免疫表型为SmIg，FMC7和CD10强阳性，CD5阴性。③ 幼淋巴细胞白血病（PLL），病程较CLL急，脾肿大明显，淋巴结肿大较少，白细胞数通常很高，血和骨髓涂片上有较多（＞55%）带核仁的幼淋巴细胞；PLL细胞高表达FMC7、CD22和SmIg；CD5阴性；小鼠玫瑰花结试验阴性。

4. 临床分期

分期的目的是帮助估计预后、选择治疗方案。CLL常用的分期标准是Binet分期（表19.19）。

表19.19 慢性淋巴细胞白血病的Binet分期

分期	标准	中位存活期/年
A	血和骨髓中淋巴细胞增多，＜3个区域的淋巴组织肿大	＞10
B	血和骨髓中淋巴细胞增多，≥3个区域的淋巴组织肿大	7
C	除与B期相同外，尚有贫血（Hb：男性＜120g/L，女＜110g/L）或血小板减少（＜100×10^9/L）	2

注：全身共有5个区域，头颈部、腋下、腹股沟、脾、肝各为一个区域

5. 治疗

根据临床分期和患者的全身情况而定。一般A期无须治疗，定期复查即可。C期患者应予治疗。B期患者如有足够数量的正常外周血细胞且无症状，也大多不需治疗，只需定期随访。但出现下列情况之一者则应开始治疗：① 体重减轻≥10%，极度疲劳，发热（＞38℃）超过两周，盗汗。② 进行性脾肿大（左肋弓下＞6cm）。③ 淋巴结肿大：直径＞10cm或进行性肿大。④ 淋巴细胞进行性增生，2个月内增加＞50%，或倍增时间＜6个月。⑤ 自身免疫性贫血和（或）血小板减少对糖皮质激素治疗反应差。⑥ 骨髓进行性衰竭：贫血和（或）血小板减少出现或加重。

1）不同遗传学类型患者的生存概率 曾有学者分析300例CLL患者的预估中位生存期：17p$^-$[不考虑免疫球蛋白重链基因可变区（IgHV）突变状态的17p$^-$]的患者30个月；11q$^-$（不考虑IgHV突变状态的11q缺失）者70个月；未突变IgHV（同源性≥98%以及无17p$^-$或11q$^-$）者89个月，有突变的IgHV者54%在152个月时仍存活。其中189例为Binet A期患者，其预估中位生存期：17p$^-$为36个月；11q$^-$为68个月；未突变IgHV为86个月；有突变IgHV的中位生存期尚未达到（52%的患者152个月时仍存活）。此外，12q三体型，正常核型和13q$^-$预期生存期均超过110个月。

2）据不同危险分层对初始治疗CLL患者采用不同治疗策略

（1）低危。采用低毒性化疗：利妥昔（rituximab）（如美罗华）、苯丁酸氮芥（chlorambucil）、氟达拉宾（fludarabine）。

（2）中危。采用包含核苷类似物的联合方案，如氟达拉宾+环磷酰胺；或氟达拉宾+利妥昔；或氟达拉宾+环磷酰胺+利妥昔或阿仑单抗。

（3）高危。采用清髓性骨髓移植或非清髓性骨

髓移植，或 auto-HSCT，或参加治疗试验（如 BTK 抑制剂依鲁替尼）。

3）具体的治疗方法

（1）化学治疗。仅能改善症状和体征，而不能延长生存和治愈此病。① 单药苯丁酸氮芥，4～8mg/（m^2·天），连用 1～2 周，根据血象调整药物剂量，以防骨髓过度抑制。② 单药氟达拉宾，25～30mg/（m^2·天），连续 5 天静脉滴注，每 4 周重复一次。③ 其他嘌呤类药物，如克拉屈滨（cladribine，2-CdA）和喷司他丁（pentostatine，DCF），烷化剂，如环磷酰胺、COP 或 CHOP。烷化剂，耐药者换用氟达拉宾仍可有效。④ 氟达拉宾和环磷酰胺及 CD20 单抗（利妥昔单抗）联合（FCR）是目前治疗复发/难治性 CLL 的有效方案。FCR 方案可以使 IgHV 突变的患者有生存获益，但不能改变 17p⁻ 高危患者的预后。新药 BTK 通路抑制剂，如伊布替尼可以改善 $17p^-$/TP53 突变、IgHV 未突变或者 $11q^-$ 带来的不良预后。其他的新药包括 Bcl-2 抑制剂和 PI3K 抑制剂，均可改善复发/难治 CLL 的疗效。

（2）并发症治疗。CLL 患者正常免疫球蛋白降低，中性粒细胞缺乏，极易感染。感染是 CLL 最主要的死亡原因，因此应积极防治感染；反复感染者可静脉注射免疫球蛋白。并发自身免疫性溶血性贫血或血小板减少性紫癜者，可用糖皮质激素治疗。若无效而脾肿大明显者可考虑脾切除，手术后红细胞、血小板可能回升，但血中淋巴细胞变化不大。

（3）免疫治疗。阿仑单抗（campath-1H）是人源化的鼠抗人 CD52 单克隆抗体，几乎全部 CLL 细胞表面均表达 CD52。campath-1H 对 1/3 的氟达拉宾耐药的 CLL 患者有效，可根治 p53 突变或缺失的慢淋，但对肿瘤负荷高的淋巴结肿大患者效果差。该抗体能清除血液和骨髓内 CLL 细胞，用于维持治疗较理想。利妥昔单抗对 CLL 效果远不如 B 细胞性 NHL，因为 CLL 细胞 CD20 抗原表达低，需用大剂量利妥昔才可能有效。利妥昔可与化疗药物联合应用，也适合用于嘌呤类药物治疗 CLL 微小残留病灶的清除。其主要不良反应为过敏反应。

（4）造血干细胞移植。在缓解期，采用自体干细胞移植治疗 CLL 可获得较理想的结果，患者体内的微小残留病灶可转阴，但随访至 4 年时约 50% 复发。异基因干细胞移植治疗 CLL，可使部分患者长期存活至治愈。但患者多 >50 岁，常规移植方案相关毒性大、并发症多。近年采用以氟达拉宾为基础的非清髓性造血干细胞移植（NST），降低了移植相关病死率，有望治愈高危慢淋。

6. 预后

CLL 是一种异质性疾病，病程可长达 10 余年甚至 30 余年，但中位生存期为 3～4 年。主要死亡原因是骨髓衰竭导致的严重贫血、出血或感染。CLL 临床尚可发生转化（Richter 综合征），病情将迅速进展，或出现类似幼淋巴细胞白血病的血象，或出现大细胞淋巴瘤的病理学结构，此时化疗效果差，缓解期短，中位生存期仅 5 个月。

（梁 洋）

第三节 多发性骨髓瘤

多发性骨髓瘤（multiple myeloma，MM）也称为浆细胞骨髓瘤，是浆细胞单克隆增生的恶性疾病，属浆细胞肿瘤的一种。其特征是骨髓微环境被克隆性增生的恶性浆细胞取代，骨质破坏和单克隆蛋白增多，并通过多种机制产生脏器功能障碍。多发性骨髓瘤临床起病隐匿，进行性加重，目前仍属于难以治愈性疾病。但在过去的 20 年中，高剂量美法兰和自体造血干细胞移植的引入，免疫调节药和蛋白酶体抑制剂等分子靶向药物的使用，已经极大程度地改变了 MM 的治疗策略，有效延长了总体生存。

一、流行病学

多发性骨髓瘤占肿瘤性疾病的 1%，占血液系统肿瘤的 13%；多发生在老年人，诊断时的中位年龄男性为 62 岁，女性为 61 岁，发病年龄高峰为 60～80 岁，小于 40 岁的患者仅占 2%～3%。本病在欧美国家的发病率为 2～4/10 万；东方人群如日本人中，年龄调整发病率为男性 2.2/10 万人口、女性 1.7/10 万人口。在我国多发性骨髓瘤也不少见，年发病约为 1/10 万人口；男性发病率较女性为高，性别比随着总的发病率的增加而升高。非裔美国人的发病率约为 9.8/10 万，为高加索人种的 2 倍。

二、病因

本病的病因尚不明确。一些研究发现，本病的发生可能与遗传的易感性、电离辐射、慢性感染和慢性抗原的刺激有关。分子流行病学研究已经发现，2p、3p 和 7p 上的三个基因位点与 MM 的易感性相关，分别指向 DNMT3A/DTNB、ULK4/

TRAK1 和 DNAH11/CDCA7L 三组基因对。一般认为，骨髓瘤的起始和进展源自所谓骨髓瘤增殖细胞（myeloma-propagating cell，MPC）的永生化，随后经过一系列基因易位、杂合性丢失、基因扩增、突变和表观遗传学改变等，逐渐由无症状的、生发中心后 B 细胞来源的、单克隆浆细胞恶性前扩增长成临床上可识别的多发性骨髓瘤。在 MM 的形成过程中，原发和继发细胞遗传学异常对分子分型至关重要。原发细胞遗传学异常包括：三体（通常受累为单数染色体），形成超二倍体染色体核型，如 3 号、5 号、7 号、9 号、11 号、15 号、19 号、21 号染色体，可能与癌基因的扩增相关；免疫球蛋白重链（IgH）易位，融合失调的原癌基因，IgH 的易位通常形成亚二倍体。例如，早期 14 号染色体 14（q32.33）上免疫球蛋白开关区（switch region）的易位，通常累及 4 号、6 号、11 号、14 号、20 号这 5 条染色体，包括 MAF [t（14；16）（q32.33；23）]、MAFB [t（14；20）]、4p16.3 上的 MMSET 和成纤维细胞增殖因子受体 3（FGFR3 [t（4；14）]，在 IgH 位点的强启动子控制下，导致周期素 D2（CCND2）的上调，其他常见易位如 t（11；14）和 t（6；14）分别导致周期素 D1（CCND1）和 CCND3 的调控异常，因此以 D 组周期素的调控异常为特征的 G_1/S 过渡失调，是早期 MM 的关键分子学改变。大约 5% 的患者可出现 14 号染色体和 8 号、12 号等不常见染色体的易位。大约 10% 的患者可同时出现三体和 IgH 易位这两种原发细胞遗传学异常。继发染色体异常主要为晚发的染色体缺失和突变，如 13q 缺失 [del（13q）] 或 13 号染色体单体、17p 缺失 [del（17p）] 或 17 号染色体单体、1p 缺失、1q 扩增等，主要涉及 MYC 基因的复杂核型突变、KRAS 和 NRAS 的活化、FGFR3 和 TP53 的突变，以及 CDKN2A 与 CDKN2C 的失活。MYC 基因的调控异常是晚期 MM 的关键分子学改变。另外，表观遗传学改变亦参与其中。抑癌基因的丢失与肿瘤复发有一定关系。在继发性染色体突变中，NF-κB 信号通路的上调可能扮演重要角色。原发和继发细胞遗传学异常有三项特征不同：首先，原发细胞遗传学异常不会重叠，在同一克隆中不会出现一个以上的 14 号染色体易位，而继发细胞遗传学异常会和原发异常合并发生；其次，原发细胞学异常通常发生在 MM 的癌前病变阶段（如无明确意义的单克隆丙种球蛋白血症 MGUS）并成为该阶段的主导克隆，但在 MM 阶段检出的比例反而有所下降；最后，使用荧光原位杂交（FISH）技术，可以在几乎所有克隆中检出原发细胞遗传学异常，但继发细胞遗传学异常大多局限在亚克隆中。

三、病理

本病的病理变化，表现为骨髓腔内有灰白色的软胶状鱼肉样肿瘤组织充塞，骨小梁被破坏，癌组织穿破骨皮质后可浸润骨膜及周围组织。在骨髓活检标本的显微镜观察中，按瘤细胞多少及在髓间质中分布情况可将多发性骨髓瘤分 4 类。① 间质性：瘤细胞呈少量散在分布；② 小片性：瘤细胞呈小片状分布；③ 结节性：瘤细胞呈结节状分布；④ 弥漫性：骨髓内大量瘤细胞充满髓腔。在以上 4 种类型中，间质性最常见，约占半数病例，预后最好，中位存活期在 3 年左右，多数为早期轻型的病例；其次为结节性及小片性；弥漫性者预后最差，瘤细胞在髓腔内的数量多少与临床表现、分期及预后均有关。通常，骨髓中 30% 以上为浆细胞时，考虑诊断 MM；不到 30% 的情况下，结合浆细胞团块分布取代正常骨髓组织的表现，亦可考虑诊断 MM；CD138 染色通常用于鉴别浆细胞，而 κ 和 λ 轻链染色有助于鉴别克隆性。骨髓抽吸液涂片中，浆细胞数量可能从轻度增多到 90% 以上不等，形态亦可从大致正常的成熟浆细胞到不成熟、多形性、浆母样细胞不等；一般认为，后者对于排除反应性浆细胞增生更有价值。大约 5% 的病例可能浆细胞数目<10%，可能与采样或浆细胞在骨髓内的不均匀分布有关。影像学指导下的骨病变处活检对于诊断此类病理有帮助。部分 MM 患者因肾功能不全而首诊，为肾内科所识别，其肾穿组织镜下可表现为肾小管管腔中嗜酸性物质沉积（本周蛋白）。

四、临床表现

根据骨髓瘤相关症状或脏器损伤的有无，MM 的典型症状主要包括：CRAB，即高钙血症（hypercalcemia，C）、肾功能不全（renal dysfunction，R）、贫血（anemia，A）和骨病（bone disease，B）。

本病起病大多隐匿。在"骨髓瘤前期"阶段，血清蛋白电泳中有单克隆免疫球蛋白增多或尿本周蛋白（凝溶蛋白）阳性。但患者无症状可达数年，个别甚至达十余年才发展至出现以下三方面的临床表现。

1. 恶性浆细胞大量浸润骨髓引起的表现

1）骨痛 是本病的主要症状，多数发生在扁骨，最常发生在腰背部（脊椎）、胸廓（肋骨）及颅骨。初期可为隐痛、钝痛，往往因负重、咳嗽、喷嚏后突然发生脊椎或肋骨病理性骨折而致剧痛，进而引起胸廓变形、驼背及神经根压迫症状，甚至截瘫。

2）肿块　有时在扁骨局部可形成肿块，但并不常见。

3）高钙血症　大量骨质破坏时，可使血钙升高，见于20%~30%的初诊MM患者；源于MM的多发溶骨性病变，肾功能不全时更易发生，与疾病进展呈正相关。临床表现为恶心、多尿、口渴、便秘、谵妄及意识模糊等。

4）正常骨髓功能受抑制　因骨髓中为多量骨髓瘤细胞所浸润，可导致骨髓造血功能受抑制而出现一系列相应症状，如贫血、易感染、出血倾向等。

2. 血液和组织中异常球蛋白（M蛋白）增高引起的表现

1）出凝血异常　出凝血异常可见于大约15%的IgG型MM和33%的IgA型MM患者。异常球蛋白与凝血因子结合，阻碍凝血因子的功能，干扰凝血过程，患者可出现类似于获得性Ⅷ因子缺乏的临床表现；M蛋白还可以影响血小板功能，MM导致的血小板减少也可以使患者出现出血表现。MM患者的出血常表现为黏膜渗血和皮肤紫癜，也可以出现内脏和颅内出血。由于血液黏滞度增高、缺氧、微循环不良、毛细血管受损及获得性蛋白C拮抗等因素，部分患者会出现静脉血栓。MM治疗过程中，一些药物如沙利度胺、来那度胺会增加患者的高凝状态，增加静脉血栓发生率。另外，MM产生获得性冷球蛋白血症，特异性地抑制纤维蛋白单体的聚合，可引起肢端发绀、雷诺氏综合征。

2）血液高黏滞综合征（hyper-viscosity syndrome）　见于约10%的初诊MM患者，是由血清免疫球蛋白水平过高所致。最常见于分泌分子质量大的多聚体IgM型，其次是IgA型（约25%）及IgG型（<10%）的MM患者。临床表现为乏力、头晕、头痛、恶心、耳鸣、出血、反应迟钝、视力障碍、记忆力减退、共济失调、精神错乱等，严重者可出现呼吸困难、充血性心力衰竭、偏瘫或昏迷意识丧失。体检可见视网膜静脉节段性扩张、视网膜出血、MM患者血液红细胞大量凝聚成缗钱状，一方面使血型检查发生困难，另一方面可阻塞小动脉或毛细血管而造成组织器官的循环障碍（如视网膜血管阻塞引起视力障碍，中枢神经系统供血不足可引起神经症状，甚至抽搐、昏迷）。

3）肾功能损害　31%~49%的MM患者就诊可能会有肾功能损害的表现，出现血尿、蛋白尿、管型尿等。20%~30%的患者出现肌酐增高（>2mg/dL）。不同类型的MM肾功能损害的发生率不同，IgG型约24%，IgA型约31%，轻链型约52%，而IgD型100%患者会出现肾功能不全。MM肾功能损害的主要原因有：大量轻链蛋白通过肾脏排泄并在肾小球重吸收影响肾小球滤过；轻链沉积导致间质性肾炎；高钙血症的渗透性利尿导致血容量不足，出现肾前性氮质血症；尿钙增高，钙盐在肾实质中沉淀，加重肾脏损害；大量肿瘤细胞坏死引起高尿酸血症，导致尿酸性肾病；泌尿系统的感染；肾脏淀粉样变；其他如老年患者、疾病晚期、患者合并高血压及糖尿病等基础疾病，解热镇痛药及双磷酸盐等药物使用等。急性肾衰竭可以是部分MM患者的首发症状，也是晚期MM患者致死原因之一。

4）淀粉样变　M蛋白在组织内沉积可使组织器官发生"淀粉样变性"（amyloidosis），发生于10%~15%的MM患者，男性发病率高于女性。主要由轻链蛋白与多糖形成淀粉样蛋白在组织中沉积导致，可有以下的临床表现：① 心肌淀粉样变性引起心肌损害，心力衰竭；② 肝脾肿大；③ 消化道淀粉样变性产生吸收功能障碍；④ 舌淀粉样变性出现巨舌症。

3. 正常的免疫球蛋白生成减少

正常的免疫球蛋白生成减少造成机体抵抗力下降，患者容易发生呼吸道、泌尿道等感染。

五、辅助检查

（一）实验室检查

1. 血象

可有贫血，多数为正常细胞正常色素性贫血，也可为小细胞低色素性贫血。常有红细胞缗钱状（rouleaux formation）形成，有时使血型检查及配血发生困难。白细胞及血小板多正常，亦可降低。

2. 骨髓

骨髓中可见浆细胞增多及异形性，但亦可能要做多次穿刺方能发现特征性改变。每次穿刺结果可能有很大差异，这是因为骨髓瘤细胞在骨髓中常呈不均匀浸润。如浆细胞数超过10%~20%，并整片出现，且具有骨髓瘤细胞的特征者，诊断多可确定。① 瘤细胞常较一般浆细胞为大；② 核浆发育不一致，胞核往往比较幼稚；③ 染色质多较细致，有时可见核仁，多不像成熟浆细胞的染色质凝聚；④ 往往可见多核（双核、三核甚至十几个核）；⑤ 核周带常缺如或不明显。

3. 流式细胞学检查

MM的骨髓流式细胞学表现为浆细胞特征的CD79a、CD138和CD38的强表达，但与正常浆细胞不同在于，CD19 通常为阴性，CD56 在 67%～79% 的病例中有异常表达，另外其他常见的异常表达表型为 CD117、CD20、CD52 和 CD10。与 MM 不同，浆细胞白血病通常是 CD56 阴性的（80%）。部分患者有 CCND1 阳性，这类患者通常伴有 t（11；14）(q13；q32）突变和淋巴浆样形态学改变。

4. 免疫球蛋白检查

血清蛋白电泳出现大量免疫球蛋白表现为一个窄峰，称为 M 蛋白或 M 成分，但也有 3% 的不分泌型骨髓瘤病例血清中可以无 M 蛋白。免疫固定电泳可确定血清和尿中单克隆免疫球蛋白的类型。根据骨髓瘤细胞分泌的免疫球蛋白类型可以将 MM 分为：IgG 型、IgA 型、IgM 型、IgD 型、IgE 型、轻链型（κ 型、λ 型）、双克隆型、多克隆型和无分泌型。IgG 型的占骨髓瘤的 50%，IgA 型占 20%，轻链型占 20%，IgD 型在国外文献报道占骨髓瘤的 1%，而国内的占 7% 以上；其他少见的类型中包括 IgE 型、IgM 型、双克隆型，总计不到 10%。

5. 尿蛋白

40%～70% 骨髓瘤患者中尿中含本周蛋白（已知这是由于分子小，可经肾小球滤过排出）。此蛋白在尿液酸化至 pH4.5～5.0 后，加热至 50～60℃，蛋白凝固出现沉淀，但继续加热至 90℃ 以上时，蛋白又溶解，故称凝溶蛋白。将尿液浓缩后用电泳检查可提高阳性率。

6. 血液生化检查

由于本周蛋白沉淀于肾小管上皮细胞，蛋白阻塞肾小管可导致肾功能受损，因此血尿素氮和肌酐水平可增高。血钙多增高，血磷往往正常。碱性磷酸酶多正常，尿酸可增高。乳酸脱氢酶（LDH）常可增高，与肿瘤负荷有关。$β_2$-微球蛋白和 C 反应蛋白也是和肿瘤负荷有关的指标，其增高的水平和肿瘤的活动程度呈正比，与疾病的预后、疗效及病情进展有关。

7. 血沉

血沉多明显增高。

（二）影像学检查

1. X 线检查

常可在扁骨及长骨近端发现多发性溶骨性病灶，尤以颅骨多发性穿凿样冲蚀病灶最为典型。有时可不见典型的溶骨性病灶，仅见到普遍性骨质疏松。不少患者可见病理性骨折，特别是椎骨压缩性骨折及肋骨骨折。

2. MRI、CT 及 PET/CT 检查

MRI 是评估 MM 骨髓侵犯的一个敏感手段，95% 以上的 MM 患者可出现 MRI 检查异常。对于有骨痛症状但 X 线检查正常的 MM 患者，适用 MRI 检查。CT 检查主要用于 MM 的髓外病变的评估。PET/CT 目前还较少用于 MM 的诊断，它主要用于 MRI 和 CT 检查发现的髓外占位性病变及溶骨性病变的肿瘤活性的评估，部分研究用于 MM 治疗后的疗效评价。

六、诊断及鉴别诊断

1. 诊断

典型病例做出诊断多无困难，主要根据骨髓或组织活检发现浆细胞瘤细胞（＞10%）、血清蛋白电泳或尿中发现 M 蛋白增高以及 X 线检查有溶骨性病变这三方面做出诊断。国际骨髓瘤工作组（International Myeloma Working Group，IMWG）标准的诊断流程更为简洁，也更注重于临床症状（表 19.20）。

表 19.20 IMWG 多发性骨髓瘤诊断及相关疾病鉴别诊断标准

疾病	诊断标准
多发性骨髓瘤 （有症状型多发性骨髓瘤）	1. 血清或尿有 M 蛋白（除外无分泌型）[a] 2. 骨髓有克隆性浆细胞增生[b]，或活检证实为浆细胞瘤 3. 有浆细胞增殖导致的器官或组织损伤的证据 高钙血症：血清钙≥11.5g/dL 肾功能损害：血清肌酐＞1.73mmol/L（＞2mg/dL）或肌酐清除率＜40mL/min 贫血：血红蛋白＜10g/dL，或小于正常值 2g 骨骼病变：溶骨性病变、严重的骨质疏松或病理性骨折
冒烟型多发性骨髓瘤 （无症状型多发性骨髓瘤，SMM）	1. 血清 M 蛋白（IgG 或 IgA 型）≥30g/L，有或没有骨髓克隆性浆细胞≥10% 2. 无浆细胞增殖导致器官或组织损伤表现，如高钙血症、肾功能损害、贫血、骨骼病变等
不明原因的单克隆 γ 球蛋白增高症 （MGUS）	血清 M 蛋白＜30g/L 骨髓克隆性浆细胞＜10% 无浆细胞增殖导致器官或组织损伤表现，如高钙血症、肾功能损害、贫血、骨骼病变；如为 IgM 型 MGUS，则无贫血、高黏滞血症及其他临床症状并排除淋巴增殖性疾病

续表

疾病	诊断标准
轻链型 MGUS	FLC 比例异常（λ 轻链型<0.26 或 κ 轻链型>1.65） 免疫固定电泳无免疫球蛋白重链表达 无浆细胞增殖导致器官或组织损伤表现
孤立性浆细胞瘤	骨或软组织的孤立性肿物穿刺活检为浆细胞瘤 正常骨髓象 无骨骼病变 无器官或组织损伤表现

注：a. 血清尿中 M 蛋白的量不作为诊断标准，多数病例 IgG>30g/L、IgA>25g/L、尿轻链>1g/24h；b. 一般情况下骨髓克隆性浆细胞≥10%，在有症状的多发性骨髓瘤这一比例可降到 5%～10%

2014 年以后新版 IMWG 诊断标准中，将 CRAB 症状和几个新生物标志物定义为"骨髓瘤定义事件"，这几个新生物标志物为克隆性骨髓浆细胞比例≥60%、受累与未受累血清游离轻链比值≥100 和 MRI 显示两个或以上骨病病灶。克隆性骨髓浆细胞指的是通过流式细胞学、免疫组化或免疫荧光鉴定出的轻链限制性表达；这些标志物主要是来自冒烟型骨髓瘤危险程度分层的高危指标，用于鉴别出可能迅速进展为有症状多发性骨髓瘤的患者，并给予积极治疗。骨髓瘤定义事件也是多发性骨髓瘤和其他浆细胞疾病区分开来的主要特征。

2. 鉴别诊断

需要鉴别的常见疾病有以下几种。

（1）反应性浆细胞增多。可见于感染性疾病的恢复期、类风湿性关节炎（自身免疫性疾病）、急性风湿热、播散性红斑狼疮、过敏反应及肝硬化等。此时骨髓中浆细胞形态多正常，与骨瘤细胞形态不同，数量一般不超过 10%，而且原发病治愈后则恢复正常。

（2）其他单克隆丙种球蛋白病。血清蛋白电泳发现 M 型蛋白，并不仅见于本病，亦可能见于原发性巨球蛋白血症、重链病、淀粉样变性等其他浆细胞疾病和未定性单克隆丙种球蛋白病。

（3）其他肿瘤。X 线所见溶骨性病变，需与骨转移癌鉴别；血清蛋白电泳发现 M 型蛋白还可能见于结肠癌、前列腺癌、乳腺癌、肺癌、霍奇金淋巴瘤等。

3. 多发性骨髓瘤的其他类型

1）骨髓浆细胞瘤弥漫型/多发性 本型表现为广泛骨髓浸润，但并不形成肿瘤，不造成溶骨性病变，骨髓象正常或仅见骨质疏松。本型实际上可能是多发性骨髓瘤的早期，以后多发展成为典型的多发性骨髓瘤。

2）髓外浆细胞瘤 肿瘤不起源于骨髓而起源于软组织，如乳房、扁桃体、咽后壁、胸壁、胃肠道、眼眶等处。开始时常为局限性，预后较好，亦可向其他类型转化。

3）浆细胞型白血病 浆细胞白血病（PCL）的外周血克隆性浆细胞数大于 2×10^9/L 或大于淋巴细胞总数的 20%。髓外侵犯较多见，原发性 PCL 占骨髓瘤的 2%～5%，其中以轻链型、IgD 或 IgE 型为多。临床表现上，肝脾肿大和肾损伤发生率较其他类型骨髓瘤为高。

4）非分泌型骨髓瘤 大约有 3% 的浆细胞骨髓瘤患者免疫固定电泳无法检测到 M 蛋白，但 2/3 的非分泌型骨髓瘤患者能够检出血清游离轻链和（或）异常游离轻链比例，提示它们仍有少量的分泌功能。对它们使用免疫组化进行诊断，85% 能够检出肿瘤性浆细胞的胞质 M 蛋白，不分泌的原因是 Ig 分泌障碍；另外 15% 没有胞质 Ig 合成。这一类骨髓瘤临床表现与其他骨髓瘤一样，但肾功能不全、高钙血症和正常 Ig 抑制的发生率稍有下降。

5）骨硬化性骨髓瘤 骨硬化性骨髓瘤的特征是多发神经病变、器官肿大（肝脾肿大多见）、内分泌病、M 蛋白和皮肤改变（多毛、色素沉着多见）。其最主要的临床表现是伴明显的运动障碍的慢性炎性脱髓鞘性病变和硬化性骨骼改变。

以上各型有时可以互相转化，如孤立型、弥漫型可转为典型的多发性骨髓瘤，而后者又可以发展为浆细胞型白血病。

七、分期

多年来，多发性骨髓瘤分期沿用 1975 年 Durie 和 Salmon 提出的分期标准。Durie-Salmon 分期系统（表 19.21）包含因素较多、临床应用比较复杂不利于推广，IMWG 近年来提出了国际分期系统 ISS 分期标准（表 19.22），它是根据血清 $β_2$-微球蛋白和白蛋白水平划分的，一般认为这个分期系统可以较准确地提示患者预后。

表 19.21　Durie-Salmon 分期系统

分期	分期指标
Ⅰ期	1. 血红蛋白>100g/L；<0.6×10^{12}/m^2 2. 血清钙正常或≤12mg/dL 3. 骨 X 线检查正常或仅有孤立性浆细胞瘤 4. 血清 M 蛋白含量低 　　IgG<50g/L 　　IgA<30g/L 5. 尿轻链蛋白<4g/24h
Ⅱ期	介于Ⅰ期和Ⅲ期之间
Ⅲ期	1. 血红蛋白<85g/L；<0.6×10^{12}/m^2 2. 血清钙>12mg/dL 3. 广泛性溶骨性病变 4. 血清 M 蛋白含量高 　　IgG>70g/L 　　IgA>50g/L 5. 尿轻链蛋白>12g/24h
亚型 A 肾功能正常（血清肌酐<2.0mg/dL） B 肾功能异常（血清肌酐>2.0mg/dL）	

表 19.22　多发性骨髓瘤的国际分期系统（ISS）

分期	特点	中位生存/月
Ⅰ	1. 血清 β$_2$- 微球蛋白<3.5mg/L 2. 血清清蛋白≥3.5g/dL	62
Ⅱ	介于Ⅰ期和Ⅲ期之间	44
Ⅲ	血清 β$_2$- 微球蛋白≥5.5mg/L	29

多发性骨髓瘤是一系列高度异质性的疾病组合，其基因、临床表现、治疗反应都有很大的差异，不应该视为单一肿瘤。获取患者的基因或分子生物学信息，结合原发和继发细胞遗传学异常，用于危险程度分层和治疗方案选择，是近期的一个发展方向。三体细胞遗传学改变一般认为是预后较好，定义为标危。t（11；14）通常被认为标危细胞遗传学表型，但属于其中预后相对较差的类型。t（4；14）、t（14；16）、del（17p）通常被认为高危细胞遗传学表型，1q 扩增者一般预后较差，但 1q 复制数目和预后的关系仍不明确。13q 缺失或 13 号单体在 FISH 中检出并没有预后意义，但在 G 显带检出却预示不良预后。多个高危细胞遗传学表型叠加会导致预后更差，但叠加三体的高危细胞遗传学表型可能预后改善。另外，在 MM 患者中 MAF 易位通常预示不良预后，但在 MGUS 患者中并非如此。因此，特定细胞遗传学改变不能被简单地割裂来考虑。将 ISS 分期系统和 FISH 结果结合考虑，能够提高 ISS 预测预后的能力。改良国际分期系统（RISS）在 ISS 基础上加入乳酸脱氢酶（LDH）水平和 FISH 高危疾病类型［del（17p）、t（4；14）、t（14；16）］；IMWG 分期与 RISS 类似，但低危患者须不存在 t（4；14）、del（17p13）和 del（1q21），且年龄<55 岁；梅奥医学中心的 mSMART 分期系统，定义三体和（或）t（11；14）为标危，t（4；14）或 1q 扩增为中危，t（14；16）、t（14；20）或 del（17p）为高危。基因表达谱（GEP）是亚染色体水平的补充，针对 MM 常见突变进行检测，目前已有多个检测平台商品化。MM 并不具有特异性或者一致性的突变，已检出最常见的基因突变为 KRAS（20%）、NRAS（20%）、核因子-κB（17%），其他 10% 左右的突变基因包括 TP53、BRAF、FAM46C、DIS3、ATM 和 CCND1。不过某些突变更多地出现在复发时而不是初治，如 BRAF、MAPK 通路、TP53、CRBN 及 CRBN 通路突变等。基于特定分子学改变的靶向治疗可能是 MM 个体化治疗道路上的重要一步。例如，t（4；14）这一通常预后不良的表型，在多个临床试验中推荐采用蛋白酶体抑制

剂为主的化疗方案，它也可能是 FGFR3 和 MMSET 抑制剂的目标人群；t（14；20）和 t（14；16）也分别导致 MAF 或 MAFB 的过表达，也可能成为分子靶标。

八、治疗

多发性骨髓瘤目前尚难以根治，对大多数患者的治疗，是以延长寿命、缓解骨痛、提高生活质量为目的。总的治疗原则为：无症状的 MM 或 Durie-Salmon 分期 I 期的患者不建议治疗，至少每 3 个月复查一次，直到出现症状；有症状的 MM，应立即治疗。除了化学药物治疗外，多发性骨髓瘤的辅助对症治疗也相当重要。

（一）一般治疗

（1）应尽量使患者能起床活动；长期卧床不起者，往往骨质脱钙日益加重，肾功能损害亦加重。因疼痛而影响患者活动时，可给予止痛药。有时，戴用支架背心对截瘫患者有帮助。

（2）鼓励患者饮水，对脱水患者应补充液体，使每日尿量保持在 1500mL 以上。脱水往往增加肾衰竭的危险，高尿酸血症亦可造成尿酸性肾病；必要时可用别嘌呤醇治疗，每日 300～600mg。

（3）其他方面，可考虑促红细胞生成素治疗贫血。反复感染或危及生命时可以考虑静脉用丙种球蛋白；大剂量使用地塞米松时，应预防卡氏肺孢子菌肺炎、疱疹和真菌感染；可以接种流感和肺炎疫苗。使用沙利度胺或来那度胺时，应用抗凝治疗。

（二）抗肿瘤治疗

MM 抗肿瘤治疗策略是首先根据患者的年龄、一般状况、合并症等，分为适合移植患者和不适合移植患者两类。对于年龄<65 岁、没有严重并发症或合并疾病的初诊 MM 患者，欧洲及美国的 MM 治疗指南推荐：患者在行 4～6 个疗程的不含烷化剂诱导缓解化疗后进行自体造血干细胞移植（auto-HSCT）支持下的大剂量化疗（high-dose therapy，HDT），最后接受巩固和维持治疗。不适合移植患者，在诱导化疗后直接进入巩固和维持阶段。由于绝大部分患者诱导治疗后会出现药物耐受和复发，因此维持治疗也很重要；目前比较通用的维持治疗为化疗联合沙利度胺治疗后再给予沙利度胺维持。化学治疗是本病最常用也是最基本的治疗方法。应用各种新的药物及联合化疗和骨髓移植等，疗效有了明显的提高。

1. 化学治疗

化学治疗的目的主要是杀伤肿瘤细胞，降低 M 蛋白，使症状缓解或控制，生存期延长。可供选择的方案很多，但是应依照个体化治疗的原则进行选择。例如，需要进行干细胞采集的患者应避免使用影响干细胞采集的药物（如美法兰）；症状明显的患者，应采用高效的一线治疗方案。

初诊拟行 ASCT 的 MM 患者的诱导缓解化疗，均推荐使用含新药的两药或三药方案，具体方案和剂量见表 19.23，临床随机对照研究结果发现，VTD 方案缓解率明显高于 VAD 方案和 TD 方案。目前含新药的三药方案中，VRD 方案的有效率最高：有效率接近 100%，CR 率或接近 CR（nCR）率达 40%。而四个药物联合方案，无论缓解率还是生存期，都没有明显超越三药方案的。VAD 方案既常用于复发患者，近年来也用于作为诱导缓解治疗方案；此方案的特点在于产生疗效较快，能尽快缓解症状。最优的诱导缓解方案仍在探索中。

表 19.23　拟行 ASCT 的初诊 MM 患者诱导缓解化疗方案

方案	药名及剂量	周期
VCD	硼替佐米 1.3mg/m² 皮下或静脉注射　第 1，8，15，22 天 环磷酰胺 300mg/m² 口服　第 1，8，15，22 天 地塞米松 40mg 口服　第 1，8，15，22 天	每 4 周
PAD	硼替佐米 1.3mg/m² 皮下或静脉注射　第 1，4，8，11 天 阿霉素[a] 0.9mg/m² 静脉注射　第 1，2，3 天 地塞米松 40mg 口服　第 1～4 天，第 8～11 天，第 15～18 天（第二疗程后地塞米松仅用第 1～4 天）	每 4 周
VRD	硼替佐米 1.3mg/m² 皮下或静脉注射　第 1，8，15，22 天 来那度胺 25mg 口服　第 1～21 天 地塞米松 40mg 口服　第 1，8，15，22 天	每 4 周
VTD	硼替佐米 1.3mg/m² 皮下或静脉注射　第 1，8，15，22 天 沙利度胺[b,c] 100～200mg 口服　第 1～28 天 地塞米松 40mg 口服　第 1，8，15，22 天	每 4 周

续表

方案	药名及剂量	周期
TAD	沙利度胺 200~400mg 口服 第1~28天 阿霉素 9mg/m² 静脉推注 第1~4天 地塞米松 40mg 口服 第1~4天，第9~12天，第17~20天（第二疗程后地塞米松仅用第1~4天）	每4周
TD	沙利度胺 200mg 口服 第1~28天 地塞米松 40mg 口服 第1, 8, 15, 22天	每4周
RD/Rd	来那度胺 25mg 第1~21天 高剂量地塞米松 40mg 口服 第1~4天，第9~12天，第17~20天（第1~4疗程后地塞米松仅用第1~4天） 低剂量地塞米松 40mg 口服 第1, 8, 15, 22天	每4周
VAD	阿霉素 9mg/m² 持续静脉滴注 24h 第1~4天 长春新碱 0.4mg/m² 持续静脉滴注 24h 第1~4天 地塞米松 40mg 口服 第1~4天，第9~12天，第17~20天（第二疗程后地塞米松仅用第1~4天）	每4周

注：a. 因阿霉素心脏毒性大临床上常规用吡喃阿霉素代替；b. 因沙利度胺可导致眩晕不适，不建议用药期间操作机械和驾驶；c. 沙利度胺具有胚胎毒性，服用期间需避孕

初诊不适合移植患者可采用表19.24中的方案进行诱导缓解治疗。MP方案治疗MM已近50年，联合激素组成的MP方案是简单安全和有效的标准治疗方案，有效率为40%~60%，但很少患者可以获得完全缓解，有效者中位生存期为24~30个月，中位疾病进展时间约15个月。MPT方案与MP方案治疗初诊老年MM的临床随机对照研究显示：MPT方案可使患者生存获益。而MPR与MP方案随机对照研究显示：MPR方案缓解率高于MP方案但OS相当。M2方案是比较复杂和更强的治疗方案，化疗有效率可提高至74%左右。一般认为此方案与MP方案相比中位生存期并未明显改善，但近来有研究结果显示此方案对Ⅲ期患者可以改善中位生存期。

表19.24 未行ASCT的初诊MM患者部分诱导化疗方案ᵃ

方案	药名及剂量	周期
VMP	美法兰 9mg/m² 口服 第1~4天 硼替佐米 1.3mg/m² 皮下或静脉注射 第1, 8, 15, 22天 泼尼松 60mg/m² 口服 第1~4天	每6周
MPT	美法兰 0.25mg/kg 口服 第1~4天 泼尼松 2mg/kg 口服 第1~4天 沙利度胺ᵇ 100~200mg 口服 第1~28天	每6周
VMP	硼替佐米 1.3mg/m² 皮下或静脉注射 第1, 8, 15, 22天 美法兰 0.25mg/kg 口服 第1~4天 泼尼松 2mg/kg 口服 第1~4天	每6周
MPR	美法兰 0.18mg/kg 口服 第1~4天 泼尼松 2mg/kg 口服 第1~4天 来那度胺 10mg 第1~21天	每4周
MP	美法兰 9mg/m² 口服 第1~4天 泼尼松 60mg/m² 口服 第1~4天	每6周
M2	美法兰 0.25mg/kg 口服 第1~4天 泼尼松 1.0mg/kg 口服 第1~7天 长春新碱 0.03mg/kg 静脉注射 第1天 卡氮芥 1.0mg/kg 静脉注射 第1天 环磷酰胺 10mg/kg 静脉注射 第1天	每5~6周

注：a. 表19.23已有的化疗方案表19.24不再列出；b. 含沙利度胺的方案中的沙利度胺可不间断持续服用

2. 免疫调节剂

近十余年来，有关 MM 的研究最重要进展之一是认识到肿瘤微环境的重要性。骨髓瘤细胞黏附到骨髓微环境的基质蛋白及其他细胞后，诱导细胞与细胞间相互作用及细胞因子的释放，促进了瘤细胞生长、生存及对传统化疗药物的耐药。将沙利度胺、来那度胺等药用于 MM 的治疗是该病治疗领域中里程碑式的进展。这类药物靶向骨髓微环境中的瘤细胞，特别是能触发凋亡蛋白酶-8 介导的凋亡，减少肿瘤细胞与骨髓基质细胞的结合，抑制骨髓分泌细胞因子（组成性分泌以及因与骨髓瘤细胞结合而分泌），抑制血管生成，活化自身 NK 细胞、T 细胞或两者。

（1）沙利度胺（商品名反应停）研究表明，沙利度胺可以抑制血管生成。Singhal 等报道了 169 例 MM 患者，口服沙利度胺治疗，有效率为 37%，2 年生存率为 60%，主要毒性有镇静、便秘、感觉神经病变和深静脉血栓等。沙利度胺联合激素或化疗可进一步提高疗效，故已推荐用于诱导缓解治疗，详见表 19.23，沙利度胺用于维持治疗，已初步显示出令人兴奋的结果；Attal 等在自体移植后，采用沙利度胺维持治疗，3 年无病生存维持组明显优于未作维持组。沙利度胺的类似物包括 CC-5013 [来那度胺（revlimid），Celgene 公司，详见下文]、CC-4047 [泊马度胺（pomalidomide），Celgene 公司，已进入临床] 和 ENMD-0995，疗效亦可期待。

在上述化疗联合化疗方案中加用该药时，推荐沙利度胺的起始剂量为每天 50mg，睡前服用，每周增加 50mg 直到期望剂量值；建议目标剂量为 100mg，不建议超过 200mg。在服用来那度胺和沙利度胺时必须同时加用低剂量阿司匹林或低分子肝素或华法林抗凝治疗。常见不良反应有感觉异常（26.6%）、嗜睡（6.8%）、便秘（4.1%）、湿疹/皮疹（4.1%）、血液学不良反应（1.4%）、感染（1%）、血栓形成（1%）和震颤（1%）。

（2）来那度胺作为新一代免疫调节剂，来那度胺对肿瘤坏死因子的抑制作用强于沙利度胺，其副作用亦有不同，无明显神经系统副作用，但骨髓抑制较强。来那度胺联合地塞米松（RD/Rd）治疗复发/难治性多发性骨髓瘤的有效率约 60%，无进展生存时间 12 个月。常见不良反应为血栓栓塞事件、骨髓抑制、皮疹与腹泻。需合用阿司匹林抗凝。

当血清中 M 蛋白水平完全消失或达到稳定水平，且连续 4 个月不再下降，达到平台期，之后继续两个周期巩固治疗后，即可进入维持阶段。适合移植的患者一般建议在最佳反应时间内收集造血干细胞。不适合移植且接受来那度胺为基础方案化疗的患者，治疗一般持续到疾病进展或不耐受。来那度胺做治疗维持可以提高无进展生存，但患者总体生存率的提高与对照组比较并无统计学差异。

3. 蛋白酶体抑制剂

蛋白酶抑制剂是一类针对骨髓微环境和瘤细胞的抗癌药物，可抑制包括细胞周期调节蛋白和周期素依赖性蛋白激酶抑制酶在内的多种蛋白酶的降解。其代表药物是硼替佐米 [bortezomib，商品名万珂（Velcade）]。其作用机制包括抑制核因子的激活，抑制基质细胞旁分泌 IL-6，诱导凋亡，逆转骨髓瘤细胞对激素、烷化剂和蒽环类药物的耐药，降低血 VEGF 浓度和抑制其相关的血管生成作用。一项多中心的 II 期临床试验表明，202 例晚期多发性骨髓瘤患者（83% 接受过沙利度胺治疗）总的有效率为 35%。目前，含硼替佐米的方案是初治适合移植的多发性骨髓瘤患者最常用的诱导缓解方案之一（详见表 19.23），含这类新药的诱导缓解化疗方案疗效明显优于传统的化疗方案。

硼替佐米常见的 3～4 级不良反应主要为血小板减少（30%）、中性粒细胞减少（14%）、贫血（10%）、神经病变（8%）。因硼替佐米不需要根据肾功能进行调量，常作为伴有明显肾功能损伤患者的选择用药。硼替佐米亦可联合传统方案如 MP、聚乙二醇脂质体多柔比星等。

卡非佐米（carfilzomib）是第二代蛋白酶体抑制剂的代表，相比硼替佐米，具有更高的蛋白酶体选择性，覆盖更多的蛋白降解亚单元，更低的脱靶效应，更小的不良反应。III 期临床试验 ASPIRE 数据证实了包含卡非佐米的方案治疗复发 MM 的有效性，它对于既往使用过硼替佐米的患者依然有效，对比使用来那度胺/地塞米松的对照组，卡非佐米降低 31% 的复发风险，患者延长了 8 个月的总体生存，并有生活质量的获益。III 期临床试验 ENDEAVOR 头对头对比了卡非佐米与硼替佐米分别联合地塞米松治疗复发/难治 MM 的疗效，结果显示卡非佐米具有更好的安全性数据，并延长 7 个月生存。这两项试验的结果奠定了卡非佐米在复发/难治 MM 标准治疗的地位。

伊沙佐米（ixazomib，Ninlaro，恩莱瑞）是 FDA 批准的第一个口服生物活性的蛋白酶体抑制剂，III 期临床试验 TOUMALINE-MM1 数据证实伊沙佐米在复发/难治 MM 中的有效性，头对头对比伊沙佐米和硼替佐米、卡非佐米的临床试验仍在进行中。另外，口服给药的生物利用度和长半衰期，决定了伊沙佐米作为维持治疗和持续给药方案的先天优势。蛋白酶体抑制剂的巨大成功极大地改变了 MM 的治疗模式，后续更多的蛋白酶体抑制剂（oprozomib、delanzomib、marizomib 等）将进一步提高有效性和改善预后。

4. 大剂量化疗及骨髓或外周血干细胞移植

对初始的治疗获得最佳疗效患者，如不采取进一步的治疗措施，则肿瘤很快进展。在没有干细胞支持下，中剂量的美法兰（140mg/m²）可以使 30% 的患者获得完全缓解（CR），维持完全缓解的中位时间为 3 年。诱导化疗联合在干细胞支持下大剂量的美法兰（200mg/m²）可进一步提高疗效，对 70 岁（或 65 岁）以下的患者已成为标准的治疗。治疗相关死亡不到 3%。在 IFM90 试验中，Attal 等入组了 200 例多发性骨髓瘤的患者，随机进入常规化疗组和常规化疗联合大剂量化疗组，结果显示后者在近期疗效以及无病生存和总生存方面均优于前者。至于大剂量化疗是在诱导化疗后立即给予（早期自体移植）还是在肿瘤进展复发时给予（延迟自体移植），有试验研究表明，早期自体移植可以获得较好的无病生存和更高的生活质量。另外，进行两次移植能否增加疗效，到目前为止，还需进一步研究。在年龄稍大或合并症稍多的患者中，可以尝试降低剂量预处理（美法兰 100mg/m²）的自体造血干细胞移植。

5. 异基因骨髓移植

同种异基因骨髓移植治疗多发性骨髓瘤也有一定尝试。异基因骨髓移植产生的移植物抗宿主病后的免疫反应，对多发性骨髓瘤有重要的抗肿瘤作用。但是，清髓性的异基因移植，死亡率高。非清髓性的异基因移植，既产生了移植物抗骨髓瘤效应，又降低了死亡风险，初步显示有较好的疗效，尚需进一步评价。

6. 生物免疫治疗

1）干扰素治疗　重组的 α- 干扰素有抑制肿瘤及增强免疫杀伤肿瘤细胞的作用。治疗骨髓瘤时，临床上单用的疗效一般为 30% 左右。干扰素可用于多发性骨髓瘤的诱导和维持治疗，2 个独立研究组的 24 个随机试验表明有微弱但确定的价值。小规模的研究表明，α- 干扰素治疗可提高骨髓瘤患者总生存 4 个月。因此临床应用干扰素治疗 MM 需从费用、副作用以及患者生活质量方面考虑，权衡利弊。

2）单克隆抗体　单克隆抗体打开了 MM 治疗新时代的大门。达雷妥尤单抗（daratumumab）靶点是 MM 细胞表面广泛存在、稳定表达的胞膜蛋白 CD38，其单药和联合治疗方案均已获得 FDA 批准用于复发 / 难治和初治 MM 的治疗。埃罗妥珠单抗（elotuzumab）靶点是人类 MM 细胞表面糖蛋白受体 CS1/SLAMF7，虽然单药治疗疗效欠佳，联合来那度胺 / 地塞米松后也已获批用于复发 / 难治 MM 的治疗。单克隆抗体具有独特的抗 MM 机制，通过免疫细胞或补体效应诱导 MM 细胞凋亡，或可通过调节宿主免疫功能杀伤 MM 细胞，同时不产生较大的细胞毒不良反应。可以预测，在不久的将来，联合单克隆抗体的抗 MM 治疗能够更加精确地靶向 MM 细胞，取得更好疗效。

3）免疫检查点抑制剂　免疫检查点抑制剂在非小细胞肺癌、恶性黑色素瘤等恶性肿瘤中已经取得了不错的疗效。临床前研究结果显示，在 MM 细胞上有程序性死亡配体 -1（PD-L1）表达，同时骨髓微环境也可上调 MM 细胞 PD-L1 的表达，临床数据显示 MM 中 PD-L1 表达与疾病进展、复发 / 难治等密切相关。但是，单药抗 PD-1/PD-L1 治疗在 MM 中疗效不尽人意，联合治疗的 KEYNOTE-183 [派姆单抗（pembrolizumab）+ 泊马度胺 + 地塞米松] 和 KEYNOTE-185（派姆单抗 + 来那度胺 + 地塞米松）均没有显示出缓解率和无进展生存的获益。另外，由于联合用药的死亡率过高，FDA 已终止免疫检查点抑制剂联合免疫调节药物方案在 MM 中的临床试验。

4）细胞治疗　目前，在 MM 治疗中最火热的细胞治疗是基因编辑的 T 细胞治疗。细胞治疗一般分为两类：非基因编辑细胞治疗，通常指能够识别肿瘤细胞的内源性 T 细胞；基因编辑细胞治疗，需要基因编辑添加肿瘤抗原特异性新型受体。后者又可以分为两类：表达能够识别传统抗原肽 -MHC 复合物的转基因 T 细胞受体的 T 细胞；表达嵌合抗原受体（CAR）的基因编辑 T 细胞，通常使用基于单链可变区（scFv）的抗原识别域，偶联 T 细胞信号转导域（如 CD3ζ）。CAR-T 细胞治疗走上临床有赖于若干关键进展，CD28 和 4-1BB 等共刺激结构域整合入 CAR，以延长 T 细胞的增殖和存活；使用改良慢病毒和反转录病毒载体转染 T 细胞，以获得稳定 CAR 表达；细胞生产和扩增技术的进步；CAR-T 细胞输注前加入淋巴消减化疗，以延长表达和持续。目前，CAR-T 细胞治疗最大的成功来自 CD19 CAR-T 细胞治疗复发 / 难治的急性、慢性淋巴细胞白血病和 B 细胞非霍奇金淋巴瘤。在 MM 领域，目前大量临床数据来自靶向 B 细胞成熟抗原（BCMA）的 CAR-T 细胞，其他靶标包括 CD19、κ 轻链、CD38、CD138 和 SLAMF7 等。BCMA CAR-T 细胞治疗复发 / 难治 MM 的总体缓解率可达 60%～

100%，具有很大的研究潜力。

7. 其他新药

组蛋白去乙酰化酶（HDAC）的上调，通常可导致DNA修复基因和抗癌基因功能改变，从而导致肿瘤细胞的迁移和增殖，因此HDAC抑制剂正是通过这一机制产生抗肿瘤效应。在MM领域主要的HDAC抑制剂为伏立诺他（vorinostat）和帕比司他（panobinostat），均为口服广谱HDAC抑制剂。这类药物单药治疗有效性有限，但在联合蛋白酶体抑制剂后有协同作用。伏立诺他联合硼替佐米对比硼替佐米联合安慰剂的VANTAGE-088 Ⅲ期临床试验显示，可获得0.8个月的中位无进展生存获益；尽管统计学有显著性，但临床上获益不明显。帕比思他联合硼替佐米/地塞米松对比安慰剂联合硼替佐米/地塞米松治疗复发/难治MM的PANORAMA-1 Ⅲ期临床试验，接受含帕比思他方案治疗的患者显示了3个月的中位无进展生存获益，在双耐药的患者中也有较高有效性，因而将该药用于MM的治疗得到了FDA的批准。帕比司他在临床上常规应用时还面临安全性考虑，尤其是接受治疗的患者腹泻和心律失常的发生率较高，因此，HDAC抑制剂在MM中联合用药的方案和剂量设计仍需进一步验证。

（三）合并症的治疗

1. 高钙血症

当患者出现恶心、呕吐、食欲缺乏、多尿、多饮、便秘、无力、昏迷时，应疑及高钙血症，并急需治疗以防止肾衰竭，给予等渗盐水水化、利尿、激素及双膦酸盐等药物治疗。

2. 肾功能不全

肾功能不全是MM患者常见和重要的并发症，也是患者死亡常见的原因。肾功能不全一旦发生，治疗上有很大困难，应着重在预防。应维持患者足够的液体摄入量，保证其多尿状态。如有高尿酸血症，给予别嘌呤醇治疗。静脉肾盂造影可加重肾损害，应视为禁忌，一旦并发急性肾衰竭，应积极使用包括血液透析在内的抢救手段。

3. 感染

MM病程中尤其是化疗期间易发生顽固性的感染，且不易被抗生素控制。对有发热或感染倾向者，应给予足量广谱抗生素预防，避免选用有肾脏毒性的抗生素。

4. 骨骼病变

MM骨骼病变包括骨质疏松、溶骨性破坏和病理性骨折。应鼓励患者活动但须避免创伤。目前已证实双膦酸盐能够减少多发性骨髓瘤患者的骨合并症，有效地减轻患者和骨缺失有关的症状，降低骨事件，从而提高患者的生活质量。姑息放疗多用于不能控制的疼痛、即将发生的病理性骨折或脊髓压迫，但应避免在干细胞采集前行全身放疗。外科手术主要用于长骨病理性骨折、脊柱骨折压迫脊髓和脊柱不稳等。注射骨水泥的脊柱成形术可恢复部分患者的身高，缓解临床症状。

5. 高黏滞综合征

治疗关键在于有效地去除或降低患者血清中单克隆性免疫球蛋白，降低黏滞度，改善微循环。血浆置换可作为症状性高黏滞血症的辅助治疗。

6. 淀粉样变性

对于MM淀粉样变性，目前尚无特异性地消除淀粉样物质沉积灶的方法。临床处理的重点是降低淀粉样前体层蛋白的产生。

九、多发性骨髓瘤疗效标准

多发性骨髓瘤的疗效评价标准见表19.25。

表19.25 IMWG的多发性骨髓瘤的疗效评价标准

类别	评价标准
分子学完全缓解	CR加ASO-PCR[a]阴性
严格意义的完全缓解（stringent complete response，sCR）	在CR基础上满足以下条件： 1. FLC率正常 2. 免疫组化或免疫荧光检测骨髓中无克隆性浆细胞
完全缓解（CR）	1. 血清和尿的免疫固定电泳阴性 2. 软组织浆细胞瘤消失 3. 骨髓浆细胞≤5%
非常好的部分缓解（VGPR）	1. 血清、尿蛋白电泳阴性，但血清、尿的免疫固定电泳阳性 2. 血清M蛋白较前减少≥90% 3. 血清M蛋白明显减少伴尿M蛋白<100mg/24h

续表

类别	评价标准
部分缓解（PR）	1. 血清 M 蛋白减少≥50%，并且 24h 尿 M 蛋白减少≥90% 或 24h 尿蛋白<200mg 2. 无可测量的血清及尿的 M 蛋白，则用异常 FLC 水平下降≥50% 作为评价标准 3. 无可测量的血清及尿的 M 蛋白，则用浆细胞减少≥50% 作为评价标准，但要求治疗前骨髓浆细胞比例≥30% 4. 同时软组织浆细胞瘤缩小≥50%
稳定（stable disease，SD）	未达 CR、VGPR、PR 及 PD 标准
进展（progressive disease，PD）	达到以下 1 个以上条件： 1. 血清 M 蛋白较基线水平增加≥25% 或 M 蛋白绝对值增加≥0.5g/dL 2. 尿 M 蛋白较基线水平增加≥25% 或 M 蛋白绝对值增加≥200mg/24h 3. 无可测量的血清及尿的 M 蛋白，则 FLC 较基线水平增加≥25% 或绝对值增加>10mg/dL 4. 骨髓浆细胞比例≥10% 5. 有新的骨骼病变或软组织肿瘤出现，或原病灶较基线增大 6. 浆细胞增殖导致的高钙血症（纠正的血清钙>11.5mg/dL 或 2.65mmol/L）
临床复发（clinical relapse）	达到以下 1 个以上条件： 1. 出现新的骨骼病变或软组织肿瘤 2. 骨骼病变或软组织肿瘤病灶大小增加≥50% 3. 血清钙>11.5mg/dL 或 2.65mmol/L 4. 血红蛋白减少≥2g/dL 5. 血清肌酐增高>2mg/dL 或 177μmol/L
CR 后复发	达到以下 1 个以上条件： 1. 免疫固定电泳或血清蛋白电泳再现阳性 2. 骨髓浆细胞比例≥5% 3. 符合其他 PD 标准

注：a. 等位基因特异性寡核苷酸 PCR（allele-specific oligonucleotide polymerase chain reaction, ASO-PCR）

十、预后

本病为进行性疾病，如不治疗，患者的中位生存期为 3.5~11.5 个月。近 10 年来，由于新药（硼替佐米、沙利度胺和来那度胺）及大剂量化疗在 MM 治疗上的应用，MM 的中位生存期已超过 5 年。预后与临床分期密切相关，临床分期反映体内瘤细胞负荷的数量，故争取早期确诊、早期治疗，这是改善预后、延长生存期的关键。年龄、肾功能的好坏、血清的 $β_2$-微球蛋白、血中血红蛋白、C 反应蛋白、LDH、白蛋白水平、骨髓中浆细胞的数量与类型、浆细胞标记指数的高低及是否存在细胞遗传学异常等也与预后有关。

（姜文奇　赵洪云　夏忠军）

参 考 文 献

林桐榆，朱军，高子芬. 2013. 恶性淋巴瘤诊断治疗学. 北京：人民卫生出版社

中国抗癌协会血液肿瘤专业委员会，中华医学会血液学分会白血病淋巴瘤学组. 2016. 中国成人急性淋巴细胞白血病诊断与治疗指南（2016 年版）. 中华血液学杂志，37(10)：837~845

中华医学会血液学分会，中国医师协会血液科医师分会. 2018. 中国急性早幼粒细胞白血病诊疗指南（2018 年版）. 中华血液学杂志，39(3)：179~183

中华医学会血液学分会. 2016. 中国慢性髓性白血病诊断与治疗指南（2016 年版）. 中华血液学杂志，37(8)：633~639

中华医学会血液学分会白血病淋巴瘤学组，中国抗癌协会血液肿瘤专业委员会，中国慢性淋巴细胞白血病工作组. 2018. 中国慢性淋巴细胞白血病/小淋巴细胞淋巴瘤的诊断与治疗指南（2018 年版）. 中华血液学杂志，39(5)：353~358

中华医学会血液学分会白血病淋巴瘤学组. 2017. 成人急性髓系白血病（非急性早幼粒细胞白血病）中国诊疗指南（2017 年版）. 中华血液学杂志，38(3)：177~182

Alzrigat M, Parraga AA, Jernberg-Wiklund H. 2018. Epigenetics in multiple myeloma: from mechanisms to therapy. Seminars in Cancer Biology, 51: 101~115

Arber DA, Orazi A, Hasserjian R, et al. 2016. The 2016 revision to the World Health Organization classification of myeloid neoplasms and acute leukemia. Blood, 127 (20): 2391~2405

Kuehl WM, Bergsagel PL. 2012. Molecular pathogenesis of multiple myeloma and its premalignant precursor. J Clin Invest, 122 (10): 3456~3463

Lo-Coco F. 2013. Retinoic acid and arsenic trioxide for acute promyelocytic leukemia. N Engl J Med, 369: 111~121

Pastore F. 2014. Combined molecular and clinical prognostic index for relapse and survival in cytogenetically normal acute myeloid leukemia. J Clin Oncol, 32: 1586~1594

Rajkumar SV, Dimopoulos MA, Palumbo A, et al. 2014. International Myeloma Working Group updated criteria for the diagnosis of multiple myeloma. Lancet Oncol, 15 (12): e538~548

Rajkumar SV. 2016. Multiple myeloma: 2016 update on diagnosis, risk-stratification, and management. American Journal of Hematology, 91 (7): 719~734

Rollig C, Knop S, Bornhauser M. 2015. Multiple myeloma. Lancet, 385 (9983) :2197~2208

Siegel RL, Miller KD, Jemal A, et al. 2018. Cancer statistics, 2018. CA Cancer J Clin, 68 (1): 7~30

Swerdlow SH. 2008. WHO Classification of Tumours of Haematopoietic and Lymphoid Tissues. 4th ed. Lyon: IARC

第二十章　皮肤软组织及骨肿瘤

第一节　皮　肤　癌

皮肤癌是人类最常见的恶性肿瘤之一，在我国发病率较低，但在白种人中发病率较高且呈上升趋势。皮肤癌可发生在体表各个部位，但多发生在体表暴露部分，如头面部、四肢及背部等，约95%发生在体表暴晒部位。皮肤癌有三种主要类型：基底细胞癌（basal cell skin cancer）、鳞状细胞癌（squamous cell skin cancer）和黑色素瘤（melanoma），其中以基底细胞癌和鳞状细胞癌是最常见的皮肤癌，也称为非黑色素瘤皮肤癌（non-melanoma skin cancer，NMSC），本节将主要阐述这两种类型。

一、局部解剖

皮肤由表皮和真皮构成。其深面为疏松结缔组织构成的皮下组织。

（1）表皮（epidermis）厚0.004～0.4mm，是无血管的复层鳞状上皮层。其深面的生发层是具有分裂能力的柱状细胞；位于其浅面的是多层多角细胞；最浅面即角质层，它包括几层扁的鳞状细胞。角质层表面的细胞不断脱落，而生发层新生的细胞逐渐分化并接连表面，以代替不断脱落的细胞。表皮的上皮细胞之间，混有色素细胞。色素细胞的多少，是决定皮肤颜色的主要因素，色素的作用是保护人体免受过多的紫外线的损伤。

（2）真皮（dermis）厚0.5～2.5mm，位于表皮深层，主要由胶原纤维和弹力纤维紧密交织构成，既有从表皮陷入的毛囊和腺体，亦有从其深层深入的血管、淋巴管和神经。

二、流行病学

皮肤癌的发病率在人种上有较大的差异，白种人发病率最高，亚洲黄种人次之，非洲黑种人最低。据统计，2018年全球的NMSC新发病例数超过了100万例，死亡病例数达到了6.5万例，其中以澳大利亚和新西兰的发病率最高。在美国，NMSC也是最常见的恶性肿瘤疾病，其中以基底细胞癌最为常见，占到了NMSC的3/4；根据美国癌症中心的数据，2012年在美国治疗非黑色素瘤皮肤癌的总人数约为300万，这个数目超过了当年估计的所有其他癌症病例数之和（大约160万）。尽管非黑色素瘤皮肤癌是所有恶性肿瘤最常见的，但在因癌症引起患者死亡的病例中，它占不到0.1%。

三、病因

人们早就注意到皮肤癌的发生与化学致癌物质有关，但直到目前为止，皮肤癌的病因仍未完全了解，可能与下列因素有关。

1. 物理因素

（1）紫外线照射。世界范围的流行病学研究表明，紫外线是皮肤癌的最重要致癌物，尤其中波紫外线（波长在290～320nm）与皮肤癌的发生密切相关。皮肤癌多见于白种人和经常直接暴晒的渔民、农民及野外工作者，其暴晒部位易患皮肤癌。动物实验也证实紫外线照射能诱发老鼠皮肤癌。

（2）放射线。接受放射线的患者在多年之后，有少数可在放射治疗部位发生皮肤癌。长期接触X线而保护不当的放射工作者，亦偶见发生皮肤癌。

（3）长期不愈的慢性溃疡、瘘管和烧伤瘢痕，多年之后这些部位可能发生癌变，以鳞状细胞癌较多见。

2. 化学因素

1775年，英国医生Pott首次描述了扫烟囱工人好发阴囊皮肤癌，100年后人们才发现经常接触砷化合物、焦油和沥青的工人容易发生皮肤癌。动物实验也证实了上述观点。现已证实煤焦油中含有3,4-苯并芘等致癌物质。

3. 病毒因素

人乳头瘤病毒（HPV）与鳞状细胞癌的发病可能密切相关。目前研究表明，大部分HPV的原发感染主要发生于生命早期，但在体内一直保持潜伏状态；紫外线照射时间过长可能会激活病毒基因，或者灭活控制细胞生长的基因。近年来，对于HPV感染和紫外线照射是否具有协同作用的研究已引起人们的关注。

4. 癌前病变

皮肤的某些病变，如脂溢性角化病、着色性干皮病等常可发生癌变。

5. 免疫抑制

接受免疫抑制药物的器官移植受者和患有免疫抑制疾病的个体患皮肤癌的风险升高，特别是鳞状细胞癌。

6. 遗传因素

有基底细胞癌、鳞状细胞癌、光化性角化病、家族性发育不良痣综合征或非典型痣的家族史或个人史的个体，患皮肤癌的风险会增高。

四、病理

1. 基底细胞癌

起源于表皮和皮肤附属器的基底细胞，其基本特点是肿瘤细胞呈大小不等的集合状，细胞形态大小较为一致，核的非典型性及核丝分裂象少见。肿瘤周边的细胞呈栅栏状排列，常与周围组织间有裂隙形成。按其组织学形态可分为以下几型：① 结节型；② 色素型；③ 表浅型；④ 硬斑病样型；⑤ 腺样型；⑥ 异性型。

2. 鳞状细胞癌

肿瘤由鳞状上皮细胞团块所组成，不规则向真皮层内浸润性生长，达到真皮网状层，部分可与表皮相连。肿瘤团块中有分化好的鳞状细胞，也有异型性鳞状细胞，在瘤体中可见角化珠、鳞状涡。根据异型性鳞状细胞与分化好的鳞状细胞的比例多少、瘤细胞浸润的深度及角化珠的多少来估计肿瘤的恶性程度，将其分为Ⅰ~Ⅳ级：Ⅰ级，不典型鳞状细胞低于25%，常有角化珠，真皮内伴有明显的炎症反应；Ⅱ级不典型细胞占25%~50%，仅见少许角化珠；Ⅲ级，不典型细胞占50%~75%，角化情况不明显，核丝分裂明显；Ⅳ级，几乎所有肿瘤细胞均有不典型性，核分裂象很多，完全看不到角化珠，有时与肉瘤很难鉴别。

五、临床表现

1. 基底细胞癌

（1）一般情况：多见于50~70岁的中老年人，男女发病差异不大。

（2）好发部位：以常暴露于日光的头面部最常见，且多在口部以上，如鼻侧、颊部、前额、眼眶及鼻唇沟等，其中鼻子是最常见的部位。

（3）皮损特点：典型病变为蜡样半透明小结节，针头至黄豆大小，早期为一表面光亮的具有珍珠样隆起边缘的圆形斑片，表面的形态多种多样，大致分为以下4型：① 结节型最常见。皮损单发，为半球状隆起的结节，表面有蜡样光泽，中央常有溃疡、结痂，又称结节溃疡型。② 色素型皮损与结节型相似，但有黑褐色色素沉着，色素分布不均。③ 浅表型少见，多见于男性，以躯干部特别是背部好发。皮损为淡红色或黄褐色斑片，境界清楚，不规则，表面可附有鳞屑，类似银屑病、湿疹或脂溢性皮炎。部分皮损边缘呈线状或堤状隆起。④ 硬斑病样型少见。皮损单发，呈淡红或淡黄色斑块，质较硬，边缘不清，似硬斑病，后期可出现溃疡。本型肿瘤可侵犯神经、肌肉甚至骨组织。

（4）其他：多数略有瘙痒症状。肿瘤恶性度低，进展缓慢，罕有远处转移和淋巴道转移。但日久局部可发生破坏，肿瘤缓慢向深部组织生长，破坏鼻、眼眶、上颌窦等处的软骨及骨组织。

2. 鳞状细胞癌

（1）一般情况：多发生于老年患者，男性多于女性。

（2）好发部位：好发于头皮、面、颈和手背等暴露部位，并且多继发于原有皮损处，如日光性角化病、慢性溃疡、瘢痕、放射性皮炎、黏膜白斑及砷剂角化病等。

（3）皮损特点：早期的鳞状细胞癌和基底细胞癌的皮损没有明显的区别，先为红色硬结，以后逐渐发展为斑块或疣状损害，有浸润感，表面常有溃疡、结痂。有时能形成结节或乳头状肿物，发展快的溃疡能形成相当深的溃穴，状似火山喷口。若继发感染，则可有脓性分泌物，伴恶臭。如发生转移，则相应的淋巴结可肿大。

（4）其他：可有轻微痒或痛感。肿瘤恶性程度较基底细胞癌为高，皮损发展快，破坏性大，肿瘤向深部浸润性生长可达肌肉和骨骼，并可发生区域淋巴结转移，较少发生血道转移。

六、诊断和鉴别诊断

1. 诊断

对于40岁以上的患者，在原有皮损处或在正常皮肤上，发生质地较硬的结节或斑块，边缘隆起并有向四周发展的趋势，或中心破溃呈菜花样生长应注意皮肤癌的可能，并及早做病理活检以明确诊断。

2. 鉴别诊断

皮肤疾病所出现的临床形态是多样化的，早

期病灶难以鉴别，多需经病理组织学检查才能明确诊断。

（1）其他疾病引起的皮肤慢性溃疡，如结核等，应与溃疡型皮肤癌鉴别。

（2）角化棘皮瘤良性，早期病灶似淡红色粉刺或与皮肤色泽相似的小结，内有一小黑头，发展速度是其特点，一般长到1cm左右后不再继续发展，2~6个月后有自行萎缩的倾向。

（3）脂溢性角化病：多发生于50岁以后，好发于面部，表面呈砂粒状，为脂溢性鳞屑。

（4）无色素痣和无色素性黑色素瘤更需要与基底细胞癌仔细区别，因为它们的治疗方法和预后均不同。

（5）转移性皮肤癌其他器官原发性癌可能转移到皮肤，如肝癌、鼻咽癌。一般为多发性，单发的很少。

（6）基底细胞癌与鳞状细胞癌的鉴别，见表20.1。

表20.1 基底细胞癌与鳞状细胞癌的鉴别

项目	基底细胞癌	鳞状细胞癌
损害	结节、盘形斑块，中央有溃疡和痂皮或萎缩和鳞屑	结节、斑块、肿物、溃疡、质坚硬，表皮呈颗粒状、菜花状
边缘	有丘疹排列如串珠或呈细绳状隆起	卷起、坚硬、炎症显著，易出血
色泽	肉色、红色、黄褐色，有蜡样光泽	红色、黄红色，浑浊
中央退行倾向	有	无
炎症反应	无或轻微	显著
部位	面、头皮、手背	头、手背、黏膜
病程	慢	较快
预后	较好，很少转移	较好，很少转移

七、分期

准确的分期，对制订合理的治疗方案、判断预后及评价疗效甚为重要。目前皮肤癌参考的是2017年第8版美国癌症联合委员会（AJCC）的临床病理分期（表20.2），以下TNM分类用于头颈部皮肤癌（不包括眼睑癌）的分期。

表20.2 皮肤癌TNM分期

分期	T分期	N分期	M分期
0期	Tis	N0	M0
I期	T1	N0	M0
II期	T2	N0	M0
III期	T1	N1	M0
	T2	N1	M0
	T3	N0	M0
	T3	N1	M0
IV期	T1	N2	M0
	T2	N2	M0
	T3	N2	M0
	T4	任何N	M0

续表

分期	T分期	N分期	M分期
IV期	任何T	N3	M0
	任何T	任何N	M1

1）肿瘤浸润深度

Tx 肿瘤无法评估。

T0 无原发肿瘤。

Tis 原位癌。

T1 肿瘤最大径≤2cm。

T2 肿瘤最大径>2cm且≤4cm。

T3 肿瘤最大径>4cm或肿瘤侵蚀小骨或肿瘤神经周围的侵犯或肿瘤深度侵犯*。

T4 肿瘤伴皮质骨或骨髓的侵犯；或肿瘤伴颅底侵犯和（或）颅底孔的受累。

T4a 肿瘤伴皮质骨或骨髓的侵犯。

T4b 肿瘤伴颅底侵犯和（或）颅底孔的受累。

*深度侵犯：指浸润超出皮下脂肪或>6mm的浸润（从邻近正常表皮的颗粒层到肿瘤的基底部）；T3分类的神经周围的侵犯定义为肿瘤细胞累及真皮以下或≥0.1mm口径的神经鞘，或以临床或

影像学表现为不包含颅底侵犯的命名神经受累。

2）淋巴结转移

Nx 局部淋巴结无法评估。

N0 无局部淋巴结转移。

N1 同侧单一淋巴结转移，最大径≤3cm 且 ENE 阴性。

N2 同侧单一淋巴结转移，最大径＞3cm 但≤6cm 且 ENE 阴性；或者同侧多个淋巴结转移，最大径均≤6cm 且 ENE 阴性；或者双侧或对侧多个淋巴结转移，最大径均≤6cm 且 ENE 阴性。

　N2a 同侧单一淋巴结转移，最大径＞3cm 但≤6cm 且 ENE 阴性。

　N2b 同侧多个淋巴结转移，最大径均≤6cm 且 ENE 阴性。

　N2c 双侧或对侧多个淋巴结转移，最大径均≤6cm 且 ENE 阴性。

N3 淋巴结转移，最大径＞6cm 且 ENE 阴性；任何大小的淋巴结且 ENE 阳性。

　N3a 淋巴结转移，最大径＞6cm 且 ENE 阴性。

　N3b 任何大小的淋巴结且 ENE 阳性。

注：ENE 表示淋巴结外侵犯（extranodal extension）。

3）远处转移

M0 无远处转移。

M1 远处转移。

八、治疗

皮肤癌的治疗方法多种多样，包括手术切除、放射治疗、冷冻治疗、电干燥和刮除术、光动力或激光束照射等。对于每一个病例应选择哪种治疗方法，必须依据病灶的部位、大小、侵犯范围（周围和深层组织）、病理类型和分化程度、有无区域淋巴结转移、原发或复发，以及病史的长短、年龄和全身情况综合考虑，合理地选择治疗方法可使疾病的无复发率达到85%~95%。

1）手术切除加切缘评估 传统手术切除为局部原发性皮肤癌最常用的方法，要求切除肿瘤包括其周围的正常组织，术后切缘的病理评估通常要求距切缘 3~10mm，这取决于肿瘤的直径。如果发现手术切除不够充分，则可能需要再次切除。

2）Mohs 显微手术 是一种切除肿瘤的常规方法，它包括渐进的径向切除和实时检查切除边缘，即切除肿瘤后，再切除薄层正常组织，并通过显微镜检查，如有癌细胞残留，则继续逐层切除，直至达到没有被肿瘤累及的边缘为止。Mohs 显微手术治疗皮肤癌能确保切除所有肿瘤，同时最大程度地保留正常组织，从而减少瘢痕的形成和癌症的复发。目前 Mohs 显微手术已经成为高危非黑色素瘤皮肤癌的常规治疗。

3）放射治疗 皮肤癌对放射治疗敏感，单纯放疗常可达到治愈的目的，特别是基底细胞癌对放疗的效果更为理想，对临床早期皮肤癌的治愈率可达 95% 以上。放疗特别适用于鼻翼、耳廓、眼睑、眼眦等手术易造成畸形的部位，以及分化程度差、有手术禁忌或切除有困难的患者。但对在先前有烧伤或放射性瘢痕基础上发生的癌，放疗后复发、浸润较深或累及其他组织器官的癌，硬斑性基底细胞癌疗效均不佳，对这些皮肤癌宜采用手术治疗。

4）冷冻治疗 适用于病灶较小且局限于皮肤者。当病变侵及其他组织器官时就不适于冷冻治疗。治疗前必须做活检证实，因为冷冻后没有标本可供病理检查。该方法的优点是方法简单、易于操作、治愈率高、美容效果好，特别适用于颜面部临界部位如眼睑、眼内外眦部、鼻翼、唇、耳廓等部位的皮肤癌。

5）刮除与电干燥术 为广泛应用于去除原发性皮肤癌的方法，尤其是颈部、躯干和四肢的浅表病变，并且有较低的复发风险。用锋利的刮匙将肿瘤刮至底部，然后将电流传递至病灶底部，以消灭残余癌细胞同时有助于伤口愈合。手术的优点是可以获得一个光滑且仅有少量色素沉着的伤口，但因为术者无法观察到肿瘤的浸润深度，所以不能评估治疗的充分性。

6）光动力疗法 光动力疗法（photodynamic therapy，PDT）是近年来应用于浅表上皮肿瘤的新治疗手段。将局部光敏剂，如 5- 氨基乙酰丙酸或甲基氨基乙酰丙酸盐施用于肿瘤组织，然后根据光敏剂的吸收特性使用对应波长的激光对肿瘤进行照射，利用光敏剂产生的单线态氧或其他活性氧物质，通过非细胞凋亡途径或直接高效诱导细胞凋亡或导致肿瘤组织坏死从而杀死癌细胞。同时，PDT 还可对肿瘤组织的血管内皮细胞造成损伤及激活自身免疫系统。PDT 治疗所产生的毒副作用远小于放化疗对患者机体造成的损伤，其操作简便，疗效显著，已逐渐成为公认的肿瘤有效防治手段。

7）激光治疗 常用的有 CO_2 激光及 YAG 激光。其优点是对病灶周围正常组织的损伤范围局限于 200μm 以内，故特别适用于门诊治疗，其炎性反应比冷冻治疗为小，且修复快，如果治疗深度不超过 3mm，则治疗后不遗留瘢痕，故适用于治疗小而浅表的基底细胞癌。其缺点是缺乏病理检查结果，无法了解切缘情况。

8）药物治疗 对于无手术适应证、需避免化疗的不良反应且对美容要求高者，局部药物治疗是不错的选择。局部药物治疗包括氟尿嘧啶、咪喹莫特、干扰素（IFN）、IL-2、视黄酸等。氟尿嘧啶主要抑制肿瘤细胞DNA的合成，本质上属于局部化疗；咪喹莫特作为免疫调节剂，通过增强机体免疫应答而杀肿瘤细胞，可作为表浅基底细胞癌患者首选。报告表明，除博来霉素外，其他化疗药物大多数对基底细胞癌（BCC）不敏感，主要原因是不易透入癌细胞。Vismodegib又称GD-0499，商品名Erivedge，已被FDA于2012年1月批准用于治疗局部进展期和转移性的基底细胞癌，本品为首个获FDA批准用于治疗转移性基底细胞癌的药物。适用于无法开刀的癌症晚期患者及癌细胞扩散的患者，但其不良反应比例较高，且停药后会出现复发。

九、预后

由于转移率低，皮肤癌预后通常较好，早中期患者经治疗后多能痊愈，5年生存率在90%以上。尽管罕有转移，但皮肤癌可导致明显的局部破坏和毁容，并可累及广泛区域的软组织、软骨和骨。

（周志伟　陈映波）

第二节　皮肤黑色素瘤

黑色素瘤是起源于神经冠细胞的恶性肿瘤，可见于皮肤、黏膜、软组织、眼睛和脑等部位，以皮肤黑色素瘤最为多见。在世界范围内经济发达地区黑色素瘤平均发病率为7/10万人年，而在经济较不发达地区只有0.6/10万人年左右。澳大利亚为最高发地区，澳大利亚昆士兰州的男性黑色素瘤发病率可达55.8/10万人年，女性可达41.1/10万人年。中国是黑色素瘤低发区，估计发病率在0.4/10万人年至1/10万人年。近年来全世界黑色素瘤发病率急剧上升。早期皮肤黑色素瘤可治愈，非皮肤来源黑色素瘤预后差。

一般而言，常见的黑色素瘤可分为位于头颈部和四肢远端皮肤的慢性阳光损害型黑色素瘤（CSD melanoma），位于躯干和四肢近端皮肤的非慢性阳光损害型黑色素瘤（non-CSD melanoma），位于手掌、脚掌和甲床无毛囊皮肤的肢端型黑色素瘤（acral melanoma）和黏膜型黑色素瘤（mucosal melanoma）等。国外教科书描述的皮肤黑色素瘤（cutaneous melanoma）指有毛囊部位皮肤的黑色素瘤（慢性阳光损害型和非慢性阳光损害型黑色素瘤）。肢端型黑色素瘤的治疗原则与皮肤黑色素瘤相同。目前对非皮肤来源黑色素瘤的生物学行为缺乏研究，其治疗参考黑色素瘤所在部位实体瘤的治疗原则。受限于篇幅，本章所描述的"黑色素瘤"指位于皮肤的黑色素瘤。

一、解剖与生理

皮肤最主要的作用是保护机体和调控体温，分为表皮层和真皮层。表皮层平均厚度0.2mm，真皮平均厚度0.3~3.8mm。真皮又分为上层和下层，真皮下层中有滋养表皮的淋巴管、血管和神经。肿瘤细胞一旦到达真皮下层就可能进入淋巴管和血管，进而发生远处转移。黑色素细胞是一种树突状细胞，由神经冠细胞分化而成，位于真皮和表皮交界处。黑色素细胞伸出突触深入到表皮上层，突触将黑色素颗粒输送到表皮。黑色素既能影响皮肤的颜色，又能吸收紫外线。当皮肤暴露于日光时，黑色素细胞产生更多的色素使肤色加深。遗传因素决定黑色素在皮肤细胞内的储存和分布，并决定皮肤对日晒及其他光毒性效应的敏感性。

二、流行病学

1. 年龄

50岁之前黑色素瘤发病率随年龄递增，50岁以后的发病率随人群和性别的差异而出现不同的变化趋势。

2. 性别

不同地区黑色素瘤的性别发病比率不同。欧洲女性发病率比男性高。50岁以前北美和澳大利亚女性的发病率超过男性，而50岁以后男性发病率却超过女性，男女性的发病率最高可相差2倍。

3. 民族

95%以上的恶性黑色素瘤发生于非西班牙籍白种人。

4. 时间趋势

恶性黑色素瘤是所有恶性肿瘤中发病率增长最快的肿瘤，年增长率3%~7%，每10年或20年增加1倍，但死亡率相对稳定。中国和日本等亚洲国家发病率低，但是增长同样迅猛。北京市八城区统计资料显示，2000年恶性黑色素瘤发病率为0.2/10万人年，2004年其发病例率已达1/10万人年。

5. 危险因素

黑色素瘤危险因素包括黑色素瘤家族史、先天性巨大型色素痣、非典型痣、多发痣（超过50个）、容易受到慢性损伤和长期日光暴露的痣、消化道和生殖泌尿道的痣或色素沉着、外伤后迁延不愈的黑斑、老年性雀斑和金色或红色头发、蓝眼睛、浅肤色人种等。

6. 中国人黑色素瘤特点

与西方人相比，中国黑色素瘤特点为发病率低、中晚期患者多、肢端皮肤黑色素瘤和黏膜黑色素瘤比例高、起病常常与慢性损伤和炎症有关。与皮肤黑色素瘤相比，肢端型和黏膜型黑色素瘤的遗传特征表现为肿瘤突变负荷低，PD-L1阳性率低，BRAF突变频率低，但染色体异常发生率高。

三、病理

2006年WHO推荐的黑色素瘤病理分型包括浅表扩散型黑色素瘤、结节型黑色素瘤、恶性雀斑样黑色素瘤和肢端雀斑样黑色素瘤等。

1. 浅表扩散型黑色素瘤（SSM）

SSM是白种人黑色素瘤最常见的病理类型，约占70%。SSM常来源于不典型色素痣，外观不规则，颜色各异。以放射生长为主，显微镜下见肿瘤细胞分布于皮肤基底膜浅层，在鳞状上皮之间呈铅弹样或派杰样播散。SSM多发生于间歇性接受日光照射部位的皮肤，如头颈部、躯干皮肤。

2. 结节型黑色素瘤（NM）

NM是一种处于垂直生长期的黑色素瘤亚型，侵袭性强，预后差，占白种人所有黑色素瘤的10%～15%。NM常表现为快速生长的色素性结节，偶呈息肉样，可出血或形成溃疡。NM可发生于身体的任何部位，常见于接受日光照射的部位。NM可发生于任何年龄，以60岁以上老人和男性更多见。NM多来源于痣，也可呈跳跃式生长，原发病灶处可没有可疑的色素痣或损伤。

3. 恶性雀斑样黑色素瘤（LMM）

LMM占所有黑色素瘤的4%～15%。该病理类型源于恶性雀斑，表现为非典型性黑色素瘤细胞沿真皮表皮交界处呈线状或巢状增生，下延至毛囊壁和汗腺导管，伴有严重的日光性损伤和真皮内非典型性黑色素细胞浸润。LMM生长较慢，少见转移，老年人多见，预后相对较好。

4. 肢端雀斑样黑色素瘤（ALM）

ALM在白种人中发病率低，约5%。ALM是除白种人外其他人种中最常见类型，我国皮肤黑色素瘤患者多为此型。ALM侵袭性强，常由水平生长期迅速进入垂直生长期。该病理类型好发于手掌、足掌、甲床，易被忽视。此外，上皮样黑色素瘤、促纤维增生性黑色素瘤、恶性无色素瘤、气球样细胞黑色素瘤、梭形细胞和巨大色素痣黑色素瘤等病理类型较少见。

黑色素瘤分子分型包括BRAF基因突变型、NRAS基因突变型、NF1基因突变型和三阴型等。中国患者较多见的c-Kit基因突变黑色素瘤归属三阴型。

四、临床表现

大部分黑色素瘤原发于皮肤，常见部位包括足底、指（趾）间、下肢和躯干皮肤和甲床等。50%皮肤黑色素瘤起源于良性痣，表现为痣或色素斑增大、隆起、边缘不规则、颜色改变、局部形成水泡、瘙痒、刺痛等。部分患者表现为新发皮肤肿物或外伤后伤口迁延不愈伴黑斑形成。晚期肿瘤破溃、出血。80%的皮肤黑色素瘤先发生区域淋巴结转移，再继发远处转移，常见转移部位包括远处淋巴结、皮肤、皮下组织、肺、肝、脑、骨等。非皮肤来源性黑色素瘤的原发部位包括眼睛睫状体、虹膜、脉络膜、鼻腔、呼吸道、消化道、生殖系统黏膜和脑膜等。非皮肤来源黑色素瘤表现为原发部位肿物，易血行播散，预后差。

五、诊断与鉴别诊断

1. 诊断

皮肤痣若出现如下改变应警惕黑色素瘤（ABCDE原则）：① 形状不规则，表面隆起（A：asymmetry）；② 边缘呈锯齿状，边界不清（B：border）；③ 颜色异常改变（C：color）；④ 直径＞6mm（D：diameter）；⑤ 病变增大或出现溃疡、瘙痒等变化（E：elevation）。皮肤镜检查有助于判断良性痣是否存在恶变倾向。对可疑色素病灶行活检术。通常采取切除活检，保证切缘1～3mm。不宜切除活检的部位（如面部、手掌、足跟、耳、指趾或甲下病灶）或巨大病灶可全层切开活检或取病灶最厚处行穿刺活检。肿瘤厚度、溃疡、有丝分裂率、卫星结节和淋巴结转移情况是分期的主要依据，应在病理报告中详细描述。

2. 鉴别诊断

黑色素瘤需要与先天性巨大型色素痣、皮肤和黏膜黑斑、单纯雀斑/雀斑样黑色素细胞痣、非典型痣、基底细胞癌、皮肤鳞状细胞癌和皮肤T细胞淋巴瘤等病变鉴别，详见相关专著。

六、分期

皮肤黑色素瘤第 8 版 TNM 分期（AJCC，2017）

1）原发肿瘤（T）

Tx 原发肿瘤厚度无法评估。

T0 未发现原发肿瘤。

Tis 原位黑色素瘤。

T1a 肿瘤厚度<0.8mm，无溃疡。

T1b 肿瘤厚度<0.8mm，伴溃疡或肿瘤厚度 0.8~1.0mm。

T2a 肿瘤厚度 1.0~2.0mm，无溃疡。

T2b 肿瘤厚度 1.0~2.0mm，伴溃疡。

T3a 肿瘤厚度 2.0~4.0mm，无溃疡。

T3b 肿瘤厚度 2.0~4.0mm，伴溃疡。

T4a 肿瘤厚度>4.0mm，无溃疡。

T4b 肿瘤厚度>4.0mm，伴溃疡。

2）区域淋巴结（N）

Nx 转移淋巴结无法评估。

N0 无区域淋巴结转移。

N1a 隐匿性转移淋巴结 1 枚。

N1b 临床显性转移淋巴结 1 枚。

N1c 无淋巴结受累，但存在移行转移、微卫星灶或卫星灶。

N2a 隐匿性转移淋巴结 2~3 枚。

N2b 临床显性转移淋巴结 2~3 枚。

N2c 存在移行转移、微卫星灶或卫星灶，合并至少 1 枚淋巴结转移。

N3a 隐匿性淋巴结转移 4 枚及以上。

N3b 4 枚及以上淋巴结受累，至少 1 枚是临床显性转移，或淋巴结相互融合成团。

N3c 4 枚及以上淋巴结受累，至少 2 枚是临床显性转移，合并存在移行转移、微卫星灶或卫星灶。

3）远处转移（M）

M0 无远处转移。

M1a 远处皮肤、皮下组织或远处淋巴结转移。

M1b 肺转移（可合并存在 M1a）。

M1c 非神经系统的肺外其他内脏转移（可合并存在 M1a/M1b）。

M1d 神经系统转移（可合并存在 M1a/M1b 和 M1c）。

注：溃疡形成指病理组织学检查发现原发灶表面表皮不完整，溃疡周围合并纤维组织增生。隐性淋巴结转移指临床或影像学无淋巴结转移证据，前哨淋巴结活检或选择性淋巴结切除发现淋巴结转移。临床显性淋巴结转移指临床或影像学有淋巴结转移证据，并经病理证实，或肿瘤明显突破淋巴结包膜。卫星灶是指距原发肿瘤 2cm 以内的临床显性淋巴管内转移。微卫星灶指显微镜下距原发灶 2mm 以上并间隔正常组织的转移灶。移行转移是指距原发肿瘤 2cm 以上，但未超出引流淋巴结区域的淋巴结管内转移。表 20.3 示皮肤黑色素瘤病理分期（AJCC，第 8 版）。

表 20.3 皮肤黑色素瘤病理分期

病理分期	T 分期	N 分期	M 分期
0	Tis	N0	M0
ⅠA	T1a/1b	N0	M0
ⅠB	T2a	N0	M0
ⅡA	T2b/3a	N0	M0
ⅡB	T3b/4a	N0	M0
ⅡC	T4b	N0	M0
ⅢA	T1a/1b/2a	N1a/2a	M0
ⅢB	T0	N1b/1c	M0
	T1a/1b/2c	N1b~N2b	M0
	T2b/3a	N1a~N2b	M0
ⅢC	T0	N2b~N3c	M0
	T1a~T3a	N2c~N3c	M0
	T3b/T4a	任何>N1	M0
	T4b	N1a~N2c	M0
ⅢD	T4b	N3a/3b/3c	M0
Ⅳ	任何 T	任何 N	M1

七、治疗

（一）治疗原则

局限于区域淋巴结范围内的皮肤黑色素瘤（临床Ⅰ～Ⅲ期）实施以手术治疗为主的综合治疗。转移性黑色素瘤以药物治疗为主，可手术切除稳定的孤立病灶。

（二）手术治疗

手术治疗包括原发灶局部扩大切除术、前哨淋巴结活检术和治疗性区域淋巴结清扫术。

1. 局部扩大切除术

皮肤恶性黑色素瘤原位癌的外科切缘为 0.5cm，肿瘤厚度≤1.0mm 者外科切缘为 1.0cm，肿瘤厚度 1.01～2.0mm 者为 2cm，肿瘤厚度≥2.01mm 者为 2cm。手术切缘测量以外科医生术中测量为准，应在病变的上、下、左、右 4 个边缘进行测量。切除边缘可根据解剖部位、黑色素瘤类型和美容需求调整。例如，恶性雀斑样痣和恶性雀斑样黑素瘤多发生于脸部，边界不清，宜采用 Mohs 显微手术来保障既完全切除肿瘤又避免过大的切除范围。

2. 前哨淋巴结活检术与治疗性区域淋巴结清扫术

前哨淋巴结指淋巴液在某处皮肤组织生成后最先达到的区域淋巴结，可以是一个淋巴结或一组淋巴结，因此，前哨淋巴结应该是皮肤黑色素瘤转移过程中肿瘤细胞最先达到的淋巴结。前哨淋巴结活检术（sentinel lymph node biopsy, SLNB）指活检同位素示踪技术发现的前哨淋巴结，从而发现隐匿性淋巴结转移的技术。SLNB 的临床意义在于及时发现区域淋巴结的微小转移灶，提供准确的临床分期。

原发肿瘤厚度与区域淋巴结转移的风险密切相关，原发肿瘤厚度<0.8mm 者无须 SLNB，肿瘤厚度>1mm 者需要常规行 SLNB。肿瘤厚度介于 0.8～1mm 时，若存在原发灶溃疡、有丝分裂指数>$1/mm^2$ 或合并其他高危因素时需行 SLNB。若无条件开展 SLNB，在超声导丝引导下活检可疑淋巴结有助于尽早发现淋巴结亚临床转移。

前哨淋巴结活检阳性者可行区域淋巴结清扫术或观察。临床显性区域淋巴结转移者行区域淋巴结清扫术，不推荐对临床Ⅰ～Ⅱ期皮肤黑色素瘤患者行预防性区域淋巴结清扫术。

（三）内科治疗

1. 局域性皮肤黑色素瘤的内科治疗

Ⅱb 期、Ⅱc 期和Ⅲ期皮肤黑色素瘤预后较差，需要辅助治疗。目前可选的辅助治疗药物包括 PD-1 抗体、BRAF 抑制剂联合 MEK 抑制剂（Braf V600 型突变者）、干扰素和生物化疗。若多个区域淋巴结受累或肿瘤侵犯淋巴结外膜，则辅助放疗淋巴床，以降低局部复发率。

尽管目前缺乏生存数据，PD1-抗体、BRAF 抑制剂联合 MEK 抑制剂（Braf V600 型突变者）在降低复发风险方面显著优于干扰素和生物化疗，有条件者应该首选 PD-1 抗体或 BRAF 抑制剂联合 MEK 抑制剂作为高危黑色素瘤的辅助治疗。如果存在原发灶溃疡，干扰素也是选项之一。

2. 转移性皮肤黑色素瘤的内科治疗

1）免疫治疗　免疫治疗特点是单药有效率低，但疗效持久，部分患者可治愈或长期带瘤生存。可选方案包括 PD-1 抗体单药或 PD-1 抗体联合 CTLA-4 抗体。PD-1 抗体一线治疗转移性皮肤黑色素瘤的有效率为 30%～40%，中位生存时间 38 个月，4 年生存率 44%。PD-1 抗体联合 CTLA-4 抗体一线治疗的有效率为 60%～70%，3 年生存率 58%，其中 BRAF V600 型突变患者的 3 年生存率达 68%。

2）小分子靶向药物治疗　携带 BRAF V600E 基因突变的转移性皮肤黑色素瘤可选择 BRAF 抑制剂单药或 BRAF 抑制剂联合 MEK 抑制剂治疗，携带 *KIT* 基因突变患者可选择格列卫等治疗。BRAF 抑制剂单药的特点是起效快、有效率高，但容易出现耐药。目前推荐 BRAF 抑制剂联合 MEK 抑制剂治疗 BRAF V600 型突变黑色素瘤。BRAF 抑制剂联合 MEK 抑制剂的有效率为 60%～70%，中位 PFS 10～15 个月，3 年生存率为 44%。为兼顾小分子靶向药物的高有效率和 PD-1 抗体的长效性，NCCN 指南推荐在靶向药物疗效最大化时中转免疫治疗。

3）细胞毒性化疗　化疗不能延长转移性皮肤黑色素瘤患者生存时间。化疗方案包括：① 单药化疗，如氮烯咪胺、替莫唑胺、紫杉醇类或亚硝脲类药物等；② 以氮烯咪胺、紫杉醇等为基础的联合化疗；③ 化疗联合干扰素、IL-2 等细胞因子的生物化疗。转移性皮肤黑色素瘤化疗首选氮烯咪胺，其有效率为 10%～20%，中位 PFS 为 3～6 个月，中位生存时间为 6～8 个月。氮烯咪胺有效部位包括皮肤、软组织、肺和淋巴结转移灶，对肝、脑转移灶无效。与氮烯咪胺单药化疗相比，联合化疗和生物化疗可提高有效率，延长PFS，不改善总生存。

八、预后

原发肿瘤厚度≤0.75mm的皮肤黑色素瘤可经手术治愈。AJCC第8版分期的Ⅱa期、Ⅱb期和Ⅱc期皮肤黑色素瘤5年生存率分别为94%、87%和84%，Ⅲa期、Ⅲb期、Ⅲc期和Ⅲd期皮肤黑色素瘤5年生存率分别为93%、83%、69%和32%。在化疗时代Ⅳ期皮肤黑色素瘤5年生存率低于10%，以PD-1抗体为代表的免疫治疗彻底改变晚期皮肤黑色素瘤的预后，少部分患者可能被"治愈"。除眼脉络膜黑色素瘤外，其他非皮肤来源黑色素瘤的预后均不理想。

（陈映波　张晓实）

第三节　软组织肉瘤

软组织肉瘤是起源于间叶组织的恶性肿瘤，包括脂肪、肌肉、神经、神经鞘、血管和其他结缔组织。各种病理类型在发生部位、转化细胞类型和组织病理学特征方面明显不同。软组织肉瘤在全身各系统肿瘤中所占的比例较小，国际癌症情报网报道其发病率约为45/100万，约占成人恶性肿瘤的1%，占儿童恶性肿瘤的7%~10%，但是它是14~29岁年龄组患者的主要死因。软组织肉瘤可发生于任何年龄，以中老年人群多见，约50%的中、高级别的软组织肉瘤会发生转移，总的5年生存率为55%。

一、病因

与其他恶性肿瘤一样，软组织肉瘤病因至今未明，但与下列因素有较密切关系。

1. 遗传因素

例如，由NF1基因突变引起的家族性神经纤维瘤病患者，其一生发生恶性外周神经鞘膜瘤的概率为10%；由遗传性Rb基因突变引起的家族性视网膜母细胞瘤的患者，其发生肉瘤的风险增加；患有遗传性TP53肿瘤抑制基因突变的Li-Fraumeni综合征的患者，其发生肉瘤和其他癌症的风险增加。

2. 化学因素

流行病学的调查已经发现，长期接触某些化学物质，如氯乙烯、二乙基己烯雌酚、聚氯乙烯醇等，其人群中软组织肉瘤的发生率远高于正常人群。动物实验证明，多环碳氢化合物可使试验动物产生多种软组织肉瘤。

3. 病毒因素

动物实验表明，将多瘤病毒注射到新生的小鼠、大鼠、仓鼠、豚鼠和兔子等动物，可诱发多部位的肉瘤。非洲儿童Kaposi肉瘤的发生亦与某些病毒的感染有密切的关系。

4. 物理因素

在新英格兰、英格兰和南非，有石棉接触史者70%患间皮瘤。有报告显示，一组弥漫性胸间皮瘤病例中，有石棉接触史者占44%。

5. 电离辐射

以前发生过放射损伤的部位，发生肉瘤的风险增加，如放射后纤维肉瘤和恶性纤维组织细胞瘤。

6. 免疫因素

当免疫功能低下或受到抑制时，突变细胞可逃避免疫监视，形成肿瘤。例如，接受器官移植的患者长期应用免疫抑制剂可引起软组织肉瘤。

至今为止，国内外学者一致认为软组织肉瘤的病因不是孤立的，在最终机制上有相互交叉、相互促进、相互影响的作用。虽然通过动物实验证明某一因素能单独诱发肿瘤，但在临床上所见的肉瘤几乎都不是单一因素造成的。

二、病理与分期

1. 病理表现

WHO已经确定的软组织肉瘤有19个组织类型，超过50种的不同亚型，但这些亚型并不能很好地代表预后。多形性未分化肉瘤（25%~35%）、脂肪肉瘤（20%）、平滑肌肉瘤（12%）、滑膜肉瘤（10%）、恶性外周神经鞘瘤（6%）是主要的组织学类型。

软组织肉瘤的病理学表现：① 大体。质地比较柔软、韧实，切面可呈鱼肉状或灰白色、黏液样，由于肿瘤的过速生长，而且质地脆弱，中央常出现坏死、出血。肿瘤周边组织由于新血管增生，呈间叶组织肉芽肿样改变而形成"假包膜"。分化差的软组织肉瘤常可穿透假包膜，插入周围正常组织形成"卫星结节"。② 镜下表现个体差异很大，总体上，其分化程度越低，细胞异型性越明显，而分化程度高，则其细胞形态尚接近正常组织。往往需借助免疫组化辅助诊断。新兴的分子遗传学检测技术敏感性和特异性尚不确切，目前只能作为辅助诊断的方法。

2. 软组织肉瘤的分期

软组织肉瘤的分期有两种，即 Enneking 分期（表 20.4）和 AJCC 分期（表 20.5）。

表 20.4 骨与软组织肉瘤的 Enneking 分期

分期	分级[a]	部位[b]	转移[c]
ⅠA	G1	T1	M0
ⅠB	G2	T2	M0
ⅡA	G1	T1	M0
ⅡB	G2	T2	M0
Ⅲ	G1 或 G2	T1 或 T2	M1

注：a. G1：低度恶性；G2：高度恶性
b. T1：间室内；T2：间室外
c. M0：无局部或远处转移；M1：局部或远处转移

表 20.5 AJCC 软组织肉瘤分期系统（2017 年第 8 版）

分期	分级	T 分期	N 分期	M 分期
ⅠA	G1，Gx 低级别	T1	N0	M0
ⅠB	G1，Gx 低级别	T2/T3/T4	N0	M0
Ⅱ	G2，G3 高级别	T1	N0	M0
ⅢA	G2，G3 高级别	T2	N0	M0
ⅢB	G2，G3 高级别	T3/T4	N0	M0
ⅢB	任何 G	任何 T	N1	M0
Ⅳ	任何 G	任何 T	任何 N	M1

病理分级：Gx，病理分级无法评价；G1，低度恶性；G2，中度恶性；G3，高度恶性。T 分期：原发肿瘤（T）。Tx，原发肿瘤无法评价；T0，无原发肿瘤证据；T1，肿瘤最大直径≤5cm；T2，5cm＜肿瘤最大直径≤10cm；T3，10cm＜肿瘤最大直径≤15cm；T4，肿瘤最大直径＞15cm。N 分期：区域淋巴结（N）。Nx，局部淋巴结无法评价；N0，无局部淋巴结转移；N1，局部淋巴结转移。M 分期：远处转移（M）。M0，无远处转移；M1，有远处转移。

肿瘤的外科分期是基于临床、影像、病理综合评价的结果，是肿瘤全身治疗及外科治疗的基础，在判断预后及在不同的肿瘤中心间的学术交流发挥重要作用，目前临床上使用最主要的两种分期系统为 Enneking 分期系统和 AJCC 软组织肉瘤分期系统，Enneking 分期系统与肿瘤预后有很好的相关性。然而，肿瘤内科医生更熟悉 AJCC 软组织肉瘤分期系统。

三、临床表现

1. 好发部位

软组织肉瘤好发部位以四肢为主，其次为躯干、内脏、头颈部、腹膜后等，随其病理类型的不同，各有一定的好发部位，如滑膜肉瘤易发生于中青年关节附近及筋膜等处；腺泡状软组织肉瘤多发生于下肢；纤维源性肿瘤多发生于皮肤及皮下组织；脂肪肉瘤好发于腹膜后；平滑肌肉瘤好发于子宫和泌尿生殖系统；恶性外周神经鞘膜瘤多沿四肢神经分布；胚胎型横纹肌肉瘤多见于青少年头颈和眼眶；胃肠间质瘤好发于胃肠道等。

2. 症状与体征

1）肿块　超过半数患者以肿块作为第一症状就诊。但较深部位的特别是在体腔内的肿瘤，常难于发现。肿块多呈不规则状、分叶状或结节状，其硬度依组织来源和血供情况而定。早期肿块尚可活动，随病情发展或肿瘤发生于深部组织则肿瘤可移动不良直至完全固定。通常，分化差、恶性度高的肿瘤，发展快、边界不清。在一些少见的情况下，肿瘤可表现为红、肿、热、痛的典型局部炎性包块，继之出现溃烂、出血、感染。

2）疼痛　软组织肉瘤多为无痛性肿块，但当肿瘤压迫或浸润周围神经组织、骨骼等，或合并感染时,可产生疼痛。某些位于深层组织的肉瘤,疼痛可成为促使患者就诊的首要症状。当肉瘤内出血时,可呈急性发作性疼痛。隐痛表明肿瘤广泛坏死,或压迫躯体感觉神经。肉瘤出现疼痛通常提示预后不良。

3)转移 软组织肉瘤有明显浸润性生长倾向,除向周围组织浸润外,还可沿组织间隙向远处浸润生长;筋膜为强有力的天然屏障,只有到晚期才能穿透筋膜至邻近肌肉间室中。血道播散是其远处转移的主要途径,常见的转移部位为肺、肝等,而转移至骨、脑较少见。淋巴道转移虽不多见,但常见于组织学分级高的软组织肉瘤,如滑膜肉瘤、横纹肌肉瘤、上皮样肉瘤、透明细胞肉瘤、多形性未分化肉瘤等。肿瘤转移时患者会出现相应临床表现,部分病例以转移灶症状首诊。

四、诊断

软组织肉瘤由于缺乏特征性表现,故给临床医师诊断带来一定困难。当局部出现软组织肿块,并迅速增大、形状不规则并出现伴随症状时,应考虑到软组织肉瘤的可能性。对诊断不明的软组织肿块,应在治疗前取得病理学证据,根据不同的情况采取相应的措施,如肿瘤溃疡面边缘的钳取活检、体腔积液的细胞学检查、肿物的穿刺活检或切开活检等;对于较小的肿瘤可行切除活检。

影像学检查具有重要意义。B超检查若发现肿物不均匀或边界不清,往往提示为恶性肿瘤。X线照片及血管造影检查有助于了解肿块与骨骼及血管、神经干的关系;在部分肉瘤如滑膜肉瘤、脂肪肉瘤等,可出现钙化点,提示曾有出血和坏死。CT及MRI对进一步了解肿瘤的范围、估计手术治疗的难易度极有帮助。

五、治疗

软组织肉瘤的局部复发率高,很大程度上取决于第一次手术的切除范围及周围组织被肿瘤污染情况,不恰当的治疗会给患者带来灾难性的后果。目前软组织肉瘤的治疗仍强调以手术为主的综合治疗,配合放疗、化疗及其他治疗。

1. 手术治疗原则

(1)外科手术是治疗软组织肉瘤的根本方法,是肿瘤局部控制最主要的方法之一,手术方案的选择要根据肿瘤的外科分期和生长部位而定,不影响功能的R0切除是争取的手术方案。

(2)外科手术实施前,进行有计划的活检术是不可缺少的。正确的病理组织学分级(G)及外科分级(T)对软组织肉瘤的诊治是至关重要的,活检一般要由有经验的外科医生或者最终进行外科治疗的医生完成。可以采取切开活检或穿刺活检术,通常推荐穿刺活检术;对于深部的、胸部的或腹部、盆腔的肉瘤,建议经内镜或者影像导航下进行穿刺活检术。术前根据影像学检查明确肿瘤解剖部位及与周围重要结构的关系,设计并实施安全的外科手术边界切除肿瘤,并对骨及软组织缺损进行有效重建,术后评估肿瘤的外科边界,在术前和术后应用辅助放疗或化疗等辅助手段,并对治疗后的患者有足够的长期随访。

(3)手术切除肿瘤时必须同时一并切除穿刺活检通道或引流道,肿瘤切除过程应经过没被肿瘤污染的正常组织(反应区外)。肿瘤邻近重要血管神经束时,如果血管、神经外膜能够被切除或者血管神经没有被肿瘤侵犯,仍然可以保留重要血管神经束。根治性切除或者间室切除不是常规推荐的手术方式,间室切除时最好应用功能性的间室切除。

(4)如果肿瘤巨大,侵犯几个间室,或已侵犯主要的血管、神经,经术前辅助治疗效果良好者可行血管、神经置换或移植术;术前辅助治疗效果不佳者,可行截肢术。术中应放置银夹或钛夹标识术野外围和其他相关的重要结构,以指导术后放疗。引流管应放置于手术切口沿线附近,以防再次手术或放疗。对肿瘤大小及位置特殊、难以广泛切除者,可根据肿瘤类型及患者身体状况考虑新辅助治疗(包括放疗和化疗),从而达到降级及保肢的目的。在部分不具备保肢指征的患者中,应用肢体隔离热药灌注化疗(isolated limb perfusion, ILP)仍可能缩小肿瘤,使部分患者得以保肢。

(5)合适的外科手术切缘是防止局部复发的关键,主要的手术方式为保肢手术,在最大限度切除肿瘤的同时,尽量保留肢体的功能,广泛切除三维立体切缘以至少1cm的正常组织为界,不影响术后功能者可适当增加切缘。外科切缘应由外科医生和病理医生来评价切除的标本。复发的软组织肿瘤再次手术时,切缘的计算应从原手术野外计算。除了骨、神经或重要血管外的病理切缘阳性外,如果不会对功能产生重大影响,需要再次手术获得阴性切缘。对于不能达到广泛切除者或者骨、重要血管神经镜下切缘阳性者,建议行辅助放射治疗。对于切缘不确定的情况,建议咨询放疗科医生。

(6)截肢手术前,应由软组织肉瘤方面的专业医生对患者病情进行综合评价。预期肿瘤完整切除后将致使肢体无功能时,根据患者的意愿可以考虑截肢术。术前应对肢体的肉瘤患者进行康复计划,术后进行康复治疗直到获得最大的肢体功能。

（7）术前完整的影像学检查对病情的评估至关重要，影像学检查的主要目的是提示可能诊断，明确肿瘤的局部解剖部位及与血管神经的关系、远处转移情况，对外科分级及手术方式的选择必不可少。

（8）由于软组织肉瘤的病理诊断是相对复杂的工作，不同的病理医生对同一病理切片可能会得出不同的组织学诊断，甚至有些病理医生会在不同时期对同一病理切片得出不同的病理组织学诊断。因此，病理切片要由有经验的病理专家审核报告，疑难病例主张院际会诊。病理报告应包括标本的四周切缘及基底切缘，诊断困难的肉瘤需要辅以免疫组化及分子生物学的方法，以提高诊断的准确性。

2. 放射治疗

传统观念认为软组织肉瘤对放射治疗不敏感，随着放疗技术的改进、高能射线的采用，放疗对软组织肉瘤的效果有了很大的提高。局部广泛切除+辅助放疗是目前用于可手术切除、病理高级别软组织肉瘤的标准治疗模式，其中放疗的疗效取决于软组织肉瘤病理类型和肿瘤负荷量。通常，病理高级别软组织肉瘤，如尤因肉瘤和横纹肌肉瘤等，对放疗的敏感性较高；肿瘤负荷量越小，放疗效果越好。不同病理类型软组织肉瘤的放疗时机、放射野设计和射线种类与能量、照射剂量和分割方式等的选择仍未达成统一意见，但是，术后放疗的作用已得到公认，而术前放疗尚有争议。术后放疗的指征包括：病理高级别种类；肿瘤最大径大于5cm；手术切缘阳性或未达到安全外科边界；肿瘤侵犯周围血管、神经。中山大学肿瘤防治中心的资料表明，对于局部晚期的肢体软组织肉瘤病例，积极采用术后放疗的综合治疗手段，可取得良好效果，能够降低软组织肉瘤外科切除术后的局部复发率。

3. 化学治疗

（1）化疗仍是当今软组织肉瘤最重要的内科治疗手段，分为新辅助化疗、辅助化疗和姑息性化疗等。① 新辅助化疗的适应证：化疗相对敏感的高级别软组织肉瘤；肿瘤体积较大，与周围重要血管神经关节密切，预计无法一期R0切除或保肢治疗；局部复发需要二次切除或远处转移型姑息手术前。② 辅助化疗的适应证：化疗相对敏感；高级别、深部、直径大于5cm；手术未达到安全外科边界或局部复发二次切除后的患者。③ 姑息性化疗的适应证：不可切除的局部晚期或转移性软组织肉瘤。

（2）化疗药物及方案，可归纳为以下几种。① 软组织肉瘤的一线化疗药物：多柔比星（ADM）和异环磷酰胺（IFO）是治疗软组织肉瘤的基石和一线化疗药物。在心脏毒性和血液学毒性方面，表柔比星（EPI）和脂质体多柔比星（PLD）的不良反应均小于ADM，但疗效并不优于ADM。一线化疗方案有AI（ADM+IFO）、MAID（Mesna+ADM+IFO+DTIC）、ADM、AD（ADM+DTIC）、CAV/IE交替（CTX+ADM+VCR/IFO+VP-16）等。② 软组织肉瘤的部分二线化疗药物如下：曲贝替定（ET-743），平滑肌肉瘤和黏液/圆细胞脂肪肉瘤；艾瑞布林（E7389），平滑肌肉瘤和脂肪肉瘤；吉西他滨（GEM）+多西他赛，平滑肌肉瘤、横纹肌肉瘤和未分化肉瘤；大剂量异环磷酰胺，滑膜肉瘤。吉西他滨+多西他赛作为二线联合化疗方案，较吉西他滨单药对提高患者的生存更有优势。③ 对于手术切除有困难的肢体软组织肉瘤病例，可尝试采用隔离肢体热灌注治疗（ILP），但尚缺乏严格的随机对照临床研究结果来证实其疗效。已有证据显示，术前化疗（或联合放疗）可以提高难治性肉瘤的切除率及保肢率。

4. 靶向药物治疗

部分靶向药物既可单药应用，也可与化疗药物合用，其不良反应率较传统化疗轻，患者耐受性较好，其里程碑式的应用为伊马替尼应用于间质瘤的治疗。

伊马替尼是选择性kit抑制剂，Ⅱ期和Ⅲ期临床试验结果表明，伊马替尼治疗胃肠间质瘤患者可以产生持久的临床获益和较高的客观缓解率，9年总生存率约为35%。2002年2月，FDA批准了将伊马替尼用于kit阳性的不可切除或转移性恶性胃肠间质瘤的治疗。抗血管生成靶向治疗药物帕唑帕尼（pazopanib），主要通过抑制VEGFR-2而发挥作用。帕唑帕尼的安全性和有效性主要是在PALETTE的Ⅲ期临床试验中被证明的；基于这项研究，FDA批准了帕唑帕尼用于晚期或不能手术的除脂肪肉瘤以外的软组织肉瘤的二线治疗。Olaratumab单抗是靶向PDGFRα的抗体，研究结果显示，与单药阿霉素治疗相比，Olaratumab联合阿霉素治疗组患者的总生存期改善非常显著，中位总生存期分别为14.7个月和26.5个月，后者延长了11.8个月。因此，2016年10月和11月，美国FDA和欧盟相继批准将Olaratumab联用ADM用于晚期软组织肉瘤患者的一线治疗，但是2019年初公布的Ⅲ期临床试验结果，与单药阿霉素相比，Olaratumab联用ADM未能达到OS的研究终点。因此，Olaratumab的作用还需后续研究证实。

ALK抑制剂可以考虑用于*ALK*基因扩增的转移

性炎性肌纤维母细胞瘤患者；舒利替尼（sunitinib）可以用于转移性腺泡状软组织肉瘤患者；索拉非尼（sorafenib）、舒利替尼和贝伐单抗（bevacizumab）可以用于血管肉瘤、孤立性纤维瘤/血管外皮瘤的治疗；CDK4抑制剂用于腹膜后高分化/去分化脂肪肉瘤的治疗。

目前正在探索的靶向药物有安罗替尼（anlotinib）。一线治疗失败的晚期软组织肉瘤的随机、安慰剂对照ⅡB期临床试验研究结果显示，安罗替尼组和安慰剂组中位PFS分别为6.27个月和1.47个月（HR=0.33，$P<0.0001$），前者可以延长患者的无进展生存期。安罗替尼组和安慰剂组的疾病控制率（DCR）分别为55.7%和22.67%（$P<0.0001$）。特别是对腺泡状软组织肉瘤、滑膜肉瘤和平滑肌肉瘤，安罗替尼显示出一定的缓解率和疾病控制率。另外，还有一些靶向药物的临床试验正在进行中。

在软组织肉瘤免疫治疗进展方面，SARC028是第一个关于Pembrolizumab（抗PD-1抗体）单药治疗STS的多中心Ⅱ期临床研究。初步研究结果显示，抗PD-1抗体治疗后患者的客观缓解率约为19%，该药尤其对于多形性未分化肉瘤、腺泡状软组织肉瘤和脂肪肉瘤患者具有一定的临床疗效。

5. 软组织肉瘤的化疗敏感性

不同病理类型的软组织肉瘤的化疗敏感性可以概括为五级，见表20.6。

表20.6 不同病理类型软组织肉瘤的化疗敏感性

化疗相对敏感性分级	软组织肉瘤病理类型及亚型
化疗可以治愈	尤因肉瘤/原始神经外胚叶肿瘤
	胚胎型/腺泡型横纹肌肉瘤
化疗敏感	滑膜肉瘤
	黏液性/圆细胞性脂肪肉瘤
	子宫平滑肌肉瘤
化疗中度敏感	多形性未分化肉瘤
	黏液纤维肉瘤
	上皮样肉瘤
	多形性横纹肌肉瘤
	平滑肌肉瘤
	恶性周围神经鞘膜瘤
	血管肉瘤
	头皮和面部的血管肉瘤
	促结缔组织增生性小圆细胞肿瘤
化疗相对不敏感	去分化脂肪肉瘤
	多形性脂肪肉瘤
	透明细胞肉瘤
	子宫内膜间质肉瘤
化疗不敏感	腺泡状软组织肉瘤
	高分化脂肪肉瘤
	骨外黏液软骨肉瘤

六、预后与随访

1. 预后

软组织肉瘤的预后取决于肿瘤大小、分期、分级、治疗的规范性、治疗后是否复发、转移和疾病进展时间。

2. 随访

病理中高级别软组织肉瘤术后前2~3年每3~4个月随访一次，之后每6个月随访一次，5年后每年随访一次。低级别软组织肉瘤术后前3~5年内每4~6个月随访一次，之后每年随访一次。

七、几种常见的软组织肉瘤

（一）多形性未分化肉瘤

1）概述 多形性未分化肉瘤是最常见的软组织肉瘤类型，好发部位为四肢和腹膜后，好发年龄为50～70岁，总体发病率为（1～2）/10万，最易转移的部位为肺（90%）、骨（8%）、肝（1%）。WHO 2002年分型：多形性恶性纤维组织细胞瘤/未分化高级别多形性肉瘤、巨细胞恶性纤维组织细胞瘤/伴有巨细胞的未分化多形性肉瘤、炎症性恶性纤维组织细胞瘤/伴有明显炎症反应的未分化多形性肉瘤。经规范化治疗的多形性未分化肉瘤的5年生存率为65%～80%。

2）临床表现 大多数患者表现为成人肢体的深部的无痛性肿块，逐渐增大，发生于腹膜后者可产生压迫症状，患者常以并发症就诊。偶尔会出现发热、白细胞增高等。

3）影像学检查 包括X线、CT和MRI检查。

（1）X线检查：可有局限性软组织肿块，当肿瘤邻近骨骼生长时，可显示浅表性骨质侵蚀或骨膜反应。

（2）CT和MRI检查：可明确肿块的大小、部位、边缘及与邻近软组织、血管、神经的关系，以及肿瘤内的出血、钙化、坏死等。

4）诊断 根据病史、临床表现、影像学检查及组织病理学即可诊断。

5）治疗 采取以手术治疗为主的综合治疗，应做广泛或根治性切除。手术前后可根据肿瘤大小、位置、分期给予放化疗等。对于低级别、Ⅰ期、切缘大于1cm的患者，术后不需要进行放疗。

（二）脂肪肉瘤

1）概述 脂肪肉瘤约占全部软组织肉瘤的20%。多发生于成年人，尤以50～70岁最为多见，男女比例为1:1。好发部位为腹膜后、下肢、躯干。WHO 2002年分型：分化良好的脂肪肉瘤（非典型性脂肪瘤样肿瘤）、去分化脂肪肉瘤、黏液/圆细胞型脂肪肉瘤、多形型脂肪肉瘤、混合型脂肪肉瘤。病期长短不一，其预后与组织学类型和外科分级有关，5年生存率为80%左右。

2）临床表现 脂肪肉瘤生长相对缓慢，多表现为深在的、边界不清的无痛性肿块。随病情发展，可出现疼痛及相应的压迫症状和功能障碍。发生于腹膜后的脂肪肉瘤临床上更难发现，患者常以并发症状就诊，如腹股沟疝、下肢水肿或内脏的压迫症状。晚期可合并体重减轻、消瘦等。

3）影像学检查 包括X线、CT和MRI检查结果。

（1）X线检查：脂肪肉瘤的X线片主要根据瘤内的不同结构和所含脂肪成分的比例不同而表现不同。分化良好的脂肪肉瘤在X线片上表现为边界清楚的低密度阴影，可有钙化和骨化。

（2）CT和MRI检查：可明确肿块的大小、部位、边缘及与邻近软组织、血管、神经的关系，为手术前设计提供重要参考。

4）诊断 根据病史、临床表现、影像学检查及组织病理学即可诊断。

5）治疗 采用以手术治疗为主的综合治疗，应做广泛或根治性切除。手术前后可根据不同组织学类型给予放化疗。对于因部位特殊而手术不易广泛切除的病例，应积极采用辅助治疗。

（三）平滑肌肉瘤

1）概述 平滑肌肉瘤是起源于间叶组织并具有平滑肌组织学特征的恶性肿瘤，发病率约1/10万，占所有软组织肉瘤的10%～20%。可发生于任何部位，约半数发生于腹膜后和腹腔，最常见于子宫。分为三型：腹膜后软组织平滑肌肉瘤、皮肤平滑肌肉瘤、血管平滑肌肉瘤。

2）临床表现 平滑肌肉瘤的临床表现跟发病部位有关，常表现为肿块，发生于腹膜后者表现为腹部肿块、膨隆、疼痛、体重减轻、恶心或呕吐。发生于下腔静脉的平滑肌肉瘤症状与肿瘤部位有关，位于下腔静脉上部者阻塞肝静脉，引起Budd-Chiari综合征，表现为肝肿大、黄疸和腹腔积液；位于下腔静脉中部者可阻塞肾静脉，使肾功能受损；发生于下腔静脉下部和下肢大静脉可引起下肢水肿。发生于肢体的平滑肌肉瘤表现为逐渐增大的肿块。

3）影像学检查 CT和MRI检查可明确肿块的大小、部位、边缘及与邻近软组织、血管、神经的关系，以及肿瘤内的出血、钙化、坏死等。另外，CT常用于术后患者的复查。

4）诊断 根据病史、临床表现、影像学检查及组织病理学即可诊断。

5）治疗 平滑肌肉瘤以手术广泛切除为主，不可切除或转移性平滑肌肉瘤可以考虑化疗。子宫平滑肌肉瘤对化疗较为敏感。

（四）滑膜肉瘤

1）概述 滑膜肉瘤是一组主要发生于肢端的、

罕见的恶性肿瘤，经常发生于关节囊或腱鞘附近，是一种典型的软组织肉瘤。"滑膜肉瘤"的名称起源于20世纪初，许多研究者认为肿瘤的镜下表现类似于滑膜，而且肿瘤倾向发生于关节部位，指示滑膜组织。然而，滑膜肿瘤真实的细胞起源尚不知。滑膜肉瘤是肢端大关节附近最常见的软组织肉瘤，也可发生于前臂、大腿，以及腰背部的肌膜和筋膜上；也有文献报道发生于其他部位，如脑、前列腺和心脏等。滑膜肉瘤的年发病率为2/10万，发病年龄为30～40岁，男性多于女性（1.2∶1）。患者的5年生存率为36%～76%，10年生存率为20%～63%。

2）临床表现　临床表现为关节附近的无痛性肿块，患者可能出现关节周围肿胀或肿块，肿块可沿软组织伸展。在肿块皮肤表面可能有静脉怒张。肿块质地大多为中等，也可较硬和较软。会出现不同程度疼痛、隐痛或钝痛，甚至后期呈剧烈疼痛，夜间疼痛显著。尽管无痛性肿块为滑膜肉瘤最常见的临床表现，但是根据不同的发病部位还会出现各种临床症状。例如，头颈部的滑膜肉瘤经常会出现吞咽和呼吸困难或声音改变，累及神经时会出现疼痛。在诊断时，不到10%的患者已出现转移（肺部），但是约50%的患者会在以后发生转移，区域淋巴结转移率为2%～17%。

3）影像学检查　包括X线、CT和MRI检查。

（1）X线检查：表现为圆形或卵圆形，呈分叶状中等密度的肿块，一般位于大关节附近，其深面骨质一般不受影响；但15%～20%的患者有骨膜反应，表浅的骨受侵，大块骨破坏罕见，大部分骨的改变表现为压痕和骨膜增生。15%～20%的患者可存在多发的、小的斑点状的钙化灶，少数患者可伴有骨的形成。

（2）CT和MRI检查：虽然不能提供特异性的诊断影像，但是可以显示肿物的特性及肿瘤内的钙化和骨侵犯情况。

4）诊断　病史、临床表现和影像学检查有助于做出正确的诊断，准确的诊断主要依据组织学表现和免疫组化检查，细胞遗传学和分子遗传学检查发现特征性的染色体易位［t（X；18）（p11.2；q11.2）］是诊断的金标准。

5）治疗　采用以手术治疗为主的综合治疗，应做广泛或根治性切除。有淋巴结转移的患者应行淋巴结清扫术。对于无法行广泛切除的患者，可行辅助放疗。对于诊断时不能切除的患者，进行术前新辅助治疗后再行手术治疗也是可选的治疗方案。新辅助治疗包括放疗、化疗、热灌注或介入治疗等。对于直径大于5cm、位置深在的肿瘤，术后可辅以局部放射治疗来降低局部复发率，以阿霉素、异环磷酰胺为主的辅助化疗也使患者获益。

（五）恶性周围神经鞘肿瘤

1）概述　恶性周围神经鞘肿瘤（MPNST）是一组起源于神经细胞成分的恶性肿瘤，包括施万细胞、周围神经细胞或者预先存在的良性神经鞘肿瘤。恶性周围神经鞘肿瘤是一种罕见的软组织肿瘤，但却是儿童最常见的软组织肉瘤之一，约半数患者合并神经纤维瘤病，合并横纹肌肉瘤成分的MPNST称作恶性蝾螈瘤。伴有NF1（neurofibromatosis type 1，神经纤维瘤病1型）的患者终身发展为MPNST的风险为8%～13%，而正常人只有0.0001%。该肿瘤相对少见，在三种情况下（散发、放疗后、和NF1相关），表现为高度侵袭性的软组织肉瘤。研究显示，在MPNST临床亚组中，大部分MPNST通过EED和SUZ12的突变导致常见复发性染色质重塑复合体PRC2失活。与传统的MPNST相比，通常认为与NF1无关的上皮样MPNST的肿瘤抑制剂INI1的缺失（影响肉瘤亚型治疗方案的选择）遮挡了不同的表观遗传性特征。

2）临床表现　通常表现为肢体的无痛性肿块，少数表现为疼痛性肿块，或者肿块压迫神经出现神经症状，包括麻木、烧灼痛及针刺样疼痛，患肢活动受限，肢体或肿瘤部位的疼痛，发生于颅神经者可出现眩晕或平衡失调，伴有NF1的患者出现症状时容易诊断。

3）影像学检查　包括X线、CT和MRI检查。

（1）X线检查：可见肿瘤有钙化现象，有时继发骨质破坏。

（2）CT检查：表现为孤立性或弥漫性肿块，大小不一，分叶状，肿瘤部分有包膜，边缘可光整也可模糊，肿瘤中心可见大片状不规则低密度影，增强实质部分呈不同程度强化，呈斑片状、网格状或结节状，病灶往往侵犯周围结构。

（3）MRI检查：为边界欠清晰的肿块，呈稍长T1、长T2信号改变，内见斑片状更长T1、T2信号。增强后呈明显不均匀强化。

4）诊断　通过病史、临床表现、影像学检查可初步诊断，确诊需要病理学检查，X线、CT检查、MRI检查及骨扫描可以辅助诊断。

5）治疗　恶性周围神经鞘肿瘤的治疗为广泛的手术切除；对于孤立的肿瘤，术后可行放射治疗来降低局部复发率；对于肢体的肿瘤，如果肿瘤血供丰富或者有神经穿过，可行截肢术。许多医生认为截肢可以提高患者的生活质量，也有医生选择保肢治疗，切除肿瘤周围部分软组织及骨组织，进行假体置换或骨移植。放疗或化疗并不单独使用，往往与手术联合应用；化疗和放疗通常作为辅助或新辅助治疗，但是化疗并不能降低死亡率，其疗效值得商榷。

（王　晋　张　星）

第四节　骨　肉　瘤

骨肉瘤（osteosarcoma）是最常见的原发恶性骨肿瘤，好发于儿童和青少年，平均发病年龄20岁。其病理特点是起源于间叶组织，以能产生骨样组织或不成熟骨组织的梭形细胞为特征。骨肉瘤多为原发性，但亦可继发于其他骨肿瘤（如骨母细胞瘤、骨软骨瘤、软骨瘤等）或瘤样病变（如骨纤维结构不良、动脉瘤样骨囊肿等）；也可继发于骨髓炎、骨Paget's病、先天性成骨发育不全等潜在疾病；或者继发于各种肿瘤放射治疗后（如骨淋巴瘤）。骨肉瘤的具体发病原因不明，可能与骨骼过度生长、慢性炎症刺激、遗传因素、特殊病毒的感染，以及骨内血液回流不畅及放射线照射等因素有关。

一、发病率、发病比率、发病年龄及部位

2007年文献报道，骨肉瘤的发病率为（2~3）/100万，男女比例为1.5∶1，骨肉瘤在骨肿瘤中的发病比率较高。骨肉瘤占原发性骨肿瘤的12%~20%，占原发性恶性骨肿瘤的20%~40%，是我国居首位的原发性恶性骨肿瘤。骨肉瘤可发生在几乎各年龄组，但多数发生在10~20岁，21~30岁次之。主要发生在生长活跃的长骨干骺端；股骨远端和胫骨近端是最常见的发病部位，其次是肱骨近端，这三个部位约占所有肢体肉瘤的85%。

二、临床表现

早期出现疼痛，开始为间歇性隐痛，后为持续性并渐进性加重，夜间痛明显。局部逐渐肿胀，进行性加重。疼痛和肿胀可影响邻近关节的活动。病史一般2~4个月，多数患者经过理疗、药物外敷等不恰当的治疗，肿痛没有明显缓解，反而逐渐加重。随着病情进展，可出现发热、消瘦、贫血等恶病质表现。死亡原因是远处转移，特别是肺转移。

检查可见局部肿胀、压痛。压痛点在关节旁而不在关节内。肿块的大小或肿胀程度依肿瘤侵犯范围和深浅而有所不同，边界不清。其硬度依肿瘤的成分不同而不同。肿瘤生长增大致表面皮肤张力增高，发亮，皮温可升高，浅静脉怒张。

三、实验室检查

1. 血沉

约半数患者血沉加快，多发生在肿瘤大、分化差、进展快的病例。血沉可作为对肿瘤发展或复发的观察指标之一，但特异型和敏感性不强。

2. 碱性磷酸酶

有50%~70%的患者碱性磷酸酶水平升高，骨肉瘤早期、硬化型骨肉瘤、分化较好骨肉瘤、皮质旁骨肉瘤的碱性磷酸酶可正常。进展快、发生转移的患者碱性磷酸酶水平可明显升高，切除肿瘤和化疗后可降低，复发或转移时可再次升高，因此，碱性磷酸酶可作为复发和转移的监测和预后评估的指标之一。

3. 乳酸脱氢酶

骨肉瘤患者治疗前乳酸脱氢酶水平越高，预后越差。

4. 血清铜、锌含量

骨肉瘤患者血清铜含量的增高与肿瘤在体内的活动度呈正比，骨肉瘤伴有转移的患者较单纯骨肉瘤患者的血清锌含量低。

四、影像学检查

（一）X线平片

典型的骨肉瘤表现为长骨干骺端浸润性、弥漫性骨质破坏，骨质破坏可呈筛孔状、斑片状或虫蚀状等不同形态，破坏程度不同，范围不一，边缘不清，溶骨性或成骨性为主，或混合存在。可见骨皮质破坏、缺损、断裂，可发生病理性骨折，但不多见。病变累及周围软组织，表现为软组织阴影，并可见各种形态的瘤骨阴影，可呈针状、棉絮状或高密度的象牙质样。

骨膜反应呈Codman三角或"日光"放射状。Codman三角是在肿瘤边缘掀起骨膜与皮质相交处，形成新生骨，表现为骨膜反应性三角。"日光"放射状阴影是肿瘤向软组织内浸润生长的表现，形成垂直于骨干的肿瘤性成骨。

在X线片上，据骨破坏和肿瘤骨的多寡，骨

肉瘤可分为三型：①硬化型，以肿瘤新生骨形成为主。瘤体内大量云絮状、斑块状瘤骨，密度较高，有时呈象牙质改变。骨破坏一般不显著。软组织肿块内也有较多的瘤骨。骨膜增生较明显。②溶骨型，以骨质破坏为主，广泛的溶骨性破坏，易引起病理性骨折。一般仍可见少量瘤骨及骨膜增生。③混合型，即硬化型与溶骨型的X线征象并存。

胸片可显示肺转移灶，但不敏感。

（二）CT

CT结果表现为骨内外肿瘤块密度不均，内见各种形态的瘤骨、瘤软骨环形钙化及坏死囊变区。CT发现肿瘤骨较平片敏感，并能较好地显示肿瘤的侵犯范围。增强扫描肿瘤的实质部分可有较明显的强化，使肿瘤与瘤内坏死灶和周围组织的区分变得较为清楚。CT在显示瘤骨或钙化有优势，但显示肿瘤髓内边界、软组织肿块，以及瘤体和重要血管神经束的关系不如MRI清晰。

多数骨肉瘤发现时已侵犯间室外组织，为恶性骨肿瘤外科分期的ⅡB期。由于肿瘤的分化不同及发现早晚不同，肿瘤累及的范围有程度上的不同。肿瘤大小不同、侵犯范围不同，对手术方式的选择和预后有所不同。

肺部CT是检测肺部转移灶最为常用的手段，它比X线片要敏感，可显示小的转移灶。

（三）MRI

MRI扫描对显示肿瘤内部结构非常敏感，尤其对髓内和软组织病变范围显示更为清楚，大多数骨肉瘤在T1WI上表现为不均匀的低信号，在T2WI上肿瘤实质一般为高信号，而瘤骨、骨膜反应和瘤软骨钙化则表现为低信号影。对比增强后，肿瘤组织有强化，可与坏死囊变区鉴别。骨肉瘤的骨质破坏、瘤骨、骨膜反应和瘤软骨钙化于T2WI显示最好，但MRI显示细小、淡薄的骨化或钙化的能力远不及CT。MRI多平面成像可以清楚地显示肿瘤与周围正常结构，如肌肉、血管、神经等的关系，也能清楚显示肿瘤在髓腔内及向骨骺和关节腔的蔓延，是发现卫星灶和跳跃病灶的较为理想的检查方法。四肢保肢手术前的MRI检查，可以了解肿瘤在髓腔扩散情况和软组织受累范围，有利于判断截骨平面和切除范围。而对于脊柱、骨盆等位置深在的肿瘤，MRI更能清楚显示局部复杂的解剖结构。

（四）全身骨扫描（ECT）

ECT可显示骨肉瘤的部位和范围，以及骨转移灶的部位和数目。作为分期的评价方法之一，ECT也可作为随访的检查方法。

（五）血管造影

临床上可在术前辅助介入治疗时，通过血管造影了解肿瘤血液供应特点，肿瘤与主要血管的关系，为设计手术方案提供参考依据；同时通过导管进行栓塞化疗。目前，DSA临床上使用比较少，已逐渐被磁共振血管造影（MRA）替代。

（六）PET/CT

PET/CT的作用优于放射性核素全身骨扫描，能较全面反映骨骼、肺部、肝脏、周围淋巴结等全身部位微小病灶情况，可作为随访的检查内容。

五、病理与分型

（一）肉眼所见

肿瘤穿破骨皮质，侵入周围软组织。肿瘤可向髓腔扩散。肿瘤组织呈"鱼肉样"改变，其断面还可见钙化灶、软骨组织、出血、坏死、液化和囊腔形成。肿瘤的肉眼改变和组织密度与肿瘤内所含的组织成分的不同有关。

（二）显微镜下所见

梭形或多形性肉瘤细胞及其形成的肿瘤性骨样组织是骨肉瘤的病理特征，后者是诊断骨肉瘤的关键。肉瘤细胞具有明显的异型性，大小不一，核大，形态奇异，核深染，核分裂多见，可见瘤巨细胞。

（三）骨肉瘤的分型

1）世界卫生组织（WHO）（2002）分类　骨肉瘤按其发生的部位分为中央型骨肉瘤和周围型骨肉瘤（表20.7）。按组织学和临床病理特征，中央型骨肉瘤分为传统型中央骨肉瘤、毛细血管扩张性骨肉瘤、小细胞性（圆细胞型）骨肉瘤、低度恶性中央性（骨内高分化型）骨肉瘤。传统型中央骨肉瘤包括骨母细胞型（成骨型）、软骨母细胞型（成软骨型）及成纤维细胞型（成纤维型）。周围型骨肉瘤分为骨旁（皮质旁）骨肉瘤、骨膜骨肉瘤、表面高度恶性骨肉瘤。这种分类，较能反映临床病理的特点，又与临床治疗及预后有较密切关系。

2）骨肉瘤亚型　随着对骨肉瘤的深入研究，发现有些骨肉瘤在临床、病理、X线表现、发生部位、恶性程度和预后等与"典型"骨肉瘤有所不同,具有各自的一些特征。从而将一些骨肉瘤从典型骨肉瘤中分出来,形成骨肉瘤的亚型(表20.7)。骨肉瘤可以认为是一组既有共性又由不同生物学特性和临床病理特征构成的肿瘤病变,其恶性程度有所不同。亚型的建立,可加深对骨肉瘤的认识,并使诊断和治疗更为合理、准确。

中心性骨肉瘤指原发骨内破坏骨质的类型,包括传统型中央骨肉瘤、毛细血管扩张性骨肉瘤、小细胞性(圆细胞型)骨肉瘤、低度恶性中央性(骨内高分化型)骨肉瘤。传统型中央骨肉瘤是最常见的"典型"类型,占骨肉瘤80%以上,低度恶性中央性骨肉瘤分化较好,小圆细胞骨肉瘤和血管扩张性骨肉瘤为高度恶性。

周围型骨肉瘤发生在骨表面,一般较少侵犯骨质,包括骨旁骨肉瘤、表面高度恶性骨肉瘤和骨膜骨肉瘤。

表20.7 常见骨肉瘤分类和亚型

名称	恶性程度
1)中央型骨肉瘤	
传统型(普通型)中央骨肉瘤(占所有骨肉瘤的80%)	
成骨细胞性骨肉瘤	高度恶性
成软骨细胞性骨肉瘤	高度恶性
成纤维性骨肉瘤	高度恶性
混合性骨肉瘤	高度恶性
毛细血管扩张性骨肉瘤	高度恶性
圆形细胞性骨肉瘤	高度恶性
低度恶性中央性骨肉瘤(占所有骨肉瘤的不到2%)	低度恶性
2)周围型骨肉瘤	
骨旁骨肉瘤(占所有骨肉瘤的5%)	低度恶性
骨膜骨肉瘤	中度恶性
表面高度恶性骨肉瘤(占周围性骨肉瘤的10%)	高度恶性
3)继发性骨肉瘤	
Paget's骨肉瘤	高度恶性
放射后骨肉瘤	低中度恶性
4)继发于其他肿瘤	
多中心骨肉瘤	高度恶性

六、诊断

诊断主要依据临床表现、影像学表现和病理检查。质量良好的X线平片可为大多数骨肉瘤病例提供有力的诊断依据。

病理活检是必不可少的诊断步骤,应作为常规。尤其对于拟开展化疗、放疗和截肢等破坏性大的手术之前,一定要有明确的病理诊断作为依据。可通过穿刺或切开活检获取明确的病理诊断,活检切口需考虑对下一步手术的影响。由于骨肉瘤多数瘤体较大,肿瘤成分较多,不同部位的活检结果可能有差异。另外,骨肉瘤还需要与炎症、有关的肿瘤进行鉴别,如小圆细胞型的骨肉瘤与其他类型的小圆细胞肿瘤的鉴别,成软骨细胞型骨肉瘤与软骨肉瘤的鉴别,还有纤维肉瘤、尤因肉瘤,转移瘤等。骨肉瘤的诊断需要临床、影像和病理三方面结合会诊。

随着对骨肉瘤的深入研究,病理诊断主要依靠HE形态学检查,寻找具有异型性的肿瘤细胞直接成骨的证据,另外,有些免疫组化有助于骨肉瘤的诊断及鉴别诊断;骨肉瘤组织的免疫组化染色结果中,Vimentin强阳性,在软骨分化区内S-100蛋白阳性,对上皮性抗体(如Keratm,EMA)及肌源性抗体(如SMA Desmin),亦可在局部出现弱阳性,但绝不是弥漫性强阳性。骨基质中主要为I型胶原蛋白,还有与骨质钙化有关的基质蛋白,包括骨钙素(osteocalcin)、骨粘连蛋白(osteonectin)、骨桥蛋白(osteopontin)、骨形态形成蛋白(BMP)等,这些物质均可作为骨组织的标志物,其阳性结果表明是成骨性组织或成骨性肿瘤。

根据Enneking的骨肿瘤外科分期,还要考虑肿瘤累及的解剖间室和是否有远处转移。

七、治疗

早期发现和及时诊断极为重要。一旦确诊应立即开始治疗。1970年以前，骨肉瘤的治疗主要采用截肢手术，其单纯手术治疗的5年生存率仅有10%～20%。20世纪80年代以后，新辅助化疗的有效开展，保肢手术成为骨肉瘤治疗的主流，骨肉瘤的生存率也不断提高，其5年生存率达到60%～80%。

当今骨肉瘤的治疗是以化疗和手术为主的综合治疗。1982年建立了新辅助化疗的概念，产生治疗新模式：术前化疗＋手术治疗＋术后化疗，形成骨肉瘤治疗史上的现代标准化治疗。标准治疗过程包括诊断、术前化疗、外科手术、肿瘤坏死率的评估和术后化疗等。文献报道骨肉瘤规范治疗后5年生存率可达到60%～80%，甚至80%以上，大大超过非标准治疗。现代标准化外科治疗包括术前分期的确定、切除肿瘤的"无瘤"技术，手术方式由单一的截肢发展为在有效的辅助治疗基础上，选择合适的病例实施保留肢体的方式。化疗成为骨肉瘤标准治疗的重要组成部分，能显著提高患者的生存率，为保肢手术打下了坚实的基础。化疗包括术前和术后两个阶段，结合静脉化疗和动脉化疗及栓塞。

（一）骨肉瘤的治疗原则

骨肉瘤的治疗应遵循以下原则：① 新辅助化疗对局限性病变有效；② 不能耐受高强度化疗的骨肉瘤患者，建议即刻手术；③ 手术外科边界应较广泛（截肢或保肢）；④ 术后化疗可明显提高患者生存率；⑤ 广泛切除术术后病理证实术前化疗反应好者，术后应继续术前化疗方案；⑥ 广泛切除术术后病理证实术前化疗反应不好者，术后应改变化疗方案；⑦ 术前化疗后仍不能切除的肿瘤，可行放疗；⑧ 肺转移者经与胸外科医师分析讨论后认为可以完全切除者，预后接近未转移者。

（二）骨肉瘤药物治疗

1）化疗的作用 化疗结合手术使骨肉瘤的5年生存率由10%～20%增加到60%～80%，取得了令人瞩目的疗效。化疗的作用在于杀灭亚临床转移的肿瘤细胞，抑制或延缓致命的肺转移，同时控制原发瘤的生长，有利于局部保肢手术的实施。新辅助化疗即术前化疗，应根据化疗效果来确定术后化疗方案（继续或改变）。化疗在一经确诊后应尽早进行。

2）药物选择 目前骨肉瘤化疗一线药物包括大剂量氨甲蝶呤（HD-MTX-CF）、阿霉素（ADM）、顺铂（DDP）、异环磷酰胺（IFO）等。

3）给药方式 以序贯用药、联合用药、静脉用药为主。

4）药物强度 推荐剂量：大剂量氨甲蝶呤8～12g/m^2，ADM 60～75mg/m^2，DDP 80～120mg/m^2，IFO 12～15g/m^2。保证化疗剂量强度，同时积极防治毒性反应。

5）对术前化疗反应的评价及意义 有效的术前化疗可杀灭大部分肿瘤细胞，减少扩散和转移的机会，使临床症状减轻、肿块缩小、关节活动度增加、影像学检查病变部位密度增加、血管造影见血供减少、核素浓集减少，为手术提供有利于切除肿瘤的相对安全的外科切除边界。

对经术前化疗的手术切除肿瘤标本进行评定，了解肿瘤细胞坏死情况，进一步了解骨肉瘤对术前化疗的反应和效果，对预后的评价和术后化疗方案的调整有指导价值。如对术前用药反应良好（肿瘤细胞坏死率大于90%），大部分区域肿瘤细胞坏死，可继续术前用药。如反应不敏感，肿瘤细胞坏死率小于90%，则需调整化疗方案。研究表明，对化疗反应好的病例有较长的无瘤生存期。

6）目前骨肉瘤化疗二线治疗 骨肉瘤患者最常见的转移部位是肺部。结束治疗1年后出现的肺转移，推荐基于术前的化疗方案药物治疗。对化疗过程中出现的肺转移或化疗结束一年内出现的肺转移，可选择二线药物治疗。二线药物治疗方案目前应用较多的为吉西他滨联合多西他赛、依托泊苷联合异环磷酰胺、索拉非尼、索拉非尼＋依维莫司几个方案，或参加临床试验。吉西他滨＋多西他赛联合治疗疗效可达17%～30%，患者的中位OS和PFS分别达13个月和6～7个月。在初治的转移性骨肉瘤患者，依托泊苷联合异环磷酰胺总缓解率为59%±8%；索拉非尼治疗一线失败的复发及不可切除的骨肉瘤患者，中位PFS为4个月，17%患者临床获益时间超过6个月。另外，寻求新的细胞毒性药物、靶向药物和免疫治疗有可能为骨肉瘤的二线治疗带来新的希望。

（三）骨肉瘤的手术治疗

1. 截肢术

截肢术是治疗骨肉瘤术式之一，随着新辅助化疗和手术技术的提高，截肢的患者将会越来越少。适用于肿瘤浸润广泛、神经血管受侵犯、邻近肌肉皮肤广泛受累、患肢已无法保留者。截肢平面原则上应为骨肿瘤外科分期中的根治性截肢手术边界，即间室外的手术切除。

2. 改良截肢术

在彻底切除肿瘤的前提下，保留肢体的部分功能，可以减轻截肢所带来的残废。

1）Tikhoff-Linberg 肢体段截术　适用于肱骨上段骨肉瘤。主要神经血管未受侵犯，手术将神经血管保留，将肿瘤段的骨、肌肉和皮肤一起切除，然后将前臂上移固定于胸壁，主要血管可切除多余部分后重新吻合。术后虽然患肢明显缩短，但手的功能仍可保留，减轻了残废程度。

2）Salzer 手术　即下肢旋转成型术，适用于发生在膝关节周围的骨肉瘤，主要神经未受侵犯。手术保留神经，切除肿瘤段的骨、肌肉和皮肤，将踝关节上移置于对侧膝关节水平，旋转小腿180°，使跟骨位于前面，胫骨上端与股骨断端固定。该手术的优点在于踝关节可代替膝关节的功能，有利于发挥假肢的功能，但重建后外观容易使患者产生心理问题。

3. 保留肢体手术

随着骨肉瘤的早期发现和及时的诊断，在有效术前化疗的基础上，加上肢体重建技术的提高，骨肉瘤保肢率达到90%以上，成为骨肉瘤的主流手术。保肢手术包括瘤段骨截除术、骨骼重建及软组织重建。瘤段骨截除术必须根据MRI提示的肿瘤反应区来确定手术切除的范围，力求达到广泛性切除。

1）实施保肢术的条件　①ⅡA期或对化疗敏感的ⅡB期肿瘤，估计手术可完整切除肿瘤，并可达到外科分期中的广泛切除边缘；②主要神经血管未受侵犯；③切除肿瘤后仍有正常肌肉维持肢体一定的功能，局部软组织条件良好，预计保留肢体功能优于假肢；④有肿瘤切除和各种肢体重建的技术；⑤儿童骨肉瘤患者，如果肿瘤范围局限、医院具备成熟和丰富经验的肢体重建技术，可考虑做保肢手术和选用可调式假体；⑥远处转移不是保肢的绝对禁忌证。

2）肢体重建方式包括以下几种方式

（1）假体置换：为目前主流手术，优点有术后早期肢体活动不受化疗的影响。假体根据病变部位、大小、形状和长度进行定制。不足是远期效果欠佳，可发生感染、松动、假体折断等并发症。临床常用适用于主要关节部位的肿瘤型人工假体。

（2）自体骨移植：可采用吻合血管或游离自体髂骨或腓骨移植修复骨肿瘤切除后的骨缺损。根据具体情况进行关节重建或关节融合，如肱骨近端肿瘤切除后腓骨移植重建、恢复肩关节的一定功能，膝关节周围肿瘤切除后关节融合等。

（3）异体骨移植：以异体半关节移植重建肢体，还可同时结合自体骨移植、给予骨形态发生蛋白等辅助措施，促进骨的生长。以异体骨修复的主要问题有以下几方面：异体骨的免疫排斥反应；容易并发感染；异体骨所需的爬行替代时间很长，用于下肢时长期不能负重；化疗可能影响异体骨移植的骨愈合；可有较明显的骨吸收，容易骨折等问题。因此，在以异体骨移植进行肢体重建时，应充分考虑可能发生的并发症，并给予防治措施。

（4）肿瘤骨灭活再植：将肿瘤段骨切下后清除肿瘤组织，对残留骨壳进行灭活处理，灭活方法包括物理或化学法，如放射、高温、微波等，再植入原位，以钢板螺钉、交锁髓内钉等方式固定。

（5）复合重建：以异体骨、自体骨和人工假体结合应用重建肢体，可发挥各自的优点。

（6）关节融合术：主要适用于股骨下端或胫骨上端骨与软组织肿瘤切除的同时，维持关节稳定和运动的肌肉也被切除，已不适合功能重建的青壮年患者。

4. 骨肿瘤切除手术的无瘤污染原则与技术

手术分离肿瘤组织时应在肿瘤包膜外正常组织中进行，避免挤压、穿破肿瘤包膜或在肿瘤内手术，尽量在正常组织内完整地整块切除肿瘤。

骨肉瘤的保肢治疗可看作一项综合和系统的"工程"，包括以下几个方面：正确分期；准确判断肿瘤范围和边界；正确的活检和活检通道的切除；重视术前化疗；合理且边缘完整切除肿瘤；合理的重建方式和正确的重建技术；选择化疗方案和规范的术后化疗；以及长期的随访。

5. 肺转移灶的手术治疗

近年来越来越多的学者主张对肺转移病灶采取更为积极的治疗。已出现肺部转移的病例，如原发病灶已行根治性切除，肺部转移病灶也应考虑手术切除。选择肺手术患者应符合以下要求：①原发瘤必须完全控制或能够完全控制；②没有无法控制的肺外转移；③转移瘤能完全切除；④预计术后能保留足够的肺组织；⑤患者能耐受手术。一些研究人员分析了影响预后的因素，并把预后因素也列入手术选择标准：其一为原发瘤治疗后到出现肺转移之间的无瘤间期大于或等于12个月；其二为肿瘤倍增时间大于20天。但也有一些研究表明以上两个因素与预后无关，所以是否把后两者列入手术选择标准还没有确定。

6. 复发病灶的治疗

如下：① 再次进行化疗；② 广泛切除或截肢；③ 边缘阳性者或放疗进展病变应进行扩大切除手术；④ 进行姑息性切除或截肢；⑤ 不能切除者应进行放疗；⑥ 肿瘤远处转移也可酌情考虑手术治疗；⑦ 对症支持治疗；⑧ 强烈建议自愿加入临床试验研究。

八、预后与随访

1. 预后

骨肉瘤的预后与发病年龄、发病部位、肿瘤大小、是否转移及转移部位、化疗反应、手术类型、外科切缘等多种因素有关，另外有报道，其预后还跟性别、体重指数、血清 ALP 和 LDH 水平等因素有关。未发生转移、侵犯范围相对局限的骨肉瘤，进行及时、规范的诊断和综合治疗，其 5 年生存率可达到 60% 以上。

2. 随访

治疗结束后前 2 年，每 3 个月随访 1 次；第 3 年每 4 个月随访 1 次；第 4~5 年每 6 个月随访 1 次；5 年后每年随访 1 次，至术后 10 年。检查项目包括体检、胸部 CT、局部 X 线、骨扫描和功能评分等。

九、其他类型骨肉瘤

1. 皮质旁骨肉瘤

皮质旁骨肉瘤（parosteal osteosarcoma）也称骨旁骨肉瘤，是一种特殊类型的骨肉瘤，其特征是肿瘤生长在皮质骨旁，低度恶性，生长缓慢。占骨肉瘤的 7%。肿瘤组织结构较致密，有些病变区以纤维组织为主，也有软骨组织。肿瘤附着或环绕骨表面，与骨皮质有一间隔。肿瘤边境清楚，质硬。随着肿瘤发展，可侵犯皮质累及髓腔。病理可见大量分化较成熟骨小梁，周围分布梭形肿瘤细胞，可见较多纤维组织。瘤细胞分化较好，核分裂少见。X 线和病理表现需与骨化性肌炎鉴别。

皮质旁骨肉瘤的发病年龄较一般骨肉瘤大，平均 30 岁。多见于股骨下端的后方，胫骨上端和肱骨上端次之。多数病例病程较长。早期无症状，逐渐出现硬块，疼痛较轻。肿块固定，不活动，压痛不明显。X 线的典型表现为致密肿块，可呈分叶状或结节状，边缘清楚；肿瘤与骨之间常有一透亮带，无骨膜反应。CT 表现为骨外大片骨性密度影，宽基底，并形成包绕骨干倾向，可显示骨皮质和髓腔是否受侵犯。该瘤早期属 I_A 期；随着肿瘤向骨质和周围肌肉侵犯，分期为 I_B 期。治疗以大块切除为主，应采取广泛切除边缘。切除不彻底的患者容易复发；多次复发常要截肢。对化疗和放疗不敏感。预后较一般骨肉瘤好。

2. 毛细血管扩张性骨肉瘤

毛细血管扩张性骨肉瘤（telangiectatic osteosarcoma）是一种高度恶性的骨肉瘤类型，肿瘤内为扩张的血窦，血窦相互连接、大小不一。纤维间隔和周围分布恶性细胞、多核细胞、可见核分裂和少量骨样组织。其组织学改变有时类似动脉瘤样骨囊肿。临床表现肿胀和疼痛明显，病情进展快，病理性骨折较一般骨肉瘤多见。X 线表现以溶骨性破坏为主，骨皮质变薄，呈浸润性进展，界限不清，可穿破骨皮质形成软组织肿块，可有骨膜反应。CT 表现为膨胀性溶骨性破坏，边界不清，骨皮质破坏形成软组织肿块。病理活检可确诊。但影像学和病理诊断易与动脉瘤样骨囊肿、尤因肉瘤等混淆而发生误诊。病理检查时需多处取材，全面观察病变区，必要时多次穿刺活检或切开活检。临床、X 线和病理三方面结合会诊有助于本瘤的诊断。本类型骨肉瘤分化差，预后不良，化疗反应好的患者，仍然以保肢手术为主；有不规范手术的患者或化疗效果不好的患者，应考虑截肢手术。

3. 圆形细胞骨肉瘤

圆形细胞骨肉瘤（round cell osteosarcoma）病理以小圆细胞为主，并见肿瘤性骨样组织，此与尤因肉瘤不同，糖原染色和对 S-100 免疫组化阴性。临床以肿痛为主。X 线表现溶骨性破坏，累及骨皮质和髓腔，边缘模糊，可有骨膜反应和软组织肿块。病理活检确诊。治疗方式仍然以是新辅助化疗和保肢手术为主。

4. 骨膜型骨肉瘤

骨膜型骨肉瘤（periosteal osteosarcoma）为从骨旁骨肉瘤分出的亚型，病变主要发生在骨膜和骨皮质，肿瘤与骨皮质紧密相连，可侵犯软组织形成软组织肿块。镜下可见软骨样组织，表现为软骨肉瘤样改变，可见异型性梭形细胞，形成类骨组织。病理切片看见肉瘤细胞和肿瘤性类骨可做出诊断，但常需全面检查才能发现。该瘤多见于青年，临床以肿块和疼痛为主，多见于胫骨和股骨。X 线可见肿瘤位于骨皮质表面，可见钙化、成骨改变，受累骨皮质表面破坏形成缺损，可见 Codman 三角和放射状阴影。CT 或 MRI 检查可了解骨质破坏、肿瘤范围和骨髓腔受侵犯情况。该瘤的恶性度较低。治疗包括局部的广泛切除、术前后辅助化疗。

5. 髓内低度恶性骨肉瘤

髓内低度恶性骨肉瘤（intraosseous well differentiated or low grade osteosaocoma）为一种少见的分

化良好的骨肉瘤，肿瘤细胞的异型性不明显，瘤巨细胞少，核分裂少见，可见分化较好的类骨组织。起病较缓慢，主要症状为疼痛和缓慢增大的包块。X线表现为局部的溶骨破坏，骨皮质变薄，可有膨胀，边界相对较清。需与良性肿瘤和其他低度恶性骨肿瘤鉴别。手术局部广泛切除，预后较好。

6. 多发性骨肉瘤

多发性骨肉瘤（multifocal osteosarcoma）主要表现为骨的多处骨肉瘤和多块骨的骨肉瘤。单个病灶的临床、X线和病理与典型骨肉瘤所见相同。术后标本显示多个独立的肿瘤病灶。但多发性骨肉瘤与骨肉瘤的骨转移不易鉴别。治疗采用截肢和化疗，预后很差。

7. 放射性骨肉瘤

放射性骨肉瘤（radiation-induced osteosarcoma）为一些肿瘤放疗后诱发所致，因此有局部放疗史，与放射剂量有关，还与机体的敏感性有关。通常有较长的潜伏期，一般5年以上，可长达10多年。临床表现为原放疗处疼痛，肿胀，发生病理骨折。X线显示硬化型骨肉瘤。软组织肿块，需与放射性骨炎鉴别。病理活检证实。治疗视肿瘤的部位、范围、局部软组织条件和患者全身情况而定。

8. Paget's 肉瘤

中老年的骨肉瘤多与Paget's病有关，病程较长，表现为肿痛，逐渐加重。X线显示骨质破坏明显。病理活检确诊，显示骨肉瘤的改变。治疗以截肢为主。

9. 高度恶性表面型骨肉瘤

高度恶性表面型骨肉瘤（high grade surface osteosarcoma）发生部位同骨旁骨肉瘤，但肿瘤分化差，异型性明显，相当于以前分化差的骨旁骨肉瘤。影像学表现为骨皮质表面的软组织肿块，内有瘤骨形成，骨皮质和髓腔也受到侵犯，边界模糊，可见骨膜反应。治疗方式和经典的骨肉瘤基本一致。

（王　晋　张　星　廖威明）

第五节　软　骨　肉　瘤

软骨肉瘤（chondrosarcoma）是起源于软骨组织的恶性骨肿瘤，病灶内可见肿瘤性软骨组织，无骨样组织。分为原发性和继发性，可继发于软骨瘤和骨软骨瘤。按部位可分为中心型（发生在骨内）、周围型（发生在骨外已存在的骨软骨瘤）及骨膜型。按细胞组织学特点可分为普通型软骨肉瘤、间叶型软骨肉瘤、透明细胞软骨肉瘤、去分化软骨肉瘤。

一、发病情况

软骨肉瘤的发生率仅次于骨肉瘤，根据我国的统计资料，软骨肉瘤占原发性骨肿瘤的4.3%，占原发性恶性骨肿瘤的14.2%。软骨肉瘤多发生在40～60岁，男性多于女性。长骨和骨盆是软骨肉瘤的好发部位，长骨以股骨、胫骨和肱骨多见；还见于肩胛骨和肋骨等。

二、临床表现

发病缓慢，常有局部疼痛，主要为隐痛，呈间歇性。多有逐渐增大的肿块，在骨盆的肿瘤，长得很大时才引起注意。局部可有压痛，关节活动可受限。然而，部分患者可无症状，仅偶然发现病变。发生于四肢长骨者可出现病理性骨折。继发性软骨肉瘤一般有较长的肿块病史，当出现疼痛和肿块明显增大，则提示为恶性变。继发性软骨肉瘤预后较原发性软骨肉瘤好。

三、影像学表现

1. X线检查

（1）中央型表现为骨髓腔内出现形态不规则的溶骨性破坏，内有各种形态的钙化灶，呈斑点状、环状、絮状等。分化好的肿瘤有硬化边缘。肿瘤进展较快使骨皮质变薄，轻度膨胀。恶性度高的肿瘤边界不清，骨皮质破坏，形成软组织肿块，可有骨膜反应。

（2）周围型见于骨盆、肩胛骨等部位，多为骨软骨瘤恶变，表现为边界不清的肿块影，软骨帽不规则增厚变大，边缘模糊，其内出现斑点状或絮状钙化的钙化影。肿瘤骨性基底部和附着部的骨皮质可出现骨质破坏。

2. CT

对软骨肉瘤中钙化的显示优于平片，有助于定性诊断。CT片上软骨肉瘤的典型钙化仍是点状、环形或半环形。CT能确定肿瘤的范围，清楚显示骨破坏区、软组织肿块及其中坏死液化区。周围型软骨肉瘤可见软骨帽呈不规则增厚。

3. MRI

软骨肉瘤于T1WI上表现为等或低信号，T2WI上呈高信号，而钙化灶在T1WI和T2WI上均为低信号。MRI能清楚显示软骨帽，有助于评估骨软骨瘤恶变，若软骨帽厚度大于 2cm，则软骨肉瘤的可能性大。

四、病理

1. 肉眼所见

多数软骨肉瘤较大，尤其在扁平骨或不规则骨。向骨外生长的软骨肉瘤呈结节样肿块，与软组织分界较清，肿瘤切面呈蓝白色分叶状，有光泽，半透明状。可见钙化灶，可有黏液变性。髓腔内分界不清。高度恶性时皮质破坏，有软组织肿块。

2. 显微镜下所见

软骨肉瘤的镜下表现复杂。瘤细胞丰富，肥大，核饱满，大小不规则，染色质深染。可见双核或多核细胞，巨核细胞，或具有多核或单核的瘤巨细胞。高度恶性肿瘤具有多形性的肿瘤细胞。瘤细胞间为软骨基质，含有钙化。分化好、低度恶性的软骨肉瘤与良性软骨瘤、软骨黏液样纤维瘤有时不容易鉴别。软骨肉瘤有时需与软骨母细胞型骨肉瘤和骨膜型骨肉瘤进行鉴别。

根据瘤细胞的分化程度、核分裂情况、软骨化骨等组织学所见，可将软骨肉瘤分为 3 级，Ⅰ级为低度恶性，Ⅱ级中度恶性，Ⅲ级分化最差。有研究显示，分级与预后有关。继发性软骨肉瘤多为低度恶性，预后较好。

3. 特殊检查

免疫组化：瘤细胞胞质和胞核 S-100 蛋白均为阳性反应。结缔组织生长因子（connective tissue growth factor，CTGF）在软骨肉瘤水平低且与软骨肉瘤的分级呈反比。增殖细胞核抗原（proliferating cell nuclear antigen，PCNA）的反应性则与软骨肉瘤的分级呈正比。软骨肉瘤中 cyclin Dl、CDK4、Ets-l、E2F-l 均过表达。

流式细胞分析：GⅠ软骨肉瘤主要为二倍体，GⅡ、GⅢ软骨肉瘤主要为异倍体。其异倍体的发生概率越大，肿瘤的恶性度越高；异倍体结果对预后评估有一定意义。

五、诊断

强调依据临床、影像学检查和病理活检综合判断。X 线平片对多数软骨肉瘤病例可做出初步诊断，但分化好的软骨肉瘤和早期的继发性软骨肉瘤，可因平片上缺乏特征性改变而难以做出恶性的诊断。CT 对于特征性软骨成骨有很大的帮助。

活检对明确诊断是必要的，但是，取材部位不同可能对诊断有影响。因此，术前的活检应取得有代表性的部位，并结合临床和影像学结果做出诊断。

需要与软骨肉瘤鉴别的肿瘤包括含有较多软骨组织的骨肉瘤。低度恶性，或早期继发的软骨肉瘤与良性软骨性肿瘤的鉴别有时较困难，可通过临床、影像学和病理三方面结合会诊明确诊断。

确定诊断后，应明确肿瘤的分期。常见的分期系统有 Enneking 分期系统和 AJCC 分期系统。胸部 CT 和骨扫描或 PET/CT 常用于评估肿瘤有无发生远处转移。

六、治疗

手术是治疗软骨肉瘤的主要方法。手术原则是彻底切除肿瘤，获得阴性边界。手术方案应结合肿瘤的分级、部位、大小、范围和患者情况而定。外科边界对控制局部复发至关重要。对高度恶性肿瘤患者，若病变范围广、软组织受累广泛、与重要血管神经粘连、不能做完整切除，要考虑截肢手术，从而获得一个阴性的外科切除边界。

保肢术后往往需要进行重建，可用以下方式：人工假体置换、异体骨-假体复合重建、自体骨移植以及异体骨移植等。

骨盆软骨肉瘤根据肿瘤的分化、大小及部位，根据具体情况采用骨盆部分切除或半骨盆切除进行保肢手术；如果无法获得满意的外科边界，要考虑半骨盆截肢。

总的来说，软骨肉瘤对化疗和放疗不敏感，但是分化差的软骨肉瘤，要考虑辅助治疗。

软骨肉瘤瘤内手术的复发率高，尤其是骨盆软骨肉瘤，因此无瘤外科技术、广泛性切除的边缘是减少复发的关键环节。术后应加强随访，及时发现复发，部分患者可以获得二次保肢的机会。

七、预后

软骨肉瘤的预后较骨肉瘤好。一般来说，躯干和肢体近端的软骨肉瘤，恶性程度较高，远处转移（尤其是肺）率高，预后较差。肿瘤的病理分级与术后的生存率有关。可完整彻底切除、分化较好、肿瘤较小的肢体肿瘤预后较好。骨盆肿瘤较大，发现晚，不易彻底切除，术后复发率高，预后较差。

八、其他类型软骨肉瘤

1. 透明细胞型软骨肉瘤

透明细胞型软骨肉瘤为低度恶性软骨肉瘤，发生于长骨的骨骺，病理特征是肿瘤呈分叶状，细胞大，核居中，胞质丰富，透亮。细胞边界清，可见多核巨细胞，属低度恶性肿瘤。肿瘤生长缓慢，多见于中老年，疼痛较轻，可有肿胀。X 线表现为溶骨性破坏，边界较清。一般需病理证实。手术治疗为主，根据具体情况采用广泛切除，预后较好。

2. 去分化型软骨肉瘤

在分化较好的软骨肉瘤中，伴有分化不良的肉瘤部分，如纤维肉瘤、未分化多形性肉瘤或骨肉瘤等。病理可见较成熟的软骨样组织，混杂有去分化区域。取材不当可误诊为软骨瘤或骨肉瘤。本型恶性程度较高，多见于中老年，进行性疼痛和肿胀是主要的临床表现。X线表现复杂，显示软骨肉瘤的征象，同时有纤维肉瘤或骨肉瘤的表现。诊断需要病理确诊。转移发生早，一般采用化疗后手术切除。化疗方案按照骨肉瘤的化疗方案（参照NCCN）。手术根据分期采用广泛切除，预后较差。

3. 间叶性软骨肉瘤

间叶性软骨肉瘤罕见，但恶性程度高。病理特征是未分化的间叶细胞（细胞形态可分为圆细胞样或血管外皮细胞瘤样）和软骨样病灶构成肿瘤，细胞体积较小，形态较一致，呈圆形或梭形。软骨组织分化成熟，软骨细胞形态大小一致。肿瘤多发生在脊椎、骨盆。多见于中年人。临床表现为疼痛和肿块。X线显示溶骨性破坏，边缘模糊，可见各种类型钙化灶，有软组织肿块。诊断需要病理确诊，间叶性软骨肉瘤的治疗采用广泛性切除联合化疗和放疗。化疗方案参照尤因肉瘤化疗方案（参照NCCN指南）。

4. 继发性软骨肉瘤

继发性软骨肉瘤多继发于骨软骨瘤和软骨瘤，约占软骨肉瘤总数的1/3。骨软骨瘤恶变多数发生在骨盆和肩胛骨。遗传性骨软骨瘤病恶变发生率高。恶变的年龄常见于中年以后，多在原发瘤基础上出现疼痛和肿胀。X线表现除了原发瘤表现，还可出现骨质破坏、边缘模糊等恶性变的征象。CT可显示肿瘤破坏特征、钙化情况，对恶变的判断有参考价值。由于肿瘤恶变在瘤体的分布不一致性，活检结果与取材部位有关，是否恶变常需要结合临床、肿瘤部位、影像学和病理进行综合评估。手术进行广泛性切除。术后应进行长期随访，警惕复发。继发性软骨肉瘤较原发者预后较好。

5. 骨膜型软骨肉瘤

骨膜型软骨肉瘤罕见，起源于骨膜，没有髓腔受累。好发年龄是20~40岁，常见于股骨的骨干。镜下见肿瘤由分化好的分叶状软骨组织组成，可有散在的钙化，细胞形态较温和，侵犯软组织是其恶性征象。骨膜型软骨肉瘤以手术治疗为主，预后比继发性周围性软骨肉瘤要好，但可有远处转移。

（王　晋　廖威明）

第六节　尤因肉瘤

尤因肉瘤家族（Ewing family of tumor，EFT）包括骨尤因肉瘤、骨外尤因肉瘤、周围原始神经外胚层肿瘤（PNET）及Askin瘤，皆属于低分化的小圆细胞肿瘤。

尤因肉瘤系James Ewing于1921年首先报道的一种恶性的非成骨性原发性骨肿瘤。最初发现本病发生于长骨骨干，X线照片未见骨的增生，仅显示骨结构破坏，当时认为该病源于原始内皮细胞，且恶性度高，预后不良。目前认为，该肉瘤组织内有不同程度神经外胚叶分化，肿瘤来源于神经外胚叶，属于原始性神经外胚叶肿瘤（primitive neuroectodermal tumor，PNET）。一些学者将没有或很少有神经上皮分化的这种肿瘤称为尤因肉瘤（Ewing's sarcoma），而有明显神经上皮分化的则称为PNET。

一、流行病学

尤因肉瘤是一种较少见的肿瘤，据WHO统计，其发生率占原发骨肿瘤的5.0%，占恶性骨肿瘤的9.17%。虽可发生于各年龄组，但好发于10~20岁青少年，占儿童骨肿瘤约20%，是儿童第二常见的骨与软组织肉瘤。儿童EFT 80%发生于骨，75%以上成年EFT发生于软组织。男性患者多于女性（2:1），白种人发生率高于其他人种，我国本病发生率较低。

二、病因和遗传学因素

本病病因未明。尤因肉瘤具有特征性染色体22q12的 EWS 基因（EWSR1）和 ETS 基因家族成员（FLI1、ERG、ETV1、ETV4 和 FEV）融合。85%的尤因肉瘤有特殊t（11；22）EWS-FLI1（q24；q12）染色体转位染色体易位。5%~10%的病例，EWS 和 ETS 基因其他家族成员融合。但是，并不是所有存在 EWSR1 易位的肿瘤，都应采取和尤因肉瘤同样的治疗方法，如透明细胞肉瘤、骨外黏液型软骨肉瘤、血管瘤样纤维组织细胞瘤、黏液/圆细胞脂肪肉瘤也有 EWSR1 基因易位，与尤因肉瘤不同的是，它与其他染色体上的其他基因融合。

三、临床表现

尤因肉瘤发生部位广泛，原发部位主要发生

于长骨和盆骨，亦可发生于软组织。常见发生部位为股骨、骨盆、腓骨、胫骨、肱骨、肋骨、胸骨等均可发病。患者早期因病灶较小而无症状。最常见症状为局部胀痛，但全身症状较少；随病情进展，疼痛加重并出现局部肿块、肿胀，以致活动受限制；发生转移之后则可出现渐进性发热，进行性贫血，疲倦和消瘦，实验室检查可有白细胞增多、核左移、血沉加快。结合全身症状而可致误诊为骨髓炎。个别患者因存在瘤内出血、坏死致局部及全身症状更明显。长骨的病变1/5合并病理性骨折。不管初诊还是治疗后肿瘤转移均以肺转移最常见，5%~50%患者可有早期肺转移，其次好发转移部位为骨和骨髓；淋巴结转移则少见及较晚发生，纵隔和腹后转移亦相对少见，病程中中枢神经系统转移在2%以下，但椎旁转移则相对多见，并可因肿瘤压迫或侵犯脊髓而出现截瘫。尤因肉瘤是高度恶性肿瘤，病损可早期侵犯多骨髓区域，其分散性被认为是多中心起源。病变可按其范围分型：Ⅰ型，孤立性骨内病损；Ⅱ型，孤立性病损并有骨外侵犯；Ⅲ型，多处骨骼受累；Ⅳ型，远处转移。

四、诊断和鉴别诊断

1. 临床怀疑患本病需做下列诊断性检查

（1）详细和全面体检。明确病灶部位及范围。

（2）影像学检查。原发部位MRI检查可以更准确了解病灶范围、大小，胸部CT扫描可了解有无肺转移，全身ECT或PET/CT扫描以排除体内其他转移灶存在。患处CT和MRI可发现髓腔早期的骨破坏，尤其MRI能敏感地显示髓腔内的早期浸润，在T1WI上肿瘤常呈低信号，在T2WI及STIR上呈不均匀高信号，这对于早期诊断有着重要意义。影像学会出现"洋葱皮"经典的骨膜反应。

（3）实验室检查。包括血常规、肝肾功能、血沉、血LDH等，须与神经母细胞瘤鉴别时可检查尿VMA和HVA等。建议行骨髓穿刺，骨髓穿刺涂片亦有诊断及鉴别诊断的肯定价值。

（4）病理组织学检查。为确诊必须做病理学检查，可采用穿刺活检或切开活检的方式，但活检时特别要求取材要准确，避免只取坏死组织，要有充分材料以供病理、免疫组化及分子生物学检查之需。

（5）特殊检查。遗传学诊断包括染色体带型分析、间期细胞荧光原位杂交（FISH）、RT-PCR检测和Southern blot斑点杂交等，另外，电镜超微结构检查对诊断及鉴别诊断也有帮助。尤因肉瘤/PNET会有细胞表面糖蛋白MIC2（CD99）的表达，与其他小圆细胞鉴别，虽然特异性不高，但敏感性较高。

2. 鉴别诊断

本病必须与急性骨髓炎、骨先天性结构不良性畸形鉴别。其他需鉴别诊断的骨恶性肿瘤包括骨原性肉瘤、骨原发性淋巴瘤、小细胞骨肉瘤、中胚层软骨肉瘤和转移性神经母细胞瘤等。上述肿瘤多数与尤因肉瘤同属小圆细胞肉瘤，有时鉴别可能不易。一般而言，骨肉瘤在组织学上可有典型成骨病灶，常见发生于长骨骨端，与本病多见于骨骺端和扁骨不同。神经母细胞瘤主要原发于腹腔，可较早出现多发性骨转移，此外还有尿液儿茶酚胺分解产物（VMA、HVA）及癌基因（N-myc）检测可供鉴别。骨原性神经外皮瘤临床表现与本病近，常需靠电镜及免疫细胞化学等检查才能鉴别；骨原发淋巴瘤多为非霍奇金淋巴瘤，可以根据组织细胞形态、免疫组织化学检查鉴别，必要时需做基因重排分析。

五、治疗

治疗的目标是既要控制全身转移，又要尽可能局部清除病灶，保存患侧肢体的功能。在以外科手术为主要治疗手段的时代，患者长期生存率仅15%~20%，而应用多学科综合治疗之后，长期生存率已超过50%，因此综合治疗已成普遍使用的治疗策略。

1. 手术治疗

手术切除是控制局部病灶的主要方法之一，广泛切除的外科边界是保证满意的局部控制率和减少局部复发的基础。不恰当的切除边界将导致肿瘤复发。手术方式包括保肢手术和截肢手术。如肿瘤巨大、侵犯范围广、累及主要血管神经束，则为截肢适应证，或者选择根治性放疗。对于四肢长骨的病损，可按原发性恶性骨肿瘤的手术原则及方式进行切除和重建，常见的重建方式有假体和异体骨/自体骨等。获得广泛切除边界的患者，局部复发率较低，约为10%，而骨盆病损手术后的复发率较高。由于综合治疗的进步及重建方式的改进，尤因肉瘤患者的存活和肢体功能有了明显改善。对于局限性尤因肉瘤，目前推荐的治疗方案是新辅助化疗后进行广泛性切除。化疗联合手术的局部控制率优于化疗联合放疗。不能进行外科广泛性切除的患者，可以选择根治性放疗。单纯放疗一般不作为局部控制的首选方式，特别是儿童患者，放疗会有诸多的并发症。如手术未获得阴性切除边界，可辅以术后辅助放疗。

2. 放射治疗

尤因肉瘤对放疗敏感，一般小剂量（3000~4000cGy）照射，能使肿瘤迅速缩小，局部控制率达60%～70%；但单纯放疗远期疗效差，5年生存率只有10%～20%。国外报道，单纯放疗患者的中位数生存期为10.4个月，局部复发率为47.5%。目前认为，术后阳性切缘或不能达到安全切缘的患者要加上放疗；手术难以切除的部位，如骨盆、脊柱和头颈部等，放疗可以与化疗联合达到根治目的。此外，放疗与化疗联合用于晚期的患者，只要身体条件允许，化疗后应对骨原发灶及转移灶给予局部放疗。目前多数学者主张尤因肉瘤放射治疗应采用早期、范围广的方式。照射范围可包括化疗前肿瘤的上、下2～4cm正常组织。照射剂量在术后为40～50Gy，局部肿瘤病灶为55.8Gy，原发椎体肿瘤建议45～50Gy，单次1.8～2.0Gy。资料显示，高剂量照射并不能减低局部复发；相反，副作用明显增高，常见的是放疗后病理性骨折，发生率为10%。此外，放疗区域继发恶性肿瘤的可能性增加。

3. 化学药物治疗

尤因肉瘤对化疗最敏感，目前多种药物的联合化疗已使尤因肉瘤的5年生存率由单纯手术的15%～20%提高至50%～70%，甚至70%以上。辅以全身化疗后，儿童EFT的治愈率可提高至75%，但成年EFT的治愈率仅为50%左右。目前主张尤因肉瘤患者术前应先进行至少9周的多药联合化疗，然后施行局部治疗（包括肿瘤广泛切除术或截肢术或根治性放疗），再加术后辅助联合化疗。术前的新辅助化疗可以使肿瘤缩小和增加R0切除率，术后的辅助化疗可以延长大多数患者的RFS和OS。若无化疗禁忌证，无论切缘是否阳性，推荐所有广泛切除术后的尤因肉瘤患者行28～49周的术后辅助化疗（1类证据）。常用的一线药物（新辅助化/辅助治疗/转移性）有异环磷酰胺（IFO）、环磷酰胺（CTX）、多柔比星（ADM）、放线菌素D（Act-D）、依托泊苷（VP-16）和长春新碱（VCR）。常用一线化疗方案有CAV（CTX、ADM、VCR）、CAV（CTX、ADM、VCR）/IE（VP-16+IFO）交替方案、VAI（VCR、ADM、IFO）、VIDE（VCR、IFO、ADM、VP-16）、VACA（VCR、Act-D、CTX、ADM）、VAIA（VCR、ADM、IFO、Act-D）。无远处转移的患者优先推荐CAV/IE交替方案（1类推荐）。经充分化疗的患者完全缓解率可达80%左右，长期生存率则在50%以上。

有30%～40%的尤因肉瘤会出现局部复发或转移，复发或转移的患者预后较差。2年后复发、仅肺转移、局部复发但可以根治性切除的患者预后相对较好。局部复发和远处转移患者的5年生存率分别为55%和22%。复发的患者可以考虑二线治疗，采用VP-16+大剂量IFO、环磷酰胺+拓扑替康、吉西他滨+多西他赛、CPT-11+TMZ、ICE（VP-16+CBP+IFO）方案或临床试验。复发延迟的患者也可以考虑用原来的一线方案治疗。

干细胞移植支持下的大剂量化疗对非转移的尤因肉瘤患者可能有潜在的生存获益，对复发/转移性尤因肉瘤患者疗效不肯定，需要前瞻性的随机临床试验证实；目前干细胞移植支持下的大剂量化疗不作为常规推荐。化疗的主要副作用为胃肠道反应及骨髓抑制性毒性。自从有高效止呕药（如康泉、枢复宁、苏丹等）和白细胞生长刺激因子，以及无菌净化病房及其他支持治疗之后，患者对化疗耐受性大大提高，化疗效果提高而化疗安全性亦得以提高。

六、预后

应用现代综合治疗之后，据大组病例治疗报告，5年无病生存已超过50%，早期病例则长期无病生存机会更大。影响预后的主要因素有：① 确诊时的肿瘤负荷和手术的边缘是否有残瘤存在；对化疗的反应及瘤床能否增加放射治疗；② 初诊时LDH升高预后较差；③ 初治时有远处转移者，预后均较差；④ 原发部位发生在四肢预后较好，原发部位在脊椎和骶骨预后较其他部位差。转移部位最常发生在肺部、骨和骨髓。此外，虽然仍有争论，EWS/ETS融合状况可能影响患者的预后，EWS中不同外显子的转位产生嵌合蛋白的分子质量不同，其中EWS第7外显子与FLI1第6外显子发生融合时（1型融合类型）所产生嵌合蛋白的分子质量较小，因此其预后较好。*TP53*突变或*INK4A*缺失与不良预后可能相关。

（张 星 王 晋 黄 纲）

参 考 文 献

牛晓辉，郝林.2013.骨肿瘤标准化手术.北京：北京大学医学出版社：1～10

牛晓辉，郝林.2017.软组织肿瘤标准化手术.北京：北京大学医学出版社：3～10

宋金刚，师英强.2014.软组织肿瘤学.天津：天津出版传媒集团：120～122

徐万鹏，李佛保.2008.骨与软组织肿瘤学.北京：人民卫生出版社：439～459

张春林, 董扬. 2010. 骨与软组织肿瘤外科学(译著). 上海: 上海科学技术出版社: 4~35

Amin MB, Edge SB, Greene FL, et al. 2017. AJCC Cancer Staging Manual. 8th ed. New York: Springer

Biermann JS, Chow W, Reed DR, et al. 2017. NCCN guidelines insights: bone cancer, Version 2. 2017. J Natl Compr Canc Netw, 15 (2): 155~167

Califano JA, Lydiatt W, Nehal KS, et al. 2017. Cutaneous carcinoma of the head and neck. *In*: Amin MB, Edge SB, Greene FL, et al. AJCC Cancer Staging Manual. 8th ed. New York: Springer: 171~181

Callahan MK, Kluger H, Postow MA, et al. 2018. Nivolumab plus ipilimumab in patients with advanced melanoma: Updated survival, response, and safety data in a phase I dose-escalation study. J Clin Oncol, 36 (4): 391~398

Casali PG, Jost L, Sleijfer S, et al. 2008. Soft tissue sarcomas: ESMO clinical recommendations for diagnosis, treatment and follow-up. Ann Oncol, 19 Suppl 2: ii89~93

Dangoor A, Seddon B, Gerrand C, et al. 2016. UK guidelines for the management of soft tissue sarcomas. Clin Sarcoma Res, 15; 6: 20

Dummer R, Ascierto PA, Gogas HJ, et al. 2018. Encorafenib plus binimetinib versus vemurafenib or encorafenib in patients with BRAF-mutant melanoma (COLUMBUS): a multicentre, open-label, randomised phase 3 trial. Lancet Oncol, 19 (5): 603~615

Eggermont AMM, Blank CU, Mandala M, et al. 2018. Adjuvant pembrolizumab versus placebo in resected stage III melanoma. N Engl J Med, 378 (19): 1789~1801

Eggermont AMM, Dummer R. 2017. The 2017 complete overhaul of adjuvant therapies for high-risk melanoma and its consequences for staging and management of melanoma patients. Eur J Cancer, 86: 101~105

Faries MB, Thompson JF, Cochran AJ, et al. 2017. Completion dissection or observation for sentinel-node metastasis in melanoma. N Engl J Med, 376 (23): 2211~2222

Ferrari S, Sundby Hall K, Luksch R, et al. 2011. Nonmetastatic Ewing family tumors: high-dose chemotherapy with stem cell rescue in poor responder patients. Results of the Italian sarcoma group/Scandinavian sarcoma group III protocol. Annals of Oncology, 22 (5): 1221~1227

Garcia del Muro X, de Alava E, Artigas V, et al. 2016. Clinical practice guidelines for the diagnosis and treatment of patients with soft tissue sarcoma by the Spanish group for research in sarcomas (GEIS). Cancer Chemother Pharmacol, 77 (1): 133~146

Gerrand C, Athanasou N, Brennan B, et al. 2016. UK guidelines for the management of bone sarcomas. Clin Sarcoma Res, 6: 7

Gershenwald JE, Scolyer RA, Hess KR, et al. 2017. Melanoma staging: Evidence-based changes in the American Joint Committee on Cancer eighth edition cancer staging manual. CA Cancer J Clin, 67 (6): 472~492

Gupta AA, Pappo A, Saunders N, et al. 2010. Clinical outcome of children and adults with localized Ewing sarcoma: Impact of chemotherapy dose and timing of local therapy. Cancer, 116 (13): 3189~3194

Hayward NK, Wilmott JS, Waddell N, et al. 2017. Whole-genome landscapes of major melanoma subtypes. Nature, 545 (7653): 175~180

Narvaez JA, Martinez Tirado O, Valverde C, et al. 2016. Clinical practice guidelines for the diagnosis and treatment of patients with soft tissue sarcoma by the Spanish group for research in sarcomas (GEIS). Cancer Chemother Pharmacol, 77 (1): 133~146

Reszko A, Aasi SZ, Wilson LD, et al. 2011. Cancer of the skin. *In*: DeVita VT Jr, Lawrence TS, Rosenberg SA. Cancer: Principles and Practice of Oncology. 9th ed. Philadelphia: Lippincott Williams & Wilkins: 1610~1633

Robert C, Karaszewska B, Schachter J, et al. 2015. Improved overall survival in melanoma with combined dabrafenib and trametinib. N Engl J Med, 372 (1): 30~39

Rogers HW, Weinstock MA, Feldman SR, et al. 2015. Incidence estimate of nonmelanoma skin cancer (keratinocyte carcinomas) in the U. S. population, 2012. JAMA Dermatol, 151 (10): 1081~1086

Serlo J, Helenius I, Vettenranta K, et al. 2015. Surgically treated patients with axial and peripheral Ewing's sarcoma family of tumours: A population based study in Finland during 1990-2009. Eur J Surg Oncol, 41 (7): 893~898

Testori A, Ribero S, Bataille V. 2017. Diagnosis and treatment of in-transit melanoma metastases. Eur J Surg Oncol, 43 (3): 544~560

Ugurel S, Röhmel J, Ascierto PA, et al. 2017. Survival of patients with advanced metastatic melanoma: the impact of novel therapies update 2017. Eur J Cancer, 83: 247~257

von Mehren M, Randall RL, Benjamin RS, et al. 2018. Soft tissue sarcoma, version 2. 2018, NCCN clinical practice guidelines in oncology. J Natl Compr Canc Netw, 16 (5): 536~563

Weber J, Mandala M, Del Vecchio M, et al. 2017. Adjuvant nivolumab versus lpilimumab in resected stage III or IV melanoma. N Engl J Med, 377 (19): 1824~1835

Wolchok JD, Chiarion-Sileni V, Gonzalez R, et al. 2017. Overall survival with combined nivolumab and ipilimumab in advanced melanoma. N Engl J Med, 377 (14): 1345~1356

第二十一章 儿童实体肿瘤

第一节 儿童肿瘤的特点

随着医学的进步，感染性疾病已获得有效的控制，恶性肿瘤已成为威胁儿童生命的主要疾病之一，仅次于意外事故，为儿童第二位常见死因。与成人肿瘤相比较，儿童肿瘤在发生、发展、病理、临床、治疗和预后等方面，有其独特的特点。儿童肿瘤主要集中在造血系统、中枢和交感神经系统及间叶组织；多起源于胚胎残留组织和中胚层，从未成熟的细胞发生，少见上皮来源的肿瘤。常见的肿瘤类型为白血病、脑瘤、恶性淋巴瘤、神经母细胞瘤、骨和软组织肉瘤、肾母细胞瘤、生殖系统肿瘤和视网膜母细胞瘤等。成人肿瘤则由已成熟细胞转变，上皮来源的肿瘤多见，常见肿瘤为肺癌、胃肠道癌、肝癌、乳腺癌、甲状腺癌、鼻咽癌、宫颈癌、前列腺癌和膀胱癌等（陈万青等，2017）。与成人肿瘤相比较，儿童肿瘤以胚胎性肿瘤为主，对化疗药物敏感性高。按体表面积计算化疗药物剂量，儿童剂量比成人的剂量大，儿童肿瘤化疗方案强度大于成人肿瘤方案。而且，儿童患者器官功能较好，较少患有慢性功能性疾病，对化疗的耐受性较好。近40年来，随着现代医学科学的进步，儿童肿瘤的诊断和治疗方法大大改进。大量的多中心临床研究的开展，采用积极合理的综合治疗，儿童恶性肿瘤死亡率明显下降。美国2014年统计数据显示，儿童恶性肿瘤5年生存率从1975~1977年的58%上升至2007~2013年的83%。我国近10多年来采用发达国家儿童肿瘤诊治策略和治疗方案，儿童肿瘤生存率也获得明显改善。

一、流行病学

儿童肿瘤发病率较低，美国（2009~2013年）0~14岁儿童恶性肿瘤年发病率为162.4/100万；全球0~14岁儿童肿瘤年发病率（2001~2010年）为140.6/100万（Steliarova-Foucher et al., 2017）。中国（2000~2010年）0~14岁儿童恶性肿瘤年发生率为87.1~100/100万，近10年来儿童恶性肿瘤发病率以每年2.8%的速度递增。儿童恶性肿瘤发生率位于第一位的是白血病，其次为中枢神经系统肿瘤、淋巴瘤、神经母细胞瘤、软组织肿瘤、肾母细胞瘤、骨肉瘤、生殖细胞瘤、视网膜母细胞瘤等和其他少见肿瘤。在不同的年龄段儿童肿瘤类型也有所不同。5岁以前，主要肿瘤类型是白血病、神经母细胞瘤、肾母细胞瘤、视网膜母细胞瘤、肝母细胞瘤、横纹肌肉瘤（胚胎型）、畸胎瘤、某些脑瘤等。5岁以后，淋巴瘤、骨肉瘤、尤因肉瘤等逐渐增多。

二、病因

儿童肿瘤发病原因仍未明确。但已知某些因素与儿童肿瘤发病相关，如遗传因素、免疫因素、免疫缺陷和环境因素。目前已知与遗传有关的儿童肿瘤中，肾上腺皮质癌遗传因素占50%~80%，视网膜母细胞瘤占40%，嗜铬细胞瘤占25%。某些遗传综合征的患儿（如Li-Fraumeni综合征）易患肉瘤、白血病和脑瘤；家族性息肉病易患结肠癌；共济失调毛细血管扩张症易患淋巴瘤、脑瘤、白血病。唐氏综合征患儿白血病的发生率比正常人高20倍。X连锁淋巴组织增生症（X-linked lymphoproliferative disease，XLP）的男孩患B细胞淋巴瘤的风险增加。5岁以前发生的肿瘤往往与胚胎发育过程基因突变相关。5岁以后发生的肿瘤往往与多因素相关。电离辐射有致白血病的作用，照射剂量和白血病发病率呈直线关系。母亲孕期接受X线检查，儿童出生后患肿瘤的危险明显增加。放射治疗可致放射野出现第二肿瘤的风险增加。接触氯化溶剂、苯、汽油、杀虫剂和油漆等化学物质及化疗药物，如烷化剂等与肿瘤发生相关。病毒感染与肿瘤的发生也有关系，如人T细胞淋巴瘤病毒（HTLV）是与人T细胞白血病和淋巴瘤有关的反转录病毒。非洲区域性儿童伯基特淋巴瘤与EB病毒感染相关，在患儿血清中可测到EB病毒抗体，肿瘤标本可找到EB

病毒的基因片段。随着年龄增长，儿童肿瘤的发生与环境等多因素相关，如肝脏肿瘤，5岁以前肝脏肿瘤常为肝母细胞瘤，主要与11号染色体短臂异常明显相关；15岁以后肝脏肿瘤常是肝癌，与乙肝病毒感染明显相关。

三、诊断

肿瘤的早期诊断有助于肿瘤的成功治疗。但是，大多数儿童肿瘤的症状和体征无特异性，儿童实体肿瘤多为胚胎源性肿瘤，极少上皮来源的肿瘤，与管腔不相通，极少腔内出血和肿瘤细胞脱落，因此肿瘤早期普查的方法（内窥镜检查、大便潜血检查、脱落细胞学等检查）在儿童肿瘤中意义不大。儿童肿瘤往往是偶然发现，诊断时往往已是局部扩散或远处转移，因此，对不明原因发热、疼痛、体重下降、体表或腹部肿块、血尿、贫血和出血等症状的患儿应做详细体检、血象检查、血生化、肿瘤标志物、骨髓和必要的B超、CT/MRI等影像学检查。高度怀疑肿瘤时，应行肿块活检做病理检查进一步明确诊断。儿童肿瘤大多数是小圆蓝细胞肿瘤，单纯形态学检查难以获得准确诊断，免疫组织化学检查对鉴别诊断非常重要。骨髓检查有助于诊断白血病以及淋巴瘤和神经母细胞瘤等肿瘤细胞的骨髓侵犯。染色体和相关基因检测有助于诊断和预后评估。确诊后需要进一步进行CT、MRI、骨扫描和（或）PET/CT等影像学检查和（或）骨髓和（或）脑脊液检查，以明确肿瘤侵犯的范围，进行准确临床分期和危险分层，制订合理的治疗策略。

四、治疗原则

采用现代治疗方法，儿童肿瘤的生存率已获得明显改善。在美国和欧洲等发达国家和地区，70%～80%的儿童肿瘤患者可获得治愈。治疗所致的副作用将影响存活患者的生活质量，因此治疗设计上应充分考虑到这些因素。儿童肿瘤治疗包括手术、化疗、放疗、生物治疗和靶向治疗等综合治疗手段。某些局限性的肿瘤，单纯手术可获得治愈。然而，大多数儿童肿瘤需要术前或术后化疗以提高手术切除率和减少转移的发生率，改善生存率，如肾母细胞瘤、神经母细胞瘤、骨肉瘤、横纹肌肉瘤、肝母细胞瘤和尤因肉瘤等。放射治疗主要是控制局部肿瘤，但该方法对儿童生长发育影响较大，存在诱发第二肿瘤的风险，设计放疗时应充分考虑这一点。继发第二肿瘤是化疗和放疗的远期副作用之一，化疗方案设计时应尽量减少应用可能诱发第二肿瘤的药物，如烷化剂和鬼臼乙叉苷类药物等。儿童肿瘤患者在生理、心理方面与成人不同，还需要营养、护理、心理和康复治疗方面的密切配合。儿童肿瘤治疗的目标是争取达到完全缓解，力争根治。应根据儿童处于生长发育阶段的特点，多学科参与治疗方案的制订，以求达到最好的治疗效果，降低远期副作用和帮助患者保持较好的生活质量。

（孙晓非）

第二节 肾母细胞瘤

肾母细胞瘤（nephroblastoma，Wilms tumor）是儿童时期最常见的肾脏肿瘤。15岁以下儿童肾母细胞瘤发生率为7.1/100万。大部分肾母细胞瘤是单侧，5%～10%为双侧肾母细胞瘤，临床常表现为无症状性腹部肿块、腹痛和血尿。肾母细胞瘤可通过血道转移，肺脏是最常见的转移部位。采用手术、化疗和（或）放疗等综合治疗，儿童肾母细胞瘤治愈率达85%～90%，是实体肿瘤综合治疗成功的典范。

一、流行病学和病因学

肾母细胞瘤占儿童恶性肿瘤的6%。多见于2～4岁患儿。肿瘤多侵犯单侧肾脏，单侧肾母细胞瘤初诊的中位年龄为3.6岁，双侧肾母细胞瘤初诊的中位年龄为2.6岁。男女发病率相等。1%～2%肾母细胞瘤病例有阳性家族史。单侧肾母细胞瘤患者的后代发生肾母细胞瘤的危险<2%。大约10%肾母细胞瘤患者可伴有先天畸形综合征，如虹膜缺如、偏身肥胖、Beckwith-Wiedemann综合征（内脏增大、巨舌、脐膨出和智力发育迟缓）、泌尿生殖道畸形（肾发育不全、异位肾、融合肾、重复肾、多囊肾、尿道下裂、隐睾），提示肾母细胞瘤发病与胚胎发育过程中某些遗传物质异常有关。部分肾母细胞瘤患者发生肿瘤特异性的11号染色体短臂丢失，进一步研究提示肾母细胞瘤基因位于11p13区域，命名为 *WT1* 基因。*WT1* 基因已被确认为肾母细胞瘤的抑癌基因，其功能或结构异常在肾母细胞瘤的发生中起重要作用。

二、病理

大多数肾母细胞瘤为单一病灶，可发生在肾实质的任何部位。肿瘤外观呈类球形实质性肿块，大小不一，挤压肾组织而形成一层较明显的薄而脆的假胞膜，与正常肾组织边界清楚，肿瘤质脆而软，易于术前或术中破裂而导致局部播散。肿瘤切面呈均匀的灰白色或黄褐色鱼肉状，常伴出血和坏死。肾母细胞瘤播散最早和最常见的部位为穿过假胞膜到肾窦或肾内血管和淋巴管，也可穿透肾被膜浸润到肾外组织、血管或邻近器官，也可侵入肾盂，向输尿管浸润，引起血尿和梗阻。肾母细胞瘤最常见的淋巴转移部位是肾门及主动脉旁淋巴结。约 20% 的病例肿瘤侵犯肾静脉，并可沿肾静脉向下腔静脉甚至右心房延伸。肿瘤经血道转移可散播至全身各部位，肺转移最常见，其次为肝、骨和脑。

肾母细胞瘤病理学类型包括预后良好组织类型（favorable histology，FH）和预后不良组织类型（unfavorable histology，UH）两大类。预后良好组织类型由上皮细胞、间质细胞和胚基细胞组成。根据以上三种细胞成分所占比例分为 4 种类型，即上皮型、间质型、胚芽型和混合型；这些类型的患者有较好的治疗效果。预后不良组织类型为间变型（局灶间变和弥漫间变型），占肾母细胞瘤 10%，却占该病死亡病例的 60%，预后差。

近年来分子生物学研究显示，肾母细胞瘤染色体 1q 获得和 1p 和 16q 杂合子丢失与不良预后相关，特别是 1q 获得肾母细胞瘤患者复发风险较高（Gratias et al., 2016）。

三、临床表现

约 90% 的肾母细胞瘤患者以腹部肿块和腹围增加为首诊原因，常是家人给患儿洗澡换衣时偶然发现。肿块一般位于一侧上腹季肋部，表面光滑、实质性、较固定；肿块巨大可超过中线。约 1/3 的患者常因肿块浸润或压迫邻近组织器官，出血坏死而引起腹痛。腹痛可为隐痛或胀痛。偶因肿瘤破溃到腹腔表现为急腹症。大约 18% 的患者有肉眼血尿，24% 的患者有镜下血尿。部分患者可出现高血压，主要是血浆肾素升高所致。15% 的患者初诊时已有远处转移，主要是肺转移、骨、肝和脑转移。肺转移可出现气促、呼吸困难。骨转移可有骨痛。局限期肾母细胞瘤患者全身一般情况较好，晚期患者可有贫血、发热、体重减轻等。少数患者可伴有各种先天畸形，如虹膜缺如、偏身肥胖和泌尿生殖道畸形等。

四、诊断和鉴别诊断

需要详细了解病史和检查患者腹部肿块大小、位置、质地和腹围，浅表淋巴结有无肿大，有无发热、贫血和体重下降，有无伴随先天畸形等。影像学检查非常重要，腹部彩超、CT/MRI 或 PET/CT 可确定肿瘤的大小、性质，以及与周围器官的毗邻关系和肿瘤侵犯的范围，有助于临床分期。做胸部 X 线或 CT 检查，以确定有无肺转移。怀疑有骨转移者应行放射性核素骨扫描。怀疑脑转移者应行颅脑 MRI 检查。如有浅表淋巴结肿大，应行淋巴结活检明确是否有转移肿瘤。肾母细胞瘤尚无有诊断性的肿瘤标志物，但是，测定尿 VMA、HVA 和血 AFP、HCG 有助于与神经母细胞瘤、肝母细胞瘤和生殖细胞肿瘤相鉴别。肾母细胞瘤最终确诊需要通过手术或者穿刺活检获取肿瘤组织进行病理诊断和分型。

肾母细胞瘤需要与神经母细胞瘤、肾透明细胞肉瘤、肾癌、淋巴瘤、横纹肌肉瘤、腹膜后畸胎瘤、生殖细胞瘤和肾囊性病变等鉴别，特别是与神经母细胞瘤鉴别。神经母细胞瘤起源于肾上腺，但侵犯肾脏时影像学往往难以与肾母细胞瘤鉴别。神经母细胞瘤肿块质地硬和固定，表面呈结节状；常跨越中线到对侧；患者常有发热、贫血和骨痛；骨髓检查可发现神经母细胞瘤侵犯骨髓；尿儿茶酚胺和 VMA 升高等有助于神经母细胞瘤的诊断。

五、分期

准确的临床病理分期对评估预后和制订治疗方案非常重要。目前最常用的是 NWTS（美国肾母细胞瘤研究组）分期系统，现美国儿童肿瘤研究组（COG）仍采用此分期系统。NWTS-5 临床病理分期如下。

Ⅰ期：（需要满足以下所有标准）肿瘤局限在肾内并完整切除；肾包膜完整；肿瘤无破溃或术前未做活检；肾窦血管未受侵犯；切除边缘或边缘以外无肿瘤。

Ⅱ期：肿瘤侵犯肾包膜但能完整切除，切除边缘或边缘以外无肿瘤。肿瘤可有区域扩散（肾窦包膜浸润或肾窦软组织的广泛侵犯）。肾实质外肾肿瘤标本内血管和肾窦血管肿瘤侵犯。

Ⅲ期：术后存在非血源性残留但局限在腹部。有以下任何一种情况均定为Ⅲ期：① 腹部或盆腔淋巴结侵犯；② 肿瘤浸润腹膜表面；③ 腹膜表面肿瘤种植；④ 术后肉眼或镜下残留（即镜下切缘有肿瘤残留）；⑤ 肿瘤局部浸润实质器官不能完整切除；⑥ 术中或术前肿瘤溢出；⑦ 术前化疗，术前活检；⑧ 肿瘤分次切除（如分开切除的肾上腺有肿瘤细胞、肾静脉癌栓与肾肿瘤分开切除等），原发肿瘤从腔静脉扩散到胸腔静脉和心脏。

Ⅳ期：血源性肿瘤转移，如肺、肝、骨、脑转移等；腹部和盆腔以外的淋巴结有转移。

Ⅴ期：初诊时双肾侵犯，应根据以上标准分别对每个肾脏进行分期。

六、治疗

肾母细胞瘤的主要治疗手段是手术、放疗和（或）化疗的综合治疗。根据病理类型和临床病理分期，采用不同的治疗策略和方案，力争治愈，尽可能减低治疗所致的远期副作用（Iratan et al., 2016）。手术是肾母细胞瘤的主要治疗法。无论有无远处转移均应切除原发肿瘤。诊断时能手术切除的肿瘤首先手术切除。以下几种情况可考虑术前化疗或放疗：① 肿瘤巨大累及周围重要器官；② 患者全身情况较差，难以耐受手术；③ 腔静脉内瘤栓达肝静脉水平或以上；④ 广泛肺转移；⑤ 孤立肾肾母细胞瘤；⑥ 双侧肾母细胞瘤；⑦ 肿瘤破溃后腹膜游离液体局限在Gerota's筋膜。术前化疗和放疗均能达到使肿瘤明显缩小的目的，可以减低术中肿瘤破溃率。如果肿瘤较大，估计可能术中破溃，也可先行术前化疗。一般选用放线菌素D联合长春新碱加或不加多柔比星化疗，无效者加用放疗。若需要术前化疗，应先在B超引导下行细针穿刺活检明确诊断，以免误诊。术前化疗或放疗使肿瘤缩小再手术的患者，不管肿瘤是否完整切除，术后均应按Ⅲ期进行化疗和放疗。术前化疗无效的患者，术后应该调整化疗方案，增加化疗强度。双侧同时发生的肾母细胞瘤，治疗倾向保守，术前化疗、延期手术、术后化疗和放疗，尽可能保存有功能的肾实质。

肾母细胞瘤对放射治疗高度敏感，但放疗对患儿生长发育有不良影响，应该慎重。Ⅰ期和Ⅱ期预后良好组织类型的肾母细胞瘤患者术后不需要行瘤床放疗。其余患者术后均需要行瘤床放疗，剂量为10.8Gy；如有肿瘤残留应根据具体情况增加放疗剂量，如有全腹播散的病例应行全腹放疗。肺转移患者肺转移灶化疗后未能完全缓解，可行全肺放疗或者手术切除残留转移灶。不同病理类型和分期的肾母细胞瘤的治疗策略如下。

1. Ⅰ期和Ⅱ期预后良好组织类型、Ⅰ期局灶间变细胞型

术后放线菌素D和长春新碱两药联合辅助化疗18周。预后良好组织类型Ⅰ期和Ⅱ期肾母细胞瘤不行瘤床放疗。Ⅰ期局灶间变型肾母需要行瘤床放疗10.8Gy。年龄<12个月患者化疗剂量减半；年龄>1岁且体重≥10kg，化疗剂量用足量；年龄>1岁而体重<10kg者，化疗剂量用3/4量。

A：Act-D（放线菌素D），15μg/kg，第1~5天或者45μg/kg，第1天，每3周1次。

V：VCR（长春新碱），1.4mg/m²（最大2mg/m²），每周1次，连用10周后改为3周1次。

2. Ⅲ期和Ⅳ期预后良好组织类型、Ⅱ~Ⅳ期局限型间变细胞型

术后放线菌素D、长春新碱和多柔比星三药联合辅助化疗24周。年龄<12个月的患者化疗剂量减半；年龄>1岁且体重≥10kg，化疗剂量用足量。年龄>1岁而体重<10kg者，化疗剂量用3/4量。肿瘤瘤床放射治疗剂量10.8Gy，根据肿瘤残留或腹部播散情况增加放疗剂量和范围。腹腔播散需要全腹放疗。肺转移患者行全肺放疗12Gy。

A：Act-D（放线菌素D），15μg/kg，第1~5天或者45μg/kg，第1天，每3周1次。

V：VCR（长春新碱），1.4mg/m²（最大2mg/m²），每周1次，连用10周后改为3周1次。

D：ADR（多柔比星），45mg/m²，第1天。

3. Ⅱ~Ⅳ期弥漫型间变细胞型

术后长春新碱、环磷酰胺（CTX）、多柔比星、依托泊苷（VP-16）联合行辅助化疗24周。腹部瘤床行放射治疗10.8Gy，根据肿瘤残留或腹部播散情况增加放疗剂量和范围。肺转移患者应行全肺放疗12Gy。

4. Ⅴ期肾母细胞瘤

所有患者均需要术前化疗，用长春新碱、放线菌素D±多柔比星化疗，随后尽可能行保肾手术。术后根据病理类型和分期，采用不同强度的化疗和放疗。预后良好型：如双侧肾脏分期≤Ⅱ期，用长春新碱联合放线菌素D化疗；如双侧肾脏分期≥Ⅱ期，则用长春新碱、放线菌素D、多柔比星化疗±放疗。预后不良型：用长春新碱、环磷酰胺、多柔比星、依托泊苷化疗和（或）放疗。

5. 复发/难治的肾母细胞瘤

应采用强烈化疗联合放疗。化疗药物包括长春新碱、放线菌素D、多柔比星、环磷酰胺、足叶乙苷、顺铂、卡铂和异环磷酰胺（IFO）等。局部复发的患者化疗后肿瘤缩小可再次手术切除，术后放疗。肺转移和肝转移患者应强烈化疗后放疗。造血干细胞移植也是治疗的选择。

七、预后

肾母细胞瘤主要的预后因素是病理组织类型、临床病理分期、年龄和分子生物学指标等。规范的综合治疗可使患者生存率达80%以上。采用NWTS-4治疗策略和方案，预后良好组织型肾母细胞瘤8年总生存率Ⅰ期为98%，Ⅱ期为95%，Ⅲ期为93%，Ⅳ期为82%；Ⅴ期为89%。而预后不良型肾母预后差：局限性间变细胞型4年总生存率大约70%，弥漫性间变细胞型大约40%。预后良好型晚期肾母细胞瘤患者尽管已有肺、肝和骨等远处转移，积极治疗5年生存率也可达70%以上。

（孙晓非）

第三节 神经母细胞瘤

神经母细胞瘤（neuroblastoma）是胚胎神经嵴细胞的恶性肿瘤，主要起源在肾上腺髓质、椎旁和主动脉旁交感神经系统，是小儿最常见的颅外恶性实体肿瘤，占小儿恶性肿瘤的8%。多见于5岁以下的患儿，2岁为发病年龄高峰。本病具有自发消退和转化为良性肿瘤的特点，但主要发生在1岁以内的婴儿。神经母细胞瘤的临床表现与肿瘤发生和转移的部位相关。好发于腹膜后肾上腺，其次为腹膜后交感神经链、纵隔、盆腔和头颈部，恶性程度高，70%患者就诊时已为晚期，肿瘤常转移至骨髓、骨、肝和淋巴结等。根据临床分期、年龄、病理分型和肿瘤生物学特点，可分为低危、中危和高危患者。治疗包括手术、化疗、放疗±造血干细胞移植±免疫治疗。标准的综合治疗低危神经母细胞瘤患者，5年生存率达90%以上；中危为70%；高危患者预后差仅30%～60%。

一、流行病学和病因学

神经母细胞瘤是儿童最常见的恶性实体肿瘤，占小儿恶性肿瘤的8%，占新生儿恶性肿瘤的50%。流行病学统计结果显示约每7000个活婴中有1个神经母细胞瘤患者。大多数神经母细胞瘤发生在出生后第一个10年内，2岁为发病年龄高峰，1岁以内占37%；90%患者发病时年龄小于5岁，10岁以后明显减少。男性多于女性。

大多数神经母细胞瘤的病因不清楚。1%～2%神经母细胞瘤患者有家族史，初诊年龄小（9个月）。20%的患者有多个原发病灶。家族神经母细胞瘤的主要原因是ALK基因的胚系突变，而ALK基因体细胞突变和扩增则发生在8%～10%散发型神经母细胞瘤患者。突变导致ALK基因结构磷酸化，因此，抑制ALK激酶可能是潜在的治疗靶点。神经母细胞瘤细胞染色体异常最常见是1p、1q、3p、11q、14q、17p和MYCN扩增（定义为每一个二倍体基因组大于10拷贝数）。在所有神经母细胞瘤的患者中，无论有无MYCN基因扩增，肿瘤有较高数量的染色体断裂点与年龄较大、疾病晚期、复发率高和预后差相关。MYCN癌基因是神经母细胞瘤的致癌基因，位于2号染色体的2p23和2p24。25%～30%神经母细胞瘤有MYCN癌基因扩增，有MYCN癌基因扩增的神经母细胞瘤往往预后差，多属于Ⅲ期、Ⅳ期患者；Ⅰ期、Ⅱ期和ⅣS期患者中也有5%～10%的神经母细胞瘤有MYCN癌基因扩增，其往往进展迅速、预后不良。

二、临床表现

神经母细胞瘤可发生在身体的任何部位，通常沿交感神经链分布，如交感神经干、肾上腺髓质和腹膜后交感神经的副神经节等部位，其中肾上腺占40%，脊柱旁神经节占25%，胸腔占1.5%，盆腔占5%，颈部占3%。临床症状和体征取决于原发和转移肿瘤的部位。75%以上患者就诊时已属晚期。由于肿瘤发生部位广泛、症状各不相同，而且容易早期转移，易于误诊。神经母细胞瘤初发时常表现为不明原因的发热，伴有面色苍白、贫血、食欲缺乏、肢体疼痛。不同部位有不同临床表现。

（1）腹膜后神经母细胞瘤：肿块压迫腹部脏器可引起腹痛，检查发现腹部肿块，肿块坚硬伴有结节状、不活动、无压痛的块状物，常常超越中线。晚期患者常有腹水、腹壁静脉怒张、腹壁水肿。

（2）纵隔神经母细胞瘤：多位于后纵隔脊柱旁，上纵隔多于下纵隔。早期可无症状。肿块巨大压迫者可表现为呛咳、呼吸道感染、吞咽困难。压迫椎管神经根可引起上肢感觉异常和疼痛。

（3）颈部神经母细胞瘤：易发现，也易被误诊为淋巴结炎或恶性淋巴瘤。常因压迫颈胸神经节而引起颈交感神经麻痹综合征（Horner综合征），表现为单侧瞳孔缩小，上睑下垂及无汗症。

（4）盆腔神经母细胞瘤：位于结肠后骶骨前，较早期即因压迫邻近器官而出现症状，如便秘、排便困难、排尿不畅或尿潴留。

（5）哑铃状神经母细胞瘤：指椎旁神经母细胞瘤经椎间隙延伸进入脊柱椎管硬膜外。临床上可有脊椎僵直、感觉异常、疼痛，下肢肌张力减退，甚至发生瘫痪。

（6）转移症状：神经母细胞瘤转移发生较早，

可通过淋巴道转移至淋巴结，也可通过血道转移至骨髓、骨、肝、脑、肺和皮肤等。神经母的骨转移多见于颅骨或四肢长骨。颅骨眼眶发生转移时，颅骨局部出现隆起，眼球突出眶周瘀斑（熊猫眼）；骨转移患儿常有肢体疼痛、关节疼痛，可出现跛行。骨髓转移可表现为贫血、出血或血小板减少。皮肤转移可见皮肤皮下结节（多见于婴儿）。

（7）癌旁综合征：① 水样腹泻，因肿瘤中血管活性肠肽的分泌而导致水样腹泻，肿瘤切除后可缓解；② 斜视眼阵挛-肌阵挛综合征，由肿瘤的免疫机制所引起，与普遍的和永久性的神经和认知缺陷相关。

三、病理

神经母细胞瘤是神经嵴细胞向交感神经元、神经母细胞的分化过程异常而发生的交感神经系统肿瘤。根据胚胎神经嵴的交感神经元分化情况，可分为神经母细胞瘤、节细胞神经母细胞瘤和节细胞神经瘤。呈低分化的多能性交感神经元母细胞或交感神经母细胞的恶性增殖，为神经母细胞瘤；混合含有未分化和分化成熟的神经节细胞，为节细胞神经母细胞瘤；呈神经节细胞的瘤性分化，则为节细胞神经瘤。

显微镜下神经母细胞瘤由许多巢状或小叶状的未分化原始细胞组成，胞质少，核染色质较深，肿瘤细胞呈放射状排列，形成菊花团，具有一定的诊断意义。肿瘤细胞间有纤维血管束分隔，常见出血、钙化和坏死区。神经母细胞瘤是小圆蓝细胞肿瘤，常需要利用免疫组化技术与其他小圆蓝细胞肿瘤相鉴别。神经母细胞瘤作为神经来源的肿瘤，神经微丝蛋白（NFP）、神经元特异性烯醇化酶（NSE）、突触囊泡蛋白（SY）等常阳性。

神经母细胞瘤组织病理分类明显影响预后，国际神经母细胞瘤病理学分类（INPC）根据肿瘤标本施万细胞瘤数量、神经母细胞的成熟程度、核碎裂指数（MKI）和年龄，将神经母细胞瘤分为预后良好型和预后不良型。

四、诊断和鉴别诊断

神经母细胞瘤的确诊主要靠肿瘤组织活检而证实。骨髓发现神经母细胞瘤细胞（菊花团样排列，胞质可有神经纤维丝）也有助于诊断。瘤组织的神经微丝蛋白（NFP）、神经元特异性烯醇化酶（NSE）、突触囊泡蛋白（SY）等免疫组织化学检测常阳性。肿瘤细胞 *MYCN* 癌基因明显扩增，提示预后差，需要强化治疗。神经母细胞瘤多数具有分泌儿茶酚胺的能力，虽然进入血液循环的儿茶酚胺大多已代谢失活，不能与瘤外组织的受体结合，临床上很少有儿茶酚胺分泌过多的表现，但尿中儿茶酚胺代谢产物香草扁桃体酸（VMA）或高香草酸（HVA）常有异常升高，是神经母细胞瘤诊断的重要生物学指标。检查儿茶酚胺代谢产物最可靠的方法是检测尿 VMA 和 HVA 水平。血清乳酸脱氢酶（LDH）、神经元特异性烯醇化酶（NSE）升高提示病变晚期预后不良。

目前推荐诊断标准如下（以下两项之一）。

（1）肿瘤组织检查获得明确的病理诊断。

（2）骨髓活检组织学或骨髓穿刺涂片发现特征性神经母细胞（小圆蓝细胞，呈巢状或菊花团状排列），同时伴随尿儿茶酚胺代谢产物升高。

神经母细胞瘤确诊后应行分期和器官功能评估。全身 CT 或 MRI 或 PET/CT 或 MIBG（^{131}I-间碘苄胍）扫描确定肿瘤侵犯范围。全身骨扫描评估有无骨转移。骨髓穿刺（推荐双侧髂后上棘）或活检可了解有无肿瘤侵犯骨髓。通过上述相关检查从而确定病变的范围和临床分期。肿瘤细胞 MYCN 检测有助于危险分层。

神经母细胞瘤需要与肾母细胞瘤、淋巴瘤、腹膜后恶性畸胎瘤、横纹肌肉瘤等恶性肿瘤相鉴别。通过病理活检结合免疫组织化学染色可明确诊断。神经母细胞瘤患者常有贫血、骨痛和发热症状，需与白血病相鉴别；骨髓检查结合骨髓活检可明确诊断。

五、分期

神经母细胞瘤的分期系统主要采用国际神经母细胞瘤分期系统（INSS）。临床分期对危险分层、治疗方案选择和预后判断都有重要意义。

INSS 分期系统：

Ⅰ期　肿瘤局限，手术完全切除，有或无显微镜下残留。同侧区域淋巴结阴性。

ⅡA 期　肿瘤局限，手术不能完全肉眼切除，同侧区域淋巴结阴性。

ⅡB 期　肿瘤局限，手术完全或不完全肉眼切除，同侧区域淋巴结阳性；对侧增大的淋巴结需阴性。

Ⅲ期　单侧肿瘤不能切除，扩散超越中线，有或无区域淋巴结侵犯；或单侧局部肿瘤伴有对侧区域淋巴结侵犯，或中线肿瘤伴有双侧扩散（不可切除）或淋巴结侵犯。中线定义为脊柱。起源单侧并横越中线的肿瘤必须浸润或超越脊柱的对侧。

Ⅳ期　原发肿瘤扩散至远处淋巴结、骨、骨髓、肝脏、皮肤或其他器官。除外ⅣS期。

ⅣS期 原发肿瘤局限，即定义为Ⅰ期；ⅡA或ⅡB期，伴随肿瘤扩散局限于皮肤、肝脏和（或）骨髓（仅限于年龄＜12个月的婴儿）。骨髓侵犯肿瘤细胞数量少（即骨髓活检或骨髓穿刺恶性细胞少于总有核细胞的10%）。如做MIBG检查，MIBG扫描骨髓应阴性。

六、治疗

神经母细胞瘤治疗手段主要是手术、化疗、放疗和生物治疗等综合治疗。美国儿童肿瘤研究组（COG）根据临床分期、发病年龄、INPC组织病理类型、*MYCN*基因是否扩增、DNA倍体数，将神经母细胞瘤分为低危、中危和高危组，采用强度不同的治疗方法（Pinto et al., 2015）。以下是不同危险因素的神经母细胞瘤治疗策略。

1. 低危神经母细胞瘤

（1）定义：① 任何年龄的Ⅰ期，任何*MYCN*癌基因状态、INPC和DNA倍体数。② 年龄＜1岁，分期ⅡA和ⅡB期，任何*MYCN*癌基因状态、INPC和DNA倍体数。③ 年龄＞1岁的ⅡA和ⅡB期，无*MYCN*癌基因扩增，任何INPC和DNA倍体数。④ 年龄＞1岁的ⅡA和ⅡB期，*MYCN*癌基因扩增伴预后良好的病理类型。⑤ 小于1岁的ⅣS期，无*MYCN*癌基因扩增，病理预后良好型伴有DNA倍体＞1。

（2）治疗：低危神经母细胞瘤的治疗主要是单纯手术切除或单纯观察。化疗主要用于肿瘤手术切除＜50%的Ⅱ期患者，以及肿瘤压迫所致呼吸性窘迫、肾或肠缺血、脊髓压迫、胃肠道或泌尿生殖道梗阻和凝血紊乱的患者。化疗药物为长春新碱、环磷酰胺±多柔比星、卡铂或顺铂、依托泊苷，2～6个疗程。ⅣS期患者治疗根据临床表现，如临床稳定不需要治疗，如有并发症和肿瘤压迫则需要进行干预。ⅣS期患者切除原发肿瘤并不改善生存。

2. 中危神经母细胞瘤

（1）定义：① 年龄＜1岁，分期为Ⅲ期，无*MYCN*癌基因扩增，任何INPC和DNA倍体数。② 年龄＞1岁，分期为Ⅲ期，无*MYCN*癌基因扩增，病理预后良好型。③ 年龄＜18个月，分期为Ⅳ期，无*MYCN*癌基因扩增，任何INPC和DNA倍体数。④ 年龄＜1岁的ⅣS期，无*MYCN*癌基因扩增，任何INPC，DNA倍体等于1。⑤ 年龄＜1岁，分期为ⅣS期，预后不良病理类型，无*MYCN*癌基因扩增，任何DNA倍体数。

（2）治疗：中危患者肿块往往不能切除，常需要先行化疗，待肿块缩小后才手术切除，术后根据有无肿瘤残留而进行局部放疗。神经母细胞瘤对化疗比较敏感，有效率可达80%，有效的化疗药物主要是环磷酰胺、长春新碱、多柔比星、顺铂、卡铂、依托泊苷等，化疗4～8个疗程。

3. 高危神经母细胞瘤

（1）定义：① 年龄＞1岁，分期为ⅡA和ⅡB期，*MYCN*癌基因扩增，预后不良病理类型。② 年龄＜1岁，分期为Ⅲ期，*MYCN*癌基因扩增，任何INPC和DNA倍体数。③ 年龄＞1岁，分期为Ⅲ期，预后不良病理类型，无*MYCN*癌基因扩增。④ 年龄＞1岁，*MYCN*癌基因扩增，任何INPC。⑤ 年龄＜1岁，*MYCN*癌基因扩增，任何INPC和DNA倍体数。⑥ 年龄＞18个月，分期为Ⅳ期，任何*MYCN*癌基因状态、INPC和DNA倍体数。⑦ 年龄＜1岁，分期为ⅣS期，*MYCN*癌基因扩增，任何INPC和DNA倍体数。

（2）治疗：高危神经母细胞瘤侵犯范围广，往往有骨或骨髓或其他实质器官侵犯。需要高强度的治疗。多学科综合治疗非常重要。先行诱导化疗4～6个疗程，肿瘤缩小转移灶控制后手术切除原发肿瘤，术后需要造血干细胞支持下的超大剂量化疗，随后行肿瘤原发灶和残留转移灶放疗；肿瘤完全缓解后可采用抗GD2单克隆抗体免疫治疗，联合13-顺式视黄酸诱导分化行维持治疗。高危神经母细胞瘤常用化疗药物包括环磷酰胺、长春新碱、多柔比星、顺铂、卡铂、依托泊苷、异环磷酰胺（IFO）、拓扑替康、伊立替康和替莫唑胺等。

七、预后

神经母细胞瘤预后受多种因素影响，其中以年龄、临床分期和*MYCN*癌基因状态最为重要。年龄＜1岁的婴儿，尽管病变广泛仍有较好预后。*MYCN*癌基因扩增大于10拷贝以上提示预后差，需要高强度的治疗。采用目前标准的治疗策略和方案，低危患者5年生存率可达90%以上；中危患者生存率可达70%；高危患者尽管强烈的化疗包括造血干细胞移植下的超大剂量化疗，生存率仅30%左右。近年来采用抗GD2单克隆抗体作为高危神经母细胞瘤造血干细胞移植后免疫治疗，高危神经母细胞瘤生存率获得改善，从以往30%～40%上升至现在50%～60%（Cheung et al., 2012）。

（孙晓非）

第四节 视网膜母细胞瘤

视网膜母细胞瘤（retinoblastoma，RB）是儿童最常见的眼内肿瘤，多发生于3岁以下幼儿。RB是起源于胚胎性神经视网膜的先天性恶性肿瘤，约40%以遗传方式发病，属常染色体显性遗传。临床表现复杂，可表现为结膜内充血、水肿、角膜水肿、虹膜新生血管、玻璃体混浊、眼压升高及斜视等。早期不易发现，常造成儿童视力丧失，晚期病变可导致死亡。主要治疗手段是手术和放疗，现代综合治疗水平可使90%的患者长期生存。近年来，患儿的生存质量越来越受到重视，治疗的目标由最初的保存生命，转变为保留眼球甚至视力。

一、流行病学

视网膜母细胞瘤是儿童最常见的眼内肿瘤，占15岁以下儿童肿瘤的3%。95%的病例发生在5岁以前。其中2/3发生在2岁以前。75%是单侧，25%是双侧，即RB发病方式有两种：遗传性和散发性。30%的患者以遗传方式发病，RB基因是一对位于13号染色体长臂上的（13q14）的具有抑制RB发生的隐性基因；其中一个等位基因的突变尚不足以发生肿瘤，需两个等位基因都突变后才能发生肿瘤。突变的染色体存在于所有体细胞和生殖细胞中，由于RB基因第二次突变概率非常高，可以达到90%，所以遗传方式表现为显性遗传。其中1/3的患者有家族史，其余的患者是生殖细胞首次突变。肿瘤多侵犯双眼，而且可以是多灶性。RB患者的兄弟姐妹发生RB的概率高于正常人群，而后代RB的发生率几乎高达50%。散发RB患者的染色体突变仅限于视网膜细胞，通常无家族史，也不遗传给后代，肿瘤的侵犯多为单眼单灶性（Rushlow et al., 2013）。RB生存者一生中发生第二肿瘤的危险性是很高的，较易见到的有软组织肉瘤、骨肿瘤，尤其是成骨肉瘤，其他还可见乳腺癌和非小细胞肺癌等（Shinohara et al., 2014）。最新研究认为，不是所有的RB患者都会出现RB基因的突变，通过基因组学和表观遗传学分析发现RB还有许多其他的基因异常表现，如染色体6p、1q的异常及MYCN基因的扩增等。此外，大约5%的儿童伴有13号染色体长臂缺失综合征，表现为小头、前鼻骨增宽、眼距增宽、内眦赘皮、上睑下垂、下颌过小等，少见的异常有智力发育迟缓、发育停滞等。

二、病理

视网膜母细胞瘤起源于胚胎性神经视网膜，可以发生于视网膜核粒层的任何部位，以后半部分多见。肿瘤多为单灶性，也可以多灶性；可向玻璃体内生长（内生性），也可向视网膜下生长（外生性）。组织学与神经母细胞瘤和髓母细胞瘤相似。肿瘤细胞可分为两种，一种是未分化型，细胞小，胞质少，类似淋巴细胞；另一种是较为成熟的细胞，类似胚胎视网膜细胞。在密集的肿瘤细胞中，常常可见血供不足所致肿瘤缺血坏死。这些肿瘤细胞可围绕小血管形成假菊花团，而由一些较为成熟的细胞（通常15~20个细胞）呈辐射状排列而形成典型的菊花团，类似视网膜雏形，见于70%的患者，具有诊断意义。

三、临床表现

视网膜母细胞瘤的临床表现取决于肿瘤的大小、部位及有无球外侵犯和远处转移。发达国家患者通常就诊较早，肿瘤多局限在眼球内，因而具有极高的治愈率，保存视力的机会也较多。而发展中国家的患者常到较晚阶段才获诊断，治疗效果也较差。

最常见的表现是白瞳症（猫眼反射），它是肿瘤侵犯玻璃体后，通过瞳孔所见到的黄白色肿瘤。斜视是另一常见临床表现，与眼肌受累或肿瘤侵犯黄斑区视力受损有关，可以内斜，也可以外斜。视力减退主要见于肿瘤侵犯视网膜，特别是后半部分视网膜。当肿瘤增大造成前房角阻塞时可导致青光眼，出现眼痛和头痛。肿瘤侵犯超出眼球到达眼眶时视力几乎完全丧失，眼球红肿固定，耳前和颈部的淋巴结可以肿大。晚期阶段患者还可出现颅内及全身转移。早期患者由于肿瘤较小，常在扩瞳后仔细检查才能发现，表现为视网膜上单个或多个黄白色或灰白色的肿瘤结节。

视网膜母细胞瘤早期主要在球内扩散，以后才侵犯眼球周围组织。眼球内没有淋巴组织，只有肿瘤侵犯眼眶后，才发生耳前颈部淋巴结转移。血道转移主要通过脉络膜进入血循环而到骨骼、肝脏、肺和肾脏等部位。肿瘤的球内扩散可由于肿瘤长入玻璃体，或瘤体表面的组织碎片脱落，随房水流动而发生视网膜、虹膜睫状体和角膜种植。RB另一个特殊而重要的扩展途径是沿视神经鞘向球后和颅内蔓延，转移到中枢神经系统。

临床有一类特殊的RB，病儿常以遗传方式发病，在双眼肿瘤诊断数年后可发生颅内的RB（通常位于垂体），又称三侧视网膜母细胞瘤（trilateral RB），大都伴有脊髓侵犯，并且在诊断后不久死亡。还有一种视网膜瘤（retinocytoma），是RB的良性变异，由高度分化的良性感光细胞组成。眼底镜所见与RB相同，放射治疗可消退肿瘤。

四、诊断和鉴别诊断

治疗前应对肿瘤侵犯范围进行评估。首先应仔细检查患者，以确定眼球内病变范围、侵犯部位，以及是否有眶周侵犯和远处转移（中枢神经系统和血道转移）。眼底镜是最重要的检查方法，应该在散瞳后仔细检查，以确定球内肿瘤诊断和分期。同时应准确标明视网膜上所有病变的位置和大小，以便实施有效的治疗。幼儿需在镇静或全麻下进行，以保证结果可靠。裂隙灯可发现前房和玻璃体的病变，也有一定价值。现代常用的CT、超声波和MRI是评价球内病变的有效方法，特别是发生视网膜剥离、玻璃体出血或前房浑浊，眼底镜无法看清眼内情况的时候，这些方法有助于确定肿瘤的大小、位置及发现转移性病变。对肿瘤可能侵犯的部位，如骨髓、骨骼和中枢神经系统，应根据需要进行检查，以确定有无眼眶侵犯和（或）远处转移。X线和CT可发现眼眶侵犯，中枢神经系统侵犯可通过脑MRI或CT和脑脊液检查得到证实，其他如骨骼、骨髓、肝脏、肺、肾的病变根据需要可做CT、ECT和骨髓细胞学检查。染色体分析可从遗传学角度提供一些信息，应该注意以遗传方式发病的患者家庭成员，对危险性高的成员要做眼底检查。房水或玻璃体细胞学检查可协诊，取房水或玻璃体细胞在荧光显微镜下观察，若细胞为橙黄色，则为RB肿瘤细胞的可能性大。

RB诊断过程中，应注意与一些非肿瘤性眼球疾病相鉴别，如青光眼、眼内寄生虫病、视网膜发育异常和先天性白内障等。

五、分期

视网膜母细胞瘤分眼内期和眼外期。眼内期指肿瘤局限在视网膜或扩散至其他眼内结构，如脉络膜、睫状肌、前房、视神经乳头，但不能超出眼外扩散至眼的周围组织或身体的其他部分。眼外期指肿瘤扩散至眼周围组织，或扩散进入中枢神经系统，或身体其他部位，如肺、骨和骨髓。

国际视网膜分期系统（international retinoblastoma staging system，IRSS）：

0期 眼球没有摘除，无播散性病变（眼内分期见IIRC）。

Ⅰ期 眼球已摘除，组织学完全摘除。

Ⅱ期 眼球已摘除，显微镜下残留。

Ⅲ期 区域扩散。

Ⅲa 眼眶明显病灶。

Ⅲb 耳前或颈部淋巴结扩散。

Ⅳ期 转移性疾病。

Ⅳa 血源性转移（无中枢转移），单一或者多发转移病灶。

Ⅳb 中枢侵犯（有或无其他区域转移灶），视交叉前病灶，中枢包块，软脑膜和脑脊液病变。

国际视网膜母细胞瘤眼内分期系统（intraocular international retinoblastoma classification，IIRC）：

Group A 远离重要组织结构的、局限于视网膜内散在的小肿瘤（直径≤3mm），距离黄斑>3mm，距离视神经>1.5mm。无玻璃体或视网膜下的种植。

Group B 所有弥散肿瘤都局限在视网膜。非Group A，无视网膜下种植、肿瘤相关的视网膜下液局限于肿瘤基底部3mm以内。

Group C 弥散局部病灶伴微小视网膜或玻璃体种植，可以有局限的（≤3mm）细小的玻璃体和视网膜下种植，视网膜下液局限于一个象限内。

Group D 弥散的玻璃体或视网膜下的种植，和（或）巨大的、非散在的内生或者外生型的肿瘤，可以有油脂状的玻璃体种植或无血管的团块；视网膜下种植可以是片状；视网膜脱离可以超过一个象限。

Group E 存在以下一个或多个不良预后特征：新生血管性青光眼、大量的球内出血、无菌性眶蜂窝织炎、肿瘤达到玻璃体前面、肿瘤触及晶状体、弥散浸润视网膜母细胞瘤、眼球痨。

六、治疗

视网膜母细胞瘤的治疗主要根据分期、患者年龄、肿瘤局部情况和有无远处转移等，并充分考虑各种治疗方式的并发症和不良反应，采取多种治疗措施。治疗目标是根治疾病、挽救生命，尽可能保存视力，降低治疗所致的远期并发症，特别是第二肿瘤。治疗方法包括眼球摘除；放射治疗（外照射和近距离照射）；局部治疗（冷冻疗法，激光疗法，敷贴放疗）；全身化疗；结膜下化疗；玻璃体内化疗；眼动脉介入化疗等。现代治疗方法使90%的眼内期患者获得长期生存，保存眼球和视力已成为一种挑战。

1. 眼内单侧 RB

1）眼球摘除　适用于大肿瘤或视力无法保存的患者，特别是有明显眼外部表现的患者；而无明显眼外部表现患者常可避免眼球摘除。手术后安装假眼，以维持患者外貌正常和眶骨的发育。

2）诱导化疗联合局部治疗　眼内肿瘤较小、具有潜在保存视力可能性的患者，应该考虑诱导化疗、敷贴放疗、冷冻、激光光凝疗法、经瞳孔温热治疗或体外放疗等方法，避免眼球摘除。诱导化疗联合局部冷冻或光凝治疗对球内 A～C 期患者疗效好，而 D～E 期患者局部复发率仍然很高，常常需要进一步的外照射或手术摘除眼球。静脉注射化疗常用的诱导方案为 CEV 方案，化疗药物包括卡铂（carboplatin）、依托泊苷（VP-16）和长春新碱（VCR）。具体用法：卡铂 500mg/m^2，第 1 天；VP-16 100mg/m^2，第 1～3 天；VCR 1.5mg/m^2，第 1 天，每 3～4 周重复。年龄小于 1 岁的婴儿，剂量减半。玻璃体内肿瘤负荷较大，可采用玻璃体内或结膜下化疗联合全身化疗和局部治疗。眼动脉介入化疗对初治球内晚期患者眼球挽救率达 70% 以上。眼周注射化疗主要的方式为经结膜下或者眼筋膜囊注射卡铂；此法可作为静脉注射化疗的补充，特别是对于 D 期的 RB，可提高治愈率。

3）术后辅助治疗　具有高危复发危险的患者，如前房种植、脉络膜侵犯、筛板外侵犯、巩膜内外扩散和视神经侵犯需要行术后辅助化疗＋放疗。辅助化疗方案包括 CEV 和 CAV（CTX，VCR，ADR）方案。

4）放射治疗　视网膜母细胞瘤对放疗非常敏感。外照射剂量 35～45Gy 可获得长期缓解。放疗包括调强放疗和质子放疗。

5）密切随访　部分单侧 RB 患者疾病会扩展到对侧眼，需要密切观察随访。

2. 眼内双侧 RB

根据每只眼肿瘤侵犯程度决定治疗策略。如果肿瘤较大不可能保存视力，则手术摘除眼球。对于高风险的 RB，眼球摘除后可采用辅助性多药静脉化疗联合眼眶的局部放疗来杀灭微小残留灶。如果双眼均有可能保存视力，则应采用诱导化疗联合局部治疗（放疗或冷冻或光凝或热疗或内照射等）或眼动脉介入化疗等。

3. 眼外 RB

眼外 RB 肿瘤已侵犯眼眶，甚至侵犯中枢神经系统或其他远处转移。眼外 RB 可以局限在眼周软组织或视神经切缘外，也可能进一步扩散则进入脑、脑脊液和脑膜种植，远处转移至肺、骨和骨髓。

1）眼眶局部 RB　占眼外期 60%～70%，是肿瘤经过导水管和巩膜进展的结果，经巩膜的疾病应定为眼外期。治疗包括全身化疗和放疗，60%～80% 患者可治愈。由于大多数复发 RB 发生在中枢神经系统，推荐应用可进入中枢的药物；CARB/DDP+VP-16 和 CTX+VCR+ADR 方案证明有效。肉眼可见的眼眶病变，建议化疗 4～6 个疗程后行眼球摘除术，术后需行眼眶放疗 40～45Gy。视神经切缘侵犯的患者术后需要行全身化疗和眼眶放疗（36Gy），视交叉神经侵犯者加 10Gy（总 46Gy）。中枢神经系统侵犯患者预后差，可采用铂类药物为基础的全身化疗联合全中枢放疗。造血干细胞支持下超大剂量化疗的作用仍未有结论。

2）三侧 RB　常伴随松果体或蝶鞍上病灶。双侧性 RB 发展成为三侧性 RB 的概率为 5.3%，遗传性 RB 发展成三侧性 RB 概率为 4.1%，1 岁以前的遗传性 RB 患者也容易并发三侧 RB。三侧 RB 预后非常差。大部分患者在 9 个月内死于脑脊髓扩散。治疗可采用造血干细胞支持下的强烈化疗。

3）颅外转移性 RB　肿瘤转移到骨、骨髓和肝脏。传统化疗加上局部放疗或手术治疗生存率低。增加剂量强度化疗有可能改善生存率。常用化疗方案为 CAV（VCR+ADR+CTX）和 VIC（VP-16+IFO+卡铂）等，造血干细胞支持下超大剂量化疗有助于改善生存。

七、预后

采用现代标准治疗，RB 的生存率已获得明显改善。眼内期患者生存率为 90%；眼外期患者生存率则较低，需要探索新的治疗方法。

（甄子俊　孙晓非）

第五节　儿童颅外生殖细胞肿瘤

生殖细胞肿瘤（germ cell tumor）是起源于原始生殖细胞的肿瘤，占 15 岁以下儿童恶性肿瘤的 3%。多原发于性腺，也可原发于纵隔等性腺以外的其他器官或组织。生殖细胞肿瘤是一组高度异质性的肿瘤，不同的发病部位伴随不同的临床表现、病理类型和生物学特点。诊断和治疗上需要多学科的参与。随着医学的进步，国际多中心的合作研究及铂类化疗药物的应用，儿童恶性颅外生殖细胞瘤的预后已获得明显改善，5年生存率已达75%～90%。

一、流行病学

儿童生殖细胞肿瘤较少见，发生率占儿童肿瘤的3%。儿童生殖细胞瘤可发生在生殖器官及靠近身体的中轴线部位，如骶尾部、颈部、纵隔、腹膜后和垂体等。不同类型的发病与年龄有关，3岁以前骶尾部和头颈部多见，青春期多发生在睾丸和卵巢。儿童生殖细胞瘤有两个发病高峰，第一发病高峰在婴儿和幼儿期，多发生在骶尾部和睾丸，较少发生在纵隔或腹膜后区域，主要病理类型是畸胎瘤（新生儿期）和卵黄囊瘤（婴儿和幼儿期）；第二发病高峰在10岁后，主要发生在生殖器、纵隔和中枢神经系统。生殖细胞肿瘤的这种分布特点，与原始生殖细胞在胚胎发生过程中迁徙的多能干细胞残留相关。有隐睾的男孩，睾丸生殖细胞瘤发病率大大高于正常人群。大多数病灶单发，双侧发病仅占1.1%～2.7%。其发病原因目前尚未明确，可能与睾丸生殖细胞的全能干细胞性质、隐睾或睾丸未降、睾丸微结石等原因有关。

二、病理学

生殖细胞肿瘤是一大类起源于具有多功能分化潜能的生殖细胞。可以分化产生出完整胚胎所需要的所有体细胞和支持细胞（即胚胎和胚外结构），这些细胞的不同组合构成了生殖细胞肿瘤的多种多样性。WHO生殖细胞瘤组织学分类主要包括以下病理类型：①精原细胞瘤，无性细胞瘤；②卵黄囊瘤（内胚窦瘤）；③胚胎瘤；④绒毛膜上皮细胞癌；⑤畸胎瘤（成熟畸胎瘤，未成熟畸胎瘤）；⑥混合性生殖细胞瘤。在儿童时期发病的生殖细胞瘤中，卵黄囊瘤（内胚窦瘤）占比最高，其镜下特征性改变可协助诊断：①网状或微囊性结构组成，内衬单层扁平或立方细胞。这些细胞具有透明或双染性的胞质及非典型深染的细胞核；②SD小体及肾小球样结构；③嗜酸性小球；④腺样结构。肿瘤标志物因组织学类型不同而不同，内胚窦瘤分泌AFP，绒癌分泌β-HCG。这些肿瘤标志物可作为诊断、治疗疗效观察和随访的生物学指标。

年龄小于11岁患者的睾丸生殖细胞肿瘤大部分是卵黄囊瘤，染色体一般是二倍体和四倍体，大约44%有12号染色体的短臂（i12p）的等臂染色体或染色体1p、4q和6q的缺失及染色体1q、3q和20q的获得。年龄≥11岁青少年和成人睾丸生殖细胞肿瘤则大部分有i12p和非整倍体。

三、临床表现

临床主要表现为局部肿块，以及肿瘤局部浸润产生的压迫症状。纵隔生殖细胞肿瘤约占生殖细胞瘤的10%，其中90%位于前纵隔，可引起上腔静脉压迫、胸痛、咳嗽、咯血、声嘶。腹膜后生殖细胞瘤可引起腰背痛、腹胀、尿潴留。卵巢的生殖细胞肿瘤好发于10～14岁的青春早期女孩，其中绝大部分为良性畸胎瘤。但是10岁以下女孩中，超过80%为恶性。肿瘤容易发生腹腔内播散和腹腔淋巴结转移，造成广泛腹部、盆腔种植性转移；远处转移可见于肺、肝和骨。卵巢肿瘤除了腹部肿块和腹痛外，还有可能发生卵巢扭转，出现恶心和呕吐。骶尾部生殖细胞肿瘤随年龄增长，恶性转化增多。年龄<2个月时10%是恶性，>2个月后恶变率急剧升高。临床表现为骶尾部和盆腔肿块，或单侧臀部增大。有时引起便秘或尿路感染。睾丸肿瘤发病隐匿，约1/4的患者从出现症状到手术切除，已延误半年左右；以5岁以男童下多见，表现为无痛性睾丸肿块，发生腹膜后淋巴结转移时，可伴有腰背部疼痛，甚至摸到腹部肿块。部分生殖细胞肿瘤具有内分泌功能，在女孩可以出现早熟、阴道出血和男性化；在男性儿童出现性早熟和男子乳腺发育。少数病例甚至仅出现内分泌改变而无占位性病变，数月后才出现肿块。

不同部位的肿瘤播散转移方式不同：睾丸肿瘤由于睾丸的鞘膜存在，很少局部浸润，可以发生血道、淋巴道转移。卵巢肿瘤容易发生腹腔内播散和腹腔淋巴结转移，造成广泛腹部、盆腔种植性转移，远处转移可见于肺、肝和骨。

肿瘤标志物：非精原细胞瘤中出现一种或两种标志物升高者达90%，HCG升高者占40%～60%，AFP升高者占50%～70%。其中内胚窦瘤AFP通常有明显升高；绒癌血清β-HCG水平明显升高；胚胎癌AFP和β-HCG都可能轻度升高。对小于6个月的小婴儿，AFP水平比正常值高，属生理现象，评价时要排除生理性水平的影响。

四、诊断和鉴别诊断

仔细询问病史和体检，发现可疑的病变进行组织学检查，最后确定肿瘤的诊断。血清肿瘤标志物AFP和β-HCG对肿瘤的诊断、评价和处理具有重要意义，常用于肿瘤负荷、术后残留、放化疗效果的评估。精原细胞瘤、无性细胞瘤和畸胎瘤肿瘤标志物都不升高；如果标志物升高，应该仔细复查病理切片，寻找恶性肿瘤成分，以免贻误治疗。确诊后需要判断病变的范围，可采用影像学检查，如胸片和腹部盆腔B超，但最好做CT或MR检查，了解肿瘤侵犯部位和范围。根据临床表现和肿瘤侵犯部位选做头颅、脊髓、睾丸或骶尾部MR检查。根据肿瘤不同部位进行鉴别诊断。特别是生殖器以外生殖细胞瘤，需要与淋巴瘤、神经源肿瘤、软组织肿瘤等相鉴别。

五、分期

临床分期对生殖细胞肿瘤治疗非常重要，儿童颅外生殖细胞肿瘤临床分期包括睾丸、卵巢和生殖器以外的分期系统。下面是美国儿童肿瘤研究组（COG）目前颅外生殖细胞肿瘤采用的临床分期系统。

1. 美国儿童肿瘤研究组（COG）<11岁儿童睾丸生殖细胞肿瘤临床分期

Ⅰ期：① 肿瘤局限睾丸，经高位腹股沟睾丸切除术，显微镜下切缘阴性。② 肿瘤包膜未经过穿刺活检和切除活检，无破溃。经阴囊睾丸切除术无损伤肿瘤包膜，同时切除精索至内环水平以上。③ 在同一手术中行睾丸活检冰冻切片分析，同时行睾丸根治术和精索切除术。④ 影像学、临床和组织学无睾丸外肿瘤证据。⑤ 影像学淋巴结的最大短轴直径<1cm（注：淋巴结1~2cm，则需要4~6周内密切随访，4~6周无变化则考虑活检或者化疗，增大则化疗）。

Ⅱ期：① 睾丸完全切除但是原位破坏肿瘤包膜（包括术前穿刺活检、切除活检或术中肿瘤包膜破溃），肿瘤镜下残留。② 阴囊或精索上的镜下残留病灶（离近端小于5cm）。肿瘤标志物术后未能降至正常或未能在适当的半衰期内下降。

Ⅲ期：① 腹膜后淋巴结侵犯，但无内脏或腹部外侵犯。② 淋巴结2cm或者CT显示淋巴结最大短轴直径>1cm但是<2cm，随访4~6周无变化。

Ⅳ期：远处转移包括肝、肺、骨和脑转移。

年龄≥11岁青少年睾丸生殖细胞瘤分期参考成人睾丸癌分期。15岁以下男性儿童生殖细胞肿瘤不需要将腹膜后淋巴结清扫作为分期和治疗选择。

2. 美国儿童肿瘤研究组（COG）儿童卵巢生殖细胞肿瘤临床分期

Ⅰ期：① 卵巢肿瘤完整切除，包膜无破溃。② 肿瘤包膜无浸润。③ 腹水肿瘤细胞阴性。④ 手术记录腹膜和大网膜无病灶或者有异常但是活检组织学阴性。⑤ 影像学淋巴结的最大短轴直径<1cm或者活检阴性（注：淋巴结1~2cm，则需要4~6周内密切随访，4~6周无变化则考虑活检或者化疗，增大则化疗）。

Ⅱ期：① 肿瘤完全切除，但是有术前活检或者肿瘤包膜原位侵犯或者组织学包膜有肿瘤浸润；② 肿瘤>10cm，经腹腔镜切除；③ 肿瘤分次切除以致包膜未能评估有无肿瘤浸润；④ 腹水肿瘤细胞阴性；⑤ 手术记录淋巴结、腹膜和大网膜无病灶或者有异常，但是活检组织学阴性。

Ⅲ期：① 淋巴结≥2cm或者CT多层面显像淋巴结最大短轴直径>1cm但是<2cm，4~6周复查无缩小；② 卵巢肿瘤活检或者手术切除肉眼残留；③ 腹水肿瘤细胞阳性，包括未成熟畸胎瘤；④ 淋巴结肿瘤侵犯包括未成熟畸胎瘤；⑤ 腹膜肿瘤种植包括未成熟畸胎瘤。

ⅢX期：按COG标准定为Ⅰ期、Ⅱ期，但是存在以下几点：① 无检测腹水细胞学；② CT显示最大短轴直径>1cm的淋巴结无活检；③ 腹膜或大网膜异常病灶无活检；④ 第一次手术仅做卵巢切除，第二次手术延迟完成外科分期。

Ⅳ期：① 转移至肝实质（肝表面种植是Ⅲ期）或者转移至腹腔以外其他实质器官（骨、肺或脑）；② 胸水肿瘤细胞学阳性。

3. 美国儿童肿瘤研究组儿童颅外生殖器以外生殖细胞肿瘤临床分期

Ⅰ期：① 肿瘤完全切除，包括骶尾部位的尾骨切除；② 肿瘤切缘阴性，包膜完整；③ 腹腔、腹膜后的肿瘤必须进行腹水或清洗液细胞学检查，而且肿瘤细胞阴性；④ CT影像学显示腹部、盆腔和胸部淋巴结必须≤1cm（注：淋巴结1~2cm，则需要4~6周内密切随访，4~6周无变化则考虑活检或者化疗，增大则化疗）。

Ⅱ期：① 镜下残留；② 肿瘤行术前活检、术中活检但是手术肉眼完全切除、镜下残留或包膜破溃的病理证据；③ 腹部、盆腔、胸部淋巴结阴性，腹水肿瘤细胞阴性。

Ⅲ期：① 肉眼残留或单纯活检；② 肿瘤切除伴淋巴结阳性。淋巴结≥2cm或者CT多层面显像淋巴结最大短轴直径>1cm但是<2cm，4~6周复查无缩小。

Ⅳ期：远处转移至肝、肺、骨和脑。

六、治疗

儿童颅外生殖细胞肿瘤是异质性非常大的肿瘤，组织学类型和临床分期不同，治疗方式不同。治疗方式包括：① 单纯手术；② 先手术后化疗；③ 先化疗后手术。最常用的化疗方案为PEB方案（DDP 20mg/m², 第1~5天；VP-16 100mg/m²,

第 1～5 天；BLM 15U/m²，第 1 天）或者 JEB 方案（Carb 600mg/m²，第 2 天；VP-16 150mg/m²，第 1～3 天；BLM 15U/m²，第 3 天）。儿童颅外生殖细胞肿瘤是治愈较高的实体肿瘤之一。

1. 成熟和未成熟畸胎瘤

任何部位的成熟畸胎瘤，治疗方法是手术切除和术后定期观察。未成熟畸胎瘤Ⅰ期，治疗方法是手术切除和术后定期观察。Ⅱ～Ⅳ期手术切除 ± 化疗；病理分级 3 级伴有血清 AFP 升高患者，复发率较高，可考虑行术后辅助 PEB 方案化疗 2～4 个疗程。

2. 睾丸和卵巢生殖细胞瘤

患者年龄＜11 岁的睾丸生殖细胞瘤应行根治性手术（经腹股沟睾丸切除术伴高位精索结扎术）。Ⅰ期根治性手术切除观察。术后密切观察血清 AFP 或 β-HCG；如合适时间内不能降至正常或正常后又升高，马上化疗。Ⅱ～Ⅳ期患者则应行根治性手术和联合化疗，采用 PEB 或 JEB 方案化疗 4～6 个疗程。年龄≥11 岁的患者按成人睾丸生殖细胞瘤的策略治疗（Motzer et al., 2015）。

卵巢生殖细胞瘤通常仅需进行单侧输卵管 - 卵巢切除术，保留对侧卵巢和子宫。Ⅰ期卵巢生殖细胞瘤手术切除卵巢后观察或者化疗。Ⅱ～Ⅳ期患者手术切除联合化疗，采用 PEB 或 JEB 方案化疗 4～6 个疗程。肿瘤不可切除的患者，先行肿瘤活检，明确诊断后行 PEB 方案化疗，待肿瘤缩小后手术切除肿瘤。

3. 性腺外颅外生殖细胞瘤

颅外性腺外（骶尾部、纵隔和腹膜后等）生殖细胞瘤预后较性腺生殖细胞瘤差，所有分期患者均需要行手术切除联合化疗。采用 PEB 或 JEB 方案化疗 4～6 个疗程。骶尾部和纵隔等中线部位手术难度大，可先化疗使肿瘤缩小后再手术或放疗。骶尾部肿瘤手术必须同时切除尾骨。常用的化疗方案包括 PEB 或 JEB。12 岁以上青少年和成人性腺外颅外生殖细胞瘤患者的预后比 12 岁以下的患者差（EFS＜70%），建议采用较强化疗方案（VIP 或者 TIP 方案）或者临床研究。

七、预后

儿童颅外生殖细胞肿瘤预后与肿瘤原发部位（性腺外预后差于性腺内）、年龄（儿童预后优于青少年）、组织类型、临床分期（早期预后优于晚期）和肿瘤标志物（AFP 或 HCG）对治疗反应等因素有关（Frazier et al., 2015）。采用现代标准治疗，儿童颅外生殖细胞肿瘤早期治愈率＞90%，晚期转移患者治愈率＞70%。

（甄子俊　孙晓非）

参 考 文 献

陈万青, 郑荣寿, 张思维, 等. 2017. 2013 年中国恶性肿瘤发病和死亡分析. 中国肿瘤, (1): 1～7

周艳玲, 安嘉璐, 田玲. 2015. 我国儿童恶性肿瘤的流行病学分析. 中国当代儿科杂志, 17 (7): 649～654

American Cancer Society. 2014. Special section: cancer in children and adolescents. *In*: American Cancer Society: Cancer Facts and Figures 2014. Atlanta: 25～42

Chantada GL, Sampor C, Bosaleh A, et al. 2013. Comparison of staging systems for extraocular retinoblastoma: analysis of 533 patients. JAMA Ophthalmol, 131 (9): 1127～1134

Cheung NK, Cheung IY, Kushner BH, et al. 2012. Murine anti-GD2 monoclonal antibody 3F8 combined with granulocyte-macrophage colony-stimulating factor and 13-*cis*-retinoic acid in high-risk patients with stage 4 neuroblastoma in first remission. J Clin Oncol, 30 (26): 3264～3270

Frazier AL, Hale JP, Rodriguez-Galindo C, et al. 2015. Revised risk classification for pediatric extracranial germ cell tumors based on 25 years of clinical trial data from the United Kingdom and United States. J Clin Oncol, 33 (2): 195～201

Gratias EJ, Dome JS, Jennings LJ, et al. 2016. Association of chromosome 1q gain with inferior survival in favorable-histology Wilms tumor: A report from the children's oncology group. J Clin Oncol, 34 (26): 3189～3194

Irtan S, Ehrlich PF, Pritchard-Jones K. 2016. Wilms tumor: "State-of-the-art" update. Semin Pediatr Surg, 25 (5): 250～256

Motzer RJ, Jonasch E, Agarwal N, et al. 2015. Testicular cancer, version 2. 2015. J Natl Compr Canc Netw, 13 (6): 772～799

Pinto NR, Applebaum MA, Volchenboum SL, et al. 2015. Advances in risk classification and treatment strategies for neuroblastoma. J Clin Oncol, 33 (27): 3008～3017

Rushlow DE, Mol BM, Kennett JY, et al. 2013. Characterisation of retinoblastomas without RB1 mutations: genomic, gene expression, and clinical studies. Lancet Oncol, 14 (4): 327～334

Shinohara ET, deWees T, Perkins SM. 2014. Subsequent malignancies and their effect on survival in patients with retinoblastoma. Pediatr Blood Cancer, 61 (1): 116~119

Steliarova-Foucher E, Colombet M, Ries LAG, et al. 2017. International incidence of childhood cancer, 2001-10:a population-based registry study. Lancet Oncol, 18 (6): 719~731

Zheng RS, Peng XX, Zeng HM, et al. 2015. Incidence, mortality and survival of childhood cancer in China during 2000-2010 period: A population-based study. Cancer Lett, 363 (2): 176~180